AF667116

## Herausgeberbeirat

## Molekulare Medizin

Bereits erschienene Bände aus diesem Themenbereich sind am Ende des Buches aufgeführt.

*Springer-Verlag Berlin Heidelberg GmbH*

Detlev Ganten Klaus Ruckpaul (Hrsg.)
gemeinsam mit Onno E. Janssen und Armin E. Heufelder

# Molekularmedizinische Grundlagen von Endokrinopathien

Mit Beiträgen von

Ana-Maria Bamberger, Christoph M. Bamberger,
Bernhard U. Bender, Oliver Gimm, Hans-Ulrich Häring,
Johannes Hebebrand, Armin E. Heufelder, Anke Hinney, Franz Jakob,
Onno E. Janssen, Nikola Jeck, Martin Konrad,
Bettina Lorenz-Depiereux, Klaus Mann, Dirk Müller-Wieland,
Hartmut P.H. Neumann, Frank Oeffner, Alexander Oksche,
Michael Peter, Ullrich Friedhelm Raue, Martin Reincke, Ulrich Renner,
Walter Rosenthal, Ludwig Schaaf, Tobias Schilling,
Heinrich M. Schulte, Norbert Schütze, Peter C. Scriba,
Hannsjörg W. Seyberth, Günter K. Stalla, Tim Strom

Mit 117 Abbildungen und 55 Tabellen

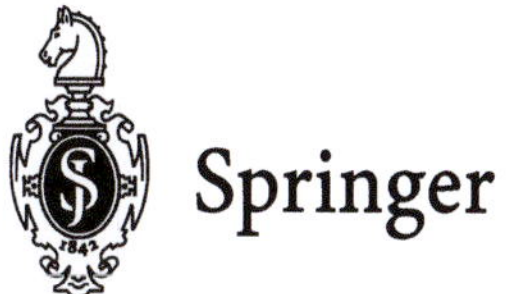

Springer

*Prof. Dr. Detlev Ganten*
*Prof. Dr. Klaus Ruckpaul*
Max-Delbrück-Centrum
für Molekulare Medizin (MDC)
Robert-Rössle-Str. 10
13122 Berlin-Buch

*Dr. Onno E. Janssen*
Universitätsklinikum Essen
Zentrum für Innere Medizin
Abteilung für Endokrinologie
Hufelandstraße 55
45122 Essen

*Prof. Dr. Armin E. Heufelder*
Klinikum der Philipps-Universität
Zentrum für Innere Medizin
Abteilung Endokrinologie und Diabetologie
Baldingerstraße/Lahnberge
35033 Marburg

ISBN 978-3-642-63216-7

Die Deutsche Bibliothek – CIP-Einheitsaufnahme
Molekularmedizinische Grundlagen von Endokrinopathien / Hrsg.: Detlev Ganten; Klaus Ruckpaul. –
Springer-Verlag Berlin Heidelberg GmbH
(Molekulare Medizin)
ISBN 978-3-642-63216-7 ISBN 978-3-642-56858-9 (eBook)
DOI 10.1007/978-3-642-56858-9



http://www.springer.de


Ursprünglich erschienen bei Springer-Verlag Berlin Heidelberg New York 2001
Softcover reprint of the hardcover 1st edition 2001



Herstellung: PRO EDIT GmbH, 69126 Heidelberg
Umschlaggestaltung: design & production, 69121 Heidelberg, unter Verwendung einer Abbildung von Dr. Brian West (University of California, San Francisco), dem wir für die Genehmigung zum Abdruck danken. Darstellung eines Schilddrüsenhormonrezeptors mit gebundenem Trijodthyronin als Ligand. Rot dargestellt sind natürliche Rezeptormutationen, die mit Funktionsverlust einhergehen
Satz: K+V Fotosatz GmbH, 64743 Beerfelden-Airlenbach

Gedruckt auf säurefreiem Papier SPIN 10676285 27/3130/göh-5 4 3 2 1 0

# Vorwort

Der vorliegende Band aus dem Themenbereich der Molekularen Medizin beschäftigt sich mit Erkrankungen des endokrinen Systems, das neben dem Nervensystem unter anderem die Aufgabe hat, die verschiedenen Organe des Körpers zu einem koordiniert funktionierenden Gesamtorganismus zu verbinden. Die endokrine Steuerung ist hierarchisch gegliedert. Der Hypothalamus stellt das Koordinierungszentrum dieses Systems dar, in dem nervöse Reize mit Hilfe neurosekretorischer Zellen in humorale Impulse umgewandelt werden. Die Hormone des Hypothalamus, deren Isolierung und eindeutige molekulare Identifizierung zum großen Teil gelungen ist, bewirken die Sekretion der Hypophysenvorderlappenhormone. Diese wiederum wirken auf die untergeordneten Drüsen, z. B. auf die Nebennieren und auf die Keimdrüsen. Im Sinne eines Feedback-Mechanismus werden der Hypothalamus und die Hypophyse durch die untergeordneten Drüsen beeinflusst.

Die innersekretorischen Drüsen als periphere Zielorgane der Hypothalamus- und Hypophysenhormone steuern und regulieren über die von ihnen in die Blutbahn sezernierten Hormone lebenswichtige Körperfunktionen wie beispielsweise das Wachstum, die Zelldifferenzierung und den Zellstoffwechsel. Neben den von endokrinen Drüsen gebildeten glandulären Hormonen gewinnen Gewebshormone und Zytokine zunehmend an Bedeutung. Die Identifizierung und Charakterisierung der von Hormonen, Gewebshormonen und Zytokinen benutzten Signaltransduktionswege haben in jüngster Zeit neue Erkenntnisse über die Regulation des Zellstoffwechsels erbracht. Auch nicht endokrine Krankheitsbilder können zunehmend auf Regulationsstörungen zurückgeführt werden, die durch Gewebshormone verursacht werden.

Aufgrund seiner Bedeutung führen Störungen des endokrinen Systems zu schwerwiegenden Beeinträchtigungen lebenswichtiger Prozesse mit klinisch definierten Krankheitsbildern. Infolge seiner hierarchischen Ordnung, die verschiedene Umschaltstellen erforderlich macht, sind die Ursachen für Endokrinopathien vielfältig und reichen von Erkrankungen endokriner Drüsen mit vermehrter oder verminderter Hormonproduktion, Störungen regulatorischer Vorgänge, veränderter Ansprechbarkeit der peripheren Erfolgsorgane auf Hormone infolge von Rezeptordefekten bis zu sekundären Endokrinopathien mit Fehlregulationen bei ursächlich nicht hormonellen Erkrankungen.

Wie die gesamte Medizin hat auch die Endokrinologie im Lauf des letzten Jahrhunderts eine bemerkenswerte Entwicklung erfahren. Diese lässt sich zwanglos in verschiedene Etappen gliedern. Die erste Etappe umfasst die funktionelle Charakterisierung von Botenstoffen (Hormone) und deren Zusammenwirken zu einem den Gesamtorganismus verbindenden humoralen Steuerungssystem. Die zweite Etappe ist durch die Isolierung, Identifizierung und Strukturaufklärung der Hormone gekennzeichnet. Die dritte Etappe schließlich betrifft die molekularen Mechanismen der Wirkungsweise der Hormone und enthält als wesentliches Merkmal die Aufdeckung der Mechanismen der Signalübertragung (Signaltransduktion) und der Bindung von Hormonen an spezifische Rezeptoren.

Mit der Isolierung und Charakterisierung zahlreicher Enzyme in der ersten Hälfte des vergangenen Jahrhunderts erweiterte die biochemische Forschung unsere Kenntnisse über zelluläre Stoffwechselprozesse in erheblichem Maße. Dadurch wurden die molekularen Grundlagen des Zellstoffwechsels und deren funktionelle Verknüpfung zu intermolekularen Netzwerken gelegt. Gleichzeitig mit diesen Entdeckungen wurden Fragen nach den Regulationsmechanismen aufgeworfen und lieferten damit den wissenschaftlichen Rahmen nicht nur für ein eigenständiges Forschungsgebiet, die Endokrinologie[1], sondern bildeten auch die wissenschaftliche Grundlage für die Untersuchung von Störungen dieses Systems, den Endokrinopathien[2]. Diese stellen ein wichtiges molekularmedizinisches Forschungsgebiet dar. Von grundlegender Bedeutung für die Endokrinologie war die Erkenntnis der Existenz eines humoralen Systems durch William Maddock Bayliss (1860–1924) und Ernest Henry Starling (1866–1927). Letzterer entdeckte 1902 das Gewebshormon Sekretin in der Dünndarmschleimhaut. Zusammen erkannten beide, dass außer der nervalen Steuerung zellulärer Kommunikation auch eine chemische Regulation intra- und extrazellulärer Stoffwechselabläufe durch physiologisch gebildete Botenstoffe stattfindet, für die Starling 1905 den Begriff Hormon prägte. Mit dieser Erkenntnis war die entscheidende theoretische Grundlage für die Endokrinologie gelegt.

Schon in der Mitte des 19. Jahrhunderts erkannte Thomas Addison (1793–1869)[3] als Erster die Bedeutung der inneren Sekretion. 1855 beschrieb er ein Krankheitsbild, das nach ihm als Morbus Addison bezeichnet wurde. Es handelt sich um eine durch mangelhafte oder fehlende Bildung aller Nebennierenrindenhormone (Mineralo- und Glukokortikoide sowie Androgene) bedingte Erkrankung, deren Ursache in einer gegen Zellen der Nebennierenrinde (NNR) gerichteten Autoimmunreaktion liegt, die zur Zerstörung der NNR-Zellen führt. Die Folge ist eine Störung des Mineral-, Wasser- und Säure-Basen-Haushalts mit konsekutiver Adynamie und arteriellem Hypotonus. Reaktiv kommt es durch Ausfall der Feedback-Regulation zu einem Anstieg des ACTH durch Stimulation des Proopiomelanokortins (POMC). Dabei kommt es auch zur vermehrten Freisetzung des MSH aus dem gemeinsamen hochmolekularen Vorläufer, was zu der für die Erkrankung typischen vermehrten Pigmentierung der Patienten führt (brauner Addison oder Bronzekrankheit).

Die Nebenniere und die von ihr gebildeten Hormone blieben auch in der Folgezeit Gegenstand intensiver endokrinologischer Forschung. Olliver und Schäfer konnten 1894 erstmals die blutdrucksteigernde und herzarbeitfördernde Wirkung von Extrakten aus dem Nebennierenmark im Tierversuch nachweisen. 1901 gelang zwei Chemikern, Aldrich und Takamine (1855–1922), fast gleichzeitig die Reindarstellung eines Stoffes mit diesen Wirkungen (Adrenalin). Ohne sich dessen bewusst zu sein, hatten beide unabhängig voneinander das erste Hormon entdeckt. 1904 wurde durch Stolz die Synthese durchgeführt. Aber erst 1947–1951 gelang der eindeutige Nachweis, dass im Nebennierenmark und an den sympathischen Nervenendigungen neben Adrenalin auch Noradrenalin gebildet wird.

Einer der bedeutendsten Biochemiker des 20. Jahrhunderts, Adolf F.J. Butenandt (1903–1995), leistete bahnbrechende Arbeiten über Sexualhormone. Unabhängig von Esward Adelbert Doisy (1893–1986), der 1929 das weibliche Sexualhormon (Follikelhormon) Östron in kristalliner Form herstellte, entdeckte und isolierte Butenandt 1930 Östron, 1931 das Sexualhormon Androsteron und das Schwangerschaftshormon Progesteron, 1934 gelang ihm dessen Synthese, 1935 synthetisierte er das männliche Sexualhormon Testosteron.

Im Zusammenhang mit den Arbeiten von Butenandt und Doisy müssen die Arbeiten von Hench, Kendall und Reichstein genannt werden. Edward Calvin Kendall (1886–1972) erforschte als Physiologe die Schilddrüsen- und Nebennierenrindenhormone und entdeckte Thyroxin und Kortison. Er hat einen wesentlichen Beitrag zur Isolierung und Identifizierung der Kortikosteroide geleistet und die synthetische Herstellung einiger dieser Substanzen gefördert. Tadeus Reichstein (1897–1996) synthetisierte erstmals als Biochemiker Hormone aus der Nebenniere, wies ihre Steroidnatur nach und analysierte ihre Struktur und ihre Eigenschaften. Damit wurde der Weg für die Synthese von therapeutisch nutzbaren Steroiden geebnet und neue Medikamente geschaffen, die Philip Showalter Hench (1896–1965) als klinischer Mediziner erstmals in Form des Kortisons erfolgreich in der Rheumabehandlung einsetzte und damit neue Wege in der Therapie eröffnete. Im Zusammenhang mit den auf der Steroidforschung aufbauenden Behandlungserfolgen mit Glukokortikoiden sollte auch die erstmalige Behandlung des Prostatakarzinoms mit weiblichen Sexualhormonen durch Charles Brenton Huggins (1901–1997) genannt werden.

---

[1] Endokrinologie bezeichnet ein Forschungsgebiet, dessen Gegenstand die Untersuchung endokriner Drüsen hinsichtlich ihrer Morphologie und Funktion sowie die Erforschung der Regulations- und Wirkungsmechanismen der von ihnen in die Blutbahn sezernierten Hormone umfasst. Zu den endokrinen Drüsen gehören: Hypothalamus, Hypophyse (Vorder- und Hinterlappen), Epiphyse, Schilddrüse, Nebenschilddrüse, Pankreas (die Langerhans-Inseln), Nebennieren [Nebennierenmark (Katecholamine) und Nebennierenrinde (Gluko- und Mineralokortikoide)], Keimdrüsen (männliche und weibliche) sowie Plazenta.

[2] Unter dem Begriff Endokrinopathien werden Krankheiten zusammengefasst, denen hormonelle Störungen als krankheitsbestimmende Ursache zugrunde liegen.

[3] Angaben zu biographischen Daten der Wegbereiter der Endokrinologie und der Endokrinopathien sind am Ende des Bands in Form einer Übersicht mit kurzen Anmerkungen zu ihrem Lebenswerk aufgeführt.

Einen Schwerpunkt endokrinologischer Forschung bildet bis heute die Zuckerkrankheit. Der deutsche Anatom und Pathologe Paul Langerhans (1847–1888), ein Schüler von Rudolf Virchow, erkannte 1869 die nach ihm benannten Langerhans-Inseln als besondere Zellformation im Pankreas, denen er jedoch noch keine funktionelle Bedeutung zuordnen konnte. Erst 1921 entdeckte Frederick Grant Banting (1891–1941) zusammen mit seinem Assistenten Charles Herbert Best (1899–1978) das Insulin als wesentliches Produkt der Langerhans-Inseln, dessen Gewinnung aus dem Pankreas von Schlachttieren John James Richard Macleod (1876–1935) gelang. Damit wurde erstmals eine kausale Behandlung der Zuckerkrankheit (Diabetes mellitus) möglich. Kenntnisse über die Struktur des Insulins gab es allerdings noch nicht. Der englische Biochemiker Frederick Sanger (geb. 1918) entschlüsselte mit Insulin erstmals die Aminosäuresequenz eines Proteins, wobei er grundlegend neue Methoden entwickelte.

Die britische Chemikerin Dorothy Crowfoot-Hodgkin (geb. 1910), die sich um die Strukturaufklärung einer Reihe biologisch wichtiger Moleküle, wie Insulin, Penizillin, Vitamin B und einer Reihe von Steroiden (Geschlechtshormone, Hormone der Nebennierenrinde, Vitamin D und zahlreiche Herzglykoside), mittels Röntgenbeugung an Kristallen verdient gemacht hat, klärte mit dieser Methode in den 50er Jahren auch die Raumstruktur des Insulins auf.

Einen wesentlichen Durchbruch in der Behandlung des Diabetes mellitus bildete die durch die Arbeiten von D. F. Steiner (Entdecker des menschlichen Proinsulins) und G. I. Bell (Aufklärung der Aminosäuresequenz des Humaninsulins) möglich gewordene Herstellung von Humaninsulin mittels DNA-Rekombinationstechnik mit *Escherichia coli* als Wirt.

Mit der Entwicklung effektiver Isolier- und Nachweismethoden, die nicht zuletzt durch die Entwicklung gentechnischer Methoden zugänglich geworden waren, war es in den Folgejahren möglich, eine große Zahl weiterer hormonaler Wirkstoffe nachzuweisen und zu charakterisieren. So erzielte der französisch-amerikanische Physiologe und Biochemiker Roger Charles Louis Guillemin (geb. 1924) zusammen mit dem polnisch-amerikanischen Physiologen und Biochemiker Andrew V. Schally (geb. 1926) bedeutende Fortschritte in der Hypothalamusforschung. Ihnen gelang die Isolierung, Strukturaufklärung und anschließende Synthese verschiedener Peptidhormone aus dem Hypothalamus: Thyreotropin-releasing-Hormon (TRH), das die Ausschüttung von Thyreotropin oder Thyreoidea-stimulierendem Hormon (TSH) bewirkt (1969), LHRH, das die Freisetzung des luteinisierenden Hormons (LH) und des Follikel-stimulierenden Hormons FSH bewirkt (1971), Somatostatin (1973) und Endorphin (1976).

Die amerikanische Physikerin Rosalyn Sussmann Yalow (geb. 1921) entwickelte zur Bestimmung sehr geringer Mengen von Peptidhormonen ($10^{-9}$–$10^{-12}$ g) den Radioimmunassay, der erstmals zur Bestimmung von Insulin eingesetzt wurde.

Der amerikanische Biochemiker Stanley Cohen (geb. 1922) isolierte und charakterisierte Polypeptidwachstumshormone, welche die Entwicklung bestimmter Zellen und Gewebe steuern. Die italienisch-amerikanische Neurobiologin Rita Levi-Montalcini (geb. 1909) entdeckte den epidermalen Wachstumsfaktor (EGF) und den Nervenwachstumsfaktor (NGF). Damit leistete sie wesentliche Beiträge zum Verständnis der zellulären Informationsübertragung und der Steuerungsmechanismen des Zell- und Gewebewachstums.

Unverstanden blieb allerdings lange Zeit, auf welche Weise die Signale, also die Hormone aus übergeordneten Zentren, an den Erfolgsorganen umgesetzt werden. Durch den amerikanischen Physiologen Earl Wilbur Sutherland jr. (1915–1974) wurde eine neue Ära in der Endokrinologie eingeleitet, als er 1957 das zyklische Adenosinmonophosphat (cAMP) und dessen Funktion als intrazellulärer Botenstoff entdeckte, den er als Second Messenger bezeichnete. Für den Wirkungsmechanismus zahlreicher Hormone und für die Regulation der Genaktivität ist die durch cAMP vermittelte Signalübertragung (Signaltransduktion) von grundlegender Bedeutung. Diese durch Sutherland begonnene Entwicklung wurde durch den amerikanischen Pharmakologen bzw. Biochemiker Alfred G. Gilman (geb. 1941) und Martin Rodbell (geb. 1925) erfolgreich fortgesetzt. Mit ihren Arbeiten wiesen beide die Bedeutung der G-Proteine für die Signaltransduktion nach und analysierten damit ein weiteres wichtiges Element in der Signaltransduktionskaskade.

Die Endokrinologie als wichtiges Teilgebiet der Inneren Medizin hat in den letzten Jahren einen bemerkenswerten Erkenntniszuwachs erfahren. Dies gilt für das Gebiet nukleärer Rezeptoren ebenso wie für das zunehmend wichtiger werdende Gebiet der Gewebshormone. Ein besonderes Kennzeichen der Endokrinologie sind die aus der Forschung hervorgegangenen Hormone und Hemmstoffe von Rezeptoren als Arzneimittel zur Behandlung von Endokrinopathien. Auf diesem Hintergrund gewinnt der vorliegende Band mit einer Darstellung des aktuellen Wissensstands der Endokrinopathien eine besondere Bedeutung. In insgesamt zwölf Kapiteln werden die wichtigsten Themengebiete von ausgewiesenen Autoren dargestellt. Sie vermitteln dem Leser in eindrucksvoller Weise neue molekularmedizinische Einsichten in dieses interessante Gebiet.

Den Herausgebern ist es ein besonderes Anliegen, den Autoren, der Redaktion Biomedizin des Springer-Verlages und der Herstellerin für die konstruktive Zusammenarbeit zu danken und diesem Band eine interessierte Leserschaft zu wünschen.

Berlin, im Sommer 2001 *Die Herausgeber*

# Inhaltsverzeichnis

# Autorenverzeichnis

Dr. Ana-Maria Bamberger
Universitätskrankenhaus Hamburg-Eppendorf
Institut für Pathologie
Martinistraße 52, 20246 Hamburg

Dr. Christoph M. Bamberger
Universitätskrankenhaus Hamburg-Eppendorf
Medizinische Kernklinik und Poliklinik
Martinistraße 52, 20246 Hamburg
e-mail: bamberger@plexus.uke.uni-hamburg.de

Dr. Bernhard U. Bender
Universitätsklinikum Freiburg
Innere Medizin IV
Hugstetterstraße 55, 79106 Freiburg
e-mail: bender@mm41.ukl.uni-freiburg.de

Dr. Oliver Gimm
Martin-Luther-Universität
Klinik für Allgemeinchirurgie
Ernst-Grube-Str. 40, 06097 Halle
e-mail: oliver.gimm@medizin.uni-halle.de

Prof. Dr. Hans-Ulrich Häring
Eberhard-Karls-Universität Tübingen
Medizinische Klinik und Poliklinik, Abt. IV
Otfried-Müller-Straße 10, 72076 Tübingen
e-mail: Hans-Ulrich.Haering@med.uni-tuebingen.de

Prof. Dr. Johannes Hebebrand
Philipps-Universität Marburg
Klinik für Psychiatrie und Psychotherapie
des Kindes- und Jugendalters
Klinische Forschergruppe
Hans-Sachs-Straße 6, 35033 Marburg
e-mail: Hebebran@post.med.uni-marburg.de

Prof. Dr. Armin E. Heufelder
Klinikum der Philipps-Universität
Zentrum für Innere Medizin
Abteilung Endokrinologie & Diabetologie
Baldingerstraße/Lahnberge, 35033 Marburg
e-mail: Heufeld@mailer.uni-marburg.de

Dr. Anke Hinney
Philipps-Universität Marburg
Klinik für Psychiatrie und Psychotherapie
des Kindes- und Jugendalters
Klinische Forschergruppe
Hans-Sachs-Straße 6, 35033 Marburg
e-mail: hinneya@post.med.uni-marburg.de

Prof. Dr. Franz Jakob
Julius-Maximilians-Universität Würzburg
Medizinische Poliklinik
Klinikstraße 6–8, 97070 Würzburg
e-mail: jakob.medpoli@mail.uni-wuerzburg.de

Dr. Onno Eilard Janssen
Universitätsklinikum Essen
Zentrum für Innere Medizin
Abteilung für Endokrinologie
Hufelandstraße 55, 45122 Essen
e-mail: onno.janssen@uni-essen.de

Dr. Nikola Jeck
Universitätskinderklinik
Medizinisches Zentrum für Kinderheilkunde
Deutschhausstraße 12, 35037 Marburg
e-mail: jeckn@mailer.uni-marburg.de

Dr. Martin Konrad
Universitätskinderklinik
Medizinisches Zentrum für Kinderheilkunde
Deutschhausstraße 12, 35037 Marburg
e-mail: Konradm@mailer.uni-marburg.de

Dr. Bettina Lorenz-Depiereux
TU München und GSF-Forschungszentrum
Ingolstädter Landstraße 1, 85764 Neuherberg
e-mail: Lorenz-Depiereux@gsf.de

Prof. Dr. Klaus Mann
Universitätsklinikum Essen
Zentrum für Innere Medizin
Abteilung für Endokrinologie
Hufelandstraße 55, 45122 Essen
e-mail: klaus.mann@uni-essen.de

Prof. Dr. Dirk Müller-Wieland
Universität zu Köln
Klinik II und Poliklinik für Innere Medizin
Kerpener Straße 62, 50931 Köln
e-mail: dirk.mueller-wieland@medizin.uni-koeln.de

Prof. Dr. Hartmut P. H. Neumann
Universitätsklinikum Freiburg
Innere Medizin IV
Abteilung Nephrologie
Hugstetterstraße 55, 79106 Freiburg
e-mail: Neumann@mm41.ukl.uni-freiburg.de

Dr. Frank Oeffner
Philipps-Universität Marburg
Institut für Humangenetik
Bahnhofstraße 7a, 35033 Marburg
e-mail: oeffner@mailer.uni-marburg.de

Dr. Alexander Oksche
Forschungsinstitut für Molekulare Pharmakologie
Robert-Rössle-Straße 10, 13125 Berlin
e-mail: oksche@fmp-berlin.de

Prof. Dr. Michael Peter
Ostseeklinik Boltenhagen
Ostseeallee 108, 23946 Ostseebad Boltenhagen
e-mail: mpeter.boltenhagen@sanitas-kliniken.de

Prof. Dr. med. Friedhelm Raue
Endokrinologische Gemeinschaftspraxis
Brückenstraße 21, 69120 Heidelberg

Prof. Dr. Martin Reincke
Universitätsklinikum Freiburg
Innere Medizin II
Schwerpunktleiter der Abteilung
Endokrinologie/Diabetologie
Hugstetterstraße 55, 79106 Freiburg
e-mail: reincke@med1.ukl.uni-freiburg.de

Dr. Ulrich Renner
Max-Planck-Institut für Psychiatrie
Abteilung für Endokrinologie
Kraepelinstraße 10, 80804 München
e-mail: renner@mpipsykl.mpg.de

Prof. Dr. Walter Rosenthal
Forschungsinstitut für Molekulare Pharmakologie
Robert-Rössle-Straße 10, 13125 Berlin
e-mail: rosenthal@fmp-berlin.de

Dr. Ludwig Schaaf
Max-Planck-Institut für Psychiatrie
Abteilung für Endokrinologie
Kraepelinstraße 10, 80804 München

Dr. Tobias Schilling
Medizinische Universitätsklinik
Abteilung Innere Medizin I – Endokrinologie
Bergheimerstraße 58, 69115 Heidelberg

Prof. Dr. med. Heinrich M. Schulte
Endokrinologikum Hamburg
Zentrum für Hormon-
und Stoffwechselerkrankungen
Lornsenstraße 6, 22767 Hamburg
e-mail: Schulte@endokrinologikum.com

Priv.-Doz. Dr. Norbert Schütze
Orthopädische Universitätsklinik
Labor für Molekulare Experimentelle Orthopädie
Brettreich-Straße 11, 97074 Würzburg

Prof. Dr. Dr. h.c. Peter C. Scriba
Medizinische Klinik, Klinikum Innenstadt
Ludwig-Maximilians-Universität
Ziemssenstraße 1, 80336 München

Prof. Dr. Hannsjörg W. Seyberth
Universitätskinderklinik
Medizinisches Zentrum für Kinderheilkunde
Deutschhausstraße 12, 35037 Marburg
e-mail: seyberth@mailer.uni-marburg.de

Prof. Dr. Günter K. Stalla
Max-Planck-Institut für Psychiatrie
Abteilung für Endokrinologie
Kraepelinstraße 10, 80804 München
e-mail: stalla@mpipsykl.mpg.de

Dr. Tim-M. Strom
TU München und GSF-Forschungszentrum
Institut für Humangenetik
Ingolstädter Landstraße 1, 85764 Neuherberg
e-mail: TimStrom@gsf.de

# Abkürzungen und Erläuterungen

**AC** Adenylatzyklase (Adenylylzyklase): membrangebundenes Enzym, das die Bildung von zyklischem Adenylat (cAMP) katalysiert, ein wesentlicher Bestandteil der intrazellulären Signalkette

**ACTH** Adrenokortikotropes Hormon des Hypophysenvorderlappens (Kortikotropin), Polypeptid (MG~4500), entsteht aus der proteolytischen Spaltung der Vorstufe POMC; fördert die Sekretion von Glukokortikosteroiden durch die Umwandlung von Cholesterin in $\delta_5$-Pregnenolon und führt bei längerer Einwirkung in hoher Konzentration zur Hypertrophie der Nebennierenrinde; Wirkung erfolgt über cAMP

**ADA** Adenosindesaminase

**ADHR** Autosomal-dominante hypophosphatämische Rachitis

**ADP** Adenosindiphosphat, Adeninnukleotid, Phosphorsäureester von Adenosin, physiologisch wichtig sind die an der 5′-OH-Gruppe der Ribose mit Phosphorsäure veresterten Verbindungen

**Adrenalin** Zu den Katecholaminen gehörender Neurotransmitter (synonym Epinephrin); erstes rein dargestelltes und synthetisiertes Hormon. Bildung im Nebennierenmark, in chromaffinen Geweben und Paraganglien des Sympathikus

**Affected sib-pair** Geschwisterpaar, welches denselben qualitativen Phänotyp aufweist

**aFGF** Acidic fibroblast growth factor ist ein von mesodermalen und neuroektodermalen Zellen gebildetes monomeres Protein mit einem Molekulargewicht von etwa 16000, das mit dem bFGF-Rezeptor (identisch mit dem Tyrosinkinaserezeptor) reagiert. Es ist Mitogen für viele Zellarten und ein Modulator der Zelldifferenzierung

**AGE** Advanced-glycosylation-Endproducts, komplexe Glykosylierungsprodukte aus Proteinen, Fetten und DNA, die bei Hyperglykämie (Diabetes mellitus) vermehrt gebildet werden und ein wesentlicher Faktor in der Entstehung der diabetischen Folgeschäden sind

**Agouti, $A^y$** Maus mit einer Mutation im Agoutigen

**AGS** Angelman-Syndrom, adrenogenitales Syndrom, autosomal-rezessiv vererbte Störung der Kortisolbiosynthese der Nebennierenrinde. Über eine vermehrte hypothalamisch-hypophysäre Stimulation kommt es zur Hyperplasie der Nebennierenrinde und zu einer gesteigerten Produktion von Steroiden vor dem jeweiligen Enzymblock (s. 21-Hydroxylase-Mangel und 11-$\beta$-Hydroxylase-Mangel)

**AHO** Albright-hereditäre Osteodystrophie. Typische Physiognomie des PHP-Typ Ia und des PPHP mit Brachymetakarpie, Brachymetatarsie, Kleinwuchs, Adipositas, subkutanen Kalzifizierungen, Exostosen und Rundgesicht

**Aldosteron** Potentestes Mineralokortikoid des Menschen

**Aldosteronsynthasemangel** Seltene Störung, charakterisiert durch einen angeborenen Hypoaldosteronismus bei normaler Kortisolbiosynthese und Androgensynthese

**Allel** Individuelle DNA-Sequenz auf einem Chromosom bzw. eine oder mehrere unterschiedliche Varianten eines Gens an demselben Genort

| | |
|---|---|
| 1$\alpha$-Hydroxylase | 25-Hydroxyvitamin-$D_3$-1$\alpha$-Hydroxylase |
| Alternatives Spleißen | Das unterschiedliche Spleißen des mRNA-Primärtranskripts eines Gens führt zur Bildung verschiedener mRNA und funktionell unterschiedlicher, nahe verwandter Proteine |
| AMP | Adenosinmonophosphat |
| Angiogenese | Induktion von Gefäßneubildungen aus einem bereits bestehenden Gefäßsystem mittels in der Regel löslicher, angiogenetischer Faktoren |
| AP | Alkalische Phosphatase |
| AP-1 | Transkriptionsfaktor, regulatives Element im Promotorbereich vieler Gene, das durch Bindung von cFos-cJun-Heterodimeren aktiviert wird. Der durch Glukokortikoide aktivierte Steroidhormon-Rezeptor-Komplex kann intranukleäres Jun abfangen und somit die Aktivierung von AP-1-Elementen und der durch sie regulierten Gene verhindern |
| Apa 1 | Restriktionsenzym |
| Apoptose | Programmierter Zelltod |
| AQP | Aquaporin |
| AQP1 | Aquaporin-1 |
| AQP2 | Aquaporin-2 |
| AQP3 | Aquaporin-3 |
| AQP4 | Aquaporin-4 |
| ARO | Autosomal-rezessive Osteopetrose |
| Assoziation | Gemeinsame Vererbung von Allelen an verschiedenen Genloci |
| ATP | Adenosintriphosphat |
| Autokrin | Sezernierte, lösliche Faktoren wirken auf die Funktion bzw. Proliferation der Zelle zurück, die diese Faktoren freigesetzt hat |
| Autokrine Sekretion | Kommt als interne bzw. externe autokrine Sekretion vor. Von einer sezernierenden Zelle produzierte Signalmoleküle wirken auf diese selbst zurück |
| AVP | Argininvasopressin |
| AVP-NPII | Argininvasopressinneurophysin II |
| Azetylcholin | Die Erregung präganglionärer Neuronen setzt Azetylcholin frei. Dieses wirkt als chemischer Transmitter bei der durch nervale Reize ausgelösten Katecholaminsekretion aus den sympathischen Nervenendigungen |
| BAG-1 | Mit dem antiapoptotischen Protein bcl-2 interagierender Kofaktor |
| BBS | Bardet-Biedl-Syndrom |
| $\beta_3$-AR | $\beta_3$-adrenerger Rezeptor |
| $\beta$-Endorphin | Entsteht aus einem Vorläuferhormon, dem Proopiomelanokortin (POMC, s. dort) zusammen mit MSH (ACTH und $\beta$-Lipotropin). $\beta$-Endorphin wird im Hypophysenvorderlappen und im Gehirn gebildet und wirkt als Neuromodulator und Neurotransmitter über cAMP. Es besteht aus 31 Aminosäuren. Es ist das wichtigste endogene Analgetikum und wirkt stark schmerzstillend. Weitere analgetisch wirksame Neuropeptide sind die Enkephaline und Dynorphine. Sie entfalten alle ihre Wirkung durch Bindung an den Morphinrezeptor |
| 3-$\beta$-HSD | 3-$\beta$-Hydroxysteroid-Dehydrogenase, Schlüsselenzym der Steroidbiosynthese von Mineralokortikoiden, Glukokortikoiden und Geschlechtshormonen. Das 3-$\beta$-HSD-Gen liegt auf Chromosom 1p11–13 |
| 11-$\beta$-Hydroxylase-Mangel | Zweithäufigste Form des AGS, charakterisiert durch Virilisierung durch Androgenüberproduktion und Hypertonie durch DOC-Überproduktion |
| BFGF | Basic fibroblast growth factor ist ähnlich wie der aFGF (s. dort) ein von mesodermalen, neuroektodermalen Zellen und Endothelien gebildetes monomeres Protein mit einem Molekulargewicht von etwa 16000 mit ähnlicher Funktion wie der aFGF |
| BMD | Knochendichte, bone mineral density |
| BMI | Body-mass-Index, gemessen in $kg/m^2$ |
| BMP | Bone morphogenic protein |
| BMR | Grundumsatz (basal metabolic rate) ist der Energieumsatz in [cal] oder [J] innerhalb von 24 h bei völliger Ruhe und in nüchternem Zustand |
| Bone-remodelling | Knochenumbau |
| brm-Protein | Brahma-Protein |
| BRS3 | Bombesinrezeptorsubtyp 3 |

| | |
|---|---|
| BRU | Bone remodelling unit, Knochenumbaueinheit |
| Bsm 1 | Restriktionsenzym |
| CAAT-Box | Promotorelement, das an der Regulation bzw. Initiation der Transkription beteiligt ist |
| cAMP | Zyklisches Adenosinmonophosphat, wichtiger intrazellulärer Second messenger |
| CaR1 | Kalzium-sensing-Rezeptor |
| Casr | Kalzium-sensing-Rezeptor: Zellmembranrezeptor, der extrazelluläres Kalzium bindet und zu den G-Protein-gekoppelten, mit 7 Helixschleifen die Membran durchziehenden Rezeptoren gehört; er findet sich auf Zellen der Nebenschilddrüse, der Niere, der Plazenta, des Gehirns |
| cb1 | Transkriptionsfaktor |
| Cbfa-1 | Transkriptionsfaktor |
| CBP | CREB-binding-Protein (s. auch CREB) |
| CCD | Kleidokraniale Dysplasie |
| CCK | Cholezystokinin |
| CCKA(B)R | Cholezystokinin-A(B)-Rezeptor |
| cDNA | Complementary DNA |
| C/EBP$\alpha$ | CAAT/Enhancer-bindendes Protein $\alpha$ |
| *c-fos* | Onkogen |
| CGH | Komparative genomische Hybridisierung, molekularbiologisches Verfahren zum Nachweis von Deletionen und Überamplifikationen im Tumorgenom |
| *c-jun* | Onkogen |
| CMO | Kortikosteronmethyloxidasen: Enzyme, die am letzten Schritt der Aldosteronbiosynthese beteiligt sind |
| *c-myc* | Onkogen |
| COL-I | Kollagen Typ I |
| Corpulent | Adipöse Ratten mit Defizienzmutation im Leptinrezeptorgen |
| COUP-TF | Transkriptionsfaktor |
| CpG-Inseln | CpG-reiche chromosomale Regionen, die vor einem transkribierten Bereich liegen |
| CRE | cAMP-responsives Element |
| CREB | cAMP response element binding factor; der am Ende der cAMP-Proteinkinase-Signaltransduktionskette auf der Ebene der mRNA-Synthese wirksame Transkriptionsfaktor |
| CRF | Kortikotroper Releasing-Faktor |
| CRH | Hypothalamisches Kortikotropin-releasing-Hormon (Kortikoliberin), welches die Freisetzung von ACTH, MSH und $\beta$-Endorphin aus kortikotrophen Hypophysenzellen stimuliert |
| Cross-talk | Interaktionen zwischen verschiedenen Signaltransduktionssystemen |
| CTR | Kalzitoninrezeptorgen |
| DAG | Diacylglyzerol |
| DAX-1 | Dosage-sensitive sex reversal/adrenal hypoplasia congenita critical region on the X-chromosome gen. Mutationen am DAX-1-Gen führen zur angeborenen Nebennierenhypoplasie, häufig vergesellschaftet mit einer Pubertas tarda |
| *db/db* | Adipöse Mäuse, die homozygot für Defizienzmutationen im Leptinrezeptorgen sind |
| DBP | Vitamin D-bindendes Protein |
| dDAVP | 1-Deamino-8-D-Arginin-Vasopressin, therapeutisch eingesetztes Derivat des AVP (Minirin) |
| DGAT | Acyl-CoA-Diacylglyzerin-Transferase |
| DHEAS | Dihydroepiandrosteronsulfat, adrenales Androgen |
| Differential display PCR | Methode zur vergleichenden Untersuchung der mRNA-Expression z.B. in Normal- und Tumorgewebe, um tumorassoziierte, möglicherweise pathogenetisch relevante Faktoren zu identifizieren |
| DMBA | Dimethylbenzanthracen |
| DNA | Desoxyribonukleinsäure |
| DNA-Chips | Große Anzahl von kurzen DNA-Fragmenten, die an eine „Chipoberfläche" gebunden sind. Die Chips dienen beispielsweise zur Identifizierung bestimmter Sequenzen (z.B. Mutationen) bei einem Probanden |
| DOC | Desoxykortikosteroid |
| Dominant | Ein Allel, das im heterozygoten Zustand eine definierbare Wirkung auf den Phänotyp zeigt |
| DRD4 | Dopamin-D4-Rezeptor |

EC50 — Effektive Konzentration mit 50%iger Wirkpotenz

ECM — Extrazelluläre Matrix. Die in ihrer Zusammensetzung gewebespezifische Gesamtheit der extrazellulären Komponenten, die nicht nur Gerüstfunktion haben, sondern über Integrinrezeptoren auch die Funktion und die Proliferation von Zellen beeinflussen

EGF, EGFR — Epidermal growth factor, epidermaler Wachstumsfaktor, ist ein monomeres Protein (MG = 64 000), das in Hirn, Nieren, Speicheldrüse und Magen gebildet wird und in vielen Körperflüssigkeiten vorkommt. Es ist mit dem erbB-Protoonkogen verwandt, reagiert mit dem Tyrosinkinaserezeptor und ist mitogen für ektodermale, entodermale und einige mesodermale Zellen

Epiphyse (Zirbeldrüse) — Ist in der Mitte hinter den beiden Großhirnhälften lokalisiert und aus den drüsigen Pinealzellen und Gliazellen zusammengesetzt. Die Pinealzellen bilden Melatonin und Serotonin

EPO — Erythropoetin ist ein monomeres Glykoprotein (MG ~34 000–37 000), das in den Nieren und in Hepatozyten gebildet wird und die Erythropoese stimuliert. Als Rezeptoren fungieren GH (growth hormone), PRL und die Zytokinrezeptorfamilie

ER — Östradiolrezeptor

ER$\alpha$ — Östrogenrezeptor $\alpha$

ER$\beta$ — Östrogenrezeptor $\beta$

ES-Zellen — Embryonale Stammzellen

14-3-3-eta-Protein — Virusprotein

ETS-Familie — E-twenty-six-Familie von Transkriptionsfaktoren

Exon — Kodierender Bereich der DNA

F1 (F2) — 1. (2.) Nachkommengeneration einer Kreuzung

Farnesylierung — Spezifische posttranslationale Modifizierung von Proteinen

Fat — Adipöse Maus mit Mutation im Karboxypeptidase-E-Gen

Fatty — Ratten, die homozygot für Defizienzmutationen im Leptinrezeptorgen sind

FFH — Familiäre hypokalzurische Hyperkalzämie: autosomal-dominant vererbbares Leiden mit leichter Hyperkalzämie und relativer Hypokalzurie bedingt durch eine Mutation im Kalzium-sensing-Rezeptor

FMTC — Familiäres medulläres Schilddrüsenkarzinom

FN — Fibronektin

Fok 1 — Restriktionsenzym

FosB, cFos — Protein aus der Familie der AP-1 (activating protein-1)-Transkriptionsfaktoren

Fra-1 — Fos-related antigen-1, Protein aus der Familie der AP-1(activating protein-1)-Transkriptionsfaktoren

FS-Zelle — S100- und GFAP-immunopositiver, mikrogliaähnlicher Zelltyp im Hypophysenvorderlappen (5–10% der gesamten Zellen) mit multiplen, z. T. noch nicht geklärten Funktionen

FSH — Follikel-stimulierendes Hormon des HVL (s. dort) (Follitropin), Glykoprotein (MG ~ 34 000), das Wachstum und Reifung der Follikel bis zum Graaf-Follikel fördert und zusammen mit LH (s. dort) die Östrogensekretion stimuliert. Es fördert die Spermatogenese durch Aktivierung der Sertoli-Zellen. Die Wirkung von FSH erfolgt über cAMP

GC — Glukokortikoide

GCKR — Glukokinaseregulatorisches Protein

G-CSF — Granulozytenkolonie-stimulierender Wachstumsfaktor, monomeres Glykoprotein (MG ~ 196 000), das von Monozyten, Makrophagen, Fibroblasten und Endothelzellen gebildet wird. Es ist an der Proliferation und Differenzierung von Stammzellen für Granulozyten, Erythrozyten, Monozyten und Makrophagen beteiligt und reagiert mit der GH-, PRL(Prolaktin)-Zytokin-Rezeptorfamilie

Gen-Knockout — Inaktivierung eines Gens durch gezielte Mutagenese (meist in Mäusen). Methode zur Bestimmung der phy-

| | |
|---|---|
| | siologischen bzw. pathophysiologischen Bedeutung des entsprechenden Genprodukts |
| Genlocus | Genort; die Position eines Gens auf einem Chromosom oder innerhalb einer Kopplungsgruppe |
| Genome-search | Untersuchung des gesamten Genoms auf spezifische Sequenzen mit Krankheitsbezug |
| Genotyp | Spezifische Kombination von Allelen |
| Gewebshormone | Hormone, die in verschiedenen Geweben von dort angesiedelten, hormonproduzierenden Zellen gebildet werden. Sie erreichen ihre Zielzellen entweder auf dem Blutweg oder wirken auf Zellen in unmittelbarer Nachbarschaft zu den hormonproduzierenden Zellen (parakrine Sekretion) oder auf die hormonproduzierenden Zellen selbst (autokrine Sekretion) |
| GFR | Glomeruläre Filtrationsrate |
| GH | Growth hormone (auch hGH, human GH), im Hypophysenvorderlappen gebildetes, artspezifisches Proteohormon (MG ~22000), Bildung und Sekretion wird durch die Releasing-Hormone GHRH (im Hypothalamus gebildetes Hormon, das die Bildung und Sekretion von GH stimuliert) und Somatostatin kontrolliert. Wirkung von GH: Steigerung der DNA-Synthese über IGF-1 und IGF-2, Anregung der Proteinbiosynthese, Hemmung der Lipidsynthese (fördert das Wachstum des Epiphysenknorpels und dadurch das Längenwachstum der Knochen). GH-Mangel führt zu Minderwuchs; erhöhte GH-Bildung (durch z.B. Hypophysenadenome) zu Akromegalie oder vor der Pubertät zum Gigantismus. Der Second messenger ist bisher unbekannt |
| GHRH | Hypothalamisches Growth-Hormone-releasing-Hormon, Somatotropin (STH, s. dort)-releasing-Hormon (Somatoliberin); aus 44 Aminosäuren bestehendes Polypeptid, das über cAMP wirkt |
| GHRP | Growth-Hormone-releasing-Peptid; künstlich hergestellte Hexapeptide, die unabhängig von GHRH über einen mittlerweile klonierten Rezeptor (GHRP-R) v.a. die GH-Sekretion stimulieren. Der natürliche Ligand des GHRP-Rezeptors ist noch nicht identifiziert worden |
| $G_i$ | Inhibierendes G-Protein |
| GIH (SRIH) | Growth-Hormone-release-inhibiting-Hormon (Somatostatin). GIH hemmt die Sekretion von Wachstumshormonen, Insulin und Glukagon. Es ist ein Tetrapeptid, das über $G_2$-Protein, cAMP und über eine Senkung des zytosolischen $Ca^{2+}$ wirkt |
| Glandotrope Hormone | Hierbei handelt es sich um verschiedene Hormone des Hypophysenvorderlappens, durch welche die Funktion von Drüsen gesteuert wird: FSH (follikelstimulierendes Hormon), LH (luteinisierendes Hormon), TSH (stimuliert die Funktion der Schilddrüse), ACTH (adrenokortikotropes Hormon, fördert die Sekretion von Glukokortikosteroiden), GH (growth hormone, Wachstumshormon, wirkt über IGF1) |
| Glanduläre Hormone | Diese Hormone sind von endokrinen Drüsen gebildete Signalmoleküle. Im Gegensatz dazu werden die Gewebshormone von besonderen, in den verschiedensten Geweben angesiedelten Zellen gebildet |
| GLP-1 (-2) | Glucagon-like peptide-1 (-2) |
| GLUT4 | Glukosetransporter |
| Gn-RH | Im Hypothalamus gebildetes Gonadotropin-releasing-Hormon [Gonadoliberin, früher LH-RH (luteinisierendes Hormon-releasing-Hormon)], gemeinsames Releasing-Hormon für FSH und LH (s. dort), Dekapeptid; Wirkung über Inositol-1,4,5-Triphosphat und Diacylglyzerol |
| GPx | Glutathionperoxidasen |
| GR | Glutathionreduktase oder Glukokortikoidrezeptor |
| GR$\alpha$ | Glukokortikoidrezeptor $\alpha$ |
| GR$\beta$ | Glukokortikoidrezeptor $\beta$ |
| GRIP1 | Glucocorticoid receptor-interacting protein-1 |
| GRP | Gastrin-releasing-Peptid |
| $G_s$ | Stimulierendes G-Protein |
| $G_s\alpha$ | $\alpha$-Untereinheit des Nukleotid-bindenden G-Proteins: Es gehört zu den he- |

| | |
|---|---|
| | terotrimeren GPT-bindenden Proteinen, die wichtige Zwischenglieder in der Signaltransduktion darstellen |
| gsp-Onkogen | Durch Mutation der $G_{s\alpha}$-Untereinheit v. a. in somatotropen Hypophysenadenomen entstandenes Onkogen, das zur konstitutiven Aktivierung des entsprechenden G-Proteins führt |
| *Gy* | Gyromutation in der Maus |
| **H4** | Histon H4 |
| HBD | Hypophosphatämische Knochenerkrankung (hypophosphatemic bone disease) |
| HBM-Locus | DNA-Locus mit Assoziation zu hoher Knochendichte |
| hCyr61 | Cysteinreiches Protein |
| HeLa-Zellen | Helena-Lange-Zervixkarzinomzellen |
| Heterozygot | Kombination bzw. Anwesenheit zweier verschiedener Allele am gleichen Genlocus homologer Chromosomen |
| HHL | Hypophysenhinterlappen. Dieser steht durch den Hypophysenstiel mit dem Hypothalamus in Verbindung |
| HHRH | Hereditäre hypophosphatämische Rachitis mit Hyperkalzurie |
| Hin D3 | Restriktionsenzym |
| HNF3 | Hepatic nuclear factor-3 |
| HNF4 | Hepatic nuclear factor-4 |
| $H_2O_2$ | Wasserstoffperoxid |
| Homozygot | Kombination bzw. Anwesenheit zweier gleicher Allele am gleichen Genlocus homologer Chromosomen |
| Hormonrezeptoren | Sie sind entweder zellmembranständig (Membranrezeptor) oder im Zytosol oder Kern (nukleäre Rezeptoren) lokalisiert und gehören in die Gruppe der regulierbaren Transkriptionsfaktoren |
| HPT-JT | Hyperparathyreoidismus mit Jaw-Tumor: seltenes autosomal-dominant vererbbares Leiden mit primärem Hyperparathyreoidismus und fibroossären Tumoren im Ober- und Unterkiefer |
| $5HT_7$ | Serotonin-7-Rezeptor |
| $5HT_{2A}$ | Serotonin-2A-Rezeptor |
| $5HT_{2C}$ | Serotonin-2C-Rezeptor |
| $5HT_{1d\beta}$ | Serotonin-1D$\beta$-Rezeptor |
| HVL | Hypophysenvorderlappen |
| 21-Hydroxylase-Mangel | Häufigste Form des AGS (s. dort), führt bei der Frau zur Überproduktion von Androgenen mit Virilisierung und Infertilität |
| *Hyp* | X-gekoppelte Hypophosphatämie in der Maus |
| Hyperphagie | Extrem vermehrte Nahrungsaufnahme |
| Hypophyse | Die Hypophyse liegt im Zwischenhirn und gliedert sich in Adenohypophyse und Neurohypophyse. Zur Adenohypophyse gehören der Hypophysenvorderlappen (HVL), der Trichterlappen und der Mittellappen. Die Neurohypophyse ist identisch mit dem Hypophysenhinterlappen |
| Hypophyseotrope Hormone | Sammelbegriff für Hormone des Hypothalamus (kurzkettige Polypeptide), welche die Freisetzung von Hypophysenhormonen stimulieren oder hemmen |
| Hypothermie | Erniedrigte Körpertemperatur |
| IAPP | Islet amyloid polypeptide |
| IE | Internationale Einheiten |
| IFN | Interferone (INF$\alpha$, $\beta$, $\gamma$) kommen mit vielen Subtypen, die z. T. glykosyliert sind, vor. INF$\alpha$ wird von Monozyten und Makrophagen gebildet, INF$\beta$ von Fibroblasten und INF$\gamma$ von T-Zellen. Sie reagieren mit den GH-, PRL- und Zytokinrezeptorfamilien und besitzen antivirale, antiproliferative und immunmodulierende Wirkungen |
| IGF | Insulin-like-growth-Faktor, insulinähnlicher Wachstumsfaktor. Es handelt sich dabei um monomere Proteine (MG ~7000), die in Leber, Fibroblasten und vielen Zellen gebildet werden, mit der Tyrosinkinaserezeptorfamilie reagieren und für viele Zellen eine mitogene und differenzierende Wirkung besitzen |
| IGF-1, Igf1 | Insulin-like-growth-Faktor-1 |
| I$\kappa$B | Inhibitorischer Kofaktor von NF$\kappa$B (Transkriptionsfaktor) |
| IL | Interleukin. Interleukine sind Proteine mit unterschiedlichem Aufbau und werden von verschiedenen Klassen von Leukozyten gebildet. Wie die |

| | |
|---|---|
| | Interferone und GH reagieren sie mit der PRL-Zytokin-Rezeptor-Familie. Sie haben eine mitogene und differenzierende Wirkung auf Lymphozyten, Makrophagen und andere Zellen |
| IL1-ra | Interleukin-1-Rezeptor-Antagonist |
| Imprinting | Unterschiedliche Expression eines Allels oder chromosomalen Abschnitts je nach elterlicher Herkunft (Prägung) |
| Intron | Nichtkodierender DNA-Abschnitt |
| IP3 | Inositoltriphosphat |
| IPW | Imprinted in Prader Willi |
| IRS | Insulinrezeptorsubstrat |
| ISLR | Immunoglobulin superfamily containing leucine-rich repeat |
| JAK | Januskinase, Janusproteintyrosinkinase |
| Juxtakrine Sekretion | Sie stellt einen Sonderfall der parakrinen Sekretion dar. Der hormonelle Faktor ist in der Plasmamembran der produzierenden Zelle verankert. Für die Wechselwirkung mit dem entsprechenden Rezeptor auf der Zielzelle ist ein direkter Zell-Zell-Kontakt notwendig |
| Kandidatengen | Gen mit potenziellem Bezug zu einer Krankheit. Hier: Gen mit potenziellem Bezug zur Osteoporose |
| Katecholamine | Die beiden Katecholamine Adrenalin und Noradrenalin üben ihre Wirkung über Rezeptoren aus. Die klassischen 4 Rezeptortypen sind $\alpha_1$-, $\alpha_2$-, $\beta_1$- und $\beta_2$-Rezeptoren. Es sind transmembranäre Glykoproteine, die die Membran mit 7 Helices durchspannen. Beispielsweise verläuft die an den $\beta_2$-Rezeptoren ausgelöste Reaktionskaskade über $G_s$-Protein und Adenylatzyklase, wodurch vermehrt cAMP gebildet wird. Dieses aktiviert die Proteinkinase A, die ihrerseits über die durch Phosphorylasekinase und Glykogenphosphorylase vermittelte Phosphorylierung den Glykogenabbau einleitet. Die durch Besetzung von $\alpha_2$-Rezeptoren ausgelöste Kaskade läuft über $G_i$-Protein und bewirkt eine Hemmung der Adenylatzyklase und der cAMP-Bildung. Die Reaktion über $\alpha_1$-Rezeptoren verläuft über $G_p$, Phospholipase C und IP3 und DG |
| kb | Kilobasen |
| Knockout-Maus | Mausstamm mit funktioneller Inaktivierung eines Gens |
| Knockout-Tiere | Tiere (meist Nager), bei denen ein bestimmtes Gen ausgeschaltet wurde |
| Koaktivatoren | Aktivierendes Protein durch Protein-Protein-Interaktion |
| Kodon | Basentriplett |
| Kopplung | Überzufällig häufige gemeinsame Vererbung zweier Genloci oder eines Genlocus und eines definierten Phänotyps |
| Korepressoren | Hemmendes Protein durch Protein-Protein-Interaktion |
| Kortisol | Wichtigstes Glukokortikoid des Menschen |
| LH | Luteinisierendes Hormon des HVL (Lutropin), Glykoprotein (MG ~28500), das zusammen mit FSH (s. dort) die Ovulation bewirkt. LH stimuliert die Gelbkörperbildung und die Progesteronsekretion sowie die Androgensekretion in den Leydig-Zellen des Hodens und in den androgenproduzierenden Zellen des Ovars. Die Wirkung von LH erfolgt über cAMP |
| LH-RH | s. Gn-RH |
| LIF | Leukemia inhibitory factor; pleiotropes Zytokin, das in der Hypophyse für die Zytodifferenzierung und Funktion von kortikotropen Zellen von Bedeutung ist |
| LOD-Score (LOD) | Logarithm of odds ratio; Maß für die Kopplung. Bei komplexen Erkrankungen werden Werte >3,3 als Beweis für eine Kopplung angesehen |
| LOH | Loss of heterocygosity; Verlust eines heterozygoten Allels z. B. durch Deletion; in Tumoren oft mit Funktionsverlust von Tumorsuppressoren assoziiert |
| MAGEL2 | Melanoma antigen gene expression like |
| MC1R–MC5R | Melanokortin-1- bis -5-Rezeptoren |

M-CSF Makrophagenkoloniestimulierender Wachstumsfaktor

Melatonin Wird aus Tryptophan gebildet und durchläuft über 5-Hydroxytryptophan, Serotonin (Dekarboxylierung), *N*-Azetylserotonin (Azetylierung) und Methylierung verschiedene Zwischenstufen bis zum Melatonin. Die Melatoninsekretion wird durch Licht gesteuert, ist bei Dunkelheit am größten und wird durch Lichteinfall herabgesetzt. Die Lichtbehandlung wirkt antidepressiv

MEN Multiple endokrine Neoplasie: autosomal vererbbares Krankheitsbild mit multiplen Neoplasien in verschiedenen endokrinen Organen sowie gelegentlich Veränderungen an Nerven, Muskeln und Bindegewebe

MEN 1 Multiple endokrine Neoplasie Typ 1, autosomal-dominante Erkrankung mit Tumoren von Hypophyse, Nebenschilddrüse und Pankreas. Die MEN 1 wird durch Mutationen im Meningen verursacht

MEN 2a und b Multiple endokrine Neoplasie Typ 2a und b, familiäres Tumorsyndrom mit Auftreten von Phäochromozytomen und C-Zell-Karzinomen der Schilddrüse. Bei der MEN 2a zusätzlich pHPT, bei der MEN 2b zusätzlich Neurome und marfanoider Habitus. Nebenschilddrüsenadenome. Die MEN 2a und b werden durch Mutationen im RET-Protoonkogen verursacht

Meningen Multiples-endokrines-Neoplasie-Gen: kodiert für ein Protein mit unbekannter Funktion, Keimbahnmutationen im Meningen werden bei Patienten mit MEN-1-Syndrom gefunden, vermutlich ein Tumorsuppressor, der bei Patienten mit MEN 1 durch die Mutation inaktiviert vorliegt

Mesenchym Bindegewebe

Metalloproteinasen Proteinspaltende Enzyme mit Metallionen im aktiven Zentrum, die die extrazelluläre Matrix degradieren; pathologisch bedeutsam u. a. bei invasiven Tumoren und bei der Metastasierung

MGP Matrix-Gla-Protein

MIBG-Szinti Metajodobenzylguanidinszintigraphie

Mikrosatellit Marker für einen variablen DNA-Abschnitt

Mikrosatellitenmarker Bereiche im Genom, die aus vielfachen Wiederholungen einer meist kurzen DNA-Sequenz (z. B. CA-CA-CA-CA-CA ...) bestehen

MODY1 Maturity-onset diabetes of the young

Monoklonale Tumoren Aus einer einzigen transformierten Zelle entstandene, klonale Neoplasien

Morgan Längeneinheit auf einer Genkarte. Der Abstand zweier Marker (oder Genloci) in Morgan entspricht der Zahl der Rekombinationen zwischen den beiden

MRH Melanotropin-releasing-hormone (Melanoliberin), das mit CRH (s. dort) identisch ist

mRNA Messenger-Ribonukleinsäure, Messenger-RNA

MRT Kernspintomographie

MSH Melanozytenstimulierendes Hormon

Multiplexanalyse Hier: gleichzeitige Bestimmung mehrerer Polymorphismen aus einer DNA-Probe

Mutation Veränderung der DNA-Sequenz

MVDR, mVDR Membranständiger Vitamin-D-Rezeptor

MYO9A Myosin IXA

$Na^+$-$K^+$-ATPase Enzym, das mit $Mg^+$ als Kofaktor den terminalen Phosphatrest von ATP unter Freisetzung von anorganischem Phosphat und chemischer Energie abspaltet. Besitzt Bedeutung beim aktiven Transport durch Membranen z. B. für verschiedene Kationen: Transport von $Na^+$ aus und $K^+$ in die Zelle

NCoA-1 Nuclear receptor coactivator-1

NDN Necdin

Nelson-Tumor Kortikotropes Makroadenom, das sich in Patienten mit Morbus Cushing nach bilateraler Adrenalektomie (heutzutage selten durchgeführt) entwickeln kann

| | |
|---|---|
| Neovaskularisation | Die physiologisch (z. B. Wundheilung) und pathophysiologisch (z. B. Tumorexpansion) bedeutsame, lokale Neuentwicklung eines Gefäßsystems |
| Neurophysine | Von neurosekretorischen Zellen des Hypothalamus gebildete Transportproteine, an die die Neurohormone angelagert sind |
| NF$\kappa$B | Nuclear factor-$\kappa$B, Transkriptionsfaktor |
| NIDDM | Nichtinsulinpflichtiger Diabetes mellitus |
| NMB(R) | Neuromedin B (Rezeptor) |
| NNM | Nebennierenmark |
| NNR | Nebennierenrinde |
| NO | Stickstoffmonoxid |
| Noradrenalin | Neben Adrenalin (s. dort) gebildetes Hormon mit Neurotransmitterfunktion. Bildungsorte sind Nebennierenmark und das gesamte sympathische Nervensystem |
| NPII | Neurophysin II |
| NPT1 | Typ-I-$Na^+$-Phosphat-Kotransporter |
| NPT2 | Typ-II-$Na^+$-Phosphat-Kotransporter |
| NPY | Neuropeptid Y |
| NPY Y1 (Y5) | Neuropeptid-Y-Y1(Y5)-Rezeptor |
| *ob/ob* | Adipöse Mäuse, die homozygot für Defizienzmutation(en) im Leptingen sind |
| Obese | Defizienzmutation im Leptingen der Maus |
| OC | Osteokalzin |
| Oct-1 | Octamer-bindender Transkriptionsfaktor-1 |
| $1{,}25(OH)_2$ und $1{,}25(OH)_2D_3$ | 1,25-Dihydroxycholecalciferol, 1,25-Dihydroxyvitamin $D_3$: aktives Vitamin-D-Hormon, das durch $1\alpha$-Hydroxylierung von 25-Hydroxycholecalciferol in der Niere entsteht |
| $24{,}25(OH)_2D$ | 24,25-Dihydroxyvitamin $D_3$ |
| 25(OH)D | 25-Hydroxyvitamin $D_3$ |
| OHO | Onkogene hypophosphatämische Osteomalazie |
| OP | Osteopontin |
| OPG | Osteoprotegerin |
| OPGL | Osteoprotegerinligand |
| OPS | Osteoporose-Pseudoglioma-Syndrom |
| OSF-1 | Transkriptionsfaktor |
| OTF-1 | Octamer-bindender Transkriptionsfaktor |
| Oxytozin | Wird im Nucleus paraventricularis des Hypothalamus gebildet. Trotzdem wird es wie Vasopressin als neurohypophysäres Hormon oder (Hypophysen)Hinterlappenhormon bezeichnet. Es bewirkt das Auspressen der Milch aus Alveolen und Milchgängen der Milchdrüse. Wärme- und Berührungsreize während des Säugens bewirken die Ausschüttung von Oxytozin. Es fördert die Uteruskontraktionen |
| p/300 = p300 | Protein 300, Protein aus der Familie der CREB-bindenden Proteine (s. dort) |
| PACAP | Pituitary adenylate cyclase-activating polypeptide; in verschiedenen Organen (u. a. Hypothalamus) exprimiertes Peptid, das in der Hypophyse v. a. die Funktion gonadotropher und FS-Zellen beeinflusst |
| Palindrome | Spiegelverkehrte Wiederholungssequenzen der DNA, kommen z. B. als spezifische Erkennungssequenz für nukleäre Rezeptoren vor |
| PAR1 (5) | Prader-Willi-Angelman-Region 1 (5) |
| Parakrin | Die Beeinflussung der Funktion und des Wachstums benachbarter Zellen mittels löslicher Faktoren (nicht über die Blutzirkulation) |
| Parakrine Sekretion | Signalübermittlung erfolgt durch Diffusion des hormonellen Faktors direkt von der sezernierenden Zelle auf eine benachbarte Zelle |
| PC1 | Prohormonkonvertase 1 |
| P450c11 | 11-$\beta$-Hydroxylase, Steroidenzym, verantwortlich für die Aldosteron- und Kortisolbiosynthese |
| P450c17 | 17-$\alpha$-Hydroxylase/17/20-Lyase, kodiert durch das CYP17-Gen auf 10q24.3 |
| P450c21 | 21-Hydroxylase, kodiert durch das CYP-21B-Gen auf Chromosom 6p21.3 |
| p/CIP | Kofaktor für nukleäre Rezeptoren |
| PCR | Polymerasekettenreaktion, In-vitro-Methode zur Amplifikation eines definierten DNA-Abschnitts |

| | |
|---|---|
| PDGF | Platelet derived growth factor, dimeres Protein aus verwandten Peptidketten: Aa, AB, BB, mit dem sis-Protoonkogen verwandt. Er wird in Megakaryozyten, Makrophagen, Endothel- und Gliazellen gebildet. Er reagiert mit der Tyrosinkinaserezeptorfamilie und entfaltet eine mitogene Wirkung auf mesenchymale Zellen |
| Peak bone mass | Maximale Knochenmasse |
| P450-Enzyme | Die an der Steroidbiosynthese beteiligten Enzyme gehören in die Klasse der Oxidoreduktasen. Bei der größten Gruppe von Enzymen, den Monooxygenasen, handelt es sich um Zytochrom-P450-abhängige Enzyme. Die steroidhydroxylierenden Enzymsysteme weisen eine hohe Substrat-Wirk-Spezifität auf |
| Phex | Mausortholog von PHEX, mutiert in *Hyp* und *Gy* |
| PHEX | Phosphatregulierende Endopeptidase auf dem X-Chromosom, mutiert bei der XLH |
| PHP | Pseudohypoparathyreoidismus: ein autosomal-dominant vererbbares Leiden, bei dem die Signaltransduktion der Parathormonwirkung gestört ist. Je nach Lokalisation des Defekts kommt es entweder nur zu einer Störung des Kalziumstoffwechsels oder auch zur Ausprägung einer typischen Physiognomie (CAHO: Albright-hereditäre Osteodystrophie) |
| pHpt, PHPT | Primärer Hyperparathyreoidismus: Erkrankung der Nebenschilddrüse mit autonomer Mehrproduktion von Parathormon |
| PICP | Typ-1-Kollagen-C-terminales Propeptid |
| PIF, PIH | Prolactin inhibiting factor (hormone) ist identisch mit Dopamin und wirkt über eine Senkung von cAMP |
| Pit-1 | Hypophysenspezifischer Transkriptionsfaktor, der die embryonale Entwicklung der somatotrophen, laktotrophen und thyreotrophen Zellen reguliert |
| PKA | cAMP-abhängige Proteinkinase A |
| PKC | Proteinkinase C |
| PLC | Phospholipase C |
| polyA(+) | Polyadenosin |
| Polymorphismus | Mehrere unterschiedliche Abfolgen einer spezifischen DNA-Sequenz eines Gens ohne/mit Änderung der Funktion des betroffenen Proteins |
| POMC | Proopiomelanokortin; Protein aus 256 Aminosäuren. Es enthält die Aminosäuresequenzen von $\alpha$-, $\beta$- und $\gamma$-MSH (melanophorenstimulierendes Hormon), ACTH und $\beta$-Lipotropin ($\beta$-LPH). $\beta$-Lipotropin ist das Prohormon für $\beta$-MSH und $\beta$-Endorphin (Aminosäuren 61–91 des $\beta$-LPH). Wichtigster Stimulus für die Spaltung von POMC ist CRH (Cortikotropin-releasing-hormone) des Hypothalamus |
| Portalgefäßsystem | Zwischen dem Kapillargeflecht der Eminentia mediana und dem Vorderlappenkapillarsystem liegendes Gefäßsystem (kurze und lange Portalgefäße), das für die funktionelle Kopplung von Hypothalamus und Hypophyse essenziell ist (Transport der hypophysiotropen Faktoren des Hypothalamus zu den endokrinen Vorderlappenzellen) |
| PPAR$\gamma$ | Peroxisome proliferator-activated receptor gamma, Transkriptionsfaktor, der an der Adipozytendifferenzierung beteiligt ist |
| PPHP | Pseudopseudohypoparathyreoidismus. Bei Vererbung einer PHP vom Vater auf seine Kinder haben diese einen PPHP, bei dem zwar eine AHO (s. dort), aber keine Kalziumstoffwechselstörung besteht |
| PR-A | Progesteronrezeptor A |
| PRAD-1-Gen | Parathyreoideaadenom-1-Gen: ein durch perizentromere Inversion und Rearrangement von Parathormongen und Zyklin-D1-Gen entstandenes Gen, das für die Entwicklung von Nebenschilddrüsenadenomen eine Bedeutung hat |
| PR-B | Progesteronrezeptor B |
| Prenylierung | Spezifische posttranslationale Modifizierung von Proteinen |
| PRL | Prolaktin wird im Hypophysenvorderlappen von mammasomatotropen Zellen gebildet (mit 199 Aminosäu- |

| | |
|---|---|
| | ren, MG ~23000). PRL reagiert mit dem transmembranären Prolaktinrezeptor. Über die Signalübermittlung, d.h. über den Second messenger ist nichts bekannt. Es ist für den Aufbau und die Funktion der Milchdrüse notwendig |
| Promotor | Nichttranslatierter, regulatorischer Bereich eines Gens, an den regulatorische Faktoren (Transkriptionsfaktoren) binden und die Transkription des Gens induzieren bzw. supprimieren |
| P450scc | P450-side chain cleavage oder Desmolase, durch das CYP11A-Gen kodiert |
| PTH | Parathormon: Sekretionsprodukt der Nebenschilddrüse (Epithelkörperchen, Glandulae parathyreoideae), 84 Aminosäuren (MG=9500), Abbau in der Niere. Es sorgt für die Aufrechterhaltung eines normalen Kalziumspiegels; fördert die Kalziumaufnahme im Darm und die Kalziumresorption aus dem Knochen und senkt die renale Kalziumausscheidung |
| PTHrP | Parathormon-related-peptide: ein Gewebshormon mit Sequenzhomologie zum Parathormon, eine paraneoplastische Mehrsekretion von PTHrP von Tumorzellen bewirkt eine Tumorhyperkalzämie |
| PTP-1B | Proteintyrosinphosphatase |
| PTTG | Pituitary tumor-transforming gene: Das nicht nur in der Hypophyse exprimierte Gen bzw. Genprodukt induziert die Bildung von Tumoren. In Hypophysentumoren korreliert die PTTG-Expression mit dem Grad der Invasivität |
| Pvu 2 | Restriktionsenzym |
| PWS | Prader-Willi-Syndrom |
| QTL | Quantitative trait loci: Genorte, die für einen quantitativen Phänotyp relevant sind |
| RAC-3 | Receptor associated cofactor-3 |
| Radikale | Reaktive Moleküle |
| Radikal-Scavenger | Radikalfänger |
| RANK | Receptor activator of NF$\kappa$B |
| RANKL | Receptor activator of NF$\kappa$B-Ligand |
| RAP46 | Receptor-associated protein 46 |
| Rathke-Tasche | Während der Embryogenese nach Invagination des oropharyngealen Ektoderms entstehende Struktur, aus der sich die endokrinen Zellen des Hypophysenvorderlappens entwickeln |
| RB-Gen | Retinoblastomgen: Tumorsuppressorgen, dessen mutierte Variante beim Epithelkörperchenkarzinom eine Bedeutung hat |
| RE oder Restriktionsenzym | Enzym, das eine spezifische Basenabfolge erkennt und somit DNA an definierten Stellen schneidet. Die Entdeckung der RE war eine der Grundvoraussetzungen für die Klonierung von Genen |
| Ref-1 | Redoxfaktor-1, Transkriptionsfaktor |
| Remodelling | Knochenumbau |
| Repeat | Wiederholungssequenz der DNA, z.B. als Erkennungssignal für nukleäre Rezeptoren |
| rER | Raues endoplasmatisches Retikulum |
| RET-Gen | Rearranged-during-transfection-Gen: Gen für eine Tyrosinkinase, dessen Mutationen und Rearrangements beim papillären und medullären Schilddrüsenkarzinom eine wichtige Rolle spielen |
| Retinoblastomgen | Das Rb-Gen-Produkt kontrolliert im Zellzyklus den Übergang von der $G_0$- bzw. $G_1$- zur S-Phase und wird äußerst komplex durch zyklinabhängige Kinasen und deren Effektoren reguliert |
| Rezeptor | Proteine, die als integrale Membranproteine, als zytoplasmatische Proteine oder als Kernproteine vorliegen und mit Signalmolekülen in Wechselwirkung treten und dann eine nachgeschaltete Signalkette stimulieren oder inhibieren (Signaltransduktion) |
| Rezessiv | Genwirkung von Allelen an einem Genlocus, die sich nur im homozygoten Zustand manifestiert |
| RFLP | Restriktionslängenpolymorphismus |
| RGD-Sequenz | Abfolge von Aminosäuren (Arginin, Glycin, Asparaginsäure), die die Assoziation von Integrinen mit Liganden vermittelt |

| | |
|---|---|
| RIP140 | Receptor-associated protein 140 |
| RIP170 | Receptor-associated protein 170 |
| RNA | Ribonukleinsäure |
| RSP5 | Kofaktor für nukleäre Rezeptoren |
| RU486 | Synthetischer Progesteronrezeptorantagonist (mifegristone). RU steht für die Fa. Roussel Uclaf. Kann unter bestimmten Umständen z. B. zur postkoitalen Kontrazeption eingesetzt werden |
| Ruffled border | Aktive Membran des Osteoklasten |
| RXR | Retinoid-X-Rezeptor |
| SBMA | Spinale/bulbäre Muskelatrophie |
| SDS | Maß, das angibt, um das Wievielfache der Standardabweichung ein Wert vom Durchschnitt entfernt ist |
| Second messenger | Nachgeschaltete intrazelluläre Botenstoffe (z. B. cAMP), die über eine Kaskade von Aktivierungsschritten einen hormonspezifischen Effekt am Zielmolekül auslösen |
| Sekretin | Gastrointestinales Polypeptidhormon (27 Aminosäuren), das im Duodenum bei Säureübertritt aus dem Magen freigesetzt wird und vorwiegend eine Erhöhung der Bikarbonatproduktion des Pankreas und eine Hemmung der gastrinstimulierten Magensekretion bewirkt |
| Selenocystein | Spezifische Aminosäure mit (Cysteinanalogon) Spurenelement Selen (anstelle Schwefel) |
| Selenoprotein | Selenocystein-enthaltendes Protein |
| SERM | Selektive Östrogenrezeptormodulatoren |
| SF-1 | Steroidogenic factor 1, nukleärer Transkriptionsfaktor mit selektiver Expression in Nebennierenrinde, Gonaden, Hypothalamus und Hypophyse |
| sHPT | Sekundärer Hyperparathyreoidismus |
| SHU9119 | MC3R- und MC4R-Antagonist |
| Signaltransduktion | Nach der Reaktion von Hormonen bzw. Zytokinen mit einem Rezeptor gebildeter Hormon-Rezeptor-Komplex, löst die Bildung eines intrazellulären Signalmoleküls aus. Dieser Mechanismus wird als Signaltransduktion bezeichnet, im Fall eines mehrstufigen Prozesses als Signalkaskade |
| SNF-Protein | Chromatin-bindendes Protein |
| SNRPN | Small nuclear riboprotein |
| SNURF | SNRPN upstream reading frame |
| SP-1 | Transkriptionsfaktor |
| Spacer | Hier: wenige Nukleotide zwischen 2 funktionellen DNA-Abschnitten |
| src | Proteinkinase |
| StAR-Protein | Steroidogenic acute regulatory protein: verantwortlich für den schnellen Transport von Cholesterin ins Mitochondrium, kodiert auf 8p11.2. Mutationen im StAR-Gen sind verantwortlich für die kongenitale lipoide Nebennierenhyperplasie |
| STAT | Signal-transducers and activators of transcription |
| Suszeptibilitätsgen | Gen mit Bezug zum Entstehen einer Erkrankung. Hier: Gen mit Bezug zum Entstehen der Osteoporose |
| SWI-Protein | Chromatin-bindendes Protein |
| T3 | Trijodthyronin |
| T4 | Thyroxin |
| Taq 1 | Restriktionsenzym |
| TATA-Box | Promotorelement, das von Transkriptionsfaktoren erkannt wird und eine wichtige Rolle bei der Initiation der genetischen Transkription spielt. Es befindet sich am 5′-Ende von eukaryoten Genen etwa 30 bp vor der Transkriptionsinitiationsstelle und entspricht der Pribnow-Box bei prokaryoten Promotoren |
| TDT | Transmissionsdisäquilibriumtest |
| TGF-$\alpha$ | Transforming-growth-Faktor $\alpha$, monomeres Protein, Molekulargewicht von 6000, in Hepatozyten, Thrombozyten und Makrophagen gebildet, reagiert mit der Tyrosinkinaserezeptorfamilie, mitogen für viele Zellarten |
| TGF-$\beta$ | Transforming-growth-Faktor $\beta$, homodimeres Protein (MG ~28 000–30 000), existiert in vielen Isoformen, wird in Megakaryozyten, Makrophagen, Lymphozyten und Chondrozyten gebildet und besitzt eine eigene Rezeptorfamilie, wirkt auf viele Zellen wachstumsinhibierend und entfaltet eine chemotaktische Wirkung |

| | |
|---|---|
| TGR | Tubuloglomeruläre Rückkopplung |
| Thymus | Primäres Organ des lymphatischen Systems, von grundlegender Bedeutung für die Entwicklung und Differenzierung der für die zellvermittelte Immunität verantwortlichen (thymusabhängigen) T-Lymphozyten |
| TIEG | TGF-$\beta$-induced early gene |
| TIF-1 | Kofaktor für nukleäre Rezeptoren |
| TIF-2 | Kofaktor für nukleäre Rezeptoren |
| 3T3-Lil-Zellen | Präadipozytenzelllinie |
| TNF | Tumornekrosefaktor |
| TNF-$\alpha$ | Tumornekrosefaktor $\alpha$, monomeres Protein (MG ~17000), in Makrophagen, T-Zellen, Fibroblasten und glatten Muskelzellen gebildet, reagiert mit der GH-, PRL- und Zytokinrezeptorfamilie, bewirkt eine Zytolyse von Tumorzellen in vitro, besitzt eine chemotaktische Wirkung, ist mitogen für Fibroblasten und bewirkt Wachstum bei Endothelzellen |
| TNF-$\beta$ | Tumornekrosefaktor $\beta$, monomeres Glykoprotein (MG ~117000), in T-Lymphozyten und Leukozyten gebildet, gleiche Wirkung wie TNF-$\alpha$, reagiert mit derselben Rezeptorfamilie |
| TRANCE | TNF-related activation-induced cytokine |
| Transgene Maus | Mausstamm mit veränderter Expression eines Gens |
| Transition | Basenaustausch |
| Transkriptionsfaktor | Faktoren, die an Promotoren von Genen binden und dort die Transkription der entsprechenden Gene (und damit die mRNA-Synthese) induzieren bzw. supprimieren |
| TRAP | Tartratresistente saure Phosphatase |
| TRH | Im Hypothalamus gebildetes Thyreotropin-releasing-hormone (Thyroliberin), Releasing-Hormon für TSH (s. dort); Tripeptid, das über Inositol 1,4,5-Triphosphat und Diacylglyzerol wirkt |
| Triple-A-Syndrom | Autosomal-rezessive Erkrankung, charakterisiert durch ACTH-Resistenz mit Glukokortikoidmangel, Alakrimie und Achalasie des Ösophagus |
| Trx | Thioredoxin |
| TrxR | Thioredoxinreduktase |
| TSH | Thyreoideastimulierendes Hormon des HVL (Thyreotropin), Glykoprotein (MG ~28000), fördert die Jodaufnahme der Schilddrüse und stimuliert die Bildung und Ausschüttung von Schilddrüsenhormonen. Die Wirkung erfolgt über cAMP |
| tubby | Adipöse Maus mit Mutation im Tubby-Gen |
| Tumorsuppressor | Substanz (z. B. Transkriptionsfaktor, Zellzyklusregulator), die die Bildung und Progression von Tumoren unterdrückt |
| Ube3a | Ubiquitinproteinligase E3A |
| UCP-1 (2,3) | Uncoupling Protein 1 (2, 3) |
| Vasopressin | Vasopressin (VP), auch Adiuretin (ADH) wird im Nucleus supraopticus des Hypothalamus gebildet und in den Neuronen in den Hypophysenhinterlappen transportiert, wie auch Oxytozin. Es hat eine antidiuretische Wirkung (durch Stimulation der Wasserrückresorption aus dem distalen Teil der Nierenkanälchen) und besitzt eine starke vasokonstriktorische Wirkung, die aber keine physiologische Bedeutung hat. Zudem kann es durch Freisetzung von Gerinnungsfaktoren die Blutungszeit verkürzen (nur in pharmakologischen Dosen). Diese Wirkung wird über $V_2$-Rezeptoren mit cAMP als Second messenger und Bildung von Aquaporin-2 in der Zellmembran der Nierensammelkanäle erreicht |
| VDR | Vitamin-D-Rezeptor |
| VEGF | Vascular endothelial growth factor; vermutlich der potenteste angiogenetisch wirksame Faktor |
| VGFR | Vaskulärer Wachstumsfaktor |
| VHL | von-Hippel-Lindau-Syndrom: autosomal-dominantes Tumorsyndrom mit Phäochromozytomen, retinalen Angiomen, ZNS-Hämangioblastomen, Klarzellkarzinomen der Niere, multiplen Zysten oder Inselzelltumoren des Pankreas, Zystadenomen des Hodens |
| V2-Rezeptor | Vasopressin-V2-Rezeptor |

| | |
|---|---|
| Waist-hip-ratio | Verhältnis zwischen Taillen- und Hüftumfang |
| WHO | World Health Organisation |
| Wiedemann-Beckwith-Syndrom | Makrosomie, Makroglossie, Omphalozele, erhöhte Inzidenz von Wilms-Tumoren der Niere, Rhabdomyosarkomen, Hepatoblastomen und Nebennierenkarzinomen |
| WT | Wildtyp |
| Xba 1 | Restriktionsenzym |
| XLH | X-gekoppelte Hypophosphatämie |
| ZNS | Zentralnervensystem |
| Zona fasciculata | Mittlere Zone der Nebennierenrinde, synthetisiert Kortisol |
| Zona glomerulosa | Äußere Schicht der Nebennierenrinde, synthetisiert Aldosteron |
| Zona reticularis | Innere Schicht der Nebennierenrinde, bildet Mineralokortikoide |
| Zytokine | Innerhalb der Gewebshormone sind die Zytokine von besonderer Bedeutung. Zytokine sind regulatorische Peptidfaktoren, von denen heute mehrere 1000 bekannt sind. Sie regulieren meist als parakrine Faktoren Proliferation, Differenzierung und Funktion ihrer Zielzellen |

# 1 Einführung

Onno Eilard Janssen und Peter C. Scriba

Inhaltsverzeichnis



## 1.1 Einleitung

Die Molekulare Medizin hat in den letzten Jahren, besonders auch in der Endokrinologie, Einzug in den klinischen Alltag genommen: Jeder Internist oder Allgemeinmediziner wird schon rekombinantes Insulin, Wachstumshormon oder Erythropoetin verschrieben haben, nur wenige Pädiater werden sich noch nicht mit der molekulargenetischen Untersuchung von Kindern mit Entwicklungsstörungen beschäftigt haben und kaum ein Chirurg wird noch nicht mit der Frage nach Gentests und der Möglichkeit einer prophylaktischen Operation bei Kindern von Familien mit einem bekannten medullären Schilddrüsenkarzinom oder bei Frauen mit einer Familienanamnese für Brust- oder Ovarialkarzinomen konfrontiert worden sein.

Die Endokrinologie war von Anfang an einer der Schrittmacher der Molekularen Medizin: Auf der Grundlage einer schon in den 40er Jahren postulierten „Endorganresistenz" (Albright et al. 1937, 1942) wurden in den 60er und 70er Jahren Rezeptoren und die Signaltransduktion als die Bindeglieder der humoralen Regulation erkannt. Die Entdeckung des hormonabhängigen Wachstums von Karzinomen durch C.B. Huggins, 1941 (Welsch 1985), war einer der Meilensteine der Onkologie. Eine besondere Erfolgsstory betrifft das Insulin: Es war das erste Protein, dessen Aminosäuresequenzierung durch F. Sanger, 1955, (Sanger et al. 1977, Sanger 1988), Quantifizierung mittels Radioimmunoassay durch R.S. Yalow, 1959, (Berson u. Yalow 1967) und Röntgenstrukturanalyse durch D. Crowfoot-Hodgkin, 1961, (Hodgkin 1972) gelang. Erst nach der Entdeckung des Proinsulins durch D.F. Steiner, 1967, (Steiner et al. 1968) begann die Aufklärung der posttranslationalen Prozessierung von Proteinen. Schon dieser kleine Ausschnitt macht die Bedeutung der Endokrinologie für andere Teilgebiete der Medizin und die molekulare Grundlagenforschung deutlich.

Hormone ermöglichen eine Kommunikation zwischen verschiedenen Zellen und Organen. Neben der Aufrechterhaltung der Homöostase einer Vielzahl von Regelkreisen sind sie für alle Wachstums- und Stoffwechselvorgänge unentbehrlich. Die dramatischen Effekte von Hormonen auf physiologische Funktionen ermöglichten die Entwicklung empfindlicher und aufwändiger Methoden, um ihre Synthese, ihren Transport, ihren Wirkort und Wirkmechanismus sowie ihre Regulation zu untersuchen. Eines der wesentlichen Prinzipien endokriner Organe ist dabei die Feedback-Regulati-

Endokrinopathien
D. Ganten / K. Ruckpaul (Hrsg.)

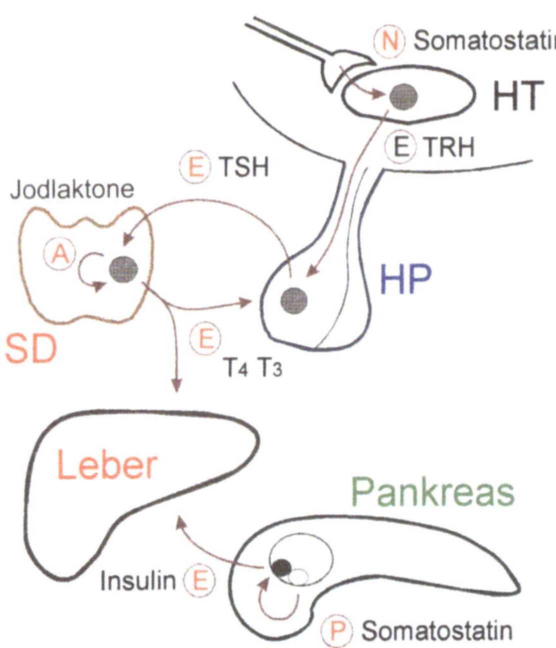


**Abb. 1.1.** Beispiele der Wirkung von Hormonen, *E* endokrin, *N* neurokrin, *A* autokrin, *P* parakrin, *HT* Hypothalamus, *HP* Hypophyse, *SD* Schilddrüse

on. Alle hypothalamisch-hypophysären Achsen unterliegen einer negativen Rückkopplung, die eine exakte Einstellung der verschiedenen Hormonspiegel gewährleistet. In der klinischen Praxis erlaubt das Prinzip der Feedback-Regulation eine Unterscheidung zwischen Hormonmangel oder -überschuss und einer Resistenz (Verminderung der Empfindlichkeit) eines Gewebes für die Wirkung eines Hormons.

Neben der klassischen Feedback-Regulation, bei der Hormone einer Drüse eine andere Drüse oder ein anderes Gewebe beeinflussen [endokrine Sekretion, z.B. Stimulation der Kortisolsynthese der Nebenniere durch Adrenokortikotropes Hormon (ACTH)], wurden eine ganze Reihe von mehr lokal wirkenden Regulationsmechanismen charakterisiert (Abb. 1.1). Diese so genannten autokrinen (auf sich selbst wirkend, z.B. hemmt die Produktion von Jodlaktonen durch Schilddrüsenzellen deren eigenes Wachstum) und parakrinen Systeme (auf Benachbartes wirkend, z.B. Hemmung der Insulinfreisetzung der B-Zellen durch Somatostatinsekretion der unmittelbar benachbarten D-Zellen des Pankreas) finden sich v.a. während der Entwicklung und des Wachstums. Eine Sonderform der parakrinen Systeme ist die neurokrine Sekretion. So produzieren Nervenzellen z.B. Dopamin, Noradrenalin und Somatostatin. Diese Neurotransmitterhormone werden über die Nervenzellausläufer transportiert und wirken an den Synapsen auf andere Nervenzellen sowie andere Zellen in der Umgebung. In einigen Fällen können Hormone in Abhängigkeit vom Wirkort auch verschiedene Eigenschaften haben, z.B. Somatostatin endokrin (Hemmung der Freisetzung von Hypophysenvorderlappenhormonen), parakrin (s. oben) und neurokrin (s. oben).

Alle Endokrinopathien beruhen letztendlich auf einer Störung der Hormonproduktion (Hormonmangel oder -überschuss) oder der Hormonwirkung. Mittlerweile sind eine Vielzahl von Mutationen in Genen von Hormonen, Rezeptoren und an Signaltransduktionswegen beteiligten Proteinen bekannt. Dies hat nicht nur zum Verständnis der entsprechenden Erkrankungen, sondern in ganz erheblichen Ausmaß auch zum Verständnis der außerordentlich komplexen Signal- und Regulationsmechanismen biologischer Systeme beigetragen. Die folgende Übersicht erhebt keinen Anspruch auf Vollständigkeit; sie soll nur den Einstieg in die Vielfältigkeit der Endokrinologie erleichtern.

## 1.2 Klassifikation von Hormonen

Hormone können in 4 große Gruppen eingeteilt werden:

1. Aminosäurederivate, wie z.B. Dopamin, die Katecholamine und die Schilddrüsenhormone;
2. Peptide und Proteine, wie z.B. das Thyreoidea stimulierende Hormon (TSH) und Insulin;
3. Steroidhormone, wie z.B. Östrogen und Kortisol;
4. von ungesättigten Fettsäuren abgeleitete Hormone, z.B. die Prostaglandine.

In den meisten Fällen interagieren die Aminosäurederivate und Peptidhormone mit Membranrezeptoren an der Zelloberfläche, während die Steroidhormone die Zellmembran passieren und an intrazelluläre Rezeptoren binden.

### 1.2.1 Aminosäurederivate

Die Schilddrüsenhormone (auch: Thyronine)

- Thyroxin ($T_4$) und
- Trijodthyronin ($T_3$)

werden in der Schilddrüse gebildet. Dabei wird zunächst Jodid aus der Blutbahn mittels des Natrium-Jodid-Symporters (sodium iodide symporter, NIS) in die Schilddrüsenzellen (Thyreozyten) gegen einen Gradienten von bis zu 1:500 aufgenommen (Jodination). An der apikalen Zellmembran der Schilddrüsenzellen wird Jodid durch die Schilddrüsenperoxidase (thyroid peroxidase, TPO) zu elementarem Jod ($J_2$) oxidiert (Jodisation). Das sehr reaktive $J_2$ wird sofort organisch gebunden, insbesondere an die Tyrosylreste des Thyreoglobulin (TG). Durch Einbau eines bzw. zweier Jodatome entsteht so 3-Monojodtyrosin (MIT) bzw. 3,5-Dijodtyrosin (DIT). Im Lumen der Schilddrüsenfollikel werden, ebenfalls durch die Schilddrüsenperoxidase katalysiert, 2 Jodtyrosine unter Abspaltung eines Alaninrests verbunden (Kopplungsreaktion). Aus 1 MIT und 1 DIT entsteht $T_3$, aus 2 DIT entsteht $T_4$. Die Thyronine bleiben zunächst an das TG gebunden, welches im Kolloid des Schilddrüsenfollikels die Speicherform der Schilddrüsenhormone darstellt. Bei Bedarf wird das TG durch Pinozytose von den Schilddrüsenzellen aufgenommen, in Phagolysosomen enzymatisch abgebaut und somit $T_4$ und $T_3$ freigesetzt, welche von den Schilddrüsenzellen dann in die Blutbahn sezerniert werden. Alle Prozesse der Schilddrüsenhormonsynthese werden durch das Thyreoidea stimulierende Hormon (TSH) der Hypophyse stimuliert.

Ein komplexes endokrines Zellsystem stellt das APUD-System (amine precursor uptake and decarboxylation, Aufnahme und Dekarboxylierung von Aminvorstufen) dar. Es sind etwa 40 APUD-Zellarten bekannt, die sich alle vom neural programmierten Ektoderm ableiten lassen. Wegen ihres neuralen Ursprungs können diese Zellen

- direkt in eine Ganglienzelle (neurokrin),
- über Axone in den Blutstrom (neuroendokrin),
- direkt in die Blutbahn (endokrin) und
- in ihre unmittelbare Umgebung (parakrin) sezernieren.

Sie speichern Amine und Polypeptide in spezifischen Granula. Zu den vom APUD-Zellsystem gebildeten Aminen zählen *Serotonin* (Biosynthese aus Tryptophan in den enterochromaffinen Zellen der Darmschleimhaut sowie im ZNS) und die Katecholamine (Biosynthese aus Tyrosin) *Dopamin* (Hypothalamus, postganglionäre Sympathikusneuronen, ZNS), *Adrenalin* und *Noradrenalin* (Nebennierenmark, Noradrenalin auch Parasympathikus) sowie das *Melatonin* (Biosynthese aus Tryptophan, wahrscheinlich ausschließlich in der Epiphyse).

### 1.2.2 Peptide und Proteine

Die meisten Zellarten des APUD-Systems (s. oben) synthetisieren konträr zu ihrem Namen jedoch Peptidhormone. Zu diesen gehören

- der Hypothalamus,
- die Hypophyse (s. unten),
- die Nebenschilddrüse,
- die C-Zellen der Schilddrüse und
- die Zellen der Langerhans-Inseln der Bauchspeicheldrüse.

Die Nebenschilddrüse bildet *Parathormon* [PTH, MG 9500 (intaktes PTH, auch iPTH, 84 Aminosäuren)], welches die Aufnahme von Kalzium aus dem Darm und die Freisetzung von Kalzium aus dem Knochen stimuliert und die Kalziumausscheidung durch die Nieren hemmt.

Die C-Zellen der Schilddrüse bilden *Kalzitonin* (CT, 32 Aminosäuren, MG 4000), welches antagonistisch zum Parathormon wirkt, mit dem es zusammen den Kalziumstoffwechsel reguliert: Parathormon übernimmt dabei die Grob-, Kalzitonin die Feineinstellung. Sein Hauptangriffspunkt während des Wachstums ist die Hemmung der Osteoklasten und damit des Knochenabbaus. Beim Erwachsenen hat ein Kalzitoninmangel (z. B. nach totaler Thyreoidektomie) keine Folgen. Die Überproduktion im Rahmen eines C-Zell-Karzinoms (auch: medulläres Schilddrüsenkarzinom) führt jedoch zu erheblichen gastrointestinalen und ossären Komplikationen dieses bösartigen Tumors.

Die Zellen der Langerhans-Inseln der Bauchspeicheldrüse, das so genannte Inselorgan, oder „endokriner Pankreas", lassen sich in 4 Typen einteilen.

1. Die A-Zellen produzieren Glukagon (29 Aminosäuren, wirkt als Insulinantagonist, seine Sekretion wird durch Hypoglykämie, Gastrin, Katecholamine und verschiedene andere Hormone stimuliert, durch Somatostatin gehemmt).
2. Die B-Zellen produzieren Insulin [MG 6000; Biosynthese über Präproinsulin (107 Aminosäuren), Abspaltung eines Signalpeptids zu Proinsulin (84 Aminosäuren), proteolytisches Herauslösen des C-Peptids (33 Aminosäuren), die so getrennten A- und B-Ketten (zusammen 51 Aminosäuren) bleiben über Disulfidbrücken kovalent miteinander verbunden, wichtigster Blutzucker- und Stoffwechselregulator].
3. Die D-Zellen produzieren Somatostatin [14 Aminosäuren, MG 1638, universeller Inhibitor der Motilität des Magen-Darm-Trakts und der Freisetzung gastrointestinaler (Insulin, Glukagon usw.) und angastrider Hormone (z. B. GH, TSH ACTH)].

4. Die PP-Zellen produzieren das pankreatische Polypeptid (36 Aminosäuren, hemmt die exokrine Pankreassekretion und den Gallefluss).

Weitere Proteohormone des APUD-Systems finden sich in endokrin aktiven Zellen der Plazenta, der Lunge und der Magen-Darm-Schleimhaut, neben unzähligen anderen z.B.

- Gastrin (14, 17 oder 34 Aminosäuren, regt die Magensäuresekretion an);
- Cholezystokinin (39 Aminosäuren, fördert die Sekretion von Pankreasenzymen und die Kontraktion der Gallenblase);
- Sekretin (27 Aminosäuren, regt die Bikarbonatproduktion des Pankreas an);
- GIP (43 Aminosäuren, gastric inhibitory polypeptide);
- VIP (28 Aminosäuren, vasoaktives intestinales Polypeptid);
- Motilin (22 Aminosäuren, aktiviert die gastrointestinale Motorik).

Fast alle Hormone des Hypothalamus und der Hypophyse sind Peptidhormone (Ausnahme: Dopamin, s. oben). Der Hypothalamus befindet sich anatomisch an der Gehirnbasis und ist durch den Hypophysenstiel mit der Hypophyse verbunden. Er ist das übergeordnete Zentrum der Integration und Koordination der Hypophysenfunktion, der Thermoregulation, der Regulation des Wasser-, Elektrolyt- und Kalorienhaushalts sowie der Sexualität und Fortpflanzung. Er reguliert und beeinflusst den Hypophysenvorderlappen durch das hypothalamisch-hypophysäre Portalgefäßsystem. Verschiedene Releasing-Faktoren des Hypothalamus stimulieren oder hemmen die Freisetzung von Peptidhormonen spezialisierter Zellen des Hypophysenvorderlappens.

*Wachstumshormon freisetzendes Hormon* (growth hormone releasing hormone, GHRH, 44 Aminosäuren) stimuliert und *Somatostatin* (14 Aminosäuren, MG 1638) hemmt die Freisetzung von *Wachstumshormon* (growth hormone, GH, auch Somatotropin, STH, 191 Aminosäuren, MG 22.127). *Gonadotropin freisetzendes Hormon* (GnRH, 10 Aminosäuren) stimuliert die Freisetzung von *Luteinisierendem Hormon* (LH, $\beta$-Untereinheit: 121 Aminosäuren, $\alpha$-Untereinheit: 92 Aminosäuren) und *Follikel stimulierendem Hormon* (FSH, $\beta$-Untereinheit: 111 Aminosäuren, $\alpha$-Untereinheit: 92 Aminosäuren). Das *Thyreotropin freisetzende Hormon* (TRH, 3 Aminosäuren) stimuliert die Freisetzung des *Thyreoidea stimulierenden Hormons* (TSH, auch Thyreotropin, $\beta$-Untereinheit: 118 Aminosäuren, $\alpha$-Untereinheit: 92 Aminosäuren). Das *Kortikotropin freisetzende Hormon* (CRH, 41 Aminosäuren) stimuliert die Freisetzung des *Adrenokortikotropen Hormons* (ACTH, auch Kortikotropin, 39 Aminosäuren). Eine Sonderstellung nimmt die Regulation des *Prolaktins* (198 Aminosäuren) aus der Hypophyse ein: Seine Freisetzung wird durch hypothalamisches Dopamin (Aminosäurederivat, s. oben, früher auch „prolactin-inhibiting factor", PIF, genannt) gehemmt.

Der Hypophysenhinterlappen ist keine eigenständige endokrine Drüse, sondern der distale Anteil eines hypothalamisch-hypophysären, endokrin-neurosekretorischen Systems. Das *antidiuretische Hormon* (ADH, auch Adiuretin oder Vasopressin; Nonapeptid, MG 1080) und *Oxytozin* (Nonapeptid, MG 1007) werden vom supraoptischen und paraventrikulären Kern des Hypothalamus sezerniert, nach Passage durch die Neurohypophysenbahn und Bindung an Neurophysin im Hypophysenhinterlappen gespeichert und bei Bedarf an die Blutbahn abgegeben.

*Somatomedine* [*insulin-like growth factors* (IGF), MG um 7500] sind an der normalen körperlichen Entwicklung, aber auch an der Tumorentstehung beteiligt. Somatomedin C (synonym IGF-I, 67 Aminosäuren) und A (synonym IGF-II, 70 Aminosäuren) werden unter dem Einfluss von Wachstumshormon in Leber, Niere und Bindegewebe gebildet und wirken als Mediator des GH über spezifische Rezeptoren u.a. auf Osteoblasten und Fibroblasten. Die partielle Strukturhomologie der Somatomedine mit Insulin und der Somatomedinrezeptoren mit dem Insulinrezeptor erklären ihre insulinähnliche Wirkung.

*Leptin* (MG 16000, 146 Aminosäuren) wird ausschließlich von Fettzellen gebildet und korreliert mit der Fettgewebemasse. Es vermittelt seine appetit- und gewichtsregulierende Wirkung über einen membranständigen Rezeptor am Hypothalamus.

### 1.2.3 Steroidhormone

Die Steroidhormone leiten sich vom Gonan (Zyklopentanoperhydrophenantren) ab. Sie werden u.a. nach der Anzahl der C-Atome eingeteilt (Gonangrundgerüst: C17). Zu ihnen gehören die

- Östrogene (C18),
- Gestagene (C21),
- Androgene (C19),
- Glukokortikoide (C21),
- Mineralokortikoide (C21) und die
- Kalziferole (C25, Vitamin-D-Derivate).

Die Biosynthese der Steroidhormone wird vom Hypothalamus-Hypophysen-System kontrolliert, ihre Inaktivierung erfolgt durch Hydroxylierung, Konjugation und Methylierung in der Leber. Die Wirkung der Steroidhormone wird über Kernrezeptoren vermittelt.

### 1.2.4 Prostaglandine

Die *Prostaglandine* (PG) sind natürliche (oder teilsynthetisch hergestellte) Gewebehormone. Ausgangssubstrat ist die Arachidonsäure, die durch Phospholipase $A_2$ aus Membranlipiden freigesetzt und durch die Zyklooxygenase in Prostaglandin $G_2$ umgewandelt wird. Grundgerüst der 5 physiologisch wichtigsten PG ist die Prostansäure. Trotz ihrer nur geringen Strukturunterschiede haben die PG vielfältige, z. T. gegensätzliche Effekte, u. a. auf die Katecholaminsensibilität, den Tonus der glatten Muskulatur und das kardiovaskuläre System (Blutdruck senkend und steigernd). Die Hemmung der PG-Synthese z. B. durch nichtsteroidale Antiphlogistika und Steroide (Zyklooxygenaseinhibition), wird schon seit langem zur Thrombozytenaggregationshemmung und zur Therapie chronisch entzündlicher Erkrankungen eingesetzt.

## 1.3 Klassifikation von Rezeptoren

Die meisten Hormone binden mit hoher Affinität und Spezifität an ihre entsprechenden Rezeptoren. Häufig liegen die Affinitätskonstanten nah an den zirkulierenden Hormonspiegeln (üblicherweise $<10^{-9}$ M), sodass eine adäquate Wirkung über einen dynamischen Bereich physiologisch relevanter Hormonkonzentrationen vorliegt. Die Spezifität der Wirkung ergibt sich nicht nur aus der Interaktion des Hormons mit seinem „maßgeschneiderten" Rezeptor, sondern auch durch die unterschiedliche Rezeptordichte verschiedener Gewebe. Während manche Hormone nur ein Zielgewebe haben [Rezeptoren für das Luteinisierende Hormon finden sich z. B. fast ausschließlich in den Gonaden], beeinflussen andere, wie z. B. Insulin, den Stoffwechsel vieler Gewebe, weil sich ihre Rezeptoren auf fast allen Zellen finden.

Prinzipiell lassen sich

- Membranrezeptoren, die vorrangig mit Aminosäurederivaten oder Peptidhormonen interagieren, von
- Kernrezeptoren, die vorrangig mit den Steroidhormonen interagieren, unterscheiden.

Membranrezeptoren befinden sich an der Zelloberfläche und lassen sich in verschiedene Klassen einteilen. Nach erfolgter Hormonbindung aktivieren diese Rezeptoren ein komplexes System von Signaltransduktionswegen, die häufig auch Kaskaden von Proteinkinasen umfassen.

Kernrezeptoren, wie z. B. der Glukokortikoid- oder der Progesteronrezeptor, binden ihr Hormon im Zytoplasma und werden dann als Komplex in den Kern transloziert. Andere Rezeptoren dieser Gruppe, wie z. B. der Trijodthyroninrezeptor ($T_3$-Rezeptor), binden ihr Hormon im Kern ohne eine zwischengeschaltete, hormonabhängige Translokation. Im Kern binden diese Hormon-Rezeptor-Komplexe an DNA-Zielregionen und bewirken eine Stimulation oder Hemmung der Expression spezifischer Gene.

### 1.3.1 Membranrezeptoren

Die Rezeptoren an der Oberfläche von Zellen stellen eine entscheidende Komponente ihrer Kommunikation mit extrazellulären Liganden und damit anderen, auch weit entfernten, Geweben dar. Diese Membranrezeptoren lassen sich nach ihrer Struktur in 3 Klassen einteilen:

1. Membranrezeptoren mit 1 Transmembrandomäne,
2. Membranrezeptoren mit 4 Transmembrandomänen,
3. Membranrezeptoren mit 7 Transmembrandomänen.

Bei den Membranrezeptoren mit 4 Transmembrandomänen handelt es sich um transmittergetriggerte Ionenkanäle, die hier nicht abgehandelt werden sollen.

#### 1.3.1.1 Rezeptoren mit 1 Transmembrandomäne

Zu den Rezeptoren mit einer Transmembrandomäne zählen u. a.

- die Tyrosinkinaserezeptoren,
- die Zytokinrezeptoren,
- die Serin-Threonin-Kinase-Rezeptoren,
- die Guanylylzyklaserezeptoren und
- die Phosphotyrosinphosphatasen.

**Tyrosinkinaserezeptoren.** Die Familie der Tyrosinkinaserezeptoren hat v. a. für die Regulation des Zellwachstums eine große Bedeutung. Wie der Name schon sagt, besitzen sie eine Tyrosinkinaseaktivität. Mit Ausnahme der Insulinrezeptorfamilie, die auch ohne Liganden schon Homo- und Heterodimere bildet, bestehen die mehr als 7 verschiedenen Untergruppen der Tyrosinkinaserezeptoren aus Monomeren, die erst nach Bindung eines Liganden dimerisieren. Diese Dimerisation führt zu einer „Autophosphorylierung", bei der es sich allerdings im engeren Sinn um eine Transphosphorylierung handelt, da ein Monomer das andere des Dimers phosphoryliert. Die initiale Phosphorylierung erhöht die Tyrosinkinaseaktivität des Rezeptors (positives Feedback), die eine Phosphorylierung auch anderer Tyrosinreste des Rezeptors bewirkt. Diese wiederum werden von einer Vielzahl von Signaltransduktionsmolekülen erkannt. Die Interaktion dieser Moleküle erfolgt z.B. über die Bindung von Src-Homologie-2(SH2)- oder Phosphotyrosin bindende (PTB) Domänen an den Rezeptor.

Typischerweise können Tyrosinkinaserezeptoren nicht nur Homodimere, sondern auch Heterodimere mit anderen Mitgliedern ihrer Familie bilden. Daraus ergibt sich eine enorme Vielzahl möglicher Signaltransduktionswege, die von einem Liganden aktiviert werden kann.

**Insulinrezeptorfamilie.** Die Insulinrezeptorfamilie [zu der auch die *Insulin-growth-Faktor-I(IGF-I)-Rezeptor-Familie* gehört] unterscheidet sich von den anderen Tyrosinkinaserezeptoren auch dadurch, dass ihre Phosphotyrosine nur schlecht von SH2-Domänen erkannt werden. Stattdessen phosphorylieren die Insulin- und IGF-I-Rezeptoren so genannte „insulin-related substrates", von denen inzwischen eine Reihe genauer charakterisiert wurden (IRS-1, IRS-2 usw.). Die IRS wiederum interagieren mit SH2-Domänen von Signaltransduktionsmolekülen, sodass sie wie Adapter der Insulinrezeptorfamilie an die Signaltransduktionswege fungieren

**Zytokinrezeptoren.** Zu den Zytokinen werden einige Hormone, wie z.B. das Wachstumshormon oder Erythropoetin, aber v.a. Kolonie stimulierende Faktoren (z.B. granulocyte-colony stimulating factor, G-CSF) und die Interleukine gezählt. Eine Übersicht über die inzwischen mehr als 6000 Zytokine findet sich im Internet unter www.copewithcytokines.de. Die Zytokine, besonders die Interleukine, interagieren häufig mit einer Vielzahl endokriner, neuraler, hepatischer und hämatopoetischer Zielgewebe. Die Zytokinrezeptoren sind strukturell mit den Tyrosinkinaserezeptoren verwandt, ihre zytoplasmatische Domäne hat aber keine Tyrosinkinaseaktivität. Einige Zytokinrezeptoren liegen als Monomere vor, die, ähnlich den Tyrosinkinaserezeptoren, nach Bindung eines Liganden dimerisieren. Andere Zytokinrezeptoren bestehen aus mehreren Untereinheiten, wobei Letztere z.T. mit mehreren Zytokinrezeptoren assoziiert sind. Einige Zytokinrezeptoren können ihre extrazelluläre Domäne an das Blut abgeben. Dieser „lösliche Rezeptor" kann den im Blut zirkulierenden Liganden binden; so kann z.B. die extrazelluläre Domäne des Wachstumshormonrezeptors (GH-Rezeptor) im Blut wie ein Wachstumshormonbindungsprotein (GHBP) fungieren.

Die Zytokinrezeptoren aktivieren Januskinasen (JAK). Diese zytoplasmatischen Tyrosinkinasen, zu denen u.a. JAK1, JAK2, JAK3 und TYK2 gehören, phosphorylieren Tyrosinreste der Zytokinrezeptoren, die dann von SH2-Domänen der Signaltransduktionsmoleküle erkannt werden. Darüber hinaus phosphorylieren die JAK auch STAT-Proteine (signal transducers and activators of transcription). Ein Zytokinrezeptor entfaltet seine Wirkung somit durch Aktivierung einer spezifischen Konstellation von Tyrosinkinasen und STAT-Proteinen.

**Serin-Threonin-Kinase-Rezeptoren.** Die Serin-Threonin-Kinase-Rezeptoren binden und vermitteln die Signale der Familie der Transforming-growth-Faktor-$\beta$(TGF-$\beta$)-Liganden, zu denen neben den verschiedenen *TGF-$\beta$* auch die *Aktivine*, das *„bone morphogenic protein"* und die *„müllerian-inhibiting-substance"* gehören. Diese Rezeptoren bestehen aus 2 verschiedenen Untereinheiten, den

- Typ-I-Rezeptoren und
- Typ-II-Rezeptoren.

Diese haben beide eine zytoplasmatische Serin-Threonin-Kinase-Aktivität, aber nur Typ II hat eine extrazelluläre Ligandenbindungsdomäne. Nach Bindung eines Liganden an den Typ-II-Rezeptor formiert sich ein Heterotetramer aus je 2 Typ-I- und Typ-II-Rezeptoren. Der Typ-II-Rezeptor phosphoryliert den Typ-I-Rezeptor, der wiederum andere Substrate phosphoryliert, u.a. die so genannten Smad-Proteine. Verschiedene Isoformen der Typ-II-Rezeptoren können dabei mit mindestens 6 verschiedenen Typ-I-Rezeptoren reagieren, sodass sich ein komplexes Signaltransduktionssystem ergibt.

**Guanylylzyklaserezeptoren.** Die Guanylylzyklaserezeptoren haben eine extrazelluläre Ligandenbindungsstelle, eine Transmembrandomäne und eine zytoplasmatische Zyklasedomäne. Letztere bewirkt eine ligandeninduzierte Konversion von Guanosintriphosphat (GTP) in zyklisches Guanosinmonophosphat (cGMP). cGMP wiederum aktiviert verschiedene Proteinkinasen, Phosphodiesterasen und Ionenkanäle. Der Prototyp dieser Rezeptoren ist der GC-A-Rezeptor für das *„atrial natriuretic peptide"* (ANP).

**Phosphotyrosinphosphatasen.** Im Gegensatz zu den Tyrosinkinasen, *de*phosphorylieren die Phosphotyrosinphosphatasen Tyrosinreste von Proteinen. Einige dieser Proteine haben rezeptorähnliche Strukturen mit einer extrazellulären Ligandenbindungsdomäne, einer Transmembrandomäne und einem zytoplasmatischen Anteil der 1 oder 2 katalytische Domänen enthält. Zu diesen Rezeptoren zählen CD 45 (cluster of differentiation 45) und PTP-$\beta$ (Phosphotyrosinphosphatase-$\beta$) sowie eine Gruppe von Tyrosinphosphatasen, die eine extrazelluläre Domäne ähnlich der von Adhäsionsmolekülen haben.

#### 1.3.1.2 Rezeptoren mit 7 Transmembrandomänen

Einige Hundert verschiedener „7-Transmembrandomänen-Rezeptoren" sind bekannt. Sie sind durch 7 miteinander verbundene hydrophobe Domänen in der Zellmembran charakterisiert. Die extrazelluläre Domäne dieser Rezeptoren interagiert mit den verschiedensten Liganden:

1. kleinen Molekülen, wie z.B. den Katecholaminen;
2. Ionen, wie z.B. $Ca^{2+}$;
3. kleinen Peptiden, wie z.B. Vasopressin oder TRH; und
4. großen Protohormonen, wie z.B. Parathormon.

Diese Liganden interagieren z.T. nicht nur mit der extrazellulären Domäne, sondern auch mit Anteilen der Transmembrandomänen.

Die 7-Transmembrandomänen-Rezeptoren sind in der Zellmembran mit G-Proteinen assoziiert, die die Rezeptoren mit verschiedenen Signaltransduktionswegen verbinden. Die G-Proteine sind Heterotrimere und bestehen aus einer $\alpha$-Untereinheit und einer kombinierten $\beta$-$\gamma$-Untereinheit. Bisher wurden mehr als 16 verschiedene $\alpha$-Untereinheiten und einige $\beta$- und $\gamma$-Untereinheiten identifiziert.

Jede einzelne Zelle ist durch spezifische 7-Transmembrandomänen-Rezeptoren, G-Proteine und Signaltransduktionswege charakterisiert. Die Bindung eines Liganden bewirkt eine Konformationsänderung des Rezeptors, die zu seiner Komplexierung mit einem G-Protein führt. Dabei wird das bis dahin an die $\alpha$-Untereinheit gebundene GDP gegen GTP ausgetauscht und die $\beta$-$\gamma$-Untereinheit abgespalten. Das auf diese Weise aktivierte G-Protein reagiert dann mit weiteren Effektormolekülen der Signaltransduktion, wie z.B. der Adenylatzyklase. Die $\alpha$-Untereinheit hat eine intrinsische GTPase-Aktivität, die das GTP wieder in GDP umwandelt, damit das G-Protein inaktiviert und zur Reassoziation der $\alpha$- mit der $\beta$-$\gamma$-Untereinheit führt. Nicht nur die aktivierte $\alpha$-Untereinheit, sondern auch die dissoziierte $\beta$-$\gamma$-Untereinheit interagiert mit Signaltransduktionswegen, wie z.B. Tyrosinkinasen. Endokrinopathien ergeben sich nicht nur bei Mutationen in den 7-Transmembrandomänen-Rezeptoren, sondern auch bei G-Protein-Mutationen. Letztere wurden v.a. auch bei einer Reihe von endokrinen Tumoren beschrieben.

### 1.3.2 Kernrezeptoren

Die Superfamilie der Kernrezeptoren umfasst mehrere Hundert verschiedene, strukturell verwandte Proteine, die die Transkription von Genen herauf- oder herabregulieren. Die Kernrezeptoren vermitteln die Wirkung von kleinen, die Zellmembran permierenden Hormone, wie z.B. von Sexualhormonen (Östrogen, Testosteron, Progesteron), Kortisol, Aldosteron und Vitamin D, sowie von Retinoiden (Vitamin-A-Derivate). Für eine große Zahl von Kernrezeptoren konnte bisher noch kein Ligand identifiziert werden (so genannte „orphan receptors" oder verwaiste Rezeptoren), eine weitere Gruppe ist auch ohne Bindung eines Liganden funktionell aktiv. Die Kernrezeptoren binden an spezifische DNA-Sequenzen, die als „hormone response elements" (HRE; Hormonerkennungs- oder -reaktionssequenz) bezeichnet werden. Die HRE sind typischerweise in der Promotorregion von Genen lokalisiert und ermöglichen die Interaktion der Kernrezeptoren mit anderen Transkriptionsfaktoren.

Die Klassifikation der Kernrezeptoren nach ihren Liganden wurde zugunsten einer Klassifikation nach strukturellen Gesichtspunkten und der Art der HRE verlassen, weil Letztere eine Vorhersage der Eigenschaften von Rezeptoren erlaubt, die ansonsten noch nicht genauer charakterisiert wurden. Die DNA bindende Domäne (DBD) der Kernrezeptoren ist hoch konserviert. Sie besteht aus 2 zentral gelegenen Zinkfingern, von denen der 1. die primäre Determinante der DNA-Bindungsspezifität darstellt. Die Ligandenbindungsdomäne (LBD) ist im C-terminalen Ende des Rezeptors lokalisiert. Die LBD besteht aus mehreren sich überlappenden funktionellen Domänen, die die Rezeptordimerisation und die Transkriptionsaktivität beeinflussen.

Die oben angesprochene Klassifikation erlaubt eine Einteilung der Kernrezeptoren in 2 große Gruppen.

1. Klassische Steroidhormonrezeptoren, z.B. für Glukokortikoide, Mineralokortikoide, Progesteron und Testosteron (nicht jedoch den Östrogenrezeptor, s. unten).
   Die klassischen Steroidhormonrezeptoren befinden sich im inaktiven Zustand an „heat shock proteins" (Hitzeschockproteine) gebunden im Zytoplasma. Nach Bindung ihres Liganden dissoziieren sie von den Hitzeschockproteinen, translozieren in den Zellkern und binden dort an die HRE ihrer Zielgene; und zwar ausschließlich als Homodimere an palindromisch angeordneten HRE.
2. Die 2. große Gruppe der Kernrezeptoren umfasst
   - die Schilddrüsenhormonrezeptoren (TR),
   - die Retinsäurerezeptoren (RAR),
   - den Östrogenrezeptor (ER) und
   - viele weitere.

Ihnen ist ein erster Zinkfinger gemeinsam, der vorzugsweise an die DNA-Sequenz AGGTCA bindet. Diese Rezeptoren können als Monomere (insbesondere die „orphan receptors"), aber auch als Hetero- und Homodimere an die DNA binden. Als Heterodimere finden sich vorzugsweise 2 Rezeptoren dieser Gruppe zusammen. So bildet der Retinoid-X-Rezeptor (RXR) Heterodimere u.a. mit RAR, TR, Vitamin-D-Rezeptor (VDR) und den Peroxisomenproliferator aktivierenden Rezeptoren (PPAR). Die Heterodimere binden typischerweise an hintereinander gelegenen HRE (direct repeats) und nicht an Palindrome. Eine wesentliche Rolle spielt dabei der Abstand der DNA-Erkennungssequenzen (auch „half-sites" genannt, da 2 Erkennungssequenzen 1 HRE für das Rezeptordimer bilden). Die meisten dieser Rezeptoren befinden sich ausschließlich im Zellkern und binden nichtsteroidale Liganden. Auch ohne gebundenen Liganden können sie an ihre spezifischen HRE binden und regulieren so die Transkription (z.B. „gene silencing", Hemmung der Genexpression). Die Komplexität der Genregulation durch die Kernrezeptoren ist jedoch nicht mit der Interaktion mit spezifischen Hormonen, spezifischen HRE und der Bildung von Dimeren erschöpft, da die Kernrezeptoren auch die Komplexbildung der basalen Transkriptionsfaktoren an der TATA-Box ermöglichen und stabilisieren. Dabei interagieren sie mit einer Vielzahl von Koaktivatoren und Korepressorproteinen. Darüber hinaus interagieren sie auch mit anderen Signaltransduktionswegen (cross talk) oder modifizieren die DNA- und Chromatinstruktur und damit deren Beeinflussbarkeit durch andere Transkriptionsfaktoren.

## 1.4 Signaltransduktion

Wie oben bereits dargestellt, ermöglichen die Membranrezeptoren eine Kommunikation der Zellen mit ihrer, auch weit entfernten, Umgebung. In der Zelle selbst werden die von außen über die Rezeptoren empfangenen Signale auf komplexen Signaltransduktionswegen weitergeleitet, bis sie zu spezifischen Reaktionen führen. Diese Signalwege bestehen größtenteils aus Enzymkaskaden, können aber auch Stickoxid (NO), Lipide und Transkriptionsfaktoren (z.B. STAT-Proteine) als Mediatoren benutzen. Häufig aktiviert ein Rezeptor mehrere verschiedene Signaltransduktionswege, die sich z.T. gegenseitig beeinflussen (aktivieren oder hemmen) können (so genannter „cross talk").

### 1.4.1 Proteinkinasen

Wachstumsfaktoren haben eine große Bedeutung für die Zellproliferation, im Besonderen auch in der Onkologie. In den letzten Jahren sind eine Reihe von zytoplasmatischen und nuklearen Proteinkinasen identifiziert worden, die an Wachstums- und Proliferationsprozessen beteiligt sind. Die Anzahl verschiedener Kinasen und ihr Expressionslevel sind enorm hoch: Schätzungsweise 5–10% aller transkribierten Gene sind Proteinkinasen. Wachstumsfaktoren aktivieren ein komplexes Zusammenspiel paralleler, divergierender und konvergierender Signaltransduktionswege. Dazu gehören die z.B. von Ras-Proteinen aktivierten MAPK (mitogenaktivierte Proteinkinasen), zu denen auch die ERK (extrazelluläre signalregulierte Kinasen), die SAPK [stressaktivierte Proteinkinasen, auch c-Jun-*N*-terminale Proteinkinasen (JNK) genannt] und die P38-Kinasen gehören.

Die Aktivierung von MAPK erfordert die Phosphorylierung sowohl von Threonin- als auch Tyrosinresten durch MAPKK (MAPK-Kinasen). In einigen Zellarten werden SAPK und P38-Kinasen durch Stressfaktoren, z.B. TNF-$\alpha$ (Tumornekrosefaktor-$\alpha$), UV-Bestrahlung oder Alkylanzien, aktiviert. MAPK-Kaskaden ändern das Expressionsmuster von Genen u.a. durch Phosphorylierung von Transkriptionsfaktoren (z.B. c-Jun, c-Fos,

ATF-2, Elk-1). Die Gegenspieler der Proteinkinasen sind die Proteinphosphatasen, von denen es beim Menschen schätzungsweise 1000 verschiedene gibt. Die Phosphatasen können kinasegetriggerte Signaltransduktionswege modulieren, abschwächen oder im Sinn einer negativen Feedback-Regulation ganz auslöschen.

### 1.4.2 Kalziumabhängige Signalwege

Veränderungen der intrazellulären Kalziumkonzentration werden durch 2 verschiedene Signalwege ausgelöst.

- Bei anregbaren Zellen (z.B. Nerven- und Muskelzellen) lösen spannungsabhängige $Ca^{2+}$-Kanäle einen starken Kalziumein- oder -ausstrom durch die Zellmembran aus.
- In nicht anregbaren Zellen (z.B. Fibroblasten) überwiegt der langsame Inositolsignalweg [Inositol-1,4,5-Triphosphat ($IP_3$)]. $IP_3$ wird als Second messenger entweder von Rezeptortyrosinkinasen oder G-Protein-assoziierten Rezeptoren aktiviert. Rezeptortyrosinkinasen stimulieren dabei die Phospholipase C$\gamma$ zur $IP_3$-Produktion, womit dann eine Freisetzung von $Ca^{2+}$ aus dem endoplasmatischen Retikulum bewirkt wird. Die G-Protein-assoziierten Rezeptoren (z.B. die 7-Transmembrandomänen-Rezeptoren) bewirken eine Erhöhung des $Ca^{2+}$ durch Aktivierung der Phospholipase C$\beta$.

Als intrazellulärer, zytoplasmatischer Kalziumsensor dient Kalmodulin (CaM), welches in Abhängigkeit von der Kalziumkonzentration an verschiedene Enzyme bindet (CaM-Kinasen, Proteinphosphatasen, MAPK) und deren Aktivität moduliert.

### 1.4.3 cAMP-abhängige Signalwege

cAMP-abhängige Signalwege werden typischerweise durch die Bindung eines Peptidhormons an einen Membranrezeptor, aber z.B. auch durch Ereignisse der Zellteilung und des Zellwachstums ausgelöst. Die vielfältigen Wirkungen des cAMP, welches von der Adenylatzyklase aus ATP produziert wird, werden im Wesentlichen durch die Aktivierung der Proteinkinase A (PKA) vermittelt. Dabei bindet cAMP an die regulative Untereinheit der PKA, was zur Freisetzung der aktivierten katalytischen Untereinheit führt, die dann verschiedene Enzyme, das Zytoskelett und Transkriptionsfaktoren phosphoryliert. Eine zentrale Rolle nimmt die posttranslationale Modifikation (Phosphorylierung von Serinresten) des „cAMP-response element binding proteins“ (CREB) ein, die dessen Affinität für Koaktivatoren, wie z.B. CREB-binding protein (CBP) und verschiedene Transkriptionsfaktoren (z.B. c-Jun, c-Fos, c-Myb) verändert. Der Komplex aus phosphoryliertem CREB, CBP und anderen Transkriptionsfaktoren bindet im Zellkern an „cAMP-response elements“ (CRE) und reguliert die Expression von Zielgenen.

## 1.5 Therapieprinzipien

In der Endokrinologie können 4 wichtige Therapieprinzipien unterschieden werden:

1. Substitution,
2. Suppression und Ablation,
3. pharmakodynamische Hormontherapie,
4. Prophylaxe.

### 1.5.1 Substitution

Bei vorübergehenden oder dauerhaften Hormonmangelzuständen, z.B. bei Zellzerstörung durch Autoimmunprozesse oder beim Zustand nach operativer Entfernung eines endokrinen Organs, muss eine Hormonersatztherapie durchgeführt werden. Dazu werden die peripheren Effektorhormone direkt oder indirekt ersetzt (z.B. Levothyroxin bei Hypothyreose, Kortisonazetat oder Hydrokortison bei der Nebennierenrindeninsuffizienz, Vitamin-D-Analoga beim Hypoparathyreoidismus).

### 1.5.2 Suppression und Ablation

Bei endokrinen Überfunktionszuständen wird durch Anwendung medikamentöser, operativer oder nuklearmedizinischer Verfahren eine ablative Wirkung erzielt. Bei der Hyperthyreose oder bei Hormon produzierenden Tumoren (z.B. Prolaktinomen, Akromegalie, Karzinoid) wird neben der Operation eine medikamentöse Suppressionstherapie durchgeführt. Bei der Hyperthyreose kommen Thyreostatika, bei einigen Hypophysentumoren und beim Karzinoid Dopaminagonisten bzw. Somatostatinanaloga zum Einsatz.

### 1.5.3 Pharmakodynamische Hormontherapie

Von einer Substitutionstherapie einzelner oder mehrerer Hormone (z.B. Thyroxin-, Testosteron-, Glukokortikoid- und ADH-Substitution bei der partiellen oder kompletten Hypophyseninsuffienz) muss eine Therapie mit Hormonen als pharmakodynamischem Wirkstoff streng abgegrenzt werden. In diesem Fall besteht kein Mangel an körpereigenen Hormonen. Die Hormonpräparate werden zur Therapie krankhafter Zustände eingesetzt, die nicht durch einen Hormonmangel ausgelöst wurden. Im Gegensatz zur nebenwirkungsfreien Substitutionstherapie sind Nebenwirkungen zu beachten, die der Überfunktion der entsprechenden Hormondrüse entsprechen. Das wichtigste Beispiel ist die Glukokortikoidtherapie. Synthetische Nebennierenrindensteroide finden wegen ihrer guten immunsuppressiven und entzündungshemmenden Wirkung breite Anwendung in der Medizin (z.B. bei rheumatischen Erkrankungen, Asthma bronchiale oder zur Hemmung der Abstoßungsreaktion nach einer Transplantation).

### 1.5.4 Prophylaxe

Die molekulare Medizin erweitert die endokrinologische Diagnostik u.a. auch durch die Möglichkeit des Nachweises von Enzymdefekten [z.B. 21-Hydroxylase oder der Vorhersage des genetischen Risikos familiärer Syndrome wie z.B. der multiplen endokrinen Neoplasien (MEN)]. So ermöglicht der Nachweis einer Mutation im Ret-Protoonkogen bei einem Patienten mit medullärem Schilddrüsenkarzinom im Rahmen einer MEN2a oder 2b die prophylaktische Thyreoidektomie seiner ebenfalls von dieser Mutation betroffenen Kinder, noch bevor diese an einem medullären Schilddrüsenkarzinom erkranken.

## 1.6 Literatur

### 1.6.1 Zitierte Literatur

Albright F, Butler AM, Bloomberg E (1937) Rickets resistant to vitamin D therapy. Am J Dis Child 54:531–547

Albright F, Burnett CH, Smith PH et al. (1942) Pseudohypoparathyreoidism – an example of „Seabright bantam syndrom“. Endocrinology 30:922–932

Berson SA, Yalow RS (1967) Radioimmunoassays of peptide hormones in plasma. N Engl J Med 277:640–647

Hodgkin DC (1972) The Banting Memorial Lecture 1972. The structure of insulin. Diabetes 21:1131–50

Sanger F (1988) Sequences, sequences, and sequences. Annu Rev Biochem 57:1–28

Sanger F, Nicklen S, Coulson AR (1977) DNA sequencing with chain terminating inhibitors. Proc Natl Acad Sci USA 74:5463–5467

Steiner DF, Cho S, Bayliss C et al. (1968) On the isolation and some properties of bovine proinsulin. Diabetes 17:309

Welsch CW (1985) Host factors affecting the growth of carcinogen-induced rat mammary carcinomas: a review and tribute to Charles Brenton Huggins. Cancer Res 45:3415–3443

### 1.6.2 Weiterführende Literatur

Becker KL (eds) (2000) Principles and practice of endocrinology and metabolism, 3rd edn. Lippincott, Philadelphia

Braverman LE, Utiger RD (eds) (2000) Werner and Ingbar's the thyroid – a fundamental and clinical text, 8th edn. Lippincott-Raven, Philadelphia New York

Conn PM, Means AR (eds) (2000) Principles of molecular regulation, Humana Press, Totowa, NJ

Jameson JL (ed) (1998) Principles of molecular medicine. Humana Press, Totowa, NJ

Jameson JL (ed) (1999) Hormone resistance syndromes. Humana Press, Totowa, NJ

Meng W, Ziegler R (1997) Endokrinologie: Grundlagen – Klinik – Praxis, 2. Aufl. Urban & Fischer, München Jena

Nawroth PP, Ziegler R (2001) Klinische Endokrinologie und Stoffwechsel. Springer, Berlin Heidelberg New York

Ziegler R, Pickardt CR, Willig R-P (Hrsg) (1993) Rationelle Diagnostik in der Endokrinologie einschließlich Diabetologie und Stoffwechsel. Thieme, Stuttgart New York

Ziegler R, Landgraf R, Müller O-A, Mühlen A von zur (Hrsg) (1997) Rationelle Therapie in der Endokrinologie einschließlich Diabetologie und Stoffwechsel. Thieme, Stuttgart New York

# 2 Hypothalamische und hypophysäre Erkrankungen

Ulrich Renner, Ludwig Schaaf und Günter K. Stalla

**Inhaltsverzeichnis**



## 2.1 Historischer Überblick

Erst Ende des 19. Jahrhunderts wurde zunehmend deutlich, dass es sich bei der Hypophyse nicht nur um eine „Nasenschleimdrüse“ handelt, sondern um ein Organ, das lebenswichtige, den Stoffwechsel des Organismus endokrin regulierende Substanzen ins Blut abgibt. Arbeiten zu Beginn des 20. Jahrhunderts zeigten die Bedeutung der Hypophyse für die Fortpflanzung und das Wachstum. Harvey Cushing konnte nachweisen, dass die nach ihm benannte Erkrankung auf eine Hypersekretion einer damals noch nicht identifizierten, endokrin wirksamen Substanz aus Hypophysentumoren zurückzuführen war. In den 30er Jahren wurde erstmals postuliert, dass der Hypothalamus als übergeordnete Struktur die Hypophysenfunktion reguliert; diese Hypothese wurde nach dem 2. Weltkrieg experimentell bestätigt.

In den Jahren nach dem 2. Weltkrieg begann zunächst die Phase der Identifizierung und Charakterisierung der hypophysären Vorder- und Hinterlappenhormone (als letztes eigenständiges Hormon wurde 1970 Prolaktin entdeckt); anschließend erfolgte die Aufklärung der Struktur der hypophysiotropen Hormone (1972 als erstes TRH, 1982 als letztes GHRH). Die Suche nach hypophysiotropen Hormonen geht allerdings selbst heute noch weiter; in diesem Zusammenhang wurde (1989)

Endokrinopathien
D. Ganten / K. Ruckpaul (Hrsg.)

PACAP im Hypothalamus entdeckt; ob PACAP ein hypophysiotropes Hormon repräsentiert, ist allerdings umstritten. Die Entdeckung der hypophysären und hypothalamischen Hormone hat die Diagnostik und Therapie hypothalamisch-hypophysärer Erkrankungen revolutioniert.

Seit etwa 20 Jahren gewinnen molekularbiologische und molekulargenetische Untersuchungen zunehmend an Bedeutung. Heute sind die genetischen Kodes der Hormone und ihrer Rezeptoren entschlüsselt, ebenso deren posttranskriptionale Prozessierung. Dabei zeigte es sich, dass insbesondere Hormonrezeptoren sehr heterogen sein können. Die Identifizierung der genetischen Kodes ist Voraussetzung für Mutationsanalysen; hier hat es sich gezeigt, dass bei hypothalamisch/hypophysären Erkrankungen hypophysiotrope Hormone und ihre Rezeptoren meist keine Mutationen aufweisen. Durch die Identifizierung der Promotoren der Hormon- und Hormonrezeptorgene kann heute festgestellt werden, welche finalen Transkriptionsfaktoren von Signaltransduktionsketten, welche Steroidhormonrezeptoren usw. die Gentranskription regulieren können und wie verschiedene Faktoren auf transkriptionaler Ebene miteinander interagieren. Die molekularbiologischen Fortschritte ermöglichen heute die gezielte Überexpression („Anschalten") oder den Knockout („Ausschalten") von Hormon- und Hormonrezeptorgenen und deren regulatorischer Komponenten. Dies beeinflusst zunehmend die Erforschung sowohl der Embryogenese von Hypothalamus und Hypophyse als auch der Pathogenese hypothalamisch/hypophysärer Erkrankungen. Heute sind eine Reihe von Transkriptionsfaktoren bekannt, die die Embryogenese dieser Organe regulieren, wobei insbesondere die Bedeutung des hypophysenspezifischen Transkriptionsfaktors pit-1 für die Entwicklung der laktosomatotrophen Hypophysenzelltypen erkannt wurde. Störungen der Expression dieser Transkriptionsfaktoren führen zu kongenitalen hypothalamisch/hypophysären Funktionsstörungen. Es wurden verschiedene Überexpressions- oder Knockout-Maus-Modelle beschrieben, die Hypophysenadenome entwickeln, so z.B. die D2-Rezeptor-Knockout-Maus. Molekulargenetische Untersuchungen Anfang der 90er Jahre haben ergeben, dass Hypophysenadenome monoklonal sind, sich also aus einer einzigen Zelle entwickeln. Dies hat die alte Diskussion, ob Adenome die Konsequenz einer externen (exzessive hormonelle Stimulation oder fehlende Inhibition) oder intrinsischen (sporadische Mutation) Störung sind, neu belebt. In einer Subgruppe GH-produzierender Adenome wurde (1989) das *gsp*-Onkogen gefunden, das zumindest in dieser Adenomuntergruppe für die Pathogenese von Bedeutung zu sein scheint. In einem Teil der Hypophysenadenome wurde der Verlust eines Allels (loss of heterocygosity: LOH) beschrieben und gefolgert, dass in diesen Bereichen der DNA Gene von Tumorsuppressoren liegen müssen, nach deren Ausfall es zur Entwicklung von Adenomen kommt. Allerdings wurde bisher noch kein Tumorsuppressor gefunden, der spezifisch die Entstehung von sporadischen Hypophysenadenomen induziert. Dagegen ist mit dem Menin vermutlich der Tumorsuppressor identifiziert und charakterisiert worden, der für die autosomal-dominant vererbte multiple endokrine Neoplasie Typ I (MEN-I) verantwortlich ist, bei der die betroffenen Patienten u.a. häufig Hypophysenadenome entwickeln.

Molekularbiologische und molekulargenetische Methoden haben die Erforschung der Pathogenese hypothalamisch/hypophysärer Erkrankungen revolutioniert; ob dies auch für Diagnose bzw. Therapie von hypothalamisch/hypophysären Erkrankungen zutreffen wird, bleibt vorerst noch abzuwarten.

## 2.2 Embryogenese und Anatomie

Die embryonale Organentwicklung ist auf molekularer Ebene durch ein zeitlich und räumlich charakteristisches Expressionsmuster von Transkriptionsfaktoren gekennzeichnet. Durch die sukzessive und koordinierte Wirkung dieser stimulatorisch oder inhibitorisch wirkenden Faktoren wird sowohl die Zytogenese (Entwicklung der verschiedenen Zelltypen eines Organs) als auch die Organogenese (Organarchitektur, Anatomie) gesteuert. Störungen der Transkriptionsfaktorexpression führen zu mehr oder weniger schweren Missbildungen des Organs. Im vergangenen Jahrzehnt sind insbesondere in der embryonalen Hypophyse eine Reihe von Transkriptionsfaktoren identifiziert und hinsichtlich ihrer Bedeutung für die Embryogenese des Hypophysenvorderlappens charakterisiert worden (Asa 1998).

### 2.2.1 Embryonalentwicklung der Hypophyse

Die Hypophyse entsteht aus einer ektodermalen Einstülpung des Oropharynx, der so genannten

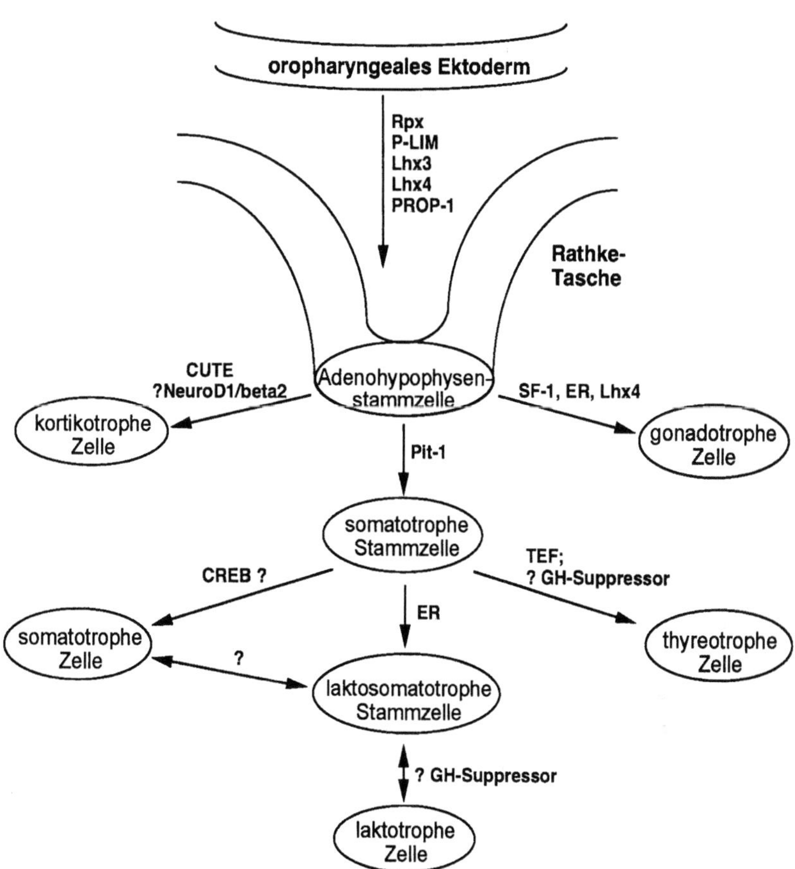


**Abb. 2.1.** Übersicht über die Embryogenese der Hypophyse und die an der Entwicklung der endokrinen Zellen beteiligten Transkriptionsfaktoren. Erläuterungen s. Text

Rathke-Tasche. Die Determination des die Rathke-Tasche bildenden Areals des oropharyngealen Ektoderms, die Einstülpung der Rathke-Tasche und die frühe Entwicklung der noch undifferenzierten Hypophysenvorderlappenzellen wird durch eine Reihe von Transkriptionsfaktoren reguliert (Abb. 2.1). Charakteristisch für diese Transkriptionsfaktoren ist, dass sie ihr Expressionsmaximum vor dem Auftauchen von Transkriptionsfaktoren haben, die die terminale Differenzierung der Vorderlappenstammzellen in die verschiedenen hormonproduzierenden Zelltypen regulieren (Sheng 1997).

Die bicoidverwandten hypophysären Homöoboxtranskriptionsfaktoren Ptx1 und Ptx2 repräsentieren frühe Determinanten nicht nur des Hypophysenvorderlappens, sondern auch noch anderer Strukturen (u.a. Gehirn, Auge) (Tremblay 1998, Gage 1997). Spezifische Transkriptionsfaktoren für die frühe Entwicklung der Rathke-Tasche sind dagegen P-LIM und Rpx (Bach 1995, Hermesz 1996), wobei Letzterer aber auch eine Rolle für die spätere Entwicklung des Vorderlappens spielt: Die Suppression von Rpx ist verantwortlich für die Hypophysenhypoplasie in Ames-Zwergmäusen (Gage 1996). Lhx3 und Lhx4, die wie P-LIM zur Familie der LIM-Homöoboxtranskriptionsfaktoren gehören (Sheng 1997), sind ebenfalls 2 Regulatoren sowohl der Entwicklung der Rathke-Tasche als auch des Vorderlappens. Lhx3 und Lhx4 sind ab der Invaginationsphase der Rathke-Tasche nachweisbar; gleichzeitige Nullmutation von Lhx3 und Lhx4 hat zur Folge, dass nur eine rudimentäre Rathke-Tasche gebildet wird (Sheng 1997). Wird nur einer dieser beiden Transkriptionsfaktoren ausgeschaltet, kommt es jedoch in jedem Fall zur Entwicklung der Rathke-Tasche. Die Nullmutation von Lhx4 führt allerdings im weiteren Verlauf der Vorderlappendifferenzierung zur Entwicklung defekter gonadotropher Zellen, während der Knockout von Lhx3 die weitere Differenzierung sämtlicher Vorderlappenzellen unterdrückt. Ein weiterer, frühzeitig exprimierter Transkriptionsfaktor, PROP-1 (prophet of pit-1) ist für die Induktion von Pit-1 notwendig, welches maßgeblich die Zytogenese hormonproduzierender Vorderlappenzellen reguliert. Inaktivierende Mutationen von PROP-1 führen zum Defizit von Pit-1 in Hypophysen von Ames-Zwergmäusen und sind für die kombinierte Hypophyseninsuffizienz beim Menschen verantwortlich (Sornson 1996, Wu 1998, Fofanova 1998).

### 2.2.2 Molekulare Mechanismen der embryonalen Zytogenese endokriner Hypophysenvorderlappenzellen

Aus den noch undifferenzierten hypophysären Vorläuferzellen der Rathke-Tasche entwickeln sich unter dem Einfluss weiterer Transkriptionsfaktoren die verschiedenen endokrinen Zelltypen des Vorderlappens (Abb. 2.1).

Besonders intensiv untersucht ist dabei der hypophysenspezifische Transkriptionsfaktor Pit-1 (GHF-1), der zur Familie der POU-Homöodomänenproteine zählt (Asa 1998, Rosenfeld 1991). Pit-1 wird in humanen fetalen Vorderlappenzellen ab der 6. SSW exprimiert; zu diesem Zeitpunkt sind in den noch nicht differenzierten Zellen der Rathke-Tasche keine Hormone oder Hormonvorstufen nachweisbar. Im weiteren Verlauf der Entwicklung der Vorderlappenzellen bleibt die Proteinexpression von Pit-1 auf somatotrophe, laktotrophe und thyreotrophe Zellen beschränkt (Theill 1993, Nelson 1988, Lin 1994). Da GH aber erst in der 8. und PRL sowie TSH erst in der 12. SSW in der humanen fetalen Hypophyse nachgewiesen werden, wird vermutet, dass Pit-1 vorwiegend für die Induktion eines Stammzelltyps verantwortlich ist, aus dem sich unter dem Einfluss weiterer Faktoren dann GH-, PRL- und TSH-produzierende Zellen entwickeln. Entsprechend führen inaktivierende Mutationen von Pit-1 zum Hypopituitarismus aufgrund einer Hypoplasie somatotropher, laktotropher und thyreotropher Zellen (Li 1990, Radovick 1992, Tatsumi 1992).

Für die Entwicklung thyreotropher Zellen könnte TEF (thyreotroph embryonic factor) von Bedeutung sein (Drolet 1991). Dieser Transkriptionsfaktor aus der Leucinzippergenfamilie wird in Zellen exprimiert, in denen auch TSH-$\beta$-mRNA exprimiert wird, wobei die TEF- und TSH-$\beta$-Expression zeitlich korrelieren. Es wird vermutet, dass gleichzeitig mit der Induktion der TSH-$\beta$-Expression durch TEF andere, noch unbekannte Faktoren wirksam werden, die die GH-Expression in den gemeinsamen Vorläuferzellen supprimieren.

Eine wichtige Rolle bei der Entwicklung laktotropher und gonadotropher Zellen spielt der Östrogenrezeptor (ER$\alpha$ und ER$\beta$) (Asa 1998, Scully 1997, Chaidarun 1994). Der ER$\alpha$ ist in der humanen fetalen Hypophyse ab der 12. SSW nachweisbar. Seine Expression korreliert zeitlich mit der Expression von PRL sowie FSH-$\beta$ und LH-$\beta$. In der Pit-1-induzierten Vorläuferzelle entwickelt sich unter dem Einfluss des ER$\alpha$ zunächst vermutlich eine GH und PRL exprimierende laktosomatotrophe Stammzellpopulation, aus der sich unter der Einwirkung eines noch nicht identifizierten GH-Suppressors die laktotrophen Zellen entwickeln. Nach inaktivierenden Mutationen des ER$\alpha$ wurde allerdings beobachtet, dass trotzdem in reduziertem Umfang eine laktotrophe Zelldifferenzierung stattfindet (Smith 1994, Couse 1995). Daher wird angenommen, dass noch andere Faktoren an der Differenzierung laktotropher Zellen beteiligt sind, möglicherweise der kürzlich entdeckte ER$\beta$ (Enmark 1997).

Auch gonadotrophe Zellen entwickeln sich nach ER$\alpha$-Mutationen (Lubahn 1993, Smith 1994), was ebenfalls darauf hindeutet, dass mehrere Faktoren die Differenzierung gonadotropher Zellen regulieren. Gonadotrophe Zellen entwickeln sich parallel zu den Pit-1-abhängigen Zelllinien aus undifferenzierten Zellen der Rathke-Tasche. Neben dem ER$\alpha$ und dem oben erwähnten Transkriptionsfaktor Lhx4 ist für die terminale Differenzierung gonadotropher Zellen der nukleäre Transkriptionsfaktor SF-1 (steroidogenic factor-1) von großer Bedeutung (Asa 1998). SF-1 wird im Vorderlappen nur in gonadotrophen Zellen exprimiert und taucht in der fetalen humanen Hypophyse gleichzeitig mit FSH-$\beta$ und LH-$\beta$ in der 12. SSW auf. In Mäusen konnten nach Inaktivierung von SF-1 in den Hypophysen weder Gonadotropine noch GnRH-Rezeptoren gefunden werden (Ingraham 1994).

Bisher ist nicht bekannt, welche Faktoren für die Differenzierung kortikotropher Zellen, die in der 7. SSW als erster endokriner Zelltyp in der fetalen humanen Hypophyse erscheinen, verantwortlich sind. Kortikotrophe Zellen sind innerhalb des Vorderlappens durch ihre Fähigkeit zur POMC-Expression von anderen Zellen klar abgegrenzt. Die Beobachtung, dass die Helix-Loop-Helix-Transkriptionsfaktoren CUTE und NeuroD1/$\beta$2 nur in kortikotrophen Vorderlappenzellen vorkommen und die POMC-Expression regulieren können, hat zu Spekulationen geführt, dass diese Faktoren für die Zytogenese kortikotropher Zellen verantwortlich sein könnten (Therrien 1993, Poulin 1997). Kürzlich wurde gezeigt, dass transgene Mäuse, die das pleiotrope Zytokin LIF (leukemia inhibitory factor) überexprimieren, eine kortikotrophe Hyperplasie aufweisen, während der Anteil somatotropher und laktotropher Zellen reduziert ist (Yano 1998). Unklar ist jedoch, ob LIF einen Differenzierungsfaktor für kortikotrophe Zellen darstellt oder nur die Proliferation endokriner Zellen unterschiedlich beeinflusst.

### 2.2.3 Späte Embryonalentwicklung und Anatomie der Hypophyse

Parallel zur endokrinen Zytodifferenzierung und daran anschließend erfolgt der Zusammenschluss von Vorderlappen und Neurohypophyse. Die aus der Rathke-Tasche hervorgegangenen Vorderlappenzellen treten dabei mit neuronalen Strukturen in Verbindung, zum einen mit dem Infundibulum (Hypophysenstiel), zum anderen mit Strukturen des Zwischenhirns, die die Neurohypophyse (Hypophysenhinterlappen, HHL) bilden. Im Bereich der Interphase zwischen Rathke-Tasche und HHL wird die Differenzierung der Zellen der Rathke-Tasche verändert, und es entwickelt sich der Hypophysenzwischenlappen, der beim Menschen nur in der Embryonalphase ausgeprägt ist und in der adulten Hypophyse weitgehend verkümmert vorliegt. In Nagetieren hingegen persistiert der Zwischenlappen auch in der ausgereiften Hypophyse. Der Zwischenlappen enthält Zellen, die POMC-abhängige Peptide produzieren, wobei sich die Synthese und die Prozessierung von POMC in Mittellappenzellen von der in kortikotrophen Vorderlappenzellen unterscheiden. Der HHL repräsentiert eine intraselläre Extension des ventralen Hypothalamus. Er besteht vorwiegend aus den verdickten axonalen Enden von Neuronen der paraventrikulären und supraoptischen Kernareale. Im ausdifferenzierten HHL enthalten diese neuronalen Axone große Mengen sekretorischer Granula, in denen u.a. Oxytozin und Vasopressin gespeichert sind, die bei entsprechender Stimulation in das dichte Kapillarnetz des HHL abgegeben werden.

Vermutlich wandern nach der Ausbildung des Kontakts zwischen Rathke-Tasche und Infundibulum bzw. Zwischenhirn die so genannten follikulostellaren Zellen (FS-Zellen, Sternzellen) in den Hypophysenvorderlappen ein. Sternzellen bestehen aus einem kompakten, agranulären Zellkörper mit langen zytoplasmatischen Ausläufern; sie repräsentieren 5–10% aller Vorderlappenzellen in der adulten Hypophyse (Allaerts 1990). Ein Netzwerk von Sternzellen, das intrahypophysäre Follikel bildet, durchzieht den gesamten Vorderlappen, wobei die zytoplasmatischen Ausläufer der Sternzellen sowohl untereinander als auch mit den endokrinen Zellen über Gap junctions verbunden sind (Morand 1996). Unklar ist, von welchen Strukturen die Sternzellen abstammen (Allaerts 1997). Sie exprimieren gliazellspezifische Markerproteine (GFAP, S-100), sind zur Phagozytose befähigt und fehlen in der Hypophyse bei Anenzephalie. Es wird daher angenommen, dass Sternzellen eng mit Mikrogliazellen verwandt sind. Die Funktion der Sternzellen ist ebenfalls noch weitgehend unklar, möglicherweise modulieren sie die Entwicklung und die Funktion endokriner Zellen parakrin mittels sezernierter Faktoren (Renner 1998a). Neben den Zytokinen Interleukin-6 und LIF sind Sternzellen innerhalb des Vorderlappens die Hauptquelle der angiogenetischen Wachstumsfaktoren VEGF (vascular endothelial growth factor) und bFGF (basic fibroblast growth factor) (Gospodarowicz 1989, Ferrara 1987). Denkbar ist, dass Sternzellen daher eine Rolle bei der Angiogenese des embryonalen Hypophysenvorderlappens spielen und an der Entwicklung des hypothalamisch-hypophysären Portalgefäßsystems beteiligt sind, das sich nach Zusammenschluss von Rathke-Tasche und Infundibulum entwickelt (Schechter 1993). Ausgangspunkt dieses Gefäßsystems ist die obere Hypophysenarterie, die von der A. carotis interna abzweigt und im Bereich der Eminentia mediana ein Geflecht aus Kapillaren bildet, die sich in den langen und kurzen Portalgefäßen sammeln. Diese ziehen durch den Hypophysenstiel zum Vorderlappen, wo sie sich erneut in ein dichtes Kapillarnetz aufzweigen. Der Vorderlappen wird somit nicht direkt arteriell versorgt. Durch dieses im Säugerorganismus einzigartige Blutgefäßsystem wird eine funktionelle Kopplung von Hypothalamus und Hypophysenvorderlappen erzielt. Hypothalamische Releasing- (CRH, GHRH, TRH, GnRH) und Inhibiting-Hormone (Somatostatin, Dopamin), die im Bereich der Eminentia mediana aus den axonalen Enden der entsprechenden peptidergen und monoaminergen Neuronen der verschiedenen hypothalamischen Kerne freigesetzt werden, erreichen über das Portalgefäßsystem ohne nennenswerte Verdünnung die endokrinen Zielzellen im Hypophysenvorderlappen. Die molekularen Mechanismen, die die Ausbildung des Portalgefäßsystems induzieren, regulieren und koordinieren, sind noch unbekannt.

Ebenso ist noch unklar, welche Faktoren die endgültige Zusammensetzung der embryonalen Hypophyse regulieren. Zumindest im Fall der laktotrophen und somatotrophen Zellpopulationen scheint hier Pit-1 eine wichtige Rolle zu spielen. Neben der initialen Expressionsphase ab der 6. SSW weist Pit-1 während der Embryogenese der humanen Hypophyse noch 2 weitere Expressionsmaxima auf: In der 17.–19. SSW, in der vermutlich somatotrophe Zellen stark zunehmen, und kurz vor der Geburt, wenn laktotrophe Zellen proliferieren (Puy 1996). Pit-1 scheint daher nicht nur ein Differenzierungsfaktor für endokrine Zellen zu sein, sondern auch direkt oder indirekt die Proliferation zu beeinflussen (Castrillo 1991, Theill 1993). Neben Pit-1 wirkt vermutlich auch der Östrogenrezeptor auf die embryonale Proliferation laktotropher Zellen ein. Auch der Knockout der $\alpha$-Untereinheit von Glykoproteohormonen, die in der humanen embryonalen Hypophyse ab der 9. Woche (also 3 Wochen vor der Expression von TSH-$\beta$, LH-$\beta$ und FSH-$\beta$ ) nachweisbar ist, beeinflusst die zelluläre Zusammensetzung der Hypophyse: Während die Population der thyreotrophen Zellen deutlich überexprimiert ist, kommt es zu einer drastischen Reduktion der somatotrophen und laktotrophen Zellen (Kendall 1995). Die Reduktion der GH-produzierenden Zellpopulation in Kombination mit dem sich postnatal entwickelnden Hypothyroidismus und Hypogonadismus führt letztlich zum Zwergwuchs.

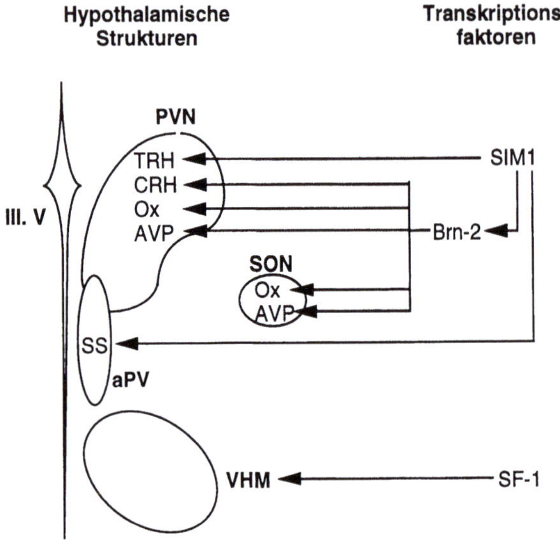


**Abb. 2.2.** Übersicht über die an der embryonalen Entwicklung verschiedener hypothalamischer Kernareale beteiligten Transkriptionsfaktoren. Erläuterungen s. Text

## 2.2.4 Anatomie und Embryonalentwicklung des endokrinen Hypothalamus

Der Hypothalamus ist der basale Hirnteil, der direkt oberhalb der Sella turcica um den III. Ventrikel angeordnet ist. Der endokrine Hypothalamus, der in diesem Kapitel besprochen wird, setzt sich im Wesentlichen aus 2 neurosekretorischen Komponenten zusammen,

- den magnozellulären (großzelligen) Neuronen und
- den parvozellulären (kleinzelligen) Neuronen, die in verschiedenen hypothalamischen Kernarealen lokalisiert sind (Sawchenko 1992).

Die magnozellulären Neuronen sind im Nucleus supraopticus (SON) und im Nucleus paraventricularis (PVN) lokalisiert und produzieren Oxytozin (Ox) oder Vasopressin (AVP). Die verdickten, axonalen Enden der magnozellulären Neuronen bilden zusammen mit astrogliaähnlichen Pituizyten die Neurohypophyse, die damit letztlich funktionell einen Bestandteil des Hypothalamus repräsentiert; ein geringer Anteil magnozellulärer Neuronen projiziert aber auch in die Eminentia mediana, die am Boden des III. Ventrikels angeordnet ist.

Die parvozellulären Neuronen, die alle in die Eminentia mediana projizieren, sezernieren die hypothalamischen Peptidhormone, die die Hormonsekretion der Hypophysenvorderlappenzellen regulieren. CRH und TRH werden von parvozellulären Neuronen gebildet, die im PVN lokalisiert sind; GHRH-produzierende Neuronen sind zum einen im Nucleus arcuatus und zum anderen im benachbarten Nucleus ventromedialis lokalisiert. Somatostatin (SS-14) findet sich hauptsächlich in Neuronen des Nucleus periventricularis anterior und in geringerem Umfang im PVN. Die parvozellulären Neuronen, die GnRH bilden, sind in der präoptischen Region des Hypothalamus lokalisiert.

Der Hypothalamus entwickelt sich aus dem Neuroepithel des III. Ventrikels im Bereich des hypothalamischen Sulcus (Alvarez 1995). Mittlerweile sind diverse Transkriptionsfaktoren bekannt, die die Ausreifung der verschiedenen Kernareale regulieren (Abb. 2.2). Der basische Helix-Loop-Helix-PAS-Transkriptionsfaktor SIM1 ist für die Entwicklung Ox-, AVP-, TRH-, CRH- und somatostatinproduzierender Neuronen von Bedeutung; in SIM1-Knockout-Mäusen fehlen diese Neuronen (Michaud 1998). In Knockout-Mäusen, in denen der POU-Homöodomänentranskriptionsfaktor Brn-2 nicht exprimiert wird, kommt es ebenfalls zum Ausfall von Ox- und AVP-produzierenden magnozellulären Neuronen (Schoneman 1995). Es hat sich gezeigt, dass der Knockout von SIM1 indirekt über eine Dysregulation von Brn-2 zum Verlust von Ox- und AVP-Neuronen führt (Michaud 1998). In SIM1-Knockout-Mäusen wird zunächst Brn-2 exprimiert, aber, bevor es die Ausreifung von Ox- und AVP-haltigen Neuronen induzieren kann, schon wieder „abgeschaltet". In SIM1-positiven Mäusen hält SIM1 die Brn-2-Expression solange aufrecht, bis die magnozellulären Neuronen unter dem Einfluss von Brn-2 komplett entwickelt sind. Ob SIM1 über einen ähnlichen Mechanismus oder direkt die Entwicklung der TRH-, CRH- und somatostatinproduzierenden parvozellulären Neuronen beeinflusst, ist noch unklar. Interessanterweise ist der nukleäre Transkriptionsfaktor SF-1, der im Hypophysenvorderlappen die Entwicklung gonadotropher Zellen induziert, im Hypothalamus für die Entwicklung des Nucleus ventromedialis notwendig; in SF-1 Knockout-Mäusen fehlt dieses hypothalamische Kernareal (Ikeda 1995).

Im Gegensatz zur Hypophyse liegt der Hypothalamus innerhalb der Blut-Hirn-Schranke (BHS). Dies hat wichtige physiologische Konsequenzen, da höhermolekulare Peptide, Wachstumsfaktoren, Zytokine usw. die hypothalamischen Zellen nicht mehr erreichen und die Sekretion hypothalamischer Hormone nicht direkt beeinflussen können.

## 2.3 Physiologie der Hypothalamus-Hypophysen-Achse

Hypothalamus und Hypophyse repräsentieren die zentralen Organe des endokrinen Systems. Der Hypothalamus stellt dabei die Schnittstelle zwischen zentralnervösem System und dem Endokrinum dar. Höhere Zentren des ZNS projizieren in die hormonproduzierenden Kernareale des Hypothalamus und regulieren die Freisetzung der hypophysiotropen Hormone (CRH, GHRH, GnRH, TRH, Somatostatin, Dopamin) und der Hinterlappenhormone (Vasopressin, Oxytozin). Letztere werden im Bereich der Neurohypophyse direkt in die Zirkulation abgegeben, während die hypophysiotropen Hormone in die Portalgefäße ausgeschüttet werden, die den Hypothalamus und Hypophysenvorderlappen funktionell verknüpfen. Die hypophysiotropen Hormone gelangen über das Portalgefäßsystem ohne nennenswerte Verdünnung zu den endokrinen Zellen des HVL, wo sie die Freisetzung der hypophysären Hormone regulieren. Letztere kontrollieren schließlich in den peripheren endokrinen Zielorganen (Nebenniere, Schilddrüse, Gonaden, Leber) die Sekretion der peripheren Hormone bzw. IGF-I.

Ein wichtiges regulatorisches Prinzip bei der Sekretion von hypophysiotropen und hypophysären Hormonen ist das Regelkreissystem (Abb. 2.3). Über vorwiegend negative, aber auch positive Rückkopplungsmechanismen regulieren die peripheren Hormone die Freisetzung hypothalamischer und hypophysärer Hormone; zusätzlich können Hormone des HVL über einen so genannten „short feedback" die Freisetzung des entsprechenden hypophysiotropen Hormons zurückkoppeln (Abb. 2.3). Auf diese Weise wird eine endokrine Homöostase erzeugt, die allerdings alters- und geschlechtsabhängig variabel ist. Die Hormonspiegel verändern sich auch unter dem Einfluss parakrin wirksamer Faktoren auf hypophysärer Ebene (s. Abschn. 2.3.2), durch neuronale Einflüsse auf hypothalamischer Ebene (pulsatile Sekretion hypophysiotroper Hormone, Induktion zirkadianer Rhythmen der Hormonproduktion, psychischer Stress) oder durch pathologische Prozesse (z.B. bakterielle Infektion, s. Abschn. 2.3.1). Veränderungen der endokrinen Homöostase sind notwendig, um im Organismus intrinsische Verän-

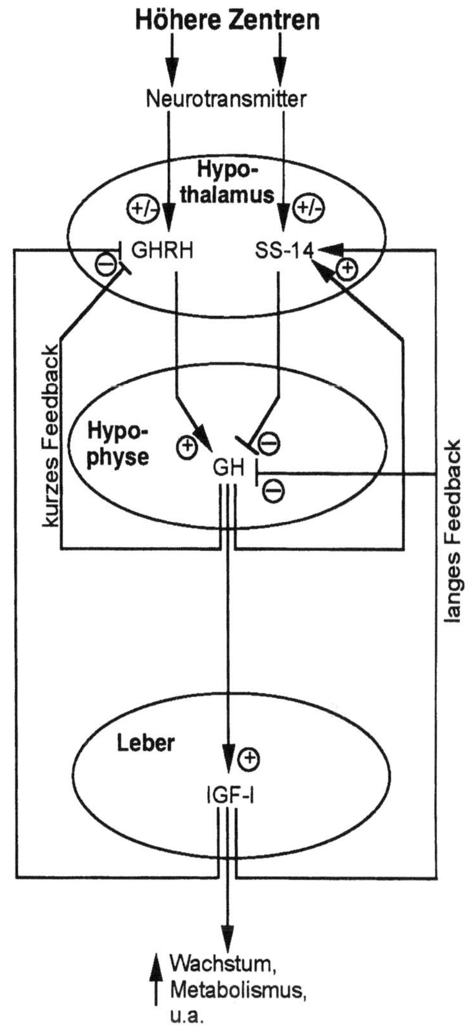


**Abb. 2.3.** Schematische Darstellung klassischer endokriner Regelkreise dargestellt am Beispiel der somatotrophen Achse. Wie *GH* wird auf hypothalamisch-hypophysärer Ebene auch TSH sowohl positiv (TRH) als auch negativ (*SS-14*) reguliert. Die ACTH-Freisetzung wird dagegen nur positiv (CRH) reguliert, ebenso die LH/FSH-Sekretion (GnRH). Die PRL-Produktion steht unter tonisch inhibitorischer Kontrolle durch Dopamin

derungen zu induzieren und ihn gleichzeitig an diese Veränderungen anzupassen (Wachstum, Geschlechtsreife, Schwangerschaft usw.), sie sind aber auch notwendig, damit der Organismus in optimaler Weise auf externe Reize oder auf pathologische Veränderungen reagieren kann.

Die Physiologie der Hypothalamus-Hypophysen-Achse ist im Detail in einer Vielzahl endokriner Lehrbücher beschrieben worden; im Folgenden sollen lediglich einige wesentliche bzw. neuere Aspekte dargestellt werden.

### 2.3.1 Endokrine Regelmechanismen

Die klassischen endokrinen Regelmechanismen sind in Abb. 2.3 aufgeführt. Hypothalamische Releasing- oder Inhibiting-Hormone beeinflussen die Sekretion der Vorderlappenhormone, die wiederum die Freisetzung der peripheren Hormone (bzw. IGF-I im Fall der somatotrophen Achse) in den verschiedenen Zielorganen regulieren. Periphere Hormone bzw. IGF-I wirken mittels Feedback-Mechanismen auf die Freisetzung hypothalamischer und hypophysärer Hormone zurück. Eine Ausnahme stellt die laktotrophe Achse dar, die vorwiegend unter tonisch-inhibitorischer dopaminerger Kontrolle steht.

Neuronale und immunologische Faktoren wirken im Zug physiologischer oder pathophysiologischer Ereignisse auf die endokrinen Regelkreise ein, wobei insbesondere Hypothalamus und Hypophyse als Schnittstelle zwischen endokrinem und neuronalem System sowie dem Immunsystem dienen (Arzt 1999, Spangelo 1995, Besedovsky 1996). Nachdem Ende der 80er Jahre entdeckt worden war, dass proinflammatorische Zytokine direkt die hypophysäre Hormonsekretion beeinflussen können, wurden insbesondere Mechanismen der immun-neuroendokrinen Interaktion intensiv untersucht. Die Aktivierung des Immunsystems im Zug entzündlicher bzw. infektiöser Prozesse führt dabei zu Veränderungen des endokrinen Systems, die notwendig sind, damit der Organismus Entzündungen bzw. Infektionen optimal bekämpfen kann (Chrousos 1995, Besedovsky 1996). Dazu wird die HPA-Achse aktiviert, die somatotrophe und gonadotrophe Achse dagegen supprimiert. Die Aktivierung der HPA-Achse (Abb. 2.4) erfolgt durch die Zytokine TNF-$\alpha$ (Tumornekrosefaktor-$\alpha$), IL-1 (Interleukin-1) und IL-6, die nach Aktivierung des Immunsystems durch bakterielle Endotoxine (Lipopolysaccharide: LPS) sukzessive ansteigen. Alle 3 Zytokine stimulieren sowohl die hypothalamische CRH- als auch die hypophysäre ACTH-Sekretion. Der indirekt und direkt induzierte ACTH-Anstieg im Blut führt zu einer deutlichen Erhöhung des Glukokortikoidspiegels, wobei Glukokortikoide als wichtige Immunsuppressiva den Organismus vor überschießenden, schädlichen Effekten des aktivierten Immunsystems (septischer Schock; letale Endotoxämie) schützen, indem sie die Zytokinfreisetzung aus Monozyten und Makrophagen inhibieren. Die hypophysäre ACTH-Sekretion wird über Rezeptoren für TNF-$\alpha$, IL-1 und IL-6, die auf den kortikotrophen Zellen exprimiert

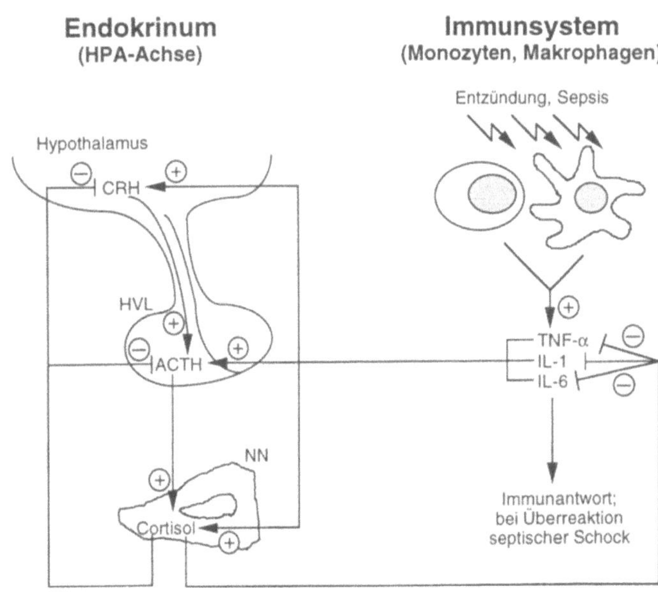


**Abb. 2.4.** Vereinfachte Darstellung der Interaktion zwischen Immunsystem und Endokrinum am Beispiel der HPA-Achse. Erläuterungen s. Text

sind, vermittelt. Auf welche Weise LPS bzw. LPS-induzierte Zytokine die Blut-Hirn-Schranke passieren bzw. umgehen und die hypothalamische CRH-Sekretion induzieren, ist noch nicht vollkommen klar.

### 2.3.2 Auto- und parakrine Regelmechanismen

Untersuchungen während der letzten 15 Jahre haben gezeigt, dass innerhalb der Hypophyse eine Vielzahl von Wachstumsfaktoren, Zytokinen, vasoaktiven Substanzen und Neuropeptiden von endokrinen Zellen und FS-Zellen synthetisiert und sezerniert wird (Tabelle 2.1). Da meist auch die entsprechenden Rezeptoren dieser Faktoren nachgewiesen wurden, wird angenommen, dass diese Substanzen mittels auto- und parakriner Mechanismen die Funktion und die Proliferation von Hypophysenzellen beeinflussen (Ray 1997, Renner 1996). Es wird vermutet, dass auto- und parakrine Mechanismen bei der embryonalen Hypophysenentwicklung eine Rolle spielen, in der adulten Hypophyse modulierend auf die endokrinen Regelkreise einwirken und für die auf Hypophysenebene ablaufenden interaktiven Prozesse zwischen Immunsystem und endokrinem System von Bedeutung sind. Der Nachweis der Relevanz dieser auto- und parakrinen Mechanismus für die Physiologie der Hypophyse gestaltet sich allerdings schwierig, da die meisten der oben genannten Substanzen die Hypophyse auch über den Blutkreislauf erreichen. Zum Beispiel exprimieren Hypophysenzellen neben GH auch GHRH, Somatostatin und IGF-I sowie deren Rezeptoren. Somit sind sämtliche Komponenten der somatotrophen Achse (s. Abb. 2.3) intrahypophysär vorhanden und würden eine auto- bzw. parakrine Regulation dieser Komponenten über ultrakurze Stimulations- und Feedback-Mechanismen erlauben. Denkbar ist, dass solche intrahypophysären, auto- und/oder parakrinen Regelkreise (die im Übrigen auch für die kortikotrophe und thyreotrophe Achse nachgewiesen wurden) eine „Notfallfunktion“ haben, wenn die endokrinen Regelkreise gestört oder beeinträchtigt sind. Bisher ist allerdings noch kein schlüssiger Beweis für diese Theorie erbracht worden.

**Tabelle 2.1.** Übersicht über die Substanzen, die nachweislich von normalen und/oder adenomatösen Hypophysenzellen synthetisiert werden

| Substanzgruppe | Substanz |
|---|---|
| Neuropeptide | GHRH<br>Somatostatin (SRIH)<br>CRH<br>TRH<br>GnRH<br>PACAP<br>VIP<br>Galanin<br>Substanz P<br>Neuropeptid Y |
| Polypeptidwachstums-faktoren | IGF-1 (insulin-like growth factor 1)<br>bFGF (basic fibroblast growth factor)<br>EGF (epidermal growth factor)<br>NGF (nerve growth factor)<br>PDGF (platelet-derived growth factor)<br>TGF-$\alpha$ (transforming growth factor-$\alpha$)<br>TGF-$\beta$<br>VEGF (vascular endothelial growth factor) |
| Zytokine | IL-1 (Interleukin-1)<br>IL-1ra (IL-1-Rezeptor-Antagonist)<br>IL-2<br>IL-6<br>IL-8<br>IL-11<br>LIF (leukemia inhibitory factor) |
| Vasogene Faktoren | Endothelin(ET)-1<br>ET-3<br>Angiotensin II<br>Natriuretische Peptide |
| Sonstige | Aktivin<br>Follistatin<br>Choriongonadotropin<br>Inhibin<br>Neurotensin<br>Cholezystokinin |

### 2.3.3 Hypophysiotrope Hormone

Die Struktur bekannter hypophysiotroper Hormone und ihre Wirkung auf die Sekretion von Hypophysenvorderlappenhormonen, die in einer Vielzahl von Lehrbüchern detailliert beschrieben worden sind, sind kurz in Tabelle 2.2 zusammengefasst. Anzumerken ist, dass die hypothalamischen Hormone nicht nur die Hormonsekretion, sondern auch das Wachstum ihrer Zielzellen beeinflussen können (s. Abschn. 2.5.2.1). Die Proteinstrukturen der hypothalamischen Releasing- und Inhibiting-Hormone sind vollständig aufgeklärt (Tabelle 2.2), ebenso die Sequenzen der Gene, die die hypophysiotropen Hormone kodieren, und die zugehörigen Promotoren, über die die Synthese reguliert wird. Ob das Ende der 80er Jahre entdeckte hypothalamische Peptid PACAP (pituitary adenylate cyclase

**Tabelle 2.2.** Humane, hypothalamische, hypophysiotrope Hormone

| Hormon | Struktur | Hauptfunktion |
|---|---|---|
| TRH (thyreotropin releasing hormone) | Pyro-Glu-His-Pro-NH2 | Stimuliert TSH-Sekretion |
| GnRH (gonadotropin releasing hormone) | Pyro-Glu-His-Trp-Ser-Tyr-Gly-Leu-Arg-Pro-Gly-NH2 | Stimuliert LH- und FSH-Sekretion |
| CRH (corticotropin releasing hormone) | H-Ser-Glu-Glu-Pro-Pro-Ile-Ser-Leu-Asp-Leu-Thr-Phe-His-Leu-Leu-Arg-Glu-Val-Leu-Glu-Met-Ala-Arg-Ala-Glu-Gln-Leu-Ala-Gln-Gln-Ala-His-Ser-Asn-Arg-Lys-Leu-Met-Glu-lLe-Ile-NH2 | Stimuliert ACTH-Sekretion |
| GHRH (growth hormone releasing hormone) | H-Tyr-Ala-Asp-Ala-Ile-Phe-Tyr-Asn-Ser-Tyr-Arg-Lys-Val-Leu-Gly-Gln-Leu-Ser-Ala-Arg-Lys-Leu-Leu-Gln-Asp-1 Le-Met-Ser-Arg-Gln-Gln-Gly-Glu-Ser-Asn-Gln-Glu-Arg-Gly-Ala-Arg-Ala-Arg-Leu-NH2 | Stimuliert GH-Sekretion |
| Somatostatin | H-Ala-Gly-Cys-Lys-Asn-Phe-Phe-Trp-Lys-Thr-Phe-Thr-Ser-Cys-OH | Inhibiert GH- und TSH-Sekretion |
| Dopamin | 3,4-Dihydroxyphenethylamine | Inhibiert PRL-Sekretion |

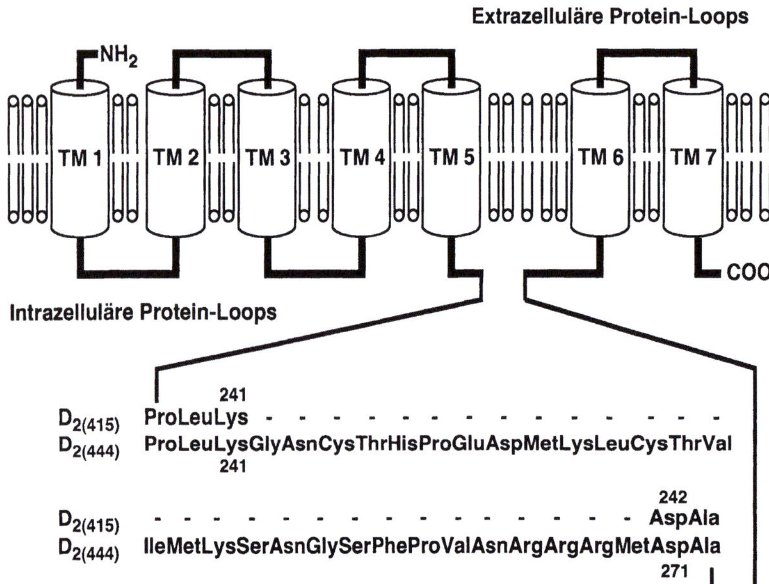


**Abb. 2.5.** Aminosäuresequenz der humanen Dopamin-D2-Rezeptor-Isoformen, die durch alternatives Spleißen entstehen. Der kurzen Isoform des D2-Rezeptors fehlen 29 Aminosäuren im Bereich der 3. intrazytoplasmatischen Schleife, die für die Kopplung an G-Proteine entscheidend ist

activating peptide) ein hypophysiotropes Hormon darstellt, ist umstritten (Miyata 1989). Obwohl PACAP, das mit dem vasoaktiven intestinalen Polypeptid (VIP) eng verwandt ist, der stärkste Stimulator der cAMP-Bildung in Hypophysenzellen ist, beeinflusst es die Sekretion von verschiedenen Vorderlappenhormonen nur mäßig und scheint hauptsächlich für die gonadotrophe Achse von Bedeutung zu sein (Rawlings 1996). Hauptzielzelle von PACAP in der Hypophyse ist vermutlich die FS-Zelle, in der es die Sekretion von IL-6 und VEGF stimuliert (Renner 1998, Gloddek 1999).

Der genetische Kode und die Proteinstrukturen der Rezeptoren für die hypothalamischen Hormone sind ebenfalls aufgeklärt. Es hat sich gezeigt, dass für ein hypophysiotropes Hormon oft mehrere Typen von Rezeptoren existieren, von denen manchmal durch alternatives Spleißen zusätzlich verschiedene Isoformen gebildet werden. Die Rezeptoren unterscheiden sich dadurch in ihrer Affinität zu den Liganden, sind z.B. unterschiedlich an G-Proteine gekoppelt und weisen Unterschiede in der Induktion von Signaltransduktionskaskaden auf. Die Rezeptorvielfalt und deren unterschiedliche Verteilung erlauben ein breites Wirkspektrum der hypophysiotropen Hormone innerhalb der Hypophyse, aber auch in anderen Organen, in denen Rezeptoren hypothalamischer Hormone exprimiert sind. Daher wird heutzutage in Knockout-Mausmodellen, mit denen die Bedeutung hypophysiotroper Hormone für die Physiologie des Organismus untersucht werden soll, nicht mehr das Hormon ausgeschaltet, sondern möglichst nur ein Subtyp oder eine Isoform des entsprechenden Hormonrezeptors. Auf diese Weise kann sehr viel präziser festgestellt werden, ob und welche hypophysenspezifische Wirkung ein hypophysiotropes Hormon hat. Vom CRH-Rezeptor existieren z. B. 2 Rezeptorsubtypen, CRH-I-R und CRH-II-R. In kortikotrophen Zellen wird nur der CRH-I-R exprimiert, entsprechend führt nur der CRH-I-R-Knockout dazu, dass CRH nicht mehr die ACTH-Sekretion stimulieren kann (Timpl 1998). Dagegen hat der Knockout des CRH-II-R, der vorwiegend in Gefäßzellen exprimiert wird, keinen Einfluss auf die kortikotrophe Hypothalamus-Hypophysen-Achse, sondern führt vorwiegend zu Störungen im kardiovaskulären System. Vom Somatostatinrezeptor existieren 5 Subtypen (SSTR1–SSTR5) (Moyer 1995), die allesamt im Hypothalamus exprimiert werden (Breder 1992). In der normalen Hypophyse wurden SSTR1, SSTR2 und SSTR5 nachgewiesen, von denen für die Somatostatinwirkung auf somatotrophe Zellen hauptsächlich der SST-2-R von Bedeutung ist (Shimon 1997). Unklar ist, ob die Wirkung von Somatostatin auf die GH-Sekretion und das Wachstum somatotropher Zellen durch unterschiedliche SSTR2-Spleißvarianten (SSTR2A und SSTR2B) (Patel 1993) vermittelt wird. Im Fall des Dopaminrezeptors ist von den 5 Rezeptortypen (Gingrich 1993) der D2-Rezeptor für die inhibitorische Wirkung von Dopamin auf die PRL-Sekretion verantwortlich. Vom D2-R existieren 2 Isoformen (Abb. 2.5):

- D2-Rl (lange Isoform) und
- D2-Rk (kurze Isoform),

die sich in ihrer Proteinstruktur im Bereich der Kopplungsstelle an G-Proteine unterscheiden (Giros 1989, Montmayeur 1993, Renner 1998). Normalerweise liegen der D2-Rl und D2-Rk im Verhältnis 4:1 vor. Unter dem Einfluss von Sexualhormonen kann es zu einer Veränderung des D2-Rl/D2-Rk Verhältnisses kommen (Kukstas 1991). Welche unterschiedlichen Funktionen die beiden D2-R-Isoformen für die laktotrophe Zelle haben und welche Konsequenzen sich aus veränderten Expressionverhältnissen ergeben, ist noch vollkommen unklar.

Synthetische Penta- und Hexapeptide (growth hormone releasing peptides, GHRP) sowie strukturhomologe, nichtpeptiderge Substanzen können die GH-Sekretion fast mit ähnlicher Potenz wie GHRH stimulieren (Renner 1994, Smith 1997). Der Rezeptor für GHRP konnte mittlerweile kloniert und u. a. in somatotrophen Hypophysenzellen nachgewiesen werden (Howard 1996). Der natürliche Ligand für den GHRP-Rezeptor ist noch unbekannt; es bleibt abzuwarten, ob es sich dabei um ein neues hypothalamisches, hypophysiotropes Hormon handelt.

### 2.3.4 Hypophysenhinterlappenhormone

Die Hormone Oxytozin und Vasopressin (AVP, Synonym: antidiuretisches Hormon: ADH) werden vorwiegend im Hypophysenhinterlappen freigesetzt, der eigentlich nur eine Akkumulation verdickter Axone sekretorischer Neuronen des Hypothalamus darstellt. Kürzere sekretorische Fasern enden allerdings auch schon im Bereich der Eminentia mediana, sodass denkbar ist, dass AVP, dem eine Bedeutung bei der ACTH-Induktion im Zusammenhang mit emotionalem Stress nachgesagt wird (Wotjak 1996), über diesen Weg schnell an die kortikotrophen Zellen gelangt. Hauptfunktion von AVP ist allerdings die Regulation des Wasserhaushalts im Säugerorganismus, die hier nicht im Detail besprochen werden soll. AVP wirkt im Sammelrohr fördernd auf die Wasserrückresorption. Nach Störungen der AVP-Sekretion oder der AVP-Wirkung entwickelt sich der Diabetes insipidus, der durch eine extrem hohe Urinausscheidung gekennzeichnet ist. Beim Diabetes insipidus centralis kommt es zum Erliegen der neurohypophysären AVP-Sekretion als Folge degenerativer Prozesse in den entsprechenden AVP-sezernierenden Neuronen im Hypothalamus; die molekularen Ursachen hierfür sind noch unbekannt. Oxytozin wirkt u. a. kontrahierend auf die Muskulatur des Uterus (Induktion der Wehentätigkeit) und der Brustdrüse (Induktion der Laktation) und spielt bei emotionalen Prozessen (z. B. postnatale Mutter-Kind-Bindung) eine Rolle.

### 2.3.5 Hypophysenvorderlappenhormone

Wie bei den Hormonen der Neurohypophyse sind auch bei den Vorderlappenhormonen die Proteinstrukturen und die Gensequenzen bekannt, ebenso die Bedeutung der Hormone für die Physiologie des Organismus. Interessant ist im Zusammenhang mit ACTH, dass dieses Hormon mit weiteren Hormonen und opiatähnlichen Substanzen aus dem gemeinsamen POMC-Präkursorprotein gebildet und freigesetzt wird; die Bedeutung hierfür ist noch unklar (Lundblad 1988). ACTH wird neben den kortikotrophen Vorderlappenzellen auch von melanotrophen Zellen des Zwischenlappens (beim Menschen nur in der Embryonalphase vorhanden, bei Nagern auch im adulten Tier) gebildet, wobei in diesen Zellen die POMC-Prozessierung anders als in der kortikotrophen Vorderlappenzelle erfolgt (Zhou 1993). Auch die Regulation der Zwischenlappen-ACTH-Sekretion erfolgt über andere Mechanismen als in der kortikotrophen Zelle. Während in letzteren die ACTH-Sekretion durch Glukokortikoide inhibiert wird, wirkt in melanotrophen Zellen Dopamin über den Dopamin-D2-Rezeptor supprimierend auf die ACTH-Freisetzung (Cote 1986). Daher entwickelt sich in D2-Rezeptor-Knockout-Mäusen ein Cushing-Syndrom, das auf eine erhöhte ACTH-Sekretion von melanotrophen Zellen des Zwischenlappens zurückzuführen ist (Saiardi 1998).

Während manche Hormone, wie ACTH und TSH, lebenslang eine wichtige physiologische Rolle für den Organismus spielen, sind andere Hormone vorwiegend in bestimmten Lebensphasen notwendig. Es war lange umstritten, ob z.B. GH nach dem Ende der Wachstumsphase noch eine wichtige Rolle für den Organismus spielt; ähnliche Überlegungen wurden für die Hormone angestellt, die die weibliche, reproduktive Phase regulieren. Mit der fortschreitenden Verbesserung von Methoden zum Nachweis von Hormonrezeptoren (Immunzytochemie, Immunfluoreszenz, In-situ-Hybridisierung) wurde offensichtlich, dass diese Rezeptoren in einer Vielzahl von Organen bzw. Zellen außerhalb der klassischen peripheren Zielorgane exprimiert werden. So wurden Prolaktinrezeptoren auf Immun- und Knochenzellen nachgewiesen und gezeigt, dass PRL eine wichtige Rolle für das Immunsystem spielt sowie Osteoporose verzögert. Eine GH-Substitution erfolgt heute nicht nur bei GH-Mangel in heranwachsenden Jugendlichen, sondern auch bei Erwachsenen mit Wachstumshormoninsuffizienz. Letzteres führt zu einem erhöhten Risiko für kardiovaskuläre Erkrankungen, reduzierter Belastbarkeit, ungünstiger Fett-Muskel-Masse-Verteilung, reduzierter Knochendichte, bis hin zu psychischen Defiziten (Nass 1995, Baum 1996, 1998). Die GH-Substitution führt zu einer signifikanten Verbesserung der genannten Symptome.

Ein Phänomen, dessen molekulare Ursachen nach wie vor nicht verstanden sind, ist der sukzessive Ausfall der Hormonsekretion nach mechanischer Kompression der Hypophyse bzw. des Hypophysenstiels (nach Tumorentwicklung im Bereich der Sella), nach Bestrahlung oder anderen schädigenden Einflüssen. Als 1. Hormon fällt dabei stets GH aus, gefolgt von LH/FSH, TSH und ACTH, während die PRL-Sekretion meist persistiert. Offensichtlich reagieren die Vorderlappenzellen unterschiedlich empfindlich auf Unterbrechung von hypothalamisch-hypophysären Interaktionen, auf Störungen metabolischer Prozesse oder auf ischämische Prozesse. Erstaunlich ist auch, dass ausgerechnet die somatotrophen Zellen, die etwa die Hälfte aller Vorderlappenzellen repräsentieren, als Erste in ihrer Funktion ausfallen.

## 2.4 Pathophysiologie hypothalamischer und hypophysärer Erkrankungen

### 2.4.1 Hypothalamisch-hypophysäre Dysfunktion

In der Literatur wurde in den letzten Jahrzehnten eine große Anzahl von Syndromen beschrieben, die funktionelle Störungen des Hypothalamus ohne eindeutige morphologische Auffälligkeiten aufweisen. Ein Teil dieser Syndrome ist erblich (z.B. das Prader-Labhart-Willi- und das Laurence-Moon-Bardet-Biedel-Syndrom). Andere Krankheitsbilder, wie z.B. Anorexia nervosa oder das Deprivationssyndrom, sind erworben und bisweilen reversibel.

Beispielhaft werden im Folgenden einige dieser seltenen Syndrome beschrieben, bei denen die molekularen Grundlagen der Defekte bereits teilweise bekannt sind.

#### 2.4.1.1 Kallmann-Syndrom

Das Kallmann-Syndrom wird als Assoziation eines hypogonadotropen Hypogonadismus und Anosmie oder Hyposmie definiert. Da bei Stammbaumanalysen familiärer Fälle verschiedene Vererbungsmuster gezeigt werden konnten, existieren wahrscheinlich mehrere Gene, die die GnRH-Sekretion regulieren. Genetische Defekte wurden im KAL-Gen gefunden, das auf dem Chromosom X (p22.3) lokalisiert ist (Maya-Nunez 1998, Hardelin 1995). Bisher wurden bei 1 Individuum eine Deletion von Exon 3–5, bei 6 Individuen eine Mutation in Exon 11 beschrieben. Diese Missense-Mutation besteht in einer G-A-Substitution im Kodon 514 (GAA-AAA). Beim KAL-Protein handelt es sich wahrscheinlich um eine Komponente der extrazellulären Matrix mit möglicher Antiproteasenaktivität und Adhäsionsfunktion. Die Aufdeckung des genetischen Defekts eines in der Ontogenese für die Zellwanderung relevanten Proteins erklärt auch die gelegentliche Assoziation des Kallmann-Syndroms mit anderen Anlagestörungen, wie z.B. Synkinesien (Spiegelbewegungen), zerebellärer Ataxie, zentraler Taubheit, Augenmuskelstörungen und Nierenaplasie.

Zum Ausgleich des Androgenmangels erfolgt eine Substitution mit Testosteron. Immer sollte frühzeitig eine skrotale Position der Hoden erreicht werden. Dies dient dem Erhalt der Chancen auf eine spätere Fertilität und zur Prophylaxe bzw. leichteren Erkennung einer möglichen Entartung. Die Anosmie ist nicht korrigierbar. Bei bestehendem Kinderwunsch kann die Spermatogenese entweder mit pulsatiler Gabe von GnRH oder einer kombinierten Injektion von hCG/hMG stimuliert werden (Jockenhövel 1996).

#### 2.4.1.2 Prader-Labhart-Willi-Syndrom, Angelman-Syndrom

Das Prader-Labhart-Willi-Syndrom ist durch die Kombination folgender Symptome gekennzeichnet:

- ausgeprägte Muskelhypotonie,
- sekundärer Hypogonadismus,
- Kleinwuchs,
- Oligophrenie,
- faziale Dysmorphie,
- Adipositas und
- Diabetes mellitus Typ II.

Der zugrunde liegende Defekt besteht in einer Deletion am langen Arm des Chromosoms 15 (15q11-13). Beim Prader-Labhart-Willi-Syndrom ist immer das väterliche Chromosom 15 deletiert, während beim Angelman-Syndrom (Oligophrenie, ataktischer Gang, Dysmorphien) der Defekt auf Chromosom 15 vom mütterlichen Erbgut herrührt (de Pina-Neto 1997, Jockenhövel 1996).

Eine kausale Therapie steht derzeit nicht zur Verfügung. Da die kognitiven Fähigkeiten stark reduziert sind und oft eine schwere Verhaltensstörung der Patienten besteht, ist bei männlichen Patienten die Anwendung von Testosteron oder Medikamenten, die die Testosteronsynthese steigern (GnRH, hCG), zurückhaltend zu beurteilen. Außerdem ist die Lebenserwartung bei massiver Adipositas und erhöhtem Risiko für kardiovaskuläre Erkrankungen deutlich verkürzt.

#### 2.4.1.3 Laurence-Moon-Bardet-Biedl-Syndrom

Diese autosomal-rezessiven Krankheitsbilder sind durch Adipositas, Kleinwuchs, geistige Retardierung und eine Retinitis pigmentosa charakterisiert. Auch hypogonadotroper und primärer Hypogonadismus wurden bei betroffenen Patienten beschrieben. Das Laurence-Moon- kann vom Bardet-Biedl-Syndrom unterschieden werden, wobei beim Bardet-Biedl-Syndrom zusätzlich eine Polydaktylie auftritt, während das Laurence-Moon-Syndrom zusätzlich durch eine Paraplegie charakterisiert sein kann (Styne 1997). Der genaue genetische Defekt konnte bisher nicht identifiziert werden.

#### 2.4.1.4 Wolfram-Syndrom

Beim Wolfram-Syndrom handelt es sich um eine autosomal-rezessive Erkrankung, die durch einen Typ-I-Diabetes mellitus, einen Diabetes insipidus, Atrophie des N. opticus und einige neurologische Symptome (Taubheit, Ataxie, periphere Neuropathie) gekennzeichnet ist. Deletionen der mitochondrialen DNA wurden beschrieben und durch Kopplungsanalyse auf dem Chromosom 4p16 lokalisiert. Außerdem wurde bei betroffenen Individuen eine hohe Disposition gegenüber psychiatrischen Erkrankungen festgestellt, die auch bei heterozygoten Trägern in Wolfram-Syndrom-Familien erhöht ist. Kürzlich wurde ein 600-kb-Kandidatengen entdeckt und als Wolframin bezeichnet. Das Wolframin kodiert für ein transmembranäres Protein, das in verschiedenen Geweben einschließlich Gehirn und Bauchspeicheldrüse exprimiert wird. Bei Wolfram-Syndrom-Patienten besteht ein Funktionsverlust in beiden Allelen (Strom 1998).

#### 2.4.1.5 Andere hypothalamisch-hypophysäre Störungen

Hypothalamische Erkrankungen können zu hypophysären Dysfunktionen, Störungen der Mentalfunktion, Verhaltensstörungen und Beeinträchtigungen der viszeralen Regulationsmechanismen führen (Martin 1987, Riddoch 1983, Daniel 1977, Plum 1978, Scheithauer 1990, Swaab 1993). Hypothalamische Läsionen verursachen eine hypophysäre Insuffizienz, die durch die Schädigung der tuberohypophysären Neuronen oder der Blutgefäße in der Eminentia mediana zustande kommt. Manifestationen einer sekundären Hypophyseninsuffizienz, die Folge einer hypothalamischen Schädigung oder einer Hypophysenstielschädigung sind, gleichen nicht der primären Hypophyseninsuffizienz. Beispielsweise verursacht eine hypothalamische Verletzung eine herabgesetzte Sekretion der meisten Hypophysenhormone. Jedoch kann sie ebenso zu einer Hypersekretion der Hormone führen, die unter inhibitorischer Kontrolle des Hypothalamus stehen, so wie bei der Hypersekretion von Prolaktin nach der Schädigung des Hypophysenstiels der Fall ist. Gleiches gilt für die Pubertas praecox, hervorgerufen durch den Verlust der normalerweise bestehenden Inhibition der Gonadotropinachse. Die Beeinträchtigung der inhibitorischen Kontrolle über die Neurohypophyse kann zum Syndrom der inappropriaten ADH-Sekretion führen. Doch bevor es zu einem Verlust der hypophysioadrenalen Sekretionsreserve kommt, tritt möglicherweise ein Verlust des normalen zirkadianen Rhythmus der Kortikotropinsekretion auf (Krieger 1968).

## 2.4.2 Hypophysentumoren

### 2.4.2.1 Klassifikation

Bei Raumforderungen im Bereich der Sella kann zwischen einer primär hypophysär-adenomatösen, entzündlichen, zystischen, granulomatösen oder durch andere Zellentitäten hervorgerufenen Raumforderung unterschieden werden. Die gängige Klassifikation der Hypophysentumoren anhand ihrer klinischen Manifestation ist heutzutage durch eine wesentlich genauere, auf neuropathologischen Kriterien basierende Klassifikation ersetzt worden (Tapar 1993) (Tabelle 2.3). Außerdem wird zwischen hypophysären Mikro- (<10 mm Durchmesser) und Makroadenomen (>10 mm) einerseits und zwischen hormonaktiven und -inaktiven andererseits differenziert. Mit zunehmender Genauigkeit der Erfassung von Veränderungen bei den bildgebenden Verfahren ergibt sich das Problem der zufällig entdeckten Läsionen im Bereich der Hypophyse ohne klinisches Korrelat. Obwohl solche Veränderungen meist mit keiner hypophysären Hormonmehrsekretion assoziiert sind, müssen mögliche, evtl. subklinische, hormonelle Veränderungen ausgeschlossen werden. Zu den hormonproduzierenden Tumoren werden Prolaktinome, GH-produzierende (Akromegalie) und ACTH-produzierende Tumoren (Cushing-Syndrom) gerechnet.

### 2.4.2.2 Epidemiologie

Hypophysenadenome stellen etwa 10–15% aller intrakranialen Tumoren dar und sind nach den Meningeomen die zweithäufigsten Neoplasien (Ambrosi 1991). Die Inzidenz von diagnostizierten Hypophysenadenomen liegt bei 20:1 000 000 Einwohner/Jahr, die Prävalenz bei 300/1 000 000 Einwohner. Allerdings zeigten Untersuchungen am Autopsiegut, dass bei 13–23% der Fälle Hypophysenadenome gefunden werden und damit wesentlich häufiger sind, als gemeinhin angenommen. Die häufigsten Hypophysenadenome sind Prolaktinome, die etwa 50% aller Adenome umfassen. 10–40% der amenorrhoischen Frauen haben eine Hyperprolaktinämie (meist Mikroprolaktinom). Etwa 22% der Hypophysenadenome sind somatotrophe (GH-produzierende) Adenome, die mit dem klinischen Bild der Akromegalie einhergehen. Bei Erwachsenen stellt in etwa 80% der Fälle das ACTH-produzierende Hypophysenadenom die Ursache eines Cushing-Syndroms dar und entspricht etwa 5% aller Hypophysenadenome.

### 2.4.2.3 Pathophysiologie und Klinik

Hypophysenadenome können mit den klinischen Zeichen der Hypophyseninsuffizienz und bei supra- und parasellärer Extension der Tumoren mit Visuseinschränkungen und Störungen der Augenmotilität einhergehen. Das klinische Bild einer vollständigen oder partiellen Insuffizienz des Hypophysenvorderlappens wird durch die Zeichen der jeweils ausgefallenen hypophysären Partialfunktionen bestimmt. Es besteht eine unterschiedliche Sensitivität der einzelnen Zellen des Hypophysenvorderlappens gegenüber einer lokalen Kompression, wobei zunächst die somatotrophen und gonadotrophen Partialfunktionen beeinträchtigt sind, während die thyreotrophen und kortikotrophen Funktionen häufig erst später in Mitleidenschaft gezogen werden. Frühsymptome hypothalamisch-hypophysärer Erkrankungen sind Zyklusstörungen und Amenorrhö bei der Frau, Libido- und Potenzverlust beim Mann, Spätsymptome sind Sehstörungen mit Gesichtsfeldausfällen und schließlich Visusminderung. Durch eine tumorbedingte Kompression des Hypophysenstiels, die den Dopamintransport zum Hypophysenvorderlappen beeinträchtigt, verursachen insbesondere große, hormoninaktive Hypophysentumoren eine Hyperprolaktinämie. Diese so genannte „Begleithyperprolaktinämie“ erreicht allerdings in der Regel

**Tabelle 2.3.** Klassifikation von Hypophysentumoren

| Adenomtyp | Häufigkeit[a] | Immunhistologie | Klinische Symptomatik |
|---|---|---|---|
| Dicht granuliertes GH-Zelladenom | 3–5% | GH (ausschließlich) | Hohes GH, Akromegalie oder Gigantismus |
| Gering granuliertes GH-Zelladenom | 3–5% | GH (ausschließlich) | Hohes GH, Akromegalie oder Gigantismus |
| Dicht granuliertes PRL-Zelladenom | 0,5–1% | PRL (ausschließlich) | Hyperprolaktinämie (Amenorrhö, Infertilität, Impotenz) |
| Gering granuliertes PRL-Zelladenom | 12–28% | PRL (ausschließlich) | Hyperprolaktinämie (Amenorrhö, Infertilität, Impotenz) |
| Gemischtes GH-PRL-Zelladenom | 5–6% | GH und PRL in unterschiedlichen Zellen | Hohes GH, Akromegalie, Gigantismus unterschiedlich ausgeprägte Hyperprolaktinämie |
| Mammosomatotrophes Adenom | 1–3% | GH (stark positiv) und PRL in denselben Zellen | Hohes GH, Akromegalie, Gigantismus, evtl. Hyperprolaktinämie |
| Azidophiles Stammzelladenom | 0,5–3% | PRL (reichlich), GH, meist in denselben Zellen | Hyperprolaktinämie, evtl. GH erhöht, geringe Akromegalie |
| Dicht granuliertes ACTH-Zelladenom | 12–16% | ACTH, evtl. weitere POMC-Abkömmlinge | Hohes ACTH, Morbus Cushing oder Nelson-Syndrom |
| Gering granuliertes ACTH-Zelladenom | 6% | ACTH, evtl. weitere POMC-Abkömmlinge | Hohes ACTH, Morbus Cushing oder Nelson-Syndrom |
| Inaktive ACTH-Zelladenome Typ 1/Typ 2[b] | 1–3% | ACTH, evtl. weitere POMC-Abkömmlinge | ACTH evtl. erhöht, keine Überfunktionssymptomatik |
| Crooke-Zelladenome | <1% | ACTH, evtl. weitere POMC-Abkömmlinge | ACTH evtl. erhöht, evtl. geringe Überfunktionssymptomatik |
| TSH-Zelladenom | 0,5–1% | TSH, unterschiedlich ausgeprägt | Erhöhtes TSH bei langjährig unbehandelter Hyperthyreose |
| Gonadotropinzelladenom | 9–15% | FSH und/oder LH in wechselnden Anteilen | FSH und/oder LH erhöht, Hypogonadismus, Impotenz, Libidoverlust |
| $\alpha$-Untereinheit-sezernierendes Adenom | 1% | $\alpha$-Untereinheit | Klinisch inaktiv |
| Nullzelladenom[c] | 14–17% | Keine Hormone | Klinisch inaktiv |
| Onkozytom[c] | 6–8% | Keine Hormone | Klinisch inaktiv |
| Plurihormonale Adenome Typ 1 | 7–10% | Dominierend GH mit $\alpha$-Untereinheit, TSH; evtl. LH/FSH und PRL | Hohes GH, Akromegalie; keine erhöhten Glykoproteinhormone |
| Plurihormonale Adenome Typ 2 | 7% | FSH/LH, evtl. TSH, $\alpha$-Untereinheit, GH, PRL | Meist klinisch inaktiv |

[a] Die Häufigkeit bezieht sich auf den Anteil der Adenome am gesamten Operationsmaterial. Da PRL-Zelladenome in der Regel medikamentös mit Dopaminagonisten behandelt werden, sind sie in dieser Aufstellung unterrepräsentiert.
[b,c] Eine eindeutige Unterscheidung ist jeweils nur anhand der zellulären Ultrastruktur (Elektronenmikroskopie!) möglich.

nicht das Ausmaß einer Hyperprolaktinämie, die durch ein hypophysäres Mikro- oder Makroprolaktinom hervorgerufen wird. Das gleichzeitige Vorhandensein von Symptomen eines Diabetes insipidus, d.h. einer Insuffizienz des Hypophysenhinterlappens, ist dabei immer ein möglicher Hinweis auf eine primär hypothalamische Erkrankung und kommt bei Hypophysentumoren in der Regel nicht vor. Die schwerste Verlaufsform der Hypophysenvorderlappeninsuffizienz stellt das hypophysäre Koma dar. Als Folge der thyreotrophen und kortikotrophen Insuffizienz kommt es zu einer Stoffwechselentgleisung mit Bewusstseinstrübung.

Die pathologisch vermehrte GH-Sekretion führt präpubertär zum Gigantismus und im Erwachsenenalter zur Akromegalie, welche durch typische morphologische und metabolische Veränderungen gekennzeichnet ist (Vergrößerung der Akren, Progenie, vergröberte Gesichtszüge, Kopfschmerzen und Hyperhidrosis). GH-Exzesse, die nicht durch ein Hypophysenadenom bedingt sind, sondern durch eine ektope GH- oder eine ektope GHRH-Sekretion, stellen außerordentliche Raritäten dar, müssen jedoch differenzialdiagnostisch in Betracht gezogen werden. Operationen eines Karpaltunnelsyndroms oder ein Schlaf-Apnoe-Syndrom in der Anamnese sollten an eine Akromegalie denken lassen. Artikulationsstörungen auf dem Boden einer Makroglossie stellen ein ausgesprochenes Frühsymptom dar. Metabolisch äußert sich die Akromegalie v.a. durch die pathologische Glukosetoleranz. Für die Prognose mit entscheidend ist die Ausprägung der im Rahmen der Akromegalie typischen Viszeromegalie, die zu einer koronaren Herzerkrankung, dilatativen Kardiomyopathie mit einhergehender Herzinsuffizienz und ausgeprägten, ventrikulären Herzrhythmusstörungen führen kann. Neben der Neigung zur Entwicklung einer Struma diffusa gibt es Hinweise auf eine vermehrte Inzidenz von Kolonpolypen mit erhöhtem Risiko einer malignen Entartung.

Ein Prolaktinom ist ein prolaktinsezernierendes Hypophysenadenom, welches selten im Rahmen einer multiplen endokrinen Neoplasie Typ I (MEN I) auftreten kann. Bei gesunden Schwangeren steigt der Prolaktinspiegel am Ende der Laktation physiologisch auf das 8Fache des Normalwerts an, die Hypophysengröße nimmt zu und Prolaktin ermöglicht post partum die Laktation. Da Prolaktin als einziges Hypophysenhormon inhibitorisch durch Dopamin kontrolliert wird, führt jedes Medikament, das dopaminantagonistisch wirkt, zu einer Hyperprolaktinämie. Da TRH die Prolaktinfreisetzung der Hypophyse stimuliert, wird in etwa 10% der manifesten Hypothyreosen eine Hyperprolaktinämie beobachtet. Schließlich kann eine Hyperprolaktinämie auch bei Brustwandläsionen oder mechanischer Irritation der Mammae auftreten sowie bei chronischer Niereninsuffizienz oder fortgeschrittener Leberzirrhose. Das klinische Bild bei einem Prolaktinom hängt vom Geschlecht, vom Alter und von der Dauer der Hyperprolaktinämie ab. Frauen im gebärfähigen Alter stellen sich häufig wegen Zyklusstörungen, v.a. wegen einer Oligo- oder Amenorrhö, und unerfülltem Kinderwunsch beim Arzt vor. Ein weiteres Leitsymptom des Prolaktinoms ist eine ein- oder beidseitige Galaktorrhö, die bei 30–90% der Frauen auftritt. Die Leitsymptome beim Mann sind Minderung oder Verlust der Libido und Potenz, die Folge des Hypogonadismus sind, welcher auf dem Boden einer Inhibition der hypothalamischen LHRH-Freisetzung und damit einer verminderten Sekretion von LH und FSH auftritt.

Ist die Bildung von hypophysärem ACTH, bedingt durch ein ACTH-sezernierendes Hypophysenadenom, nicht oder nur partiell dem hypothalamisch-hypophysär-adrenalen Regelkreis unterworfen, resultiert daraus das klinische Bild des Glukokortikoidexzesses, also des Cushing-Syndroms (stammbetonte Fettsucht, Vollmondgesicht, Striae rubrae, Büffelnacken, Hyperlipidämie usw.). Oft dauert es Jahre, bis die Diagnose des Cushing-Syndroms gestellt wird. Nicht selten wird bei den Patienten zunächst eine essenzielle Hypertonie, ein Diabetes mellitus, eine Osteoporose oder eine Depression diagnostiziert und behandelt. Die ACTH-Sekretion der Hypophyse und damit die adrenale Glukokortikoidsekretion folgen meist nicht mehr der normalen zirkadianen Rhythmik mit einem Maximum am Morgen und einem nächtlichen Nadir. Differenzialdiagnostisch muss beim Cushing-Syndrom zwischen dem ACTH-sezernierenden Hypophysenadenom, der ektopen ACTH-Sekretion, dem kortisolsezernierenden Nebennierentumor und dem iatrogenen Cushing-Syndrom unterschieden werden. Generell muss beim Cushing-Syndrom zwischen den häufigeren ACTH-abhängigen und den selteneren ACTH-unabhängigen Formen unterschieden werden.

### 2.4.3 Diagnostik

Die Grundpfeiler der Diagnostik beim Hypophysenadenom sind neben der Anamnese die Hormonanalytik, die bildgebende Diagnostik, die ophthalmologische Untersuchung und die neuropathologisch/immunhistochemische Diagnostik.

Bei der hormonanalytischen Diagnostik sind basale Hormonspiegel nicht immer aussagekräftig genug. Um zwischen einer kompletten und einer partiellen HVL-Insuffizienz unterscheiden zu können, bieten sich unterschiedliche funktionelle Tests an, wobei bei einer Hormonmehrsekretion primär Suppressionstests und bei einer Hormondefizienz Stimulationstests durchgeführt werden. Die Überprüfung der Hypophysenhinterlappenfunktion erfolgt als Stimulationstest der ADH-Sekretion mit dem klassischen Durstversuch über Nacht. Da eine Einschränkung der HVL-Hormonsekretion sowohl durch hypothalamische Läsionen als auch durch eine direkte Schädigung der Hypophyse bedingt sein kann, sind evtl. Stimulationstests erforderlich, die die HVL-Hormonsekretion auf verschiedenen Ebenen stimulieren. Diese Funktionsuntersuchungen sind insbesondere dann wichtig, wenn sich in den bildgebenden Verfahren,

z. B. der Kernspintomografie, kein oder kein eindeutig pathologischer Befund zeigt. Beim Verdacht auf ein hormoninaktives Hypophysenadenom sollte ein endokrinologisches Minimalprogramm, v. a. bei leichter klinischer Symptomatik, durchgeführt werden. Zum Ausschluss eines Cushing-Syndroms bietet sich der 2 mg-Dexamethasonhemmtest, zum Ausschluss einer Akromegalie der orale Glukosetoleranztest sowie die IGF-1-Analyse und zum Ausschluss eines Prolaktinoms die Bestimmung des Prolaktinspiegels an. Besteht dann der Verdacht, dass es sich um ein Prolaktinom handelt, wird die Diagnostik entsprechend Tabelle 2.7 komplettiert. Eine umfangreiche Überprüfung der HVL-Funktionen in Hinsicht auf eine HVL-Insuffizienz erübrigt sich bei zufällig entdeckten Mikroadenomen, muss allerdings bei Makroadenomen durchgeführt werden. In jedem Fall sollte eine kernspintomografische und ophthalmologische Verlaufsbeobachtung in anfänglich halb- bis jährlichen Abständen erfolgen. Im Fall der Akromegalie und des Cushing-Syndroms stellen Suppressionstests die wichtigsten funktionsdiagnostischen Methoden des Ausschlusses der Verdachtsdiagnose oder der Diagnosesicherung dar. Die differenzialdiagnostische Abklärung zwischen Morbus Cushing und einer ektopen ACTH-Sekretion erfolgt mittels des CRH-Tests und des hochdosierten Dexamethasonhemmtests. Eventuell sollte eine ACTH-Analyse mittels Stufenkatheter folgen. Eine ACTH-Bestimmung nach CRH-Gabe aus beiden Sinus cavernosi beweist die zentrale Genese und gibt Hinweise auf die Seitenlokalisation.

Die neuropathologische Diagnostik der Hypophysenadenome wird nach den Kriterien der mikroskopischen, elektronenmikroskopischen und immunhistochemischen Bewertung vorgenommen (Tabelle 2.2). Die Evaluation der Dura zur Klärung der Frage nach der Invasivität des Tumors ist ebenfalls von großer Bedeutung.

### 2.4.4 Therapie der Hypophysenadenome

Das primäre Therapieziel sind die Beseitigung der Raumforderung mit Normalisierung von Visus und Gesichtsfeld sowie der Normalisierung der Hormonmehrsekretion und der Erhalt oder die Wiederherstellung der HVL-Funktion. Die Indikation zum operativen Vorgehen kann erst nach Abschluss der radiologischen und endokrinologischen Diagnostik gestellt werden, wobei es sich in der Regel um einen mikrochirurgischen, transsphenoidalen Eingriff handelt. Die Therapiestrategie von Hypophysenadenomen richtet sich nach der Hormonaktivität der Tumoren, der klinischen Symptomatik und der Hormonachsenausfälle.

Bei hormoninaktiven Tumoren wird höchst selten ein medikamentöser Therapieversuch unternommen. Gelegentlich sprechen sie auf Dopamin- oder Somatostatinanaloga an. Die präoperative Therapie der sehr seltenen Thyreotropinome mit Somatostatinanaloga ist als sehr effektiv beschrieben worden. Grundsätzlich werden hormoninaktive Hypophysenadenome der operativen Therapie zugeführt, da sie häufig erst durch ein Chiasmasyndrom in Erscheinung treten und zum Zeitpunkt ihrer Präsentation typischerweise groß sind. Eine absolute Operationsindikation besteht bei Sehstörungen sowie Zeichen der Hypophyseninsuffizienz. Eine abwartende Haltung ist gerechtfertigt bei kleinen zufällig entdeckten Adenomen, die zu keiner Partialfunktionseinschränkung geführt haben und bei denen kein Bezug zum Chiasma opticum besteht, oder bei Patienten, die primär nicht operabel sind. Andere Raumforderungen der Hypothalamus-Hypophysen-Region werden in der Regel operativ behandelt bzw. im Fall von Metastasen und granulomatösen Erkrankungen durch Behandlung der Grunderkrankung. Eine Insuffizienz der Hypophysenpartialfunktionen muss sowohl prä- als auch postoperativ substituiert werden. Die Therapie der HVL-Insuffizienz beinhaltet die Substitution der Zielhormone, wie Sexualhormone, Thyroxin und Kortisol (Hydrokortison). Im Fall des Wachstumshormons kann eine direkte Substitution mit dem hypophysären Hormon durchgeführt werden. Bei der Notfallsituation des hypophysären Komas stellt die sekundäre Nebennierenrindeninsuffizienz die wichtigste Bedrohung des Patienten dar und muss sofort durch i.-v.-Gabe von Hydrokortison, physiologischer Kochsalzlösung und freier Flüssigkeit behandelt werden. Erst in einem zeitlichen Abstand von etwa 12–24 h nach Einleitung der Glukokortikoidsubstitution kann mit der Gabe von Schilddrüsenhormon begonnen werden, da eine initiale Gabe von Schilddrüsenhormon den Hydrokortisonbedarf erhöhen würde und der Organismus verstärkt in die Nebennierenrindeninsuffizienz getrieben werden würde.

Die postoperative Strahlenbehandlung von Hypophysenadenomen ist besonders dann indiziert, wenn ein Tumor rezidiviert, wenn ein invasives Adenom nur partiell exstirpiert werden kann oder wenn ein residualer Tumor progredient wird und angrenzende Hirnstrukturen in Mitleidenschaft gezogen werden. Jedoch können an gesunden Gewebestrukturen Nebenwirkungen der Strahlenbehandlung auftreten, die nicht vernachlässigt werden sollten. Hierzu zählen auch seltene, dosisabhängige Schädigungen des Sehnervs. Wenn entsprechend lange Verlaufsbeobachtungen der Patienten erfolgen, werden außerdem nahezu regelmäßig Funktionsstörungen von Hypophyse und Hypothalamus beobachtet. Da stets gesunde Gewebestrukturen wie Schläfenlappen, Hypophyse, Hypothalamus und Chiasma opticum im Strahlenfeld mit eingeschlossen sind, limitiert deren Toleranzdosis die Wirksamkeit der konventionellen Strahlenbehandlung. Aus dem gleichen Grund ist es auch kaum möglich, die Strahlentherapie zu wiederholen. Mit der Radiochirurgie ($\gamma$-Knife-Therapie) dagegen ist es möglich, eine hohe, nicht fraktionierte Strahlendosis gezielt im Hypophysenadenom zu konzentrieren und gesunde Gewebsstrukturen in der Umgebung des Tumors weitgehend zu schonen. Die Grenzen des Einsatzes dieser Spezialmethode werden durch die Größe des verbliebenen Tumors und durch die Nähe zu den verschiedenen Anteilen der Sehbahn, zu denen ein Mindestabstand eingehalten werden muss, bestimmt. Die Form des Tumors und die Frage, ob sich in der Sella turcica oder im Sinus cavernosus ein oder mehrere Tumorfragmente verbergen, was postoperativ häufiger vorkommt, spielen keine Rolle. Derzeit existieren keine direkten Vergleichsuntersuchungen zwischen dem Outcome der radiochirurgischen und herkömmlichen Strahlenbehandlung von Hypophysenadenomen. Durch das günstigere Nebenwirkungsprofil und die Möglichkeit der Wiederholungsbehandlung bietet die $\gamma$-Knife-Therapie wahrscheinlich eine Alternative zur konventionellen Strahlentherapie.

Die GH-produzierenden Tumoren (Akromegalie) sind nicht nur ein kosmetisches Problem für den Patienten und wirken sich negativ auf das allgemeine Wohlbefinden aus, sondern gehen mit einer signifikanten Morbidität und Mortalität einher. Methode der Wahl stellt hier die chirurgische Behandlung dar, wobei sich in den letzten Jahren die Kriterien für den Behandlungserfolg geändert haben. Bei einem früher als ausreichend angesehenen GH-Wert <10 ng/ml ergaben sich bei längerer Beobachtungszeit häufiger Rezidive. Heute werden als Kriterien für eine vollständige Remission ein GH-Wert <5 ng/ml bei normalem IGF-1 und eine GH-Suppression bei einem GH-Wert <2 ng/ml nach Glukosebelastung (100 mg) gefordert. Die Erfolgsrate liegt bei den selten infiltrativ wachsenden Mikroadenomen bei 90% und bei Makroadenomen mit häufiger auftretendem infiltrativem Wachstum zwischen 60 und 90%. Kontraindikationen für eine Operation bestehen bei mnestisch schwer beeinträchtigten Patienten oder Hyperplasien nach Hypothalamusläsion. Die medikamentöse Therapie hat in der Behandlung der nicht operablen oder nicht durch die Operation geheilten Patienten ihren festen Platz. Bei Patienten mit Akromegalie und Restaktivität des Hormonexzesses stehen Dopaminagonisten und langwirkende Somatostatinanaloga zur Behandlung zur Verfügung. Die Somatostatinanaloga (z.B. Sandostatin) werden gelegentlich auch präoperativ eingesetzt, da sie nicht nur zur Senkung der pathologisch erhöhten Wachstumshormonspiegel, sondern auch zur günstigen Konsistenzänderung der Adenome führen. Diese Präparate können auch das Tumorvolumen reduzieren. Dopaminagonisten (z.B. Pravidel) sind in der Regel nur effektiv, wenn der Tumor neben Wachstumshormon auch Prolaktin sezerniert. Bei Nichtansprechen der Medikamente ist je nach Tumorgröße und Lokalisation eine konventionelle Radiatio bzw. gezielte Radiochirurgie mittels $\gamma$-Knife erforderlich. Dies gilt auch für alle anderen inoperablen Tumorreste oder Rezidive.

ACTH-produzierende Tumoren (Cushing-Syndrom) sind durch ihre meist geringe Größe und durch einen systemischen Hyperkortisolismus charakterisiert. Aufgrund ihrer geringen Größe lassen sie sich häufig nicht oder nur unzureichend im NMR darstellen, weshalb die entsprechende endokrinologische Diagnostik sehr gründlich erfolgen sollte. Ist die Diagnose gesichert, werden diese Adenome operiert, wobei der chirurgische Therapieerfolg bei etwa 90% liegt. Die Indikation zur adrenostatischen oder adrenolytischen Therapie ist eher begrenzt. Sie kann als Notfalltherapie bei schweren psychiatrischen Symptomen des Hyperkortisolismus und bei klinisch ausgeprägtem langjährigem Hyperkortisolismus zur präoperativen Vorbereitung erfolgreich eingesetzt werden, daneben beim Misserfolg der operativen Therapie und bei metastasierenden Malignomen. Bei diesen Indikationen werden am häufigsten die adrenolytische Therapie mit op-DDD (Mitotane) oder die adrenostatische Therapie mit Nitroimidazolderivaten (Nizoral, Hypnomidate) angewendet.

Die Therapie der Hyperprolaktinämie richtet sich zunächst nach der behandelbaren Grunderkrankung. Im Fall der Hypothyreose muss eine adäquate Substitutionstherapie erfolgen. Sind entsprechende Medikamente als Ursache identifiziert worden, sollte ggf. eine Umstellung der Medikation auf ein Präparat erfolgen, welches nicht zu einer Hyperprolaktinämie führt. Der Einsatz von Dopaminagonisten ist die Therapie der ersten Wahl beim Prolaktinom, die besonders effektiv ist, da diese nicht nur die Prolaktinsekretion zu hemmen vermögen, sondern auch zur Schrumpfung des Hypophysentumors führen. Dopaminerge Ergotverbindungen wie Bromocriptin (Pravidel) und Lisurid (Dopergin) haben sich seit langem in der Therapie der Prolaktinome bewährt. Neu dazugekommen sind die Dopaminagonisten der 2. Generation, wie beispielsweise das lang wirkende Aminoergolinderivat Cabergolin (Dostinex) und das synthetische Nonergotpräparat Quinagolid (Norprolac), welches sich gerade bei den wenigen Therapieversagern bewährt hat. Eine Indikation zum operativen Vorgehen besteht, wenn sich Sehstörungen objektivierbar auf dopaminagonistische Behandlung nicht zurückbilden, bei zystischen oder eingebluteten Tumoren, bei Medikamentenunverträglichkeit und in Einzelfällen bei großen Adenomen bei Patientinnen mit Kinderwunsch.

## 2.5 Molekulare Aspekte hypothalamisch-hypophysärer Störungen

Standen in Abschn. 2.4 vorwiegend pathophysiologische Aspekte hypothalamisch/hypophysärer Erkrankungen im Mittelpunkt, sollen nachfolgend molekularbiologische und molekulargenetische Aspekte insbesondere der Hypophysentumorpathogenese dargestellt werden. In vielen soliden Neoplasien ist die Tumorgenese mit der Aktivierung von Protoonkogenen oder mit der Inaktivierung von Tumorsuppressorgenen verbunden. Im Zusammenhang mit Letzterem gilt auch bei Hypophysenadenomen die so genannten Knudson-two-hit-Hypothese (Knudson 1971), wonach ein für die Tumorentwicklung kritisches Tumorsuppressorgen in beiden Allelen des Chromosomensatzes verändert (mutiert, deletiert) vorliegen muss, damit es zur Entstehung des Tumors kommen kann. Als erstes Ereignis treten dabei oft Deletionen auf, die zum Verlust der Heterozygotie (Abb. 2.6) (loss of heterocygosity: LOH) von Allelen führen, in denen Tumorsuppressorgene vorhanden sind. Dies erhöht die Wahrscheinlichkeit der Tumorentwicklung, die durch eine 2. inaktivierende Mutation des noch verbliebenen Allels ausgelöst werden kann (Farrell 1998). In jüngerer Zeit sind aber auch einige Ausnahmen bezüglich der Knudson-Hypothese beschrieben worden, wonach es im Fall einiger Tumorsuppressorgene, u.a. des Meningens, auch dann zur Tumorentwicklung kommt, wenn nur ein Allel mutiert vorliegt; offensichtlich reicht das noch verbliebene intakte Allel nicht aus, um die normale Funktion des Tumorsuppressorgenprodukts für die Zelle aufrechtzuerhalten.

Hypophysenadenome sind meist sporadische Tumoren, nur im Fall der multiplen endokrinen Neoplasie Typ I (MEN-I) treten hereditäre Hypophysenadenome auf.

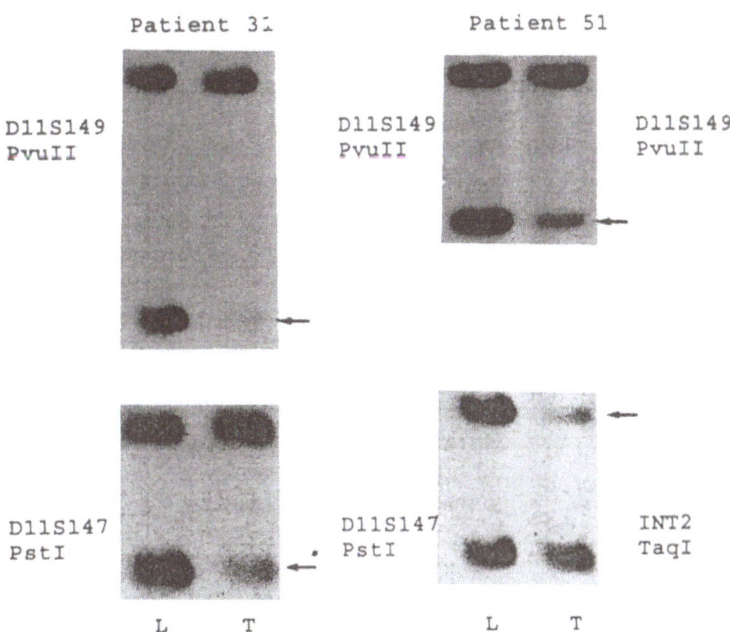


**Abb. 2.6.** Nachweis eines LOH (loss of heterocygosity) auf dem langen Arm von Chromosom 11 in 2 sporadischen Hypophysenadenomen (Patient 31: inaktives Adenom; Patient 51: Prolaktinom). Der Vergleich von Restriktionsfragmentlängenpolymorphismen (RFLP) in nachweislich heterozygoten Bereichen von Chromosom 11 in Leukozyten (*L*) und Hypophysentumoren (*T*) zeigt den Verlust eines Allels in den Tumoren (*Pfeil*) an, modifiziert aus Boggild et al. (1994)

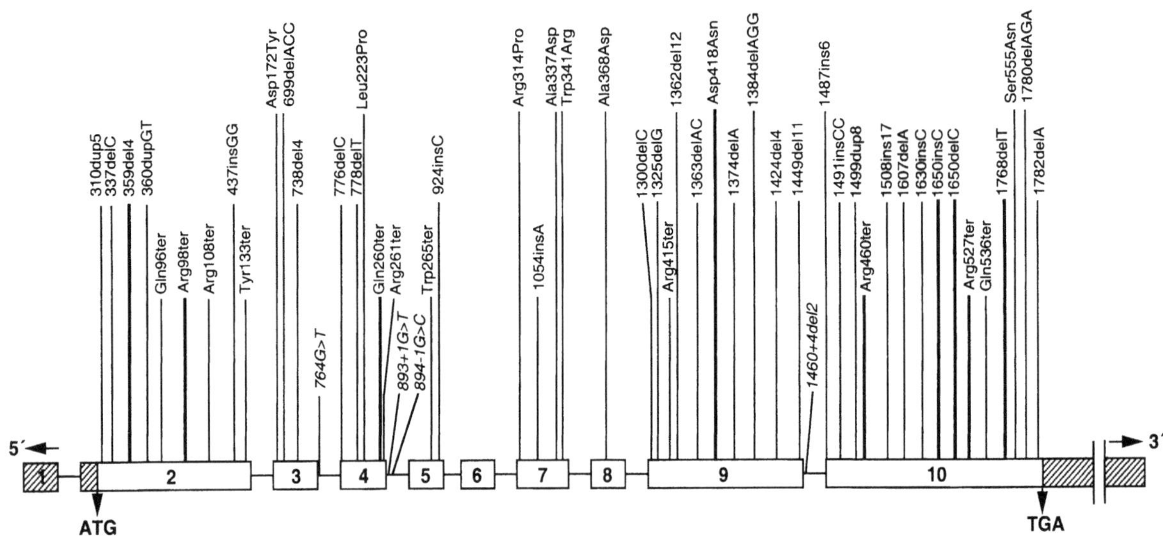


**Abb. 2.7.** Schematische Darstellung des Meningens. Angegeben ist auch eine Auswahl bisher beschriebener Mutationen, die deren enorme Heterogenität verdeutlicht

### 2.5.1 Tumorgenese von hereditären Hypophysenadenomen (MEN-I)

Die multiple endokrine Neoplasie vom Typ I (MEN-I) ist eine autosomal-dominante Erbkrankheit, die mit einer Inzidenz von etwa 1:10 000 auftritt. Die betroffenen Patienten entwickeln vorwiegend Nebenschilddrüsenadenome, häufig Hypophysenadenome (vorwiegend Prolaktinome), Adenome und Karzinome endokriner Pankreaszellen und vereinzelt Bronchialkarzinoide (Marx 1998). Ursache der Erkrankungen sind Mutationen im Meningen (Abb. 2.7), das beim Menschen auf dem langen Arm von Chromosom 11 (11q13) liegt (Chandrasekharappa 1997), oft in Kombination mit dem Verlust eines der Menin exprimierenden Allele (LOH). Allerdings entwickelt sich die MEN-I auch dann, wenn ein Allel intakt und ein Allel mutiert vorliegt. Das Meningen kodiert ein 610 Aminosäuren großes Protein, das keine Homologien zu bekannten Proteinfamilien aufweist (Chandrasekharappa 1997). Menin ist offensichtlich ein Tumorsuppressor, ob es noch andere Funktionen hat, welche Faktoren die Meningenexpression beeinflussen und über welchen Mechanismus Menin als Tumorsuppressor wirksam wird, ist noch nicht bekannt. Im Bereich des Meningens sind viele Mutationen beschrieben worden, die über verschiedene Mechanismen (Aminosäureaustausch, Leserasterverschiebungen, Stoppkodons) zur Inaktivierung führen (Agarwal 1997, Giraud 1998). Die Mutationen sind gleichmäßig über das Gen verteilt, Hot spots sind kaum erkenntlich (Abb. 2.7). Bisher wurden begrenzte Patientenkollektive hinsichtlich ihrer Genotyp-Phänotyp-Korrelation untersucht. Dabei wurden bisher keine Zusammenhänge zwischen den verschiedenen Mutationen und den nachfolgend induzierten, verschiedenen Tumortypen gefunden (Agarwal 1997, Giraud 1998). Auf welche Art und Weise es nach Mutationen des Meningens zur Induktion von Hypophysenadenomen kommt, ist vollkommen unklar.

### 2.5.2 Tumorgenese von sporadischen Hypophysenadenomen

Mit einem Anteil von 15% stellen Adenome des Hypophysenvorderlappens die zweithäufigsten intrakranialen Neoplasien dar (Ambrosi 1991), während neurohypophysäre und hypothalamische Tumoren sehr selten sind. Über die Tumorgenese der beiden letztgenannten Neoplasien ist nahezu nichts bekannt. Die Pathogenese der seltenen Kraniopharyngeome, die sich aus transformierten Zellresten der Rathke-Tasche entwickeln, ist ebenfalls weitgehend unklar. Im Zusammenhang mit Hypophysenadenomen gibt es hingegen eine Vielzahl von Untersuchungen zur Tumorpathogenese. Wie bei allen soliden Tumoren ist die Tumorpathogenese von Hypophysenadenomen ein Mehrschrittprozess, wobei initialen Ereignissen (Mutation, Transformation) eine Serie von weiteren Veränderungen nachfolgt, die als Tumorprogression (klonale Expansion, Neovaskularisation, Invasion) zusammengefasst werden.

Bis heute werden hinsichtlich der Entstehung von Hypophysenadenomen 2 Theorien kontrovers diskutiert (Abb. 2.8). Dabei wird zum einen angenom-

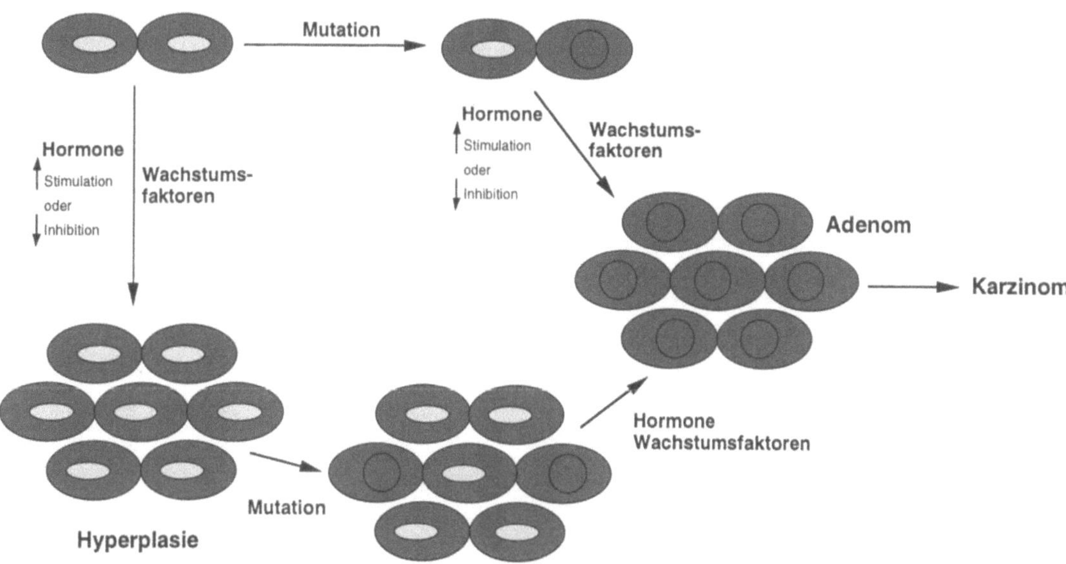


**Abb. 2.8.** Schematische Darstellung der beiden Hypothesen der Hypophysenpathogenese, wonach sich Adenome entweder nach einer spontanen Mutation oder als Folge einer Hypophysenhyperplasie entwickeln. Erläuterungen s. Text

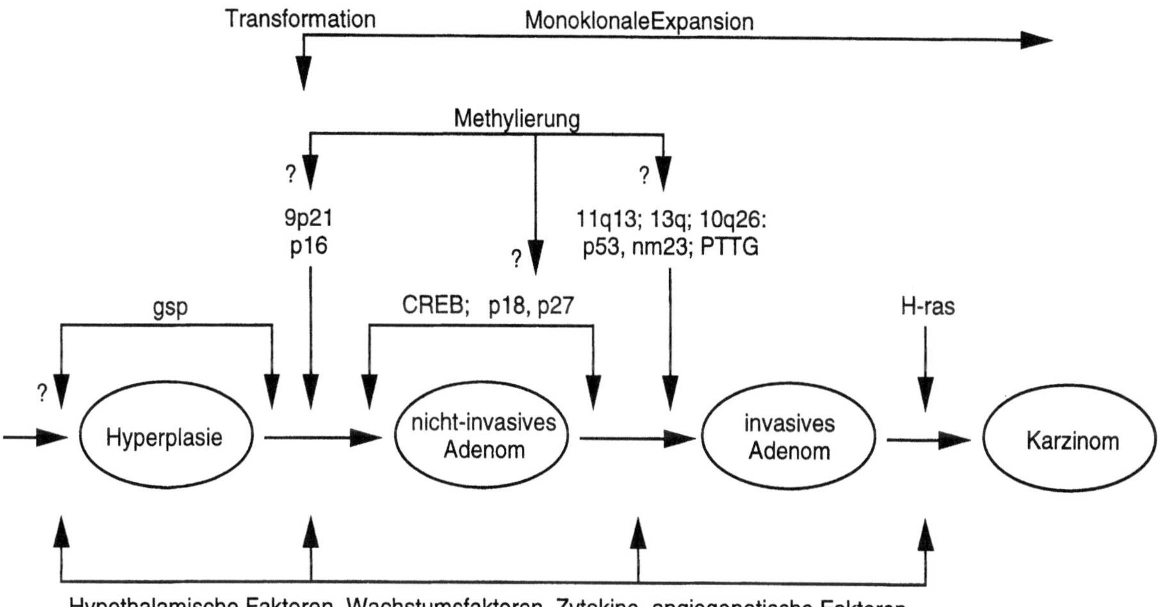


**Abb. 2.9.** Übersicht über die molekularen Ereignisse, die bei der Genese und der Progression von sporadischen Hypophysentumoren eine Rolle spielen. Erläuterungen s. Text

men, dass Hypophysentumoren als Konsequenz exzessiver hormoneller Stimulation bzw. fehlender Inhibition entstehen. Die 2. Theorie favorisiert hingegen die Tumorgenese als Konsequenz intrinsischer, hypophysärer Defekte. Für beide Theorien gibt es, wie nachfolgend dargestellt, eine Reihe von Belegen. Letztendlich muss wohl davon ausgegangen werden, dass die den beiden Theorien zugrunde liegenden Mechanismen zusammenspielen: Eine hormonell bedingte Hyperplasie und die dabei erhöhte Proliferationsrate erhöhen die Wahrscheinlichkeit von Mutationen, die zur Tumorbildung führen. Umgekehrt kann nach intrinsischer Mutation die klonale Expansion der transformierten Zelle durch hormonelle Stimulation oder fehlende Inhibition begünstigt werden (Abb. 2.9).

### 2.5.2.1 Hormonelle Faktoren und Tumorgenese

**Exzessive hormonelle Stimulation.** GHRH ist auch ein Wachstumsfaktor für somatotrophe Zellen (Bilestrup 1986). Eine Störung der GHRH-Rezeptor-vermittelten Signaltransduktion und der damit verbundene Verlust der proliferativen Wirkung von GHRH auf somatotrophe Zellen sind die genetische Ursache für die Entwicklung der GH-defizienten lit/lit-Zwergmaus (Lin 1993, Godfrey 1993). Umgekehrt wurden in transgenen Mäusen, die GHRH überexprimieren, eine somatotrophe Hyperplasie und die Entwicklung von somatotrophen Hypophysentumoren beobachtet (Asa 1992, Lloyd 1992). Beim Menschen treten konstitutiv erhöhte GHRH-Spiegel sehr selten im Zusammenhang mit Hypothalamustumoren oder ektopen, gastrointestinalen Tumoren auf. Dies führt zu einer Hyperplasie somatotropher Zellen, aber nur selten zur Entwicklung echter somatotropher Tumoren (Ezzat 1994).

CRH, TRH, und GnRH stimulieren ebenfalls das Wachstum von kortikotrophen, thyreotrophen bzw. gonadotrophen Zellen; bei einer Überexpression dieser Releasing-Hormone kommt es in der Regel zu einer Hyperplasie der entsprechenden endokrinen Zielzellen, aber nur in extrem seltenen Fällen auch zu einer Neoplasie (Asa 1998).

Östrogene sind bekannte Wachstumsstimulatoren laktotropher Zellen und maßgeblich für die laktotrophe Hyperplasie während der Schwangerschaft verantwortlich. Östrogensensitive Fischer-344-Ratten entwickeln nach Östrogenbehandlung laktotrophe Hypophysentumoren (Barrett 1992); in den meisten Rattenstämmen induzieren Östrogene allerdings meist nur eine laktotrophe Hyperplasie. In seltenen Fällen kommt es nach der Östrogenbehandlung bei Mann-zu-Frau-Transsexualität zur Entwicklung von laktotrophen Hypophysenadenomen (Kovacs 1994). Ob Östrogene dafür verantwortlich sind, dass vorwiegend Frauen Mikroprolaktinome entwickeln, ist nicht schlüssig geklärt.

**Fehlende hormonelle Inhibition.** Hypothalamisches Dopamin, der wichtigste Inhibitor der Proliferation laktotropher Zellen, inhibiert über den D2-Rezeptor (D2-R) die intrazelluläre cAMP-Produktion und supprimiert so die Prolaktinsekretion und das Wachstum dieser Zellen (Bevan 1992). In D2-R-Knockout-Mäusen, in denen Dopamin nicht mehr inhibitorisch wirksam ist, entwickeln sich über eine laktotrophe Hyperplasie in älteren, weiblichen Tieren schließlich laktotrophe Hypophysentumoren (Kelly 1997). Mutationen, die zur Inaktivierung des D2-Rezeptors führen, treten beim Menschen allerdings nicht auf (Friedman 1994), sodass rezeptorassoziierte Veränderungen der dopaminergen Kontrolle keine Bedeutung für die Entstehung von Prolaktinomen haben. Für die Progression von Prolaktinomen ist jedoch entscheidend, ob sich die laktotrophen Tumoren der inhibitorischen dopaminergen Kontrolle entziehen können, was zum einen über eine Neovaskularisation möglich ist (s. Abschn. 2.2.3.5) oder durch eine in Prolaktinomen manchmal beobachtete verminderte D2-Rezeptor-Expression (Caccavelli 1994). Nach Normalisierung der Letzteren durch Behandlung mit EGF oder NGF (Missale 1991, 1995, 1996) konnte durch Dopaminagonisten zumindest im Tier- und Zellkulturmodell eine Regression von Prolaktinomen induziert werden (Abb. 2.10).

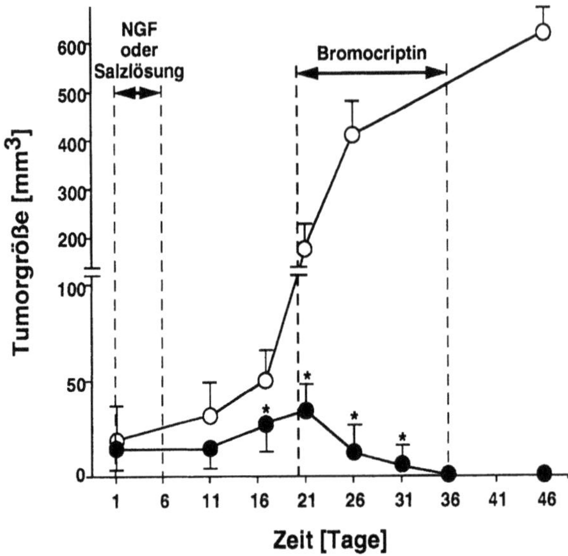


**Abb. 2.10.** Ein Prolaktinom, das nicht auf die Behandlung mit Bromocriptin ansprach, wird im Tiermodell (Nacktmaus) nach Vorinkubation mit NGF (nerve growth factor) in einen bromocriptinsensitiven Tumor umgewandelt (*schwarze Kreise*), der sich unter Bromocriptinbehandlung komplett zurückbildet. Ohne NGF-Vorbehandlung wächst der Tumor auch nach Applikation von Bromocriptin weiter (*weiße Kreise*)

Somatostatin inhibiert als Gegenspieler von GHRH nicht nur die GH-Sekretion, sondern auch das Wachstum somatotropher Zellen (Renner 1994a) über spezifische Somatostatinrezeptoren, die an inhibitorische G-Proteine gekoppelt sind und die cAMP-Bildung blockieren. Ähnlich wie Dopamin spielt Somatostatin kaum eine Rolle bei der Entstehung von somatotrophen Adenomen, wohl aber bei der Tumorprogression. Verantwortlich dafür ist der Verlust der inhibitorischen Kontrolle durch Somatostatin, deren Ursache in einer Reduktion bzw. Veränderung der Somatostatinrezeptorsubtypexpression liegt (Miller 1995, Levy 1993) oder die auf die Tumorneovaskularisation zurückzuführen ist.

Patienten mit primärer Nebenniereninsuffizienz (Morbus Addison) und entsprechendem Glukokortikoidmangel entwickeln eine kortikotrophe Hyperplasie und u. U. kortikotrophe Hypophysenadenome (Scheithauer 1983). Patienten mit kortikotrophen Mikroadenomen, bei denen durch bilaterale Adrenalektomie die durch den Hyperkortisolismus bedingten Symptome des Morbus Cushing gemildert werden sollen, entwickeln relativ häufig kortikotrophe Makroadenome, so genannten Nelson-Tumoren (Tapar 1993). Aus diesen beiden Beobachtungen wurde geschlossen, dass Glukokortikoide einen supprimierenden Einfluss auf kortikotrophe Hypophysenzellen ausüben und dass der Wegfall der inhibitorischen Kontrolle durch Glukokortikoide die Entwicklung bzw. die Progression von kortikotrophen Tumoren fördert (Lüdecke 1980, Horvath 1990). In seltenen Fällen können sich Nelson-Tumoren als Folge einer Glukokortikoidresistenz entwickeln, die auf eine somatische Mutation des Glukokortikoidrezeptors zurückzuführen ist (Karl 1996).

Gleiches gilt im Zusammenhang mit Schilddrüsenhormonmangel. Auch hier entwickeln Patienten mit primärer Hypothyreose vereinzelt thyreotrophe Hypophysenadenome, wobei unklar ist, ob der Mangel an Schilddrüsenhormonen oder die TRH-Mehrsekretion (s. oben) Ursache für die Entwicklung der Adenome sind (Asa 1998, Gittoes 1997).

Zusammenfassend bleibt festzustellen, dass exzessive hormonelle Stimulation bzw. fehlende Inhibition einen Risikofaktor für die Entwicklung von Hypophysenadenomen darstellen, wobei aber die Ursache für die Entwicklung der Tumoren unklar bleibt. Die Beobachtung, dass in allen Fällen der Entwicklung der Neoplasie zunächst eine Hyperplasie der verschiedenen endokrinen Zellen vorausgeht, deutet auf Zusammenhänge zwischen der erhöhten Proliferationsrate und einem damit verbundenen erhöhten Risiko für das Auftreten von pathogenetischen Mutationen hin.

#### 2.5.2.2 Molekulargenetik von Hypophysenadenomen

X-chromosomale Inaktivierungsanalysen haben ergeben, dass Hypophysenadenome monoklonal sind (Abb. 2.11), d.h. sich aus einer einzigen transformierten Hypophysenzelle entwickeln. Dieser Befund stützt die Hypothese, dass sporadische Hypophysentumoren Folge eines intrahypophysären Defekts sind. Die Monoklonalität wurde sowohl für endokrin aktive als auch für hormoninaktive Adenome gezeigt. Einzelbefunde, wonach Tumoren polyklonal waren, konnten auf Verunreinigungen des untersuchten Adenomgewebes mit normalem Hypophysengewebe zurückgeführt werden (Herman 1990, Alexander 1990, Schulte 1991, Gicquel 1992).

Unklar sind aber nach wie vor die Ursachen, die zur Transformation von Hypophysenzellen führen. Denkbar ist der Verlust der inhibitorischen Wirkung von Tumorsupressorgenen (TSG) durch inaktivierende Mutationen (wie z. B. beim Menin),

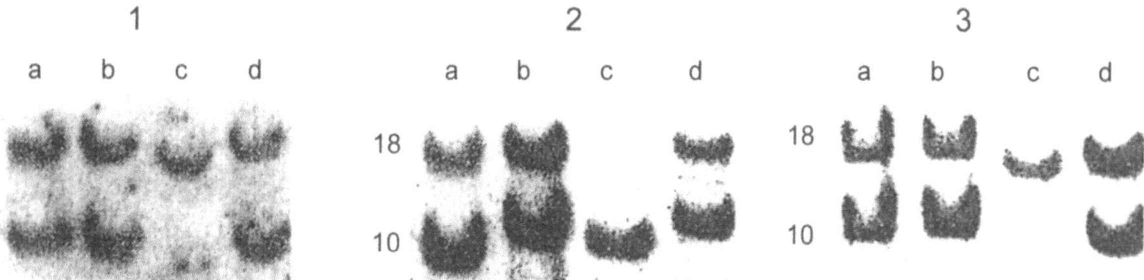


**Abb. 2.11.** Nachweis der Monoklonalität in 3 hormoninaktiven Hypophysenadenomen von weiblichen Patienten mittels X-chromosomaler Inaktivierungsanalyse des Hypoxanthin-Phosphoribosyltransferase-Gens. Die DNA von Leukozyten (*a,b*) bzw. Hypophysentumoren (*c,d*) der Patientinnen werden nur mit den Restriktionsenzymen Pvu II und BamH I (*b,d*) oder zusätzlich in Kombination mit dem methylierungssensitiven Restriktionsenzym Hpa II (*a,c*) behandelt. Die Expression von 2 Banden in *a* zeigt, dass in der polyklonalen Leukozytenpopulation sowohl väterliche als auch mütterliche Allele des HPRT-Gens vorhanden und unterschiedlich methyliert (inaktiviert) sind. In den Hypophysenadenomen findet sich dagegen nur entweder das väterliche oder mütterliche Allel (*c*), was darauf hinweist, dass eine einzige transformierte Zelle Ausgangspunkt des Hypophysenadenoms gewesen sein muss, modifiziert nach Alexander et al. (1990)

durch Deletion des Allels, auf dem das TSG lokalisiert ist oder durch Inaktivierung des TSG durch Hypermethylierung. Alternativ können aktivierende Mutationen von Protoonkogenen zur Entwicklung von Hypophysenadenomen führen (Farrell 1998).

### 2.5.2.3 Tumorsuppressoren und Zellzyklusregulatoren

In etwa 10% der sporadischen Tumoren findet sich ein LOH im Bereich des Meningens in Kombination mit inaktivierenden Mutationen ähnlich wie in MEN-I-assoziierten, hereditären Hypophysenadenomen (Farrell 1998). Im Übrigen weisen etwa 20% aller sporadischen Tumoren eine oder mehrere Deletionen von Allelen im Bereich des langen Arms von Chromosom 11 (11q13) auf (Abb. 2.6), der möglicherweise einen Hot spot für die Pathogenese von sporadischen Hypophysenadenomen darstellt (Boggild 1994). Es wird vermutet, dass sich in diesem Bereich noch weitere Tumorsuppressorgene befinden. Derzeit wird versucht, diese deletierten Allele näher zu charakterisieren, die Gene in diesen Bereichen zu identifizieren und hinsichtlich ihrer Wirkung als Tumorsuppressor zu überprüfen. Da nur 1/5 der Hypophysenadenome einen LOH im Chromosom 11 aufweist, soll in zukünftigen Studien untersucht werden, ob die auf 11q13 lokalisierten Tumorsuppressoren möglicherweise auch anderweitig, z.B. mittels Methylierung, inaktiviert werden. Vergleichende Untersuchungen von nichtinvasiven und invasiven Hypophysenadenomen sowie Hypophysenkarzinomen haben ergeben, dass außer auf Chromosom 11 auch in den Chromosomen 13 (13q12–14) und 10 (10q26) Deletionen auftreten (Bates 1997). In dieser Studie konnte auch gezeigt werden, dass die Häufigkeit des LOH mit der Tumorprogression korreliert: Während in nichtinvasiv wachsenden Hypophysenadenomen nur 9,5% der Tumoren einen LOH aufwiesen, waren es bei invasiv wachsenden Tumoren 33% und bei Hypophysenkarzinomen 73%. Außerdem wurden mit zunehmender Malignität oft 2 Deletionen der oben genannten chromosomalen Bereiche gefunden (Bates 1997).

Ein anderes TSG, das vermutlich bei der Entwicklung von Hypophysenadenomen eine Rolle spielt, ist das Retinoblastoma(Rb)-Gen. Das Rb-Protein kontrolliert innerhalb des Zellzyklus den Übergang von der $G_1$- zur S-Phase (Abb. 2.12) und sorgt dafür, dass evtl. fehlerhaft replizierte DNA erst repariert wird, bevor der nächste Replikationszyklus eingeleitet wird. Nach inaktivierenden Mutationen des Rb-Gens entwickeln Mäuse Hypophysenzwischenlappentumoren (Jacks 1992). In humanen Hypophysenadenomen wurden aber bisher keine Mutationen des Rb-Gens und auch kein LOH im Bereich des Rb-Gens selbst gefunden (Cryns 1993, Zhu 1994). Allerdings wurde in einigen aggressiven Hypophysentumoren ein LOH in unmittelbarer Nachbarschaft des Rb-Locus auf dem Chromosom 13q gefunden, die auf ein weiteres, noch unbekanntes Tumorsuppressorgen in der Nachbarschaft des Rb-Gens hinweisen (Pei 1995). Der LOH im Bereich des Rb-Locus scheint in Hypophysenadenomen mit dem Übergang vom nichtinvasiven zum invasiven Charakter verknüpft zu sein (Pei 1995, Bates 1997). Das Rb-Protein wird durch cyclinabhängige Kinasen (cdk) aktiviert, die wiederum durch eine Reihe von cdk-Inhibitoren (p16, p18, p27 u.a.) reguliert werden (Abb. 2.12). Störungen der verschiedenen regulatorischen Komponenten führen letztlich zu Störungen der Zellzyklusregulation durch das Rb-Protein. Sowohl p18- als auch p27-Knockout-Mäuse entwickeln Adenome des Hypophysenzwischenlappens, wobei der Doppel-Knockout zu einer drastischen Beschleunigung der Tumorentwicklung führt (Nakayama 1996, Franklin 1998). In humanen Tumoren des Vorderlappens finden sich allerdings kaum Veränderungen der p27- oder p18-Expression und -Funktion (Tanaka 1997, Takeuchi 1998). Dagegen ist die Expression von p16-Protein in Hy-

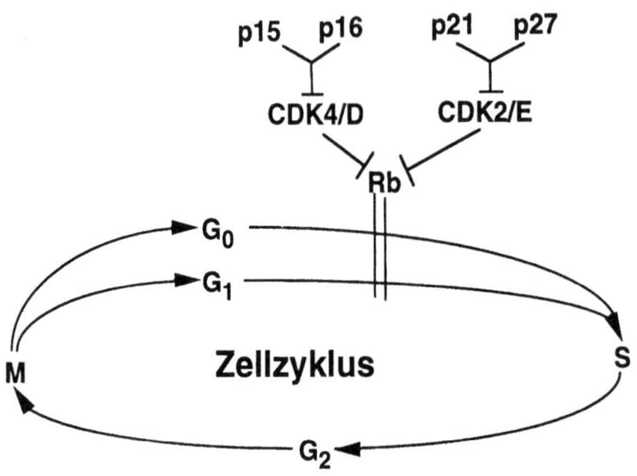


**Abb. 2.12.** Schematische Darstellung der regulatorischen Komponenten, die auf das Retinoblastomaprotein (*Rb*) einwirken. *Rb* steht unter inhibitorischer Kontrolle cyclinabhängiger Kinasen (*CDK4, CDK2*), die ihrerseits durch Cyclin *E* bzw. Cyclin *D* aktiviert und durch *p15, p16, p21, p27* inhibiert werden. Letztere Proteine stehen wiederum unter dem Einfluss von Wachstumsfaktoren und anderen Regulatoren. Das Schema verdeutlicht, dass nicht nur der Knockout des *Rb*-Gens selbst, sondern auch der Knockout der regulatorischen p-Proteine indirekt zur Dysregulation der Kontrolle am Übergang von $G_0/G_1$ zur S-Phase des Zellzyklus führt

pophysenadenomen im Vergleich zur Normalhypophyse deutlich vermindert, was auf eine mögliche Bedeutung dieses Faktors für die Hypophysenpathogenese hinweist (Woloschak 1996).

Ein anderer Tumorsuppressor, p53, kann den Zellzyklus in der $G_1$- oder $G_2$-Phase arretieren und Apoptose induzieren, falls die DNA fehlerhaft repliziert wurde. Die Suppression oder Inaktivierung von p53 führen zur Anhäufung von mutierten und transformierten Zellen (Hartwell 1994). Inaktivierende Mutationen von p53 werden häufig in humanen Tumoren beobachtet. In Hypophysenadenomen wurde, von Einzelfällen abgesehen, keine funktionelle Inaktivierung von p53 beobachtet, sodass dieser Faktor nur in Einzelfällen eine Bedeutung für die Hypophysentumorpathogenese hat (Levy 1994).

### 2.5.2.4 Onkogene

Die meisten Onkogene, die für die Pathogenese anderer Tumoren von Bedeutung sind, scheinen in Hypophysenadenomen keine oder nur in Einzelfällen eine Rolle zu spielen. Innerhalb der *ras*-Protoonkogen-Familie wurde in den extrem seltenen Hypophysenkarzinomen eine Mutation (Austausch von Gly durch Val in Kodon 12) im *H-ras*-Gen gefunden (Cai 1994, Pei 1994). Da in benignen Hypophysenadenomen eine derartige Mutation nicht nachgewiesen wurde, scheint die *H-ras*-Aktivierung für die Entwicklung der seltenen, malignen Hypophysentumoren von Bedeutung zu sein. In Hypophysenadenomen wurde auch keine aktivierende Mutation des *c-erbB2(neu)*-Onkogens aus der EGF-Tyrosinkinase-Rezeptor-Familie gefunden (Ezzat 1997). Widersprüchliche Befunde existieren bezüglich Überexpression und Mutationen der $\alpha$-Isoform der Proteinkinase C (PKC$\alpha$): Studien, in denen eine erhöhte PKC$\alpha$-Aktivität und -Proteinexpression in Adenomen beschrieben wurden, konnten in anderen Arbeiten ebenso wenig bestätigt werden wie der Befund, dass Punktmutationen der PKC$\alpha$ (Asp-Gly-Austausch) mit einer erhöhten Invasivität der entsprechenden Hypophysenadenome gekoppelt sein sollen (Alvaro 1993, Schiemann 1997).

Dagegen repräsentiert die Entdeckung des *gsp*-Onkogens (Abb. 2.13) Ende der 80er Jahre einen Höhepunkt der Hypophysenadenomforschung (Landis 1989, Clementi 1990, Lyons 1990, Boggild 1994). Das *gsp*-Onkogen entsteht durch Mutationen im Gs-Protein, die zur konstitutiven Aktivierung dieses G-Proteins führen. Das Gs-Protein ist ein membranständiges, heterotrimeres Protein ($\alpha$-, $\beta$-

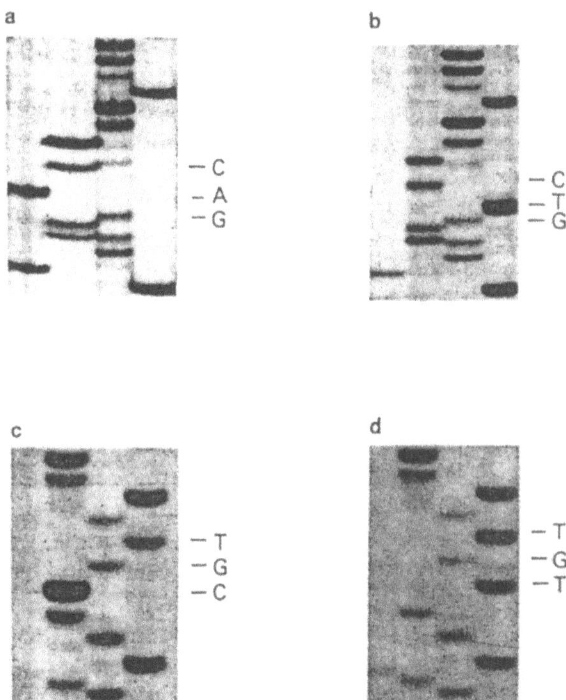


**Abb. 2.13 a–d.** Nachweis der Mutationen, die zur Expression des *gsp*-Onkogens in somatotrophen Hypophysenadenomen führen. Dargestellt sind die Sequenzen PCR-amplifizierter Bereiche im Bereich der Kodons 227 (**a, b**) und 201 (**c, d**) der normalen (**a, c**) und mutierten (**b, d**) Gs$\alpha$-Untereinheit. Weitere Einzelheiten s. Text, modifiziert nach Clementi et al. (1990)

und $\gamma$-Untereinheit), das in somatotrophen Adenomen mit dem GHRH-Rezeptor assoziiert ist. In der inaktiven Form ist GDP an die $\alpha$-Untereinheit (Gs$\alpha$) gebunden; nach GHRH-Rezeptor-Aktivierung wird GDP durch GTP ersetzt, die Gs$\alpha$-Untereinheit dissoziiert ab und aktiviert die Adenylatzyklase, die die cAMP-Second-messenger-Signalkaskade in Gang setzt. Eine intrinsische GTPase-Aktivität in der Gs$\alpha$-Untereinheit sorgt für die Hydrolyse von GTP zu GDP und terminiert so die Adenylatzyklaseaktivierung. Das *gsp*-Onkogen entsteht nach Mutationen in der Gs$\alpha$-Untereinheit, die zum Austausch von Arg gegen Cys in Kodon 201 oder zum Austausch von Gln gegen Arg in Kodon 227 führen. In beiden Fällen werden die GTPase-Aktivität der Gs$\alpha$-Untereinheit unterdrückt und die Hydrolyse von GTP verhindert. Die Konsequenz ist eine GHRH-unabhängige, konstitutive Aktivierung der cAMP-Signalkaskade und damit der GH-Sekretion und evtl. der somatotrophen Zellproliferation. Das *gsp*-Onkogen wurde ursprünglich in somatotrophen Adenomen entdeckt, wo es in etwa 40% der Tumoren vorkommt. Später wurde es in geringerer Häufigkeit auch in anderen sezernierenden und hormoninaktiven Hypophysenadenomen gefunden (Boggild 1994, Tordjman 1993, Williamson 1995).

In einigen hormoninaktiven Adenomen wurde eine inaktivierende Mutation in der $\alpha$-Untereinheit eines inhibitorisch wirksamen G-Proteins, Gi2$\alpha$, identifiziert (Williamson 1994). Diese Mutation zum gip-Onkogen führt zum Austausch von Glu gegen Arg in Kodon 205 und zum Verlust der inhibitorischen Kontrolle nicht näher identifizierter Liganden, möglicherweise Dopamin oder Somatostatin, auf die Proliferation der Hypophysentumorzellen. Dagegen wurden im Gq-Protein, das mit dem TRH- und GnRH-Rezeptor assoziiert ist, keine Mutationen in Hypophysentumoren gefunden.

Der Befund, dass die konstitutive Aktivierung der cAMP-Signalkaskade offensichtlich des Öfteren bei der Hypophysentumorpathogenese eine Rolle spielt, hat zu Untersuchungen anderer Komponenten dieses Signaltransduktionswegs geführt. Dabei wurde festgestellt, dass in somatotrophen Adenomen der Transkriptionsfaktor CREB (cAMP response element binding factor) konstitutiv überexprimiert wird, wobei die molekulare Ursache hierfür noch unklar ist (Bertherat 1995).

Kürzlich wurde in Hypophysentumorzellen mittels Differential-display-PCR das „pituitary tumor-transforming gene" identifiziert. Die PTTG-mRNA wurde mittlerweile in der normalen Hypophyse und in einer Vielzahl anderer embryonaler und adulter Gewebe nachgewiesen; PTTG ist daher kein hypophysenspezifischer Transformationsfaktor. Die Überexpression von PTTG in Hypophysentumoren scheint mit dem Grad der Invasivität der Adenome zu korrelieren (Zhang 1999).

#### 2.5.2.5 Wachstumsfaktoren und Zytokine

Polypeptidwachstumsfaktoren und Zytokine sind über die schon angesprochenen endokrinen oder auto- und parakrinen Regelmechanismen in der Hypophyse wirksam (Abschn. 2.3.2). In transformierten Zellen kommt es oft zu Veränderungen der Expression dieser Faktoren oder ihrer Rezeptoren (Renner 1996, Ray 1997), die dann Konsequenzen für die Hypophysentumorentwicklung haben, was im Folgenden an 3 Beispielen erläutert wird.

1. In Fischer-344-Ratten kommt es nach Östrogenbehandlung zur intrahypophysären Überexpression von TGF-$\alpha$ (transforming growth factor-$\alpha$) und nachfolgend zur Entwicklung von Prolaktinomen. Die TGF-$\alpha$-Expression spielt bei der Prolaktinomentwicklung eine Schlüsselrolle: Wird die TGF-$\alpha$-Überexpression in Fischer-344-Ratten durch Dopaminagonisten blockiert, entwickeln sich keine Prolaktinome (Borgundvaag 1992); umgekehrt entwickeln transgene Mäuse, in denen eine hypophysenspezifische TGF-$\alpha$-Überexpression induziert wurde, Prolaktinome (McAndrew 1995).
2. Unterschiedliche Befunde sind im Zusammenhang mit EGF (epidermal growth factor) und dessen Rezeptor (EGF-R) erhoben worden. In manchen aggressiven Hypophysentumoren wurde eine Überexpression des EGF-Rezeptors (LeRiche 1996), in anderen Arbeiten der Verlust desselben in Hypophysenadenomen beschrieben (Birman 1987). EGF ist eine mitogene Substanz für Hypophysentumorzellen (Renner 1993) und wirkt auf die Dopaminrezeptorexpression stimulierend (Missale 1991). Durch die Über-

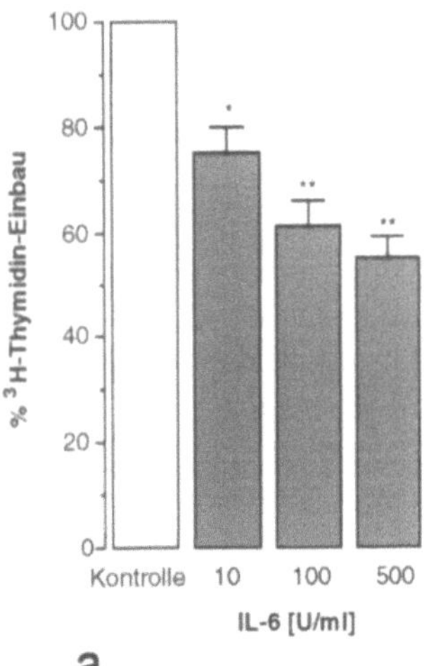


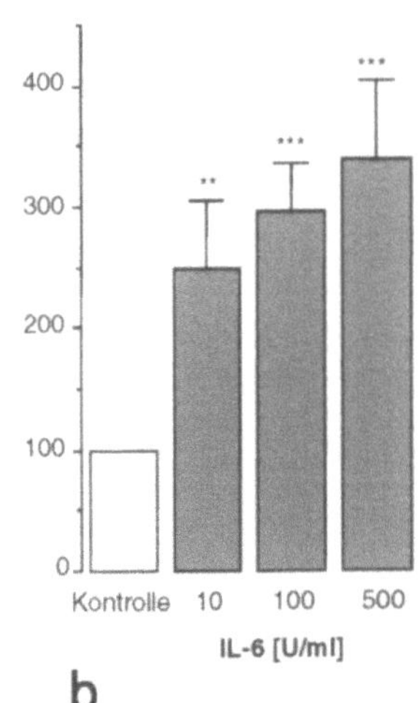


**Abb. 2.14 a, b.** Wirkung von IL-6 auf das Wachstum von Hypophysenzellen, dargestellt als 3H-Thymidin-Einbau. Während die Proliferation normaler endokriner Rattenhypophysenzellen durch IL-6 inhibiert wird (**a**), wirkt IL-6 auf das Wachstum der laktosomatotrophen Hypophysentumorzelllinie GH3 stimulierend (**b**)

expression des EGF-R könnte EGF eine abnormale Wachstumsstimulation in Adenomen induzieren; nach Verlust des EGF-R kann durch die verminderte EGF-induzierte Dopaminrezeptorexpression die inhibitorische Wirkung von Dopamin auf das Tumorwachstum reduziert sein.

3. Im Zusammenhang mit dem Zytokin IL-6 ist bemerkenswert, dass es in normalen endokrinen Hypophysenzellen das Wachstum inhibiert, in Hypophysentumorzellen dagegen die Proliferation stimuliert (Arzt 1993) (Abb. 2.14). Der Mechanismus, der dieser veränderten proliferativen Wirkung von IL-6 zugrunde liegt ist noch unklar, denkbar ist, dass unterschiedliche Signaltransduktionswege in normalen und adenomatösen Zellen aktiviert werden. Da die meisten Adenome z.T. beträchtliche Mengen an IL-6 produzieren (Jones 1994), kann dieses Zytokin über auto- und/oder parakrine Mechanismen möglicherweise das Tumorwachstum fördern.

#### 2.5.2.6 Neovaskularisation, Invasion und extrazelluläre Matrix

Nur bis zu einem Durchmesser von etwa 1 mm ist in soliden Tumoren die Versorgung der Tumorzellen allein durch Diffusion möglich. Für die Tumorprogression und Expansion ist daher die Tumorneovaskularisation ein entscheidender Schritt. Dabei bilden die Tumorzellen oder tumorassoziierte Stromazellen (z.B. Fibroblasten) Wachstumsfaktoren, die die Endothelzellen benachbarter Gefäße zum Wachstum stimulieren und das Einsprossen von Gefäßen in den Tumor induzieren. Im Fall von Hypophysenadenomen schaffen die Tumoren damit nicht nur die Voraussetzungen zur weiteren Expansion, sondern sie entziehen sich auch der hypothalamischen Kontrolle, indem sie durch Anlage direkter, arterieller Zugänge die funktionelle, hypothalamische Kopplung über das Portalgefäßsystem teilweise oder ganz umgehen (Schechter 1988). Letzteres könnte erklären, warum sich laktotrophe bzw. somatotrophe Adenome der inhibitorischen Kontrolle von Dopamin bzw. Somatostatin entziehen können. Im Portalgefäßsystem liegen die beiden Faktoren in relativ hohen Konzentrationen vor, in peripherem Blut sind sie dagegen kaum nachweisbar (Asa 1998). Werden Patienten mit langlebigen und hochpotenten Dopaminagonisten (Bromocriptin, Cabergolide) oder Somatostatinanaloga (Octreotid) behandelt, können v.a. Prolaktinome in den meisten Fällen erfolgreich medikamentös therapiert und somatotrophe Tumoren zumindest in ihrer Größe reduziert werden (s. Abschn. 2.4.4).

Unter den angiogenetischen Faktoren, die für die Neovaskularisation von Bedeutung sind, ist im Zusammenhang mit Hypophysentumoren beson-

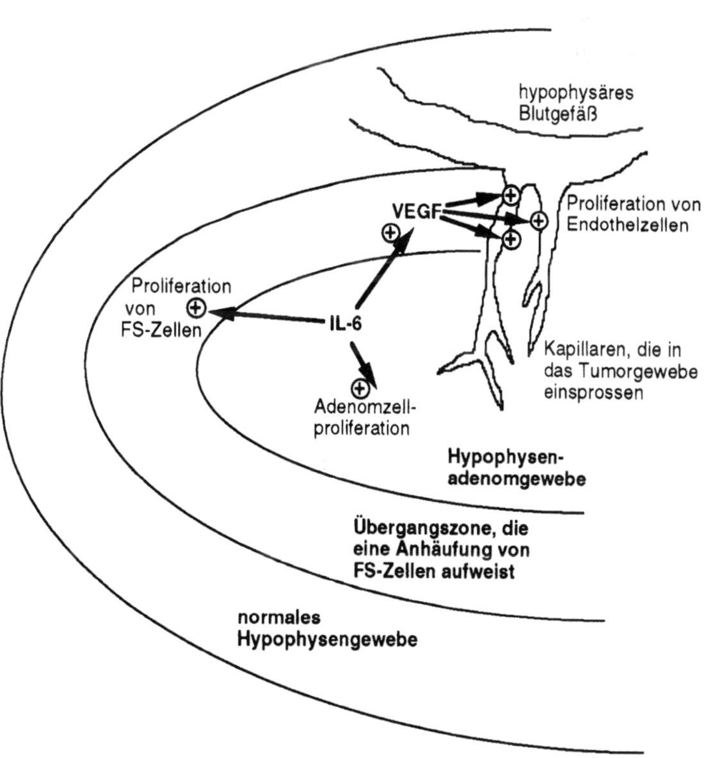


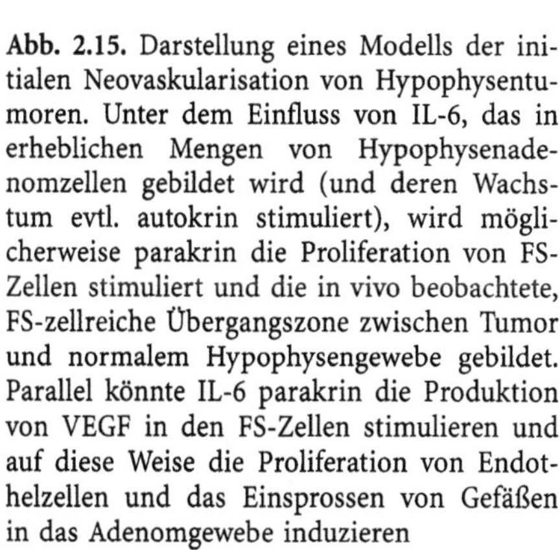
**Abb. 2.15.** Darstellung eines Modells der initialen Neovaskularisation von Hypophysentumoren. Unter dem Einfluss von IL-6, das in erheblichen Mengen von Hypophysenadenomzellen gebildet wird (und deren Wachstum evtl. autokrin stimuliert), wird möglicherweise parakrin die Proliferation von FS-Zellen stimuliert und die in vivo beobachtete, FS-zellreiche Übergangszone zwischen Tumor und normalem Hypophysengewebe gebildet. Parallel könnte IL-6 parakrin die Produktion von VEGF in den FS-Zellen stimulieren und auf diese Weise die Proliferation von Endothelzellen und das Einsprossen von Gefäßen in das Adenomgewebe induzieren

ders der basische Fibroblastenwachstumsfaktor (bFGF) untersucht worden (Schechter 1993). In Patienten mit MEN-I fanden sich erhöhte bFGF-Spiegel, die auf die Entwicklung von Hypophysentumoren zurückzuführen sein sollen (Zimering 1993). In Hypophysenadenomen fanden sich bFGF-reiche gonadotrophe Zellen in enger Nachbarschaft von neu angelegten Gefäßen (Schechter 1991), woraus gefolgert wurde, dass bFGF an der Neovaskularisation der Tumoren beteiligt ist. Der vermutlich wichtigste angiogenetische Faktor, VEGF, der in der normalen Hypophyse in FS-Zellen exprimiert wird (Jabbour 1997, Gloddek 1999), wird nach Östrogeninduktion von Hypophysentumoren in Fischer-344-Ratten überexprimiert (Banerjee 1997). Vermutlich dienen insbesondere während der Initiationsphase von Hypophysentumoren FS-Zellen, die gehäuft in der Peripherie der Adenome auftreten (aber nur selten im Tumor selbst), als VEGF-Lieferant (Farnoud 1994a, Marin 1992, Renner 1998) (Abb. 2.15). Mit zunehmender Tumorprogression findet sich VEGF auch in den Hypophysenadenomzellen und wird dort z.T. überexprimiert (Berkman 1993). Im Gegensatz zu vielen anderen soliden Tumortypen gibt es bei Hypophysenadenomen noch keine Untersuchungen, ob antiangiogenetische Therapieansätze eine Rolle bei der Inhibition des Hypophysenadenomwachstums spielen könnten.

Bereits im Zug der Neovaskularisation finden Veränderungen der extrazellulären Matrix (ECM) statt, die mit dem Einsprossen von Gefäßen in Zusammenhang stehen. Veränderungen der ECM sind auch Voraussetzung für das invasive Wachstum von Hypophysenadenomen. Etwa 20% der Hypophysentumoren infiltrieren das umgebende Gewebe, wobei es sich in der Regel um eine lokale Penetration handelt (Levy 1993, Tapar 1993). Die Dissemination von Hypophysentumorzellen und die nachfolgende Entwicklung von Metastasen sind ein extrem seltenes Ereignis. Untersuchungen zur Regulation der Invasivität ergaben, dass die Suppression von nm23/H2 mit dem invasiven Potenzial von Hypophysentumoren zu korrelieren scheint (Takino 1995). nm23/H2 ist ein Tumorsuppressor, dessen Expressionsverlust in einer Reihe von aggressiven Tumoren mit der Entwicklung von Metastasen korreliert. Ein anderer Faktor, der im Zusammenhang mit der Invasivität von Hypophysenadenomen diskutiert wird, ist das Produkt des kürzlich entdeckten PTTG, das in invasiven Adenomen möglicherweise überexprimiert wird (Zhang 1999). Entscheidend für invasives Wachstum sind die lokale proteolytische Degradation und der Umbau von Komponenten der extrazellulären Matrix. Vergleichende Untersuchungen von Normalhypophysen und Hypophysenadenomen zeigten keine Unterschiede in der basalen Expression (Abb. 2.16), wohl aber bezüglich der Regulation von Kollagen-IV-degradierenden Metalloproteinasen und deren natürlicher Inhibitoren (TIMP) auf. Die Expression von Laminin, Fibronektin und von Integrinrezeptoren war ebenfalls verändert (Farnoud 1994b, 1995, 1996). Diese Veränderungen der extrazellulären Matrix scheinen dafür verantwortlich zu sein, dass Adenomzellen ihre Funktion, ihre Morphologie und ihr Migrationsverhalten verändern.

### 2.5.3 Transgene und Knockout-Tiermodelle

Bis vor etwa 10 Jahren standen mit Ausnahme der Fischer-344-Ratten und einiger verwandter Stämme, in denen durch Östrogene Prolaktinome induziert werden konnten, kaum Tiermodelle für die Untersuchungen zur Pathogenese von Hypophysentumoren zur Verfügung. Mit den Fortschritten, die auf dem Gebiet der Molekularbiologie und der Gentechnologie erzielt wurden, hat sich dies grundlegend geändert. Es ist heute möglich, Gene und damit deren Genprodukte in Mäusen gezielt

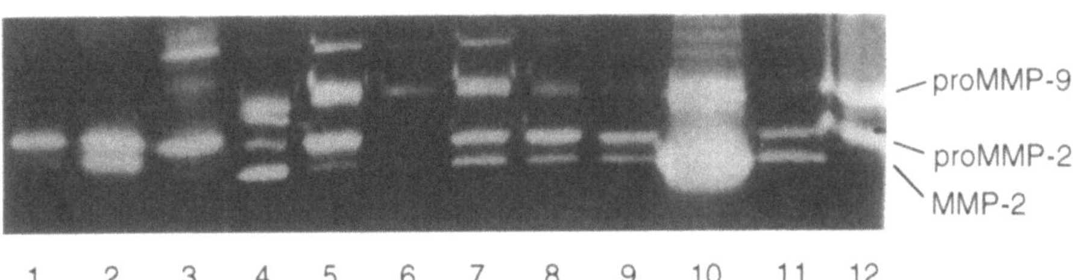


**Abb. 2.16.** Zymografische Analyse der Expression von Metalloproteinasen und ihrer Vorstufen (*MMP-2*, *proMMP-2* und *proMMP-9*) in 4 somatotrophen (*3, 4, 8, 10*), 3 kortikotrophen (*6, 7, 11*), einem laktotrophen (*5*) und einem inaktiven (*9*) Hypophysenadenom. Zum Vergleich ist die MMP-Expression der humanen HFL-1-Fibroblasten-Zelllinie (*1*), der humanen MDA-Mammakarzinom-Zelllinie (*2*) und der humanen IIB-MEL-LES-Melanom-Zelllinie dargestellt

auszuschalten (Knockout-Maus) oder sie über das normale Maß hinaus zu aktivieren (transgene Überexpression). In den vorherigen Kapiteln sind bereits einige Knockout-Modelle im Zusammenhang mit der Erforschung der Embryonalentwicklung (Transkriptionsfaktor-Knockout-Modelle) erwähnt worden, ebenso Mausmodelle, in denen nach hypophysärer Überexpression von GHRH oder TGF-$\alpha$ Hypophysentumoren induziert wurden. Weitere Modelle sind zwischenzeitlich etabliert worden, so z.B. die D2-Rezeptor-k.-o.-Maus, bei der es in den weiblichen Tieren zur Entwicklung von Prolaktinomen kommt. Mit Sicherheit werden in den nächsten Jahren Knockout-Modelle für alle Rezeptoren hypothalamischer Releasing- bzw. Inhibiting-Hormone entwickelt werden, wobei es die gentechnologischen Fortschritte heute erlauben, den Knockout erst im adulten Tier zu induzieren und nicht, wie in der Vergangenheit, bereits in den Keimzellen. Letzteres hat zur Folge, dass z.B. Somatostatin- oder Dopaminrezeptoren in allen Organen nicht exprimiert werden, was zum einen dazu führen kann, dass Embryonen gar nicht erst lebensfähig sind bzw. der hypophysenspezifische Aspekt des Knockout durch Defekte in anderen Organen überlagert wird. Wird dagegen der Knockout im adulten Tier gezielt nur in der Hypophyse induziert, kann seine Relevanz für die Entwicklung von Hypophysentumoren eindeutig gezeigt werden. In jedem Fall müssen die in den Knockout-Mausmodellen induzierten pathogenetischen Veränderungen in den sporadischen humanen Hypophysentumoren auf ihre Relevanz hin überprüft werden. Wie bereits erwähnt, entwickeln z.B. Rb-Knockout-Mäuse neben anderen Tumoren Hypophysenadenome; in humanen Adenomen ergab sich aber kein Hinweis, dass das Rb-Gen bzw. dessen Produkt irgendwie verändert vorliegen würde.

### 2.5.4 Molekulare Diagnostik

Die Diagnostik von hypothalamisch-hypophysären Erkrankungen erfolgt weitgehend mittels konventioneller Methoden, wie in Abschn. 2.4.3 bereits beschrieben. Im Zusammenhang mit sporadischen Hypophysenadenomen spielen molekularbiologische Aspekte bei der Diagnose noch keine Rolle. Dies ist auf die extreme Heterogenität von Hypophysentumoren und das Fehlen eines oder mehrerer einheitlicher Marker, die in allen Hypophysentumoren oder zumindest in definierten Adenomsubtypen verändert wären, zurückzuführen. Im Zusammenhang mit der Entdeckung des *gsp*-Onkogens bei somatotrophen Adenomen kam die Hoffnung auf, damit einen Marker gefunden zu haben, mit dem der Erfolg einer Therapie mit Somatostatinanaloga vorauszusagen wäre. Es hat sich jedoch in präklinischen und klinischen Studien gezeigt, dass Tumoren, die auf eine Somatostatintherapie ansprechen, sowohl *gsp*-negativ als auch *gsp*-positiv sein können. Es fehlt auch nach wie vor ein eindeutiger Marker für die Invasivität von Hypophysenadenomen, der auf infiltrative Prozesse der Tumoren und des damit verbundenen Risikos einer Rezidiventwicklung aus Tumorresten nach der Operation schließen ließe. Die in diesem Zusammenhang diskutierten molekularen Veränderungen (Zunahme des LOH bei Invasivität, LOH auf 13q, reduzierte nm23-Expression, Überexpression von PTTG) weisen eine hohe Fehlerquote bei der Prognose hinsichtlich Invasivität und Malignität aus. Im Zusammenhang mit Letzterem könnte evtl. die *H-ras*-Aktivierung als diagnostisches Kriterium bei Hypophysenkarzinomen herangezogen werden.

Im Zusammenhang mit hereditären Tumoren ist in einigen Ländern mit einem Screening des Meningens in den betroffenen Patienten mit MEN-I und deren Familienmitgliedern begonnen worden. Ziel ist es, möglichst umfassende Mutationsanalysen aller betroffenen Patienten durchzuführen und aus dem derzeit noch heterogenen Mutationsmuster des Meningens Prognosen hinsichtlich der zu erwartenden Tumorentwicklung abzuleiten. Darüber hinaus sollen Träger mutierter Gene aus den Familien der betroffenen Patienten frühzeitig erkannt und bei der Familienplanung beraten werden.

### 2.5.5 Molekulare Therapieansätze

Gentherapeutische Maßnahmen spielen derzeit bei Erkrankungen von Hypothalamus oder Hypophyse keine Rolle, was nicht zuletzt auf die schon erwähnte Heterogenität der Ursachen dieser Erkrankungen zurückzuführen ist. Im Zusammenhang mit Hypophysentumoren wird derzeit versucht, die Effizienz der Behandlung mit Somatostatinanaloga bzw. Dopaminagonisten durch eine vorausgehende Überexpression der entsprechenden Rezeptoren zu erhöhen. Da z.B. die Expression von D2-Dopaminrezeptoren durch Östrogene reduziert wird, ist es denkbar, dass eine kombinierte Behandlung mit Antiöstrogenen und Dopaminagonisten bei Prolaktinompatienten, die nur unzureichend auf Dopaminagonisten alleine ansprechen, die Wirkung von

Dopaminagonisten verbessert. Im Tiermodell konnte gezeigt werden, dass nach Vorbehandlung mit NGF (Nervenwachstumsfaktor) sogar dopaminresistente Prolaktinome wieder auf eine Therapie mit Dopaminagonisten ansprachen, offenbar, weil durch NGF die D2-Rezeptor-Expression induziert wurde (Missale 1995).

Vor kurzem wurde beschrieben, dass mit Hilfe rekombinanter Herpes-simplex-Virus-Typ-1-Vektoren ein Gentransfer nicht nur in Hypophysenzelllinien möglich ist, sondern genetisches Material auch in Hypophysenzellen von Primärkulturen eingeschleust werden konnte (Goya 1998). Damit steht ein erstes Werkzeug zur Verfügung, mit dem Gene, die Hormone oder Rezeptoren hypophysiotroper Hormone kodieren, in pathologisch veränderte Hypophysenzellen transfiziert werden können. Denkbar ist, dass auf diese Weise langfristig Hypophyseninsuffizienz sowie Störungen der hypophysiotropen Regulation der Hormonsekretion behoben werden können (Castro 1999).

## 2.6 Ausblick

Mit dem Fortschreiten des Human-genome-Projekts werden weitere Tumorsuppressoren, Transkriptionsfaktoren, Protoonkogene usw. identifiziert werden, die für die Pathogenese hypothalamisch-hypophysärer Erkrankungen, v.a. für embryonale Entwicklungsstörungen oder für die Hypophysentumorpathogenese relevant sein dürften. Fortschritte dürften auch durch innovative Entwicklungen in der Molekularbiologie erzielt werden. Hier ist u.a. die Entwicklung der differenziellen PCR-Analyse zu erwähnen, bei der die mRNA-Expressionsmuster von normalen und tumorösen Hypophysenzellen verglichen werden. Abnormal über- oder unterexprimierte mRNA in den Tumorzellen wird hierbei sequenziert und im Idealfall als ein pathogenetischer Faktor identifiziert. Seit kurzem stehen Filter zur Verfügung, auf denen bis zu mehrere 1000 verschiedene cDNA-Transkripte aufgetragen sind. Nach dem Auftragen von Extrakten aus normalen Gewebe- oder Tumorzellen können mit diesen Filtern computergestützt unterschiedlich exprimierte mRNA-Transkripte von Genen identifiziert werden, die für die Pathogenese des Tumors von Bedeutung sind. Denkbar ist, dass eines Tages mit solchen mRNA-Expressionsfiltern eine rasche und sichere Diagnose von Hypophysenadenomen möglich sein wird.

## 2.7 Literatur


Agarwal SK et al. (1997) Germline mutations of the MEN1 gene in familial multiple endocrine neoplasia type 1 and related states. Hum Mol Genet 6:1169–1175

Alexander JM et al. (1990) Clinically nonfunctioning pituitary tumors are monoclonal in origin. J Clin Invest 86:336–340

Allaerts W et al. (1990) New perspectives in the function of pituitary folliculo-stellate cells. Mol Cell Endocrinol 71:73–81

Allaerts W et al. (1997) Heterogeneity of pituitary folliculo-stellate cells: implications for IL-6 production and accessory function in vitro. J Neuroendocrinol 9:43–53

Alvarez-Bolado G et al. (1995) Model of forebrain regionalization based on spatiotemporal patterns of POU-III homeobox gene expression, birthdates and morphological features. J Comp Neurol 355:237–295

Alvaro V et al. (1993) Invasive human pituitary tumors express a point-mutated a-protein kinase-C. J Clin Endocrinol Metab 77:1125–1129

Ambrosi B et al. (1991) Epidemiology of pituitary tumors. In: Faglia G et al. (eds) Pituitary adenomas: new trends in basic and clinical research. Elsevier, Amsterdam New York, S 159–168

Arzt E et al. (1993) Interleukin involvement in anterior pituitary cell growth regulation: effects of interleukin-2 (IL-2) and IL-6. Endocrinology 132:459–467

Arzt E et al. (1999) Pathophysiological role of the cytokine network in the anterior pituitary gland. Front Endocrinol 20:71–95

Asa SL et al. (1992) Pituitary adenomas in mice transgenic for growth hormone-releasing hormone. Endocrinology 131:2083–2089

Asa SL, Ezzat S (1998) The cytogenesis and pathogenesis of pituitary adenomas. Endocr Rev 19:798–827

Bach I et al. (1995) P-Lim, a Lim-homeodomain factor, is expressed during pituitary organ and cell commitment and synergizes with Pit-1. Proc Natl Acad Sci USA 92:2720–2724

Banerjee SK et al. (1997) Over expression of vascular endothelial growth factor and its receptor during the development of estrogen-induced rat pituitary tumors may mediate estrogen-initiated tumor angiogenesis. Carcinogenesis 18:1155–1161

Barrett JC (1992) Molecular mechanisms of hormonal carcinogenesis. In: Li JJ, Nandi S, Li SA (eds) Hormonal carcinogenesis, vol 1. Springer, Berlin Heidelberg New York, pp 159–163

Bates AS et al. (1997) Allelic deletions in pituitary adenomas reflect aggressive biological activity and has potential value as a prognostic marker. J Clin Endocrinol Metab 82:818–824

Baum HB et al. (1996) Effects of physiologic growth hormone therapy on bone density and body composition in patients with adult-onset growth hormone deficiency. A randomized, placebo-controlled trial. Ann Intern Med 125:883–890

Baum HBA et al. (1998) Effects of physiological growth hormone (GH) therapy on cognition and quality of life in patients with adult-onset GH deficiency. J Clin Endocrinol Metab 83:3184–3189

Berkman RA et al. (1993) Expression of the vascular permeability factor/vascular endothelial growth factor gene in

central nervous system neoplasms. J Clin Invest 91:153–159
Bertherat J et al. (1995) The cyclic adenosine 3'5'-monophosphate-responsive factor CREB is constitutively activated in human somatotroph adenomas. Mol Endocrinol 9:777–783
Besedovsky HO, del Rey A (1996) Immune-neuro-endocrine interactions: facts and hypotheses. Endocr Rev 17:64–102
Bevan JS et al. (1992) Dopamine agonists and pituitary shrinkage. Endocr Rev 13:220–240
Billestrup N et al. (1986) Growth hormone-releasing factor stimulates proliferation of somatotrophs in vitro. Proc Natl Acad Sci USA 83:6854–6857
Birman P et al. (1987) Epidermal growth factor binding sites, present in normal human and rat pituitaries, are absent in human pituitary adenomas. J Clin Endocrinol Metab 65:275–281
Boggild MD et al. (1994) Molecular genetic studies of sporadic pituitary tumours. J Clin Endocrinol Metab 78:387–392
Borgundvaag B et al. (1992) Dopamine receptor activation inhibits estrogen-stimulated transforming growth factor-a gene expression and growth in anterior pituitary but not in uterus. Endocrinology 130:3453–3458
Breder CD et al. (1992) Differential expression of somatostatin receptor subtypes in the brain. J Neurosci 12:3920–3934
Caccavelli L et al. (1994) Decreased expression of the two D2 dopamine receptor isoforms in bromocriptine-resistant prolactinomas. Neuroendocrinology 60:314–322
Cai WY et al. (1994) Ras mutations in human prolactinomas and pituitary carcinomas. J Clin Endocrinol Metab 78:89–93
Castrillo J-L et al. (1991) Function of the homeodomain protein GHF1 in pituitary cell proliferation. Science 253:197–199
Castro MG (1999) Gene therapy strategies for the treatment of pituitary tumours. J Mol Endocrinol 22:9–18
Chaidarun SS et al. (1994) Role of growth factors and estrogen as modulators of growth, differentiation, and expression of gonadotropin subunit genes in primary cultured sheep pituitary cells. Endocrinology 134:935–944
Chandrasekharappa SC et al. (1997) Positional cloning of the gene for multiple endocine neoplasia-type 1. Science 276:404–407
Chrousos GP (1995) The hypothalamic-pituitary adrenal axis and immune-mediated inflammation. N Engl J Med 332:1351–1362
Clementi E et al. (1990) A new constitutively activating mutation in Gs protein $\alpha$ subunit – *gsp* oncogene is found in human pituitary tumours. Oncogene 5:1059–1061
Cote TE et al. (1986) D2 dopamine receptor-mediated inhibition of pro-opiomelanocortin synthesis in rat intermediate lobe. Abolition by pertussis toxin or activators of adenylate cyclase. J Biol Chem 261:4555–4561
Couse JF et al. (1995) Disruption of the mouse estrogen receptor gene: resulting phenotypes and experimental findings. Biochem Soc Trans 23:929–935
Cryns VL et al. (1993) The retinoblastoma gene in human pituitary tumors. J Clin Endocrinol Metab 77:644–646
Daniel PM, Treip CS (1977) The pathology of the hypothalamus. J Clin Endocrinol Metab 6:3–19
De Pina-Neto JM et al. (1997) Clinical-neurologic, cytogenetic and molecular aspects of the Prader-Willi and Angelman syndromes. Arq Neuropsiquiatr 55:199–208
Drolet DW et al. (1991) TEF, a transcription factor expressed specifically in the anterior pituitary during embryogenesis, defines a new class of leucine zipper proteins. Genes Dev 5:1739–1753
Enmark E et al. (1997) Human estrogen receptor beta-gene structure, chromosomal localization, and expression pattern. J Clin Endocrinol Metab 82:4258–4265
Ezzat S et al. (1994) Somatotroph hyperplasia without pituitary adenoma associated with a long standing growth hormone-releasing hormone-producing bronchial carcinoid. J Clin Endocrinol Metab 78:555–560
Ezzat S et al. (1997) The c-erbB-2/neu protooncogene in human pituitary tumours. Clin Endocrinol (Oxf) 46:599–606
Farnoud MR et al. (1994a) Interaction between normal and tumoural tissues at the boundary of human pituitary adenomas. Virchows Arch 424:75–82
Farnoud MR et al. (1994b) Immunhistochemical localization of different laminin isoforms in human normal and adenomatous anterior pitutary. Lab Invest 70:399–406
Farnoud MR et al. (1995) Fibronectin isoforms are differentially expressed in normal and adenomatous human anterior pituitaries. Int J Cancer 61:27–34
Farnoud MR et al. (1996) Adenomatous transformation of the human anterior pituitary is associated with alterations in integrin expression. Int J Cancer 67:45–53
Farrell WE, Clayton RN (1998) Molecular genetics of pituitary tumours. Trends Endocrinol Metab 9:20–26
Ferrara N et al. 1987 Pituitary follicular cells produce basic fibroblast growth factor. Proc Natl Acad Sci USA 84:5773–5777
Fofanova O et al. (1998) Compound heterozygous deletion of prop-1 gene in children with combined pituitary hormone deficiency. J Clin Endocrinol Metab 83:2601–2604
Franklin DS et al. (1998) CDK inhibitors $p18^{INK4c}$ and $p27^{Kip1}$ mediate two separate pathways to collaboratively suppress pituitary tumorigenesis. Genes Dev 12:2899–2911
Friedman E et al. (1994) Normal structural dopamine type 2 receptor gene in prolactin-secreting and other pituitary tumors. J Clin Endocrinol Metab 78:568–574
Gage PJ et al. (1996) The Ames dwarf gene, df, is required early in pituitary ontogeny for the extinction of Rpx transcription and initiation of lineage-specific cell proliferation. Mol Endocrinol 10:1570–1581
Gage PJ, Camper SA (1997) Pituitary homeobox 2, a novel member of the bicoid-related family of homeobox genes, is a potential regulator of anterior structure formation. Hum Mol Genet 6:457–464
Gicquel C et al. (1992) Monoclonality of corticotroph macroadenomas in Cushing's disease. J Clin Endocrinol Metab 75:472–475
Gingrich JA, Caron MG (1993) Recent advances in the molecular biology of dopamine receptors. Annu Rev Neurosci 16:299–321
Giraud S et al. (1998) Germ-line mutation analysis in patients with multiple endocrine neoplasia type 1 and related disorders. Am J Hum Genet 63:455–467
Giros B et al. (1989) Alternative splicing directs the expression of two D2 dopamine receptor isoforms. Nature 342:923–926
Gittoes NJL et al. (1997) Thyroid hormone and estrogen receptor expression in normal pituitary and nonfunctioning tumors of the anterior pituitary gland. J Clin Endocrinol Metab 82:1960–1967

Gloddek J et al. (1999) Pituitary adenylate cyclase-activating polypeptide, interleukin-6 and glucocorticoids regulate the release of vascular endothelial growth factor in pituitary folliculostellate cells. J Endocrinol 160:483–490

Godfrey P et al. (1993) GHRH receptor of little mice contains a missense mutation in the extracellular domain that disrupts receptor function. Nat Genet 4:227–232

Gospodarowicz D, Lau K (1989) Pituitary follicular cells secrete both vascular endothelial growth factor and follistatin. Biochem Biophys Res Commun 165:292–298

Goya RG et al. (1998) Use of recombinant herpex simplex virus type 1 vectors for gene transfer into tumour and normal anterior pituitary cells. Mol Cell Endocrinol 139:199–207

Hardelin JP et al. (1995) A molecular approach to the pathophysiology of the X chromosome-linked Kallmann's syndrome. Baillieres Clin Endocrinol Metab 9:489–507

Hartwell L, Kastan M (1994) Cell cycle and cancer. Science 266:1821–1828

Herman V et al. (1990) Clonal origin of pituitary adenomas. J Clin Endocrinol Metab 71:1427–1433

Hermesz E et al. (1996) Rpx: a novel anterior-restricted homeobox gene progressively activated in the prechordal plate, anterior neural plate and Rathke's pouch of the mouse embryo. Development 122:41–52

Horvath SE et al. (1990) Human pituitary corticotroph adenomas in vitro: morphologic and functional responses to corticotropin-releasing hormone and cortisol. Neuroendocrinology 51:241–248

Howard AD et al. (1996) A receptor in pituitary and hypothalamus that functions in growth hormone release. Science 273:974–977

Ikeda Y et al. (1995) The nuclear receptor steroidogenic factor 1 is essential for the formation of the ventromedial hypothalamic nucleus. Mol Endocrinol 9:478–486

Ingraham HA et al. (1994) The nuclear receptor steroidogenic factor 1 acts at multiple levels of the reproductive axis. Genes Dev 8:2302–2312

Jabbour HN et al. (1997) Pattern and localisation of expression of vascular endothelial growth factor and its receptor flt-1 in the ovine pituitary gland: expression is independent of hypothalamic control. Mol Cell Endocrinol 134:91–100

Jacks T et al. (1992) Effect of an Rb mutation in mouse. Nature 359:295–300

Jockenhövel F (1996) Männlicher Hypogonadismus. In: Allolio H, Schulte M (Hrsg) Praktische Endokrinologie. Urban&Schwarzenberg, München Wien Baltimore, S 367

Jones TH et al. (1994) Production of bioactive and immunoreactive interleukin-6 (IL-6) and expression of IL-6 messenger ribonucleic acid by human pituitary adenomas. J Clin Endocrinol Metab 78:180–187

Karl M et al. (1996) Nelson's syndrome associated with a somatic frameshift mutation in the glucocorticoid receptor gene. J Clin Endocrinol Metab 81:124–129

Kelly MA et al. (1997) Pituitary lactotroph hyperplasia and chronic hyperprolactinemia in dopamine D2 receptor-deficient mice. Neuron 19:103–113

Kendall SK et al. (1995) Targeted disruption of the pituitary glycoprotein hormone $\alpha$-subunit produces hypogonadal and hypothyroid mice. Genes Dev 9:2007–2019

Knudson AG (1971) Mutation and cancer: statistical study of retinoblastoma. Proc Natl Acad Sci USA 68:820–823

Kovacs K et al. (1994) Prolactin-producing pituitary adenoma in a male-to-female transsexual patient with protracted estrogen administration. A morphologic study. Arch Pathol Lab Med 118:562–565

Krieger DT et al. (1968) A comparative study of endocrine tests in hypothalamic disease. Circadian periodicity of plasma 11-OHCS and growth hormone response to insulin hypoglycemia and metyrapone responsiveness. J Clin Endocrinol Metab 28:1589–1598

Kukstas LA et al. (1991) Different expression of the two dopaminergic D2 receptors, $D2_{415}$ and $D2_{444}$, in two types of lactotroph each characterised by their response to dopamine, and modification of expression by sex steroids. Endocrinology 129:1101–1103

Landis CA et al. (1989) GTPase activating mutations activate the alpha chain of Gs and stimulate adenylyl cyclase in human pituitary tumours. Nature 340:692–696

LeRiche V et al. (1996) Epidermal growth factor and its receptor (EGF-R) in human pituitary adenomas: EGF-R correlates with tumor aggressiveness. J Clin Endocrinol Metab 81:656–662

Levy A, Lightman SL (1993) The pathogenesis of pituitary adenomas. Clin Endocrinol (Oxf) 38:559–570

Levy A et al. (1994) p53 Gene mutations in pituitary adenomas: rare events. Clin Endocrinol (Oxf) 41:809–814

Levy L et al. (1993) Presence and characterization of the somatostatin precursor in normal human pituitaries and in growth hormone secreting adenomas. J Clin Endocrinol Metab 76:85–90

Li S et al. (1990) Dwarf locus mutants lacking three pituitary cell types result from mutations in the POU-domain gene pit-1. Nature 347:528–533

Lin S et al. (1993) Molecular basis of the little mouse phenotype and implications for cell type-specific growth. Nature 364:208–213

Lin S-C et al. (1994) Pituitary ontogeny of the snell dwarf mouse reveal Pit-1-independent and Pit-1-dependent origins of the thyrotrope. Development 120:515–522

Lloyd RV et al. (1992) Morphologic effects of hGRH d gene expression on the pituitary, liver, and pancreas of MMT-hGRH transgenic mice. An in situ hybridization analysis. Am J Pathol 141:895–906

Lubahn DB et al. (1993) Alteration of reproductive function but not prenatal sexual development after insertional disruption of the mouse estrogen receptor gene. Proc Natl Acad Sci USA 90:11.262–11.266

Lüdecke DK et al. (1980) In vitro secretion of ACTH, $\beta$-endorphin and $\beta$-lipotropin in Cushing's disease and Nelson's syndrome. Horm Res 13:259–279

Lundblad JR, Roberts JL (1988) Regulation of proopiomelanocortin gene expression in pituitary. Endocr Rev 9:135–158

Lyons J et al. (1990) Two G protein oncogenes in human endocrine tumors. Science 249:655–659

Marin F et al. (1992) S-100 protein immunopositivity in human nontumorous hypophyses and pituitary adenomas. Endocr Pathol 3:28–38

Marx SJ (1998) Multiple endocrine neoplasia type 1. In: Vogelstein B, Kinzler KW (eds) The genetic basis of human cancer. McGraw Hill, New York, pp 489–506

Maya-Nunez G et al. (1998) Contiguous gene syndrome due to deletion of the first three exons of the Kallmann gene and complete deletion of the steroid sulphatase gene. Clin Endocrinol (Oxf). 48:713–718

McAndrew J et al. (1995) Targeting of transforming growth factor-a expression to pituitary lactotrophs in transgenic

mice results in selective lactotroph proliferation and adenomas. Endocrinology 136:4479–4488
Michaud JL et al. (1998) Development of neuroendocrine lineages requires the bHLH-PAS transcription factor SIM1. Genes Dev 12:3264–3275
Miller GM et al. (1995) Somatostatin receptor subtype gene expression in pituitary adenomas. J Clin Endocrinol Metab 80:1386–1392
Missale C et al. (1991) Epidermal growth factor induces the functional expression of dopamine receptors in the GH3 cell line. Endocrinology 128:13–20
Missale C et al. (1995) Nerve growth factor and bromocriptine: a sequential therapy for human bromocriptine-resistant prolactinomas. Br J Cancer 72:1397–1399
Missale C et al. (1996) Nerve growth factor controles proliferation and progression of human prolactinoma cell lines through an autocrine mechanism. Mol Endocrinol 10:272–285
Miyata A et al. (1989) Isolation of a novel 38 residue hypothalamic peptide which stimulates adenylate cyclase in pituitary cells. Biochem Biophys Res Commun 164:567–574
Montmayeur J-P et al. (1993) Preferential coupling between dopamine D2 receptors and G-proteins. Mol Endocrinol 7:161–170
Morand I et al. (1996) Cell-to-cell communication in the anterior pituitary: evidence for gap junction-mediated exchanges between endocrine cells and folliculostellate cells. Endocrinology 137:3356–3367
Moyer D et al. (1995) Classification and nomenclature of somatostatin receptors. Trends Pharmacol Sci 16:86–88
Nakayama K et al. (1996) Mice lacking $p27^{Kip1}$ display increased body size, multiple organ hyperplasia, retinal dysplasia and pituitary tumors. Cell 85:707–720
Nass R et al. (1995) Effect of growth hormone (hGH) replacement therapy on physical work capacity and cardiac and pulmonary function in patients with hGH deficiency aquired in adulthood. J Clin Endocrinol Metab 80:552–557
Nelson C et al. (1988) Activation of cell-specific expression of rat growth hormone and prolactin genes by a common transcription factor. Science 239:1400–1405
Patel YC et al. (1993) Multiple gene transcripts of the somatostatin receptor SSTR2: tissue selective distribution and cAMP regulation. Biochem Biophys Res Commun 192:288–294
Pei L, Melmed S (1997) Isolation and characterization of a pituitary tumor-specific transforming gene. Mol Endocrinol 11:433–441
Pei L et al. (1994) *H-ras* mutations in human pituitary carcinoma metastasis. J Clin Endocrinol Metab 78:842–846
Pei L et al. (1995) Frequent loss of heterozygosity at the retinoblastoma susceptibility gene (RB) locus in aggressive pituitary tumors: evidence for a chromosome 13 tumor suppressor gene other than Rb. Cancer Res 55:1613–1616
Pfäffle RW et al. (1992) Mutation of the POU-specific domain of Pit-1 and hypopituitarism without pituitary hypoplasia. Science 257:1118–1121
Plum F, Van Uitert R (1978) Nonendocrine diseases and disorders of the hypothalamus. In: Reichlin S, Baldessarini RJ, Martin JB (eds) The hypothalamus, vol 56. Raven Press, New York, S 415–473
Poulin G et al. (1997) NeuroD1/beta2 contributes to cell-specific transcription of the proopiomelanocortin gene. Mol Cell Biol 17:6673–6682
Puy LA, Asa SL (1996) The ontogeny of pit-1 expression in the human fetal pituitary gland. Neuroendocrinology 63:349–355
Radovick S et al. (1992) A mutation in the POU-homeodomain of Pit-1 responsible for combined pituitary hormone deficiency. Science 257:1115–1118
Rawlings SR, Hezareh M (1996) Pituitary adenylate cyclase-activating polypeptide (PACAP) and PACAP/vasoactive intestinal polypeptide receptors: action on the anterior pituitary gland. Endocr Rev 17:4–29
Ray D, Melmed S (1997) Pituitary cytokine and growth factor expression and action. Endocr Rev 18:206–228
Renner U et al. (1993) Secretion of polypeptide growth factors by human nonfunctioning adenoma cells in culture. Neuroendocrinology 57:825–834
Renner U et al. (1994a) Effect of bromocriptine and SMS 201-995 on growth of human somatotrophic and nonfunctioning pituitary adenoma cells invitro. Eur J Endocrinol 130:80–91
Renner U et al. (1994b) Growth hormone (GH)-releasing peptide stimulation of GH release from human somatotroph adenoma cells: interaction with GH-releasing hormone, thyrotropin-releasing hormone, and octreotide. J Clin Endocrinol Metab 78:1090–1096
Renner U et al. (1996) Autocrine and paracrine roles of polypeptide growth factors, cytokines and vasogenic substances in normal and tumorous pituitary function and growth: a review. Eur J Endocrinol 135:515–532
Renner U et al. (1998a) Regulation and role of intrapituitary IL-6 production by folliculostellate cells. Domest Anim Endocrinol 15:353–362
Renner U et al. (1998b) Heterogenous dopamine D2 receptor subtype messenger ribonucleic acid expression in clinically nonfunctioning pituitary adenomas. J Clin Endocrinol Metab 83:1368–1375
Riddoch G (1983) Clinical aspects of hypothalamic disease. In: Le Gros Clark WE, Beattie J, Riddoch G et al. (eds) The hypothalamus. Oliver&Boyd, Edinburgh, pp 101–130
Rosenfeld MG (1991) POU-domain transcription factors: pou-er-ful developmental regulators. Genes Dev 5:897–907
Saiardi A, Borrelli E (1998) Absence of dopaminergic control of melanotrophs leads to Cushing's-like syndrome in mice. Mol Endocrinol 12:1133–1139
Sawchenko PE et al. (1992) Co-localization of neuroactive substances in the endocrine hypothalamus. In: Ciba Foundation Functional anatomy of the neuroendocrine hypothalamus. Ciba Found Symp 168:16–42
Schechter J et al. (1988) Morphological evidence for the presence of arteries in human prolactinomas. J Clin Endocrinol Metab 67:713–719
Schechter J et al. (1991) Changes in basic fibroblast growth factor coincident with estradiol-induced hyperplasia of the anterior pituitaries of Fischer 344 and Sprague-Dawley rats. Endocrinology 129:2400–2408
Schechter JE et al. (1993) Development of the vasculature of the anterior pituitary: ontogeny of basic fibroblast growth factor. Dev Dyn 197:81–93
Scheithauer BW (1990) The hypothalamus and neurohypophysis. In: Kovacs K, Asa SL (eds) Functional endocrine pathology. Blackwell Scientific, Boston, pp 170–244
Scheithauer BW et al. (1983) The pituitary gland in untreated Addison's disease. A histologic and immuncytologic study of 18 adenohypophyses. Arch Pathol Lab Med 107:484–487

Schiemann U et al. (1997) Analysis of protein kinase C-alpha mutation in human pituitary tumours. J Endocrinol 153:131–137

Schoneman MD et al. (1995) Development and survival of the endocrine hypothalamus and posterior pituitary gland requires the neuronal POU domain factor Brn-2. Genes Dev 9:3122–3135

Schulte HM et al. (1991) Clonal composition of pituitary adenomas in patients with Cushing's disease: determination by X-chromosome inactivation analysis. J Clin Endocrinol Metab 73:1302–1308

Scully KM et al. (1997) Role of estrogen receptor-$\alpha$ in the anterior pituitary gland. Mol Endocrinol 11:674–681

Sheng HZ et al. (1997) Multistep control of pituitary organogenesis. Science 278:1809–1812

Shimon I et al. (1997) Somatostatin receptor subtype specificity in human fetal pituitary cultures. J Clin Invest 99:789–798

Smith EP et al. (1994) Estrogen resistance caused by a mutation in the estrogen-receptor gene in a man. N Engl J Med 331:1056–1061

Smith RG et al. (1997) Peptidomimetic regulation of growth hormone secretion. Endocr Rev 18:621–645

Sornson MW et al. (1996) Pituitary lineage determination by the prophet of Pit-1 homeodomain factor defective in Ames dwarfism. Nature 384:327–333

Spangelo BL, Gorospe WC (1995) Role of cytokines in the neuroendocrine-immune system axis. Front Neuroendocrinol 16:1–22

Strom TM et al. (1998) Diabetes insipidus, diabetes mellitus, optic atrophy and deafness (DIDMOAD) caused by mutations in a novel gene (wolframin) coding for a predicted transmembrane protein. Hum Mol Genet 7:2021–2028

Styne D (1997) Puperty. In: Greenspan F, Strewler GJ (eds) Basic and clinical endocrinology, 5th edn. Appleton&-Lange, Stanford, p 533

Swaab DF et al. (1993) Functional neuroanatomy and neuropathology of the human hypothalamus. Anat Embryol 187:317–330

Takeuchi S et al. (1998) Mutation and expression analysis of the cyclin-dependent kinase inhibitor gene p27/Kip1 in pituitary tumors. J Endocrinol 157:337–341

Takino H et al. (1995) Purine binding factor (nm23) gene expression in pituitary tumors: marker of adenoma invasiveness. J Clin Endocrinol Metab 80:1733–1738

Tanaka C et al. (1997) Infrequent mutations of $p27^{Kip1}$ gene and trisomy 12 in a subset of human pituitary adenomas. J Clin Endocrinol Metab 82:3141–3147

Tapar K et al. (1993) Pituitary adenomas: current concepts in classification, histopathology, and molecular biology. Endocrinologist 3:39–57

Tatsumi K et al. (1992) Cretinism with combined hormone deficiency caused by a mutation in the pit-1 gene. Nat Genet 1:56–58

Theill LE, Karin M (1993) Transcriptional control of GH expression and anterior pituitary development. Endocr Rev 14:670–689

Therrien M, Drouin J (1993) Cell-specific helix-loop-helix factor required for pituitary expression of the pro-opiomelanocortin gene. Mol Cell Biol 17:2342–2353

Timpl P et al. (1998) Impaired stress response and reduced anxiety in mice lacking a functional corticotropin-releasing hormone receptor 1. Nat Genet 19:162–166

Tordjman K et al. (1993) Gs $\alpha$-gene in nonfunctioning pituitary tumours. J Clin Endocrinol Metab 77:765–769

Tremblay JJ et al. (1998) The pan-pituitary activator of transcription, Ptx1 (pituitary homeobox 1) acts in synergy with SF-1 and Pit-1 and is an upstream regulator of the Lim-homeodomain gene Lim3/Lhx3. Mol Endocrinol 12:428–441

Williamson EA et al. (1994) Gs$\alpha$ and Gi2$\alpha$ mutations in clinically non-functioning pituitary tumours. Clin Endocrinol (Oxf) 41:815–820

Williamson EA et al. (1995) G protein mutations in human pituitary adrenocorticotrophic hormone-secreting adenomas Eur J Clin Invest 25:128–131

Woloschak M et al. (1996) Frequent loss of the $p16^{INK4a}$ gene product in human pituitary tumors. Cancer Res 56:2493–2496

Wotjak CT et al. (1996) Release of vasopressin within the rat paraventricular nucleus in response to emotional stress: a novel mechanism of regulating adrenocorticotropic hormone secretion? J Neurosci 16:7725–7732

Wu W et al. (1998) Mutations in PROP1 cause familial combined pituitary hormone deficiency. Nat Genet 18:147–149

Yano H et al. (1998) Pituitary-directed leukemia inhibitory factor transgene causes Cushing's syndrome: neuro-immun-endocrine modulation of pituitary development. Mol Endocrinol 12:1708–1720

Zhang X et al. (1999) Pituitary tumor transforming gene (PTTG) expression in pituitary adenomas. J Clin Endocrinol Metab 84:761–767

Zhou A et al. (1993) The prohormone convertases PC1 and PC2 mediate distinct endoproteolytic cleavages in a strict temporal order during proopiomelanocortin biosynthetic processing. J Biol Chem 268:1763–1769

Zhu J et al. (1994) Human pituitary adenomas show no loss of heterozygosity at the retinoblastome gene locus. J Clin Endocrinol Metab 78:922–927

Zimering MB et al. (1993) Increased basic fibroblast growth factor in plasma from multiple endocrine neoplasia type 1: relation to pituitary tumor. J Clin Endocrinol Metab 76:1182–1187

# 3 Schilddrüsenerkrankungen

Onno E. Janssen, Armin E. Heufelder und Klaus Mann

**Inhaltsverzeichnis**



## 3.1 Einführung

In jüngster Zeit haben zahlreiche neue molekulare Erkenntnisse zur Physiologie und Pathophysiologie der Schilddrüse unser Verständnis der benignen und malignen Schilddrüsenerkrankungen revolutioniert. Der Bogen der Entdeckungen reicht von der Klonierung der cDNA schilddrüsenspezifischer Proteine über neue Erkenntnisse zur Genregulation durch Schilddrüsenhormone bis hin zur Identifizierung und Charakterisierung diverser Gende-

Endokrinopathien
D. Ganten / K. Ruckpaul (Hrsg.)

fekte der Hypophyse, der Schilddrüse und extrathyreoidaler Zielgewebe. Wegweisend waren dabei die Klonierung, Expression und funktionelle Charakterisierung mehrerer Proteine mit zentraler Bedeutung für die Funktion und Pathophysiologie der Schilddrüse, beispielsweise das Enzym Schilddrüsenperoxidase, das Schilddrüsen stimulierende Hormon (TSH), der Schilddrüsenhormonrezeptor ($T_3$-Rezeptor) und der TSH-Rezeptor sowie der Natrium-Jodid-Symporter (NIS). Darüber hinaus führte die rekombinante Produktion dieser Proteine zu entscheidenden Verbesserungen in der In-vitro- und In-vivo-Diagnostik von Schilddrüsenerkrankungen.

## 3.2 Grundlagen

### 3.2.1 Schilddrüse

Die Schilddrüse *(Glandula thyreoidea)* ist ein bei Erwachsenen normalerweise 18 g (Frauen) oder bis 25 g (Männer) schweres, prätracheal und prälaryngeal gelegenes, schmetterlingsförmiges Organ mit 2 ovalen Lappen, welche durch einen Isthmus miteinander verbunden sind. Histologisch ist die Schilddrüse aus funktionellen Einheiten, den Schilddrüsenfollikeln, aufgebaut. Diese im euthyreoten Zustand etwa 35–50 μm großen Follikel werden von einschichtig angeordneten kubischen Thyreozyten begrenzt und enthalten in ihrem Lumen das im Wesentlichen aus Thyreoglobulin bestehende Kolloid. Im Stroma finden sich zusätzlich noch die Kalzitonin bildenden C-Zellen.

Die endokrine Funktion der Schilddrüse besteht in der Produktion und Speicherung der Schilddrüsenhormone

- L-3,5,3′,5′-Tetrajodthyronin (Thyroxin, $T_4$) und
- L-3,5,3′-Trijodthyronin ($T_3$) (Abb. 3.1)

Diese sind im gesamten Organismus für einen normalen Ablauf physiologischer Vorgänge erforderlich und führen in der Regel zu einer Aktivierung von katabolen Stoffwechselprozessen. In der Entwicklungsphase hängen von ihnen das geregelte Wachstum und die normale Reifung des Gehirns ab. Sie beeinflussen wesentlich den Kohlehydrat-, Fett-, Eiweiß- und Mineralstoffwechsel sowie zentralnervöse Vorgänge, die neuromuskuläre Übertragung und die Funktion der Muskulatur. Der intrathyreoidale Vorrat an Schilddrüsenhormonen reicht normalerweise für etwa 2 Monate. Als weitere endokrine Funktion versorgt die Schilddrüse den Körper auch mit Kalzitonin, welches den Blutkalziumspiegel senkt und die Knochenbildung fördert.

### 3.2.2 Schilddrüsenhormonsynthese

Die Synthese der Hormone $T_3$ und $T_4$ (Abb. 3.2) findet am Thyreoglobulin, einem Glykoprotein mit einem Molekulargewicht (MG) von 660 000 statt. Dieses aus 2 Untereinheiten mit einem MG von je 330 000 bestehende Protein wird über ein Signalpeptid in das endoplasmatische Retikulum (ER) eingeschleust, dort glykosyliert, im Golgi-Apparat weiter prozessiert und danach durch Exozytose in das Kolloid abgegeben. Die Schilddrüsenzelle nimmt das dazu notwendige Jod als Anion (Jodid, $I^-$) aktiv durch $Na^+$-Kotransport über die basale Zellmembran auf (Natrium-Jodid-Symporter, s. unten) und reichert es bis zu 100-fach an. Dieser Vorgang wird durch TSH gefördert. Aus dem intrazellulären $I^-$-Pool wird an der apikalen Zellmembran mit Hilfe der Schilddrüsenperoxidase (thyroid peroxidase, TPO) laufend $I^-$ zu elementarem Jod oder $I_3^-$ oxidiert, welches dann an eine Jodtransferase gebunden in den Follikelraum exozytiert wird. Dort erfolgt die Jodierung von bis zu 4 Tyrosinresten des TG. Dabei wird der Phenolring des Tyrosins unter Mitwirkung der TPO an Position 3 und/

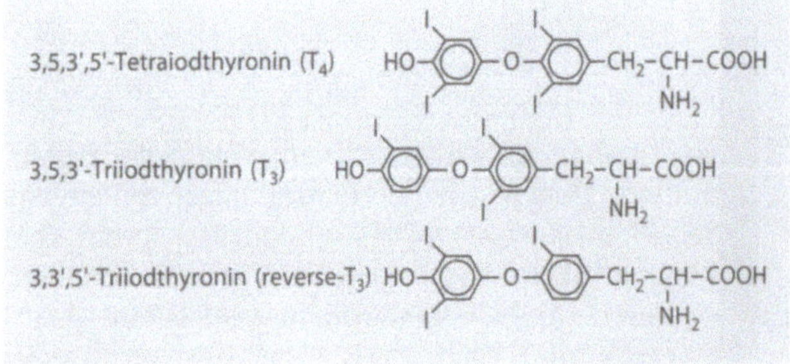

3,5,3′,5′-Tetraiodthyronin ($T_4$) — HO–C₆H₂I₂–O–C₆H₂I₂–CH₂–CH(NH₂)–COOH

3,5,3′-Triiodthyronin ($T_3$)

3,3′,5′-Triiodthyronin (reverse-$T_3$)

**Abb. 3.1.** Struktur der Schilddrüsenhormone Thyroxin (*$T_4$*), Trijodthyronin (*$T_3$*) und reversem Trijodthyronin (*$rT_3$*), aus: Spelsberg et al. (2000)

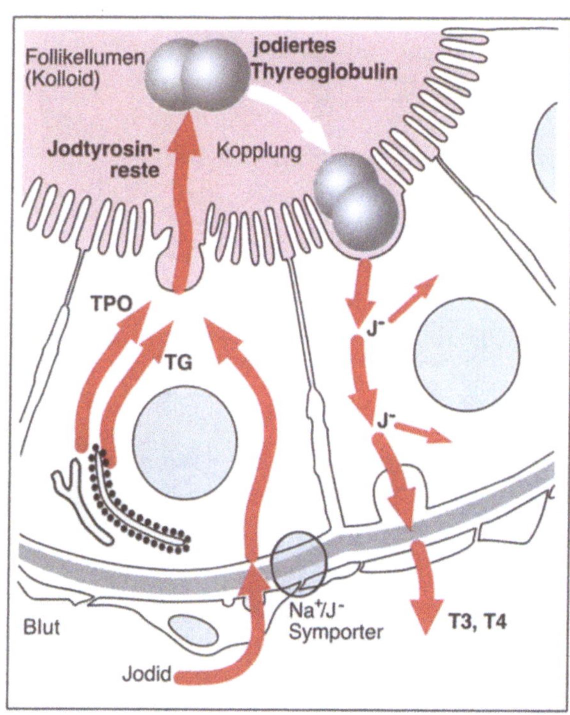


**Abb. 3.2.** Schilddrüsenhormonsynthese, aus: Spelsberg et al. (2000)

oder 5 jodiert, sodass die Proteinkette nun Dijodtyrosin-(DIT-) bzw. Monojodtyrosin-(MIT-)Reste enthält. Die Tertiärstruktur des Thyreoglobulins erlaubt es, dass die jodierten Tyrosinreste miteinander reagieren. Dabei wird der Phenolring eines DIT oder MIT über eine Etherbindung an ein anderes DIT gekoppelt, sodass Tetrajodthyronin- und Trijodthyroninreste entstehen. Diese stellen die im Kolloid der Follikel an das Thyreoglobulin kovalent gebundene Speicherform der Schilddrüsenhormone dar. Bei der Hormonabgabe wird das Thyreoglobulin aus dem Kolloid durch Endozytose wieder in die Zelle aufgenommen. Diese Vesikel fusionieren mit primären Lysosomen zu Phagolysosomen, in denen das Thyreoglobulin durch Proteasen hydrolysiert wird. Dabei werden etwa 0,2 Mol $T_3$ und 1–3 Mol $T_4$ pro Mol Thyreoglobulin freigesetzt. $T_3$ und $T_4$ werden über die Basalmembran ins Blut abgegeben, während von dem gleichzeitig wieder frei werdenden, noch nicht gekoppelten MIT und DIT das Jodid durch eine Dejodase abgespalten wird und so zur Neusynthese zur Verfügung steht. Die Schilddrüse sezerniert im Mittel täglich etwa 100 µg (129 nmol) $T_4$.

Das eigentlich wirksame Hormon ist $T_3$, während $T_4$ das Prohormon darstellt. Das im Blut zirkulierende $T_3$ stammt nur zu 20% direkt aus der Schilddrüse, die restlichen 80% entstehen in den Zielzellen durch Jodabspaltung von $T_4$. Diese Umwandlung von $T_4$ zu $T_3$ findet v.a. in Leber und Niere statt und wird durch die mikrosomale 5'-Dejodase katalysiert. Wird das Jod dagegen durch eine 5-Dejodase am inneren Ring entfernt, entsteht aus $T_4$ das inaktive reverse $T_3$ (3,3',5'-Trijodthyronin, $rT_3$). Normalerweise werden $T_3$ und $rT_3$ in etwa gleichem Verhältnis mit jeweils etwa 30 µg (45 nmol) pro Tag produziert.

#### 3.2.2.1 Natrium-Jodid-Symporter

Schon seit vielen Jahren ist bekannt, dass ein spezifischer, natriumabhängiger Jodidtransporter in der basolateralen Membran der Schilddrüsenfollikelzellen für den Jodidtransport in die Schilddrüse sorgt. Doch erst 1996 wurde das Gen des „Natrium-Jodid-Symporters" (NIS) kloniert, der unter Energieverbrauch 2 Natriumionen zusammen mit 1 Jodid gegen ein Konzentrationsgefälle in die gleiche Richtung (Symporter) transportiert (Dai et al. 1996). Aufgrund seiner Eigenschaft, Jod aus dem Blut in die Schilddrüse zu transportieren, bildet der NIS die Grundlage diverser wichtiger klinischer Schilddrüsentests (Radiojodaufnahme- und Perchlorattest) sowie der Schilddrüsenszintigrapfie. Darüber hinaus bildet die Expression eines funktionsfähigen NIS die Grundvoraussetzung für die effiziente Behandlung von Schilddrüsenkarzinomen und ihrer Metastasen mittels Radiojodtherapie. Neben seiner physiologischen, diagnostischen und therapeutischen Bedeutung spielt der NIS auch in der Pathogenese zahlreicher Schilddrüsenerkrankungen eine wesentliche Rolle.

Ein Jahr nach der Klonierung des Natrium-Jodid-Symporters der Ratte wurde 1997 der humane NIS aus einer humanen Schilddrüsen-cDNA-Bibliothek kloniert und charakterisiert (Smanik et al. 1996, 1997). Das humane NIS-Gen ist auf Chromosom 19p12.2 lokalisiert und kodiert für ein Glykoprotein von 643 Aminosäuren mit einem MG von etwa 70000. Die Kodierungsregion des NIS-Gens besteht aus 15 Exons und kodiert für eine 3,9 kb große mRNA. Der zur Familie der natriumabhängigen Transportermoleküle zählende NIS ist ein integrales Membranprotein mit 13 Transmembrandomänen, dessen N-Terminus extrazellulär und dessen C-Terminus intrazellulär liegt (Abb. 3.3) (Levy et al. 1998, Pohlenz u. Refetoff 1999, Dohan et al. 2000). Neben der Schilddrüse sind auch einige extrathyreoidale Gewebe wie Speicheldrüsen, Magenschleimhaut, laktierende Brustdrüse, Plexus choroideus und Ziliarkörper des Au-

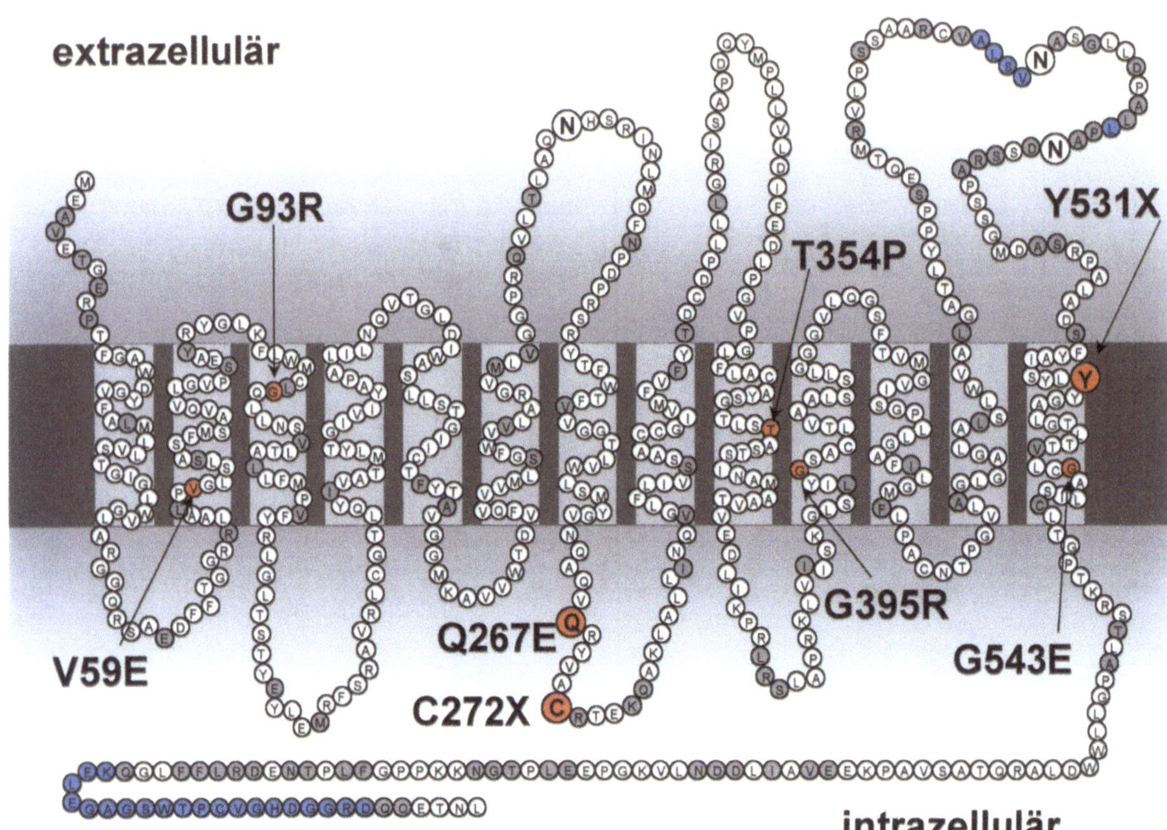


**Abb. 3.3.** Struktur und Mutationen des humanen Natrium-Jodid-Symporters (NIS). Dargestellt ist die Orientierung der 13 Transmembransegmente des NIS relativ zum intra- und extrazellulären Raum. Die im Vergleich mit dem NIS der Ratte substituierten Aminosäuren sind *grau*, Insertionen *blau* gekennzeichnet. Die bekannten Mutationen des humanen NIS sind in *rot* markiert, von J. Pohlenz, modifiziert nach Pohlenz u. Refetoff (1999), mit freundlicher Genehmigung

ges in der Lage, Jod anzureichern (De La Vieja et al. 2000, Dohan et al. 2000). Der Jodtransport in diesen extrathyreoidalen Geweben ist ebenfalls durch Perchlorat und Thiozyanat hemmbar, wird jedoch durch TSH nicht stimuliert.

Bei intakter Funktion des NIS-Proteins wird Jodid in der Schilddrüse bis zu 100-fach konzentriert und für die Schilddrüsenhormonsynthese bereitgestellt. Die treibende Kraft für den Jodidtransport, bei dem 2 $Na^+$-Ionen zusammen mit einem $I^-$-Ion in die gleiche Richtung transportiert werden, ist ein ins Zellinnere gerichteter $Na^+$-Gradient, der durch eine $Na^+$-$K^+$-ATPase aufrechterhalten wird. Dementsprechend ist der vom NIS vermittelte Jodidtransport durch den $Na^+$-$K^+$-ATPase-Hemmer Ouabain hemmbar. Zusätzlich zu $J^-$ werden noch weitere Anionen, wie $ClO_3^-$, $SCN^-$, $SeCN^-$, $NO_3^-$, $Br^-$, $BF_4^-$, $JO_4^-$ und $BrO_3^-$ vom NIS transportiert. Thiozyanat ($SCN^-$) und Perchlorat ($ClO_4^-$) sind „klassische" kompetitive Inhibitoren des Jodidtransports, wobei Perchlorat den NIS blockiert, ohne selbst über den Jodidtransporter in die Schilddrüse transportiert zu werden (Eskandari et al. 1997).

Bereits vor der Klonierung des NIS-Gens wurde die Regulation des Jodidtransports in die Schilddrüse intensiv untersucht. Das von der Hypophyse gebildete Thyreoidea stimulierende Hormon (TSH) ist der wichtigste Modulator, der den Jodidtransport über den Adenylatzyklase-cAMP-Weg stimuliert. Die Behandlung von Schilddrüsenzellen mit TSH, cAMP und Forskolin in vitro stimuliert neben dem Jodtransport auch die NIS-Gen- und -Proteinexpression (Kogai et al. 1997). Die im Schilddrüsengewebe von Patienten mit Morbus Basedow im Vergleich zu normalem Schilddrüsengewebe etwa 3- bis 4fach erhöhte NIS-RNA- und Proteinexpression ist vermutlich Folge der pathologischen TSH-Rezeptor stimulierenden Antikörper, die über den TSH-Rezeptor die cAMP-Produktion und NIS-Expression stimulieren (Saito et al. 1997). NIS ist auch im Brustgewebe exprimiert und wird durch Prolaktin stimuliert, was einen wesentlichen Regulationsmechanismus für die Jodanreicherung in der Muttermilch darstellen dürfte (Rillema et al. 2000). Bei Ratten wird die NIS-Protein-Expression in der laktierenden Brustdrüse durch Saugen stimuliert, nach 24 h ohne Saugen verschwindet dieser Effekt wieder. Das durch Saugen freigesetzte Hormon Oxytozin scheint somit ebenfalls das NIS-Expressionsniveau in der laktierenden Brustdrüse zu regulieren (De La Vieja et al. 2000).

Neben mehreren NIS-Stimulatoren wurden mittlerweile auch einige Inhibitoren der NIS-Expression identifiziert. Transforming growth factor $\beta_1$, (TGF-$\beta_1$), ein potenter Inhibitor von Wachstum und DNA-Synthese in Schilddrüsenzellen und Signalvermittler bei der Entstehung der euthyreoten Struma und des Nieder-$T_3$-Syndroms, supprimiert in Rattenschilddrüsenzellen (FRTL-5) die TSH-induzierte NIS-Expression und die Jodaufnahme (Kawaguchi et al. 1997). Tumornekrosefaktor (TNF), Zeramid und Sphingomyelinase, wichtige Faktoren im Rahmen des Nieder-$T_3$-Syndroms, der Thyreoiditis vom Typ de Quervain und der altersassoziierten Hypothyreose, supprimieren ebenfalls die NIS-Expression (Pekary u. Hershman 1998). Auch IL-1$\alpha$ und IFN$\gamma$ reduzieren in Rattenschilddrüsenzellen die TSH-induzierte NIS-Gen-Expression (Ajjan et al. 1998b). In Untersuchungen an hypothyreoten Hunden, die mit strumigenen Substanzen und Perchlorat vorbehandelt waren, führte Kaliumjodid zu einer Suppression der NIS-mRNA-Expression, was den lange bekannten Wolff-Chaikoff-Effekt (Hemmung der Jodidaufnahme in die Schilddrüse einige Stunden nach Jodidgabe) erklären könnte (Uyttersprot et al. 1997).

#### 3.2.2.2 Schilddrüsenperoxidase

Die Schilddrüsenperoxidase (TPO) ist ein glykosyliertes Hämoprotein, das mehrere entscheidende Schritte im Rahmen der Schilddrüsenhormonsynthese katalysiert:

- die Oxidation von Jodid,
- die Jodinierung von Tyrosylresten im Thyreoglobulin sowie
- die Kopplung jodinierter Tyrosine zu $T_3$ und $T_4$.

Das für die TPO kodierende Gen liegt auf Chromosom 2p10–p12 und umfasst 17 Exons. Zahlreiche Polymorphismen führen zu diversen Restriktionslängenpolymorphismen (FRLP) als gute Voraussetzung für Linkage-Studien. Durch alternatives Spleißen resultieren 2 verschiedene cDNA, die für 2 unterschiedliche, funktionsfähige Proteinvarianten (MG 105000 und 110000) kodieren. Die Sekundär- und Tertiärstruktur der TPO ist zu anderen Peroxidasen hoch konserviert (Taurog 1999), erwartungsgemäß besonders im aktiven Zentrum. Die TPO ist in der apikalen Membran von Schilddrüsenfollikelzellen derart verankert, dass die katalytische Region zum Follikellumen hin orientiert ist. TPO ist mit dem von den Immunthyreopathien her bekannten mikrosomalen Antigen identisch. Antikörper gegen TPO bzw. mikrosomales Antigen sind ein empfindlicher Marker für einen im Schilddrüsengewebe ablaufenden Immunprozess vom Typ des Morbus Basedow sowie der Immunthyreoiditis Hashimoto.

#### 3.2.2.3 Thyreoglobulin

Thyreoglobulin wird von den Schilddrüsenfollikelzellen produziert und ins Follikellumen sezerniert. Bis zu 4 seiner Tyrosinreste werden mit Hilfe der Schilddrüsenperoxidase (TPO) jodiniert (Organifizierung und Jodinierung). Die dabei entstehenden jodierten Tyrosine Monojodtyrosin (MIT) und Dijodtyrosin (DIT) werden nachfolgend zu $T_3$ bzw. $T_4$ verbunden (Kopplung). Thyreoglobulin stellt damit eine Vorstufe der Schilddrüsenhormone dar. Neben seiner entscheidenden Rolle bei der Schilddrüsenhormonsynthese dient es auch als Speicher für Jod und Schilddrüsenhormone, was insbesondere unter Jodmangelbedingungen von Bedeutung ist.

Thyreoglobulin ist ein großes, glykosyliertes Protein, das sich aus 2748 Aminosäuren zusammensetzt und ein MG von 330000 aufweist. Das reife Protein wird aus 2 nichtkovalent verknüpften Untereinheiten gebildet, das somit ein MG von 660000 hat. Die Glykosylierung hat große Bedeutung für die Proteinstruktur und macht 10% des Gesamtgewichts aus. Das Thyreoglobulinmonomer enthält 20 Glykosylierungsstellen, wobei die Kohlehydratzusammensetzung eine enorme Mikroheterogenität aufweist.

Das Thyreoglobulingen erstreckt sich über mehr als 300 kb und ist damit eines der größten bei Säugern bekannten Gene. Es ist auf Chromosom 8q24 lokalisiert und enthält 42 Exons. Mit Ausnahme der Exons 9 und 10, die 1101 bzw. 588 bp umfassen, sind die übrigen Exons nur 100–200 bp lang. Das reife Transkript umfasst einen offenen Leserahmen von 8301 bp. Der Thyreoglobulinpromotor wurde umfassend charakterisiert und enthält regulatorische Elemente für die schilddrüsenspezifischen Transkriptionsfaktoren TTF-1 und TTF-2 sowie für cAMP-response-element-Bindungsproteine. Ein Thyreoglobulinmonomer weist 67 Tyrosinreste auf, doch sind nur wenige (bis zu 4) der am C- und N-Terminus lokalisierten Tyrosinreste in die Hormonbildung involviert. Bei kompletter Hydrolyse des jodierten Thyreoglobulindimers entstehen nur 2–4 Jodthyroxinmoleküle $T_3$ bzw. $T_4$.

### 3.2.3 Regulation und Wirkung der Schilddrüsenhormone

Im Gegensatz zu vielen pulsatil periodisch sezernierten Hormonen ist die Konzentration von $T_3$ und $T_4$, welche im Plasma im Verhältnis 1:100 vorliegen, ziemlich konstant. Die Steuerung der Synthese und Abgabe von Schilddrüsenhormonen unterliegt einem komplexen Regelkreis (Abb. 3.4). Sie wird zum einen durch die Menge der von der Schilddrüse freigesetzten Hormone, zum anderen durch den peripheren Stoffwechsel und Abbau der freien Schilddrüsenhormone beeinflusst. Steuerndes Hormon ist das Thyreoidea stimulierende Hormon (Thyreotropin, TSH) aus dem Hypophysenvorderlappen (HVL), dessen Synthese und Freisetzung wiederum durch die Hypothalamushormone Thyreoliberin (Thyreotropin-releasing-Hormon, TRH), welches stimulierend wirkt, und Somatostatin, welches hemmend wirkt, beeinflusst wird. Die entscheidende Regelgröße des Regelkreises ist das intrahypophysäre freie $T_3$, welches im Wesentlichen durch eine intrahypophysäre 5′-Dejodinase aus $T_4$ gebildet wird und durch Bindung an die nukleären $T_3$-Rezeptoren der thyreotropen Zellen des HVL eine Verringerung der hypophysären TRH-Rezeptoren bewirkt. Gleichzeitig scheint $T_3$ aber auch einen direkten hemmenden Einfluss auf die hypothalamische TRH-Freisetzung zu haben. Die verminderte Ausschüttung von TSH aus dem HVL führt zu einer Hemmung der $T_4$- und $T_3$-Freisetzung aus den Schilddrüsenfollikeln. Ohne die Stimulation durch TSH würde die Schilddrüse nur einen Basisstoffwechsel von etwa 10–20% der normalen Schilddrüsenhormonproduktion unterhalten. Es scheint aber auch andere Einflussfaktoren auf dieses System zu geben. So vermindert z.B. die Gabe von Dopamin den $T_4$- und TSH-Spiegel und die TRH-Antwort (Van den Berghe et al. 1994) und greift somit in den Regelkreis ein. Neben der zentralen Steuerung gibt es bei der gesunden Schilddrüse auch einen TSH-unabhängigen Autoregulationsmechanismus. So ist die Aufnahme von Jodid in die Schilddrüsenzelle

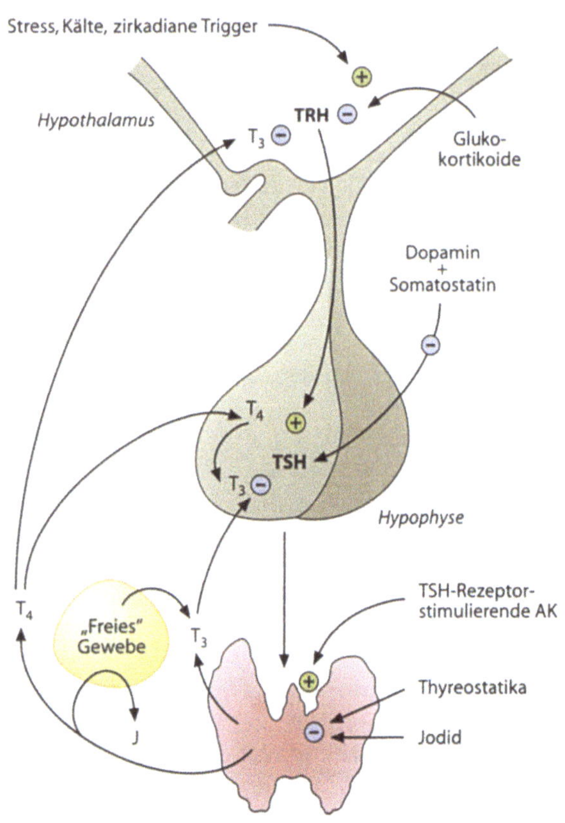


**Abb. 3.4.** Die Regulation der Schilddrüsenhormonsynthese erfolgt über die Ausschüttung von *TRH* aus hypothalamischen Kernen und das durch *TRH* freigesetzte hypophysäre *TSH*. Verschiedene exogene und endogene Faktoren (Einfluss mit + und – gekennzeichnet) modulieren dieses Regulationssystem, aus: Fölsch et al. (2000)

vom intrathyreoidalen Jodgehalt abhängig. Bei Jodmangel führt dies zu einer erhöhten Jodidclearance der Schilddrüse und umgekehrt zu einer geringen Jodaufnahme bei einem Überangebot (dies wird z.B. zur „Plummerung" ausgenutzt).

Für die Wirkung der Schilddrüsenhormone im Organismus sind ausschließlich die ungebundenen, freien Hormone verantwortlich. Sie werden mit großer Wahrscheinlichkeit einerseits passiv durch Diffusion, andererseits durch einen aktiven, carriervermittelten Transport von den Zielzellen aufgenommen. Intrazellulär erfolgt dann eine Bindung an nukleäre $T_3$-Rezeptoren, die über eine Regulation der mRNA-Synthese die Expression verschiedener Gene steuern. Zudem führt $T_3$ zu einer rezeptorunabhängigen Veränderung von Transportvorgängen an der Zellmembran. Regulierende Einflüsse besitzen möglicherweise auch die im Zytosol, am ER, an den Mitochondrien und an verschiedene andere Proteine gebundenen Schilddrüsenhormone. Diese komplexen Vorgänge betreffen

v. a. den Kohlehydrat-, Fett-, Eiweiß- und Mineralstoffwechsel, das Zentralnervensystem und die Muskulatur. Sie führen zu einer beschleunigten intestinalen Resorption von Kohlehydraten, einer Steigerung der Glukoneogenese, des Kohlehydratabbaus, der Glykogensynthese und der Glykogenolyse. Auch die Insulinwirkung wird durch Schilddrüsenhormone verstärkt, jedoch wird auch gleichzeitig Insulin vermehrt abgebaut, sodass der Insulinverbrauch insgesamt ansteigt. Ebenfalls gesteigert werden die Mobilisierung und der Abbau von Speicherfett und in geringerem Maß auch die Lipidsynthese. Bezüglich des Eiweißstoffwechsels wirken Schilddrüsenhormone in physiologischen Dosen anabol, bei erhöhten Hormonspiegeln zeigt sich jedoch eine katabole Wirkung. Am Knochen kommt es durch Schilddrüsenhormone zu einer Aktivierung von Osteoblasten und -klasten, wodurch sich die Serumspiegel der alkalischen Phosphatase und des Kalziums erhöhen. Zusätzlich steigt bei erhöhten Hormonspiegeln die renale Kalziumausscheidung an. Da ein Hormonmangel in der Fetalzeit zu den bekannten irreversiblen Schäden in Form des Kretinismus führt, sind die Schilddrüsenhormone wohl für eine normale Ausreifung des Gehirns unerlässlich. Auch beim Erwachsenen führt ein Mangel oder Überschuss an $fT_3$ oder $fT_4$ zu Veränderungen des ZNS, der neuromuskulären Übertragung (Sehnenreflexe) und der Muskulatur. Am Herzmuskel bewirken sie eine Steigerung der Kontraktilität, eine Erhöhung des Schlagvolumens und der Schlagfrequenz. Darüber hinaus sind die Schilddrüsenhormone für eine normale Funktion fast aller Prozesse im Körper wichtig, z. B. auch für die Reproduktionsfähigkeit von Mann und Frau.

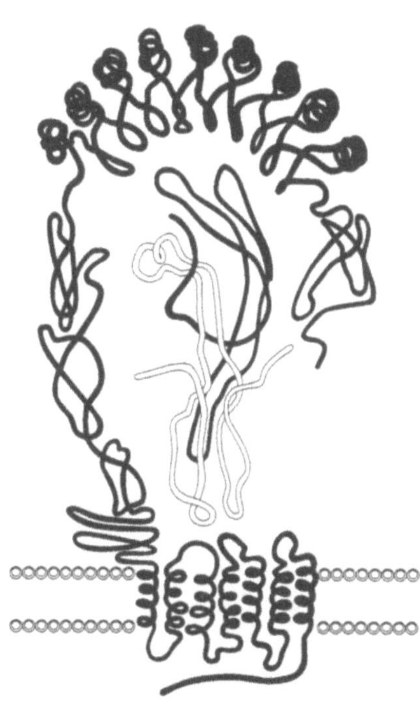

**Abb. 3.5.** Strukturmodell der Interaktion von TSH mit dem TSH-Rezeptor. Die beiden Schleifen der TSH $\alpha$-Untereinheit (*weiß*) zeigen zum TSH-Rezeptor und interagieren mit dem extrazellulären Anteil der 7 Transmembrandomänen des Rezeptors. Die TSH-$\beta$-Untereinheit (*schwarz*) bindet an die konkave Innenseite der 9 LRR (leucine-rich repeats) der extrazellulären Domäne des TSH-Rezeptors

#### 3.2.3.1 Thyreotropin(TSH)-Rezeptor

TSH wirkt auf Schilddrüsenzellen durch seine Bindung an den dort an der basolateralen Membran lokalisierten TSH-Rezeptor, der G-Protein-gekoppelt ist und 7 Transmembrandomänen besitzt. Ähnlich wie der LH- und FSH-Rezeptor weist der TSH-Rezeptor eine große N-terminal gelegene Extrazellulärregion auf, wo die Hormonbindung erfolgt. Inzwischen wurde auch ein Strukturmodell der Interaktion des TSH mit dem TSH-Rezeptor entwickelt (Abb. 3.5) (Grossmann et al. 1997). Der TSH-Rezeptor besteht aus 744 Aminosäuren und wird von einem Gen kodiert, das 10 Exons umfasst. Er ist an das Gs$\alpha$-Protein und die Adenylatzyklasekaskade gekoppelt, die den wichtigsten Stoffwechselweg für das Wachstum und die Funktion von Thyreozyten darstellt. Außerdem ist der TSH-Rezeptor an das Gq-Protein gekoppelt und aktiviert bei höheren TSH-Konzentrationen auch den Inositolphosphatstoffwechselweg. Der TSH-Rezeptor ist insbesondere bei der Immunthyreopathie vom Typ Morbus Basedow das Ziel stimulierender, hemmender und die TSH-Wirkung neutralisierender Autoantikörper. Die Basedow-Immunhyperthyreose resultiert aus der unregulierten Aktivierung des TSH-Rezeptors unter dem Einfluss der meist in höheren Konzentrationen vorhandenen stimulierenden TSH-Rezeptor-Antikörper.

#### 3.2.3.2 Dejodasen

Der Metabolismus der Schilddrüsenhormone wird von 3 verschiedenen Dejodasen bestimmt. In der Schilddrüse, Leber, Niere, Hypophyse und im ZNS findet sich als wichtigstes Enzym die Typ-I-5'-Dejodase. Sie katalysiert die Umwandlung von $T_4$ zu dem hormonaktiven $T_3$ sowie den Abbau des inaktiven reversen $T_3$ ($rT_3$). Die Aktivität der Typ-I-5'-Dejodase in der Schilddrüse wird durch TSH, Schilddrüsenhormone, Selen und ein erhöhtes Kohlehydratangebot stimuliert. Eine verminderte

Aktivität der Typ-I-5′-Dejodase und damit eine geringere Konversion von $T_4$ zu $T_3$ finden sich bei schweren Allgemeinerkrankungen (z.B. Sepsis, Zustand nach großen Operationen: Nieder-$T_3$-Syndrom), im Hungerzustand und nach Gabe von Propylthiouracil, jodhaltigen Kontrastmitteln sowie $\beta$-Blockern (außer Atenolol). Die Typ-II-5′-Dejodase katalysiert v.a. im Zustand der Hypothyreose die Dejodierung von $T_4$ zu $T_3$ im ZNS, der Hypophyse und der Plazenta. In fast allen Organen des Körpers findet sich die Typ-III-5-Dejodase, welche die Schilddrüsenhormone inaktiviert, indem sie $T_4$ in $rT_3$ und $T_3$ in $T_2$ umwandelt.

#### 3.2.3.3 Schilddrüsenhormonbindungsproteine

Der überwiegende Teil der Schilddrüsenhormone (>99,7%) ist im Blut an Transportproteine gebunden (Chopra 1996). In der Reihenfolge ihres Anteils an der $T_4$- und $T_3$-Bindung sind das Thyroxin bindende Globulin (TBG) (Janssen 1992, Refetoff 1996), das Transthyretin (TTR) (Robbins 1996, Schreiber u. Richardson 1997) und Albumin die wichtigsten Transportproteine (Tabelle 3.1), ein kleiner Anteil ist auch an verschiedene Apolipoproteine gebunden (Benvenga 1997). Die Bindungsproteine stellen ein Mehrkomponentenspeichersystem für die Schilddrüsenhormone dar (Schreiber u. Richardson 1997), welches die Halbwertszeit von $T_4$ auf etwa 8 Tage und von $T_3$ auf etwa 19 h anhebt. Dies vermindert nicht nur die renale Clearance der Schilddrüsenhormone erheblich, sondern stellt auch deren Verfügbarkeit für den ganzen Organismus sicher (Chan et al. 1972, Hayashi u. Refetoff 1995).

**Tabelle 3.1.** Vergleich der Eigenschaften von TBG, TTR und Albumin

| Eigenschaften | TBG | TTR | Albumin |
|---|---|---|---|
| Größe | | | |
| MG | 54 000 | 54 000 | 66 000 |
| MG des Monomers | 54 000 | 13 500 | 66 000 |
| Ketten pro Molekül | 1 | 4 | 1 |
| Aminosäuren | 395 | 4×127 | 585 |
| Konzentrationen im Serum [μmol/l] | 0,27 | 4,6 | 640 |
| Assoziationskonstante $K_a$ $[M^{-1}]$ | | | |
| Für $T_4$ | $1\times10^{10}$ | $7\times10^7$<br>$6,7\times10^5$ | $7\times10^5$<br>$4,8\times10^4$ |
| Für $T_3$ | $4,5\times10^8$ | $1,4\times10^7$<br>$5,5\times10^5$ | $1\times10^5$<br>$6,9\times10^3$ |
| Bindungskapazität für $T_4$ [mg/dl] | 20 | 230 | Extrem hoch, Schätzwert $>10^6$ |
| Eliminationshalbwertszeit im Plasma [Tage] | 5 | 1–2 | 13 |
| Tertiärstruktur | | | |
| $\alpha$-Helices | 55% | 5% | 50% |
| $\beta$-Faltblätter | 20% | 55% | 15% |
| Mögliche Disulfidbrücken pro Molekül | 2 | 0 | 17 |

#### 3.2.3.4 Schilddrüsenhormon($T_3$)-Rezeptoren

Die Schilddrüsenhormone entfalten ihre Wirkung in der Zelle durch Bindung des $T_3$ an Schilddrüsenhormonrezeptoren ($T_3$-Rezeptoren oder auch TR). Das Prohormon $T_4$ wird dazu intrathyreoidal, nach Sekretion in der Blutbahn und nach Aufnahme in der Zielzelle, in $T_3$ umgewandelt, ein Teil des $T_3$ wird auch direkt von der Schilddrüse sezerniert. Inzwischen wurden 2 verschiedene $\beta$-Rezeptoren (TR-$\beta_1$ und TR-$\beta_2$) und 2 verschiedene $\alpha$-Rezeptoren (TR-$\alpha_1$ und TR-$\alpha_2$), von denen der Letztere noch in 2 verschiedenen Versionen (TR-$\alpha_2$-vI und TR-$\alpha_2$-vII) vorkommt, insgesamt also 5 verschiedene Schilddrüsenhormonrezeptoren identifiziert (Abb. 3.6). Sie bestehen aus

- einer N-terminalen, variablen Region,
- einer gemeinsamen DNA bindenden Domäne und
- einem Verbindungsstück (hinge-domain).

Bis auf den TR-$\alpha_2$ haben alle eine $T_3$ bindende Domäne, über die eine Aktivierung der Rezeptoren stattfindet. Das Gen der $\beta$-Rezeptoren liegt auf Chromosom 3 (OMIM *190160), das der a-Rezeptoren auf Chromosom 17 (OMIM *190120) (Oppenheimer et al. 1996).

### 3.2.4 Klassische Diagnostik von Schilddrüsenerkrankungen

Die Diagnostik von Schilddrüsenerkrankungen hat konsequent zwischen Schilddrüsenfunktionsstörungen und den zugrunde liegenden Schilddrüsenerkrankungen zu trennen, weil diese in variabler Assoziation vorkommen. Grundlage für die Auswahl der weiterführenden Schilddrüsendiagnostik sind die gründliche Anamnese und Untersuchung. Laboruntersuchungen erfassen die Funktionsstörungen und decken zusammen mit den apparativen Verfahren die zugrunde liegenden Schilddrüsenerkrankungen auf.

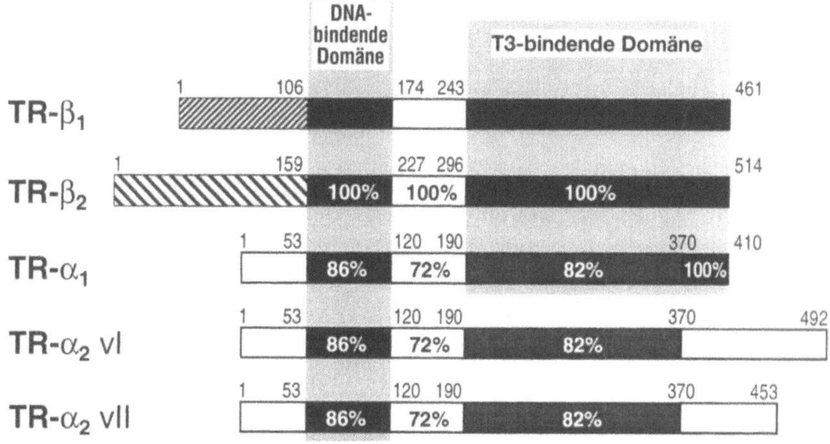


**Abb. 3.6.** Struktur und Homologie der Schilddrüsenhormonrezeptoren (*TR*), *Zahlen oberhalb der Rezeptorstrukturen* Domänengrenzen, *Zahlen in den Domänen* Grad der Aminosäuresequenzhomologie im Vergleich mit *TR-$\beta_1$*. *TR-$\beta_1$* und *TR-$\beta_2$* sind bis auf die N-terminale Region (Aminosäuren 1–106 bzw. 1–159) identisch, während *TR-$\alpha_1$* und *TR-$\alpha_2$* bis zur Aminosäure 370 identisch sind

#### 3.2.4.1 Anamnese und körperliche Untersuchung

Eine exakte Anamnese und vollständige körperliche Untersuchung sind die unerlässliche Voraussetzung für die Auswahl der weiteren Diagnostik. Ist eine Erkrankung der Schilddrüse zwar möglich, aber unwahrscheinlich, wird eine *Ausschlussdiagnostik* durchgeführt. Ist jedoch eine Schilddrüsenerkrankung wahrscheinlich, wird eine meist umfangreichere *Nachweisdiagnostik* als Basis einer suffizienten Therapie durchgeführt. Dabei ist auch auf die schilddrüsenspezifische Vorgeschichte des Patienten und seiner Familie und bei der Medikamentenanamnese auf deren Beeinflussung der Schilddrüsenfunktion zu achten.

Die Symptomatik eines Unterangebots an Schilddrüsenhormonen durch Schilddrüsenfunktionsstörungen (*primäre Hypothyreose*), Ausfall übergeordneter Regulationszentren (*sekundäre Hypothyreose*) oder die seltene Schilddrüsenhormonresistenz hängen entscheidend vom Manifestationszeitpunkt und vom Schweregrad der Funktionsminderung ab; konnatale, unzureichend substituierte Hypothyreosen bieten zeitlebens ein typisches Bild mit Wachstumsverzögerung, Skelettanomalien und teilweise schweren Intelligenzdefekten (*Kretinismus*, s. unten); bei Manifestation im Erwachsenenalter erkranken bevorzugt Frauen zwischen dem 40. und 60. Lebensjahr. Besonders im Senium sind langjährig unerkannte Verläufe charakteristisch. Nicht selten wird die richtige Diagnose erst im klinischen Vollbild der Erkrankung (*Myxödemkoma*, s. unten) gestellt.

Die Entwicklung einer **Hypothyreose** ist in der Regel durch eine schleichende Verschlechterung des Allgemeinbefindens mit körperlicher und geistiger Leistungsminderung und Verlangsamung (Interesselosigkeit) charakterisiert. Recht *uncharakteristischen Anfangssymptomen* mit Adynamie, Ermüdbarkeit, Kälteintoleranz, rheumatischen Beschwerden, Blässe (Anämie), Konzentrationsschwäche und Desinteresse folgen später einzelne Organsymptome, die dann u.U. klinisch im Vordergrund stehen: *kardiale Beschwerden* mit Myokardinsuffizienz (Myxödemherz), Angina pectoris, Rhythmusstörungen (Bradykardie), Perikard- und bisweilen auch Pleuraergüsse. Außerdem treten als Organsymptome auch Dyspnoe, pulmonale Insuffizienz, Durchblutungsstörungen (vermindertes Schlagvolumen und Arteriosklerose durch langjährige Hypercholesterinämie), Muskelschmerzen, Gewichtszunahme, Obstipation bis zum Ileus, eine typische knarrende, raue Stimme mit langsamer und kloßiger Sprache und *neurologische Symptome* mit einer fremdanamnestisch zu erfragenden Persönlichkeitsveränderung, einer u.U. das klinische Bild bestimmenden depressiven Stimmungslage, seltener auch paranoiden Vorstellungen oder Erregungszuständen auf. Die Achillessehnenreflexzeit ist typischerweise verlängert, die Muskeleigenreflexe sind häufig abgeschwächt, weiter kann es zu einem Karpaltunnelsyndrom, Akroparästhesien, Arthropathien und zu ataktischen Gangstörungen kommen. Die *Haut* ist dick, kühl und trocken bei blassgelbem Hautkolorit (Anämie und Hyperkarotinämie). Das für das Vollbild der Hypothyreose charakteristische Myxödem entsteht durch Verquellung interstitieller Mukopolysaccharide, die typischerweise ein pastöses, nicht Dellen bildendes ubiquitäres Hautödem, v.a. im Gesicht bedingen. Diese myxödematösen Veränderungen sind z.T. auch für die oben angegebenen Organsymptome verantwortlich. Ergänzt wird das Vollbild durch struppiges, trockenes und stumpfes Haar, das oft büschelweise ausfällt. Häufig werden auch Menstruationsstörungen, herabgesetzte Konzeptionsfähigkeit und Libido- oder Potenzstörungen angegeben.

Im Gefolge einer schweren primären Hypothyreose tritt nahezu regelhaft eine sekundäre Nebennierenrindeninsuffizienz auf. Die Kombination einer autoimmun bedingten Hypothyreose und primären Nebenniereninsuffizienz (Schmidt-Syndrom, Polyautoimmunendokrinopathie) ist selten. Bei Patienten mit einer Schilddrüsenanamnese (Schilddrüsenoperation, Radiojodtherapie, Thyreoiditis u. a.), im höheren Lebensalter (Inzidenz der manifesten Hypothyreose bei geriatrischen Patienten 1–5%) oder bei Therapie mit fakultativ antithyreoidal wirksamen Medikamenten (z. B. Lithium) ist gezielt nach den oben beschriebenen Symptomen zu fragen.

Das *Myxödemkoma* (Coma hypothyreoticum) ist die lebensbedrohliche Exazerbation der Hypothyreose: Neben den oben beschriebenen Symptomen besteht eine deutliche Somnolenz oder sogar ein Koma. Letztere sind durch eine alveoläre Hypoventilation (Hyperkapnie mit „$CO_2$-Narkose" respiratorische Azidose und Hypoxämie) bedingt, die auch ganz wesentlich die Prognose bestimmt. Meist bestehen zusätzlich extreme Bradykardie, Hypothermie, Hyporeflexie und/oder zerebrale Krampfanfälle. Auslösend sind meist Stressbelastungen wie z. B. Operationen, Infektionen, Traumen, Kälteexposition oder die Gabe sedierender Pharmaka bei unerkannter und demzufolge nicht behandelter Hypothyreose. Auch der abrupte Abbruch einer Schilddrüsenhormonsubstitution kann ein Myxödemkoma bedingen. Der lebensbedrohliche Zustand erfordert einen unverzüglichen Beginn einer adäquaten Substitutionstherapie. Eine Sonderform stellt das *Nieder-$T_3$-Syndrom* dar. Hier liegen keine Schilddrüsenerkrankung oder -funktionsstörung, sondern eine Verminderung der Konversion von Thyroxin zu aktivem Trijodthyronin durch z. B. eine schwere Allgemeinerkrankung vor.

Das klinische Erscheinungsbild der **Hyperthyreose** wird durch die *Stimulation von Stoffwechselvorgängen* (erhöhter Grundumsatz) und die *sympathoadrenerge Überempfindlichkeit* bestimmt. Das klinische Bild kann sehr verschiedenartig sein, das typische Vollbild findet sich meist nur bei jugendlichen Patienten. Im Senium können die Beschwerden oligo- oder monosymptomatisch (besonders kardial!) sein. Bei Dekompensation einer schweren Hyperthyreose kann es u. U. zu einer *thyreotoxischen Krise* (s. unten) kommen, die auch heute noch eine hohe Letalität hat. Eine Korrelation der Symptome mit der Ursache der Hyperthyreose besteht nicht. Frauen sind 5- bis 8-mal häufiger von einer Hyperthyreose betroffen als Männer; der Manifestationsgipfel liegt zwischen dem 25. und 60. Lebensjahr. Entscheidend ist immer das klinische Gesamtbild; ein für die Hyperthyreose pathognomonisches Symptom gibt es nicht.

Als *Leitsymptome* können jedoch

- kardiale Beschwerden (Ruhetachykardie),
- Gewichtsverlust und
- Schwitzen sowie
- Erregungs- oder Unruhezustände gelten.

Gemeinsames Vorkommen von

- Tachykardie,
- Struma und
- Exophthalmus

wird als *Merseburger Trias (Morbus Basedow)* bezeichnet.

An *Allgemeinsymptomen* sind Erregungszustände (68%: innere Unruhe, Konzentrationsschwäche, Reizbarkeit, Nervosität, Rastlosigkeit, Affektlabilität bis zu rasch wechselnder Agitiertheit/Apathie), Schlafstörungen, Leistungsschwäche, leichte Ermüdbarkeit, Depression, Adynamie und Wärmeintoleranz (>90%) typisch.

Die Katecholamin sensibilisierende Wirkung der Schilddrüsenhormone erklärt die *kardiale Symptomatik* mit Ruhetachykardie oder tachykarden Rhythmusstörungen (77%: Vorhofflimmern oder supraventrikuläre/ventrikuläre Extrasystolie), v. a. bei vorgeschädigtem Herzen. Typisch ist eine Hypertonie mit erhöhter Blutdruckamplitude (Schlagvolumenhochdruck) mit Pulsus celer et altus infolge des unphysiologisch erhöhten Herzzeitvolumens; außerdem resultiert eine gesteigerte periphere Durchblutung [warme Haut, Hautrötung, Schwitzen (51%: jedoch ohne Fieber!)]. Belastungsdyspnoe und andere Zeichen myokardialer Insuffizienz sind Hinweis auf eine thyreotoxische Kardiomyopathie.

*Gastrointestinale Veränderungen* bestehen in erhöhter Darmmotilität mit Neigung zu häufigerem Stuhlgang (21%), seltener treten Diarrhöen auf. Zudem bestehen eine Appetitsteigerung und Gewichtsabnahme (61%) und ein vermehrtes Durstgefühl.

Die generalisierte Stoffwechselsteigerung zeigt sich auch an *Muskeln und Skelett*: in schweren Fällen kann eine hyperthyreote Myopathie zu Muskelschwäche, Atrophie, schmerzhaftem Spannungsgefühl oder zu periodischer Paralyse führen (Adynamie als Warnhinweis auf eine thyreotoxische Krise!); Gelenkbeschwerden (Periarthritis humeroscapularis, Epicondylitis ulnaris) sind relativ häufig; die keulenförmige Auftreibung von Finger- und Zehenendgliedern (Akropachy) ist jedoch selten. Eine lange bestehende Hyperthyreose kann die Entstehung eine Osteoporose (Frakturen, Knochenschmerzen) begünstigen.

Die *Haut* hyperthyreoter Patienten ist meist warm, weich und feucht (Ausnahme: höhergradige Herzinsuffizienz). Pigmentstörungen als Ausdruck anderer organspezifischer Autoimmunerkrankungen (Vitiligo u. a.) sowie Haarausfall (8%) und typischerweise dünnes, struppiges, weiches Haar sind neben der gesondert abzuhandelnden endokrinen Dermatopathie weitere Hautmanifestationen.

Eine Aktivierung des lymphatischen Systems kann zu Lymphknotenschwellungen, Milz- und Thymusvergrößerungen führen.

*Neurologisch* auffällig ist eine auch quantifizierbare Beschleunigung der Muskelreflexe (verkürzte Achillessehnenreflexzeit). Ein feinschlägiger Finger-, seltener auch Körpertremor ist in 60 bzw. 9% der Fälle anzutreffen. Die Patienten neigen zur Dissimulation und sind unruhig oder erregt. Dies kann bis zu deliranten oder psychotischen Zustandsbildern fortschreiten und mündet im Fall der thyreotoxischen Krise u. U. in ein Koma.

Komplex sind ebenfalls die Auswirkungen auf das *Endokrinium*: Jede (latent) diabetische Stoffwechsellage kann im Gefolge einer Hyperthyreose klinisch manifest werden oder sich verschlechtern, ein Diabetes mellitus Typ I ist außerdem überzufällig häufig mit einer autoimmuninduzierten Hyperthyreose (und anderen Autoimmunerkrankungen) vergesellschaftet.

Menstruationsstörungen sowie Verminderung von Libido und Potenz sind häufig anzutreffen. Die Konzeptionsfähigkeit ist in der Regel vermindert; eine Schwangerschaft mit ihrem physiologisch erhöhten Schilddrüsenhormonbedarf vermindert jedoch häufig die klinischen Symptome des Schilddrüsenhormonexzesses. Das kindliche Risiko ist dabei erhöht (Fehlgeburten, Missbildungen).

*Augensymptome* können sich zu jedem Zeitpunkt im Verlauf einer Basedow-Thyreopathie (70%, ein- oder beidseitig) entwickeln. Eine gesetzmäßige Beziehung zur Schilddrüsenfunktionslage besteht bei der nur im Rahmen immunogener Schilddrüsenerkrankungen auftretenden endokrinen Orbitopathie nicht, die endokrine Orbitopathie ist in Kombination mit einer Hyperthyreose jedoch beweisend für einen Morbus Basedow.

*Gegen eine Hyperthyreose* sprechen

- eine feuchte kalte Haut (Hände!),
- eine Vorliebe für warme Temperaturen und
- ein normaler Puls und Blutdruck.

**Altershyperthyreose.** Eine Sonderstellung nimmt die Altershyperthyreose ein. Fast 20% aller Hyperthyreosen treten nach dem 60. Lebensjahr auf. Immunogene Ursachen sind im Alter deutlich seltener zu finden. Der durch Jodexzess induzierten Hyperthyreose kommt dagegen sowohl ursächlich (häufigere diagnostische Kontrastmittelbelastung mit zunehmendem Alter) als auch prognostisch (stärkere „Jodempfindlichkeit" und stärkere Gefährdung des alten Patienten durch Hyperthyreose) besondere Bedeutung zu.

Begleiterkrankungen (Multimorbidität) erschweren die Diagnose zum einen klinisch, zum anderen als Störfaktoren bei laborchemischen Methoden. Eine thyreostatische Medikation zeigt v. a. bei jodinduzierter Hyperthyreose einen oft verzögerten oder unzureichenden therapeutischen Effekt; eine an sich indizierte Operation kann älteren Menschen häufig nicht bedenkenlos zugemutet werden. Die Radiojodtherapie ist daher bei Altershyperthyreose häufig das Mittel der Wahl, sofern die vorherige Jodexposition dies nicht ausschließt. Im Alter stehen oft einzelne Organsymptome ganz im Vordergrund, sodass das Gesamtbild nicht primär an das Vorliegen einer Hyperthyreose denken lässt und gelegentlich lange unerkannt bleibt (*oligo- und monosymptomatische Hyperthyreose*). Zu nennen sind hier Gewichtsverlust, Schwäche, Leistungsminderung, Tremor und v. a. kardiale Symptome wie Tachyarrhythmia absoluta bei Vorhofflimmern, andere Rhythmusstörungen oder eine Herzinsuffizienz. Gleiches gilt für eine oft ausgeprägte Antriebsarmut mit depressiver Verstimmung (*apathische Hyperthyreose*, 13% der Altershyperthyreosen), die bisweilen als Involutionsdepression verkannt wird.

**Thyreotoxische Krise.** Die thyreotoxische Krise stellt die akute, lebensbedrohliche (Mortalität noch immer um 50%!) Exazerbation einer Hyperthyreose dar. Vor allem unerkannte oder therapeutisch unzureichend eingestellte Hyperthyreosen (z. B. abrupter Abbruch einer antithyreoidalen Medikation) können im Rahmen von Infekten, Traumen, Operationen und anderen Stressbelastungen exazerbieren. Der wichtigste Auslösefaktor ist jedoch die Belastung mit jodhaltigen Medikamenten, v. a. Röntgenkonstrastmitteln. Neben den oben beschriebenen Symptomen der Hyperthyreose imponieren klinisch

- eine *Hyperthermie* (bis 41 °C),
- eine *Hyperhidrosis*,
- u. U. rezidivierendes *Erbrechen* sowie
- profuse *Durchfälle*.

Diese Manifestationen bedingen eine extreme Exsikkose mit Hyperosmolarität des Serums. *Tachykarde Rhythmusstörungen* (Sinustachykardien bis 200 Schläge/min, Vorhofflimmern oder -flattern mit absoluter Tachyarrhythmie) sind die Regel. Terminal kommt es schließlich zu Blutdruckabfall und Schock. Die begleitenden *neurologischen Störungen* sind vielgestaltig: Sie reichen von psychomotorischer Unruhe, pseudobulbärer Sprache, Somnolenz oder Adynamie über delirante Zustande bis hin zu komatösen Zustandsbildern. Der lebensbedrohliche Zustand erfordert einen unverzüglichen Beginn einer adäquaten Therapie.

**Morphologische Veränderungen der Schilddrüse.** Zu den morphologischen Veränderungen zählt das

- *Fehlen der Schilddrüse* (s. konnatale Hypothyreose und erworbene Hypothyreosen),
- die *Struma* und
- die *Schilddrüsenkarzinome* (Struma maligna).

Die Symptomatologie des *Fehlens von Schilddrüsengewebe* wird von der zwangsläufig vorhandenen Hypothyreose bestimmt (s. oben).

Als *Struma* wird eine sicht- oder tastbare Schilddrüsenvergrößerung bezeichnet. Die Strumaeinteilung gemäß der WHO

- Grad 0: keine Struma;
- Grad I: tastbare Struma;
- Grad II: sichtbare Struma;
- Grad III: sehr große Struma oder Vorliegen einer oberen Einflussstauung
- ist zugunsten einer sonografischen Beurteilung verlassen worden (s. unten). Eine Struma liegt vor, wenn das Schilddrüsenvolumen des Erwachsenen 25 ml beim Mann oder 18 ml bei der Frau übersteigt. Für Kinder gelten entsprechend kleinere Volumina (6- bis 10-jährig: <8 ml; 11- bis 14-jährig: <10 ml; 15- bis 18-jährig: <15 ml).

Eine Struma entwickelt sich meist lange schleichend. Häufig, namentlich bei jüngeren Frauen, führt die *kosmetisch* störende Schwellung zum Arztbesuch. Je nach Größe und Lokalisation (retrosternaler Strumaanteil, trachea- oder ösophagusnahe Schilddrüsenknoten) treten mehr oder weniger stark beeinträchtigende *Lokalsymptome* auf: bei kleinerer Strumagröße besteht bisweilen nur ein Globusgefühl. Schluckstörungen sind erster Hinweis auf eine Behinderung der Ösophaguspassage, die jedoch nur in Extremfällen (z. B. infiltratives Tumorwachstum oder ringförmiges Strumawachstum um die Speiseröhre) größere Probleme bereitet. Durch Druckerscheinungen kommt es ferner zur Verlagerung und/oder Einengung der Trachea (Säbelscheidentrachea) mit inspiratorischem Stridor und Dyspnö und schließlich Gefahr einer Tracheomalazie. Bei 1/4 aller Patienten mit einer Struma Grad II findet sich eine Trachealverlagerung, die eine vermehrte Atemarbeit mit Belastung des kleinen Kreislaufs bewirkt, sodass im Spätstadium ein Lungenemphysem sowie eine chronische Rechtsherzbelastung mit Cor pulmonale auftreten können. Große Strumen führen schließlich zu einer manifesten oberen Einflussstauung, u. U. mit oberen Ösophagusvarizen (Downhill-Varizen). Halsschmerzen finden sich bei akuter oder subakuter Entzündung der Schilddrüse, Einblutung in Schilddrüsenzysten und gelegentlich auch bei der Struma maligna. Dystope Strumen am Zungengrund, im Mediastinum, in Lunge oder Ovar sind selten und kaum Ursache mechanischer Beschwerden.

Eine rasche Vergrößerung der Schilddrüse oder einzelner Areale bzw. Knoten ist ebenso wie eine Läsion des N. laryngeus recurrens (Heiserkeit) oder eine Läsion des Halssympathikus (Horner-Symptomenkomplex) verdächtig auf ein *Schilddrüsenkarzinom* (s. unten). Im Vordergrund der Beschwerden stehen dann ein Druck-, Enge- oder Kloßgefühl, Schluckstörungen, Dyspnoe und gelegentlich Halsschmerzen.

**Schilddrüsenentzündungen.** Entsprechend ihrer sehr verschiedenen Ursachen bieten die Schilddrüsenentzündungen (akute, subakute und chronische Thyreoiditis) ein breites Spektrum klinischer Erscheinungsformen. Akute, foudroyante Verläufe kommen ebenso vor wie nahezu symptomlose, deren Diagnose oft zufällig bei der Abklärung einer Struma oder erst durch die Spätfolge eines hypothyreoten Funktionszustands erfolgt. *Infektionen*, die einer Schilddrüsenerkrankung vorausgehen, sind v. a. im Hinblick auf akute oder subakute Schilddrüsenentzündungen von Bedeutung. *Autoimmunologische* Pathomechanismen spielen bei chronischen Thyreoiditiden eine wesentliche Rolle. Bei entsprechendem Verdacht ist daher in der Eigen- und Familienanamnese gezielt nach anderen Autoimmunerkrankungen zu forschen (Polyautoimmunerkrankungen).

Die *chronisch lymphozytäre Thyreoiditis Hashimoto* ist die häufigste Entzündungsform der

Schilddrüse. Sie ist durch einen langsamen, schmerzlosen und afebrilen Verlauf ohne Spontanremission charakterisiert (ausgebrannt: *atrophische Thyreoiditis*). Die *subakute Thyreoiditis (de Quervain)* entwickelt sich meist innerhalb von 2 Wochen nach einem viralen Infekt des oberen Respirationstrakts. Bei ihr dominieren halbseitige oder diffuse heftige Schmerzen des Halses, Schluckstörungen und häufig eine ausgeprägte Abgeschlagenheit mit Krankheitsgefühl und Fieber. Die *akute Thyreoiditis* nimmt einen raschen Verlauf mit Schmerzen, Schwellung und Rötung des betroffenen Bezirks. Bei einer viral bedingten akuten Thyreoiditis ist die Symptomatik weniger eindrucksvoll als bei der bakteriellen, eitrigen Entzündungsform. Sonderformen sind die *eisenharte Riedel-Struma* (perithyreoidale Thyreoiditis), die *Silent (thyrotoxic) Thyreoiditis* und die *Post-partum-Thyreoiditis*. Im Vordergrund der Beschwerden stehen die kosmetisch störende Schwellung, Halsschmerzen (bei akuter/subakuter Entzündung), Zeichen der Hypothyreose (atrophische Thyreoiditis), Druck-, Enge- oder Kloßgefühl und selten Schluckstörungen oder Dyspnoe. Bei der körperlichen Untersuchung finden sich eine Struma, ggf. auch mit Knoten (Struma nodosa), ein Druckschmerz (bei akuter/subakuter Entzündung) und selten ein inspiratorischer Stridor, eine obere Einflussstauung oder Heiserkeit (N.-laryngeus-recurrens-Lähmung).

**Augensymptome.** Augensymptome im Sinn einer *endokrinen Orbitopathie* sind als typische Manifestationen autoimmunologischer Schilddrüsenerkrankungen prinzipiell unabhängig von der aktuellen Schilddrüsenfunktionslage. Sie kommen bei mehreren autoimmun bedingten Schilddrüsenerkrankungen begleitend - selten auch unabhängig von diesen - vor; sie fehlen dagegen regelhaft bei nicht immunologischer Krankheitsursache (z. B. bei Schilddrüsenautonomie). Häufiger als primär eu- oder sogar hypothyreote Funktionszustände werden jedoch begleitende Hyperthyreosen gesehen, die sich u. U. auch erst im Krankheitsverlauf, im Anschluss an eine initial euthyreote Stoffwechsellage, entwickeln können. Umgekehrt kann auch die endokrine Orbitopathie erst während oder nach der Behandlung einer Hyperthyreose auftreten. In 10% der Fälle ist nur ein Auge befallen, jedoch können auch beide Augen nacheinander erkranken. Bevorzugt sind Frauen zwischen dem 40. und 60. Lebensjahr betroffen. Die klinische Symptomatik der endokrinen Orbitopathie lässt sich in zunehmende Schweregrade einteilen. Die klassischen Zeichen wie

- Oberlidretraktion (Dalrymple-Zeichen),
- Zurückbleiben des Oberlids bei Blicksenkung (Graefe-Zeichen),
- seltener Lidschlag (Stellwag-Zeichen) und
- Konvergenzschwäche (Moebius-Zeichen)

werden häufig erst erkannt, wenn bereits eine Protrusio bulbi [Exophthalmus mit Sichtbarwerden der Ansätze der lateralen Augenmuskeln (Bonamour-Zeichen)], retrobulbäres Druckgefühl und Entzündungszeichen bestehen (Lidödeme, Chemosis, Tränenfluss, Lichtscheu, Fremdkörpergefühl und Augenbrennen). Bei schwererer Erkrankung kann es zu „Augenmuskelparesen" (eigentlich -blockaden) mit Doppelbildern oder Verschwommensehen, Trübungen und Ulzerationen der Hornhaut durch Lagophthalmus und N.-opticus-Schädigung mit Visusverlust kommen. Das wichtigste objektivierbare Verfahren zur Verlaufskontrolle ist die Messung des Exophthalmus mit dem Exophthalmometer nach Hertel. Aufgrund der häufigen Assoziation mit der Basedow-Thyreopathie ist gezielt nach Symptomen einer Hyperthyreose zu suchen.

**Dermatopathie.** Die *endokrine Dermatopathie* tritt nur in Kombination mit der endokrinen Orbitopathie auf. Im Prinzip können alle Hautbezirke (Extremitäten, Rumpf oder Gesicht) befallen sein, vorzugsweise sind jedoch die Tibiakante und der Fußrücken betroffen (zirkumskriptes, prätibiales Myxödem). Die Dermatopathie wird durch bräunlich-rötliche Einlagerungen von hydrophilen Mukopolysacchariden verursacht.

#### 3.2.4.2 Laboruntersuchungen

Der *Ausschluss einer Schilddrüsenfunktionsstörung* wird erforderlich, wenn deren Vorliegen aufgrund von Anamnese und Befund möglich, aber eher unwahrscheinlich ist. Der *Nachweis einer Schilddrüsenfunktionsstörung* wird gefordert, wenn diese aus den gleichen Gründen wahrscheinlich ist.

Bei der *primären Hypothyreose* ist das TSH erhöht, ein niedriges oder normales TSH schließt eine primäre Hypothyreose aus. Der TRH-Test ist für die Routinediagnostik entbehrlich. Der Nachweis der primären Hypothyreose und der Ausschluss oder Nachweis der seltenen *sekundären Hypothyreose* erfolgen durch Bestimmung eines (erniedrigten) Parameters für das freie Thyroxin ($fT_4$, $fT_4$-Index, $T_4$-TBG-Quotient).

Ein normaler TSH-Wert schließt eine *Hyperthyreose* bis auf seltene Ausnahmefälle (kompensierte

Autonomie, TSH produzierender Tumor) aus. Bei erniedrigtem oder supprimiertem TSH-Wert erfordert der Nachweis einer Hyperthyreose die Bestimmung erhöhter Werte für $fT_4$ (und $fT_3$). Bei isolierter Erhöhung des $fT_3$-Werts liegt eine $T_3$-Hyperthyreose vor (etwa 10% der Fälle). Bei Bestimmung der Gesamtschilddrüsenhormonspiegel ($TT_4$, $TT_3$) müssen die Bindungsproteine berücksichtigt werden (s. unten). Bei der *Grenzwerthyperthyreose* (latente Hyperthyreose) besteht eine periphere Euthyreose mit supprimiertem TSH. Sie kann bei funktionellen Autonomien der Schilddrüse über einen längeren Zeitraum bestehen und ist bei Frauen, im Senium und in Jodmangelgebieten häufiger. Die Identifizierung einer Grenzwerthyperthyreose ist wichtig, da sie Tachyarrhythmien (bis zu 10% der Fälle) auslösen und unterhalten kann. Eine strenge Korrelation der Laborkonstellationen und der klinischen Manifestationen besteht weder bei der Hyperthyreose noch bei der Grenzwerthyperthyreose.

**TSH-Bestimmung.** Die *Bestimmung des TSH* erfolgt mittels Radioimmunoassay (RIA). Die modernen TSH-Bestimmungen verwenden monoklonale, hochspezifische Antikörper gegen TSH und steigern die Empfindlichkeit des Nachweises erheblich (untere Nachweisgrenze 0,005–0,01 μU/ml). Der Normbereich liegt hier zwischen 0,4 und 4,0 μU/ml. Zum Nachweis einer primären konnatalen Hypothyreose erfolgt die TSH-Bestimmung am 5. Lebenstag aus Blut, das auf Filterpapier aufgebracht wird (*Neugeborenenscreening*).

**TRH-Test.** Der TRH-Test (Bestimmung der TSH-Konzentration vor und 30 min nach Stimulation mit TRH) ist im Zeitalter der supersensitiven TSH-Bestimmung nur bei speziellen Fragestellungen indiziert (TSH produzierender Tumor, Schilddrüsenhormonresistenz). Nach i.-v.-Injektion von 200 μg TRH findet sich beim Schilddrüsengesunden (Euthyreose) ein TSH-Anstieg von 2,5–25 μE/l (*positiver TRH-Test*). Bei einer hypothyreoten Stoffwechsellage steigt der TSH-Spiegel überschießend an (>25 μE/l). Bei einer hyperthyreoten Stoffwechsellage bleibt ein TSH-Anstieg nach TRH-Injektion aus (*negativer TRH-Test*).

**Bestimmung des Gesamtthyroxins.** Die Bestimmung des Gesamtthyroxins ($TT_4$) erfolgt durch Radioimmunoassay, Enzymimmunoassay oder andere, nichtradioaktive Methoden. Bei der Interpretation muss die Beeinflussung der $T_4$-Bindung im Serum berücksichtigt werden: z.B. erhöht eine erworbene (durch Kontrazeptiva, Gravidität oder akute bzw. chronische Hepatitis) oder angeborene TBG-Vermehrung die $T_4$-Bindungskapazität (s. unten); Proteinverlustsyndrome (Malabsorption, nephrotisches Syndrom), eine dekompensierte Leberzirrhose, ein angeborener TBG-Mangel oder ein Postaggressionsstoffwechsel erniedrigen die $T_4$-Bindungskapazität. Letzteres gilt auch bei einer Medikation mit anabolen Steroiden, Prednisolon, Phenylbutazon, Salizylaten, Diphenylhydantoin oder Heparin. Da im Serum 99,95% des Gesamtthyroxins an TBG gebunden sind, haben diese Störfaktoren eine relativ große Bedeutung. In seltenen Fällen, namentlich bei Diskrepanz zwischen dem klinischen Bild und der $TT_4$- (bzw. $TT_3$-) Bestimmung, kommt das Vorliegen von Antikörpern gegen Schilddrüsenhormone als mögliche Störquelle in Betracht.

**Bestimmung des Gesamttrijodthyronins.** Die Bestimmung des Gesamttrijodthyronins ($TT_3$) wird gleichfalls meist mittels RIA durchgeführt. Auch die möglichen Fehlerquellen sind identisch, da Trijodthyronin im Serum ebenfalls zu >99% an TBG gebunden vorliegt. Bei einem Teil der Hyperthyreosen vom Typ des Morbus Basedow und, seltener, der Schilddrüsenautonomien sowie in der Frühphase eines Hyperthyreoserezidivs findet sich eine isolierte $TT_3$-Erhöhung.

**Ermittlung der freien Schilddrüsenhormonkonzentration.** Zur Ermittlung der freien Schilddrüsenhormonkonzentration im Serum stehen indirekte und direkte Messmethoden zur Verfügung. Diese Verfahren eliminieren die Störeinflüsse durch Veränderungen der Schilddrüsenhormonbindungskapazität und geben Hinweise auf die freien, nicht proteingebundenen, direkt biologisch wirksamen Hormonkonzentrationen.

Die *indirekten Methoden* beruhen auf der Messung der relativen Thyroninbindung im Serum, z.B. durch Bestimmung der Bindungskapazität der Trägerproteine mittels radioaktiv markiertem $T_3$ ($T_3$-*uptake-Test*) sowie des Gesamtthyroxins ($TT_4$) und Berechnung des *$fT_4$-Index*. Durch Messung des TBG ist mittels Bildung des $T_4$-*TBG-Quotienten* ein weiterer indirekter Parameter zur Bestimmung des freien Thyroxins vorhanden. Analog ist ein $T_3$-*TBG-Quotient* zu bilden.

Zur *direkten Bestimmung des freien Thyroxins* (*$fT_4$*) und *freien Trijodthyronins* (*$fT_3$*) stehen verschiedene 1- und 2-Schritt-Verfahren zur Verfügung, die jedoch zur Bestimmung des $fT_3$ teilweise noch relativ störanfällig sind.

**Antikörpertiter.** Die Autoimmunerkrankungen der Schilddrüse werden durch Antikörper gegen *thyreoidale Peroxidase* [*TPO-AK*, früher als mikrosomale Autoantikörper (MAK) bezeichnet], *Thyreoglobulin* (*TgAK*) und den *TSH-Rezeptor* (*TRAK*) angezeigt oder verursacht. Erhöhte Antikörpertiter finden sich aber auch bei etwa 5% der Normalbevölkerung und in etwa 10% der Patienten mit einer Struma oder im Senium. Der *hochtitrige Nachweis von Autoantikörpern* macht das Vorliegen einer Basedow-Immunthyreopathie oder einer Autoimmunthyreoiditis wahrscheinlich. Deutlich erhöhte TPO-AK finden sich bei etwa 80% der Basedow-Patienten, höhertitrige TgAK dagegen nur bei etwa 25% derselben. Der Nachweis erhöhter TRAK beweist das Vorliegen einer Basedow-Immunthyreopathie, findet sich jedoch nur in etwa 70% der Fälle. Die derzeit kommerziell erhältlichen Verdrängungsassays unterscheiden dabei nicht zwischen Rezeptor *blockierenden* und Rezeptor *stimulierenden* Autoantikörpern. Zellkulturassays zu deren Differenzierung haben bisher noch keine Anwendung in der Routinediagnostik gefunden. Bei der Hashimoto-Thyreoiditis finden sich in 90% der Fälle TPO- und/oder TgAK.

**Thyreoglobulin.** Thyreoglobulin wird vom Schilddrüsenepithel ins Follikellumen sezerniert und ist auch beim Gesunden in geringen Mengen im Serum nachweisbar. Nach vollständiger Thyreoidektomie im Rahmen einer Schilddrüsenmalignomtherapie sollte Thyreoglobulin nicht mehr nachweisbar sein. Im weiteren Verlauf erneut messbare Thyreoglobulinspiegel weisen somit als empfindlichster Indikator (*spezifischer Tumormarker*) auf Rest- bzw. Rezidivtumorgewebe oder Metastasen eines differenzierten Schilddrüsenmalignoms hin. Die Thyreoglobulinbestimmung kann ferner bei der Diagnose einer Thyreotoxicosis factitia (Thyreoglobulinerniedrigung) sowie in der Differenzialdiagnose der konnatalen Hypothyreose (Nachweis von Schilddrüsengewebe) hilfreich sein.

**Kalzitonin.** Kalzitonin ist ein spezifischer Tumormarker für das *medulläre Schilddrüsenkarzinom* (s. unten).

#### 3.2.4.3 Apparative Diagnostik

**Schilddrüsensonografie.** Die Schilddrüsensonografie stellt ein technisch einfaches, nichtinvasives, nicht belastendes und aussagekräftiges Verfahren der Schilddrüsendiagnostik dar. Sie sollte daher bei allen Schilddrüsenerkrankungen zum Einsatz kommen, v.a. in der Erstuntersuchung und bei Verlaufskontrollen einer Struma. Es sind Aussagen zur Größe, Lage und Struktur des Organs möglich. Jede sicht- oder tastbare Schwellung im Halsbereich wird in ihrer topografischen Zuordnung durch die Sonografie besser erkennbar. Ferner ist eine gezielte Punktion auffälliger Strukturen unter Sonografiekontrolle möglich.

Die Sonografie der Orbitae (durch den spezialisierten Augenarzt) dient dem Nachweis verdickter und entzündeter Augenmuskeln bei der endokrinen Orbitopathie.

**Szintigrafie.** Eine sinnvolle Ergänzung zur morphologischen Aussage der Sonografie liefert die Schilddrüsenszintigrafie, die eine funktionelle Beurteilung auffälliger Schilddrüsenbezirke ermöglicht. Zur Anwendung kommt v.a. das sehr kurzlebige Radionuklid $^{99m}$Technetiumpertechnetat ($^{99m}$Tc), das von den Thyreozyten aufgenommen und mittels Kameraszintigrafie aufgezeichnet wird. Mit Bestimmung des *Technetiumuptakes* (*TcU*: prozentualer Anteil der applizierten Aktivität, der in der Schilddrüse gespeichert wird) ist eine quantitative Aussage zur Jodaufnahme der Schilddrüse möglich (*quantitative Szintigrafie*). Als Hinweis auf eine Schilddrüsenautonomie finden sich dabei mehr speichernde (warme oder heiße) Knoten, als Hinweis auf Zysten oder Schilddrüsenkarzinome minder speichernde (kühle oder kalte) Knoten. In jedem Fall sind eine Korrelation mit der Sonografie sowie ggf. eine Feinnadelpunktion zur Gewinnung einer Zytologie erforderlich. Der *Radiojodspeicherungstest* und die *Radiojodszintigrafie* mit $^{131}$Jod oder besser $^{123}$Jod sind nur vor einer geplanten Radiojodtherapie erforderlich. Die *Ganzkörperszintigrafie* mit Radiojod dient der Lokalisationsdiagnostik Jod speichernder Metastasen bei Struma maligna.

**Feinnadelaspiration.** Die Feinnadelaspiration (im Ausnahmefall die offene Biopsie) erlaubt die gezielte Gewinnung von Material für eine zytologische (histologische) und mikrobiologische Untersuchung. Sie ist zur Abklärung szintigrafisch kalter Knoten (Malignomverdacht!) erforderlich (Korrelation von Szintigrafie und Sonografie). Sie kann jedoch auch bei den Thyreoiditiden hilfreich sein: Eine lymphozytäre Infiltration ist beweisend für eine Hashimoto-Thyreoiditis, mehrkernige Riesenzellen sind beweisend für eine subakute Thyreoiditis de Quervain. Bei der akuten Thyreoiditis ermöglicht sie eine mikrobiologische Untersuchung.

**Weitere radiologische Verfahren.** Weitere radiologische Verfahren dokumentieren die Strumalokalisation und Größe v.a. bei retrosternaler Struma [Thorax in 2 Ebenen, ggf. auch Thorax-CT (ohne Kontrastmittel!)]. Ein Ösophagusbreischluck dient der Objektivierung von Schluckstörungen. Eine Tracheomalazie wird mittels Trachealtomografie mit Saug- und Pressversuch nachgewiesen. Eine Lungenfunktionsprüfung (Ganzkörperplethysmografie) objektiviert den Grad einer funktionellen Ventilationsbeeinträchtigung. Die Kernspintomografie ermöglicht einen sehr empfindlichen Nachweis von Augenmuskelverdickungen und eine Beurteilung der Entzündungsaktivität von Muskel- und Fettgewebe (Kontrastmittelaufnahme) bei der endokrinen Orbitopathie.

## 3.2.5 Therapie von Schilddrüsenerkrankungen

### 3.2.5.1 Hypothyreose

Die Hypothyreose wird durch Substitution mit Schilddrüsenhormon behandelt; in der Regel wird Levothyroxin (L-$T_4$) gegeben, da von einer bedarfsgerechten Umwandlung von $T_4$ zu $T_3$ durch periphere, meist hepatische Monodejodierung ausgegangen werden kann. Die Katecholamin sensibilisierende Wirkung von Schilddrüsenhormon kann im Ausnahmefall eine einschleichende Dosierung erfordern. Vor allem im Senium sind anderenfalls gelegentlich kardiale Nebenwirkungen (Rhythmusstörungen, Angina pectoris) zu befürchten. Die Erhaltungsdosis liegt bei etwa 1,5 µg/kg Körpergewicht und Tag (100 µg/Tag bei 70 kg schwerem Patienten).

Bei der schweren Hypothyreose (*Myxödemkoma*) ist angesichts der vitalen Gefährdung des Patienten eine Therapie ohne Verzögerung, u.U. auch bei lediglich begründetem Verdacht auf das Vorliegen eines Myxödemkomas, zwingend notwendig. Diese hat dem Schilddrüsenhormonmangel, der gleichzeitig bestehenden Nebennierenrindeninsuffizienz, der Behebung der respiratorischen Globalinsuffizienz sowie der Behandlung einer evtl. auslösenden Ursache Rechnung zu tragen. Die i.-v.-Schilddrüsenhormonsubstitution [L-$T_4$- (anfangs mit hohen Initialdosen, 500 µg/Tag) u.U. auch L-$T_3$-Gabe (meist einschleichend dosiert)] stellt für den Patienten ein erhebliches, v.a. kardiales Risiko dar (s. oben) und zwingt ebenso wie die häufig respiratorpflichtige Globalinsuffizienz in jedem Fall zur intensivmedizinischen Überwachung. Die initiale Gabe von Kortisol behebt die Nebennierenrindeninsuffizienz. Die Prognose ist trotz der genannten Maßnahmen mit einer Letalität von bis zu 50% ernst.

Im Gegensatz dazu ist das *Nieder-$T_3$-Syndrom* (engl.: Low-$T_3$-Syndrom) nicht Ausdruck einer Erkrankung der Schilddrüse, sondern einer schweren Allgemeinerkrankung. Es ist durch niedrige $T_3$- und normale, später auch niedrige $T_4$-Spiegel bei niedrigem TSH gekennzeichnet. Eine der wesentlichen pathophysiologischen Mechanismen ist die Konversionshemmung von $T_4$ nach $T_3$ unter Bildung von reversem $T_3$. Das Ausmaß der $T_3$-Erniedrigung lässt bis zu einem gewissen Grad prognostische Rückschlüsse auf die Schwere der (nicht-thyreoidalen!) Allgemeinerkrankung zu. Das Nieder-$T_3$-Syndrom ist häufiger als das Myxödemkoma (s. oben) und gleichzeitig dessen wichtigste Differenzialdiagnose.

### 3.2.5.2 Hyperthyreose

In Abhängigkeit vom Alter und Allgemeinbefinden des Patienten sowie der Art der Schilddrüsenerkrankung kommen 3 Therapiemöglichkeiten der Hyperthyreose in Frage:

- die medikamentöse Behandlung (antithyreoidale Medikation, präoperativ oder als Langzeittherapie)
- die Radiojodtherapie und
- die operative Schilddrüsen(teil)resektion.

Die *Begleittherapie* dient der Überbrückung des Intervalls bis zum Eintritt der Wirkung der spezifischen Therapie oder EO usw.

Zur *medikamentösen Therapie* stehen kompetitive Hemmstoffe der Jodidaufnahme (*Jodinierungshemmer*) und Hemmstoffe der intrathyreoidalen Hormonsynthese (*Jodisationshemmer*) zur Verfügung. Zur ersteren, heute seltener angewandten Gruppe zählen Natrium- und Kaliumperchlorat. Mittel der Wahl ist die Gabe von Jodisationshemmern (Carbimazol-/Metimazolgruppe und Methyl-/Propylthiouracilgruppe). Carbimazol wird in Blut und Darm praktisch vollständig zu Thiamazol umgewandelt (40 mg Carbimazol entsprechen 25 mg Thiamazol). Bei den heute verwendeten niedrigen Dosierungen ist das Nebenwirkungsrisiko gering (allergische Reaktionen bzw. die gefürchteten Leuko- und/oder Thrombozytopenien bis hin zum aplastischen Syndrom), häufig kommt es allerdings zur Entstehung oder Vergrößerung einer Struma. Eine zusätzliche Schilddrüsenhormonmedikation vereinfacht die Verlaufskontrolle, erschwert aber die Differenzialdiagnose der iatrogenen bzw. endogenen Rezidivhyperthyreose. Die

Propyl- bzw. Methylthiouraciltherapie bewirkt eine zusätzliche $T_4/T_3$-Konversionshemmung und ist beim Zustand nach Jodexposition vorzuziehen.

Dem phasenweisen Verlauf immunogener Hyperthyreosen mit Persistenz- und Rezidivneigung sind die Dauer und Dosis einer thyreostatischen Medikation anzupassen. Zuverlässige Kriterien zur Erkennung des Zeitpunkts der Spontanremission fehlen allerdings weiterhin. Erfahrungsgemäß sind 1–2 Jahre medikamentöser Therapie ausreichend (selten bis 5 Jahre), in bis zu 50% der Fälle kommt es jedoch zum Rezidiv. Dann besteht die Indikation zur ablativen Therapie mittels Operation oder Radiojodtherapie (s. unten). Unter Therapie sind anfangs 1- bis 2-wöchentlich, später 1- bis 2-monatliche Kontrollen (Klinik, Schilddrüsenfunktion, Blutbild) und nach Beendigung der Therapie mindestens (halb-)jährliche Verlaufskontrollen angezeigt (Klinik, Labor, Sonografie).

Jede Hyperthyreose – unabhängig von der auslösenden Grunderkrankung – kann krisenhaft exazerbieren (thyreotoxische Krise). Die Diagnose wird ausschließlich nach klinischen Kriterien gestellt, da aus vitaler Indikation (Letalität trotz adäquater Therapie 30–50%) eine laborchemische Diagnosesicherung vor Therapiebeginn nicht abgewartet werden kann (Serumasservierung!).

Schon bei begründetem Verdacht erfolgt eine sofortige *Therapie* unter intensivmedizinischen Bedingungen. Hohe *Thiamazoldosen* (160–240 mg/Tag) initial sowie gleichzeitige *Jodidgabe* (1–2 g/Tag, Plummerung) verhindern den Jodideinbau und damit die Schilddrüsenhormonsynthese und -sekretion. Bei Auslösung durch Jodbelastung kommt alternativ zur Jodidgabe eine Medikation mit Lithiumionen zum Einsatz. Die Anwendung von *β-Blockern* zur Hemmung der peripheren Schilddrüsenhormonwirkung wird durch deren kardiodepressive Nebenwirkung (v.a. bei bestehendem Kreislaufschock oder myokardialer Vorschädigung) limitiert. *Kortikoide* (100–200 mg Kortisol/Tag) tragen zum einen der bestehenden absoluten und relativen Nebennierenrindeninsuffizienz Rechnung und hemmen zum anderen ebenso wie die *β*-Blocker die überwiegend hepatische Konversion von $T_4$ zum stoffwechselaktiven $T_3$.

Eine Verminderung des Schilddrüsenhormonpools im Serum kann aufgrund der hohen Eiweißbindung von Tri- und Tetrajodthyronin durch *Plasmaseparation* erreicht werden. Die notfallmäßige *Operation* (totale/subtotale Strumaresektion) ist in der Therapie der thyreotoxischen Krise zunehmend bedeutsam, da sie die Ursache der Hyperthyreose behebt (erfahrene Zentren!). Der Ausgleich des erheblichen Flüssigkeitsdefizits mit möglichen Elektrolytverschiebungen, die Kalorienzufuhr bei Hypermetabolismus mit Erschöpfung der Glykogenspeicher, die Temperatursenkung und die medikamentöse Sedierung sind Gegenstand der begleitenden intensivmedizinischen Behandlung.

Die *Differenzialdiagnose* der thyreotoxischen Krise umfasst im Wesentlichen schwere Infektionskrankheiten (Sepsis, Meningoenzephalitiden), primär kardiale Erkrankungen und Intoxikationen (Delir). Gelegentlich ist eine Abgrenzung vom Phäochromozytom erforderlich: Beide Krankheitsbilder haben eine vergleichbare Symptomatologie: innere Unruhe, Schwitzen, Tachykardien, Hypertonus, Gewichtsverlust und diabetische Stoffwechsellage. Beim Phäochromozytom besteht jedoch meist eine auffällige Hautblässe, bei der Hyperthyreose eher eine Überwärmung und Rötung der Haut.

#### 3.2.5.3 Schilddrüsenoperation

Die Indikationen zur *operativen Therapie* der immunogenen Hyperthyreose wird durch die allgemeinen Kriterien der Operabilität eingeschränkt. Mittel der Wahl ist in der Regel eine beidseitige „near-total" Strumaresektion (mit Restparenchym von 2–4 g). Das Risiko einer lebenslangen Substitutionspflicht wird bewusst zugunsten einer niedrigen Rezidivrate eingegangen. Zur Minimierung des Anästhesierisikos und der Gefahr einer intraoperativen Schilddrüsenhormonausschüttung ist präoperativ durch eine thyreostatische Medikation (s. oben) eine euthyreote Stoffwechsellage einzustellen. Bei reich vaskularisierten, schwirrenden Strumen kann dieser Effekt vorteilhaft durch eine zusätzliche Jodidmedikation (kurzfristige Inaktivierung thyreoidaler Peroxidasen) erreicht werden [so genannte *Plummerung*: Über 7–10 Tage werden hierzu 10–15 mg Jodid/Tag p.o. gegeben (*Lugol-Lösung*)]. Aufgrund der günstigen Erfolgsaussichten (postoperative Euthyreose in etwa 80%), verbesserten Operationstechniken und geringen Rezidivraten (1–2%) wird die Indikation zur operativen Therapie heute im Allgemeinen eher gestellt. Neben dem generellen Operationsrisiko besteht die Gefahr persistierender, parathyreopriver Tetanien (2–4%, gelegentlich auch noch Monate postoperativ), meist passagerer Recurrensläsionen (etwa 5%) und postoperativer (4–6%) sowie spätmanifester (etwa 20%) Hypothyreosen.

Die Indikation zur *Operation bei euthyreoter Struma* ist bei höhergradigen oder bedrohlichen

Lokalkomplikationen (Tracheomalazie, Ösophaguskompression), bei anders nicht auszuräumendem Malignomverdacht (diagnostische Operation) oder seltener auch aufgrund kosmetischer Gründe gegeben. Die Vorteile einer Operation liegen in einem raschen Therapieerfolg. In der Regel wird beidseits eine subtotale Strumaresektion durchgeführt. Die Operation ist nicht ohne Risiko: Die prozentualen Angaben zum permanenten Hypoparathyreoidismus schwanken zwischen 1 und 5%. Die Zahlen für eine permanente Recurrensparese schwanken in gleichen Größenordnungen, Rezidivoperationen haben ein deutlich erhöhtes Operationsrisiko. Die Letalität liegt zwischen 0,001 und 0,005%. Die Raten postoperativer Hypothyreosen sind einer Radiojodbehandlung vergleichbar (langfristig höchstens 20%). Bei ausreichendem Restgewebe wird eine Rezidivprophylaxe mit Jodid durchgeführt, sonst erfolgt eine lebenslange Thyroxinsubstitution. Verlaufskontrollen sind initial monatlich, später jährlich (Klinik, Labor, Sonografie) durchzuführen.

### 3.2.5.4 Radiojodtherapie

Bei der Radiojodtherapie werden überaktive Thyreozyten durch Applikation von radioaktivem $^{131}$I ($\beta$-Strahlung mit 2 mm Reichweite im Gewebe) zerstört. Beim Vorliegen einer Schwangerschaft, bei unzureichender Jodaufnahme der Schilddrüse (z.B. bei jodinduzierter Immunhyperthyreose) oder im jugendlichen Alter (<20 Jahre) verbietet sich die Durchführung einer Radiojodtherapie. Als Nebenwirkung kommt es häufig zu nur wenige Tage andauernden milden Halsschmerzen (Strahlenthyreoiditis). Die Wirkung der Radiojodtherapie tritt meist nach 3–5 Monaten ein. Bei größerer Struma ist ein entscheidender Verkleinerungseffekt nicht unbedingt zu erwarten. Das Risiko von Späthypothyreosen (bis 50% der Fälle, u.U. noch nach Jahren) zwingt zu langfristigen Kontrollen der Schilddrüsenfunktionsparameter. Ein vermehrtes Auftreten von Schilddrüsenmalignomen oder Leukosen nach Radiojodtherapie wurde nicht beobachtet.

Eine Radiojodtherapie ist bei internistisch nicht vertretbarem Operationsrisiko, fehlender Einwilligung des Patienten zur Operation oder bei Rezidivstruma nach Operation (ohne Malignomverdacht) indiziert. Bei mittelgradigen Lokalsymptomen sowie fehlender Compliance oder erfolgloser medikamentöser Therapie ist die Radiojodtherapie einer operativen Sanierung gleichwertig. In der Regel ist nach 3–6 Monaten eine Volumenreduktion um etwa 30% des Ausgangsvolumens zu erwarten, außer bei fehlender Jodaufnahme, z.B. nach Kontrastmittelgabe, oder bei multizystischen Strumen. Wiederholungsbehandlungen können notwendig werden. Systemische Nebenwirkungen sind nicht bekannt, eine Malignominduktion konnte nie objektiviert werden. Das Risiko einer konsekutiven Hypothyreose ist langfristig höchstens mit 20% anzusetzen. Bei Kindern oder Frauen im gebärfähigen Alter vor Abschluss der Familienplanung wird eine Radiojodtherapie zur Strumareduktion dennoch nicht empfohlen. Zur Rezidivprophylaxe sollte in der Regel eine Jodidsubstitution (s. oben) durchgeführt werden.

### 3.2.5.5 Andere Therapien bei Schilddrüsenerkrankungen

Von der WHO wird eine tägliche alimentäre Jodaufnahme von 150–300 µg als notwendig erachtet. Diese wird in Deutschland nicht erreicht. Aufgrund der entscheidenden Bedeutung des Jodmangels für die Entstehung von Strumen mit Euthyreose kommt einer *Prophylaxe* z.B. mit jodiertem Speisesalz ein überragender Stellenwert zu. Da eine generelle Jodierung des Speisesalzes in der Bundesrepublik bisher noch nicht erfolgt ist, sind die Zielgruppen der Vorbeugung v.a. Kinder, Jugendliche und schwangere Frauen. Die Verwendung jodierten Speisesalzes bedingt zurzeit im Mittel eine Erhöhung der täglichen Jodzufuhr um nur etwa 20 µg. Dies ist angesichts des Bedarfs für die genannten Risikogruppen nicht ausreichend wirksam. Für diese ist daher eine Substitution mit Jodidtabletten zu fordern. In der Pubertät und Präpubertät sowie in der Gravidität und der Stillzeit wird die Einnahme von 100 bzw. 200 µg Jodid/Tag empfohlen.

Die *Jodidmonotherapie* ist auch das Mittel der ersten Wahl in der Behandlung diffuser, „juveniler“ Jodmangelstrumen. Der Verkleinerungseffekt ist vergleichbar und hält länger an als bei Schilddrüsenhormonbehandlung. Das Risiko einer Jodidbehandlung ist die dosisabhängige Induktion einer Hyperthyreose bei unerkannter Schilddrüsenautonomie (s. oben). Die Autonomieprävalenz steigt mit der Zunahme nodulärer Veränderungen, dem Lebensalter und der Strumagröße im gleichen Maß, in dem die Erfolgschancen einer Jodidtherapie sinken. Knotenstrumen im mittleren Lebensalter sollten daher eher nicht, und im höheren Lebensalter nie jodidbehandelt werden. Im Zweifelsfall sollte zum Autonomieausschluss eine quantitative Supppressionsszintigrafie durchgeführt werden. Die Dosierung für jugendliche Erwachsene liegt bei 200 µg Jodid/Tag. Bei Kindern sind schon 100 µg/Tag wirksam. Die Rezidivhäufigkeit ist nach einer *Kombinationsbehandlung mit* $T_4$ *und Jodid* deutlich geringer, der Verkleinerungseffekt ist der Monotherapie vergleichbar. Moderne Präparate erlauben eine individuelle Anpassung des $T_4$-Anteils.

Die *Begleittherapie* bei Hyperthyreose (v. a. Gabe von $\beta$-Blockern) dient der Überbrückung des Intervalls bis zum Eintritt der Wirkung der spezifischen Therapie.

Eine besondere Situation stellt die endokrine Orbitopathie dar. Voraussetzung eines optimalen Therapieerfolgs ist eine euthyreote Stoffwechsellage. *Bei vorbestehender Hyperthyreose* kommt es nach Erreichen einer euthyreoten Stoffwechsellage nur in etwa 50% der Fälle zu einer Besserung; weitere 20–30% zeigen eine Besserung unter den nachgenannten Therapiemaßnahmen. 15–20% der Fälle zeigen einen stationären Befund, 5–10% verlaufen trotz Therapie progredient. Bei *vorbestehender Euthyreose* kommt es in etwa 30% der Fälle zu einer Besserung unter der nachgenannten Therapie, 60% bleiben stationär und etwa 10% verlaufen progredient. Bei frühzeitiger Therapie sind die Erfolgsaussichten besser als bei länger bestehender endokriner Orbitopathie (irreversible Fibrosierungstendenz). Häufig ist die endokrine Orbitopathie nicht rückbildungsfähig: Restzustände sind eher die Regel; der Visusverlust ist aber selten geworden. Therapeutisch kommen neben allgemeinen und am Symptom orientierten ophthalmologischen Maßnahmen (künstliche Tränenflüssigkeit) eine *Glukokortikoidstoßtherapie* und eine *Retrobulbärbestrahlung* jeweils allein, gemeinsam oder nacheinander zum Einsatz. Initial hohen Kortikoidgaben (z. B. 50–100 mg Prednisolon/Tag) in fallenden Dosen über 4–8 Wochen folgen Erhaltungsdosen zwischen 5 und 10 mg/Tag für mindestens 3–4 Monate; dann ggf. eine erneute Stoßtherapie wie angegeben. Die fraktionierten Einzeldosen einer Retrobulbärbestrahlung werden über die Schläfen bzw. Orbitaspitzen eingestrahlt; auch hier erfolgen ggf. Wiederholungen in größeren Abständen. Eine Behandlung mit Cyclosporin in speziell erfahrenen Zentren (günstig in Kombination mit Kortikoiden) bleibt seltenen, therapieresistenten Fällen vorbehalten. Operative Verfahren (Verkleinerung der Lidspalte, Dekompressionsoperation der Orbita oder Thyreoidektomie zur Ausschaltung der vermuteten Autoimmunmechanismen) bleiben die Ausnahme und therapeutisch sonst nicht zu beeinflussenden, oft verzweifelten Fällen vorbehalten. Bei inaktiver endokriner Orbitopathie mit Defektzustand kommen die Korrektur von Doppelbildern durch Schieloperation oder die kosmetisch korrigierende Operation in Betracht.

## 3.3 Gutartige Schilddrüsenerkrankungen

### 3.3.1 Thyreotropin-releasing-Hormon (TRH) und TRH-Mangel

TRH ist ein im Hypothalamus gebildetes Tripeptid (Glu-His-Pro), das durch Abspaltung aus dem Prohormon (MG 27 000) gebildet wird. TRH stimuliert in der Hypophyse die Freisetzung von TSH und Prolaktin. Es wird in zahlreichen Regionen des Zentralnervensystems sowie in einigen peripheren Organen, z. B. in den Testes, gebildet. Einige wenige Patienten mit zentraler Hypothyreose weisen einen isolierten TRH-Mangel ohne erkennbare destruierende Veränderungen im Hypothalamus auf. Die Diagnose der zentralen hypothalamischen Hypothyreose erfolgt durch den Nachweis eines niedrigen basalen TSH-Serumspiegels, der nach exogener Applikation von TRH ansteigt. Der zugrunde liegende molekulare Defekt ist bislang nicht bekannt. Möglicherweise handelt es sich um eine TRH-Bildungs- bzw. -Sekretionsstörung oder um eine Entwicklungsstörung der hypothalamischen, TRH produzierenden Neuronen.

### 3.3.2 Thyreotropin(TSH)-Mangel und autonome TSH-Produktion

TSH ist ein heterodimeres Glykoprotein, das mit den hypophysären Hormonen LH (Luteinisierungshormon) und FSH (Follikel stimulierendes Hormon) sowie mit dem in der Plazenta gebildeten Choriongonadotropin die $\alpha$-Untereinheit teilt. Jedes dieser Hormone weist jedoch eine unterschiedliche, einzigartige $\beta$-Untereinheit auf. Das für die $\beta$-Untereinheit des TSH kodierende Gen liegt auf Chromosom 1p22, das für die $\alpha$-Untereinheit kodierende Gen auf Chromosom 6.

Die häufigste Ursache eines *TSH-Mangels* ist die komplette Hypophyseninsuffizienz aufgrund eines Hypophysenadenoms. Seltener sind Entwicklungsdefekte der Hypophyse wie der familiäre Panhypopituitarismus und die familiäre Hypophysenagenesie, deren molekulargenetische Ursachen noch nicht identifiziert sind. Die beiden am besten charakterisierten Gendefekte, die einem TSH-Mangel zugrunde liegen, betreffen Mutationen des Pit-1-Gens sowie des Gens, das für die TSH-$\beta$-Untereinheit kodiert. Daneben wurden bei einem Knaben mit isolierter zentraler Hypothyreose inaktivierende Mutationen im TRH-Rezeptor festgestellt.

#### 3.3.2.1 Pit-1-Mutationen

Pit-1 ist ein hypophysenspezifischer Transkriptionsfaktor mit einem MG von 33 000, der die Entwicklung der somatotropen, laktotropen und thyreotropen Zellen sowie die für Wachstumshormon, Prolaktin und TSH-$\beta$-Untereinheit kodierenden Gene reguliert (Parks et al. 1999). Pit-1, das zur POU-Familie der Transkriptionsfaktoren zählt, enthält 2 funktionelle Hauptdomänen, eine Aktivierungsdomäne und eine DNA bindende Domäne, wobei Letztere von einer POU-spezifischen und einer Homöodomäne gebildet wird. DNA-Sequenzen, die den Transkriptionsfaktor Pit-1 binden, sind in den Promotoren verschiedener Gene (u.a. Wachstumshormon, Prolaktin, TSH-$\beta$, Pit-1) lokalisiert (Cohen et al. 1996).

Pit-1-Mutationen wurden ursprünglich bei Zwergmäusestämmen mit Hypophysenhypoplasie und fehlenden somatotropen, laktotropen und thyreotropen Zellen identifiziert (Li et al. 1990). So führt bei der so genannten Jackson-Maus ein genomisches Rearrangement des Pit-1-Gens zur Bildung eines verkürzten Proteins. Bei der Snell-Maus führt eine Punktmutation im Pit-1-Gen zu einem Aminosäureaustausch (Tryptophan 261 ersetzt durch Cystein) in der Homöodomäne (Camper et al. 1990). Mittlerweile wurden auch beim Menschen mehrere Pit-1-Mutationen entdeckt. Zuerst wurde bei einem Mädchen mit Kretinismus und Mangel an TSH, Wachstumshormon und Prolaktin eine homozygote Punktmutation identifiziert, die zu einem verkürzten Protein mit Fehlen der gesamten POU-Homöodomäne führt (Tatsumi et al. 1992). Die blutsverwandten Eltern des Kinds waren beide für die Mutation heterozygot und wiesen keine sonstigen endokrinen Veränderungen auf. Nachfolgend wurden bei Patienten mit Wachstumshormon-, Prolaktin- und TSH-Mangel mehrere Mutationen in anderen Abschnitten des Pit-1-Gens beschrieben (Parks et al. 1999). Proteinmutanten, die keine DNA-Bindung aufweisen, werden autosomal-rezessiv vererbt. Im Unterschied hierzu werden Mutationen mit Verlust der Transaktivierung bei erhaltener DNA-Bindungsfähigkeit autosomal-dominant vererbt. Diese Mutanten hemmen die Funktion des intakten Pit-1-Gen-Produkts und üben somit einen dominant-negativen Effekt aus. Bei einer Mutter und ihrem Fetus, der unter schwerer fetaler Hypothyreose mit Verzögerung der pulmonalen, kardiovaskulären, neurologischen und ossären Reifung litt, wurde die ungewöhnliche Situation eines Pit-1-Mangels infolge einer heterozygoten, dominant-negativen Punktmutation beobachtet. Das Fehlen von Pit-1 bei der Mutter und der resultierende Prolaktinmangel verhinderten die Laktation im Wochenbett. Diese Beobachtung verdeutlicht die zentrale Rolle von Pit-1 für die Funktionsfähigkeit der verschiedenen Hormonachsen und die Bedeutung der pränatalen Schilddrüsenhormonbildung für die normalen fetalen Entwicklungs- und Reifungsprozesse.

#### 3.3.2.2 TSH-$\beta$-Mutationen

Ein isolierter erblicher TSH-Mangel aufgrund autosomal-rezessiver Mutationen im Gen der TSH-$\beta$-Untereinheit ist selten Ursache einer kongenitalen Hypothyreose. Biochemisch ist die Störung durch niedrige $T_4$- und TSH-Serumspiegel charakterisiert, wobei TSH durch TRH-Gabe nicht stimulierbar ist. In einer japanischen und einer portugiesischen Familie, in der die Eltern blutsverwandt waren und einige Nachkommen am Kretinismus litten, wurde eine homozygote Mutation (Glycin 29 ersetzt durch Alanin) in der CAGYC-Region des TSH-$\beta$-Proteins identifiziert (Hayashizaki et al. 1989, 1990). Diese Aminosäurenregion ist bei allen $\beta$-Untereinheiten der Glykoproteine hoch konserviert und maßgeblich für die intakte Heterodimerisierung mit der $\alpha$-Untereinheit verantwortlich. Heterozygote Familienmitglieder wiesen eine normale Schilddrüsenfunktion auf. Bei 2 miteinander verwandten griechischen Familien mit kongenitaler Hypothyreose infolge eines TSH-Mangels wurde eine Mutation im TSH-$\beta$-Gen entdeckt, die zur Bildung eines verkürzten Proteins mit nur 11 Aminosäuren führt. Bei einer brasilianischen Familie wurde eine Mutation nachgewiesen, die den Leserahmen verschiebt und zu TSH-$\beta$-Mutanten führt, die mit der $\alpha$-Untereinheit nicht dimerisieren können, sodass TSH im Blut der betroffenen Familienmitglieder nicht nachweisbar war. Ferner wurde eine Mutation in der C-terminalen Region der TSH-$\beta$-Untereinheit beschrieben, die ein Cystein an Position 105 durch Alanin ersetzt, sodass die Ausbildung einer Disulfidbrücke (Cystein 19 mit Cystein 105) unterbleibt. Die resultierende Konformationsänderung behindert die effiziente Hormonbildung und führt zum Verlust der biologischen Aktivität.

### 3.3.2.3 Überproduktion von TSH

Die unregulierte Überproduktion von TSH durch die thyreotropen Zellen der Hypophyse stellt eine seltene Ursache der Hyperthyreose dar. Patienten mit dem Krankheitsbild eines TSH produzierenden Hypophysenadenoms (TSHom) weisen typischerweise die sonst ungewöhnliche Konstellation eines inappropriat hohen TSH-Serumspiegels bei Hyperthyroxinämie auf. Zur Diagnosestellung kann der Nachweis der in erhöhten Mengen gebildeten freien $\alpha$-Untereinheit genutzt werden. Bei 20–35% der Patienten mit TSH produzierendem Hypophysentumor findet sich eine Mitsekretion von Wachstumshormon. Mittels hochauflösender Computer- oder Kernspintomografie kann die Diagnose in den meisten Fällen präoperativ bestätigt werden. Die Behandlung besteht in der transsphenoidalen Entfernung des Hypophysenadenoms. Einige TSH produzierende Hypophysentumoren sprechen auch auf die medikamentöse Behandlung mit dem lang wirksamen Somatostatinanalog Octreotid oder auf Dopaminagonisten an. Patienten mit TSH produzierenden Makroadenomen benötigen neben der Hypophysenoperation häufig noch eine adjuvante Strahlentherapie.

Die zur Bildung TSH produzierender Hypophysentumoren führenden molekularen Defekte sind noch nicht identifiziert. Untersuchungen an wenigen Tumoren mit Hilfe der X-chromosomalen Inaktivierungsanalyse haben gezeigt, dass diese Tumoren überwiegend monoklonalen Ursprungs sind und somit vermutlich auf eine somatische Mutation oder den Verlust eines Tumorsuppressorgens zurückzuführen sind. In Screeninguntersuchungen bezüglich einiger Kandidatengene (Gs$\alpha$, Gq$\alpha$, G11$\alpha$, TRH-Rezeptor) fanden sich auf molekularer Ebene keine Veränderungen.

### 3.3.3 TSH-Rezeptor-Defekte

In den letzten Jahren wurden zunehmend Mutationen in zahlreichen G-Protein-gekoppelten Rezeptoren mit 7 Transmembrandomänen entdeckt, die zu einer konstitutiven Rezeptoraktivierung führen und ein wesentliches neues pathogenetisches Konzept darstellen (Grossmann et al. 1997). Derartige aktivierende Mutationen wurden beim Rhodopsingen als Ursache der Retinitis pigmentosa, beim LH-HCG-Rezeptor-Gen als Ursache der Pubertas praecox bei Knaben und beim TSH-Rezeptor-Gen als Ursache nicht immunogener Hyperthyreosen identifiziert. Außerdem wurden Punktmutationen im $Ca^{2+}$-Rezeptor als Ursache der familiären hypokalzurischen Hyperkalzämie und im Parathormonrezeptor als Ursache der metaphysären Chondrodysplasie nachgewiesen. Somatische Mutationen im TSH-Rezeptor wurden in zahlreichen autonomen Adenomen sowie in multifokalen Autonomien der Schilddrüse entdeckt, wobei die Angaben zur Häufigkeit dieser Mutationen von knapp 10–80% reichen. Während manche Autoren diese Differenzen in erster Linie durch methodische Unterschiede erklären, dürften geografische Unterschiede, die Jodversorgung sowie die Selektion der untersuchten Gewebe von größerer Bedeutung sein. Aktivierende TSH-Rezeptor-Mutationen führen zu einer konstitutiven Erhöhung des basalen cAMP-Spiegels, bei bestimmten Mutationen auch zu einer konstitutiven Aktivierung der Phospholipase C-Kaskade. Interessanterweise sind die aktivierenden Mutationen über die gesamte Transmembranregion des TSH-Rezeptors verteilt und kommen vereinzelt sogar in der extrazellulären Domäne vor.

Im Unterschied zu somatischen Mutationen führen Keimbahnmutationen des TSH-Rezeptors zur nicht autoimmunen familiären Hyperthyreose. Funktionssteigernde Mutationen sind definitionsgemäß dominant, d.h. es genügt bereits ein mutiertes Allel für die Manifestation der Erkrankung. Die resultierende Aktivierung der Adenylatzyklasekaskade führt zum Wachstum (Schilddrüsenhyperplasie) und zur Funktionssteigerung (Hyperthyreose) der Schilddrüsenfollikelzellen. Bei diesen Hyperthyreoseformen fehlen typischerweise die mit immunogenen Hyperthyreosen verbundenen Symptome wie endokrine Orbitopathie, Myxödem, stimulierende TSH-Rezeptor-Antikörper sowie die lymphozytäre Infiltration des Schilddrüsengewebes. Bislang wurden 5 Familien mit nicht immunogener, familiärer Hyperthyreose und dokumentierten TSH-Rezeptor-Mutationen beschrieben (Fuhrer et al. 1998, Gruters et al. 1998). Interessanterweise variiert das Manifestationsalter der Hyperthyreose bei Trägem identischer Mutationen innerhalb einer Familie. Daher ist anzunehmen, dass andere Faktoren (genetischer Hintergrund, Jodversorgung) den Phänotyp beim Vorliegen einer konstitutiv aktivierenden TSH-Rezeptor-Mutation beeinflussen können. Neue Keimbahnmutationen des TSH-Rezeptors wurden auch bei einigen Patienten mit sporadischer, nicht immunogener, kongenitaler Hyperthyreose beschrieben.

Die natürlich vorkommenden TSH-Rezeptor-Mutationen haben neue Erkenntnisse über die

Struktur-Funktions-Beziehung des TSH-Rezeptors ermöglicht. Derzeit wird angenommen, dass aktivierende Mutationen im TSH-Rezeptor zu einer Konformationsänderung führen, die den reprimierten Rezeptor in einen aktiven Zustand überführen, sodass er an die Signaltransduktionswege koppeln und diese aktivieren kann. Patienten mit aktivierenden TSH-Rezeptor-Mutationen profitieren aufgrund ihrer absehbaren Krankheitsprogredienz von einem aggressiven Vorgehen (Operation, ablativ dosierte Radiojodtherapie). In Familien mit nicht immunogener Hyperthyreose ermöglicht der molekulargenetische Nachweis von TSH-Rezeptor-Mutationen die Frühdiagnose und zeitige Einleitung einer definitiven Therapie.

Beim Vorliegen einer reduzierten Sensitivität gegenüber TSH bleiben die Bildung und Sekretion von Schilddrüsenhormon beschränkt und die Schilddrüse klein. Wie bei einer Familie mit 3 betroffenen Töchtern beobachtet, liegen meist normale Schilddrüsenhormonserumspiegel bei hohen basalen TSH-Serumspiegeln vor. In der betreffenden Familie wurde die Erkrankung autosomal-rezessiv vererbt. Die Patienten waren compound-heterozygot für Mutationen in der extrazellulären, TSH bindenden Region des TSH-Rezeptors, wobei jeweils eine Mutation (Austausch von Asparagin 167 gegen Isoleucin) vom Vater und eine andere Mutation (Austausch von Prolin 162 gegen Alanin) von der Mutter vererbt worden war (Sunthornthepvarakul et al. 1995). Bei wenigen Patienten mit kongenitaler Hypothyreose und orthotop platzierter, hypoplastischer Schilddrüse wurden TSH-Rezeptor-Mutationen identifiziert, die zum Funktionsverlust des Rezeptors führen (Costagliola et al. 1999). Auffälligerweise haben diese Patienten einen normalen oder erhöhten Thyreoglobulinserumspiegel. Allerdings sind inaktivierende TSH-Rezeptor-Mutationen nur für sehr wenige Fälle einer kongenitalen Hypothyreose verantwortlich. In einer Studie an 3 Familien mit familiärer kongenitaler Hypothyreose fand sich keine Verbindung zum TSH-Rezeptor-Locus (Xie et al. 1997). Bei *hyt/hyt*-Mäusen mit schwerer, kongenitaler Hypothyreose wurde eine inaktivierende Mutation in der 4. Transmembrandomäne des TSH-Rezeptors nachgewiesen (Gu et al. 1995). Die autosomal-rezessiv vererbte Erkrankung bewirkt, dass das Schilddrüsengewebe homozygoter Mäusen in vivo und in vitro auf TSH nicht anspricht. Die Mutation (Austausch von Prolin an Position 556 gegen Leucin) beeinträchtigt die Membranständigkeit des TSH-Rezeptors nicht, verhindert jedoch die Bindung von TSH und damit seine Funktionsfähigkeit (Biesiada et al. 1996).

### 3.3.4 Mutationen des Gs$\alpha$-Proteins

Ähnlich wie die funktionssteigernden Mutationen im TSH-Rezeptor führen auch konstitutiv aktivierende Mutationen in der $\alpha$-Untereinheit des stimulatorischen G-Proteins (Gs$\alpha$), auch *gsp*-Mutationen genannt, zur kontinuierlichen Aktivierung der cAMP-Signalkaskade. Auch hierbei resultieren Wachstum und Funktionssteigerung der Schilddrüsenfollikelzellen. Im Schilddrüsengewebe wurden somatische *gsp*-Mutationen mit unterschiedlicher Häufigkeit in szintigrafisch kalten Schilddrüsenadenomen, in szintigrafisch heißen autonomen Adenomen und in differenzierten Schilddrüsenkarzinomen nachgewiesen. Am häufigsten sind die Aminosäuren Arginin an Position 201 und Glutamin an Position 227 betroffen (Derwahl 1998). Diese Mutationen beeinträchtigen die Hydrolyse von GTP zu GDP und bewirken so eine dauernde Aktivierung der Adenylatzyklase. Identische Gs$\alpha$-Mutationen finden sich auch in 35–40% der somatotrophen Hypophysenadenome bei Patienten mit Akromegalie. Darüber hinaus sind Gs$\alpha$-Mutationen für verschiedene andere endokrine Syndrome verantwortlich (Aldred u. Trembath 2000). Früh während der Entwicklung eintretende, sporadische Mutationen im Gs$\alpha$-Gen führen zum McCune-Albright-Syndrom. Beim Pseudohypoparathyreoidismus (PHP) Typ Ia (hereditäre Osteodystrophie Albright) zeigen die Betroffenen eine Resistenz gegenüber verschiedenen Hormonen, die an G-Protein-gekoppelte Hormonrezeptoren binden (z.B. Parathormon, TSH). Eine verminderte Expression der stimulatorischen Gs$\alpha$-Untereinheit, wofür verschiedene funktionshemmende Mutationen verantwortlich sein können, führt zu einem plurihormonalen Resistenzsyndrom.

### 3.3.5 Defekte der Schilddrüsenhormonsynthese

#### 3.3.5.1 Defekte des Jodtransports (NIS-Gen-Mutationen)

Angesichts der zentralen Rolle von NIS im Rahmen der Schilddrüsenphysiologie ist zu erwarten, dass genetische Veränderungen des NIS-Proteins zu Veränderungen der NIS-Expression und Funktion führen und die Grundlage zahlreicher Schilddrüsenerkrankungen bilden. Insbesondere lassen kongenitale Hypothyreosen aufgrund eines Jodtransportdefekts einen Defekt im Jodtransportermolekül vermuten. Als diagnostische Kriterien für einen Jodtransportdefekt gelten eine Struma mit manifester oder kompensierter Hypothyreose, eine geringe bis fehlende Radiojodaufnahme in die Schilddrüse und eine fehlende Anreicherung von Jod in den Speicheldrüsen. Bisher wurden insgesamt 40 Fälle von Jodtransportdefekten beschrieben, wobei 1/3 der Patienten Japaner sind (Kosugi et al. 1999).

Schon kurz nach der Klonierung des NIS wurde die erste homozygote Nonsense-Mutation im NIS-Gen bei einer japanischen Patientin mit kongenitaler Hypothyreose und Jodtransportdefekt entdeckt [(Basenpaaraustausch von Adenin zu Cytosin im Kodon 354 mit daraus folgendem Austausch von Threonin zu Prolin (T354P) (Fujiwara et al. 1997)]. Die pathophysiologische Rolle dieser Mutation wurde durch Transfektionsexperimente belegt, die einen kompletten Verlust der Jodtransportaktivität zeigten. Diese Einzelbasenmutation in der 9. Transmembrandomäne des NIS-Proteins wurde auch bei einem anderen Patienten mit großer euthyreoter Struma und Jodakkumulationsdefekt beschrieben (Matsuda u. Kosugi 1997). Seither wurde die T354P-Mutation bei 14 japanischen Patienten mit Jodtransportdefekt und unterschiedlich ausgeprägter klinischer Manifestation nachgewiesen (Fujiwara et al. 1998, Tatsumi et al. 1998, Kosugi et al. 1999). Die T354P-Mutation tritt somit bei japanischen Patienten mit relativ hoher Prävalenz auf und führt zur Manifestation unterschiedlicher Phänotypen (Kosugi et al. 1998). Im Schilddrüsengewebe von Patienten mit NIS-Mutationen fällt eine Überexpression des NIS-Proteins auf, die am ehesten als Kompensationsmechanismus für den niedrigen Joduptake zu werten ist (Kosugi et al. 1998). Pohlenz et al. (1997) haben kürzlich 2 weitere NIS-Gen-Mutationen nachgewiesen: Bei einer Patientin mit kongenitaler Hypothyreose und dokumentiertem Jodtransportdefekt wurde eine Substitution von Gln267 durch Glu identifiziert. Die Sequenzierung der gesamten NIS-cDNA bei einem anderen Patienten mit großer Struma und niedriger Radiojodaufnahme in Schilddrüse und Speicheldrüsen ergab eine Substitution von Cytosin an Position 1163 durch Adenin, die zu einem Stoppkodon im Exon 6 und zur Expression einer verkürzten, inaktiven NIS-Form führt. Erst kürzlich wurden 2 weitere Mutationen im NIS-Gen (Austausch von Gly93 durch Arginin bzw. von Gly543 durch Glu) bei japanischen Patienten gefunden, die ebenfalls einen Funktionsverlust von NIS und damit einen Jodtransportdefekt zur Folge haben (Kosugi et al. 1999). Alle Mutationen zeigten in Transfektionsversuchen einen Verlust der Jodtransportfähigkeit und werden rezessiv vererbt.

Obwohl alle genannten NIS-Gen-Mutationen mit einem Jodtransportdefekt einhergehen, unterscheiden sich die klinischen Manifestationen der einzelnen Patienten insbesondere bezüglich Strumawachstum und Hypothyreose erheblich. Sowohl Patienten mit unterschiedlichen Mutationen als auch Patienten mit identischer Mutation (T354P) weisen unterschiedliche Phänotypen auf. Deshalb ist zu vermuten, dass neben der NIS-Gen-Mutation noch weitere, bislang unbekannte Faktoren die Ausprägung des klinischen Bilds beeinflussen. Wie die aufgeführten NIS-Mutationen zum Verlust der Jodtransportfähigkeit führen, ist noch nicht genau geklärt. Möglicherweise bedingen gewisse NIS-Gen-Mutationen eine Konformationsänderung des NIS-Proteins, wodurch dessen Funktionsfähigkeit und Natriumbindungskapazität reduziert werden (De La Vieja et al. 2000, Dohan et al. 2000).

Die Klonierung des NIS-Gens und die Verfügbarkeit von NIS-Antikörpern (Levy et al. 1997) ermöglichten Untersuchungen zur NIS-Expression in verschiedenen benignen und malignen Schilddrüsengeweben. Normales Schilddrüsengewebe zeigt eine heterogene NIS-Expression an der basolateralen Membran einzelner Schilddrüsenfollikelzellen. Schilddrüsengewebe von Patienten mit Morbus Basedow zeigt eine starke basolaterale NIS-Expression in nahezu allen Schilddrüsenfollikeln entsprechend der klinischen Beobachtung einer diffus erhöhten Radiojodaufnahme bei florider Basedow-Hyperthyreose. Die Hashimoto-Thyreoiditis zeigt ein niedriges NIS-Expressionsniveau mit ähnlicher Verteilung wie in der normalen Schilddrüse, wobei NIS exprimierende Zellen auffallend häufig in der Nähe von Lymphozyteninfiltraten lokalisiert sind. In Knotenstrumen ist die NIS-Expression ebenfalls heterogen, aber höher als im normalen Schilddrüsengewebe (Arturi et al. 1998, Lazar et al. 1999). In autonomen Adenomen der Schilddrüse mit erhöhtem Technetiumuptake ist die NIS-Expression lokal vermehrt, während kalte Schilddrüsenknoten mit vermindertem Technetiumuptake den NIS kaum exprimieren (Arturi et al. 1998, Spitzweg et al. 1998). Untersuchungen an heißen und kalten Schilddrüsenknoten zeigten eine verminderte wachstumshemmende Wirkung von appliziertem Jod auf kalte Schilddrüsenknoten, die nur eine geringe NIS-Expression aufwiesen. Die wachstumshemmende Wirkung von Jod auf Schilddrüsenknoten dürfte demnach zumindest teilweise vom NIS-Expressionsniveau abhängen (Derwahl 1998).

Künftige Untersuchungen werden zeigen, ob NIS-Gen-Mutationen auch bei anderen Schilddrüsenerkrankungen wie Jodmangelstruma, kalten und heißen Schilddrüsenknoten, Schilddrüsenkarzinomen und autoimmunen Schilddrüsenerkrankungen von Bedeutung sind. In Ergänzung zur üblichen Schilddrüsendiagnostik können NIS-Gen-Mutationen bei Jodtransportdefekten und anderen Schilddrüsenerkrankungen durch einfache genetische Screeningverfahren erfasst und charakterisiert werden.

#### 3.3.5.2 Defekte der Schilddrüsenperoxidase

Defekte der Schilddrüsenperoxidase (TPO) zählen zu den häufigsten Ursachen angeborener Störungen der Schilddrüsenhormonsynthese (LaFranchi 1999, Bakker et al. 2000). Die erste Mutation im TPO-Gen wurde bei einem hypothyreoten Knaben entdeckt, der einen Organifizierungsdefekt und eine konnatale Struma aufwies: Es handelte sich um eine homozygote Duplikation von 4 bp (GGCC) im Exon 8 des TPO-Gens. Diese Insertion müsste zu einer Verschiebung des Leserahmens und dementsprechend zu einem stark verkürzten TPO-Protein führen. Interessanterweise existiert jedoch eine verborgene Spleißstelle, die den Leserahmen weiter stromabwärts wiederherstellt, sodass die Insertion zur Substitution von Aminosäuren in der Mitte des TPO-Proteins führt, ohne das Protein am C-Terminus vorzeitig zu verkürzen. In 9 Familien mit kompletten Organifizierungsdefekt wurden weitere Mutationen im TPO-Gen entdeckt. Neben mehreren Leserahmen verschiebenden Mutationen (z.B. 20-bp-Insertion im Exon 2, 4-bp-Duplikation im Exon 8, C-Insertion an Position 2505 im Exon 14) wurden verstreut an mehreren Stellen auch Punktmutationen nachgewiesen, die zum vorzeitigen Translationsabbruch, zu Substitutionen einzelner Basen sowie Veränderungen des Spleißens (z.B. Exon 10-Intron 10-Grenze) führen (Derwahl et al. 1990, Bikker et al. 1994, 1995, 1996, 1997, Gruters et al. 1996, Kotani et al. 1999, Pannain et al. 1999, Santos et al. 1999). In 4 Familien waren die betroffenen Patienten homozygot für eine dieser Mutationen, während die Mitglieder in 4 Familien compound-heterozygot waren.

#### 3.3.5.3 Pendred-Syndrom

Im Jahr 1896 beschrieb Pendred eine Familie mit 4 Schwestern und 1 Bruder, in der 2 der Mädchen taubstumm waren und große Kröpfe aufwiesen (Pendred 1896). Die Assoziation zwischen Struma und Taubheit in Verbindung mit einem positiven Perchloratfreisetzungstest wird heute als Pendred-Syndrom bezeichnet. Patienten mit diesem Syndrom weisen eine normale Schilddrüsenfunktion oder eine leichte Hypothyreose auf. Die Thyreoglobulinserumspiegel sind aufgrund der chronischen TSH-Stimulation erhöht. Die Taubstummheit ist auf einen Defekt in der Kochlea [Mondini-Kochlea (Mondini 1791, Johnsen et al. 1986)] zurückzuführen, bei der ein Hohlraum mit nur 2 anstatt von 3 Bogengängen vorliegt. Das Pendred-Syndrom wird autosomal-rezessiv vererbt.

Jodid wird in der Schilddrüse angereichert, jedoch nicht adäquat organifiziert. Dieser Defekt kann durch einen positiven Perchloratfreisetzungstest nach Applikation von radioaktiv markiertem Jod nachgewiesen werden: Normalerweise wird das angereicherte Jodid organifiziert und an Thyreoglobulin gebunden, sodass nach der Gabe von Perchlorat, das den Jodidtransport hemmt, nur ungebundenes Jodid aus der Schilddrüse freigesetzt wird. Die Freisetzung von Jodid aus der Schilddrüse nach Applikation von Perchlorat (positiver Perchloratfreisetzungstest) weist auf einen Organifizierungsdefekt hin.

Schon seit langem wurde vermutet, dass Struma und Taubheit beim Pendred-Syndrom als pleiotrope Auswirkungen einer Genmutation bei homozygoten Individuen aufzufassen sind. Nachdem sich in langwierigen Untersuchungen keine Verbindung zu den TPO- und Thyreoglobulingenen herstellen ließ, konnte 1996 eine Assoziation des Pendred-Syndroms mit einem Locus auf dem langen Arm von Chromosom 7 (7q22–31.1) nachgewiesen werden (Sheffield et al. 1996). Mit Hilfe einer positionalen Klonierungsstrategie konnte anschließend auch das Pendred-Syndrom-Gen (PDS-Gen) identifiziert werden (Everett et al. 1997). Es kodiert wahrscheinlich für einen Sulfattransporter (Pendrin), der vorwiegend in der Schilddrüse exprimiert wird. Seine genaue Rolle im Rahmen der Entwicklung und Funktion des Innenohrs und der Schilddrüse ist noch nicht bekannt. In den letzten 3 Jahren konnten jedoch mehr als 40 verschiedene Mutationen im PDS-Gen nachgewiesen werden, die bei Homozygoten oder Compound-Heterozygoten ein Pendred-Syndrom verursachen (Everett et al. 1997, Coyle et al. 1998, Cremers et al. 1998, Van Hauwe et al. 1998, Coucke et al. 1999, Kopp 1999, Lopez-Bigas et al. 1999, Bogazzi et al. 2000, Fugazzola et al. 2000, Masmoudi et al. 2000). Abb. 3.7 zeigt die bekannten PDS-Mutationen am Strukturmodell und der cDNA des Pendrins. Bisher fanden sich die meisten Mutationen im C-Terminus des

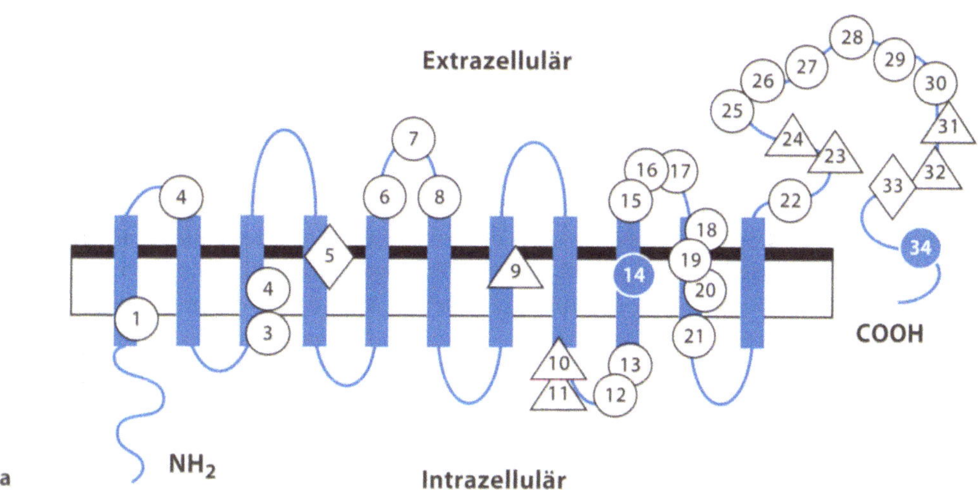


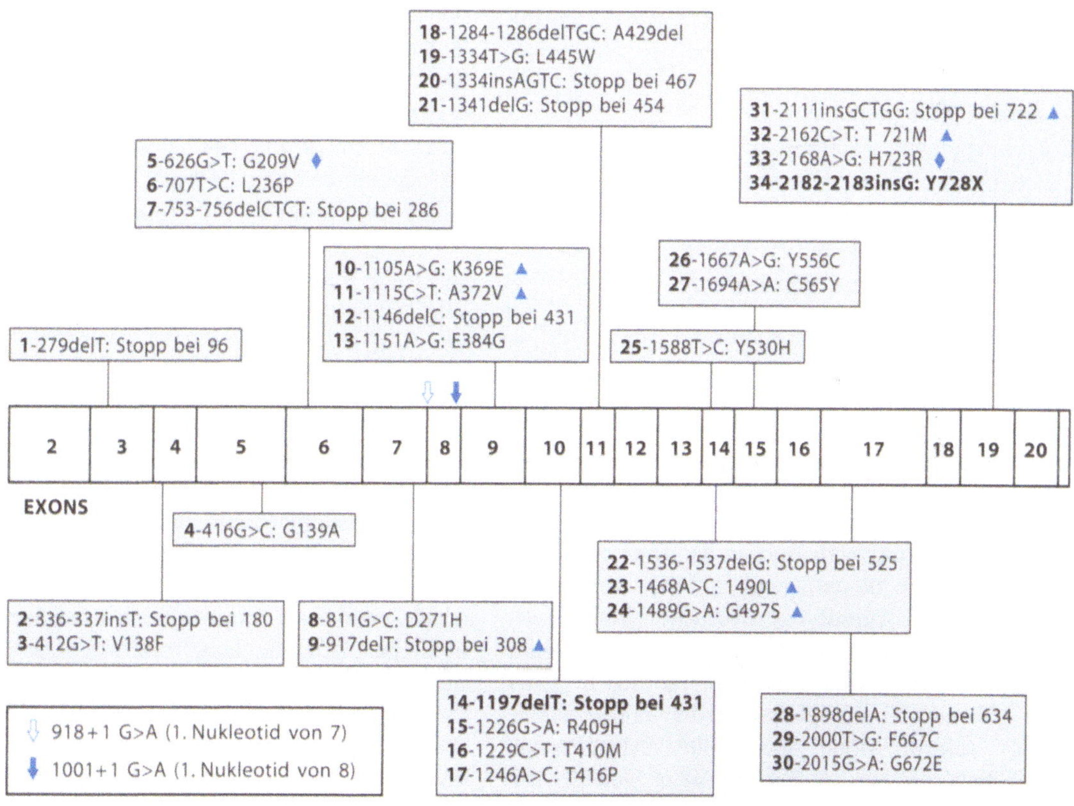


**Abb. 3.7 a, b.** Strukturmodell des Pendrins und Mutationen im PDS-Gen. **a** Die 11 Transmembrandomänen des Pendrins sind relativ zum intra- und extrazellulären Raum dargestellt. *Kreise* Mutationen in Familien mit Pendred-Syndrom, *Dreiecke* Mutationen in Familien mit LVAS [large vestibular aqueduct syndrom (Syndrom vererbter Schwerhörigkeit mit vergrößertem Vestibularorgan], *Rauten* Mutationen in Familien, in denen beide oben genannten Syndrome auftreten. *Nummern* korrespondieren zu den in (**b**) dargestellten Positionen der PDS-Gen-Mutationen, mit freundlicher Genehmigung von Paolo Beck-Peccoz aus Fugazzola et al. (2000)

Moleküls, ohne dass dies einer bestimmten Funktion oder Domäne zugeordnet werden konnte (Fugazzola et al. 2000).

### 3.3.5.4 Defekte der Wasserstoffperoxidbildung

Sauerstoffperoxid ($H_2O_2$) spielt bei der Jodinierung und bei Kopplungsreaktionen eine entscheidende Rolle. Während schon lange bekannt ist, dass Schilddrüsenfollikelzellen $H_2O_2$ bilden, ist über die Nikotinamidadenindinukleotidphosphat(NADPH)-abhängige Oxidoreduktase wenig bekannt. Ein Mangel an $H_2O_2$-Bindung kann die Organifizierung von Jodid behindern. Bislang wurde über 2 Patienten mit euthyreoter Struma und abnormer Jodidorganifizierung in Verbindung mit einer defekten $H_2O_2$-Bildung berichtet. Durch exogene Zugabe eines $H_2O_2$ produzierenden Systems konnte die normale Organifizierung in vitro wiederhergestellt werden.

### 3.3.5.5 Thyreoglobulindefekte

Defekte der Thyreoglobulinsynthese wurden bei Tieren und beim Menschen umfassend untersucht und charakterisiert, wobei qualitative und quantitative Defekte unterschieden werden (Vassart et al. 1987, Medeiros-Neto et al. 1993, Gruters et al. 1999, LaFranchi 1999). Zu den qualitativen Defekten zählen Strukturdefekte des Thyreoglobulins, Störungen der Thyreoglobulinausschleusung aus den Schilddrüsenfollikelzellen sowie Glykosylierungsdefekte. Bei Patienten mit abnormer Thyreoglobulinstruktur können *Störungen der Jod-Tyrosin-Kopplung* auftreten, sodass das thyreoglobulingebundene Jod überwiegend in Form von Monojodtyrosin und Dijodtyrosin vorliegt. Klinisch weisen diese Patienten eine Struma auf, die Schilddrüsenfunktion variiert von euthyreot bis hypothyreot. Thyreoglobulindefekte werden autosomal-rezessiv vererbt, wobei meist Blutsverwandtschaft der Eltern gegeben ist. Die Prävalenz von Thyreoglobulindefekten wird - den Daten aus dem Neugeborenenscreening auf kongenitale Hypothyreose zufolge - auf 1:40 000 Neugeborene geschätzt (Gruters et al. 1999). Typischerweise entwickelt sich bereits in der frühen Kindheit eine Struma. Die thyreoidale Radiojodaufnahme ist grundsätzlich erhöht.

Im Radioimmunoassay gemessene, niedrige oder grenzwertig niedrige Thyreoglobulinspiegel, die nach TSH-Stimulation nicht ansteigen, weisen auf einen quantitativen Defekt hin. Im Gegensatz hierzu sind die Thyreoglobulinserumspiegel bei qualitativen Defekten normal oder sogar erhöht. Für eine abnorme Thyreoglobulinsynthese spricht auch der Nachweis abnormer Jodoproteine im Serum. Bei einem Mangel an Thyreoglobulin werden Albumin und andere Proteine jodiniert, wobei Jodtyrosine und Jodhistidine entstehen.

Aufgrund der extremen Größe des Thyreoglobulingens erweist sich die molekulare Analyse von Thyreoglobulindefekten als äußerst schwierig. Dennoch sind von der molekularen Charakterisierung pathologischer Thyreoglobulinvarianten wesentliche Impulse und Erkenntnisse für das Verständnis der Struktur-Funktions-Beziehungen im Thyreoglobulinmolekül zu erwarten. Die ersten auf molekularer Ebene näher untersuchten Thyreoglobulinvarianten stammten von afrikanischen Rindern und holländischen Ziegen. Afrikanderrinder weisen riesige Strumen bei euthyreoter Stoffwechsellage auf und vererben ihre Störung, eine zu einem vorzeitigen Stoppkodon führende Mutation im Exon 9 (Arginin 697) autosomal-rezessiv (Ricketts et al. 1985, 1987). Alternatives Spleißen führt zu einem fehlerhaft gespleißten 7,3-kb-Transkript, dem das Exon 9 fehlt. Da der ursprüngliche offene Leserahmen in diesem Transkript erhalten ist, erfolgt die Translation zu einem funktionsfähigen Protein ohne den von Exon 9 kodierten Anteil. Allerdings entstehen beide Transkripte in ungewöhnlich geringen Mengen. Bei der holländischen Ziege liegt ebenfalls eine große Struma vor, wobei die Schilddrüsenfunktion bei guter Jodversorgung ebenfalls euthyreot sein kann. Hier führt eine Nonsense-Mutation im Exon 8 (Tyrosin 296 zu einem Stoppkodon) zu einem verkürzten Protein (Van Ommen et al. 1989, Veenboer u. de Vijlder 1993). Die Tatsache, dass die Ziegen trotz dieser verkürzten Thyreoglobulinvariante euthyreot bleiben können, zeigt indirekt, dass die wichtigsten Hormonbildungsstellen im N-terminalen Proteinanteil liegen dürften. Weitere Tierspezies mit Thyreoglobulindefekten sind das südamerikanische Merinoschaf (Struma, Hypothyreose, kein normales intrathyreoidales Thyreoglobulin), die Bongo-Antilope (Struma, Euthyreose, fehlendes 660 000-Thyreoglobulin) eine serbische Rinderart (Struma, Euthyreose, reduziertes 19S-Thyreoglobulin, vermehrtes 12S-Thyreoglobulinmonomer) und die *cog/cog*-Mäuse (Struma, Hypothyreose, ausgeprägter Thyreoglobulinmangel) (Medeiros-Neto et al. 1993).

Auch im humanen Thyreoglobulingen konnten verschiedene Mutationen identifiziert werden (Ieiri et al. 1991, Targovnik et al. 1993, 1995, Bikker et al. 1996, Medeiros-Neto et al. 1996, Hishinuma et al. 1998, van de Graaf et al. 1999), für Übersichtsarbeiten siehe (Gruters et al. 1999, LaFranchi 1999). Ausführlich untersucht wurde ein menschlicher Stammbaum von Personen mit kongenitaler Hypothyreose und blutsverwandten Eltern, wo ein RFLP im Thyreoglobulingen mit der Erkrankung segregierte. Nachfolgend konnte eine Deletion im Exon 4 identifiziert werden, die auf einer C:G-Transversion an Position -3 in der Akzeptorspleißstelle im Intron 3 beruht. Diese Deletion entfernt eine der vermutlichen Hormonbildungsstellen (Tyrosin 130) aus dem Thyreoglobulinmolekül. In einer Familie mit 2 betroffenen Geschwistern fand sich eine Punktmutation, die zu einem Stoppkodon an Position 1510 führt. Allerdings wird diese Mutation - ähnlich wie beim Afrikanderrind - durch differenzielles Spleißen entfernt, wobei eine um 171 Nukleotide verkürzte mRNA entsteht. Unlängst wurde als Ursache eines quantitativen Thyreoglobulindefekts bei einem Patienten mit kongenitaler Struma das Fehlen des schilddrüsenspezifischen Transkriptionsfaktors TTF-1 ermittelt, analog zur Regulation des bovinen Thyreoglobulingens durch TTF-1 (Javaux et al. 1992, Christophe-Hobertus u. Christophe 1999).

#### 3.3.5.6 Dehalogenasedefekte

Nach der Aufnahme in die Schilddrüsenfollikelzelle werden Thyreoglobulin hydrolysiert und $T_4$ und $T_3$ ins Blut sezerniert. Die Jodtyrosine Monojodtyrosin und Dijodtyrosin, die im Thyreoglobulin in viel höheren Konzentrationen vorkommen, werden von einer intrathyreoidalen Dehalogenase dejodiert und der Schilddrüsenhormonbildung wieder zugeführt. Bei einem Defekt im Dehalogenasesystem kommt es zu einem unregulierten Leck von MIT und DIT in die Blutbahn, gefolgt von der Ausscheidung im Urin. Hierdurch können große Jodmengen verloren gehen und bei grenzwertiger oder mangelhafter Jodversorgung ein Strumawachstum und eine Hypothyreose auftreten. Klinisch weisen Patienten mit einem Dehalogenasedefekt eine kongenitale Hypothyreose und eine vergrößerte Schilddrüse auf. Die Diagnose wird durch Gabe von radioaktiv markiertem DIT gestellt. Normalerweise wird DIT dejodiert, während es im Fall eines Dehalogenasedefekts überwiegend unverändert im Urin ausgeschieden wird. Wird Jodid in genügend großen Mengen zugeführt, um die Verluste im Urin zu kompensieren, kann wieder eine euthyreote Stoffwechsellage hergestellt werden. Der Dehalogenasedefekt wird autosomal-rezessiv vererbt. Bei Heterozygoten zeigen biochemische Untersuchungen eine vermehrte Ausscheidung des radioaktiv markierten DIT im Urin. Das für den Dehalogenasedefekt verantwortliche Gen wurde bisher noch nicht kloniert.

### 3.3.6 Defekte von Schilddrüsenhormonbindungsproteinen

Das wichtigste Transportprotein für Schilddrüsenhormone im menschlichen Blut ist das TBG, an das beim Gesunden 75% des $T_4$ und 70% des $T_3$ gebunden sind (Oppenheimer 1968). Andere Transportproteine für Schilddrüsenhormone im menschlichen Serum sind das Transthyretin (TTR), früher als $T_4$ bindendes Präalbumin (TBPA) bezeichnet, das Albumin und in geringen Mengen auch die Apolipoproteine (A-I, A-II, A-IV, B100, C-I, C-II, C-III und E) (Benvenga 1997). Da diese eine wesentlich geringere Affinität zu $T_3$ und $T_4$ als TBG aufweisen, sind sie trotz ihrer viel höheren Serumkonzentration nur zu 10% (TTR), 15–20% (Albumin) bzw. 3–6% (Lipoproteine) an der Bindung der Schilddrüsenhormone beteiligt (Bartalena 1990). Die Bindungsproteine stellen ein Mehrkomponentenspeichersystem für die Schilddrüsenhormone dar (Schreiber u. Richardson 1997), welches die Halbwertszeit von $T_4$ auf etwa 8 Tage und von $T_3$ auf etwa 19 h anhebt. Dies vermindert nicht nur erheblich die renale Clearance der Schilddrüsenhormone, sondern stellt auch deren Verfügbarkeit für den ganzen Organismus sicher (Chan et al. 1972, Hayashi u. Refetoff 1995). Eine Übersicht über die Eigenschaften von TBG, TTR und Albumin gibt Tabelle 3.1.

#### 3.3.6.1 Thyroxin-bindendes Globulin (TBG)

Als wichtigster extrathyreoidaler Speicher von Schilddrüsenhormonen (Robbins 1978, Janssen 1992, Refetoff 1996) vermindert TBG die renale Jodidclearance und begrenzt dadurch den Jodverlust. Mit diesem Reservoir kann selbst nach vollständigem Versiegen der Hormonproduktion (z.B. nach einer Strumektomie) mehrere Tage lang die Versorgung der Organe mit $T_4$ bzw. $T_3$ aufrechterhalten werden. Die Hauptaufgabe des TBG sind die Speicherung und schnelle Rekrutierbarkeit der Schilddrüsenhormone. Zudem ermöglicht das TBG den Transport und die gleichmäßige Verteilung von Schilddrüsenhormonen zwischen Zellen und extrazellulären Kompartimenten (Mendel et al. 1987). In Homologie zum Kortikosteroid-bindenden Globulin (CBG) (Pemberton et al. 1988) konnte inzwischen auch für das TBG eine mögliche gezielte Hormonabgabe nach Elastaseverdau nachgewiesen werden (Janssen et al. 1996, Suda et al. 1999, Jirasakuldech et al. 2000).

**Vorkommen.** Der Normbereich des TBG im menschlichen Serum liegt bei 12–21 mg/l (180–350 nmol/l) mit einer durchschnittlichen Bindungskapazität von 20 mg $T_4$/100 ml Plasma. In der Schwangerschaft, unter Behandlung mit Pharmaka wie Östrogenen oder Antiöstrogenen, Clofibrat, 5-Fluorouracil oder Perphenazin und bei akuten Erkrankungen der Leber steigt die TBG-Konzentration und somit auch der Schilddrüsenhormone durch verminderten TBG-Abbau an (Ain et al. 1987, 1988, Ain u. Refetoff 1988). Die entgegengesetzte Konstellation (TBG erniedrigt, $TT_3$ erniedrigt, $TT_4$ erniedrigt) wird dagegen bei Synthesestörungen durch chronischen Leberschaden (z.B. Leberzirrhose), bei starkem Proteinverlust (z.B. nephrotisches Syndrom, Gastroenteropathie), Androgen- oder Anabolikatherapie und bei der Akromegalie gefunden. Beim Neugeborenen ist die TBG-Serumkonzentration gegenüber dem Normalwert des Erwachsenen um das 1,5- bis 2-fache erhöht (Klein et al. 1997), außer bei sehr niedrigem Geburtsgewicht. Die Konzentration von TBG im mütterlichen Serum zum Zeitpunkt der Geburt ist oft mehr als verdoppelt (Erenberg et al. 1974). Ob die erhöhte Serumkonzentration des Neugeborenen allein auf den Einfluss der mütterlichen Östrogene zurückzuführen ist, bleibt ungewiss. Dagegen spricht jedoch, dass bis zur Pubertät der TBG-Spiegel höher, der TTR-Spiegel dagegen niedriger als im Erwachsenenalter bleiben (Malvaux et al. 1966).

TBG findet sich nicht nur im Serum, sondern in geringen Mengen auch in allen anderen Körperflüssigkeiten, z.B. im Liquor sowie der Gelenk- und der Amnionflüssigkeit. In Serum kommt TBG sowohl in seiner funktionellen Form (natives TBG, nTBG) als auch in einer denaturierten Form (dnTBG) vor. Beide Formen lassen sich mit spezifischen Antikörpern unterscheiden. Das dnTBG, das kein $T_4$ bindet, ist im Serum von Normalpersonen in nur sehr geringer Konzentration enthalten (nTBG:dnTBG=250:1), bildet jedoch bei verschiedenen genetischen TBG-Varianten (s. unten) den Hauptteil des Serum-TBG [TBG-Gary (Murata et al. 1986b), TBG-Slow (Takamatsu et al. 1986), TBG-Quebec (Takamatsu et al. 1987), TBG-Montreal (Janssen u. Refetoff 1992)].

Mit Ausnahme erwachsener Nagetiere und der meisten Karnivoren haben alle bisher untersuchten Säugetieren TBG im Blut (Refetoff et al. 1970), es findet sich aber eine erstaunliche Heterogenität der Bindungsaffinität und der Hitzestabilität (eigene Untersuchungen und pers. Mitteilung von J. R. Stockigt, Australien).

**Eigenschaften.** TBG zeichnet sich durch eine außergewöhnlich hohe Bindungsaffinität zu seinen Liganden aus. $T_4$ bindet mit einer Affinität von $1{,}2 \times 10^{10}$ $M^{-1}$ noch um eine Größenordnung besser als $T_3$ ($1 \times 10^9$ $M^{-1}$) und dissoziiert mit einer Halbwertszeit von 39 s ($T_3$: 4,2 s) vom TBG ab. Bei Bindungsuntersuchungen mit verschiedenen Thyroninanaloga zeigte sich, dass die sterische Konformation der Alaninseitenkette, der Aminogruppe und der Karboxygruppe für die hohe Affinität von Bedeutung ist (Hao u. Tabachnick 1971). Auch die 4 Jodatome an den Positionen 3, 3′, 5 und 5′ sind für eine optimale Bindung nötig, wobei jedoch ein Austausch der beiden Jodatome an Position 3 und 5 mit Bromatomen, also kleineren, elektronegativeren Halogenatomen, zu einer Steigerung der Bindungsaffinität führte (Snyder et al. 1976, Jorgensen 1978, Tabachnick u. Korcek 1978). Diese Ergebnisse legen nahe, dass die hochaffine Bindung v.a. des $T_4$ mit seiner Größe von 6 Å Breite und 12 Å Länge in der Ligandenbindungsstelle des TBG eine präzis determinierte Konformation einnimmt, die spezifische Wechselwirkungen mit mehreren Aminosäuren des TBG erfordert.

Nicht nur die TBG-Serumkonzentration, sondern auch die Bindung von $T_4$ an TBG kann durch Serumfaktoren verändert sein. So werden Schilddrüsenhormone durch freie Fettsäuren (Lim et al. 1991) und Medikamente wie Salizylate (Goussis u. Theodoropoulos 1990), Heparin (Wenzel 1981), Carbamazepin (Isojarvi et al. 1989), Phenytoin, Furosemid, Diazepam und Fenclofenac (Munro et al. 1989) aus ihrer Bindung verdrängt, nicht dagegen durch Barbiturate, welche nur an TTR und Albumin binden. Dies wird beim spezifischen $T_4$-Bindungstest ausgenutzt, um isoliert die TBG-Bindungsparameter zu bestimmen (Murata et al. 1985b).

Nach ersten missglückten Versuchen einer Markierung der Ligandenbindungsstelle analog zur Pipsylierung der $\varepsilon$-Aminogruppe eines Lysylrests in ihrer Nähe (Siegel et al. 1979) mittels des $T_4$-Analogs *N*-Bromoacetyl-L-$T_4$ (Siegel et al. 1983), gelang dies 1987 durch chemisches Cross-Linking von TBG mit $T_4$ über 1,5-Difluoro-2,4-Dinitro-Benzen als bifunktionalem Reagenz (Tabachnick u. Perret 1987). Nach Sequenzierung des markierten Peptidfragments (Phe-Val-Leu-Pro-Lys) kamen 2 Markierungsstellen in Frage (Lys253 und Lys287). Erst später konnte zweifelsfrei Lys253, welches sich am Eingang eines typischen β-Barrels befindet, identifiziert werden (Huber u. Carrell 1989, Buettner et al. 1999).

Ein wichtiges Kriterium bei der Beurteilung von TBG-Varianten ist die Stabilität des Moleküls, welche entweder mittels Hitzedenaturierung oder mittels Denaturierung durch Säuren oder Laugen bestimmt wird. Der TBG-Normaltyp bleibt im Serum relativ stabil, wird jedoch bei Temperaturen >55 °C und pH<4,0 irreversibel inaktiviert (Marshall u. Pensky 1971, Grimaldi et al. 1982, Refetoff et al. 1984). Die Halbwertszeit der Denaturierung von normalem TBG beträgt bei 55 °C etwa 55 min und bei 60 °C etwa 7 min (Takemura et al. 1971, Refetoff et al. 1975). Bei der Denaturierung verliert das TBG-Molekül seine Fähigkeit, Schilddrüsenhormone zu binden. Die Stabilität des Moleküls erhöht sich durch Sättigung der $T_4$-Bindungsstellen, wobei offensichtlich eine leichte Konformationsänderung stattfindet (Grimaldi et al. 1982). Darüber hinaus ist die durch Elastase geschnittene Form erheblich stabiler als ungeschnittenes TBG (Pemberton et al. 1988, Janssen et al. 1996).

**Struktur und Synthese.** Die Primärstruktur des TBG-Moleküls wurde von der Sequenz einer TBG-cDNA abgeleitet (Flink et al. 1986). Auch die Organisation des TBG-Gens ist bekannt (Abb. 3.8) (Hayashi et al. 1993, Refetoff et al. 1996): Es umfasst 5 Exons und hat eine Länge von etwas mehr als 8000 bp. Das erste Exon (Exon 0) ist eine kleine, nichtkodierende Region, die mehr als 1000 bp distal von Exon 1 liegt (Mori et al. 1988, Janssen et al. 1992). Es existieren 2 Transkriptionsstartstellen und 2 Poly-A-Signale (Kambe et al. 1988). Dementsprechend entstehen 2 mRNA-Spezies von 1400 und 1600 bp Länge. Die Lokalisation des TBG-Gens auf dem langen Arm des X-Chromosoms (Trent et al. 1987), genauer Xq 22.2 (Mori et al. 1995 a), steht im Einklang mit der X-chromosomalen Vererbung familiärer TBG-Defekte (Burr et al. 1980).

TBG wird in der Leber synthetisiert (Seo et al. 1983, Bartalena et al. 1984, Murata et al. 1985 b) und als Glykoprotein in den Blutstrom sezerniert. Das primäre TBG-Translationsprodukt ist ein Polypeptid aus 415 Residuen, einschließlich eines Signalpeptids von 20 Aminosäuren. Nach der Passage durch das endoplasmatische Retikulum und den Golgi-Apparat besteht das fertige Protein aus 395 Aminosäuren mit einem Molekulargewicht der Peptidkette von 44 000. Einschließlich der bi- und triantenären Kohlehydratketten an 4 der 5 möglichen Glykosylierungsstellen hat es ein Molekulargewicht von 54 000 (Gershengorn et al. 1977, Zinn et al. 1978). Der Kohlehydratanteil des TBG ist für die korrekte Faltung und Sekretion des Moleküls erforderlich (Murata et al. 1986 a). Zudem ist er durch eine unterschiedliche Anzahl (zwischen 6 und 10) terminaler Sialsäurereste für die Mikroheterogenität bei der isoelektrischen Fokussierung (Gärtner et al. 1981) und die Serumclearance des TBG am Asialoglykoproteinrezeptor der Leber (Ain et al. 1987) verantwortlich. Ist das Molekül erst einmal fertig gestellt, d.h. korrekt gefaltet und sezerniert, beeinflusst die nachträgliche Abspaltung des Kohlehydratanteils allerdings weder die Immunogenität noch die $T_4$-Bindung (Cheng et al. 1979).

Eine Kristallisierung des TBG-Moleküls zur Aufklärung seiner Struktur gelang trotz intensiver Bemühungen verschiedener Arbeitsgruppen noch nicht, es existiert jedoch ein Strukturmodell für

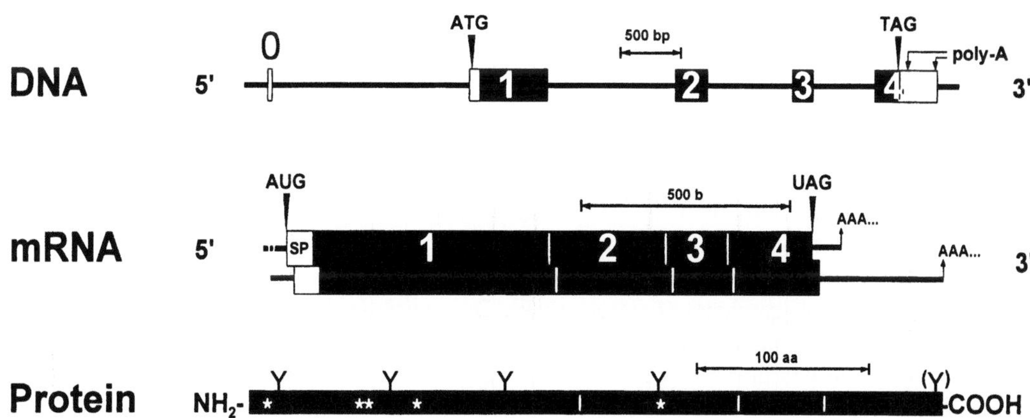


**Abb. 3.8.** Organisation des Gens, der *mRNA* und der Peptidkette des Thyroxin bindenden Globulins, modifiziert nach Janssen et al. (1992)

$\alpha_1$-Proteinase-Inhibitor (PI, früher: $\alpha_1$-Antitrypsin), dem am besten untersuchten Protein aus der Superfamilie der Serinproteaseinhibitoren (Serpine), zu der auch TBG zählt. Dieses Modell hat sich für Struktur-Funktions-Korrelationen des TBG bewährt (Buettner et al. 1999, Grasberger et al. 1999).

**Natürliche Varianten des TBG.** Die Existenz von vererbten TBG Defekten wurde erstmals 1959 in Form des TBG-Exzesses entdeckt (Beierwaltes u. Robbins 1959). Bald darauf wurden eine Reihe weiterer familiärer TBG-Varianten beschrieben (Nicoloff et al. 1964, Marshall et al. 1966, Nikolai u. Seal 1966, Refetoff u. Selenkow 1968, Moloshok et al. 1969, Nusynowitz et al. 1971, Refetoff et al. 1972, Burr et al. 1980). Sie wurden nach der TBG-Serumkonzentration eingeteilt in TBG-Exzess, TBG-Mangel (partial deficiency) und TBG-Defizienz (complete deficiency). Die weitere Typisierung von TBG-Varianten erfolgt durch die Bestimmung des Anteils des denaturierten TBG im Serum, der $T_4$-Bindungsaffinität, der Hitzestabilität und des Musters in der isoelektrischen Fokussierung. Keine der bisher bekannten natürlichen TBG-Varianten scheint jedoch eine wesentliche klinische Relevanz zu haben, wenn von der möglichen Fehlinterpretation vermeintlich zu hoher (TBG-Exzess) oder zu niedriger (TBG-Mangel oder TBG-Defizienz) Gesamtschilddrüsenhormonspiegel abgesehen wird. Derzeit sind 15 der beschriebenen TBG-Defekte proteinbiochemisch und molekularbiologisch charakterisiert (Abb. 3.9).

Ein *TBG-Exzess*, also erhöhte TBG Serumspiegel, kommen physiologischerweise in der Schwangerschaft vor und sind bei einer Behandlung mit Östrogenen (verlängerte TBG-Halbwertszeit) und bei schweren Lebererkrankungen wie Hepatitis oder Zirrhose (verminderte hepatische Clearance) zu beobachten. Ein vererbter TBG-Exzess wurde erstmals 1959 (Beierwaltes u. Robbins 1959) entdeckt. Die TBG-Serumspiegel und $TT_4$-Konzentrationen erreichen dabei bei Homozygoten eine 2- bis 5-fache Erhöhung gegenüber den Normalwerten. Bei den Betroffenen lag ein mit der Lokalisation des TBG-Gens auf dem langen Arm des X-Chromosoms vereinbarer X-chromosomaler Erbgang vor. Die Prävalenz des familiären TBG-Exzesses wird auf 1:25 000 geschätzt (Refetoff 1989). Da das TBG-Molekül beim TBG-Exzess die gleichen Eigenschaften wie das normale TBG aufwies, wurden Mutationen an der Promotorregion postuliert. Erst später wurde bei 2 nicht miteinander verwandten japanischen Familien mit TBG-Exzess mittels quantitativer Koamplifikation und In-situ-Hybridisierung eine Genduplikation gefunden, welche zu der überschießenden TBG-Produktion führt (Mori et al. 1995b).

Eine *TBG-Defizienz* liegt vor, wenn im Serum von hemizygot betroffenen Männern oder homozygot betroffenen Frauen mit den derzeitigen Nachweismethoden kein TBG gefunden werden kann. Mit den hochsensitiven und spezifischen Immunosorbentassays und RIA liegt die Nachweisgrenze derzeit bei 0,5 µg/dl (Refetoff et al. 1984, Copping u. Byfield 1988), das entspricht etwa 0,03% der durchschnittlichen TBG-Serumkonzentration. Heterozygot Betroffene haben TBG-Serumkonzentrationen, die erwartungsgemäß bei 50% des Normalwerts liegen. Bei heterozygoten Frauen mit TBG-Defizienz kann jedoch durch selektive Inaktivierung des normalen X-Chromosoms ein homozygoter Genotyp vorgetäuscht werden (Okamoto et al. 1996). Nach Ausschluss von Deletionen, Insertionen oder Neuorganisationen des TBG-Gens konnten Mori et al. (1988) erstmals bei der Variante TBG-complete-deficiency 5 (TBG-CD5) 2 Punktmutationen (Mori et al. 1988) und später Yamamori et al. (1991) bei TBG-complete-deficiency 6 (TBG-CD6) und TBG-complete-deficiency Japan (TBG-CDJ) Deletionen, welche zu Frameshift-Mutationen führten, nachweisen. Die Mutationen bei *TBG-CD5* betreffen Position 227 in Exon 2, durch welche das Kodon C*T*A für Leucin durch das Kodon CCA für Prolin ersetzt wird und Position 283 im Exon 3, bei der TT*G* für Leucin durch TT*T* für Phenylalanin ersetzt wird. Letztere Mutation ist ein häufig vorkommender Polymorphismus (Takeda et al. 1989), der die Eigenschaften des TBG nicht verändert. Durch In-vitro-Expression eines rekombinanten TBG mit der Pro227-Mutation wurde gezeigt, dass diese für eine veränderte isoelektrische Fokussierung und fehlende $T_4$-Bindung verantwortlich ist. Zudem konnte das TBG-CD5 nur intrazellulär nachgewiesen werden, wohingegen der in *Xenopus*oozyten exprimierte Normaltyp des TBG ins Medium sezerniert wurde (Janssen u. Refetoff 1992). Die Leu227-Pro-Mutation scheint also die Prozessierung und die Sekretion des TBG-CD5 zu hemmen. Bei der Sequenzierung der cDNA von *TBG-CD6* fand sich die Deletion des Nukleotids 554, welches sich normalerweise im für die Aminosäure 165 kodierenden Triplett (Exon 1) befindet (Li et al. 1991). Dies führt zu einer Verschiebung des Leserasters (Frameshift) und zu einem vorzeitigen Translationsabbruch. Das entstehende Protein ist anstatt der normalerweise 395 Aminosäuren nur 167 Aminosäuren lang. Dieses trun-

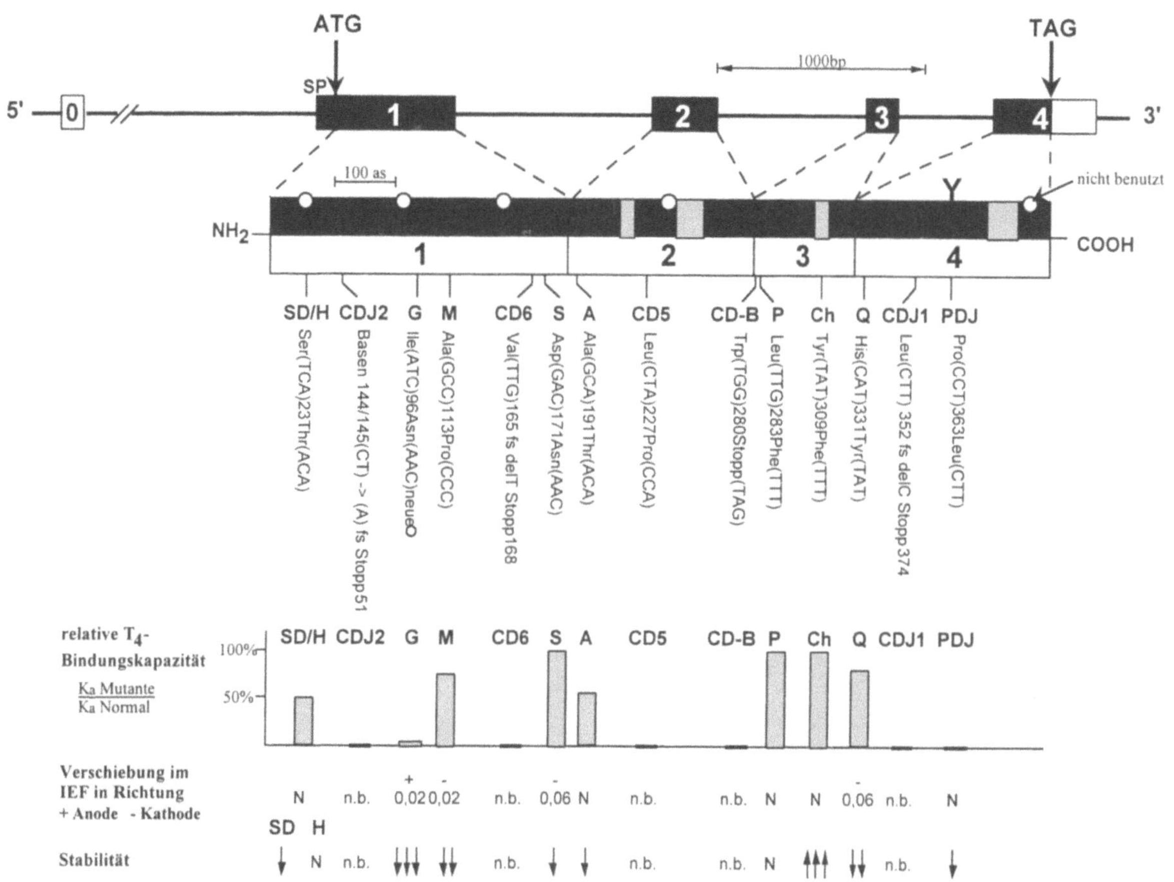


**Abb. 3.9.** Lokalisation und Eigenschaften von natürlichen TBG-Mutationen, *Kreis* Glykosylierungsstelle, *Ypsilon* Proteaseschnittstelle in der reaktiven Schleife, *grau* LBST, *N* unverändert, *n. b.* nicht bestimmbar, *Pfeil nach oben* erhöht, *Pfeil nach unten* vermindert, modifiziert und ergänzt in Anlehnung an Refetoff (1989)

kierte Molekül bleibt höchstwahrscheinlich im ER hängen und wird abgebaut. Die erste bei einer japanischen Familie gefundene TBG-Variante mit komplettem TBG Mangel, das *TBG-CDJ*, hat auf DNA-Ebene ebenfalls eine Deletion als Ursache. Hier fehlt ein Nukleotid im Kodon für die Aminosäure 352, was ebenfalls einen Frameshift und 22 Aminosäuren weiter ein vorzeitiges Translationsende bewirkt (Yamamori et al. 1991). Durch In-vitro-Expressionsversuche in COS-1-Zellen (Miura et al. 1994a) konnte gezeigt werden, dass TBG-CDJ ebenfalls im ER retiniert wird. Eine weitere CDJ-Variante, d.h. sie wurde ebenfalls bei einer japanischen Familie entdeckt, hat eine sehr ungewöhnliche Mutation. Die Basen an den Positionen 144 und 145, ein Cytosin und ein Thymin, fehlen beide, stattdessen findet sich an dieser Stelle ein Adenin. Dieser Austausch führt ebenfalls zu einer Verschiebung des Leserasters und im Kodon 51 zu einem verfrühten Stoppkodon (Ueta et al. 1997). In Abb. 3.9 wurden diese beiden letzteren Varianten zur besseren Unterscheidung als *TBG-CDJ1* und *-CDJ2* bezeichnet. Kürzlich konnte eine weiter TBG-Variante mit komplett fehlenden Serumspiegeln charakterisiert werden, das *TBG-CD-Buffalo* (*TBG-CD-B*). Bei dieser kommt es durch eine Punktmutation im Kodon 280 zum Austausch des Tripletts TGG, welches für Tryptophan kodiert, gegen TAG, was ein Stoppkodon und somit einen Syntheseabbruch bedeutet. Dies führt zum Fehlen der 116 folgenden Aminosäuren. Gleichzeitig liegt auch bei dieser Variante der Polymorphismus Leu283Phe vor (Carvalho et al. 1998).

Ein *TBG-Mangel* liegt dann vor, wenn die Serumkonzentration von TBG zwar vermindert ist, jedoch noch über der Nachweisgrenze liegt. Folgende Varianten mit dieser Konstellation sind bis heute bekannt: TBG-San Diego (identisch mit TBG-Houston), TBG-Slow, TBG-Aborigine, TBG-Gary, TBG-Quebec, TBG-Montreal und TBG-partial-deficiency Japan. Eine positive Korrelation von Antigen DR6 bzw. negative Korrelation von Antigen DR2 mit TBG-Mangel wurde postuliert (Hníková et al. 1993).

Das *TBG-San Diego* (*TBG-SD*) ist durch eine auf etwa 50% reduzierte Bindungsaffinität und eine geringfügig verminderte Hitzestabilität charakterisiert (Sarne et al. 1989). Der Defekt des TBG-SD liegt im Kodon 23 und hat einen Austausch des Serins (*T*CA) gegen Threonin (ACA) zur Folge (Bertenshaw et al. 1992). Interessanterweise fand sich die identische Mutation bei einer Familie aus *Houston* (*TBG-H*), die nicht mit der Familie in San Diego verwandt ist und deren TBG durch einen isolierten Bindungsdefekt charakterisiert ist (Janssen 2000).

*TBG-Slow* ist eine Variante, die sich bei 4–12% der schwarzen Bevölkerung Afrikas und Amerikas und bei Polynesiern findet. Sie ist durch eine Verschiebung aller Banden zum negativen Pol bei der isoelektrischen Fokussierung charakterisiert (Takamatsu et al. 1986). Die Sequenzanalyse des TBG-Gens von 2 nicht miteinander verwandten Individuen mit dem Phänotyp des TBG-Slow ergab eine Punktmutation, die die Substitution der normalen Asparaginsäure an Position 171 (*G*AC) mit Asparagin (*A*AC) bewirkt (Waltz et al. 1990). Der Verlust der negativen Ladung ist die Erklärung für die Verschiebung aller TBG-Banden im IEF zum negativen Pol.

Beim *TBG-Aborigine*, das bei den Eingeborenen der australischen Bevölkerung weit verbreitet ist (Allelfrequenz 0,58), liegt ein hitzelabiles TBG-Molekül mit einer Halbwertszeit von etwa 20 min (normal 55 min) bei 55 °C und eine auf etwa die Hälfte reduzierte Bindungsaffinität vor (Refetoff u. Murata 1985). Es wurde eine Mutation im Kodon 191 gefunden (Takeda et al. 1989), durch die das normale Alanin (*G*CA) durch ein Threonin (*A*CA) ersetzt wird. Da bei der $T_4$-Bindung das 5′-Jodatom des Thyroxins mit dem hydrophoben Alanin reagiert (Jarvis et al. 1992, Buettner et al. 1999), ist diese kleine Veränderung der Sekundärstruktur des TBG-Moleküls vermutlich für die verminderte Bindungsaffinität verantwortlich. Die Instabilität weist auf eine zusätzliche Veränderung der Tertiärstruktur hin.

Für *TBG-Gary* ist v.a. die extreme Verminderung des normalen TBG (oder nativen TBG, nTBG) im Serum charakteristisch (19–25 µg/dl, d.h. 1–2% der Normalkonzentration), bei gleichzeitig stark erhöhter Konzentration an denaturiertem TBG (dnTBG) (Murata et al. 1986b). Durch den Austausch eines Isoleucins an Position 96 gegen Asparagin entsteht eine zusätzliche Glykosylierungsstelle (Asn-Cys-Ser) (Mori et al. 1989). Bei Expression dieser Variante in *Xenopus*-Oozyten und COS-1-Zellen stellte sich das TBG-G mit 58 000 erwartungsgemäß größer dar als das normale TBG (TBG-N) mit 54 000. Nach Deglykosylierung hatten beide Moleküle ein Molekulargewicht von 44 000, was der nichtglykosylierten Peptidkette entspricht. An der zusätzlich entstandenen Glykosylierungsstelle wird also tatsächlich eine Zuckerkette angehängt, was mit großer Sicherheit zum vermehrten intrazellulären Abbau des TBG und zusätzlich zu einer verminderten Sekretion führt (Kambe et al. 1992).

Ebenfalls erhöhte Konzentrationen an dnTBG fanden sich bei einer Familie aus *Quebec* (*TBG-Q*) und einer mit dieser nicht verwandten Familie aus *Montreal* (*TBG-M*). Eine bei TBG-Q auf 70% und bei TBG-M auf 73% reduzierte Bindungsaffinität und stark verminderte Hitzestabilität mit einer Halbwertszeit bei 56 °C von etwa 2 min sind weitere Charakteristika dieser TBG-Varianten (Takamatsu et al. 1987). TBG-Q weist eine Substitution des His331 (*C*AT) mit Tyrosin (*T*AT) auf (Bertenshaw et al. 1991). Dies ist ein Austausch einer basischen Aminosäure mit Imidazolgruppe gegen eine aromatische Aminosäure, die offensichtlich zu einer Veränderung der Tertiärstruktur führt. Bei TBG-M wurde ein Austausch von Alanin an Position 113 (*G*CC) gegen Prolin (*C*CC) gefunden (Janssen et al. 1991). Durch die heterozyklische Aminosäure Prolin werden $\alpha$-Helix-Brüche eingeführt, die die Tertiärstruktur entscheidend verändern und zu

- Stabilitätsverlust (Liebhaber u. Kan 1983),
- verminderter Ligandenbindung (Usala et al. 1990),
- gestörtem Membrantransport (Ibrahimi u. Gentz 1987) und
- veränderter Enzymaktivität (Gilles et al. 1986)

von Proteinen führen. Durch In-vitro-Expression eines TBG mit Substitution der Aminosäure 113 durch Prolin konnte der Defekt des TBG-M bestätigt werden (Janssen u. Refetoff 1992).

Umgekehrt ist beim *TBG-partial-deficiency Japan* (*TBG-PDJ*) mit ebenfalls verminderter Serumkonzentration und reduzierter Hitzestabilität ein Prolin (C*C*T) gegen ein Leucin (C*T*T) ausgetauscht (Miura et al. 1993). Die Expression dieser TBG-Variante in COS-1-Zellen ergab eine verminderte Sekretion des Proteins aufgrund gestörter intrazellulärer Prozessierung (Miura et al. 1994b).

Nur wenige *Varianten mit normalem TBG-Serumspiegel* wurden bis heute charakterisiert. Eine davon fand sich im Rahmen einer gezielten Untersuchung von 117 Serumproben bei unauffälligen

Gesamthormonwerten bei einem 22-jährigen Mann afrikanischer Abstammung (Takamatsu u. Refetoff 1986). Das nach dem Entdeckungsort benannte *TBG-Chicago* (*TBG-Ch*) zeichnet sich durch eine stark erhöhte Hitze- und Säurestabilität aus. Die Halbwertszeit der Denaturierung bei 56 °C ist bei dieser Variante von 55 auf 190 min verlängert. Hinsichtlich Immunität, Mikroheterogenität bei der isoelektrischen Fokussierung und Bindungsaffinität besteht kein Unterschied zum TBG-N. Auf molekularer Ebene fand sich der Ersatz des Tyrosin 309 (TAT) durch Phenylalanin (TTT) (Janssen et al. 1995). Durch Korrelation dieser Mutation mit der Kristallstruktur der Serpine (Huber u. Carrell 1989, Grasberger et al. 1999) lässt sich die Stabilisierung durch eine engere Bindung einer $\alpha$-Helix an das Molekül erklären.

Bei Eskimos wurde eine TBG-Variante mit einem etwas (0,02) in Richtung Anode verschobenem isoelektrischem Punkt gefunden, das *TBG-Fast* (*TBG-F*) (Refetoff 1989).

### 3.3.6.2 Transthyretin (TTR)

TTR ist das zweitwichtigste Serumtransportprotein für Schilddrüsenhormone. Seine $T_4$-Bindungsaffinität ist allerdings um 2 Zehnerpotenzen geringer als die des TBG (Tabelle 3.1). Aufgrund der wiederum um 2 Zehnerpotenzen niedrigeren Bindungsaffinität spielt es für die Bindung und den Transport von $T_3$ praktisch keine Rolle. Das globuläre TTR ist ein Homotetramer aus 4 identischen Untereinheiten. Diese sind um einen zylindrischen Kanal aus 16 $\beta$-Faltblättern doppelt-symmetrisch angeordnet. In diesem befinden sich auch die 2 identischen Bindungsstellen (Abb. 3.10) (Jorgensen 1978, Rosen et al. 1993). Das Molekül besitzt zudem noch 4 Bindungsstellen für das Retinol bindende Protein. Die Stabilität des TTR ist dem des TBG ähnlich. Es wird in 0,1% Sodiumdodecylsulfat (SDS) noch nicht dissoziiert, und die Untereinheiten entfalten sich erst bei einer Guanidiniumkonzentration von 6 M (Robbins et al. 1978). Anders als beim TBG sind die 2 im zentralen Kanal befindlichen $T_4$-Bindungsstellen des TTR genauestens analysiert (Blake u. Oatley 1977), da seine Röntgenkristallstruktur bestimmt werden konnte (Blake et al. 1978). Die Karboxylseitenkette und die Aminogruppe des $T_4$ interagieren mit Lys15 und Glu54, die am Eingang des Kanals liegen. Der Phenolring befindet sich bei der Bindung in einer hydrophilen Tasche relativ zentral des Moleküls, welche sich aus den Hydroxylgruppen von Ser117, Thr119 und 1 oder mehreren Wassermolekülen formiert. Die Bindung eines $T_4$-Moleküls an eine der beiden identischen $T_4$-Bindungsstellen führt zu einer sterischen Hemmung der $T_4$-Bindung der 2. Bindungsstelle, die dann eine um weitere 2 Zehnerpotenzen geringere Bindungsaffinität hat. Deshalb wird faktisch nur 1 $T_4$-Molekül pro TTR-Molekül gebunden.

Die Aminosäuresequenz des TTR ist seit 1974 bekannt (Kanda et al. 1974), eine Sequenzhomologie mit Retinol bindendem Globulin und den gastrointestinalen Hormonen vom Glukagon-Sekretin-Typ wurde beschrieben (Jornvall et al. 1981). Eine Reihe von TTR-Varianten sind beschrieben worden, die eine erhöhte (Lalloz et al. 1984, Moses et al. 1990, Fitch et al. 1991) bzw. erniedrigte (Refetoff et al. 1986) Affinität für $T_4$ aufweisen. Eine erhöhte Bindungsaffinität für Schilddrüsenhormone resultiert in erhöhten $TT_3$- und $TT_4$-Werten. Bei der von Moses beschriebenen Variante ist im Kodon 109 (Exon 4) durch die Punktmutation ACC:GCC das normale Threonin gegen ein Alanin ausgetauscht. Diese Variante besitzt eine 3-fach erhöhte Bindungsaffinität für $T_4$. Da das Ala109 vermutlich direkt an der $T_4$-Bindung beteiligt ist, ist durch den Aminosäureaustausch eine veränderte Bindungsaffinität erklärbar. Die von Fitch et al. (1991) beschriebene und molekulargenetisch charakterisierte TTR-Variante besitzt im Exon 2 eine Punktmutation von GGT nach AGT, wodurch das Glycin an Position 6 gegen ein Serin ausgetauscht wird. Da sich diese Position in einem Bereich befindet, von welchem angenommen wird, er würde einen ungeordneten N-terminalen „Kopf" bilden, ist es unwahrscheinlich, dass diese Substitution eine signifikante Veränderung der Molekülstruktur bewirkt. Möglich ist aber, dass die erhöhte Bindungsaffinität durch eine Interaktion zwischen der Hydroxylgruppe des Serins und dem aminosäureähnlichen Teil des gebundenen $T_4$-Moleküls zustande kommt. Inzwischen sind eine Vielzahl von TTR-Mutationen mit sehr variablen Auswirkungen auf die Bindung von Schilddrüsenhormonen identifiziert worden (Saraiva 1995). Einige der TTR-Varianten sind mit einer familiären Amyloidose assoziiert, die zu einer fortschreitenden Polyneuropathie führt (Reilly u. Staunton 1996, Damas u. Saraiva 2000).

### 3.3.6.3 Albumin

Humanes Albumin hat ein MG von 65 000 und besteht aus 585 Aminosäuren. Im Serum dient es v. a. der Aufrechterhaltung des kolloidosmotischen Drucks und beteiligt sich am Transport, der Vertei-

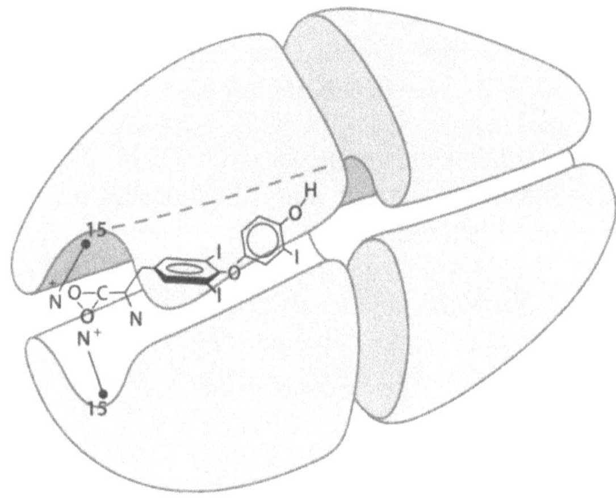


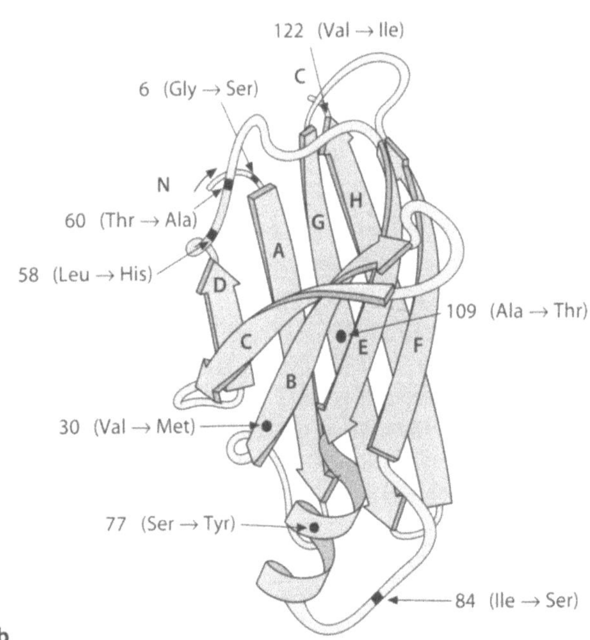


**Abb. 3.10a,b.** Strukturmodell und Mutationen des Transthyretin (TTR), **a** schematische Darstellung der Bindung eines $T_3$-Moleküls an 1 der 2 identischen Bindungsstellen des TTR, **b** Lokalisation einiger bekannter Mutationen im TTR-Monomer, nach Jorgensen (1978), Rosen et al. (1993), mit freundlicher Genehmigung

lung und Metabolisierung vieler Liganden. Durch seine Affinität v.a. zu kleinen, negativ geladenen, hydrophoben Molekülen sind dies Vertreter aus unterschiedlichsten chemischen Gruppen, z.B. Fettsäuren, Aminosäuren, Steroide, Metalle, Elektrolyte und verschiedene Pharmaka. Für Fettsäuren ist Albumin das Hauptträgerprotein. Bei der Analyse der Kristallstruktur wurden 6 helikale Subdomänen gefunden, die ein herzförmiges Molekül bilden. Jede Domäne besteht aus 10 Helices, die insgesamt 67% des Albuminmoleküls ausmachen (He u. Carter 1992). Die dominierenden Bindungsstellen sind in den Subdomänen IIA und IIIA, welche in einer hydrophoben Tasche liegen, lokalisiert. Für $T_4$ wurde 1 mit einer relativ starken Bindungsaffinität von $7\times10^5$ $M^{-1}$ und 5 schwächere mit Bindungsaffinitäten von $4{,}8\times10^4$ $M^{-1}$ ermittelt. Es transportieren zwar relativ wenige Albuminmoleküle Schilddrüsenhormone, aufgrund der hohen Konzentration von Albumin im Serum sind dennoch etwa 15% des zirkulierenden $T_4$ an Albumin gebunden.

Durch ein atypisches Muster in der Elektrophorese wurde eine genetische Variante des humanen Albumins gefunden (Sakamoto et al. 1995). Durch eine Punktmutation im Kodon 63 kommt es zur Substitution der normalen Asparaginsäure gegen Asparagin und somit zur Ausbildung einer zusätzlichen Glykosylierungsstelle. Asp63 ist normalerweise exponiert und grenzt an eine Disulfidbrücke an. Es wird postuliert, dass durch die zusätzliche Zuckerkette die Ausbildung der Disulfidbrücke zwischen Cys62 und Cys53 verhindert wird. Die

Auswirkungen dieser strukturellen Veränderung auf die Bindung von Schilddrüsenhormonen wurde nicht untersucht. Die häufigste Form einer euthyreoten Hyperthyroxinämie ist die „familiäre dysalbuminämische Hyperthyroxinämie“ (FDA). Diese veränderte Laborkonstellation hat per se keinen Krankheitswert, wird autosomal-dominant vererbt und durch ein Albumin mit erhöhter $T_4$-Bindungsaffinität verursacht. Mittlerweile wurden 2 verschiedene Punktmutation im Albumingen identifiziert, die zur Substitution des normalen Arginin218 mit Histidin (Petersen et al. 1994, Sunthornthepvarakul et al. 1994, Tang et al. 1999) bzw. Prolin (Wada et al. 1997, Pannain et al. 2000) führen.

### 3.3.7 Dejodasedefekte

Defekte der Dejodierung von Schilddrüsenhormonen sind sehr selten. In einer Familie wurden 6 Frauen aus 3 Generationen mit einer Hyperthyreose (erhöhte $T_3$- und $T_4$-Werte) bei nichtsupprimiertem TSH identifiziert, die alle keinen Hinweis für eine vermehrte TSH-Sekretion aufwiesen (TSH produzierender Hypophysentumor oder ektope TSH-Produktion): Dies wurde als möglicher Defekt der Typ-II-5′-Dejodase interpretiert. In 2 anderen Fällen wurden erhöhte $T_4$- und $rT_3$-Serumspiegel bei normalen $T_3$-Werten als möglicher Defekt der Typ-I-5′-Dejodase interpretiert. Der Nachweis eines Gendefekts oder von Mutationen in den Dejodasegenen gelang jedoch bisher nicht.

### 3.3.8 Schilddrüsenhormonresistenz

Das Syndrom der Resistenz gegen Schilddrüsenhormone (resistance to thyroid hormone, RTH: OMIM *188570), welches nach dem Erstbeschreiber auch Refetoff-Syndrom (Refetoff et al. 1967) genannt wird, ist durch eine im Verhältnis zu ihren Serumspiegeln verminderte Wirkung von Schilddrüsenhormonen gekennzeichnet. Das klinische Erscheinungsbild der RTH ist sehr variabel, sodass praktisch alle betroffenen Patienten erst aufgrund der typischen Laborkonstellation erhöhter $T_4$- und $T_3$-Serumspiegel bei normalem oder sogar erhöhtem TSH identifiziert werden. Die Differenzialdiagnose umfasst dabei alle Formen der Hyperthyroxinämie. Bei fast allen der knapp 600 bisher untersuchten Fällen war das Syndrom mit Mutationen im Gen der $\beta_1$-Isoform des Schilddrüsenhormonrezeptors (thyroid hormone receptor-$\beta_1$, TR-$\beta_1$: OMIM *190160) assoziiert (Oppenheimer et al. 1996, Refetoff 1996, Janssen 1998). Die frühere Klassifikation in eine generalisierte (GRTH) und hypophysäre (pituitary, PRTH) Form der RTH lässt sich nicht mehr aufrechterhalten, da sie sich zwar bezüglich der subjektiven Symptome, nicht jedoch bei quantifizierbaren Funktionstests unterscheiden und beide Formen durch TR-$\beta_1$-Mutationen hervorgerufen werden (Beck-Peccoz et al. 1990). Auch ein einzelner Fall einer Resistenz nur peripherer Gewebe (peripheral tissues, PTRTH) ist beschrieben worden (Refetoff 1996).

#### 3.3.8.1 Inzidenz und Vererbung

Die genaue Inzidenz der RTH ist unbekannt, da bisher keine systematischen Erhebungen durchgeführt wurden. Die Ergebnisse eines 1993 in Indiana, USA, initiierten Neugeborenenscreenings stehen noch aus (Refetoff et al. 1993). Im Gegensatz zu den meisten anderen Schilddrüsenerkrankungen betrifft die RTH Frauen und Männer gleich häufig. Sie zeigt eine weite geografische Verbreitung mit betroffenen Patienten in Europa, Nord- und Südamerika, Afrika und Asien. Etwa 75% der fast 600 bisher beschriebenen Fälle treten familiär gehäuft auf, nur bei etwa 15% der Fälle konnten unter den Angehörigen keine betroffenen Familienmitglieder identifiziert werden, bei weiteren 10% der Fälle konnten die Angehörigen nicht untersucht werden (Refetoff 1996). Bei der von Refetoff erstbeschriebenen Familie bestand ein autosomal-rezessiver Erbgang, der auf das Fehlen des TR-$\beta_1$-Gens zurückzuführen war und sich nur bei den homozygot betroffenen Kindern einer blutsverwandten Ehe ausprägte (Refetoff et al. 1967, Takeda et al. 1992). Bis auf wenige Ausnahmen (Weiss et al. 1996, Pohlenz et al. 1999, Reutrakul et al. 2000) sind alle weiteren familiären Fälle autosomal-dominant vererbt und werden wie die sporadischen Fälle der RTH durch Mutationen im TR-$\beta_1$-Gen verursacht (Refetoff 1996).

#### 3.3.8.2 Klinisches Erscheinungsbild

Ein spezifisches klinisches Erscheinungsbild oder pathognomonische Beschwerden und Symptome gibt es bei der RTH nicht. Selbst Mitglieder derselben Familie zeigen häufig eine unterschiedliche Ausprägung der Manifestationen des Syndroms. Die häufigsten Auffälligkeiten, die zur weiteren Untersuchung eines Patienten mit RTH führten, sind Struma, Lernschwäche, Entwicklungsverzögerung, Tachykardie sowie der Verdacht auf eine

Hyperthyreose oder der (zufällige) Nachweis einer Hyperthyroxinämie. Durch den häufigeren Einsatz von TSH- oder Schilddrüsenhormonbestimmungen gründet sich heutzutage der Verdacht auf eine RTH meist auf die pathologischen Laborwerte.

Bei den meisten Patienten besteht eine klinisch euthyreote Stoffwechsellage. Der Grad der Kompensation des verminderten Ansprechens auf Schilddrüsenhormone ist jedoch nicht nur interindividuell, sondern auch in verschiedenen Geweben sehr unterschiedlich. Daher können Symptome eines Schilddrüsenhormonmangels und -überangebots gleichzeitig vorliegen. So können neben einer Wachstumsstörungen und verlangsamten Knochenreifung, die eine Hypothyreose vermuten lassen würden, gleichzeitig eine Überaktivität und Tachykardie bestehen, die mit einer Hyperthyreose vereinbar wären. Aufgrund der sehr unterschiedlichen Ausprägung des Syndroms gibt es nur wenige charakteristische Symptome der RTH. Bei der körperlichen Untersuchung findet sich in 85% aller Fälle eine Struma. Kinder mit RTH weisen oft eine Verzögerung des Wachstums und der Knochenreifung auf, erreichen jedoch später meist eine normale Größe. Bei der Hälfte aller Kinder mit RTH lässt sich eine Lernschwäche, oft kombiniert mit einem „Hyperaktivitätssyndrom" nachweisen (Hauser et al. 1993). Erwachsene Patienten haben oft kognitive Defizite (Refetoff 1996).

### 3.3.8.3 Laboruntersuchungen

Bei unbehandelten Patienten sind erhöhte Serumspiegel an freiem $T_4$ und $T_3$ oder ihnen äquivalente Parameter ($T_4$-TBG-Quotient, $T_4$-Index) unabdingbar für die Diagnose einer RTH. Im Gegensatz z.B. zur Basedow-Hyperthyreose, bei der häufig der $T_3$-Spiegel relativ zum $T_4$ stärker erhöht ist, bleibt bei der RTH das $T_3$-$T_4$-Verhältnis normal. Charakteristisch, wenn nicht pathognomonisch, ist ein trotz der erhöhten Schilddrüsenhormone nichtsupprimiertes TSH mit erhaltener Stimulierbarkeit durch TRH (TSH-releasing-Hormon), einem normalen zirkadianen Rhythmus und einem normalen $\alpha$-Untereinheit-TSH-Verhältnis. Letzteres ermöglicht eine Abgrenzung der RTH von TSH produzierenden Hypophysenadenomen, die häufig einen disproportionalen Anstieg der $\alpha$-Untereinheiten aufweisen. Thyreoglobulin ist bei Patienten mit RTH aufgrund der hohen TSH-Spiegel und der resultierenden Stimulation der Schilddrüse meist ebenfalls erhöht. Das Vorliegen von Antikörpern gegen Schilddrüsenperoxidase (TPO, früher MAK) und Thyreoglobulin (TGAK) ist bei Patienten mit RTH genauso häufig wie in der Normalbevölkerung. Antikörper gegen den TSH-Rezeptor (TRAK) bzw. gegen Schilddrüsenhormone oder TSH sprechen gegen eine RTH und sollten an die entsprechenden Differenzialdiagnosen denken lassen.

Die verminderte Wirkung der Schilddrüsenhormone auf periphere Gewebe bei der RTH lässt sich mit dem gestaffelten $T_3$-Suppressionstest (Refetoff et al. 1993) quantifizieren (Abb. 3.11). Nach 1-wöchiger Suppression mit 100 oder 200 µg/Tag $T_3$ finden sich bei Kontrollpersonen im TRH-Test keine Stimulation der TSH-Ausschüttung mehr und ein deutlicher Rückgang der Stimulation der Prolaktinausschüttung, während bei Patienten mit RTH nach $T_3$-Suppression immer noch eine Stimulation der TSH-Ausschüttung nachweisbar ist und die Stimulation der Prolaktinausschüttung fast unverändert bleibt. Die Behandlung mit $T_3$ führt bei Kontrollpersonen zu einem deutlichen Anstieg des Grundumsatzes, des Ferritins und der Harnstoffausscheidung sowie einem Abfall des Cholesterins, der Triglyzeride und der Kreatinkinase. Bei Patienten mit RTH lässt sich kein signifikanter Anstieg des Grundumsatzes nachweisen, Ferritin zeigt einen paradoxen Abfall, die Cholesterin- und Triglyzeridwerte sowie die Kreatinkinase und die Harnstoffausscheidung verändern sich kaum. Der $T_3$-Suppressionstest ist organisatorisch aufwändig und kann aufgrund der hoch dosierten $T_3$-Gabe nur stationär durchgeführt werden. Er bleibt somit Forschungszwecken und in Ausnahmefällen einer Therapieoptimierung vorbehalten.

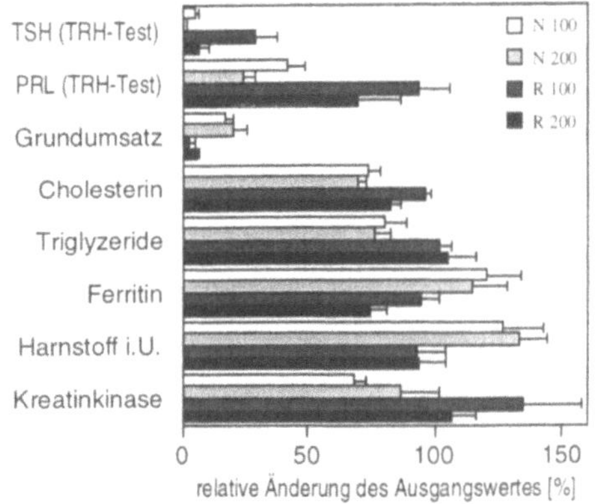


**Abb. 3.11.** Reaktion peripherer Gewebe von Patienten mit RTH (*R*) und nichtresistenter Kontrollpersonen (*N*) auf die Gabe von Schilddrüsenhormon. Die Ausprägung der Parameter wurde vor und nach je 1-wöchiger Suppression mit 100 µg/Tag oder 200 µg/Tag $T_3$ bestimmt, *TRH* TSH-releasing-Hormon, *PRL* Prolaktin, *i. U.* im Urin

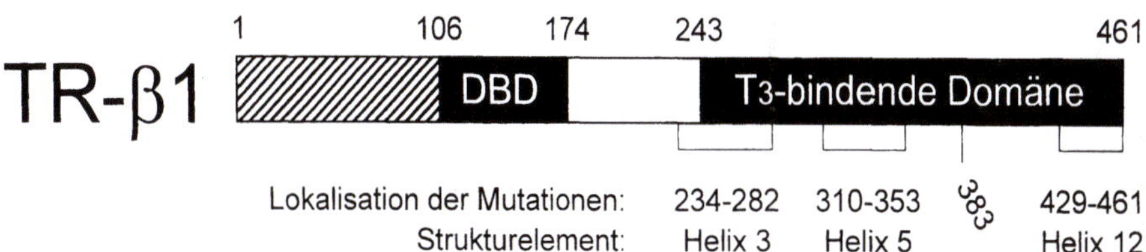


**Abb. 3.12.** Lokalisation der Mutationen im Schilddrüsenhormonrezeptor-$\beta_1$ (*TR-$\beta_1$*) bei Patienten mit RTH. Bis auf 1 (*R383H*) finden sich alle Mutationen in 3 „Hot spots", die den Helices 3, 5 und 12 der $T_3$ bindenden Domäne entsprechen, *DBD* DNA bindende Domäne

#### 3.3.8.4 Molekulare Grundlagen

Patienten mit RTH haben erhöhte Serumspiegel von stereochemisch normalen Schilddrüsenhormonen, die einem normalem Abbau unterliegen und von den Zielgeweben adäquat aufgenommen werden. Schon früh wurde deshalb spekuliert, dass der Defekt im Zellkern liegen muss, dem Ort der Regulation der Genexpression. Dieses Konzept, das erstmals von Albright et al. (1937, 1942) bezüglich des Pseudohypoparathyreoidismus und von Refetoff et al. (1972) bezüglich der RTH geäußert wurde, führte in den 70er Jahren zur Identifizierung und Charakterisierung von nukleären Hormonrezeptoren für Steroid- und Schilddrüsenhormone (Evans 1988).

Nachdem genetische Untersuchungen eine Kopplung des TR-$\beta_1$-Locus auf Chromosom 3 mit der Vererbung der RTH in einer Familie gezeigt hatten (Usala et al. 1988), wurde kurze Zeit später erstmals eine Punktmutation im TR-$\beta_1$-Gen bei einer Familie mit RTH nachgewiesen (Sakurai et al. 1989). Inzwischen sind bei fast 600 Patienten aus über 100 Familien Mutationen des TR-$\beta_1$-Gens nachgewiesen worden. Alle Mutationen befinden sich in und um die $T_3$ bindende Domäne, und zwar in 3 Hot spots zwischen den Aminosäuren 234 und 282, 310 und 353 und 429 und 461 (Abb. 3.12.) (Refetoff 1996, Chatterjee 1997b, Collingwood et al. 1998). Einzelne Aminosäuren sind besonders häufig mutiert, z.B. Arg338, das bei 10 verschiedenen, nicht miteinander verwandten Familien verändert ist. Im TR-$\alpha$-Gen wurden bisher keine Mutationen gefunden (Refetoff 1996). In der Kristallstruktur des $T_3$-Rezeptors korrelieren die 3 Mutationscluster mit den Helices 3, 5 und 12 (Wagner et al. 1995, Collingwood et al. 1998, Darimont et al. 1998, Ribeiro et al. 1998), die gemeinsam die Ligandenbindungsstelle bilden (Abb. 3.13). Auch hier ist inzwischen eine Ausnahme entdeckt worden: Die natürliche RTH-Mutation R383H liegt nicht in der $T_3$ bindenden Domäne, interagiert jedoch mit R429 und bewirkt vermutlich v.a. eine Hemmung der Freisetzung von Korepressoren (Clifton-Bligh et al. 1998a). Auf einer Konsensuskonferenz 1993 in Aspen, Colorado, wurde eine einheitliche Nomenklatur der RTH-Mutationen festgelegt (Beck-Peccoz et al. 1994). Eine Aufstellung aller Mutationen findet sich im Internet unter OMIM *188570 sowie unter http://xanadu.mgh.harvard.edu/receptor/grth.html.

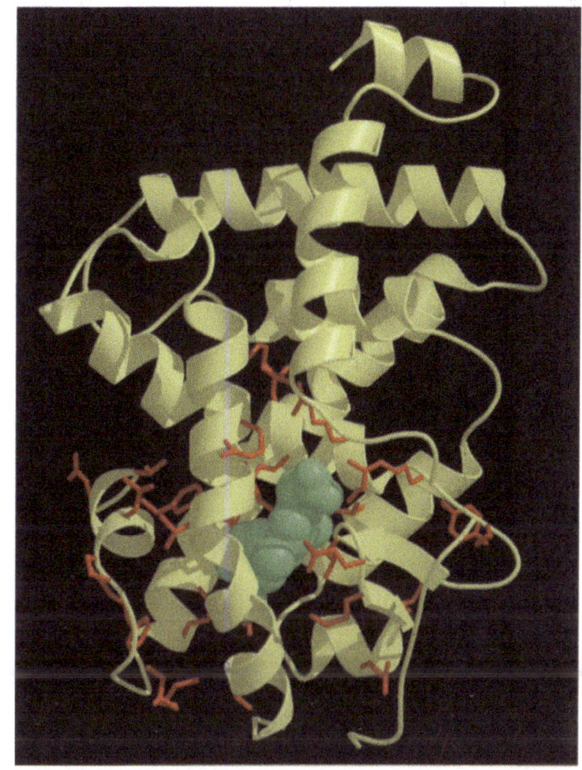

**Abb. 3.13.** Struktur des Schilddrüsenhormonrezeptors TR-$\beta_1$. *Gelb* Rezeptor, *grün* gebundenes $T_3$, *rot* RTH-Mutationen. Alle Mutationen (R383H ist nicht dargestellt) sind in der $T_3$ bindenden Domäne lokalisiert, aus Wagner et al. (1995) mit freundlicher Genehmigung von Dr. B. West

Die Regulation der Aktivität eines jeden Gens erfolgt im Wesentlichen durch seinen Promotor. In

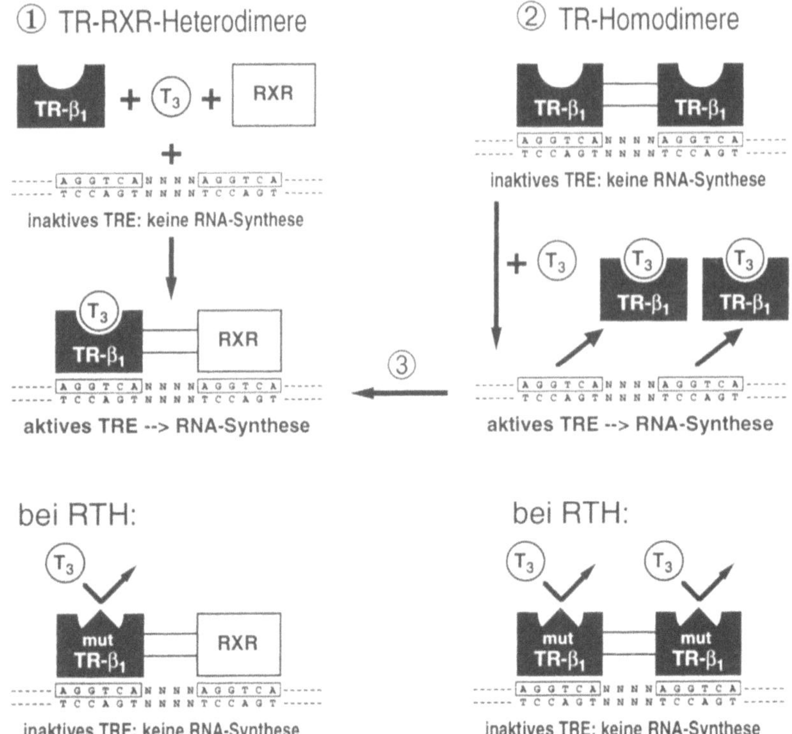


**Abb. 3.14.** Die Aktivierung der Genexpression durch Schilddrüsenhormone wird über $T_3$-Rezeptor-Regulations-Elemente (TRE) vermittelt, die im Promotorbereich verschiedener Gene lokalisiert sind und dort die Synthese spezifischer mRNAs regulieren. Die Aktivierung der TRE erfolgt zum einen (*1*) durch Bindung von Heterodimeren aus Schilddrüsenhormonrezeptoren (z. B. *TR-$\beta_1$*) und TR-Hilfsproteinen (z. B. dem Retinoid-X-Rezeptor, *RXR*) Dabei ist die Bindung von $T_3$ an den Rezeptor zur Aktivierung der TRE erforderlich. Alternativ (*2*) wird ein TR-Homodimer durch $T_3$-Bindung von einem inaktiven TRE freigesetzt. Dieses aktivierte TRE kann (*3*) durch Bindung eines TR-RXR-Heterodimers noch weiter aktiviert werden. Bei der *RTH* wird die Aktivierung der TRE durch Hetero- und Homodimere mit dem in der $T_3$-Bindungsstelle veränderten *TR-$\beta_1$* blockiert

diesem Bereich finden sich neben allgemeinen auch gewebe- und hormonspezifische Steuersequenzen. Die Vermittlung der Aktivierung von hormonabhängigen Genen erfolgt über den dazugehörigen Rezeptor, daher werden die entsprechenden Steuersequenzen als Hormonrezeptorregulationselemente bezeichnet. Bei den durch Schilddrüsenhormone regulierten Genen heißen sie $T_3$-Rezeptor-Regulationselemente (TRE). Das in Abb. 3.14 dargestellte Modell der Aktivierung der Genexpression durch Schilddrüsenhormone fasst die bisherigen Untersuchungen einschließlich der bei Patienten mit RTH veränderten Schilddrüsenhormonrezeptoren zusammen (Refetoff 1996). Aufgrund der Dimerisierung kann ein mutierter TR-$\beta_1$ die Aktivierung von TRE und somit eine Aktivierung der Genexpression verhindern. Dies erklärt den dominanten Erbgang bei Patienten mit TR-$\beta_1$-Mutationen. Bei der erstbeschriebenen Familie kann das Fehlen eines TR-$\beta_1$-Allels bei Heterozygoten durch das 2., normale Allel ausgeglichen werden. Daher sind in dieser Familie nur die homozygoten Kinder betroffen.

Die Regulation der Genexpression durch Schilddrüsenhormone ist in ihrer Komplexität noch nicht vollständig aufgeklärt [Übersicht in Chatterjee (1997a), Clifton-Bligh et al. (1998a), Collingwood et al. (1998) sowie im Internet unter http://www.uic.edu/classes/phyb501rcj/Thyroid_receptors/index.htm und http://xanadu.mgh.harvard.edu/receptor/trrfront.html): Verschiedene Gene haben unterschiedliche TRE, der TR-$\beta_1$ bildet nicht nur mit RXR, sondern auch mit anderen Hilfsproteinen Dimere und interagiert mit den anderen Schilddrüsenhormonrezeptoren, die zudem in verschiedenen Geweben unterschiedlich exprimiert werden (Abb. 3.15). Während die Leber und die Hypophyse v. a. $\beta$-Rezeptoren exprimieren und bei RTH-Patienten gegen Schilddrüsenhormone resistent sind, findet sich im Herzen v. a. TR-$\alpha_1$, der die bei RTH-Patienten häufig beobachtete Tachykardie vermittelt.

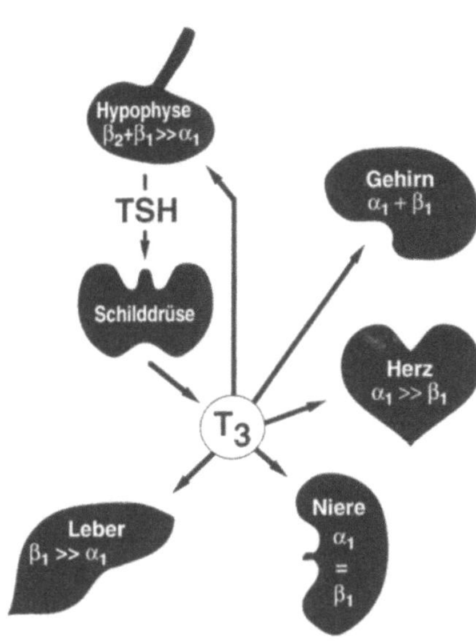


**Abb. 3.15.** Expression der $\alpha$- und $\beta$-Schilddrüsenhormonrezeptoren in verschiedenen Geweben

#### 3.3.8.5 Therapie

Eine kausale Therapie der RTH ist nicht verfügbar (Refetoff 1996). Unter der Voraussetzung einer ausreichenden Jodversorgung sind viele Patienten klinisch euthyreot und bedürfen keiner spezifischen Behandlung. In Jodmangelgebieten, v.a. bei Patienten mit einer Struma, sollte eine Jodidsupplementation mit bis zu 500 µg täglich durchgeführt werden. Bei einer stärker ausgeprägten Resistenz ist eine Behandlung mit Schilddrüsenhormonen erforderlich, in Einzelfällen mit bis zu 1000 µg $T_4$ täglich. Aufgrund der überwiegenden Expression von $\alpha$-Rezeptoren ist das Herz nicht von der Resistenz betroffen, sodass diese Patienten häufig eine Tachykardie entwickeln. Diese kann mit $\beta$-Blockern behandelt werden, vorzugsweise mit Atenolol, das nur in geringem Ausmaß die Konversion von $T_4$ in $T_3$ hemmt. Eine Reihe von Patienten sind auch mit Schilddrüsenhormonanaloga, wie z.B. TRIAC oder D-$T_4$, mit Bromocriptin oder mit Octreotid behandelt worden (Chatterjee u. Beck-Peccoz 1994, Pohlenz u. Knobl 1996, Asteria et al. 1999, Weiss u. Refetoff 1999).

### 3.3.9 Athyreose und Schilddrüsendysgenesie

Eine angeborene Hypothyreose ist durch niedrige Schilddrüsenhormone bei erhöhten TSH-Werten bei Neugeborenen charakterisiert (Gruters et al. 1999). In der Mehrzahl der Fälle liegt eine Dysgenesie der Schilddrüse vor (LaFranchi 1999). In den letzten Jahren wurde die Suche nach spezifischen Gendefekten der Schilddrüsendysgenesie verstärkt, nachdem die Beteiligung verschiedener Transkriptionsfaktoren an der Organogenese der Schilddrüse im Mausmodell (De Felice et al. 1998) und beim Menschen aufgeklärt werden konnte (Chiovato et al. 1999, Devos et al. 1999). Auch wenn inzwischen in einzelnen Fällen eine Korrelation einer Schilddrüsendysgenesie mit Mutationen in den Genen für den TSH-Rezeptor (Krude et al. 1996, Abramowicz et al. 1997, Biebermann et al. 1997), „thyroid-trancription-factor-2" (TTF-2) (Clifton-Bligh et al. 1998b) [nicht jedoch mit TTF-1 (Lapi et al. 1997, Perna et al. 1997)], und dem Transkriptionsfaktor Pax-8 (Macchia et al. 1998) nachgewiesen wurde, ist die Pathogenese der Schilddrüsendysgenesie immer noch weitgehend unklar und in den meisten Fällen nicht durch die oben beschriebenen Gendefekte verursacht (Chiovato et al. 1999).

### 3.3.10 Schilddrüsenknoten und Struma

Das Vorhandensein oder Fehlen einer *Struma* lassen keine regelhaften Rückschlüsse auf den Schilddrüsenfunktionszustand, geschweige denn auf die zugrunde liegende Schilddrüsenerkrankung zu. Hyperthyreote Zustandsbilder können mit oder ohne Struma (z.B. bei Hyperthyreose vom Typ des Morbus Basedow) einhergehen. Auch hypothyreote Zustandsbilder, gleich ob kongenital oder erworben, können mit einer Struma einhergehen. Eine Struma muss nicht immer auf den ersten Blick imponieren, sie kann dennoch Ursache ausgeprägter klinischer Beschwerden sein, z.B. bei einer durch eine große, retrosternale Struma verursachten Tracheomalazie mit Luftnot. Aberrierende Strumaknoten können auch an einem anderen Ort Beschwerden verursachen (z.B. Thorax, Ovar, mediane Halszyste). Die *euthyreote Struma* ist eine nichtentzündliche und nichtmaligne Schilddrüsenvergrößerung bei euthyreoter Stoffwechsellage. Eine Schilddrüsenvergrößerung mit (tastbaren) Schilddrüsenknoten heißt Struma nodosa.

Die Struma bei Euthyreose ist als eine deskriptive Diagnose Oberbegriff für eine Vielzahl unterschiedlichster Ursachen und Pathomechanismen. Zu unterscheiden ist zwischen *exogenen Faktoren*, unter denen der endemische Jodmangel die größte Bedeutung hat, und *endogenen Faktoren*, unter denen neuerdings auch Immunmechanismen vermutet werden. Hauptursache dieser häufigsten endokrinologischen Erkrankung ist der exogene Jodmangel, der die Bundesrepublik zum endemischen Kropfgebiet macht (etwa 15% der Bevölkerung sind betroffen). Im Vergleich zu dem ausreichend jodversorgten Stockholm haben 13-jährige Schulkinder in Norddeutschland eine etwa doppelt und in Bayern eine etwa 3-mal so große Schilddrüse wie in Schweden. Vor allem in Phasen gesteigerten Hormonbedarfs [Pubertät (juvenile Struma), Schwangerschaft] kommt ein Jodmangel zum Tragen ($TT_4$-Serumspiegel subnormal, $TT_3$-Wert hochnormal bzw. leicht erhöht). Die frühere Annahme, dass die endemische Jodmangelstruma ausschließlich Folge „latenter" TSH-Steigerung in der Folge einer Schilddrüsenhormonunterversorgung durch Jodmangel ist, wird in letzter Zeit angezweifelt, da in unseren Strumaendemiegebieten Schilddrüsengröße und TSH-Spiegel eine inverse Korrelation zeigen. Der epidermale Wachstumsfaktor (EGF) und der Insulin-like-growth-Faktor (IGF1) sind weitere, das Schilddrüsenwachstum stimulierende Faktoren. Die Verfügbarkeit von Jodid scheint umgekehrt proportional zur Wirkung der genannten Wachstumsfaktoren zu sein. Jodmangel führt so vermutlich zu einer *Hyperplasie der Schilddrüse*, ohne dass dieser Effekt durch TSH vermittelt ist. TSH hingegen soll für eine *Hypertrophie der Schilddrüse* verantwortlich sein und wirkt möglicherweise nur indirekt proliferationssteigernd durch eine Jodverarmung der Schilddrüse. Weitere, jedoch weniger häufige Auslösefaktoren sind strumigene Nahrungsbestandteile, Einnahme von Medikamenten, angeborene Dyshormonogenese (s. oben) und in bis zu 10% der Fälle immunologische Ursachen.

Die Häufigkeit von Knoten in der Schilddrüse steigt mit dem Grad des Jodmangels und mit zunehmendem Lebensalter. Gerade in Regionen mit endemischem Jodmangel sind im höheren Lebensalter Strumen mit einzelnen oder multiplen Knoten eher der „Normalfall" (Prävalenz bis 80%), denn die Ausnahme. Gegenüber dem männlichen Geschlecht liegt die Häufigkeit von Schilddrüsenknoten bei Frauen etwa 4fach höher. Da jeder Knoten in der Schilddrüse theoretisch malignitätsverdächtig ist, Schilddrüsenkarzinome aber selten auftreten (3–5 Fälle auf 100 000 Einwohner/Jahr, 0,5–1% aller malignen Tumoren, Mortalität mit 0,6 : 100 000 Einwohner gering), sind bei der diagnostischen Abklärung Selektionskriterien erforderlich, um notwendige Operationen nicht zu versäumen, unnötige Operationen aber möglichst zu vermeiden. Neben klinischen und sonografischen Kriterien wird die diagnostische Abklärung von Schilddrüsenknoten durch die Schilddrüsenszintigrafie wesentlich mitbestimmt, weil szintigrafisch warme oder heiße Knoten fast nie (<1%), szintigrafisch kühle oder kalte Knoten jedoch nicht selten (10–15%) malignen Tumoren entsprechen. Szintigrafisch kalte Knoten müssen bezüglich ihrer Dignität mittels Feinnadelpunktion weiter abgeklärt oder beim Vorliegen sonstiger Verdachtsmomente operiert und histologisch untersucht werden. Die Feinnadelpunktion von Schilddrüsenknoten mit zytologischer Beurteilung der Dignität hat zu einer entscheidenden Verbesserung der Diagnostik geführt und die Anzahl der notwendigen Operationen erheblich reduziert. Allerdings liefert die Feinnadelpunktionszytologie auch bei korrekter Technik und fachkundiger Befundauswertung häufig (je 10–15%) nicht aussagekräftige bzw. diagnostisch unklare Befunde. Die zunehmende Identifizierung molekulargenetischer, biochemischer und immunzytochemischer Veränderungen in benignen und malignen Schilddrüsentumoren birgt deshalb die Perspektive, die präoperative Dignitätsbeurteilung künftig durch den Nachweis gut validierter Parameter zu verbessern.

Der molekularen Schilddrüsenforschung sind in den letzten Jahren eine Reihe von Fortschritten gelungen, die zu einem genaueren Verständnis der Pathogenese der Knotenstruma, der funktionellen Autonomie sowie maligner Schilddrüsentumoren geführt haben. Zu den wichtigsten Erkenntnissen zählt der Befund, dass Schilddrüsenadenome und durch eine Kapsel abgegrenzte Schilddrüsenknoten überwiegend klonalen Ursprungs sind, sich also von einer Ursprungszelle ableiten und somit echte benigne Tumoren darstellen (Apel et al. 1995, Derwahl 1996). Allerdings lassen sich in ein und derselben Knotenstruma sowohl klonale als auch polyklonale Knoten nebeneinander nachweisen (Aeschimann et al. 1993, Kopp et al. 1994). Klonale Schilddrüsenknoten können sekundär einen sehr heterogenen Phänotyp entwickeln, sodass sie histologisch von polyklonalen Knoten nicht abgegrenzt werden können. Als Ursache der gesteigerten funktionellen Aktivität von Knoten und autonomen Adenomen der Schilddrüse wurden in den letzten Jahren in bis zu 50% dieser Tumoren aktivierende Mutationen des TSH-Rezeptors, in etwa 20% auch aktivierende Mutationen des Gs$\alpha$-Gens identifiziert (Derwahl 1998, Paschke u. Ludgate 1997). Klinische und experimentelle Befunde sprechen dafür, dass diese Mutationen zwar primär zur Entwicklung einer Überfunktion in diesen Tumoren führen, jedoch nicht die alleinige Ursache der Tumorentstehung sind. Umweltfaktoren wie der Jodmangel sind in der Lage, durch den resultierenden chronischen Proliferationsreiz die Mutationsrate zu steigern und der klonalen Proliferation einer mutierten Einzelzelle Vorschub zu leisten. Der chronische Jodmangel spielt in Deutschland nach wie vor die zentrale Rolle bei der Ausbildung einer zunächst diffusen, später nodösen bzw. multinodösen Struma. Die chronische Stimulation der Schilddrüse durch Wachstumsfaktoren und TSH führt nicht nur zu einer Hypertrophie von Follikelzellen, sondern auch zu einer Hyperplasie (Zunahme der Zellmasse), vermutlich durch ein gestörtes Gleichgewicht zwischen Zellneubildung und natürlichem Zelltod (Apoptose) bedingt. Die molekularen Ursachen der häufig multipel auftretenden Schilddrüsenknoten und Adenome mit *normaler* Funktion sind noch nicht geklärt. Schilddrüsenzellen weisen auch unter normalen Bedingungen eine beträchtliche Variabilität bezüglich Wachstum und Funktion auf (Aeschimann et al. 1993). Einzelne Thyreozyten können aufgrund ihrer genetischen Prägung, durch die Überexpression eines Protoonkogens oder durch sonstige erworbene molekulare Veränderungen ein hohes Wachstumspotenzial aufweisen. Diverse parakrine und autokrine Wachstumsfaktoren (z. B. infolge des intrathyreoidalen Jodmangels) können das Wachstum von Thyreozyten noch beschleunigen, sodass ein Wachstumsvorteil dieser rascher proliferierenden Zellen resultiert, der die Tumorbildung begünstigt (Duh u. Grossman 1995). Ob ein Schilddrüsenknoten in der Folgezeit seine normale Funktion beibehält oder sich in einen heißen oder kalten Knoten umwandelt, hängt entscheidend von den nach und nach eintretenden molekularen und genetischen Veränderungen (An- bzw. Abschaltung wesentlicher Gene, z. B. für Zellzykluskontrolle, Apoptose u. a.) ab (Deleu et al. 2000). Nach gegenwärtigem Kenntnisstand sind für die Entstehung von Tumoren der Schilddrüse und anderer Organe mehrere, sequenziell eintretende Veränderungen des genetischen Materials notwendig (Farid 1996).

Mit molekulargenetischen Methoden können genomische (in Keimbahnzellen) oder somatische (außerhalb der Keimbahn) Veränderungen nachgewiesen werden. Bei genomischen Veränderungen (z. B. MEN 2) erfolgt die Diagnostik anhand der DNA aus mononukleären Zellen des peripheren Bluts. Im Fall somatischer Veränderungen (z. B. ras-Onkogen beim follikularen Schilddrüsenkarzinom, Ret/PTC-Protoonkogen beim papillaren Schilddrüsenkarzinom, Ret-Protoonkogen beim sporadischen medullären Schilddrüsenkarzinom) muss Gewebematerial aus dem Tumor selbst (FNA, Operationsgewebe, histologische Schnitte) zur Verfügung stehen. Die präoperative molekulargenetische Diagnostik hypofunktioneller („kalter“) Schilddrüsenknoten basiert auf dem mittels Feinnadelaspiration gewonnenen Zellmaterial, muss also mit sehr geringen Zellmengen auskommen. Nach Extraktion der RNA und Umschreibung zu komplementärer DNA (cDNA) ist daher in der Regel zunächst die Durchführung der Polymerasekettenreaktion (PCR) erforderlich, um mit spezifisch gewählten Primern durch eine selektive Amplifikation ausreichende Mengen der informativen Transkripte zu gewinnen. Zum Nachweis von Punktmutationen können diverse Techniken zum Einsatz kommen: Bei bereits bekannten, definierten Einzelmutationen kann ein Restriktionsverdau oder eine allelspezifische PCR durchgeführt werden. Sollen größere Genabschnitte nach unbekannten Mutationen abgesucht werden, kommen zunächst Screeninguntersuchungen wie die SSCP-Technik (single-stranded conformational polymorphism), die denaturierende Gradientengelelektrophorese (DGGE) oder die Temperaturgradientengelelektrophorese (TGGE) zur Anwendung. Der direkte und sicherste Mutationsnachweis erfolgt durch DNA-Sequenzierung, die heute weitgehend automatisiert erfolgt. Die molekulargenetische Diagnostik wird derzeit noch überwiegend bei seltenen und vererbbaren Erkrankungen eingesetzt. Die zukünftige Bedeutung der molekulargenetischen Diagnostik bei häufigen Situationen (z. B. Beurteilung von Dignität und Prognose bei Schilddrüsenknoten, Risikoabschätzung durch Nachweis von Mutationen oder informativen Genpolymorphismen) steigt rasch mit zunehmender Identifizierung spezifischer genetischer Veränderungen, deren Nachweis – allein oder durch Kombination mehrerer genetischer Marker – relevante und zuverlässige Informationen über bestimmte Risiken ermöglicht.

Im Gegensatz zu hyperfunktionellen Knoten sind die molekularen Mechanismen in der Pathogenese von Schilddrüsenknoten und follikularen Adenomen mit normaler, reduzierter oder fehlender Funktion (szintigrafisch „kalte“ Knoten bzw. Areale) noch weitgehend unbekannt (Schmid 1997). In Strumen lassen sich nebeneinander Follikel mit intaktem bzw. gestörtem Jodidtransport sowie normaler bzw. reduzierter Jodorganifizierung nachweisen (Schürch et al. 1990). Der Verlust der Jodidaufnahme (Jodinierung) oder der Jodidorganifizierung (Jodisation) ist in der Regel nicht die Ursache der Knotenbildung, sondern ein sekundäres Phänomen nach Knotenbildung. Seit der Entdeckung und Klonierung des Natrium-Jodid-Symporters („Jodpumpe“) vor wenigen Jahren kam es zu wichtigen Erkenntnissen zum Verständnis des normalen Jodtransports und seiner möglichen Störungen (Dai et al. 1996). In Knoten mit szintigrafisch dokumentierter, verminderter Jodidaufnahme lässt sich überwiegend eine nur sehr geringe oder fehlende Expression des Natrium-Jodid-Symporters feststellen, deren molekulare Ursachen jedoch noch nicht bekannt sind (Spitzweg u. Heufelder 1998). Einerseits könnte ein molekularer Defekt im NIS-Gen vorliegen, der zu einem funktionsuntüchtigen NIS-Protein und damit zur reduzierten bzw. fehlenden Jodidaufnahme führt. Andererseits könnten Veränderungen der Genregulation, Transkription und Translation bei intaktem NIS-Gen zu einer herabgesetzten NIS-Protein-Bildung führen. Als Ursache für eine verminderte Jodidorganifizierung in hypofunktionellen Schilddrüsenknoten kommen molekulare Defekte im Schilddrüsenperoxidasegen in Betracht. Unter anderem als Folge des intrathyreoidalen Jodmangels und der dadurch verstärkten Bildung auto- und parakriner Wachstumsfaktoren lassen sich in Schilddrüsenknoten, in follikularen Adenomen und in Schilddrüsenkarzinomen sowohl eine gesteigerte Gen- und Proteinexpression als auch genetische Alterationen von Transkriptionsfaktoren (c-myc, c-fos, c-ras u.a.) nachweisen. Da Mutationen der ras-Onkogene in benignen und malignen Schilddrüsentumoren mit ähnlicher Frequenz vorkommen, gelten sie als frühe Ereignisse in deren Pathogenese, die aufgrund ihrer Signalfunktion für zahlreiche Tyrosinkinasen (z.B. Rezeptoren für Hormone wie EGF, Insulin und Nervenwachstumsfaktor) eine wichtige Rolle bei der Kontrolle von Wachstum und Differenzierung spielen. Da die meisten solitären Schilddrüsenknoten klonalen Ursprungs sind, wird vermutet, dass sie ihren Ausgangspunkt von einer einzelnen Zelle nehmen, die durch somatische Mutationen in für die Wachstumskontrolle kritischen Genen einen Wachstumsvorteil erlangt hat. Neuere Untersuchungen konnten in benignen Schilddrüsentumoren und papillaren Mikrokarzinomen Veränderungen (Zunahme oder Abnahme) der DNA-Methylierung als Frühveränderungen feststellen. Veränderungen des DNA-Methylierungsmusters prädisponieren Zellen für eine genomische Instabilität, als deren Folge es zur Repression von Transkriptionsvorgängen, zu Veränderungen der DNA-Konformation sowie zu konkreten DNA-Veränderungen wie Punktmutationen in Onkogenen und/oder Tumorsuppressorgenen kommt.

### 3.3.11 Immunthyreopathien

#### 3.3.11.1 Morbus Basedow (immunogene Hyperthyreose)

Dieser Gruppe sind alle durch Autoimmunmechanismen ausgelösten Hyperthyreosen zuzurechnen. 1840 beschrieb von Basedow die Symptomentrias

- Struma,
- Tachykardie und
- Exophthalmus

als so genannte *Merseburger Trias* (*Morbus Basedow*, englisch Graves' disease). Nicht alle Patienten dieser Gruppe weisen die Ausprägung des klassischen Krankheitsbilds auf (Struma und endokrine Orbitopathie können fehlen!), erkranken aber dennoch auf gleicher immunologischer Grundlage (*Basedow-Thyreopathie*). Die Beschwerden und Symptome des *Morbus Basedow* wurden oben bereits dargestellt. Er betrifft häufiger junge Patienten. Charakteristisch ist eine rasche Progredienz der Hyperthyreosesymptomatik parallel zur Entwicklung einer Struma, die nicht selten durch ein Shuntgeräusch („schwirrende Struma“) gekennzeichnet ist. Bei der Sonografie zeigt sich häufig eine ausgeprägte Echoarmut des Schilddrüsengewebes. Das Vorliegen einer endokrinen Orbitopathie ist beim Vorliegen einer Hyperthyreose beweisend für eine Immunthyreopathie. Als weitere extrathyreoidale Manifestationen können sich ein prätibiales, zirkumskriptes Myxödem (endokrine Dermatopathie) und eine Akropachie finden. Der Nachweis von Anti-TSH-Rezeptor-Antikörpern (>90% der Fälle) ist ebenfalls pathognomonisch für die Immunthyreopathie, jedoch nur bei Fehlen einer endokrinen Orbitopathie erforderlich. Meist sind auch Anti-TPO- (80%) und seltener (und daher nicht erforderlich) Anti-Tg-Antikörper (25%) nachweisbar.

Als ursächlich gilt heute eine genetisch determinierte Störung der immunologischen Kontrolle, die sich u.a. in einer lymphozytären Infiltration der Schilddrüse, einer Hyperaktivität des lymphatischen Systems, dem häufigen Nachweis von Schilddrüsenautoantikörpern, der Assoziation mit bestimmten HLA-Antigenen und dem gehäuften Vorkommen sowohl familiär als auch in Kombination mit anderen Autoimmunerkrankungen manifestiert. Auf dem Boden dieser genetischen Prädisposition werden durch verschiedene Noxen (z.B. Infektionen, Stress) T-Zell-abhängig B-Lymphozyten der Schilddrüse zur Produktion Thyreoidea stimulierender Antikörper stimuliert, die den TSH-

Rezeptoren aktivieren und eine unkontrollierte Schilddrüsenhormonsynthese unterhalten.

Gemeinsames histologisches Merkmal der thyreoidalen und extrathyreoidalen Manifestationen des Morbus Basedow ist die lymphozytäre Infiltration der Zielgewebe. Der Entstehung der Immunthyreopathie vom Typ Morbus Basedow liegt ein komplexes multifaktorielles Geschehen zugrunde. Bei genetisch prädisponierten Individuen kommt unter dem Einfluss von Umwelteinflüssen und psychosozialen Faktoren ein Immunprozess in Gang, der sich aus einer zellulären (T-Zellen, Makrophagen) und humoralen (Antikörperbildung durch B-Lymphozyten und Plasmazellen) Komponente zusammensetzt (Weetman u. McGregor 1994). Das familiär gehäufte Auftreten eines Morbus Basedow, das bei Verwandten von Patienten mit Morbus Basedow gehäufte Vorkommen von TSH-Rezeptor (TSHR)-Antikörpern, die ethnischen Hochrisikogruppen [Kaukasier mit den Gewebeantigenen HLA-B8, -DR3 und -DQA1 *0501, Japaner mit HLA-BW35 und Chinesen mit HLA-BW46 (Bech et al. 1977, Kawa et al. 1977, Yanagawa et al. 1993, 1994, Badenhoop et al. 1995, Barlow et al. 1996)] sowie die mögliche Assoziation der endokrinen Orbitopathie (EO) mit dem HLA-DR3-Locus sprechen für eine genetische Disposition (DeGroot u. Quintans 1989, Burch u. Wartofsky 1993). Darüber hinaus werden eine Reihe exogener Faktoren, wie Bakterien, Viren, Stress und Rauchen, mit der Entstehung eines Morbus Basedow in Verbindung gebracht (Prummel u. Wiersinga 1993, Tomer u. Davies 1993).

Es gibt Hinweise, dass eine Immunantwort gegen bakterielle oder virale Antigene, die Epitopgemeinsamkeiten mit bestimmten Schilddrüsenantigenen, beispielsweise dem TSHR, aufweisen, den Autoimmunprozess in der Schilddrüse in Gang setzen könnten. Einige Untersuchungen deuten darauf hin, dass insbesondere die Infektion mit *Yersinia enterocolitica* durch die Bildung von TSH-Rezeptor-kreuzreaktiven Antikörpern zum Zusammenbruch der Selbsttoleranz gegen den TSH-Rezeptor führen und so an der Entwicklung eines Morbus Basedow ursächlich beteiligt sein könnte (Shenkman u. Bottone 1976, Weiss u. Ingbar 1983, Wenzel et al. 1988, Arscott et al. 1992). Zum Nachweis retroviraler Sequenzen bei Patienten mit Morbus Basedow ist die Datenlage widersprüchlich (Ciainpolillo et al. 1989, Humphrey et al. 1991). Daneben scheint auch psychischer Stress über Einflüsse auf das neuroendokrine System sowie auf Regulationsmechanismen des Immunsystems (Leclere u. Weryha 1989) bei der Pathogenese des Morbus Basedow eine Rolle zu spielen (Winsa et al. 1991, Rosch 1992, Sonino et al. 1993). Als wichtiger immunmodulatorischer Faktor wird der Nikotinkonsum angesehen, der v.a. den Verlauf der endokrinen Orbitopathie beeinflusst (Prummel u. Wiersinga 1993).

Während die primäre Ursache der Immunthyreopathie vom Typ Morbus Basedow nach wie vor ungeklärt ist, konnten in den letzten Jahren eine Vielzahl der an der Pathogenese des Morbus Basedow beteiligten, zellulären und humoralen Effektormechanismen analysiert werden.

**T-Lymphozyten.** An den Antigen-HLA-Komplex auf der Zelloberfläche Antigen präsentierender Zellen, wie Makrophagen, aktivierte T-Lymphozyten, B-Lymphozyten und zytokinaktivierte Thyreozyten, binden die Antigenrezeptoren von $CD4^+$- und $CD8^+$-Lymphozyten. Dadurch werden die Antikörperbildung in B-Lymphozyten und die Zytokinsekretion durch T-Lymphozyten stimuliert. Die freigesetzten Zytokine stimulieren ihrerseits die Proliferation antigenaktivierter B-Lymphozyten und antigenunabhängig aktivierter T-Lymphozyten, aktivieren natürliche Killerzellen und vermitteln die zytotoxischen Effekte von $CD8^+$-Lymphozyten. Die charakteristische lymphozytäre Infiltration der Schilddrüse im Rahmen der Immunthyreopathie vom Typ Morbus Basedow besteht überwiegend aus T-Lymphozyten, wobei bestimmte Untergruppen, wie suppressorzytotoxische ($CD8^+$) und Suppressorinduktor($CD45RA^+$)-T-Zellen überrepräsentiert sind (Burman u. Baker 1985, DeGroot u. Quintans 1989, Teng et al. 1990). Davies et al. (1991) konnten mittels der Polymerasekettenreaktion in intrathyreoidalen Lymphozyteninfiltraten von Patienten mit Morbus Basedow eine Restriktion des T-Zell-Antigen-Rezeptor-V$\alpha$-Genrepertoires nachweisen, was Arbeiten von Matsuoka et al. (1993) bestätigten. Diese Befunde sprechen für eine primäre, antigenabhängige Rekrutierung einzelner oder weniger autoreaktiver T-Zell-Klone in die Schilddrüse beim Morbus Basedow. Eine genaue Charakterisierung der Interaktionen zwischen den relevanten Epitopen beteiligter Schilddrüsenautoantigene, den HLA-Haplotypen und dem T-Zell-Antigen-Rezeptor-Komplex ist die entscheidende Voraussetzung für ein besseres Verständnis der Mechanismen, die am Verlust der Antigentoleranz und an der Auslösung des intrathyreoidalen Immunprozesses beteiligt sind.

**TSH-Rezeptor.** In jüngster Zeit konnten zahlreiche Epitope der TSH-Bindungsregion des TSHR als

Zielepitope für T-Lymphozyten identifiziert werden (Sakata et al. 1993, Akamizu. et al. 1994, Martin et al. 1994). Diese Befunde weisen auf eine Schlüsselrolle zellulärer Immunreaktionen gegen den TSHR hin, die bei der Initiierung und bei der Perpetuierung der Immunthyreopathie vom Typ Morbus Basedow eine entscheidende Rolle spielen dürften. Seit Klonierung, Sequenzierung und Expression des TSHR (Libert et al. 1989, Nagayaina et al. 1989, Parinentier et al. 1989, Nagayama u. Rapoport 1992b) wurden die Interaktionen zwischen TSHR und TSHR-Antikörpern intensiv untersucht und im Detail charakterisiert (Murakami u. Mori 1990, Kosugi et al. 1992, Nagayama u. Rapoport 1992b).

Verschiedene Arbeitsgruppen konnten die entscheidende Bedeutung der extrazellulären Domäne für die Bindung von TSH und TSHR-Antikörpern nachweisen. Nach derzeitigem Kenntnisstand erstrecken sich die Epitope für die TSH- und TSHR-Antikörper-Bindung über die gesamte extrazelluläre Domäne (Nagayaina et al. 1991, Tahara et al. 1991, Nagayama u. Rapoport 1992a, b, Nagayama et al. 1994). In umfangreichen Experimenten konnte gezeigt werden, dass TSHR-Antikörper von Patienten mit Morbus Basedow mit unterschiedlichen Regionen des humanen TSHR interagieren, also eine heterogene Epitopspezifität aufweisen (Endo et al. 1992, Nagayama u. Rapoport 1992c). Studien von Kosugi et al. (1992) lassen erkennen, dass TSHR blockierende Antikörper v.a. am C-terminalen Ende der extrazellulären TSHR-Domäne (Kosugi et al. 1993a), TSHR stimulierende Antikörper hingegen am N-terminalen Ende (Kosugi et al. 1993b) binden. Je nach Konzentration und Interaktionsregion der jeweiligen, funktionell und immunologisch heterogenen, TSHR-Antikörper-Subpopulationen kann so die funktionelle Aktivität des TSHR moduliert werden.

Diese Ergebnisse müssen jedoch mit Vorsicht interpretiert werden, da bislang nicht unterschieden werden kann, ob die oben genannten Effekte tatsächlich auf die experimentell erzeugten Sequenzänderungen (Deletionsmutanten und Chimären des TSHR) zurückzuführen sind oder aufgrund der resultierenden Konformationsänderungen in der dreidimensionalen Struktur des TSHR-Moleküls entstehen. Außerdem gibt es zahlreiche Hinweise, dass der in CHO-Zellen exprimierte rekombinante humane TSHR aufgrund seiner unvollständigen Glykosylierung humanes TSH nicht spezifisch und nicht mit hoher Affinität bindet (Costagliola et al. 1992), sodass er als unvollständiges Arbeitsmodell zu gelten hat.

Darüber hinaus konnten bislang 5 TSHR-Spleißvarianten unterschiedlicher Länge im Schilddrüsengewebe nachgewiesen werden, deren physiologische und pathophysiologische Bedeutung noch nicht geklärt ist (Graves et al. 1992, Hunt et al. 1992, Takeshita et al. 1992, Hunt et al. 1995). Eine dieser Spleißvarianten kodiert für die ersten 8 Exons sowie einen neuen, 22 Aminosäuren langen C-Terminus. Diese TSHR-Variante ist in zahlreichen thyreoidalen und extrathyreoidalen Geweben bei Gesunden und bei Patienten mit Morbus Basedow nachweisbar (Dietz et al. 1994, Nakashima et al. 1994, Paschke et al. 1994a). Mittels Northern-Blot-Analyse konnten Hunt et al. (1992, 1995) in humaner Schilddrüsen-mRNA neben dem kompletten TSHR (4,3 kb) 2 kleinere TSHR-Spleißvarianten (1,3 und 1,7 kb) nachweisen, die für die extrazelluläre Domäne des TSHR kodieren und somit zur Bildung löslicher TSHR-Moleküle führen könnten (Hunt et al. 1992, 1995). Murakami et al. (1992) konnten zeigen, dass ein gegen ein synthetisches TSHR-Peptid (Aminosäuren 32–56) gerichteter Antikörper im Serum von Patienten mit Morbus Basedow ein Protein mit einem MG von 60 000 erkennt, das einem löslichen TSHR entsprechen könnte (Murakami et al. 1992). Untersuchungen aus jüngster Zeit bestätigen nicht nur den Nachweis eines löslichen TSHR in humanem Normalserum, sondern dokumentieren zudem, dass ein lösliches TSHR-Fragment auch durch spontanes proteolyseinduziertes „Shedding" der extrazellulären Domäne des TSHR entstehen kann (Couet et al. 1996). Ein löslicher, im Serum zirkulierender TSHR könnte als Bindungsprotein für TSH oder TSHR-Antikörper enorme Bedeutung für die Pathogenese der Immunthyreopathie vom Typ Morbus Basedow sowie deren extrathyreoidale Manifestationen besitzen.

**Zytokine und Adhäsionsmoleküle.** Nach Verlust der Selbsttoleranz gegenüber Schilddrüsenantigenen infiltrieren autoreaktive Lymphozyten durch Interaktion mit bestimmten Adhäsionsmolekülen in das Schilddrüsengewebe und erkennen dort Antigene, die von dendritischen Zellen, Makrophagen, B-Lymphozyten und HLA-DR exprimierenden Schilddrüsenfollikelzellen prozessiert und präsentiert werden (Springer 1990, Davies et al. 1991, Tamura et al. 1993). Die Kommunikation zwischen immunkompetenten Zellen, Thyreozyten, Endothelzellen, Fibroblasten und extrazellulären Matrixkomponenten wird durch ein komplexes Netzwerk aus Zytokinen, Wachstumsfaktoren und Hormonen gesteuert.

Die wichtigsten Funktionen von Zytokinen umfassen die Regulation immunmodulatorischer Proteine (MHC-Klasse-I- und -II-Moleküle, Adhäsionsmoleküle, Stressproteine), die Aktivierung von T- und B-Lymphozyten und die Modulation metabolischer Prozesse. Thyreozyten produzieren zahlreiche Zytokine mit T-Zellen modulierender Aktivität wie IL-1, IL-6, IL-8, TNF-$\alpha$ und TGF-$\beta$ (Watson et al. 1994). Die T-Lymphozyten initiieren ihrerseits eine humorale Immunantwort. Antigenspezifisch stimulierte B-Lymphozyten und Plasmazellen in Schilddrüsengewebe, drainierenden Lymphknoten, Milz und Knochenmark produzieren spezifische Immunglobuline gegen diverse Schilddrüsenantigene (DeGroot u. Quintans 1989), von denen die TSHR-Antikörper pathophysiologisch die größte Bedeutung besitzen (McDougll 1991). Bei der Aktivierung und anhaltenden Expression verschiedener Adhäsionsmoleküle, wie ICAM, ICAM-2, ELAM-1, VCAM-1 und LFA-3, die bei der Rekrutierung bestimmter Makrophagen- und T-Zell-Populationen in das Schilddrüsengewebe im Rahmen des Morbus Basedow eine zentrale Rolle spielen, sind die Zytokine IFN$\gamma$, TNF-$\alpha$ und IL-1 von zentraler Bedeutung.

Im Tiermodell konnte nach Gabe der immunsuppressiven Makrolidsubstanz FK 506 neben einer ausgeprägten Hemmung der mononukleären Zellinfiltration der Schilddrüse auch eine Suppression zahlreicher immunologischer Aktivierungsmarker auf immunkompetenten Zellen, Thyreozyten und Endothelzellen, u.a. der Adhäsionsrezeptoren ICAM-1 und LFA-1 beobachtet werden (Tamura et al. 1993). Somit scheint den Adhäsionsmolekülen im Hinblick auf therapeutische Interventionen beim Morbus Basedow eine mögliche Schlüsselfunktion zuzukommen.

**Jodidtransporter als Antigen bei Autoimmunerkrankungen der Schilddrüse.** Mehrere Arbeitsgruppen konnten im Serum von Patienten mit autoimmunen Schilddrüsenerkrankungen Antikörper gegen das NIS-Protein nachweisen. Mittels Western-Blot-Analyse war NIS-Immunreaktivität in 22 von 26 (84%) Seren von Patienten mit Morbus Basedow und in 3 von 20 (15%) Seren von Patienten mit Hashimoto-Thyreoiditis nachzuweisen (Endo et al. 1996). Interessanterweise korrelierte die NIS-Immunreaktivität in den Patientenseren nicht mit den TSH-Rezeptor-, Tg- und TPO-Antikörper-Titern, sodass die Immunantwort gegen NIS bei autoimmunen Schilddrüsenerkrankungen von anderen Antigenen unabhängig sein könnte (Endo et al. 1996). Von Bedeutung ist, ob NIS-Antikörper die Jodaufnahmeaktivität von Schilddrüsenzellen verändern und damit die Schilddrüsenfunktion von Patienten mit autoimmunen Schilddrüsenerkrankungen modulieren können. Endo et al. (1996) konnten in 4 von 34 Patientenseren mit Hashimoto-Thyreoiditis NIS-Antikörper nachweisen und zeigen, dass die aus diesen Seren isolierten G-Immunoglobuline in NIS-transfizierten CHO-Zellen die Jodaufnahme hemmen. Diese zeigen, dass NIS-Antikörper zumindest bei einem Teil der Patienten mit Hashimoto-Thyreoiditis die Schilddrüsenfunktion beeinflussen und an der Pathogenese der Hashimoto-Hypothyreose beteiligt sein können. Morris et al. (1997) konnten mittels ELISA nachweisen, dass die IgG von Patienten mit autoimmunen Schilddrüsenerkrankungen (27 Patienten mit Morbus Basedow, 27 Patienten mit Hashimoto-Thyreoiditis, 20 Kontrollseren) an bestimmte Peptide der extramembranären Region des NIS bevorzugt binden. Ajjan et al. (1998a) fanden kürzlich in stabil mit dem humanen NIS transfizierten CHO-Zellen eine Hemmung der Jodaufnahmeaktivität durch 31% der untersuchten Basedow-Seren, nicht aber durch Normalseren. Weiterführende Experimente zeigten, dass IgG-Antikörper für die Hemmung des Jodtransports verantwortlich sind. NIS hemmende Antikörper könnten beim Morbus Basedow den TSH-Rezeptor stimulierenden Antikörpern entgegenwirken und die mitunter schwache Korrelation zwischen TSH-Rezeptor-Antikörper-Titern und Schweregrad der Basedow-Hyperthyreose erklären (Ajjan et al. 1998a). Insgesamt zeigen diese neuen Erkenntnisse, dass der NIS neben den bekannten Schilddrüsenautoantigenen (TSH-Rezeptor, Thyreoglobulin, Schilddrüsenperoxidase) ein weiteres wichtiges Antigen in der Pathogenese autoimmuner Schilddrüsenerkrankungen darstellt.

#### 3.3.11.2 Endokrine Orbitopathie [thyroid associated ophthalmopathy (TAO)]

Die endokrine Orbitopathie ist eine mit der Basedow-Thyreopathie (dann: Morbus Basedow) assoziierte Autoimmunerkrankung der Augenmuskeln und des Retrobulbärgewebes. Sie zeigt jedoch keine gesetzmäßige Beziehung zur Schilddrüsenfunktionslage. Etwa 70% der Patienten mit immunogener Hyperthyreose sind betroffen. Eine endokrine Orbitopathie kann selten auch bei einer Hashimoto-Thyreoiditis auftreten. Die Ursache der endokrinen Orbitopathie ist unbekannt, eine Änderung der Antigenität von Zellmembranen des Retrobulbärgewebes und die Beteiligung des TSH-Rezeptors werden vermutet. Die autoimmunologischen Prozesse führen zu einer lymphozytären und plasmazellulären Infiltration des Retrobulbärgewebes mit Einlagerung von hydrophilen Glukosaminoglukanen sowie einer Fettgewebevermehrung und reaktiver Fibroblasteneinsprossung mit bindegewebiger Umwandlung.

Beim Einsatz sensitiver Untersuchungsmethoden wie Orbitasonografie, Computertomografie und Kernspintomografie kann bei >85% der Patienten mit Morbus Basedow eine subklinische Orbitabeteiligung festgestellt werden. Umgekehrt sind auch bei Patienten mit euthyreoter EO als Ausdruck des zugrunde liegenden Immunprozesses Schilddrüsenperoxidaseantikörper, TSHR-Antikörper und antikörperabhängige zytotoxische Effekte gegen Schilddrüsenfollikelzellen in vitro nachzuweisen. Das Auftreten von Hyperthyreose und EO ist zeitlich meist eng gekoppelt. Die EO tritt praktisch immer beidseits auf, wenngleich häufig zunächst mit asymmetrischer Ausprägung. Als Folge des orbitalen Entzündungsprozesses resultiert eine Volumenzunahme des orbitalen Binde-, Fett- und Muskelgewebes, was in den knöchern begrenzten Orbitae rasch zu mechanischen Komplikationen (Gewebeminderperfusion, venöse Abflussbehinderung, Druck- und Traktionsschädigung des N. opticus, Protrusio der Bulbi mit Gefahr der Expositionskeratopathie) und zur Ausbildung der typischen Symptome und Beschwerden der EO (Protrusio bulbi, periorbitale Lidödeme, retrobulbäres Druck- und Fremdkörpergefühl, Augenbrennen, Tränenträufeln, Lichtscheu, Motilitätsstörungen der Augenmuskeln mit Doppelbildern) führt.

Kennzeichnend für das Orbitagewebe bei Patienten mit schwerer EO ist eine ödematöse Verdickung der äußeren Augenmuskeln, die von stark hypertrophiertem und hyperplastischem Binde- und Fettgewebe umgeben sind. Die histologische Untersuchung der Orbitagewebe zeigt 2 charakteristische Hauptbefunde:

- eine gesteigerte Bildung der von Orbitafibroblasten (OF) produzierten hydrophilen Glykosaminoglykane (GAG), insbesondere Hyaluronsäure und Chondroitinsulfat, sowie
- eine Infiltration des orbitalen Binde-, Fett- und Muskelgewebes durch mononukleäre Zellen (Bahn u. Heufelder 1993).

Die Motilitätsstörung der externen Augenmuskeln ist im aktiven Stadium Folge der entzündlichen Schwellung und interstitiellen Akkumulation von GAG, in späteren Stadien Folge der Fibrose im endo- und perimysialen Bindegewebe der Muskelfasern. Die Muskelzellen werden von vermehrtem Bindegewebe weit auseinander gedrängt, bleiben aber zunächst intakt. In fortgeschrittenen Erkrankungsstadien können die Muskelfasern infolge chronischer Kompression zunehmend fibrosieren und atrophieren.

Ein gemeinsames charakteristisches Merkmal der thyreoidalen und extrathyreoidalen Manifestationen beim Morbus Basedow ist die Infiltration der Zielgewebe mit T-Lymphozyten. Die histologischen Befunde bei der EO, die lokale Freisetzung von Zytokinen sowie die Expression von HLA-DR- und Adhäsionsmolekülen im Orbitagewebe sprechen für eine zentrale Rolle von aktivierten T-Zellen in der Pathogenese der EO. Immunhistochemische Analysen der mononukleären Zellinfiltrate im orbitalen Bindegewebe bei EO zeigen ein Überwiegen von T-Lymphozyten ($CD3^+$) mit einem geringeren Anteil an B-Lymphozyten (Leu-$26^+$). Sowohl Helfer-Induktor- ($CD4^+$) als auch zytotoxische Suppressor-T-Zellen ($CD8^+$) sind vorhanden. Ein Teil der T-Lymphozyten, häufig im perivaskulären Gewebe vorkommend, sind $CD3^+$-$CD45R0^+$-Zellen, eine Untergruppe von Gedächtnis-T-Zellen und Makrophagen (Heufelder u. Bahn 1993b). Retrobulbäre $CD8^+$- und $CD45R0^+$-Zellen von Patienten mit EO erkennen autologe orbitale Fibroblasten spezifisch und setzen neben zytotoxischen Aktivitäten erhebliche Mengen an Zytokinen frei (Grubeck-Loebenstein et al. 1994). Immunhistochemische Analysen der T-Zell-Antigen-Rezeptoren ergaben, dass die Mehrzahl der orbitalen T-Zellen dem ab-Phänotyp angehören. Die molekulare Analyse des T-Zell-Antigen-Rezeptor-Repertoires bei unbehandelten Patienten mit schwerer, aktiver EO lieferte Hinweise für eine Restriktion der T-Zell-Rezeptor-V-Gen-Familien, die auch bei Patienten mit prätibialem Myxödem nachzuweisen war (Heufelder et al. 1995a,b). Diese Befunde sowie der Nachweis identischer Aminosäuremotive in den hypervariablen Regionen der T-Zell-Antigen-Rezeptoren im Schilddrüsen-, Orbita- und Prätibialgewebe bei Patienten mit Morbus Basedow (Heufelder et al. 1996) lassen den Schluss zu, dass T-Lymphozyten in Frühstadien der Erkrankung im Rahmen einer primären, oligoklonalen Immunantwort eine begrenzte Anzahl von Antigenen im Orbitagewebe erkennen und somit eine wesentliche Rolle beim Zustandekommen des orbitalen Immunprozesses spielen.

Neben infiltrierenden T-Lymphozyten sind am orbitalen Immunprozess bei EO noch zahlreiche andere Antigen präsentierende Zellen, wie Makrophagen, dendritische Zellen und B-Lymphozyten, beteiligt, die bislang kaum näher charakterisiert wurden.

Die bisherigen histologischen Ergebnisse und In-vitro-Befunde sprechen für eine zentrale Rolle von OF bzw. Präadipozyten als Ziel- und Effektorzellen des Immunprozesses bei der EO. Diese Hypothese wird durch folgende Befunde erhärtet: OF produzieren unter dem Einfluss zahlreicher Zytokine, die im Rahmen des ablaufenden Autoimmunprozesses freigesetzt werden, große Mengen an GAG, die im Orbitagewebe akkumulieren. Die Expression immunmodulatorischer Proteine (Hitzeschockproteine, HLA-DR- und Adhäsionsmoleküle) in OF sowie die Adhärenz von T-Lymphozyten an OF sprechen für einen gegen Fibroblasten bzw. Adipozytenvorläuferzellen gerichteten zellulären Immunprozess. Neueren Befunden zufolge erkennen und stimulieren orbitale T-Zellen spezifisch OF, nicht jedoch extraokuläre Muskelzellen oder Fibroblasten aus anderen anatomischen Regionen (Heufelder 1997).

Orbitale Präadipozyten sind seit kurzem in den Mittelpunkt des Interesses gerückt, weil beobachtet wurde, dass diese Zellen eine Subpopulation der OF darstellen und unter dem Einfluss bestimmter Umgebungsfaktoren (adipogene Stimuli) zu reifen Adipozyten ausdifferenzieren können (Sorisky et al. 1996). Von besonderer Relevanz ist, dass innerhalb der Gesamtpopulation der OF insbesondere differenzierende Präadipozyten einen funktionsfähigen TSH-Rezeptor exprimieren (Bahn et al. 1998 a, b). Die Rekrutierung von Präadipozyten und deren Differenzierung zu reifen, parakrin aktiven Adipozyten dürften wesentliche immunologische, metabolische und mechanische Konsequenzen in der Pathogenese der EO haben.

Im Rahmen des fortschreitenden Immunprozesses kommt es in den Orbitageweben zur Bildung und Freisetzung zahlreicher Zytokine, Entzündungsmediatoren und IgG- bzw. IgA-Immunglobuline (Heufelder 1997). Zytokine induzieren die Expression diverser immunmodulatorischer Moleküle wie MHC-Klasse-II-Moleküle, Hitzeschockproteine und Adhäsionsmoleküle in OF und mikrovaskulären Endothelzellen. Dies erleichtert die Rekrutierung, Migration und Aktivierung von Lymphozyten sowie die Antigenerkennung. Ferner stimulieren Zytokine wie IL-1$\alpha$, IL-4, IGF-1, TGF-$\beta$ die Proliferation von OF, während IFN$\gamma$, IL-1$\alpha$, TGF-$\beta$ und Leukoregulin die Glykosaminoglykanproduktion fördern und IL-1$\alpha$, IL-6 und EL-8 lokal auf parakrinem und autokrinem Weg zelluläre immunologische und metabolische Prozesse modulieren (Heufelder 1995, 1997, Heufelder u. Bahn 1998). Eine entscheidende Rolle bei der organ- bzw. gewebespezifischen Rekrutierung antigenspezifischer, immunkompetenter Zellen dürfte die sequenzielle Aktivierung von Adhäsionsmolekülen spielen, deren kaskadenhafte Abfolge (endotheliale Anlagerung, Überwinden der Endothelbarriere, antigengerichtete Migration im Zielgewebe) durch ein fein orchestriertes Netzwerk aus Zytokinen und Wachstumsfaktoren reguliert wird. Der Nachweis von ICAM-1, ELAM-1 und VCAM-1 im orbitalen Gefäßendothel bei Patienten mit aktiver EO lässt auf eine Funktion dieser Adhäsionsmoleküle im Rahmen der mononukleären Zellinfiltration schließen (Young et al. 1993). IFN$\gamma$, TNF-$\alpha$, und IL-1$\alpha$ stimulieren OF zur Expression von interzellulärem Adhäsionsmolekül (ICAM-1), das an der Adhäsion von Lymphozyten an Fibroblasten beteiligt ist. Die Expression von ICAM-1 wurde in perimysialen Bindegewebezellen, Endothelzellen und OF nachgewiesen. Neben ICAM-1 sind auch der Hyaluronsäurerezeptor CD44, das überwiegend in Gefäßendothel exprimierte Adhäsionsmolekül VCAM-1 sowie VLA-4 an der Rekrutierung von Lymphozyten in die Orbita beteiligt. Die selektive Expression von ICAM-1 und CD44 in Fibroblasten des Orbitagewebes bei Patienten mit EO weist auf eine entscheidende Rolle von Fibroblasten als potenzielle Zielzellen des orbitalen Immunprozesses hin. In vitro konnte die funktionelle Bedeutung des Rezeptorpaars ICAM-1/LFA-1 für den Interaktionsprozess zwischen OF und Lymphozyten belegt werden. Der Nachweis einer spezifischen Aktivierung von Adhäsionsmolekülen durch IgG-Fraktionen von Patienten mit Morbus Basedow und schwerer EO weist auf eine wichtige Funktion dieser Immunglobuline und indirekt auf eine Vermittlung über den TSH-Rezeptor hin (Heufelder u. Bahn 1992). Lösliche vaskuläre Adhäsionsrezeptoren wie sICAM-1, sELAM und sVCAM-1, die im Serum von Patienten mit Morbus Basedow und aktiver EO in erhöhten Konzentrationen vorkommen, nehmen hierbei eine wichtige Modulatorfunktion ein (Balazs u. Kiss 1994).

Neben der zytokin- und insbesondere IL-1-abhängigen Stimulation der Zellproliferation, der Glykosaminoglykansynthese und der Anhäufung extrazellulärer Matrixkomponenten in OF liegen mittlerweile auch Hinweise für einen gestörten Abbau extrazellulärer Matrixkomponenten im Orbitagewebe bei Patienten mit EO vor (Heufelder 1997). Für die zahlreichen IL-1-abhängigen, proinflammatorischen Effekte im Rahmen der EO könnte die abgeschwächte lokale Bildung des IL-1-Rezeptor-Antagonisten, eines potenten IL-1-Gegenspielers, mit verantwortlich sein (Hofbauer et al. 1997, Mühlberg et al. 1997).

Zahlreiche Kandidatenantigene der EO sind untersucht worden. Der Nachweis von Antikörpern gegen ein 64 000-Protein im Augenmuskelgewebe sowie gegen ein von OF exprimiertes 23 000-Protein hat sich in späteren Studien diverser Arbeitsgruppen als unspezifisch erwiesen (Burch u. Wartofsky 1995, Heufelder 1997). Bis in die jüngste Zeit wurden zahlreiche weitere Orbitaproteine mit Molekulargewichten zwischen 53 000 und 220 000 (u. a. 1D, Calsequestrin, Flavoprotein, Sarcalumenin, G2s) beschrieben, die von Antikörpern im Serum von Patienten mit EO mehr oder weniger spezifisch erkannt werden. Allerdings fehlt für diese Antigene bislang der schlüssige Beweis einer kausalen Relevanz. Alle Antikörper gegen die bisher untersuchten Kandidatenantigene besitzen entweder keine Spezifität für humanes Augenmuskelgewebe oder sind auch bei Gesunden oder Patienten mit anderen Autoimmunerkrankungen nachweisbar, sodass sie vermutlich als Begleitphänomene und serologische Marker des ablaufenden Immunprozesses aufzufassen sind.

Die enge klinische und zeitliche Assoziation der EO mit der Immunthyreopathie vom Typ Morbus Basedow und zahlreiche pathogenetische Parallelen legen einen kausalen Zusammenhang nahe und lassen an die Möglichkeit kreuzreagierender antigener Epitope denken, die im Schilddrüsengewebe und in den betroffenen extrathyreoidalen Geweben vorliegen (Bahn u. Heufelder 1993). Da TSHR-Autoantikörper für die Immunhyperthyreose beim Morbus Basedow verantwortlich sind und Patienten mit Morbus Basedow und extrathyreoidalen Manifestationen (prätibiales Myxödem und Akropathie) überwiegend hohe TSHR-Antikörper-Titer aufweisen, kommt der von Präadipozyten, Fibroblasten und Adipozyten exprimierte TSHR als ein logisches Kandidatenantigen für die thyreoidalen und extrathyreoidalen Manifestationen des Morbus Basedow in Betracht.

Das Konzept der TSH-Rezeptor-Expression in Adipozyten ist keineswegs neu. Bereits 1964 konnte Rodbell eine TSH-vermittelte Lipolyse in Adipozyten aus dem epididymalen Fett von Ratten nachweisen. Später wurde gezeigt, dass der lang wirksame Schilddrüsen stimulierende Faktor (LATS) die Lipolyse in Fettzellen der Ratte stimuliert (Kendall-Taylor u. Munro 1971) und dass TSH an Zellmembranen aus dem orbitalen Bindegewebe von Schweinen bindet (Perros u. Kendall-Taylor 1994). Nachfolgend zeigten verschiedene Arbeitsgruppen, dass TSH an Fettgewebezellen und orbitale Zellen bindet (Davies et al. 1978) und dass TSH-Rezeptor-mRNA im braunen und weißen Fettgewebe von Meerschweinchen nachweisbar ist (Roselli-Rehfuss et al. 1992). In den letzten Jahren haben mehrere Arbeitsgruppen den TSH-Rezeptor im Schilddrüsengewebe, im Orbitagewebe und im prätibialen Myxödemgewebe sowie in orbitalen Adipozytenvorstufen, Adipozyten und Fibroblasten auf RNA- und Proteinebene mit unterschiedlichen Methoden (Northern-Blot, RNAse-protection-Assay, Immunzytochemie, Immunhistochemie) und in unterschiedlichen Formen (kompletter TSH-Rezeptor, alternative Spleißvarianten, proteolytisch abgespaltene extrazelluläre TSH-Rezeptor-Domäne) nachgewiesen (Feliciello et al. 1993, Crisp et al. 1997, Heufelder 1997, Spitzweg et al. 1997, Bahn et al. 1998 a, b). Außerdem wurde gezeigt, dass humane neonatale Adipozyten den humanen TSH-Rezeptor zunächst stark exprimieren, während er beim Erwachsenen in reifen Adipozyten nicht mehr nachweisbar ist (Marcus et al. 1988).

Der extrathyreoidal exprimierte TSH-Rezeptor könnte als zentrales Antigen den Immunprozess durch Sensibilisierung und Rekrutierung TSH-Rezeptor-spezifischer (oder kreuzreagierender) T-Zellen in den Zielgeweben in Gang setzen. Unterstützt wird diese Hypothese in jüngster Zeit durch Befunde im Tiermodell, die bei Ratten nach Immunisierung mit einem TSH-Rezeptor-Fusionsprotein bzw. TSH-Rezeptor-DNA EO-ähnliche Veränderungen im Orbitagewebe erkennen lassen (Ludgate 1999).

### 3.3.11.3 Hashimoto-Thyreoiditis

Neben der Immunthyreopathie vom Typ Morbus Basedow bildet die von Hashimoto beschriebene chronische lymphozytäre Thyreoiditis die häufigste immunogene Schilddrüsenerkrankung. Sie ist die häufigste Ursache einer Hypothyreose und kann in allen Altersgruppen auftreten, betrifft jedoch typischerweise Frauen im mittleren Lebensalter.

In ihrer klassischen Form führt die Hashimoto-Thyreoiditis zu einer diffusen, schmerzlosen Vergrößerung und Konsistenzvermehrung der Schilddrüse mit fortschreitender Funktionseinbuße (hypothyreote Struma). Demgegenüber führt die atrophische Variante der Hashimoto-Thyreoiditis zu einer progredienten Zerstörung von Schilddrüsengewebe mit Organverkleinerung und allmählich nachlassender Schilddrüsenhormonsynthese („primäres Myxödem").

Neben einer genetischen Prädisposition (Assoziation mit HLA-DR5, bei atrophischer Hashimoto-Thyreoiditis mit HLA-DR3, ferner HLA-B8 und

HLA-DR4) dürften Alter, Geschlecht, Umweltfaktoren wie Jodid- und Virusexposition sowie Dysregulationen im zellulären Immunsystem, bei der Antigenpräsentation sowie im Thyreozytenmetabolismus eine Rolle spielen. An der Pathogenese der Hashimoto-Thyreoiditis sind sowohl zelluläre als auch humorale Mechanismen beteiligt (Suppressor-T-Zell-Defekt, dadurch unkontrollierte Helfer-T-Zell-Aktivität mit Zytokinfreisetzung und polyklonale Stimulation von B-Zellen und Plasmazellen zur Antikörperproduktion, Komplement fixierende Antikörper). Neuesten Befunden zufolge könnte auch eine von infiltrierenden Lymphozyten über den fas-Rezeptor vermittelte, gesteigerte Apoptose von Schilddrüsenfollikelzellen von Bedeutung sein.

Charakteristischerweise finden sich bei der Hashimoto-Thyreoiditis im Serum hohe Titer an schilddrüsenspezifischen Antikörpern (>90% TPO-Antikörper, 20–50% Tg-Antikörper). Seltener lassen sich auch TSH-Rezeptor-Antikörper nachweisen. Der Einfluss dieser unterschiedlichen Antikörperpopulationen auf die Schilddrüsenfunktion von Patienten mit Hashimoto-Thyreoiditis ist strittig: Im Gegensatz zu Patienten mit klassischer Form (hypothyreote Struma) postulieren einige Autoren bei Patienten mit atrophischer Variante blockierende Antikörper, die den TSH-Rezeptor auf Schilddrüsenzellen blockieren und so die von der cAMP-Bildung abhängige Schilddrüsenhormonsynthese hemmen. Ungeklärt ist ferner, ob TPO-Antikörper lediglich Folge des intrathyreoidalen Immunprozesses sind oder durch Blockade des Enzyms TPO zur Hypothyreose beitragen können.

Histologisch zeigt sich eine ausgeprägte polyklonale lympho-plasmazelluläre Infiltration des Schilddrüsengewebes mit Follikeldestruktion, Fibrose, Kolloiddepletion, eosinophilen Epithelzellen (Hürthle- oder Askanazy-Zellen) und Ausbildung von Germinalzentren. Gelegentlich wird im aktiven Initialstadium der lymphozytären Immunthyreoiditis eine passagere hyperthyreote Phase gefunden. Pathophysiologisch sind hierfür eine akute, immunvermittelte Zerstörung von Schilddrüsenfollikeln mit Freisetzung präformierter Schilddrüsenhormone, die Produktion lokaler Schilddrüsenstimulatoren (Zytokine, Prostaglandine) sowie die Bildung TSH-Rezeptor stimulierender Immunglobuline verantwortlich. Ganz überwiegend wird jedoch von einer euthyreoten Schilddrüsenfunktion ausgehend ein schleichender, progredienter Auflösungsprozess der Schilddrüse beobachtet, der zunächst als subklinische Hypothyreose (nur TSH im Serum erhöht, $fT_4$ und $fT_3$ normal) noch asymptomatisch bleiben kann, später aber in eine klinisch manifeste Hypothyreose (TSH erhöht, $fT_4$ und/oder $fT_3$ erniedrigt) mündet. Frauen mit positivem Antikörpernachweis gegen Schilddrüsenperoxidase zeigen eine Hypothyreoseinzidenz von 5% pro Jahr. Mit fortschreitendem Verlust an funktionsfähigen Schilddrüsenfollikeln kommt es nach und nach zur Strumaschrumpfung und schließlich zur Schilddrüsenatrophie.

Andere autoimmun bedingte Endokrinopathien und nichtendokrine Autoimmunerkrankungen (Morbus Addison, Diabetes mellitus, Hypogonadismus, Hypoparathyreoidismus, perniziöse Anämie, Morbus Werlhof, Myasthenia gravis, Vitiligo, Kandidose) treten in Verbindung mit der Hashimoto-Thyreoiditis gehäuft auf. Auch eine erhöhte Inzidenz primärer Schilddrüsenlymphome sowie die Möglichkeit der Koexistenz eines Schilddrüsenkarzinoms mit einer Hashimoto-Thyreoiditis sind zu berücksichtigen.

## 3.4 Schilddrüsenkarzinome und C-Zell-Karzinom

Bei den Schilddrüsenkarzinomen handelt es sich um primär oder sekundär in der Schilddrüse entstandene bösartige Neubildungen (Synonym: *Struma maligna*). Klinisch können 3 dominierende Verlaufsformen unterschieden werden:

1. Das rasch (<6 Monate) lokal wachsende *undifferenzierte Schilddrüsenkarzinom* (anaplastisches Schilddrüsenkarzinom: anaplastic thyroid carcinoma, ATC) hauptsächlich alter Patienten (>60 Jahre) imponiert als szintigrafisch kalter Knoten und hat eine schlechte Prognose.
2. Das *papilläre Schilddrüsenkarzinom* (papillary thyroid carcinoma, PTC) imponiert als Lymphknotenmetastase oder wird bei Schilddrüsenoperationen als okkultes Karzinom gefunden. Dieses Karzinom tritt auch bei Jugendlichen auf und hat dann eine gute Prognose. Bei älteren Patienten ist es bezüglich der Prognose mit dem follikularen Karzinom zu vergleichen.
3. Das *follikuläre Schilddrüsenkarzinom* (follicular thyroid carcinoma, FTC), welches bei Jodmangel am häufigsten ist, fällt klinisch meist durch eine hämatogene Metastasierung auf. Die Prognose ist weniger günstig, lässt sich jedoch durch eine aggressive Therapie verbessern (Thyreoidektomie und Radiojodtherapie).

Das *medulläre Schilddrüsenkarzinom* (C-Zell-Karzinom) ist im eigentlichen Sinn kein Karzinom der Schilddrüse, da es von den parafollikular gelegenen C-Zellen ausgeht. Die Klassifizierung nach dem TNM-Schema ist Basis für differenzialtherapeutische Überlegungen.

Einzig gesicherte Ursache von Schilddrüsenmalignomen ist ihre Entstehung im Gefolge der Wirkung ionisierender Strahlen auf den Halsbereich (Thymusbestrahlung von Kindern in den USA, $^{131}$I-Kontamination von Kindern in Tschernobyl). Möglicherweise ist ein längerfristig erhöhter TSH-Spiegel ätiologisch relevant, wenngleich keine vermehrte Krebshäufigkeit in endemischen Jodmangelgebieten nachgewiesen werden konnte. (Hier kommen jedoch häufiger prognostisch ungünstige Karzinomformen vor). Die Radiojodtherapie hat keine ursächliche Bedeutung. Beim medullären Schilddrüsenkarzinom sind Mutationen im RET-Protoonkogen von entscheidender Bedeutung.

Aufgrund des initial regelhaft oligosymptomatischen Krankheitsbilds und der zentralen prognostischen Bedeutung einer möglichst frühen Diagnosestellung kommt den klinischen *Frühsymptomen* eine besondere Bedeutung zu. Zu diesen sind palpatorische Veränderungen innerhalb bestehender Strumen (Knotenneubildungen), eine Wachstumstendenz bekannter Schilddrüsenknoten und/oder palpable Lymphknoten im Kopf-Hals-Bereich auch bei unauffälliger Schilddrüse zu rechnen. Die nachfolgend genannten *Spätsymptome* sind oft Zeichen eines fortgeschrittenen Tumorwachstums: Schmerzen (Ausstrahlung ins Ohr häufig), Hinterkopfschmerz, Recurrensparese, Horner-Symptomenkomplex, lokale Exulzerationen, Zeichen der Fernmetastasierung (Lunge, Leber, Knochen), Lokalkomplikationen der Struma oder allgemeine Tumorzeichen (z.B. Gewichtsverlust, Adynamie, Anämie, Kachexie). Die Schilddrüsenfunktionslage ist in der Regel euthyreot, im Spätstadium selten manifest hypothyreot. In einzelnen Fällen Schilddrüsenhormon produzierender Tumoren kann jedoch eine Hyperthyreose bestehen, die selbst nach Entfernung des Primärtumors allein durch die Metastasen unterhalten werden kann.

*Papilläre Karzinome* werden häufig auch bei Patienten unter 40 Jahren beobachtet, sie treten meist als isolierte Schilddrüsenknoten auf (nur in 20–30% der Fälle multipel). Der Metastasierungsweg ist vorwiegend lokal lymphogen. *Follikuläre Karzinome* hingegen kommen eher jenseits des 40. Lebensjahrs vor und zeigen invasivere Wachstumstendenzen. Der Metastasierungsweg ist vorwiegend generalisiert hämatogen. Papilläre und follikuläre Karzinome speichern oft radioaktives Jod und sind somit einer Radiojodtherapie zugänglich. Bei einem Kalzitonin produzierenden *medullärem Schilddrüsenkarzinom* (Synonym: *C-Zell-Karzinom*) muss an eine multiple endokrine Neoplasie (MEN Typ IIa oder IIb, Abb. 3.16) gedacht werden. Eine Metastasierung erfolgt hier relativ früh sowohl hämatogen als auch lymphogen, eine Jodspeicherung fehlt regelmäßig. Das *anaplastische Karzinom* bevorzugt ältere Patienten ab dem 55. Lebensjahr bei höchster invasiver Wachstumstendenz mit früher, generalisierter und lokaler Metastasierung, eine Jodspeicherung fehlt regelmäßig.

Generell sollten jeder palpable Schilddrüsenknoten und jede Rezidivstruma bis zum Beweis des Gegenteils als malignomverdächtig angesehen werden. Schon bei Verdacht auf ein Schilddrüsenmalignom darf keine Untersuchung mit jodhaltigen Kontrastmitteln erfolgen, da hierdurch Diagnostik und Therapie mit Radiojod auf Monate unmöglich werden! Die Sicherung der Diagnose erfolgt durch Punktionszytologie oder histologische Untersuchung eines Operationspräparats. Die Ganzkörperszintigrafie dient dem Nachweis Jod speichernder Metastasen. Die zervikale und thorakale bzw. mediastinale Computertomografie (ohne Kontrastmittel!) und ein Ösophagusbreischluck können für die Feststellung der lokalen Ausdehnung aufschlussreich sein. Die Thyreoglobulinbestimmung gilt als wichtiger Verlaufsparameter (Tumormarker) differenzierter Karzinome nach Thyreoidektomie, ebenso das Serumkalzitonin im

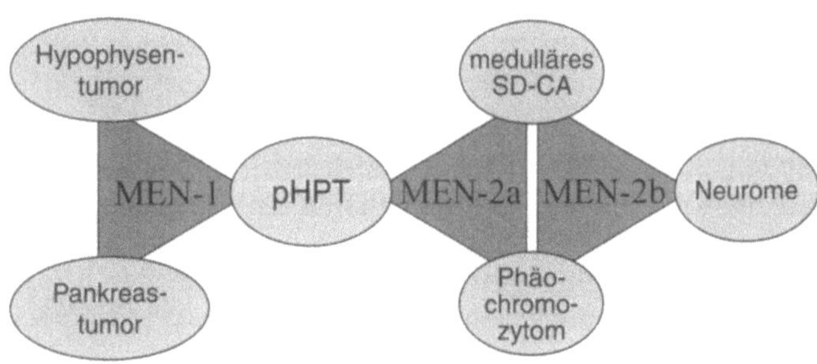


**Abb. 3.16.** Klassifikation der multiplen endokrinen Neoplasien (*MEN*)

Fall medullärer Schilddrüsenkarzinome. Abdominale Sonografie, Röntgenthorax, kraniales Computertomogramm und Knochenszintigrafie dienen der Suche nach nicht Jod speichernden Metastasen.

### 3.4.1 Pathogenese von Schilddrüsenkarzinomen

Nach derzeitigem Verständnis erwerben sich einige Knoten in multinodulären Strumen zu einem frühen Zeitpunkt einen Wachstumsvorteil (z.B. durch Aktivierung eines Onkogens), der nachfolgend zur klonalen Expansion und Ausbildung eines kleinen follikulären Adenoms oder der Vorstufe eines papillären Mikrokarzinoms führt. Die Inaktivierung bzw. der Verlust eines Tumorsuppressorgens in einem solchen Adenom bewirkt eine genomische Instabilität, die einen weiteren Wachstumsvorteil bedingt. Diese Voraussetzungen erhöhen die Wahrscheinlichkeit der Ausbildung eines malignen Subklons. Kommt es im weiteren Lebenszyklus des jetzt noch sehr kleinen papillären oder follikulären Karzinoms zum erneuten Verlust eines Tumorsuppressorgens (z.B. p53), resultieren eine zunehmende Dedifferenzierung und Aggressivität des Tumors. Der permissive Einfluss des Jodmangels, bestimmter Sexualsteroide und anderer Risikofaktoren scheint diese Prozesse zu fördern und zu beschleunigen. Die Tatsache, dass erst in wenigen Schilddrüsentumoren mehr als eine genetische Veränderung nachgewiesen werden konnte, lässt vermuten, dass die für die Karzinogenese von Schilddrüsentumoren relevanten und spezifischen Gene noch nicht entdeckt wurden.

Mit abnehmender Differenzierung nimmt in Schilddrüsenkarzinomen auch die Expression bestimmter Proteine ab, die von vollständig differenzierten Thyreozyten normalerweise exprimiert werden (Tabelle 3.2) (Goretzki u. Schulte 1998). Hierzu zählen in erster Linie der humane TSH-Rezeptor (Tanaka et al. 1996a), das Enzym Schilddrüsenperoxidase (Tanaka et al. 1996b) sowie Cadherine, Integrine und Catenine (Brabant et al. 1993, Cerrato et al. 1998, Dahlman et al. 1998, Garcia-Rostan et al. 1999, Husmark et al. 1999). In papillären und follikulären Schilddrüsenkarzinomen wurde mit zunehmender Entdifferenzierung eine heterogene, insgesamt jedoch abnehmende Expression des TSH-Rezeptors nachgewiesen (Tanaka et al. 1996a). Eine reduzierte Expression des E-Cadherins ist häufiger bei dedifferenzierten papillären und follikulären Schilddrüsenkarzinomen in fortgeschrittenen und metastasierenden Stadien nachzuweisen und dementsprechend mit einer schlechteren Prognose assoziiert, anaplastische Schilddrüsenkarzinome exprimieren E-Cadherin-mRNA und -Protein nicht oder auf sehr niedrigem Niveau (Brabant et al. 1993).

Umgekehrt lassen sich bestimmte Wachstumsfaktoren, deren Rezeptoren sowie andere Proteine in Schilddrüsenadenomen und -karzinomen in vermehrtem Ausmaß nachweisen. So wurde im Unterschied zu normalem Schilddrüsengewebe eine abnorm starke Expression der Fibroblastenwachstumsfaktoren 1 und 2 (FGF-1, FGF-2) in follikulären Schilddrüsenadenomen und in noch stärkerem Ausmaß in differenzierten und anaplastischen Schilddrüsenkarzinomen beobachtet (Eggo et al. 1995). Sowohl in multinodösen Strumen und follikulären Schilddrüsenadenomen als auch in differenzierten Schilddrüsenkarzinomen, jedoch nicht in normalem Schilddrüsengewebe, konnte eine veränderte Regulation des alternativen Spleißens von Zelloberflächenproteoglykanen und Glykoproteinen der CD44-Familie (insbesondere CD44v6) nachgewiesen werden (Ermak et al. 1996).

Wie aufgrund der verminderten Radiojodaufnahme in den meisten Schilddrüsenkarzinomen zu vermuten, weisen maligne Schilddrüsentumoren eine niedrigere NIS-Expression mit geringerer basolateraler Lokalisation als normales Schilddrüsengewebe auf. Differenzierte follikuläre und papilläre Schilddrüsenkarzinome zeigen dabei ein höheres NIS-Expressionsniveau als gering differenzierte Karzinome, die NIS z.T. nicht mehr exprimieren. Interessanterweise geht die Abnahme der NIS-Expression in Schilddrüsenkarzinomen parallel zu einer verminderten TSH-Rezeptor-Expression. Da TSH ein wesentlicher Stimulationsfaktor für die NIS-Expression ist, könnte die verminderte TSH-Rezeptor-Expression für das reduzierte NIS-Expressionsniveau in Schilddrüsenkarzinomen mitverantwortlich sein, ein Vergleich der Radiojodaufnahme und NIS-Expression in Schilddrüsenkarzinomen und Metastasen ergab eine deutliche Korrelation zwischen Nuklidaufnahme und NIS-Expressionsniveau (Lazar et al. 1999). In anaplastischen und onkozytären Karzinomen ist keine NIS-Expression nachzuweisen (Arturi et al. 1998). Wenngleich diese Befunde noch an größeren Patientenkollektiven bestätigt werden müssen, zeigen sie doch, dass das NIS-Expressionsniveau Rückschlüsse auf den Radiojoduptake und das therapeutische Ansprechen von Schilddrüsenkarzinomen nach Radiojodtherapie zulässt.

**Tabelle 3.2.** Gendefekte bei gut- und bösartigen Schilddrüsentumoren

| Gen | Chromosom | Gendefekt | Tumor |
|---|---|---|---|
| TSHR | 14q31 | Punktmutationen | Autonomes Adenom, differenzierte Schilddrüsenkarzinome |
| Gs*α* | 20q13,2 | Punktmutationen | Schilddrüsenknoten (Struma nodosa), autonomes Adenom, differenzierte Schilddrüsenkarzinome |
| ret/PTC | 10q11,2 | Umlagerungen<br>PTC1: (inv(10)q11,2q21)<br>PTC2: (t(10;17)(q11,2;q23))<br>PTC3: ele1/TK | PTC |
| ret | 10q11,2 | Punktmutationen | MEN, MTC |
| Trk | 1q23–24 | Umlagerungen<br>NTRK1/TPM3<br>NTRK1/TPR<br>NTRK1/TAG | Schilddrüsenknoten (Struma nodosa), PTC |
| ras | H-ras 11p15,5<br>K-ras 12p12,1<br>N-ras 1p13,2 | Punktmutationen | Schilddrüsenknoten (Struma nodosa), differenzierte Schilddrüsenkarzinome |
| p53 | 17p13 | Punktmutationen, Deletionen, Insertionen | Alle Schilddrüsenkarzinome |
| Rb | 13q14,1–14 | mRNA-Varianten | Alle Schilddrüsenkarzinome |
| p16 (MTS1, CDKN2A) | 9p21 | Deletionen | Schilddrüsenkarzinomzelllinien |
| p21/WAF | 6p21,2 | Überexpression | ATC, FTC, PTC |
| met | 7q31 | Überexpression | FTC |
| c-myc | 8q24,12–13 | Überexpression | Differenzierte Schilddrüsenkarzinome |
| PTEN | 10q23 | Punktmutationen | PTC bei Morbus Cowden |
| Loss of heterozygosity | 3p<br>11q13<br>Und andere | | FTC |

*TSHR* TSH-Rezeptor, *Gsα* *α*-Untereinheit des stimulatorischen G-Proteins, *ret/PTC* ret-Protoonkogen/papilläres Schilddrüsenkarzinom, *ret,ret* (rearranged during transfection) Protoonkogen, *Trk* Tyrosinkinaserezeptor, *ras,ras* (rat sarcoma) Protoonkogen, *p53* p53-Tumorantigen, *Rb* Retinoblastomagen, *p16* Tumorsuppressor p16, *p21/WAF* Tumorsuppressor p21, *met* met-Protoonkogen (hepatocyte growth factor receptor), *c-myc* c-myc(myelocytomatosis virus)-Protoonkogen, *PTEN* Phosphatase und Tensinhomolog, *ele1/TK* ret-aktiviertes Gen ele1, *NTRK* neurotropher Tyrosinkinaserezeptor, *TPM3* Tropomyosin 3, *TPR* umgelagerte (translocated) Promotorregion, *TAG* tyrosinkinaserezeptoraktiviertes Gen, *MEN* multiple endokrine Neoplasie, *MTC* medulläres Schilddrüsenkarzinom, *ATC* anaplastisches Schilddrüsenkarzinom, *FTC* follikuläres Schilddrüsenkarzinom

#### 3.4.1.1 Papilläres Schilddrüsenkarzinom

Die bislang wichtigste und spezifische molekulargenetische Veränderung beim papillären Schilddrüsenkarzinom ist das Ret/PTC-Rearrangement auf dem langen Arm des Chromosoms 10 (Häufigkeit etwa 20%, Spanne 2,6–40%) (Tabelle 3.2) (Santoro et al. 1995, Goretzki und Schulte 1998). Meist handelt es sich um die reziproke Translokation der Tyrosinkinasedomäne des Ret-Protoonkogens und der 5′-terminalen Region des H4-Gens, wobei durch intrachromosomale Inversion das Fusionsprotoonkogen Ret/PTC1 entsteht. Die resultierende konstitutive Tyrosinkinaseaktivität in Schilddrüsenzellen kann deren Wachstum und Differenzierung beeinflussen. Der Nachweis der Ret/PTC-Onkogen-Aktivierung in okkulten papillaren Mikrokarzinomen zeigt, dass es sich hierbei offenbar um ein frühes Ereignis im Ablauf der zunehmenden malignen Transformation von Schilddrüsenfollikelzellen handelt (Viglietto et al. 1995). Andere Ret/PTC-Translokationen (Ret/PTC2, Genchimäre durch Fusion der Ret-Tyrosinkinasedomäne mit einer regulatorischen Untereinheit der cAMP-abhängigen Proteinkinase A, Ret/PTC3, Translokation mit Elementen des ele1-Gens auf Chromosom 10) sind wesentlich seltener. Bei strahlenexponierten Kindern in der weißrussischen Tschernobylregion sind Ret/PTC-Rearrangements jedoch in bis zu 66% der Fälle nachzuweisen, wobei das Ret/PTC3-Rearrangement am häufigsten vorkommt (Klugbauer et al. 1995, Fugazzola et al. 1996, Rabes et al. 2000).

Als weiteres Tyrosinkinasegen kann trk, das für den Membranrezeptor des Nervenwachstumsfaktors kodiert, durch ein intrachromosomales Genrearrangement oder ungleiches Cross-over zwischen den beiden Kopien des Chromosoms 1 konstitutiv aktiviert werden. Das trk-Rearrangement konnte bislang nur in papillären Schilddrüsenkarzinomen nachgewiesen werden (Häufigkeit zwischen 2,5 und 25%).

Darüber hinaus wurden zahlreiche andere, für das papilläre Schilddrüsenkarzinom nicht spezifische Onkogene und Tumorsuppressorgene untersucht. Von mehreren Arbeitsgruppen wurde eine Überexpression von ras-Onkogen-Produkten beschrieben und mit einer schlechten Prognose beim papillären Schilddrüsenkarzinom in Verbindung gebracht (Goretzki et al. 1992, Akslen u. Varhaug 1995, Pierotti et al. 1996, Bouras et al. 1998, Basolo et al. 2000).

In papillären Schilddrüsenkarzinomen mit klinisch oder histologisch aggressivem Charakter konnte darüber hinaus eine Genamplifikation des met-Onkogens beobachtet werden, das eine zytoplasmatische Tyrosinkinasedomäne besitzt. Folge der konstitutiven Aktivierung des met-Onkogens ist eine beschleunigte Mitoserate.

Mutationen des Tumorsuppressorgens p53 sind beim differenzierten papillären Schilddrüsenkarzinom sehr selten nachzuweisen.

In jüngster Zeit wurden bei papillären Schilddrüsenkarzinomen diverse weitere molekulargenetische und biochemische Befunde erhoben, die künftig von Relevanz sein könnten. Hierzu zählen beispielsweise die in papillären Karzinomen, nicht jedoch in benignen Läsionen nachgewiesene Überexpression des MUC-1-Gens und das vermehrte Auftreten einer MUC-1-Spleißvariante sowie die Expression des GLUT-1-Glukosetransporters (Haber et al. 1997). Eine reduzierte TSH-Rezeptorgen-Expression sowie erhöhte c-myc- und c-erbB2-mRNA-Konzentrationen wurden in fortgeschritteneren Tumorstadien beobachtet. Ferner wurde der immunhistochemische Nachweis von Cathepsin D und anderen Proteasen, von epithelialen Membranantigenen sowie von EGF und EGF-Rezeptor mit einem höheren Tumorstadium, einer höheren Metastasierungsneigung und einer aggressiveren Tumorbiologie in Zusammenhang gebracht. Die Mehrzahl dieser Befunde wurde bislang jedoch noch nicht an größeren Fallzahlen untersucht bzw. unabhängig bestätigt. Auch eine Zuordnung bestimmter molekulargenetischer oder immunhistochemischer Befunde zu den diversen Varianten des papillären Schilddrüsenkarzinoms (follikuläre Variante, „Tall cell"-Variante, oxyphile Variante, diffus sklerosierende Variante, „Clear cell"-Variante, „Insular"-Variante u.a.) ist bislang nicht erfolgt. Auffällig ist zudem, dass die Häufigkeiten der bislang gefundenen molekulargenetischen Veränderungen je nach geografischer Region erheblich schwanken (Bouras et al. 1998, Goretzki et al. 1998). Abgesehen vom Einfluss ionisierender Strahlen sind die hierfür verantwortlichen Umwelteinflüsse bislang nicht bekannt.

#### 3.4.1.2 Follikuläres Schilddrüsenkarzinom

Die Mehrzahl der follikulären Schilddrüsenadenome und vermutlich alle follikulären Schilddrüsenkarzinome sind monoklonalen Ursprungs (Fey et al. 1992).

Die Adenom-Karzinom-Sequenz lässt sich beim follikulären Schilddrüsenkarzinom durch histochemische und DNA-zytometrische Untersuchungen allerdings noch nicht schlüssig untermauern. Zytogenetisch wurden bei follikulären Schilddrüsenkarzinomen häufig Polysomien beschrieben, die in ähnlicher Form aber auch in gutartigen Läsionen (Kolloidknoten, adenomatöse Hyperplasie, follikuläres Adenom) vorkommen. Hierzu zählen zytogenetische Abnormitäten, die Einfluss auf die Zellzykluskontrolle, die Ausbildung mitotischer Spindeln und DNA-Reparaturvorgänge haben.

Andere genetische Veränderungen kommen nur in follikulären Adenomen (strukturelle Chromosomenanomalie mit Bruchpunkt bei 19q13, Translokation t5q13, 19q13) und nicht in follikulären Karzinomen vor.

Mutationen der ras-Protoonkogen-Familie (H-, K-, N-ras) sind in follikulären Adenomen und Karzinomen nachweisbar und dürften somit ein frühes Ereignis in der Kanzerogenese des follikulären Schilddrüsenkarzinoms darstellen. Derartige Mutationen wurden in benignen Knotenstrumen mit einer Häufigkeit von 10–21%, in follikulären Adenomen mit 0–33%, in papillären Karzinomen mit 0–25%, in follikulären Karzinomen mit 0–85%, in Hürthle-Zell-Karzinomen mit 12% und in undifferenzierten Karzinomen mit 50–75% Häufigkeit nachgewiesen. Andere Onkogene sind beim follikulären Schilddrüsenkarzinom nur sporadisch von Bedeutung. Mutationen im p53-Tumorsuppressorgen wurden nur selten und in fortgeschrittenen Tumorstadien gefunden.

#### 3.4.1.3 Anaplastisches Schilddrüsenkarzinom

In undifferenzierten (anaplastischen) Schilddrüsenkarzinomen werden inaktivierende Punktmutationen oder Deletionen des p53-Tumorsuppressorgens und damit eine Akkumulation von abnormem p53-Genprodukt in 60–80% der Fälle gefunden (Fogelfeld et al. 1996). Durch Inaktivierung des p53-Tumorsuppressorgens geht ein entscheidender Mechanismus verloren, der den Zellzyklus arretiert, DNA-Reparaturmechanismen ermöglicht und andere Mechanismen zum Schutz des Zellgenoms in Gang setzt. Da p53-Alterationen in gutartigen Schilddrüsentumoren nicht vorkommen und auch in gut differenzierten papillären und follikulären Karzinomen nur sehr selten nachweisbar sind, handelt es sich hierbei vermutlich um ein spätes Ereignis, das durch eine nachfolgend hohe Mutationsfrequenz die Progression zum anaplastischen Karzinom in Gang setzt. Das schlechte Ansprechen undifferenzierter Schilddrüsenkarzinome könnte u. a. mit der häufigen Expression des Multidrug-resistance-Gens in diesen Tumoren zusammenhängen (Sugawara et al. 1995).

#### 3.4.1.4 C-Zell-Karzinom (medulläres Schilddrüsenkarzinom)

Das von den Kalzitonin produzierenden, parafollikularen Zellen (C-Zellen) der Schilddrüse ausgehende medulläre Schilddrüsenkarzinom (MTC) tritt meist sporadisch, seltener familiär auf. Sein Anteil an allen Schilddrüsenkarzinomen beträgt 10%. Die hereditäre Form des MTC kommt in 25% isoliert als familiäres MTC (FMTC) oder als Teil der multiplen endokrinen Neoplasie Typ 2 (MEN 2) mit den Untergruppen MEN 2A (medulläres Schilddrüsenkarzinom, Phäochromozytom, primärer Hyperparathyreoidismus) und MEN 2B (medulläres Schilddrüsenkarzinom, Phäochromozytom, intestinale Ganglioneuromatose, marfanoider Habitus) vor. Genomische Punktmutationen im Ret-Protoonkogen spielen beim MEN 2A, beim MEN 2B und beim FMTC die pathogenetisch entscheidende Rolle und können in praktisch allen Fällen nachgewiesen werden.

Der Nachweis von Mutationen im Ret-Protoonkogen erfolgt aus der DNA peripherer Blutleukozyten. Er erlaubt den Ausschluss von Genträgerschaft in betroffenen Familien sowie die Identifizierung von Genträgern, die im Lauf ihres Lebens ein MTC entwickeln können. Die molekulargenetische Diagnostik beim MTC ersetzt damit das jährliche Kalzitoninscreening mittels Pentagastrinstimulationstests bei allen Blutsverwandten von Betroffenen und ermöglicht eine individuelle Prävention dieses malignen Tumors. Beim sporadischen MTC werden in gut 40% der Fälle somatische Mutationen in Exon 11 und Exon 16 des Ret-Protoonkogens nachgewiesen.

Wegen der Seltenheit des MTC hat sich ein generelles Kalzitoninscreening bei Patienten mit Knotenstruma noch nicht durchsetzen können. Allerdings empfiehlt sich die Bestimmung des Kalzitoninspiegels, wenn zusätzliche Verdachtsmomente für ein MTC (auffälliger zytologischer Befund in der FNP, unklare CEA-Erhöhung, klinische Symptome) vorliegen. Wird die Diagnose eines MTC postoperativ in der Histologie eines Operationspräparats gestellt, empfiehlt sich grundsätzlich die Durchführung der molekulargenetischen Ret-Protoonkogen-Diagnostik, um über die Lokalisation der Mutation Hinweise für ein bis dato unbekanntes familiäres MTC oder MEN-Syndrom zu gewinnen.

### 3.4.2 Therapie von Schilddrüsenkarzinomen

Zentrales Bestreben der Therapie von Schilddrüsenmalignomen ist es, durch rechtzeitiges Erkennen (Frühdiagnose) und durch den gezielten Einsatz der zur Verfügung stehenden Therapie- und Nachsorgemaßnahmen jedem Patienten einen optimalen, individuellen Behandlungserfolg zu ermöglichen, da die Prognose maligner Schilddrüsenerkrankungen unter diesen Bedingungen in der Mehrzahl der Fälle bereits erfreulich günstig ist.

Mittel der Wahl ist in fast allen Fällen die operative Therapie. Da relativ häufig histologisch auch die primär als gesund imponierende kontralaterale Strumahälfte befallen ist, sollte eine totale Strumektomie durchgeführt werden. Durch Verringerung der Tumormasse und Entfernung der gesunden Schilddrüse als Jodfalle werden außerdem die Voraussetzungen für eine nachfolgende Radiojodtherapie oder Tumorbestrahlung (s. unten) verbessert. Eine Ausnahme bilden lediglich okkulte, papilläre Karzinome (Mikrokarzinome) junger Erwachsener (T1N0M0), bei denen die Hemithyreoidektomie keine schlechtere Prognose aufweist, sowie desolate anaplastische Karzinome, bei denen keine totale Thyreoidektomie indiziert ist.

10–14 Tage nach der Operation (zwischenzeitlich keine Schilddrüsenhormonsubstitution!) sollte eine Schilddrüsenszintigrafie und Ganzkörperszintigrafie mit Radiojod zum Nachweis von Schilddrüsenrestgewebe oder von Jod speichernden Fernmetastasen erfolgen, die bei Jod speichernden Karzinomen der Radiojodbehandlung zugänglich sind. Bei positivem Befund schließt sich eine Radiojodtherapie mit 3700–7400 MBq an. Dieses Vorgehen kann wiederholt werden (vgl. Nachsorge). In der Folge ist eine lebenslange suppressive Schilddrüsenhormonsubstitution erforderlich. Zum einen wird das postoperative Schilddrüsenhormondefizit ausgeglichen (*Substitutionstherapie*), zum anderen wird durch die deutlich überphysiologische Dosierung eine vollständige Supprimierung des hypophysären TSH garantiert (*Suppressionstherapie*). Es besteht die Vorstellung, dass hiermit jeglicher Wachstumsstimulus auf thyreogenes, meist TSH-sensibles Tumorrestgewebe (auch Metastasen) verhindert (oder vermindert) wird. Die Dosis liegt zwischen 150 und 400 µg L-Thyroxin pro Tag, selten mehr. Die Toleranzdosis ist einschleichend zu ermitteln und sollte in jedem Fall (bei reiner L-$T_4$-Substitution) einen $TT_3$-Wert im oberen Normbereich und ein supprimiertes TSH bewirken. Die Entscheidung zur Durchführung einer lokalen perkutanen Megavoltbestrahlung wird postoperativ in Abhängigkeit vom Lokalbefund (v.a. bei anaplastischen Karzinomen sowie bei lokal lymphogener Metastasierung) getroffen. Bei anaplastischen Karzinomen bleibt dies in der Regel die einzig mögliche Behandlungsmaßnahme, da eine zytostatische Therapie zurzeit noch nicht generell empfohlen werden kann. Medulläre Schilddrüsenkarzinome sind meist nicht strahlensensibel.

#### 3.4.2.1 Prognose

Die 5-Jahres-Überlebensrate beim papillären Schilddrüsenkarzinom liegt unter den genannten Bedingungen zwischen 87 und knapp über 90%, für follikuläre Schilddrüsenkarzinome bei etwa 83%, in Abhängigkeit vom Ausmaß der bei Therapiebeginn vorhandenen Fernmetastasen (bei Erstmanifestation bereits in 30–50% der Fälle) jedoch u.U. deutlich schlechter. Das medulläre Schilddrüsenkarzinom weist 5-Jahres-Überlebensraten zwischen 50 und 70% auf. Eine bei weitem ungünstigere Prognose haben anaplastische Schilddrüsenkarzinome mit lediglich 1%igen 5-Jahres-Überlebensraten.

#### 3.4.2.2 Nachsorge

Entscheidender Bestandteil jeder Schilddrüsenmalignomtherapie ist eine konsequente und qualifizierte Nachsorge, die aufgrund zahlreicher verfahrenstechnischer Besonderheiten in die Verantwortung erfahrener Nuklearmediziner und Endokrinologen gehört. Diese beinhaltet die Überwachung der Schilddüsenhormonbehandlung, die Kontrolle des Lokalbefunds und der Tumormarker sowie regelmäßige Staginguntersuchungen. Es gilt, die Prognose durch erneute therapeutische Interventionen nach Maßgabe der erhobenen Befunde zu optimieren.

#### 3.4.2.3 Molekularbiologie

Zum gegenwärtigen Zeitpunkt besitzen Untersuchungen mittels DNA-Zytometrie, Zellzyklusanalysen, Immunhistochemie, Zytogenetik und Molekulargenetik (Onkogene, Protoonkogene, Tumorsuppressorgene, Wachstumsfaktoren, Rezeptoren) noch keine klinische Relevanz für die Diagnostik und Therapie von Schilddrüsentumoren sowie für die Unterscheidung zwischen benignen und malignen Schilddrüsentumoren. Molekulargenetische Analysen von Feinnadelpunktaten aus Schilddrüsenveränderungen mit unklarer Dignität (insbesondere follikuläre Proliferationen) bieten deshalb noch keine zwingende Ergänzung des etablierten zytologischen und immunzytologischen Repertoires. Mit der zunehmenden Identifizierung dignitätsspezifischer und tumorstadienassoziierter molekularer Marker sowie durch die Einführung neuer Techniken (z.B. gewebe- bzw. zellspezifische komparative genomische Hybridisierung, Fluoreszenz-in-situ-Hybridisierung an Interphasekernen) könnte sich dies in den nächsten Jahren jedoch ändern. Schon heute besitzt der Nachweis bestimmter zyto- und molekulargenetischer Befunde (z.B. Nachweis des ret/PTC- bzw. trk-Rearrangements beim papillären Schilddrüsenkarzinom) diagnostische Relevanz. Durch die parallele Erfassung mehrerer validierter Marker dürfte es künftig möglich sein, das Malignitätspotenzial und die Prognose von Schilddrüsentumoren präziser zu definieren. Bis dahin behalten jedoch die konventionellen Parameter, insbesondere die Tumorklassifikation pTNM, die Tumorstadieneinteilung sowie Scoringsysteme wie AMES (age, metastasis, extrathyroidal growth, tumor size) ihren grundlegenden prognostischen Wert.

Molekulargenetische Therapieansätze sind derzeit noch ein Fernziel. Näher liegend und bereits erkennbar aussichtsreich sind Interventionen mit dem Ziel der Tumorredifferenzierung. Da der verminderten Radiojodaufnahme in kalten Schilddrüsenknoten und Schilddrüsenkarzinomen eine verminderte Expression von NIS-mRNA- und Protein zugrunde liegt, könnten diese Tumoren durch Vermehrung der NIS-Expression für eine Radiojodtherapie zugänglich gemacht werden. TSH führt zu einer Stimulation der NIS-Expression und steigert die Jodtransportrate in Schilddrüsenzellen (Kogai et al. 1997), während der extrathyreoidal exprimierte NIS nach derzeitigem Kenntnisstand nicht durch TSH reguliert wird (De La Vieja et al. 2000). Demzufolge könnte rekombinantes humanes TSH therapeutisch eingesetzt werden, um den Jodtransport in Schilddrüsengewebe, insbesondere Schilddrüsentumoren mit verminderter Jodaufnahmekapazität zu steigern und so die diagnostische und therapeutische Effizienz von Radiojod zu erhöhen. In follikulären Schilddrüsenkarzinomzelllinien konnte in vitro nach Retinsäurebehandlung eine Stimulation der NIS-mRNA-Expression nachgewiesen werden, während die NIS-Expression in einer differenzierten Schilddrüsenzelllinie durch Retinoide vermindert wurde (Schmutzler et al. 1997). Die Applikation von Retinsäure könnte somit unabhängig vom TSH-Rezeptor-Expressionsstatus eingesetzt werden, um die NIS-Expression in entdifferenzierten Schilddrüsenkarzinomen wieder herzustellen, während diese in normalen Schilddrüsenzellen supprimiert ist, sodass eine effiziente, auf den Tumor beschränkte Radiojodtherapie möglich erscheint. Eine klinische Pilotstudie zum Einsatz von Retinoiden bei Patienten mit Schilddrüsenkarzinomen ohne Jodidaufnahmeaktivität zeigte erste viel versprechende Ansätze (Simon et al. 1998). Die redifferenzierende Wirkung von Retinsäure könnte auch bei der Behandlung von Tumoren außerhalb der Schilddrüse Anwendung finden.

Die gezielte NIS-Expression in extrathyreoidalen Tumoren unter Verwendung gewebespezifischer Promotoren würde die Anwendung der sicheren und im Rahmen von Schilddrüsenerkrankungen routinemäßig eingesetzten Radiojodtherapie auch außerhalb der Schilddrüse ermöglichen. Kürzlich gelang diesbezüglich die gewebespezifische Expression von NIS in Prostatakarzinomzellen unter Steuerung des PSA-Promotors, wodurch ein erster Schritt in Richtung auf die Radiojodtherapie beim Prostatakarzinom gelang, der insbesondere für das metastasierende, meist nicht mehr therapierbare Stadium Bedeutung haben könnte (Spitzweg et al. 2000). Allerdings sind trotz viel versprechender Ansätze noch zahlreiche Hindernisse bis zur gentherapeutischen NIS-Expression mit anschließender Radiojodbehandlung von thyreoidalen und extrathyreoidalen Tumoren zu überwinden.

## 3.5 Literatur


Abramowicz MJ, Duprez L, Parma J et al. (1997) Familial congenital hypothyroidism due to inactivating mutation of the thyrotropin receptor causing profound hypoplasia of the thyroid gland. J Clin Invest 99:3018–3024

Aeschimann S, Kopp PA, Kimura ET et al. (1993) Morphological and functional polymorphism within clonal thyroid nodules. J Clin Endocrinol Metab 77:846–851

Ain KB, Refetoff S (1988) Relationship of oligosaccharide modification to the cause of serum thyroxine-binding globulin excess. J Clin Endocrinol Metab 66:1037–1043

Ain KB, Mori Y, Refetoff S (1987) Reduced clearance rate of thyroxine-binding globulin (TBG) with increased sialylation: a mechanism for estrogen induced elevation of serum TBG concentration. J Clin Endocrinol Metab 65:689–696

Ain KB, Refetoff S, Sarne DH et al. (1988) Effect of estrogen on the synthesis and secretion of thyroxine-binding globulin (TBG) by a human hepatoma cell line, Hep G2. Mol Endocrinol 2:313–323

Ajjan RA, Findlay C, Metcalfe RA et al. (1998a) The modulation of the human sodium iodide symporter activity by Graves' disease sera. J Clin Endocrinol Metab 83:1217–1221

Ajjan RA, Watson PF, Findlay C et al. (1998b) The sodium iodide symporter gene and its regulation by cytokines found in autoimmunity. J Endocrinol 158:351–358

Akslen LA, Varhaug JE (1995) Oncoproteins and tumor progression in papillary thyroid carcinoma: presence of epidermal growth factor receptor, c-erbB-2 protein, estrogen receptor related protein, p21-ras protein, and proliferation indicators in relation to tumor recurrences and patient survival. Cancer 76:1643–1654

Albright F, Burnett CH, Smith PH et al. (1942) Pseudohypoparathyreoidism – an example of „Seabright bantam syndrom". Endocrinology 30:922–932

Albright F, Butler AM, Bloomberg E (1937) Rickets resistant to vitamin D therapy. Am J Dis Child 54:531–547

Aldred MA, Trembath RC (2000) Activating and inactivating mutations in the human GNAS1 gene. Hum Mutat 16:183–189

Apel RL, Ezzat S, Bapat BV et al. (1995) Clonality of thyroid nodules in sporadic goiter. Diagn Mol Pathol 4:113–121

Arturi F, Russo D, Schlumberger M et al. (1998) Iodide symporter gene expression in human thyroid tumors. J Clin Endocrinol Metab 83:2493–2496

Asteria C, Rajanayagam O, Collingwood TN et al. (1999) Prenatal diagnosis of thyroid hormone resistance. J Clin Endocrinol Metab 84:405–410

Bahn RS, Heufelder AE (1993) Mechanisms of disease: pathogenesis of Greve's ophthalmopathy. N Engl J Med 329:1468–1475

Bahn RS, Dutton CM, Joba W et al. (1998) Thyrotropin receptor expression in cultured Graves' orbital preadipocyte fibroblasts is stimulated by thyrotropin. Thyroid 8:193–196

Bahn RS, Dutton CM, Natt N et al. (1998) Thyrotropin receptor expression in Graves' orbital adipose/connective tissues: potential autoantigen in Graves' ophthalmopathy. J Clin Endocrinol Metab 83:998–1002

Bakker B, Bikker H, Vulsma T et al. (2000) Two decades of screening for congenital hypothyroidism in The Netherlands: TPO gene mutations in total iodide organification defects (an update). J Clin Endocrinol Metab 85:3708–3712

Balazs C, Kiss E (1994) Soluble intercellular adhesion molecule-1 (sICAM-1) in Graves' disease. Acta Microbiol Immunol Hung 41:451–456

Bartalena L, Tata JR, Robbins J (1984) Characterization of nascent and secreted thyroxine-binding globulin in cultured human hepatoma (Hep G2) cells. J Biol Chem 259:13 605–13 609

Basolo F, Pisaturo F, Pollina LE et al. (2000) N-ras mutation in poorly differentiated thyroid carcinomas: correlation with bone metastases and inverse correlation to thyroglobulin expression. Thyroid 10:19–23

Beck-Peccoz P, Roncoroni R, Mariotti S et al. (1990) Sex hormone-binding globulin measurement in patients with inappropriate secretion of thyrotropin (IST): evidence against selective pituitary thyroid hormone resistance in nonneoplastic IST. J Clin Endocrinol Metab 71:19–25

Beck-Peccoz P, Chatterjee VK, Chin WW et al. (1994) Nomenclature of thyroid hormone receptor beta-gene mutations in resistance to thyroid hormone: consensus statement from the first workshop on thyroid hormone resistance, July 10–11, 1993, Cambridge, United Kingdom. J Clin Endocrinol Metab 78:990–993

Beierwaltes WH, Robbins J (1959) Familial increase in the thyroxine-binding sites in serum alpha globulin. J Clin Invest 38:1683

Benvenga S (1997) A thyroid hormone binding motif is evolutionarily conserved in apolipoproteins. Thyroid 7:605–611

Bertenshaw R, Takeda K, Refetoff S (1991) Sequencing of the variant thyroxine binding globulin (TBG)-Quebec reveals two nucleotide substitutions. Am J Hum Genet 48:741–744

Bertenshaw R, Sarne D, Tornari J et al. (1992) Sequencing of the variant thyroxine-binding globulin (TBG)-San Diego reveals two nucleotide substitutions. Biochim Biophys Acta 1139:307–310

Biebermann H, Schoneberg T, Krude H et al. (1997) Mutations of the human thyrotropin receptor gene causing thyroid hypoplasia and persistent congenital hypothyroidism. J Clin Endocrinol Metab 82:3471–3480

Biesiada E, Adams PM, Shanklin DR et al. (1996) Biology of the congenitally hypothyroid hyt/hyt mouse. Adv Neuroimmunol 6:309–346

Bikker H, Haartog MT den, Baas F et al. (1994) A 20-basepair duplication in the human thyroid peroxidase gene results in a total iodide organification defect and congenital hypothyroidism. J Clin Endocrinol Metab 79:248–252

Bikker H, Vulsma T, Baas F et al. (1995) Identification of five novel inactivating mutations in the human thyroid peroxidase gene by denaturing gradient gel electrophoresis. Hum Mutat 6:9–16

Bikker H, Waelkens JJ, Bravenboer B et al. (1996) Congenital hypothyroidism caused by a premature termination signal in exon 10 of the human thyroid peroxidase gene. J Clin Endocrinol Metab 81:2076–2079

Bikker H, Baas F, De Vijlder JJ (1997) Molecular analysis of mutated thyroid peroxidase detected in patients with total iodide organification defects. J Clin Endocrinol Metab 82:649–653

Blake CCF, Oatley SJ (1977) Protein-DNA and protein-hormone interactions in prealbumin: a model of the thyroid hormone nuclear receptor? Nature 268:115–120

Blake CCF, Geisow MJ, Oatley SJ (1978) Structure of prealbumin: secondary, tertiary, and quaternary interactions determined by Fourier refinement at 1.8 Å. J Mol Biol 121:339–356

Bogazzi F, Raggi F, Ultimieri F et al. (2000) A novel mutation in the pendrin gene associated with Pendred's syndrome. Clin Endocrinol (Oxf) 52:279–285

Bouras M, Bertholon J, Dutrieux-Berger N et al. (1998) Variability of Ha-ras (codon 12) proto-oncogene mutations in diverse thyroid cancers. Eur J Endocrinol 139:209–216

Brabant G, Hoang-Vu C, Cetin Y et al. (1993) E-cadherin: a differentiation marker in thyroid malignancies. Cancer Res 53:4987–4993

Buettner C, Grasberger H, Hermansdorfer K et al. (1999) Characterization of the thyroxine-binding site of thyroxine-binding globulin by site-directed mutagenesis. Mol Endocrinol 13:1864–1872

Burch HB, Wartofsky (1995) Grave's ophthalmopathy: current concepts regarding pathogenesis and management. Endocrinol Rev 14:747–793

Burr WA, Ramsden DB, Hoffenberg R (1980) Hereditary abnormalities of thyroxine-binding globulin concentration. QJM 49:295–313

Camper SA, Saunders TL, Katz RW et al. (1990) The Pit-1 transcription factor gene is a candidate for the murine Snell dwarf mutation. Genomics 8:586–590

Carvalho GA, Weiss RE, Vladutiu AO et al. (1998) Complete deficiency of thyroxine-binding globulin (TBG-CD Buffalo) caused by a new nonsense mutation in the thyroxine-binding globulin gene. Thyroid 8:161–165

Cerrato A, Fulciniti F, Avallone A et al. (1998) Beta- and gamma-catenin expression in thyroid carcinomas. J Pathol 185:267–272

Chan V, Besser GM, Landon J (1972) Effects of oestrogen on urinary thyroxine excretion. BMJ 4:699–701

Chatterjee K (1997a) Molecular genetics and pathophysiology of thyroid hormone resistance. Curr Opin Endocrinol Diabetes 4:371–376

Chatterjee VK (1997b) Resistance to thyroid hormone. Horm Res 48:43–46

Chatterjee VK, Beck-Peccoz P (1994) Hormone-nuclear receptor interactions in health and disease. Thyroid hormone resistance. Baillieres Clin Endocrinol Metab 8:267–83

Cheng SY, Morrone S, Robbins J (1979) Effect of deglycosylation on the binding and immunoreactivity of human thyroxine-binding globulin. J Biol Chem 254:8830–8835

Chiovato L, Lapi P, Zannini M et al. (1999) Congenital hypothyroidism: searching for its genetic basis. Curr Opin Endocrinol Diabetes 6:277–281

Chopra IJ (1996) Nature, source, and relative significance of circulating thyroid hormones. In: Braverman LE, Utiger RD (eds) Werner and Ingbar's the thyroid: a fundamental and clinical text. Lippincott-Raven, Philadelphia New York, Chapter 7:111–124

Christophe-Hobertus C, Christophe D (1999) Two binding sites for thyroid transcription factor 1 (TTF-1) determine the activity of the bovine thyroglobulin gene upstream enhancer element. Mol Cell Endocrinol 149:79–84

Clifton-Bligh RJ, Zegher F de, Wagner RL et al. (1998a) A novel TR beta mutation (R383H) in resistance to thyroid hormone syndrome predominantly impairs corepressor release and negative transcriptional regulation. Mol Endocrinol 12:609–621

Clifton-Bligh RJ, Wentworth JM, Heinz P et al. (1998b) Mutation of the gene encoding human TTF-2 associated with thyroid agenesis, cleft palate and choanal atresia. Nat Genet 19:399–401

Cohen LE, Wondisford FE, Radovick S (1996) Role of Pit-1 in the gene expression of growth hormone, prolactin, and thyrotropin. Endocrinol Metab Clin North Am 25:523–540

Collingwood TN, Wagner R, Matthews CH et al. (1998) A role for helix 3 of the TRbeta ligand-binding domain in coactivator recruitment identified by characterization of a third cluster of mutations in resistance to thyroid hormone. EMBO J 17:4760–70

Copping S, Byfield PGH (1988) Thyroxine-binding globulin deficiency re-examined. Clin Endocrinol (Oxf) 28:45–50

Costagliola S, Sunthorntepvarakul T, Migeotte I et al. (1999) Structure-function relationships of two loss-of-function mutations of the thyrotropin receptor gene. Thyroid 9:995–1000

Coucke PJ, Van Hauwe P, Everett LA et al. (1999) Identification of two different mutations in the PDS gene in an inbred family with Pendred syndrome. J Med Genet 36:475–477

Coyle B, Reardon W, Herbrick JA et al. (1998) Molecular analysis of the PDS gene in Pendred syndrome. Hum Mol Genet 7:1105–1112

Cremers CW, Admiral RJ, Huygen PL et al. (1998) Progressive hearing loss, hypoplasia of the cochlea and widened vestibular aqueducts are very common features in Pendred's syndrome. Int J Pediatr Otorhinolaryngol 45:113–123

Crisp MS, Lane C, Halliwell M et al. (1997) Thyrotropin receptor transcripts in human adipose tissue. J Clin Endocrinol Metab 82:2003–2005

Dahlman T, Grimelius L, Wallin G et al. (1998) Integrins in thyroid tissue: upregulation of alpha2beta1 in anaplastic thyroid carcinoma. Eur J Endocrinol 138:104–112

Dai G, Levy O, Carrasco N (1996) Cloning and characterization of the thyroid iodide transporter. Nature 379:458–460

Damas AM, Saraiva MJ (2000) Review: TTR amyloidosis-structural features leading to protein aggregation and their implications on therapeutic strategies. J Struct Biol 130:290–299

Darimont BD, Wagner RL, Apriletti JW et al. (1998) Structure and specificity of nuclear receptor-coactivator interactions. Genes Dev 12:3343–3356

Davies TF, Teng CS, McLachlan SM et al. (1978) Thyrotropin receptors in adipose tissue, retro-orbital tissue and lymphocytes. Mol Cell Endocrinol 9:303–310

De Felice M, Ovitt C, Biffali E et al. (1998) A mouse model for hereditary thyroid dysgenesis and cleft palate. Nat Genet 19:395–398

De La Vieja A, Dohan O, Levy O et al. (2000) Molecular analysis of the sodium/iodide symporter: impact on thyroid and extrathyroid pathophysiology. Physiol Rev 80:1083–1105

Deleu S, Allory Y, Radulescu A et al. (2000) Characterization of autonomous thyroid adenoma: metabolism, gene expression, and pathology. Thyroid 10:131–140

Derwahl M (1996) Molecular aspects of the pathogenesis of nodular goiters, thyroid nodules and adenomas. Exp Clin Endocrinol Diabetes 104:32–35

Derwahl M (1998) Von der difusen Struma zur Knotenstruma. Internist (Berl) 39:577–583

Derwahl M, Seto P, Rapoport B (1990) An abnormal splice donor site in one allele of the thyroid peroxidase gene in FRTL5 rat thyroid cells introduces a premature stop codon: association with the absence of functional enzymatic activity. Mol Endocrinol 4:793–799

Devos H, Rodd C, Gagne N et al. (1999) A search for the possible molecular mechanisms of thyroid dysgenesis: sex ratios and associated malformations. J Clin Endocrinol Metab 84:2502–2506

Dohan I, De La Vieja I, Carrasco I (2000) Molecular study of the sodium-iodide symporter (NIS): a new field in thyroidology. Trends Endocrinol Metab 11:99–105

Duh QY, Grossman RF (1995) Thyroid growth factors, signal transduction pathways, and oncogenes. Surg Clin North Am 75:421–437

Eggo MC, Hopkins JM, Franklyn JA et al. (1995) Expression of fibroblast growth factors in thyroid cancer. J Clin Endocrinol Metab 80:1006–1011

Endo T, Kogai T, Nakazato M et al. (1996) Autoantibody against $Na^+/I^-$ symporter in the sera of patients with autoimmune thyroid disease. Biochem Biophys Res Commun 224:92–95

Erenberg A, Phelps DL, Lam R et al. (1974) Total and free thyroid hormone concentrations in the neonatal period. Pediatrics 53:211

Ermak G, Jennings T, Robinson L et al. (1996) Restricted patterns of CD44 variant exon expression in human papillary thyroid carcinoma. Cancer Res 56:1037–1042

Eskandari S, Loo DD, Dai G et al. (1997) Thyroid $Na^+/I^-$ symporter. Mechanism, stoichiometry, and specificity. J Biol Chem 272:27230–27238

Evans RM (1988) The steroid and thyroid hormone receptor superfamily. Science 240:889–895

Everett LA, Glaser B, Beck JC et al. (1997) Pendred syndrome is caused by mutations in a putative sulphate transporter gene (PDS). Nat Genet 17:411–422

Farid NR (1996) Molecular pathogenesis of thyroid cancer: the significance of oncogenes, tumor suppressor genes, and genomic instability. Exp Clin Endocrinol Diabetes 104:1–12

Feliciello A, Porcellini A, Ciullo I et al. (1993) Expression of thyrotropin-receptor mRNA in healthy and Graves' disease retro-orbital tissue. Lancet 342:337–338

Fey MF, Peter HJ, Hinds HL et al. (1992) Clonal analysis of human tumors with M27 beta, a highly informative polymorphic X chromosomal probe. J Clin Invest 89:1438–1444

Fitch NJS, Akbari MT, Ramsden DB (1991) An inherited non-amyloidogenic transthyretin variant, [$Ser^6$]-TTR, with increased thyroxine-binding affinity, characterized by DNA sequencing. J Endocrinol 129:309–313

Flink IL, Bailey TJ, Gustefson TA et al. (1986) Complete amino acid sequence of human thyroxine-binding globulin deduced from cloned DNA: close homology to the serine antiproteases. Proc Natl Acad Sci USA 83:7708–7712

Fogelfeld L, Bauer TK, Schneider AB et al. (1996) p53 gene mutations in radiation-induced thyroid cancer. J Clin Endocrinol Metab 81:3039–3044

Fölsch UR, Kochsiek K, Schmidt RF (Hrsg) (2000) Pathophysiologie. Springer, Berlin Heidelberg New York

Fugazzola L, Pierotti MA, Vigano E et al. (1996) Molecular and biochemical analysis of RET/PTC4, a novel oncogenic rearrangement between RET and ELE1 genes, in a post-Chernobyl papillary thyroid cancer. Oncogene 13:1093–1097

Fugazzola L, Mannavola D, Cerutti N et al. (2000) Molecular analysis of the Pendred's syndrome gene and magnetic resonance imaging studies of the inner ear are essential for the diagnosis of true Pendred's syndrome. J Clin Endocrinol Metab 85:2469–2475

Fuhrer D, Mix M, Willgerodt H et al. (1998) Autosomal dominant nonautoimmune hyperthyroidism. Clinical features – diagnosis – therapy. Exp Clin Endocrinol Diabetes 106:S10–S15

Fujiwara H, Tatsumi K, Miki K et al. (1997) Congenital hypothyroidism caused by a mutation in the $Na^+/I^-$ symporter. Nat Genet 16:124–125

Fujiwara H, Tatsumi K, Miki K et al. (1998) Recurrent $T_354P$ mutation of the $Na^+/I^-$ symporter in patients with iodide transport defect. J Clin Endocrinol Metab 83:2940–2943

Garcia-Rostan G, Tallini G, Herrero A et al. (1999) Frequent mutation and nuclear localization of beta-catenin in anaplastic thyroid carcinoma. Cancer Res 59:1811–1815

Gärtner R, Henze R, Horn K et al. (1981) Thyroxine-binding globulin: investigation of microheterogeneity. J Clin Endocrinol Metab 52:657–664

Gershengorn MC, Cheng SY, Lippoldt RE et al. (1977) Characterization of human thyroxine-binding globulin. Evidence for a single polypeptide chain. J Biol Chem 252:8713–8718

Gilles A-M, Saint-Girons I, Monnot M et al. (1986) Substitution of a serine residue for proline-87 reduces catalytic activity and increases susceptibility to proteolysis of *Escherichia coli* adenylat kinase. Proc Natl Acad Sci USA 83:5798–5802

Goretzki PE, Schulte KM (1998) Bedeutung von Onkogenen in der Entstehung und Prognose von differenzierten Schilddrüsenkarzinomen. Internist (Berl) 39:584–587

Goretzki PE, Lyons J, Stacy-Phipps S et al. (1992) Mutational activation of RAS and GSP oncogenes in differentiated thyroid cancer and their biological implications. World J Surg 16:576–582

Goretzki PE, Witte J, Dotzenrath C et al. (1998) Regionale Unterschiede bei Schilddrüsenkarzinomen und molekulare Grundlagen. Langenbecks Arch Chir Suppl Kongressbd 115:200–202

Goussis OS, Theodoropoulos TJ (1990) Dilantin and salicylate effects on hepatic thyroxine bio-availability and dialyzable thyroxine. Horm Metab Res 22:342–344

Grasberger H, Buettner C, Janssen OE (1999) Modularity of serpins. A bifunctional chimera possessing alpha1-proteinase inhibitor and thyroxine-binding globulin properties. J Biol Chem 274:15.046–15.051

Grimaldi S, Edelhoch H, Robbins J (1982) Effects of thyroxine binding on the stability, conformation, and fluorescence properties of thyroxine-binding globulin. Biochemistry 21:145–150

Grossmann M, Weintraub BD, Szkudlinski MW (1997) Novel insights into the molecular mechanisms of human thyrotropin action: structural, physiological, and therapeutic implications for the glycoprotein hormone family. Endocr Rev 18:476–501

Grubeck-Loebenstein B, Trieb K, Sztankay A et al. (1994) Retrobulbar T cells from patients with Graves' ophthalmopathy are $CD8^+$ and specifically recognize autologous fibroblasts. J Clin Invest 93:2738–2743

Gruters A, Kohler B, Wolf A et al. (1996) Screening for mutations of the human thyroid peroxidase gene in patients with congenital hypothyroidism. Exp Clin Endocrinol Diabetes 104:121–123

Gruters A, Krude H, Biebermann H et al. (1999) Alterations of neonatal thyroid function. Acta Paediatr Suppl 88:17–22

Gruters A, Schoneberg T, Biebermann H et al. (1998) Severe congenital hyperthyroidism caused by a germ-line neo mutation in the extracellular portion of the thyrotropin receptor. J Clin Endocrinol Metab 83:1431–1436

Gu WX, Du GG, Kopp P et al. (1995) The thyrotropin (TSH) receptor transmembrane domain mutation (Pro556-Leu) in the hypothyroid hyt/hyt mouse results in plasma membrane targeting but defective TSH binding. Endocrinology 136:3146–3153

Haber RS, Weiser KR, Pritsker A et al. (1997) GLUT1 glucose transporter expression in benign and malignant thyroid nodules. Thyroid 7:363–367

Hao YL, Tabachnick M (1971) Thyroxine-protein interactions. VII. Effect of thyroxine analogs on the binding of 125-I-thyroxine to highly purified human thyroxine-binding globulin. Endocrinology 88:81–92

Hauser P, Zametkin AJ, Martinez P et al. (1993) Attention deficit-hyperactivity disorder in people with generalized resistance to thyroid hormone. N Engl J Med 328:997–1001

Hayashi Y, Refetoff S (1995) Genetic abnormalities of thyroid hormone transport serum proteins. In: Weintraub BD (ed) Molecular endocrinology: basic concepts and clinical correlations. Raven Press, New York, pp 371–387

Hayashi Y, Mori Y, Janssen OE et al. (1993) Human thyroxine-binding globulin gene: complete sequence and transcriptional regulation. Mol Endocrinol 7:1049–1060

Hayashizaki Y, Hiraoka Y, Endo Y et al. (1989) Thyroid-stimulating hormone (TSH) deficiency caused by a single base substitution in the CAGYC region of the beta-subunit [published erratum appears in EMBO J 1989 8:3542]. EMBO J 8:2291–2296

Hayashizaki Y, Hiraoka Y, Tatsumi K et al. (1990) Deoxyribonucleic acid analyses of five families with familial inherited thyroid stimulating hormone deficiency. J Clin Endocrinol Metab 71:792–796

He XM, Carter DC (1992) Atomic structure and chemistry of human serum albumin. Nature 358:209–215

Heufelder AE (1995) Pathogenesis of Graves' ophthalmopathy: recent controversies and progress. Eur J Endocrinol 132:532–541

Heufelder AE (1997) Retro-orbital autoimmunity. Baillieres Clin Endocrinol Metab 11:499–520

Heufelder AE, Bahn RS (1992) Modulation of intercellular adhesion molecule 1 (ICAM 1) by cytokines and Grave's IgGs in cultured Grave's retroocular fibroblasts. Eur J Clin Invest 22:529–537

Heufelder AE, Bahn RS (1993a) Detection and localization of cytokine immunoractivity in retrobulbar connective tissue in Grave's ophthalmopathy. Eur J Clin Invest 23:10–17

Heufelder AE, Bahn RS (1993b) Elevated expression in situ of selectin and immunoglobulin superfamily type adhesion molecules in retroocular connective tissues from patients with Graves' ophthalmopathy. Clin Exp Immunol 91:381–389

Heufelder AE, Herterich S, Ernst G, Bahn RS, Scriba PC (1995a) Analysis of retroorbital T cell antigen receptor variable region gene usage in patients with Graves' ophthalmopathy. Eur J Endocrinol 132:266–277

Heufelder AE, Bahn RS, Scriba PC (1995b) Analysis of T-cell antigen receptor variable region gene usage in patients with thyroid-related pretibial dermopathy. J Invest Dermatol 105:372–378

Heufelder AE, Wenzel BE, Scriba PC (1996) Antigen receptor variable region repertoires expressed by T cells infiltrating thyroid, retroorbital, and pretibial tissue in Graves' disease. J Clin Endocrinol Metab 81:3733–3739

Hofbauer LC, Muhlberg T, Konig A, Heufelder G, Schworm HD, Heufelder AE (1997) Soluble interleukin-1 receptor antagonist serum levels in smokers and nonsmokers with Graves' ophthalmopathy undergoing orbital radiotherapy. J Clin Endocrinol Metab 82:2244–2247

Hishinuma A, Kasai K, Masawa N et al. (1998) Missense mutation (C1263R) in the thyroglobulin gene causes congenital goiter with mild hypothyroidism by impaired intracellular transport. Endocr J 45:315–327

Hníková O, Ivasková E, Kracmar P et al. (1993) Partial deficiency of thyroxine-binding globulin: an HLA study. Horm Res 40:201–203

Huber R, Carrell RW (1989) Implications of the three-dimensional structure of $\alpha_1$-antitrypsin for structure and function of serpins. Biochemistry 28:8951–8966

Husmark J, Heldin NE, Nilsson M (1999) N-cadherin-mediated adhesion and aberrant catenin expression in anaplastic thyroid-carcinoma cell lines. Int J Cancer 83:692–699

Ibrahimi I, Gentz R (1987) A functional interaction between the signal peptide and the translation apparatus is detected by the use of a single point mutation which blocks translocation across mammalian endoplasmic reticulum. J Biol Chem 262:10 189–10 194

Ieiri T, Cochaux P, Targovnik HM et al. (1991) A 3′ splice site mutation in the thyroglobulin gene responsible for congenital goiter with hypothyroidism. J Clin Invest 88:1901–1905

Isojarvi JI, Pakarinen AJ (1989) Thyroid function in epileptic patients treated with carbamazepine. Arch Neurol 46:1175–1178

Janssen OE (1998) Resistenz gegen Schilddrüsenhormone. Internist (Berl) 39:613–618

Janssen OE, Refetoff S (1992) In vitro expression of thyroxine-binding globulin (TBG) variants. Impaired secretion of TBGPRO-227 but not TBGPRO-113. J Biol Chem 267:13 998–14 004

Janssen OE, Takeda K, Refetoff S (1991) Sequence of the variant thyroxine-binding globulin (TBG) in a Montreal family with partial TBG deficiency. Hum Genet 87:119–122

Janssen OE, Bertenshaw R, Takeda K et al. (1992) Molecular basis of inherited thyroxine-binding globulin defects. Trends Endocrinol Metab 3:49–53

Janssen OE, Chen B, Buttner C et al. (1995) Molecular and structural characterization of the heat-resistant thyroxine-binding globulin-Chicago. J Biol Chem 270:28.234–28.238

Janssen OE, Golcher HM, Treske B et al. (1996) Characterization of thyroxine-binding globulin digested with human elastase. Proceedings of the 10th International Congress of Endocrinology, San Francisco, CA

Jarvis JA, Munro SLA, Craik DJ (1992) Homology model of thyroxine binding globulin and elucidation of the thyroid hormone binding site. Protein Eng 5:61–67

Javaux F, Bertaux F, Donda A et al. (1992) Functional role of TTF-1 binding sites in bovine thyroglobulin promoter. FEBS Lett 300:222–226

Jirasakuldech B, Schussler GC, Yap MG et al. (2000) A characteristic serpin cleavage product of thyroxine-binding globulin appears in sepsis sera. J Clin Endocrinol Metab 85:3996–3999

Johnsen T, Jorgensen MB, Johnsen S (1986) Mondini cochlea in Pendred's syndrome. A histological study. Acta Otolaryngol 102:239–247

Jorgensen EC (1978) Thyroid hormones and analogs: II. Structure-activity relationships. Hormonal proteins and peptides. Academic Press, New York, 6:107

Jornvall H, Carlström A, Pettersson T et al. (1981) Structural homologies between prealbumin, gastrointestinal prohormones and other proteins. Nature 291:261–263

Kambe F, Seo H, Murata Y et al. (1988) Cloning of a complementary deoxyribonucleic acid coding for human thyroxine-binding globulin (TBG): existence of two TBG messenger ribonucleic acid species possessing different 3′-untranslated regions. Mol Endocrinol 2:181–185

Kambe F, Seo H, Mori Y et al. (1992) An additional carbohydrate chain in the variant thyroxine-binding globulin-Gary (TBGAsn-96) impairs its secretion. Mol Endocrinol 6:443–449

Kanda Y, Goodman DS, Canfield RE et al. (1974) The amino acid sequence of human plasma prealbumin. J Biol Chem 249:6796–6805

Kawaguchi A, Ikeda M, Endo T et al. (1997) Transforming growth factor-beta1 suppresses thyrotropin-induced $Na^+/I^-$ symporter messenger RNA and protein levels in FRTL-5 rat thyroid cells. Thyroid 7:789–794

Kendall-Taylor P, Munro DS (1971) The lipolytic activity of long-acting thyroid stimulator. Biochim Biophys Acta 231:314–319

Klein RZ, Carlton EL, Faix JD et al. (1997) Thyroid function in very low birth weight infants. Clin Endocrinol (Oxf) 47:411–417

Klugbauer S, Lengfelder E, Demidchik EP et al. (1995) High prevalence of RET rearrangement in thyroid tumors of children from Belarus after the Chernobyl reactor accident. Oncogene 11:2459–2467

Kogai T, Endo T, Saito T et al. (1997) Regulation by thyroid-stimulating hormone of sodium/iodide symporter gene expression and protein levels in FRTL-5 cells. Endocrinology 138:2227–2232

Kopp P (1999) Pendred's syndrome: identification of the genetic defect a century after its recognition. Thyroid 9:65–69

Kopp P, Kimura ET, Aeschimann S et al. (1994) Polyclonal and monoclonal thyroid nodules coexist within human multinodular goiters. J Clin Endocrinol Metab 79:134–139

Kosugi S, Sato Y, Matsuda A et al. (1998) High prevalence of $T_3$54P sodium/iodide symporter gene mutation in Japanese patients with iodide transport defect who have heterogeneous clinical pictures. J Clin Endocrinol Metab 83:4123–4129

Kosugi S, Bhayana S, Dean HJ (1999) A novel mutation in the sodium/iodide symporter gene in the largest family with iodide transport defect. J Clin Endocrinol Metab 84:3248–3253

Kotani T, Umeki K, Yamamoto I et al. (1999) A novel mutation in the human thyroid peroxidase gene resulting in a total iodide organification defect. J Endocrinol 160:267–273

Krude H, Biebermann H, Gopel W et al. (1996) The gene for the thyrotropin receptor (TSHR) as a candidate gene for congenital hypothyroidism with thyroid dysgenesis. Exp Clin Endocrinol Diabetes 104:117–120

LaFranchi S (1999) Congenital hypothyroidism: etiologies, diagnosis, and management. Thyroid 9:735–740

Lalloz MRA, Byfield PGH, Himsworth RL (1984) A prealbumin variant with an increased affinity for $T_4$ and reverse-$T_3$. Clin Endocrinol 21:331–338

Lapi P, Macchia PE, Chiovato L et al. (1997) Mutations in the gene encoding thyroid transcription factor-1 (TTF-1) are not a frequent cause of congenital hypothyroidism (CH) with thyroid dysgenesis. Thyroid 7:383–387

Lazar V, Bidart JM, Caillou B et al. (1999) Expression of the $Na^+/I^-$ symporter gene in human thyroid tumors: a comparison study with other thyroid-specific genes. J Clin Endocrinol Metab 84:3228–3234

Levy O, Dai G, Riedel C et al. (1997) Characterization of the thyroid $Na^+/I^-$ symporter with an anti-COOH terminus antibody. Proc Natl Acad Sci U S A 94:5568–5573

Levy O, De la Vieja A, Carrasco N (1998) The $Na^+/I^-$ symporter (NIS): recent advances. J Bioenerg Biomembr 30:195–206

Li S, Crenshaw EBd, Rawson EJ et al. (1990) Dwarf locus mutants lacking three pituitary cell types result from mutations in the POU-domain gene pit-1. Nature 347:528–533

Li P, Janssen OE, Takeda K et al. (1991) Complete thyroxine-binding globulin (TBG) deficiency caused by a single nucleotide deletion in the TBG gene. Metabolism 40:1231–1234

Liebhaber SA, Kan YW (1983) $\alpha$-Thalassemia caused by an unstable $\alpha$-globulin mutant. J Clin Invest 71:461–465

Lim CF, Curtis AJ (1991) Interactions between oleic acid and drug competitors influence specific binding of thyroxine in serum. J Clin Endocrinol Metab 73:1106–1110

Lopez-Bigas N, Rabionet R, Cid R de et al. (1999) Splice-site mutation in the PDS gene may result in intrafamilial variability for deafness in Pendred syndrome. Hum Mutat 14:520–526

Ludgate M (1999) Animal model of thyroid-associated orbitopathy. Exp Clin Endocrinol Diabetes 107:S158–S159

Macchia PE, Lapi P, Krude H et al. (1998) PAX8 mutations associated with congenital hypothyroidism caused by thyroid dysgenesis. Nat Genet 19:83–86

Malvaux P, De Nayer P, Beckers C et al. (1966) Serum free thyroxine and thyroxine binding proteins in male adolescents. J Clin Endocrinol Metab 26:459

Marcus C, Ehren H, Bolme P et al. (1988) Regulation of lipolysis during the neonatal period. Importance of thyrotropin. J Clin Invest 82:1793–1797

Marshall JS, Pensky J (1971) Studies on thyroxine-binding globulin (TBG) III. Some physical characteristics of TBG and its interaction with thyroxine. Arch Biochem Biophys 146:76–83

Marshall JS, Levy RP, Steinberg AG (1966) Human thyroxine-binding globulin deficiency: a genetic study. N Engl J Med 274:1469–1473

Masmoudi S, Charfedine I, Hmani M et al. (2000) Pendred syndrome: phenotypic variability in two families carrying the same PDS missense mutation. Am J Med Genet 90:38–44

Matsuda A, Kosugi S (1997) A homozygous missense mutation of the sodium/iodide symporter gene causing iodide transport defect. J Clin Endocrinol Metab 82:3966–3971

Medeiros-Neto G, Targovnik HM, Vassart G (1993) Defective thyroglobulin synthesis and secretion causing goiter and hypothyroidism [published erratum appears in Endocr Rev 1994, 15:438]. Endocr Rev 14:165–183

Medeiros-Neto G, Kim PS, Yoo SE et al. (1996) Congenital hypothyroid goiter with deficient thyroglobulin. Identification of an endoplasmic reticulum storage disease with induction of molecular chaperones. J Clin Invest 98:2838–2844

Mendel CM, Weisinger RA, Jones AL et al. (1987) Thyroid hormone-binding proteins in plasma facilitate uniform distribution of thyroxine within tissues: a perfused rat liver study. Endocrinology 120:1742–1749

Miura Y, Mori Y, Yamamori I et al. (1993) Sequence of the variant thyroxine-binding globulin (TBG) in a family with partial TBG deficiency in Japanese (TBG-PDJ). Endocrinology Japonica 40:127–132

Miura Y, Kambe F, Yamamori I et al. (1994a) A truncated thyroxine-binding globulin due to a frameshift mutation is retained within the rough endoplasmic reticulum: a possible mechanism of complete thyroxine-binding deficiency in Japanese. J Clin Endocrinol Metab 78:283–287

Miura Y, Mori Y, Kambe F et al. (1994b) Impaired intracellular transport contributes to partial thyroxine-binding globulin deficiency in a Japanese family. J Clin Endocrinol Metab 79:740–744

Moloshok RE, Hsu LYF, Seal US et al. (1969) Partial thyroxine-binding globulin deficiency in a family. Pediatrics 44:518–525

Mondini C (1791) Opuscula Caroli Mondini: Anatomica Surdi Nati Sectio. De Bononiensi Scientarium et Artium Instituto atque Academia Commentarii, Bonnoniae, VII:419–428

Mori Y, Refetoff S, Flink IL et al. (1988) Detection of the thyroxine-binding globulin (TBG) gene in six unrelated families with complete TBG deficiency. J Clin Endocrinol Metab 67:727–733

Mori Y, Seino S, Takeda K et al. (1989) A mutation causing reduced biological activity and stability of thyroxine-binding globulin probably as a result of abnormal glycosylation of the molecule. Mol Endocrinol 3:575–579

Mori Y, Miura Y, Oiso Y et al. (1995a) Precise localization of the human thyroxine-binding globulin gene to chromosome Xq22.2 by fluorescence in situ hybridization. Hum Genet 96:481–482

Mori Y, Miura Y, Takeuchi H et al. (1995b) Gene amplification as a cause of inherited thyroxine-binding globulin excess in two Japanese families. J Clin Endocrinol Metab 80:3758–3762

Morris JC, Bergert ER, Bryant WP (1997) Binding of immunoglobulin G from patients with autoimmune thyroid disease to rat sodium-iodide symporter peptides: evidence for the iodide transporter as an autoantigen. Thyroid 7:527–534

Moses AC, Rosen HN, Moller DE et al. (1990) A point mutation in transthyretin increases affinity for thyroxine and produces euthyroid hyperthyroxinemia. J Clin Invest 86:2025–2033

Muhlberg T, Heberling HJ, Joba W, Schworm HD, Heufelder AE (1997) Detection and modulation of interleukin-1 receptor antagonist messenger ribonucleic acid and immunoreactivity in Graves' orbital fibroblasts. Invest Ophthalmol Vis Sci 38:1018–1028

Munro SL, Lim CF (1989) Drug competition for thyroxine binding to transthyretin (prealbumin): comparison with effects on thyroxin-binding globulin. J Clin Endocrinol Metab 68:1141–1147

Murata Y, Refetoff S, Sarne DH et al. (1985a) Variant thyroxine-binding globulin in serum of Australian aborigines: its physical, chemical and biological properties. J Endocrinol Invest 8:225–232

Murata Y, Sarne DH, Horwitz AL et al. (1985b) Characterization of thyroxine-binding globulin secreted by a human hepatoma cell line. J Clin Endocrinol Metab 60:472–478

Murata Y, Magner J, Refetoff S (1986a) The role of glycosylation in the molecular conformation and secretion of thyroxine-binding globulin. Endocrinology 118:1614–1621

Murata Y, Takamatsu J, Refetoff S (1986b) Inherited abnormality of thyroxine-binding globulin with no demonstrable thyroxine-binding activity and high serum levels of denatured thyroxine-binding globulin. N Engl J Med 314:694–699

Nicoloff JT, Dowling JT, Patton DD (1964) Inheritance of decreased thyroxine-binding by the thyroxine-binding globulin. J Clin Endocrinol Metab 24:294–298

Nikolai TF, Seal US (1966) X-chromosome linked familial decrease in thyroxine-binding globulin deficiency. J Clin Endocrinol Metab 25:835–841

Nusynowitz ML, Clark RF, Strader WJ, III et al. (1971) Thyroxine-binding globulin deficiency in three families and total deficiency in a normal woman. Am J Med 50:458–464

Okamoto H, Mori Y, Tani Y et al. (1996) Molecular analysis of females manifesting thyroxine-binding globulin (TBG) deficiency: selective X-chromosome inactivation responsible for the difference between phenotype and genotype in TBG-deficient females. J Clin Endocrinol Metab 81: 2204–2208

Oppenheimer JH (1968) Role of plasma proteins in the binding, distribution, and metabolism of the thyroid hormones. N Engl J Med 278:1153–1162

Oppenheimer JH, Schwartz HL, Strait KA (1996) The molecular basis of thyroid hormone action. In: Braverman LE, Utiger RD (eds) Werner and Ingbar's the thyroid: a fundamental and clinical text. Lippincott-Raven, Philadelphia New York, pp 162–184

Pannain S, Weiss RE, Jackson CE et al. (1999) Two different mutations in the thyroid peroxidase gene of a large inbred Amish kindred: power and limits of homozygosity mapping. J Clin Endocrinol Metab 84:1061–1071

Pannain S, Feldman M, Eiholzer U et al. (2000) Familial dysalbuminemic hyperthyroxinemia in a Swiss family caused by a mutant albumin (R218P) shows an apparent discrepancy between serum concentration and affinity for thyroxine. J Clin Endocrinol Metab 85:2786–2792

Parks JS, Brown MR, Hurley DL et al. (1999) Heritable disorders of pituitary development. J Clin Endocrinol Metab 84:4362–4370

Paschke R, Ludgate M (1997) The thyrotropin receptor in thyroid diseases. N Engl J Med 337:1675–1681

Pekary AE, Hershman JM (1998) Tumor necrosis factor, ceramide, transforming growth factor-beta1, and aging reduce $Na^+/I^-$ symporter messenger ribonucleic acid levels in FRTL-5 cells. Endocrinology 139:703–712

Pemberton PA, Stein PE, Pepys MB et al. (1988) Hormone binding globulins undergo serpin conformational change in inflammation. Nature 336:257–258

Pendred V (1896) Deaf-mutism and goiter. Lancet II:532

Perna MG, Civitareale D, De Filippis V et al. (1997) Absence of mutations in the gene encoding thyroid transcription factor-1 (TTF-1) in patients with thyroid dysgenesis. Thyroid 7:377–381

Perros P, Kendall-Taylor P (1994) Demonstration of thyrotropin binding sites in orbital connective tissue: possible role in the pathogenesis of thyroid-associated ophthalmopathy. J Endocrinol Invest 17:163–170

Petersen CE, Scottolini AG, Cody LR et al. (1994) A point mutation in the human serum albumin gene results in familial dysalbuminaemic hyperthyroxinaemia. J Med Genet 31:355–359

Pierotti MA, Bongarzone I, Borello MG et al. (1996) Cytogenetics and molecular genetics of carcinomas arising from thyroid epithelial follicular cells. Genes Chromosomes Cancer 16:1–14

Pohlenz J, Knobl D (1996) Treatment of pituitary resistance to thyroid hormone (PRTH) in an 8-year-old boy. Acta Paediatr 85:387–390

Pohlenz J, Refetoff S (1999) Mutations in the sodium/iodide symporter (NIS) gene as a cause for iodide transport defects and congenital hypothyroidism. Biochimie 81:469–476

Pohlenz J, Medeiros-Neto G, Gross JL et al. (1997) Hypothyroidism in a Brazilian kindred due to iodide trapping defect caused by a homozygous mutation in the sodium/iodide symporter gene. Biochem Biophys Res Commun 240:488–491

Pohlenz J, Weiss RE, Macchia PE et al. (1999) Five new families with resistance to thyroid hormone not caused by mutations in the thyroid hormone receptor beta gene. J Clin Endocrinol Metab 84:3919–3928

Rabes HM, Demidchik EP, Sidorow JD et al. (2000) Pattern of radiation-induced RET and NTRK1 rearrangements in 191 post-Chernobyl papillary thyroid carcinomas: biological, phenotypic, and clinical implications. Clin Cancer Res 6:1093–1103

Refetoff S (1989) Inherited thyroxine-binding globulin abnormalities in man. Endocr Rev 10:275–293

Refetoff S (1996) Resistance to thyroid hormone. In: Braverman LE, Utiger RD (eds) Werner and Ingbar's the thyroid: a fundamental and clinical text. Lippincott-Raven, Philadelphia New York, pp 1032–1048

Refetoff S, Murata Y (1985) X-chromosome-linked inheritance of the variant thyroxine-binding globulin in serum of Australian Aborigines: its physical, chemical and biological properties. J Clin Endocrinol Metab 60:356–360

Refetoff S, Selenkow HA (1968) Familial thyroxine-binding globulin deficiency in a patient with Turner's syndrome (XO): genetic study of a kindred. N Engl J Med 278:1081–1087

Refetoff S, DeWind LT, DeGroot LJ (1967) Familial syndrome combining deaf-mutism, stuppled epiphyses, goiter and abnormally high PBI: possible target organ refractoriness to thyroid hormone. J Clin Endocrinol Metab 27:279–294

Refetoff S, Robin NI, Fang VS (1970) Parameters of thyroid function in serum of 16 selected vertebrate species: a study of PBI, serum $T_4$, free $T_4$, and the pattern of $T_4$ and $T_3$ binding to serum proteins. Endocrinology 86:793–805

Refetoff S, Robin NI, Alper CA (1972) Study of four new kindreds with inherited thyroxine-binding globulin abnormalities: possible mutations of a single gene locus. J Clin Invest 51:848–867

Refetoff S, DeGroot LJ, Benard B et al. (1972) Studies of a sibship with apparent hereditary resistance to the intracellular action of thyroid hormone. Metabolism 21:723–756

Refetoff S, Fang VS, Marshall JS (1975) Studies on human thyroxine-binding globulin (TBG): IX. Some physical, chemical, and biological properties of radioiodinated TBG and partially desialylated TBG. J Clin Invest 56:177–187

Refetoff S, Murata Y, Vassart G et al. (1984) Radioimmunoassays specific for the tertiary and primary structures of thyroxine-binding globulin (TBG): measurement of denatured TBG in serum. J Clin Endocrinol Metab 59:269–277

Refetoff S, Dwulet FE, Benson MD (1986) Reduced affinity for thyroxine in two of three structural thyroxine-binding prealbumin variants associated with familial amyloidotic polyneuropathy. J Clin Endocrinol Metab 63:1432–1437

Refetoff S, Weiss RE, Usala SJ (1993) The syndromes of resistance to thyroid hormone. Endocr Rev 14:348–399

Refetoff S, Murata Y, Mori Y et al. (1996) Thyroxine-binding globulin: organization of the gene and variants [published erratum appears in Horm Res 1996, 46:37]. Horm Res 45:128–138

Reilly MM, Staunton H (1996) Peripheral nerve amyloidosis. Brain Pathol 6:163–177

Reutrakul S, Sadow PM, Pannain S et al. (2000) Search for abnormalities of nuclear corepressors, coactivators, and a coregulator in families with resistance to thyroid hormone without mutations in thyroid hormone receptor beta or alpha genes. J Clin Endocrinol Metab 85:3609–3617

Ribeiro RC, Apriletti JW, Wagner RL et al. (1998) Mechanisms of thyroid hormone action: insights from X-ray crystallographic and functional studies. Recent Prog Horm Res 53:351–392

Ricketts MH, Pohl V, de Martynoff G et al. (1985) Defective splicing of thyroglobulin gene transcripts in the congenital goitre of the Afrikander cattle. EMBO J 4:731–737

Ricketts MH, Simons MJ, Parma J et al. (1987) A nonsense mutation causes hereditary goitre in the Afrikander cattle and unmasks alternative splicing of thyroglobulin transcripts. Proc Natl Acad Sci USA 84:3181–3184

Rillema JA, Yu TX, Jhiang SM (2000) Effect of prolactin on sodium iodide symporter expression in mouse mammary gland explants. Am J Physiol Endocrinol Metab 279: E769–E772

Robbins J (1996) Thyroid hormone transport proteins and the physiology of hormone binding. In: Braverman LE, Utiger RD (eds) Werner and Ingbar's the thyroid: a fundamental and clinical text. Lippincott-Raven, Philadelphia New York, Chapter 6:96–110

Robbins J, Cheng SY, Gerschengorn MC et al. (1978) Thyroxine transport proteins of plasma. Molecular properties and biosynthesis. Rec Prog Horm Res 84:477–518

Rodbell M (1964) Metabolism of isolated fat cells. I. Effects of hormones on glucose metabolism and lipolysis. J Biol Chem 239:375–380

Roselli-Rehfuss L, Robbins LS, Cone RD (1992) Thyrotropin receptor messenger ribonucleic acid is expressed in most brown and white adipose tissues in the guinea pig. Endocrinology 130:1857–1861

Rosen HN, Moses AC, Murrell JR et al. (1993) Thyroxine interactions with transthyretin: a comparison of 10 different naturally occurring human transthyretin variants. J Clin Endocrinol Metab 77:370–374

Saito T, Endo T, Kawaguchi A et al. (1997) Increased expression of the $Na^+/I^-$ symporter in cultured human thyroid cells exposed to thyrotropin and in Graves' thyroid tissue. J Clin Endocrinol Metab 82:3331–3336

Sakamoto Y, Kitamura K, Madison J et al. (1995) Structural study of the glycosylated and unglycosylated forms of a genetic variant of human serum albumin (63 Asp → Asn). Biochim Biophys Acta 1252:209–216

Sakurai A, Takeda K, Ain K et al. (1989) Generalized resistance to thyroid hormone associated with a mutation in the ligand-binding domain of the human thyroid hormone receptor beta. Proc Natl Acad Sci USA 86:8977–8981

Santoro M, Grieco M, Melillo RM et al. (1995) Molecular defects in thyroid carcinomas: role of the RET oncogene in thyroid neoplastic transformation. Eur J Endocrinol 133:513–522

Santos CL, Bikker H, Rego KG et al. (1999) A novel mutation in the TPO gene in goitrous hypothyroid patients with iodide organification defect. Clin Endocrinol (Oxf) 51:165–172

Saraiva MJ (1995) Transthyretin mutations in health and disease. Hum Mutat 5:191–196

Sarne DH, Refetoff S, Nelson JC et al. (1989) A new inherited abnormality of thyroxine-binding globulin (TBG-San Diego) with decreased affinity for thyroxine and triiodothyronine. J Clin Endocrinol Metab 68:114–119

Schmid KW (1997) Der Schilddrüsenknoten: Differentialdiagnostische Richtlinien. Pathologe 18:301–312

Schmutzler C, Winzer R, Meissner-Weigl J et al. (1997) Retinoic acid increases sodium/iodide symporter mRNA levels in human thyroid cancer cell lines and suppresses expression of functional symporter in nontransformed FRTL-5 rat thyroid cells [published erratum appears in Biochem Biophys Res Commun 1998,246:562]. Biochem Biophys Res Commun 240:832–838

Schreiber G, Richardson SJ (1997) The evolution of gene expression, structure and function of transthyretin. Comp Biochem Physiol 116B:137–160

Seo H, Sueda K, Matsui N et al. (1983) Translation of human thyroxine-binding globulin (TBG) messenger RNA in a cell free protein synthesizing system. In: Vi N, Torizuka K, Nagataki S, Miyai K (eds) Current problems in thyroid research, Proceedings of the Second Asia and Oceania Thyroid Association Meeting. Excerpta Medica, Amsterdam, pp 127–130

Sheffield VC, Kraiem Z, Beck JC et al. (1996) Pendred syndrome maps to chromosome 7q21–34 and is caused by an intrinsic defect in thyroid iodine organification. Nat Genet 12:424–426

Siegel JS, Korcek L, Tabachnick M (1979) Modification of thyroxine-binding globulin with *p*-iodophenylsulfonyl (pipsyl) chloride and effect on thyroxine binding activity. FEBS Lett 102:306–310

Siegel JS, Korcek L, Tabachnick M (1983) Evaluation of *N*-bromoacetyl-L-thyroxine as an affinity label for the thyroxine ($T_4$)-binding site in human $T_4$-binding globulin. Endocrinology 113:2173–2180

Simon D, Koehrle J, Reiners C et al. (1998) Redifferentiation therapy with retinoids: therapeutic option for advanced follicular and papillary thyroid carcinoma. World J Surg 22:569–574

Smanik PA, Liu Q, Furminger TL et al. (1996) Cloning of the human sodium lodide symporter. Biochem Biophys Res Commun 226:339–345

Smanik PA, Ryu KY, Theil KS et al. (1997) Expression, exon-intron organization, and chromosome mapping of the human sodium iodide symporter. Endocrinology 138:3555–3558

Snyder SM, Cavalieri RR, Goldfine ID et al. (1976) Binding of thyroid hormones and their analogues to thyroxine-binding globulin in human serum. J Biol Chem 251:6489–6494

Sorisky A, Pardasani D, Gagnon A, Smith TJ (1996) Evidence of adipocyte differentiation in human orbital fibroblasts in primary culture. J Clin Endocrinol Metab 81:3428–3431

Spelsberg F, Negele T, Ritter MM (2000) Die Schilddrüse in Klinik und Praxis. Johann Ambrosius Barth, Heidelberg

Spitzweg C, Heufelder AE (1998) The sodium iodide symporter: its emerging relevance to clinical thyroidology. Eur J Endocrinol 138:374–375

Spitzweg C, Joba W, Hunt N et al. (1997) Analysis of human thyrotropin receptor gene expression and immunoreactivity in human orbital tissue. Eur J Endocrinol 136:599–607

Spitzweg C, Joba W, Eisenmenger W et al. (1998) Analysis of human sodium iodide symporter gene expression in extrathyroidal tissues and cloning of its complementary deoxyribonucleic acids from salivary gland, mammary gland, and gastric mucosa. J Clin Endocrinol Metab 83:1746–1751

Spitzweg C, O'Connor MK, Bergert ER et al. (2000) Treatment of prostate cancer by radioiodine therapy after tissue-specific expression of the sodium iodide symporter. Cancer Res 60:6526–6530

Suda SA, Gettins PGW, Patston PA (1999) Procedings of the 2nd International Symposium on Structure and Biology of Serpins, Cambridge, UK

Sugawara I, Masunaga A, Itoyama S et al. (1995) Expression of multidrug resistance-associated protein (MRP) in thyroid cancers. Cancer Lett 95:135–138

Sunthornthepvarakul T, Angkeow P, Weiss RE et al. (1994) An identical missense mutation in the albumin gene results in familial dysalbuminemic hyperthyroxinemia in 8 unrelated families. Biochem Biophys Res Commun 202:781–787

Sunthornthepvarakul T, Gottschalk ME, Hayashi Y et al. (1995) Brief report: resistance to thyrotropin caused by mutations in the thyrotropin-receptor gene. N Engl J Med 332:155–160

Tabachnick M, Korcek L (1978) Thyroxine-protein interactions. Binding constants for interaction of thyroxine analogues with the thyroxine binding site on human thyroxine-binding globulin. Biochim Biophys Acta 537:169–175

Tabachnick M, Perret V (1987) Specific labeling of the thyroxine binding site in thyroxine-binding globulin: determination of the amino acid composition of a labeled peptide fragment isolated from a proteolytic digest of the derivatized protein. Biochem Int 15:409–417

Takamatsu J, Refetoff S (1986) Inherited heat-stable variant thyroxine-binding globulin (TBG-Chicago) J Clin Endocrinol Metab 63:1140–1144

Takamatsu J, Ando M, Weinberg M et al. (1986) Isoelectric focusing variant thyroxine-binding globulin in American Blacks: increased heat lability and reduced serum concentration. J Clin Endocrinol Metab 63:80–87

Takamatsu J, Refetoff S, Charbonneau M et al. (1987) Two new inherited defects of the thyroxine-binding globulin (TBG) molecule presenting as partial TBG deficiency. J Clin Invest 79:833–840

Takeda K, Mori Y, Sobieszczyk S et al. (1989) Sequence of the variant thyroxine-binding globulin of Australian aborigines: only one of two amino acid replacements is responsible for its altered properties. J Clin Invest 83:1344–1348

Takeda K, Sakurai A, DeGroot LJ et al. (1992) Recessive inheritance of thyroid hormone resistance caused by complete deletion of the protein-coding region of the thyroid hormone receptor-beta gene. J Clin Endocrinol Metab 74:49–55

Takemura Y, G. H, Sterling K (1971) Thermal stability of serum thyroxine-binding proteins. J Clin Endocrinol Metab 32:222–224

Tanaka K, Inoue H, Miki H et al. (1996a) Heterogeneous distribution of thyrotrophin receptor messenger ribonucleic acid (TSH-R mRNA) in papillary thyroid carcinomas detected by in situ hybridization. Clin Endocrinol (Oxf) 44:259–267

Tanaka T, Umeki K, Yamamoto I et al. (1996b) Immunohistochemical loss of thyroid peroxidase in papillary thyroid carcinoma: strong suppression of peroxidase gene expression. J Pathol 179:89–94

Tang KT, Yang HJ, Choo KB et al. (1999) A point mutation in the albumin gene in a Chinese patient with familial dysalbuminemic hyperthyroxinemia. Eur J Endocrinol 141:374–378

Targovnik HM, Medeiros-Neto G, Varela V et al. (1993) A nonsense mutation causes human hereditary congenital goiter with preferential production of a 171-nucleotide-deleted thyroglobulin ribonucleic acid messenger. J Clin Endocrinol Metab 77:210–215

Targovnik HM, Vono J, Billerbeck AE et al. (1995) A 138-nucleotide deletion in the thyroglobulin ribonucleic acid messenger in a congenital goiter with defective thyroglobulin synthesis. J Clin Endocrinol Metab 80:3356–3360

Tatsumi K, Miyai K, Amino N (1998) Genetic basis of congenital hypothyroidism: abnormalities in the TSHbeta gene, the PIT1 gene, and the NIS gene. Clin Chem Lab Med 36:659–662

Tatsumi K, Miyai K, Notomi T et al. (1992) Cretinism with combined hormone deficiency caused by a mutation in the PIT1 gene. Nat Genet 1:56–58

Taurog A (1999) Molecular evolution of thyroid peroxidase. Biochimie 81:557–562

Trent JM, Flink IL, Morkin E et al. (1987) Localization of the human thyroxine-binding globulin gene to the long arm of the X chromosome (Xq21–22). Am J Hum Genet 41:428–435

Ueta Y, Mitani Y, Yoshida A et al. (1997) A novel mutation causing complete deficiency of thyroxine-binding globulin. Clin Endocrinol (Oxf) 47:1–5

Usala SJ, Bale AE, Gesundheit N et al. (1988) Tight linkage between the syndrome of generalized thyroid hormone resistance and the human c-erbA beta gene. Mol Endocrinol 2:1217–1220

Usala SJ, Tennyson GE, Bale AE et al. (1990) A base mutation in the c-erb A$\beta$ thyroid hormone receptor in a kindred with generalized thyroid hormone resistance. J Clin Invest 85:93–100

Uyttersprot N, Pelgrims N, Carrasco N et al. (1997) Moderate doses of iodide in vivo inhibit cell proliferation and the expression of thyroperoxidase and $Na^+/I^-$ symporter mRNAs in dog thyroid. Mol Cell Endocrinol 131:195–203

Van de Graaf SA, Cammenga M, Ponne NJ et al. (1999) The screening for mutations in the thyroglobulin cDNA from six patients with congenital hypothyroidism. Biochimie 81:425–432

Van Hauwe P, Everett LA, Coucke P et al. (1998) Two frequent missense mutations in Pendred syndrome. Hum Mol Genet 7:1099–1104

Van Ommen GJ, Sterk A, Mercken LO et al. (1989) Studies on the structures of the normal and abnormal goat thyroglobulin genes. Biochimie 71:211–221

Vassart G, Brocas H, Christophe D et al. (1987) Normal and defective expression of the thyroglobulin gene. Horm Res 26:8–11

Veenboer GJ, Vijlder JJ de (1993) Molecular basis of the thyroglobulin synthesis defect in Dutch goats. Endocrinology 132:377–381

Viglietto G, Chiappetta G, Martinez-Tello FJ et al. (1995) RET/PTC oncogene activation is an early event in thyroid carcinogenesis. Oncogene 11:1207–1210

Wada N, Chiba H, Shimizu C et al. (1997) A novel missense mutation in codon 218 of the albumin gene in a distinct phenotype of familial dysalbuminemic hyperthyroxinemia in a Japanese kindred. J Clin Endocrinol Metab 82:3246–3250

Wagner RL, Apriletti JW, McGrath ME et al. (1995) A structural role for hormone in the thyroid hormone receptor. Nature 378:690–697

Waltz MR, Pullman TN, Takeda K et al. (1990) Molecular basis for the properties of the thyroxine-binding globulin-slow variant in American Blacks. J Endocrinol Invest 13:343–349

Weiss RE, Refetoff S (1999) Treatment of resistance to thyroid hormone - primum non nocere. J Clin Endocrinol Metab 84:401–404

Weiss RE, Hayashi Y, Nagaya T et al. (1996) Dominant inheritance of resistance to thyroid hormone not linked to defects in the thyroid hormone receptor alpha or beta genes may be due to a defective cofactor. J Clin Endocrinol Metab 81:4196–4203

Wenzel KW (1981) Pharmacological interference with in vitro tests of thyroid function. Metabolism 30:717–732

Xie J, Pannain S, Pohlenz J et al. (1997) Resistance to thyrotropin (TSH) in three families is not associated with mutations in the TSH receptor or TSH. J Clin Endocrinol Metab 82:3933–3940

Yamamori I, Mori Y, Seo H et al. (1991) Nucleotide deletion resulting in frameshift as a possible cause of complete thyroxine-binding globulin deficiency in six Japanese families. J Clin Endocrinol Metab 73:262–267

Young DA, Evans CH, Smith TJ (1998) Leukoregulin induction of protein expression in human orbital fibroblasts: evidence for anatomical site-restricted cytokine-target cell interactions. Proc Natl Acad Sci USA 95:8904–8909

Zinn AB, Marshall JS, Carlson DM (1978) Carbohydrate structures of thyroxine-binding globulin and their effects on hepatocyte membrane binding. J Biol Chem 253: 6768–6773

# 4 Hyper- und Hypoparathyreoidismus

FRIEDHELM RAUE und TOBIAS SCHILLING

**Inhaltsverzeichnis**



## 4.1 Einleitung – Regulation des Kalziumstoffwechsels

### 4.1.1 Bedeutung des Kalziums für den Organismus

Der Serumkalziumspiegel wird in engen Grenzen (2,2–2,6 mM) konstant gehalten. Die Konstanz der extrazellulären Kalziumkonzentration ist für eine Reihe von Stoffwechselvorgängen im Körper essenziell: die Modulation der Sekretion von Hormonen und anderen Substanzen, die Erregbarkeit von Nervenzellen und die Konstanz der Nervenleitfähigkeit, die Zellproliferation, die Blutgerinnung, bei der Kalzium ein Kofaktor ist, die Modulation von zahlreichen Enzymen z. B. der Glukoneogenese, der Glykogenolyse und der Mineralisierung von

Endokrinopathien
D. Ganten / K. Ruckpaul (Hrsg.)

neu gebildeter Knochengrundsubstanz. Die Änderung der Serumkalziumkonzentration durch die Hormone der Kalziumhomöostase, Parathormon (PTH) und Vitamin-D-Hormon [1,25-Dihydroxycholecalciferol: $1{,}25(OH)_2D_3$], innerhalb des Normbereichs dient zur Modulation dieser verschiedenen Stoffwechselfunktionen (Hurwitz 1996).

Darüber hinaus ist Kalzium ein wichtiger intrazellulärer Botenstoff. Das intrazelluläre Kalzium liegt um 4 Zehnerpotenzen niedriger ($10^{-7}$ M) als das extrazelluläre Kalzium ($10^{-3}$ M). Die intrazelluläre Kalziumsignalwirkung wird durch eine kurzfristige drastische Erhöhung der intrazellulären Kalziumkonzentration erreicht, wodurch kalziumabhängige Proteine in der Zelle aktiviert werden können. Es sind bisher 2 die intrazelluläre Kalziumkonzentration erhöhende Mechanismen bekannt:

1. eine Freisetzung von Kalzium aus intrazellulären Kalziumspeichern, aktiviert über den Inositoltriphosphatsignalweg,
2. der Einstrom von extrazellulärem Kalzium durch spezielle Kalziumkanäle in der Zellmembran.

Voraussetzung für die Signalwirkung ist die Aufrechterhaltung des Kalziumgradienten über der Zellmembran mit einem niedrigen intrazellulären Kalzium, das durch energieabhängige Prozesse das Kalzium aus dem Zytosol in den Extrazellulärraum oder das Endoplasmatische Retikulum pumpt.

### 4.1.2 Regulation der Kalziumhomöostase

Die Kalziumhomöostase wird durch mehrere, sich gegenseitig beeinflussende hormonelle Rückkopplungsmechanismen reguliert. Das einfache Modell der Kalziumregulation besteht aus einem „Kalziostaten", dem Serumkalziumspiegel, der bei Abweichung über eine negative Feedback-Regulation den Kalziumspiegel in die Ausgangslage bringt - wenn der Kalziumspiegel fällt, wird die PTH-Sekretion und -Synthese in den Nebenschilddrüsen über einen Kalzium-sensing-Rezeptor (Casr) stimuliert und über die Wirkung von PTH an Knochen, Niere und Darm (Effektororgane) der Kalziumspiegel wieder zum Ausgangswert angehoben. Umgekehrt wird die PTH-Sekretion bei steigender Kalziumkonzentration gehemmt. Diese reziproke Beziehung zwischen Kalzium und PTH ist der wichtigste Regulationsmechanismus innerhalb des Normbereichs, der z.B. durch die Langzeit-Feedback-Kontrolle des Kalziumspiegels durch $1{,}25(OH)_2D_3$ (Förderung der Kalziumresorption aus dem Darm) und der Kurzzeitregulation durch Kalzitonin (Hemmung der osteoklastären Knochenresorption) unterstützt wird.

### 4.1.3 Kalzium-sensing-Rezeptor (Casr)

Vorraussetzung für eine schnelle Regulation des Serumkalziumspiegels ist ein empfindlicher Sensor, der die PTH-Sekretion vermittelt. Die Hauptzellen der Nebenschilddrüse sind extrem empfindlich auf Änderungen des extrazellulären Kalziums und reagieren bei dem geringstem Abfall des Kalziums innerhalb von Sekunden bis Minuten mit einer Ausschüttung von PTH. Vermittelt wird diese Empfindlichkeit durch den Kalzium-sensing-Rezeptor, der zur Familie der G-Protein gekoppelten, mit 7 Helixschleifen die Membran durchziehenden Rezeptoren gehört (Brown et al. 1995a). In seinem extrazellulären Anteil ist eine Kalziumbindungsstelle vorhanden, die auch andere polyvalente Kationen binden kann, im intrazellulären Anteil finden sich mehrere Phosphorylierungsstellen. Sowohl aktivierende G-Proteine mit Kopplung zur Phospholipase C als auch inhibierende, auf die Adenylatzyklase hemmend wirkende G-Proteine, sind mit dem Casr verbunden. Ein Anstieg des Serumkalziumspiegels führt zu einer Hemmung der PTH-Sekretion. Das extrazelluläre Kalzium wirkt wie Hormone über einen membranständigen Rezeptor auf die Zielzelle und gilt somit als klassischer Botenstoff (Brown u. Hebert 1997, Brown et al. 1995a,b). Dieser Kalzium-sensing-Rezeptor findet sich auch auf Nierenzellen, insbesondere in dem aufsteigenden Schenkel des Tubulus (Henle-Schleife), den C-Zellen, Zellen des Nervensystems, der Plazenta, der Mamma und des Gastrointestinaltrakts (Chattopadhyay et al. 1997, Gama et al. 1997). Somit ist u.a. auch eine direkte Wirkung der extrazellulären Kalziumkonzentration auf diese Zellen anzunehmen.

### 4.1.4 Physiologie der kalziumregulierenden Hormone

Das durch sinkende Serumkalziumkonzentration stimulierte PTH wirkt an Niere, Knochen und am Darm [indirekt über $1{,}25(OH)_2D_3$] und führt die Kalziumkonzentration auf den Ausgangswert zurück. Der renale Effekt von PTH wird durch spezifische Rezeptoren am distalen Tubulus vermittelt und führt zu einer Kalziumrückresorption sowie einer vermehrten Phosphatausscheidung.

Am Knochen wirkt PTH über die Osteoblasten auf die Osteoklasten osteolytisch. Es kommt innerhalb von Stunden zu einem Kalziumeinstrom aus dem Knochen. Darüber hinaus stimuliert PTH die 1$\alpha$-Hydroxylase der Niere zur Synthese von 1,25$(OH)_2D_3$, das wiederum über spezifische Rezeptoren am Darmepithel die Kalziumaufnahme aus dem Darm um maximal das 4-Fache steigern kann. Die Bedeutung des Darms für die akute Kalziumregulation ist jedoch eher gering; er stellt eher einen Kompensationsmechanismus dar, der bei chronischem Kalziummangel eine Rolle spielt. Besteht der Stimulus des erniedrigten Kalziums länger, über Tage oder Wochen, kann es zu einer Hyperplasie der Nebenschilddrüsen kommen. Eine Normalisierung der Kalziumkonzentration hemmt die PTH-Ausschüttung und -Synthese, ebenso wirkt 1,25$(OH)_2D_3$ hemmend (direkte Rückkopplungsschleife) auf die PTH-Gen-Expression und -Sekretion sowie auf die Proliferation der Nebenschilddrüsenzellen.

Bei einem Anstieg der Serumkalziumkonzentration wirken die homöostatischen Systeme in umgekehrter Richtung: über den Casr wird die PTH-Sekretion gedrosselt, entsprechend lässt die Wirkung von PTH an der Niere nach, die Kalziumausscheidung nimmt zu, der Kalziumeinstrom aus dem Knochen lässt nach, es wird weniger 1,25$(OH)_2D_3$ synthetisiert und weniger Kalzium aus dem Darm resorbiert. Darüber hinaus führt ein akuter Anstieg der Kalziumkonzentration zu einer Stimulation von Kalzitonin, das seinerseits über spezifische Rezeptoren den Osteoklasten hemmt, es resultiert eine Rückführung des Kalziumspiegels auf den Ausgangswert.

### 4.1.5 Oszillation und zirkadiane Rhythmik von Kalzium und PTH

Wie in vielen anderen biologischen Systemen erfolgt eine spontane Oszillation von Kalzium und PTH. Die Oszillation des Serumkalziumspiegels erfolgt um einen mittleren Wert, den so genannten Set point. Der Set point entspricht der Kalziumkonzentration bei der ein Steady state erreicht ist oder bei der die halbmaximale PTH-Freisetzung erfolgt. Diese kann individuell verschieden sein, ist möglicherweise genetisch determiniert und kann sich bei Erkrankungen nach oben oder unten verschieben. Bei Patienten mit primärem Hyperparathyreoidismus (pHpt) ist der Set point nach oben verschoben, der Serumkalziumspiegel ist konstant erhöht, die Regulation der PTH-Sekretion erfolgt auf einem erhöhten Niveau.

Die physiologische PTH-Sekretion setzt sich aus einer pulsatilen (6,9 Pulse/h) und einer tonischen Sekretion zusammen (Schmitt et al. 1996), darüber hinaus erfolgt eine endogene zirkadiane Sekretionsrhythmik mit einem Maximum in den frühen Morgenstunden und einem Minimum am frühen Vormittag (Fuleihan et al. 1997). Entsprechend lässt sich dazu parallel der biologische PTH-Effekt an Nieren (Kalzium und Phosphatclearance) und Knochen nachweisen. Der variable Tagesrhythmus der Serumkalziumkonzentration ist unabhängig und nicht reziprok zum PTH, sodass die Kalziumkonzentration nicht als Rhythmusgeber in Frage kommt.

### 4.1.6 Knochen als Kalziumspeicher und Puffer

Der Knochen als größter Kalziumspeicher und -puffer des Körpers spielt in der Kalziumhomöostase eine wichtige Rolle. Besonders die Bereiche der Knochenumbaueinheit mit aktivierten Osteoklasten und Osteoblasten bieten für die Hormone des Kalziumstoffwechsels Eingreifmöglichkeiten, um den Knochenumbau mehr auf die Abbau- oder Anbauseite zu verschieben. Der Knochenumbau verhält sich bezüglich des extrazellulären Kalziumspiegels neutral; auch ein erhöhter Umbau führt nicht zwangsweise zu einer Hyperkalzämie, dazu bedarf es einer Störung des normalerweise im Gleichgewicht stehenden Knochenumbaus mit vermehrtem Abbau bei vermindertem Anbau (z.B. Osteolysen durch Metastasen). Die große Pufferkapazität des Knochens bezüglich des Kalziums wird wahrscheinlich durch die die Knochenoberfläche bedeckenden Osteozyten vermittelt, die den Austausch zwischen Knochenflüssigkeit und extrazellulärer Flüssigkeit regulieren. Möglicherweise spielt auch hier der Casr eine wichtige Rolle.

### 4.1.7 Kalziumregulation bei Hypo- und Hyperkalzämie

Bei Störungen der Serumkalziumkonzentration außerhalb des physiologischen Schwankungsbereichs (Kalzium <2,1 mM oder >2,7 mM) versagt die Regulation über PTH: Die PTH-Sekretion ist entweder maximal stimuliert (bei Hypokalzämie) oder bis auf eine Basalsekretion supprimiert (bei Hyperkalzämie). In dieser Situation dienen der Knochen und die extrazelluläre Flüssigkeit als zusätzlicher Puffer: Beim Ausfall von PTH und $1{,}25(OH)_2D_3$ sinkt die Serumkalziumkonzentration auf etwa 1,3 mM und ein neues Gleichgewicht zwischen kalziumaustauschbarer Knochenoberfläche und extrazellulärer Flüssigkeit stellt sich ein. Beim Anstieg des Serumkalziums über 2,9 mM ist die PTH-Sekretion bis auf eine Basalsekretion supprimiert und damit die Regulationsmöglichkeit erschöpft. Die Niere kann dies unabhängig von PTH über eine Steigerung der renalen Kalziumexkretion (maximal 15 mmol/Tag) bei ausreichender extrazellulärer Flüssigkeit und NaCl-Zufuhr zeitweise kompensieren. Es existiert eine serumkalziumabhängige Steigerung der Kalziumausscheidung, die über den Casr in der Henle-Schleife reguliert wird (Fuleihan et al. 1998). Bei weiterer Kalziumzufuhr und Flüssigkeits- und Natriummangel dekompensiert die Hyperkalzämie. Bei Hypokalzämie kann die Niere durch Abnahme der Kalziumausscheidung auf minimal 2 mmol Ca/Tag kalziumkonservierend wirken.

## 4.2 Hyperparathyreoidismus und andere Erkrankungen mit Hyperkalzämie

### 4.2.1 Spektrum der Hyperkalzämie

Ein Anstieg des Serumkalziumspiegels über den oberen Referenzbereich von 2,65 mM wird als Hyperkalzämie bezeichnet. Wichtigste Ursachen sind ein primärer Hyperparathyreoidismus (pHpt) oder eine Tumorhyperkalzämie, die zusammen über 80% ausmachen. In der ambulanten Praxis sind 90% der Hyperkalzämien auf einen pHpt zurückzuführen, während unter stationären Bedingungen die Tumorhyperkalzämie die häufigste Ursache darstellt. Der pHpt ist eine häufige endokrine Erkrankung mit einer Prävalenz in der Bevölkerung von etwa 1:1000. Die meisten Fälle von pHpt treten sporadisch auf, weniger als 5% kommen hereditär bzw. familiär gehäuft, meist im Rahmen komplexer Syndrome, vor. Andere Ursachen der Hyperkalzämie wie Vitamin-D-Intoxikation, Immobilisation, erhöhter Knochenumsatz z.B. bei Hyperthyreose sind selten.

Bei Bestimmung des Gesamtkalziums können aufgrund eines Anstiegs des Albumins, der durch Dehydratation, Hämokonzentration oder Vermehrung des Gesamteiweißes bedingt ist, falsch-hohe Kalziumwerte gemessen werden. Für die biologische Wirkung ist der ionisierte freie Anteil maßgebend, der etwa 50% des Gesamtkalziums entspricht. Die andere Hälfte ist im Wesentlichen an Eiweiß, insbesondere Albumin gebunden, ein kleinerer Teil auch komplex an Zitrat, Karbonat oder Phosphat. Der ionisierte Anteil ist pH-abhängig, eine Azidose vermindert die Bindung von Kalzium an Albumin und erhöht den ionisierten Anteil, eine Alkalose bewirkt das Gegenteil. Nach Ausschluss dieser Fehler durch die gleichzeitige Bestimmung von Eiweiß bzw. Albumin und pH oder Bestimmung des ionisierten Kalziums muss von einer Störung der homöostatischen Kapazität der Kalziumregulation ausgegangen werden.

Eine Hyperkalzämie entsteht, wenn der Zustrom von Kalzium aus dem Knochen größer ist als die Ausscheidung von Kalzium über die Niere (Abb. 4.1). Dies ist der Fall bei starker Stimulation der osteoklastären Knochenresorption über PTH, Parathormon-related-Protein (PTHrP), $1{,}25(OH)_2D_3$

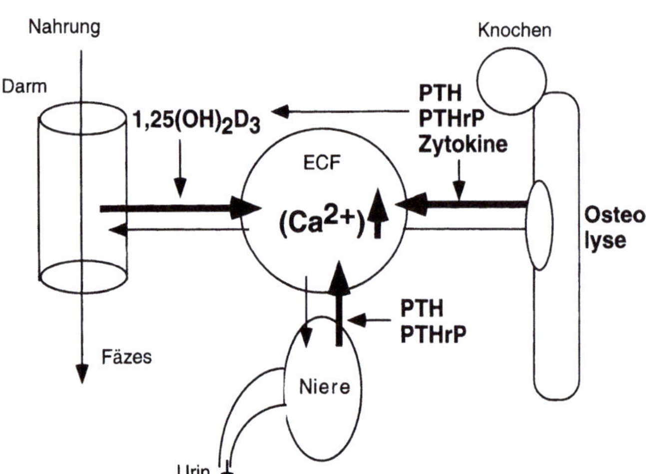


**Abb. 4.1.** Regulation der Kalziumströme in der Hyperkalzämie. Im Knochen fördern osteolytisch wirksame Substanzen den Einstrom von Kalzium aus dem Knochen, $1{,}25(OH)_2$-Vitamin-$D_3$ fördert den Kalziumeinstrom aus dem Darm, *PTH* und *PTHrP* fördern die Kalziumrückresorption von Kalzium aus den Tubuli der Niere, es resultiert ein Anstieg des extrazellulären Kalziums, *ECF* extrazelluläre Flüssigkeit

und diversen Zytokinen (Interleukin, TNF, TGF-$\alpha$) und wird durch die limitierte Kapazität der Niere, Kalzium auszuscheiden, verstärkt. Selten ist die Hyperkalzämie durch eine vermehrte Resorption von Kalzium aus dem Darm bedingt (z. B. bei der Vitamin-D-Intoxikation). Die Fähigkeit der Niere, maximal Kalzium auszuscheiden, ist von der Flüssigkeits- und Kochsalzzufuhr abhängig, die jedoch bei der Hyperkalzämie häufig durch Übelkeit und Erbrechen eher vermindert ist. Eine Einschränkung der Nierenfunktion führt unmittelbar zu einer Verstärkung der Hyperkalzämie, ein Circulus vitiosus, der ohne Therapie in der hyperkalzämischen Krise endet.

### 4.2.2 Epithelkörperchenneoplasie

Die Epithelkörperchen entwickeln sich zusammen mit dem Thymus aus der 3. und 4. Schlundtasche und wandern an die 4 Schilddrüsenpole. Sowohl die Anzahl als auch die Lokalisation der Drüsen zeigen erhebliche individuelle Schwankungen. 84% haben 4,1–7% 3 und 3–13% 5 Drüsen und mehr (bis zu 12) (LiVolsi 1994). Sie sind nur 2–7 mm lang, 0,5–2 mm dick und wiegen 25–55 mg pro Drüse. Sie bestehen zu über 50% aus Hauptzellen, wenigen oxyphilen Zellen und Fettzellen.

Autonome Prozesse führen zu einer Proliferation von Nebenschilddrüsenzellen, die sich häufig als singuläres Adenom, selten als Hyperplasie aller Nebenschilddrüsen darstellen. Regulative Prozesse erfassen alle Nebenschilddrüsen und sind Ursache von Nebenschilddrüsenhyperplasien, die, wenn sie lange genug bestehen, autonomisiert weiterwachsen können (Pott 1996, Zahrani u. Levine 1996).

#### 4.2.2.1 Nebenschilddrüsenadenom

In über 80% der Patienten mit pHpt liegt ein benignes solitäres Hauptzelladenom der Nebenschilddrüse vor. Die übrigen Nebenschilddrüsen sind normal. Die meisten nicht familiär auftretenden Adenome sind monoklonalen Ursprungs und lassen einen Defekt auf der Ebene der Kontrolle der Wachstumsgene oder der PTH-Gen-Expression vermuten (Arnold u. Kim 1989, Arnold et al. 1988). Die erhöhte Anzahl von Nebenschilddrüsenzellen (Proliferationsdefekt) mit nicht supprimierbarer basaler Sekretion von PTH sowie ein noch nicht genauer klassifizierter Fehler in der Regulation der PTH-Sekretion durch Kalzium (gestörte negative Feedback-Kontrolle – Set-point-Verstellung) sind mögliche Ursachen der Mehrsekretion. Ob zunächst die gestörte Set-point-Kontrolle möglicherweise eine Proliferationssteigerung bedingt, ist eine interessante Hypothese (Parfitt et al. 1994). Der Auslöser der Proliferation ist weitgehend unbekannt. Bei den familiären Syndromen mit pHpt sind Gendefekte beschrieben worden (s. unten), die für die Entwicklung der Nebenschilddrüsenneoplasie verantwortlich sein können. Andere Gendefekte (somatische Mutationen), die als molekulare Mechanismen der Tumorgenese von Nebenschilddrüsenadenomen beschrieben wurden, werden weiter unten diskutiert.

In manchen Fällen findet sich als mögliche Ursache des Epithelkörperchenadenoms eine Bestrahlung der Halsweichteile aus therapeutischer Indikation oder als Strahlenschaden. So finden sich z. B. unter den Überlebenden von Hiroshima (Cohen et al. 1990, Fujiwara et al. 1992) Patienten, die 20–45 Jahre nach Halsweichteilbestrahlung ein 2- bis 3fach höheres Risiko haben, ein Nebenschilddrüsenadenom zu entwickeln, als die Normalbevölkerung.

#### 4.2.2.2 Nebenschilddrüsenhyperplasie

In 15–20% der Fälle wird eine Hyperplasie aller 4 Drüsen sowohl polyklonalen als auch monoklonalen Ursprungs gefunden (Friedman et al. 1989), gelegentlich auch mehrere Adenome (selten). Der Mehrdrüsenbefall ist bei der hereditären Variante der Nebenschilddrüsenerkrankung typisch, z. B. bei der multiplen endokrinen Neoplasie (MEN) Typ 1 und 2. In diesen Fällen finden sich spezifische Keimbahngenmutationen, die möglicherweise für die Nebenschilddrüsenhyperplasie mit verantwortlich seien können. Zum Teil lassen sich die Keimbahnmutationen auch als somatische Mutationen im Adenomgewebe bei nicht-hereditären Fällen von pHpt nachweisen und werden als Ursache der vermehrten Proliferation oder der gestörten PTH-Sekretion angesehen.

#### 4.2.2.3 Nebenschilddrüsenkarzinom

Nur in weniger als 1% der Patienten mit pHpt ist mit einem Nebenschilddrüsenkarzinom mit Invasion des umliegenden Gewebes zu rechnen, sehr selten im Rahmen familiärer Erkrankungen (Wynne et al. 1992). Metastasen zum Zeitpunkt der Erstdiagnose sind eher selten, dafür rezidiviert der Tumor häufig lokal und entwickelt im Endstadium lokale und Fernmetastasen. Tumormasse und Schwere der Erkrankung korrelieren häufig.

#### 4.2.2.4 Regulative Nebenschilddrüsenveränderungen

Beim sekundären oder regulativen Hyperparathyreoidismus tritt adaptiv eine Hyperplasie aller 4 Drüsen auf. Es handelt sich um eine Störung mit reaktiver PTH-Mehrsekretion bei chronisch erniedrigtem Serumkalzium und intaktem PTH-Ca-Regelkreis; z.B. bei Osteomalazie mit erniedrigten Vitamin-D-Spiegeln und erniedrigtem Serumkalzium (intestinaler Hyperparathyreoidismus) oder bei chronischer Niereninsuffizienz mit erniedrigten $1{,}25(OH)_2D_3$-Spiegeln und niedrig-normalen Kalziumspiegeln (renaler Hyperparathyreoidismus). $1{,}25(OH)_2D_3$ hat einen suppressiven Effekt auf die PTH-Gen-Transkription und auf das Wachstum von Nebenschilddrüsenzellen, der bei entsprechendem Mangel wegfällt. Bei lang dauernder Stimulation kann sich aus dem sekundären regulativen Hyperparathyreoidismus ein tertiärer autonomer Hyperparathyreoidismus (z.B. therapierefraktärer renaler Hyperparathyreoidismus) entwickeln, der dann mit einer Hyperkalzämie einhergeht. Entsprechend ist zu erwarten, dass sich aus der reaktiven polyklonalen Hyperplasie autonome monoklonale Tumoren entwickeln. Durch Inaktivitätsanalyse des X-Chromosoms konnte diese Vermutung bestätigt werden (Arnold et al. 1995, Falchetti et al. 1993). Dagegen fand sich nur selten der Verlust eines Allels der Marker auf Chromosom 11, ein Befund der sonst typisch für Nebenschilddrüsenadenome ist (Farnebo et al. 1997b). Offensichtlich sind andere, noch nicht näher klassifizierte Gene bei der neoplastischen Transformation vom regulativen zum autonomen Hyperparathyreoidismus beteiligt.

### 4.2.3 Molekularbiologie der Epithelkörperchenneoplasie

#### 4.2.3.1 Stimulation des Wachstums durch Onkogene (PRAD-1, RET)

Bisher konnten 2 Onkogene, die bei der Entwicklung von Nebenschilddrüsenneoplasien eine Bedeutung haben, isoliert werden,

1. das PRAD-1-Gen (parathyroid adenoma 1 gene) sowie
2. das RET-Gen (rearranged during transfection gene) (Tabelle 4.1).

Beides sind Protoonkogene, die in der Regulation des Zellzyklus eine wichtige Rolle spielen. Durch die Mutation wird aus dem Protoonkogen ein Onkogen, ein Vorgang mit Funktionsgewinn. Es entsteht ein Protein, welches konstitutiv aktiv ist oder/und überexprimiert wird. Die Folge können eine ungeregelte Stimulation der zellulären Proliferation mit Entwicklung oder Progression eines Tumor sein. Im Gegensatz zum Tumorsuppressorgen wirken mutierte Protoonkogene dominant, da nur ein Allel mutiert sein muss, um eine Tumorentwicklung oder Progression zu initiieren. Durch die neue molekulargenetische Technik der vergleichenden genomischen Hybridisierung konnten kürzlich eine Reihe von neuen Lokalisationen von potenziellen Tumorsuppressorgenen (Chromosom 16 und 19) und Onkogenen (1p, 1q und 11p) gefunden werden, die erst noch genauer analysiert werden müssen (Palanisamy et al. 1998).

**PRAD-1-Gen.** Bei der Analyse des PTH-Gens auf Chromosom 11 aus sporadischen Nebenschilddrüsenadenomen wurden eine perizentromerische Inversion mit einem Abbruch des PTH-Gens auf dem kurzen Arm (11p15) und eine Bruchstelle auf dem langen Arm (11q13) vor dem Promotor des Cyclin-D1-Gens (CCND1) gefunden (Arnold et al. 1989) (Abb. 4.2). Daraus resultiert ein Rearrangement bei dem das PTH-Gen-5′-regulatorische Element im nicht kodierenden Exon 1 des PTH-Gens vor den Promotor des Cyclin-D1-Gens zu liegen kommt. Dieses neu zusammengesetzte Gen trägt den Namen PRAD 1. Die Proteine der Cyclin-D-Familie haben eine Schlüsselrolle im Zellzyklus, insbesondere beim Übergang von der $G_1$- in die S-Phase (Sherr 1996). Das PRAD-1-Gen kommt auch in normalen Nebenschilddrüsen vor. In Nebenschilddrüsenadenomen wurden verschiedene Lokalisationen der Bruchstellen für das Rearrangement in der Promotorregion des PRAD-1-Gens, an die sich die 5′-regulatorische Region des PTH-Gens anheftet, gefunden (Friedman et al. 1990, Motokura et al. 1993). Darüber hinaus ließ sich eine Überexpression des PRAD-1-Gens in 20% der Nebenschilddrüsenadenome nachweisen (Hsi et al. 1996). Das Cyclin-D1-Protein bindet und aktiviert eine cyclinabhängige Kinase (cdk4/cdk6), die für die Stimulation des Zellzyklus bis zur $G_1$- bzw. S-Phase verantwortlich ist. Das Substrat für die Phosphorylierung ist das p107-Retinoblastom-Protein, welches einen negativen Regulator für den $G_1$-S-Übergang darstellt. Das Retinoblastomprotein scheint jedoch auch wegen einer Mutation im Nebenschilddrüsenadenomgewebe erniedrigt zu sein (s. unten), somit steht zu wenig Wachstumssuppressoraktivität zur Verfügung. Die cdk4/cdk6-Ki-

**Tabelle 4.1.** An einer Epithelkörperchenneoplasie beteiligte Gene

| Gen | Genlocus | Genprodukt | Funktion | Tumor/Syndrom |
|---|---|---|---|---|
| Onkogene | | | | |
| PRAD 1 | 11p15/11q13 | Cyclin D | Zellzyklus | Epithelkörperchenadenom |
| RET | 10q11.2 | Tyrosinkinaserezeptor | Ontogenese | Epithelkörperchenadenom/MEN 2 |
| Tumorsuppressorgene | | | | |
| Menin | 11q13 | 560 AS | ? | Epithelkörperchenhyperplasie/MEN 1 |
| p53 | 17p13.1 | MG 53000 | Transkriptionsfaktor | Epithelkörperchenkarzinom |
| RB | 13q13 | MG 110000 | Zellzyklus | Epithelkörperchenkarzinom |
| Sonstige Gene | | | | |
| Casr | 3q21 | Kalzium-sensing-Rezeptor | Kalziumregulation | Epithelkörperchenhyperplasie/FHH |
| Vitamin-D-Rezeptor-Gen | 14 | Vitamin-D-Rezeptor | Kalziumregulation | Epithelkörperchenhyperplasie |

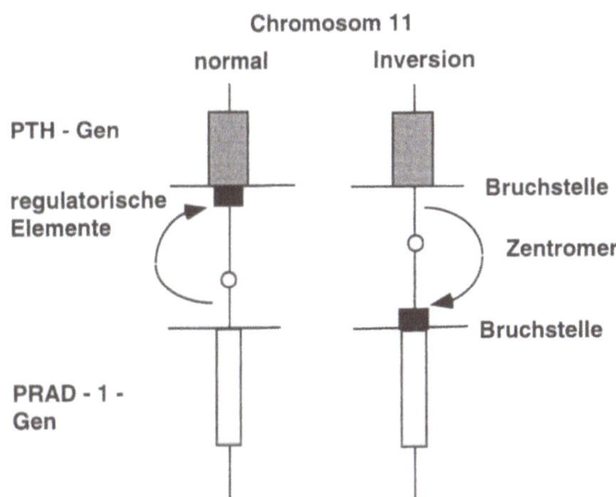


**Abb. 4.2.** Schematische Darstellung der perizentromerischen Inversion auf *Chromosom 11* mit Verlagerung der 5′-Region des *PTH-Gens* vom kurzen Arm auf Chromosom 11p15 vor die Promotorregion des Cyclin-D1-Gen auf dem langen Arm von Chromosom 11q13. Dieses, in 15% der Nebenschilddrüsenadenome gefundene, neue, durch Rearrangement entstandene Gen steht dann unter der Kontrolle von PTH-Promotoren

nase selbst steht unter inhibitorischer Kontrolle zweier Gene:

1. INK4A (identisch zu MTS1: multiple tumor suppressor 1) und
2. INK4B (MTS2) auf Chromosom 9 (9p21).

Mutationen im Bereich dieser beiden Tumorsuppressorgene, wie sie häufig bei anderen Tumoren beschrieben werden, konnten in Nebenschilddrüsenadenomen nicht gefunden werden (Tahara et al. 1996). Eine Cyclin-D1-Überexpression findet sich häufig in verschiedenen anderen Tumoren, u.a. auch in B-Zell-Lymphomen, in denen ebenfalls eine Aktivierung von Cyclin D durch Translokation stattfindet (Bcl-1: B-cell lymphoma 1 oncogene). Die Variationen der Rearrangementbruchstelle und Überexpression des Onkogens PRAD 1 sind wahrscheinlich an der Tumorevolution der Epithelkörperchenneoplasie beteiligt.

**RET-Onkogen.** Es ist schon länger bekannt, dass das RET-Protoonkogen auf Chromosom 10q11.2 als Onkogen in etwa 25% der papillären Schilddrüsenkarzinome eine Rolle spielt. Das RET-Gen besteht aus 21 Exons und kodiert für einen Tyrosinkinaserezeptor bestehend aus einer großen extrazellulären cysteinreichen Domäne für die Bindung des Liganden und einer kurzen transmembranösen Domäne sowie einer zytoplasmatischen Tyrosinkinasedomäne, die durch eine ligandeninduzierte Dimerisierung aktiviert wird. Physiologische Bedeutung hat das RET-Protoonkogen bei der Entwicklung der verschiedenen neuroendokrinen Organe aus Zellen der Neuralleiste (Capes-Davis u. Robinson 1999).

In den Schilddrüsentumoren wird das RET-Protoonkogen durch somatisches Rearrangement zum Onkogen (Fusco et al. 1987, Grieco et al. 1990). Dies hat besondere Bedeutung beim strahleninduzierten Schilddrüsenkarzinom, so konnten in etwa 60% der papillären Schilddrüsenkarzinome von Kindern, die durch den Strahlenunfall von Tschernobyl induziert worden waren, somatische Rearrangements im RET-Gen gefunden werden (Fugazzola et al. 1995).

Alle 3 Varianten der MEN 2 (MEN 2A, MEN 2B und FMTC) weisen Mutationen im RET-Protoonkogen auf. Die häufig bei der MEN 2A gefundene Mutation in Kodon 634 führt ohne Bindung des Liganden zu einer Dimerisierung und somit zu einer Aktivierung der Tyrosinkinase mit erhöhter Zelltransformation (Asai et al. 1995, Santoro et al. 1995). Besonders diese Mutation (am Kodon 634) mit Veränderung der Basensequenz von TGC zu CGC (Cys zu Arg) ist mit einem gehäuften Auftreten des pHpt im Rahmen der MEN 2 verbunden (Frank-Raue et al. 1996, Schuffenecker et al. 1998). Die bei der MEN 2B nachgewiesene Mutation im Kodon 918 führt direkt zu einer Aktivierung der intrazellulären Tyrosinkinase mit Verstärkung der Phosphorylierung verschiedener Proteine mit erhöhter Zelltransformation. Bei der MEN 2B ist jedoch der pHpt eine Seltenheit. Die Bedeutung der RET-Mutation für die Entwicklung der Nebenschilddrüsenneoplasie bei der MEN 2 ist unklar. Auch Untersuchungen auf somatische Mutationen, wie sie bei der MEN 2 als Keimbahnmutation beschrieben wurden, verliefen bei sporadischen Epithelkörperchenneoplasien negativ (Kimura et al. 1996, Padberg et al. 1995).

### 4.2.3.2 Stimulation des Wachstums durch Tumorsuppressorgene (p53, RB, Menin)

Im Gegensatz zum Onkogen müssen für die proliferative Aktivität von Tumorsuppressorgenen beide Allele inaktiviert werden. Unter den bekannten Tumorsuppressorgenen sind es Mutationen des Retinoblastom- und p53-Gens, welche eine gewisse Rolle bei der Proliferation der Epithelkörperchen insbesondere beim Nebenschilddrüsenkarzinom einnehmen (Tabelle 4.1). Weitere Studien zeigten, dass Tumorsuppressorgene mit Lokalisation auf Chromosom 1p32 (Cryns et al. 1995), 10p und 17 (Cryns et al. 1994a) möglicherweise an der Adenomentwicklung beteiligt sind. Es kommt zum Verlust der physiologischen Funktion des Tumorsuppressorgens und damit zu einem ungehemmten Wachstum. Bei der multiplen endokrinen Neoplasie Typ 1 (MEN 1), einem autosomal-dominant vererbbaren Krankheitsbild, das in 90% der Fälle mit einem primären Hyperparathyreoidismus vergesellschaftet ist, sind Mutationen im Meningen auf Chromosom 11q13, ebenfalls einem Tumorsuppressorgen, beschrieben.

**Meningen (multiple endocrine neoplasia 1 gene).** Das Meningen liegt auf Chromosom 11q13 (Larsson et al. 1988) und setzt sich aus 10 Exons zusammen, die für ein 610 Aminosäuren umfassendes Protein

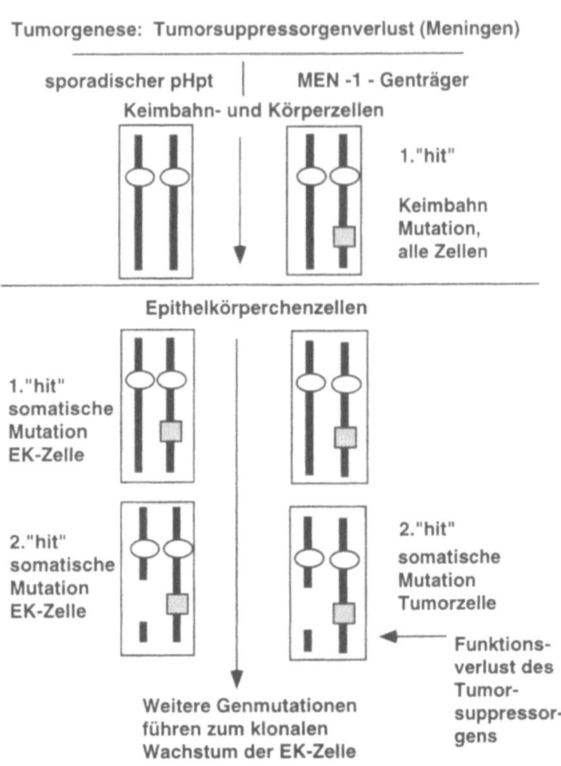


**Abb. 4.3.** Tumorgenese der Neoplasien bei sporadischer Epithelkörperchenneoplasie (*sporadischer pHpt*), *EK* Epithelkörperchen, oder bei der multiplen endokrinen Neoplasie Typ 1 (*MEN 1*) durch Mutationen im Tumorsuppressorgen, dem Meningen, ein Beispiel der Two-hit-Theorie

kodieren, dessen Funktion bisher noch nicht geklärt ist (Chandrasekharappa et al. 1997). In über 94% der Patienten mit MEN 1 konnte eine Keimbahnmutation im MEN-1-Gen nachgewiesen werden (Agarwal et al. 1997). Diese Mutationen führen zu funktionellen Störungen des Meninproteins. Neben der Mutation findet sich in den Tumoren ein Allelverlust des MEN-1-Gens in unterschiedlichem Ausmaß (Falchetti et al. 1997, Friedman et al. 1992). Möglicherweise stellt der Allelverlust ein frühes Ereignis in der Tumorgenese des Epithelkörperchenadenoms dar, da entsprechende Veränderungen schon in kleinen Adenomen von Patienten mit nur leicht erhöhtem Kalzium gefunden wurden (Carling et al. 1998). Bei genauer Analyse mit immunhistologisch geführter Mikrodissektion von hyperzellulären Bereichen wird in 100% aller Epithelkörperchentumoren und 83% aller Pankreastumoren von MEN-1-Patienten ein Allelverlust für 11q13 gefunden (Lubensky et al. 1996). Dies könnte für die Second-hit-Theorie der gewebespezifischen Tumorgenese bei MEN-1-Patienten sprechen, der „first hit" ist die Keimbahnmutation, der „second hit" der gewebespezifische

Verlust des 2. Allels (Abb. 4.3). Aber auch bei sporadischen Nebenschilddrüsentumoren fand sich sowohl in 30% ein Verlust des Allels im Bereich von Chromosom 11q13 als auch eine somatische Mutation im Bereich des Meningens (Heppner et al. 1997). Dies spricht für die Bedeutung der Mutationen des Meningens bei der Tumorgenese sowohl des hereditären als auch des sporadischen Nebenschilddrüsentumors.

**p53 und RB.** Es wurde vermutet, dass der Verlust der p53-Tumorsuppressorfunktion für die maligne Transformation vom Epithelkörperchenadenom zum Karzinom verantwortlich ist (Cryns et al. 1994a). Es fanden sich in 2 von 6 Epithelkörperchenkarzinomen sowohl ein allelischer Verlust als auch eine Überexpression von p53 auf Proteinebene. Dies konnte jedoch bei genauerer Analyse der bekannten Mutationen der p53-DNA nicht bestätigt werden (Hakim u. Levine 1994), sowohl in Nebenschilddrüsenkarzinomen als auch in Adenomen fanden sich keine Mutationen im Exon 5, 7 und 8 des p53-Tumorsuppressorgens. Dagegen werden häufig inaktivierende Mutationen im Retinoblastomtumorsuppressorgen gefunden (Cryns et al. 1994b, Dotzenrath et al. 1996), einem wichtigen inhibierenden Regulator des Zellzyklus. In allen Nebenschilddrüsenkarzinomen (5 von 5) und 1 von 19 Adenomen fanden sich ein Verlust des RB-Allels sowie eine verminderte Expression auf Proteinebene. Mit Verlust des RB-Proteins verliert die Zelle einen wichtigen Inhibitor des Zellwachstums.

#### 4.2.3.3 Störung der PTH-Sekretion durch Kalzium-sensing-Rezeptor-Defekte (Casr-Defekte)

Während die Störungen in den Onkogenen und Tumorsuppressorgenen zu Proliferationen führen und damit nur indirekt über eine erhöhte Tumormasse zu einer Funktionsstörung der PTH-Sekretion beitragen, sind Störungen des Casr direkt mit einer pathologischen Sekretion von PTH verbunden. Keimbahnmutationen des Casr führen je nach Lokalisation der Mutation zu einem Verlust der Rezeptorfunktion mit erhöhtem Serumkalzium (familiäre hypokalzurische Hyperkalzämie: FHH) oder Aktivierung des Rezeptors mit erniedrigten Serumkalziumspiegeln (autosomal-dominanter Hypoparathyreoidismus) mit den entsprechenden Krankheitsbildern (Abb. 4.4). Bei diesen Patienten findet sich häufig eine milde Nebenschilddrüsenhyperplasie (Pearce et al. 1996).

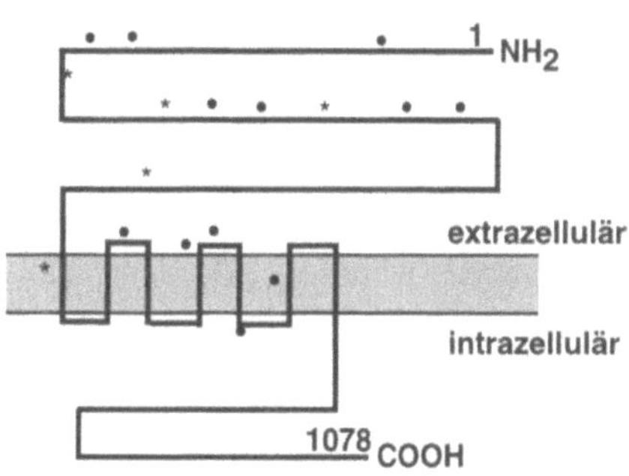


**Abb. 4.4.** Proteinstruktur des Kalzium-sensing-Rezeptors (Casr) mit Markierungen der Lage der inaktivierenden Mutationen, die zur familiären hypokalzurischen Hyperkalzämie (*FHH*) führen, und der aktivierenden Mutationen, die bei dem autosomal-dominanten Hypoparathyreoidismus gefunden werden

Mutationen im Gen des Casr konnten bei der familiären hypokalzurischen Hyperkalzämie festgestellt werden (s. unten), nicht jedoch beim sporadischen pHpt (Hosokawa et al. 1995). Es fand sich auch nur in wenigen Fällen ein Allelverlust für den Casr-Locus auf 3qcen–3q21 in sporadischen Nebenschilddrüsenadenomen (2 von 19) (Thompson et al. 1995). Dafür ließ sich eine reduzierte Expression des Casr sowohl auf mRNA- (Farnebo et al. 1997a) als auch auf Proteinebene (Gogusey et al. 1997) in sporadischen Epithelkörperchenadenomen, die zur Verschiebung des Set points beitragen könnte, nachweisen. Auch bei urämischen Patienten (sekundärer Hyperparathyreoidismus) fand sich eine verminderte Expression des Proteins für den Casr (Kifor et al. 1996). Die Frage, ob diese verminderte Expression des Casr das primäre Ereignis der Proliferation der Nebenschilddrüsenzellen oder Folge anderer somatischer Mutationen von wachstumskontrollierenden Genen (Tumorsuppressorgen) darstellt, ist zurzeit noch nicht geklärt (Tabelle 4.1). Funktionelle Untersuchungen mit Hilfe von Kalziuminfusionen an Patienten mit sekundärem Hyperparathyreoidismus zeigten, dass die Störung des Kalzium-sensing ein spätes Ereignis im Krankheitsverlauf darstellt (Goodmann et al. 1998).

#### 4.2.3.4 Störung der PTH-Sekretion durch Vitamin-D-Rezeptor-Polymorphismus

$1,25(OH)_2D_3$ greift direkt hemmend in die Sekretion von PTH und die Proliferation der Nebenschilddrüsenzelle ein. Es bindet an den intrazellulären Vitamin-D-Rezeptor, der seinerseits über ein Vitamin-D-responsibles Element die PTH-Gen-Transkription hemmen kann. Eine Vitamin-D-Rezeptor-Dysfunktion als Ursache sowohl des primären als auch des sekundären Hyperparathyreoidismus wurde vermutet (Fukuda et al. 1993). Bei sporadischem pHpt konnte eine erhöhte Inzidenz verschiedener Polymorphismen des Vitamin-D-Rezeptors und der Fähigkeit, in vitro auf einen Kalziumreiz PTH freizusetzen, festgestellt werden (Carling et al. 1997) (Tabelle 4.1).

### 4.2.4 Genetik der familiären Epithelkörperchenerkrankungen

Autosomal-dominant vererbbare Nebenschilddrüsenneoplasien kommen im Rahmen komplexer Syndrome wie dem MEN-1- und MEN-2-Syndrom sowie als hereditärer Hyperparathyreoidismus mit Jaw-Tumor-Syndrom vor (Tabelle 4.2). Daneben führen autosomal-dominant vererbbare Keimbahnmutationen des Casr zu einem funktionellen Syndrom, das dem pHpt ähnlich ist.

#### 4.2.4.1 Multiple endokrine Neoplasie Typ 1 (MEN 1)

Das Auftreten von benignen oder malignen Tumoren an 2 oder mehr endokrinen Organen (Nebenschilddrüse, Pankreas, Hypophyse) wird als MEN bezeichnet. Das am häufigsten und meist auch zuerst betroffene Organ sind die Epithelkörperchen in mehr als 95% aller Patienten, Pankreastumoren werden in 30–80%, Hypophysentumoren in 50–70% der Fälle beobachtet. Es sind alle Altersgruppen betroffen, jedoch manifestiert sich der Tumor selten vor dem 10. Lebensjahr. Typischerweise beginnt die Symptomatik im Alter zwischen 20 und 40 Jahren. Meist tritt das Krankheitsbild familiär, selten als De-novo-Mutation auf und wird autosomal-dominant vererbt (Trump et al. 1996). Eine Genotyp-Phänotyp-Korrelation wie bei MEN 2 ist bisher bei der MEN 1 nicht möglich, die verschiedenen Mutationen sind über alle Exons des Meningens verteilt (Agarwal et al. 1997). Ein präsymptomatisches Screening auf Mutationen im Meningen erlaubt frühzeitig, nicht betroffene Familienangehörige aus dem jährlichen Screening zu entlassen. Genetisch Betroffene erhalten ein jährliches biochemisches Screening nach Manifestation der MEN-typischen Tumoren. Dadurch lassen sich frühzeitig Komponenten des MEN-1-Syndroms sichern und im frühen Stadium vor dem Auftreten von Komplikationen therapieren. Durch dieses prospektive Screening sinkt das Alter bei der Diagnose um 2 Jahrzehnte. Zum biochemischen Screening gehören eine Serumkalziumbestimmung und, wenn dieses erhöht ist, die Bestimmung des PTH. Ergänzt wird das Screening durch eine Prolaktin-, Wachstumshormon- bzw. IGF-1- sowie eine Gastrinbestimmung und die Bestimmung von Blutzucker und Insulin.

#### 4.2.4.2 Multiple endokrine Neoplasie Typ 2 (MEN 2)

Auch das Krankheitsbild der MEN 2 wird autosomal-dominant vererbt. Der Leittumor der MEN 2 ist das medulläre Schilddrüsenkarzinom, das bei beiden Subtypen, der MEN 2a und der MEN 2b, vorkommt. Zusätzlich können bei beiden Syndromen bilaterale Phäochromozytome auftreten. Nur bei der MEN 2a wurde bei 10–25% der Patienten zusätzlich ein primärer Hyperparathyreoidismus beobachtet (Raue et al. 1994). Der pHpt wird meist erst nach Diagnose des medullären Schilddrüsenkarzinoms gesichert, wobei die Symptome sehr diskret (selten Nierensteine) sind und sich nicht von einem sporadischen primären Hyperparathyreoidismus unterscheiden (Kraimps et al. 1996, Raue et al. 1995).

Im Rahmen der Familienuntersuchung kommt in den Familien die molekulargenetische Diagnos-

**Tabelle 4.2.** Familiärer Hyperparathyreoidismus

| Charakteristika | MEN 1 | MEN 2 | HPT-JT | FHH |
|---|---|---|---|---|
| Hyperparathyreoidismus | 95% | 50% | 100% | 100% |
| Nebenschilddrüsenkarzinom | Selten | Selten | 4/10 Familien | Nie |
| Erbgang | Autosomal-dominant | Autosomal-dominant | Autosomal-dominant | Autosomal-dominant |
| Genlocus | 11q12–q13 | 10q11.2 | 1q21–q31 | 3q13.3–q21 |
| Mutiertes Gen | Menin | RET | ? | Casr |

*MEN* multiple endokrine Neoplasie, *HPT-JT* Hyperparathyreoidismus-Jaw-Tumor-Syndrom, *FHH* familiäre hypokalzurische Hyperkalzämier

tik mit Screening der beim Indexfall festgestellten RET-Mutation zum Einsatz. In nahezu allen Familien lassen sich Mutationen im RET-Gen nachweisen und somit der Genträgerstatus von Familienangehörigen ermitteln (Berndt et al. 1998, Eng et al. 1996, Frank-Raue et al. 1996). Die genetisch nicht betroffenen Familienmitglieder benötigen keine weiteren Kontrollen, während die genetisch Betroffenen einem jährlichen biochemischen Screening unterzogen werden sollten. Zum Screening gehören auch eine Serumkalziumbestimmung und, wenn dieses erhöht ist, eine PTH-Bestimmung. Damit kann frühzeitig ein pHpt diagnostiziert und ggf. therapiert werden. Bisher ist nur 1 Fall eines Nebenschilddrüsenkarzinoms bei der MEN 2 beschrieben worden, und zwar mit einer klassischen Mutation in Kodon 634 und somatischen Allelverlusten auf Chromosom 1,2,3p,13q und 16p (Jenkins et al. 1997). Durch präsymptomatisches Screening und Feststellung der Genträgerschaft ist eine prophylaktische Therapie eines malignen Tumors, des medullären Schilddrüsenkarzinoms, möglich (Frank-Raue et al. 1997).

#### 4.2.4.3 Hereditärer pHpt mit Jaw-Tumor-Syndrom (HPT-JT)

Ein autosomal-dominant vererbbares Krankheitsbild mit pHpt, fibroossären Tumoren oder Zysten des Unter- und Oberkiefers, Wilms-Tumor, Zystennieren und Hamartomen (HPT-JT) (Jackson et al. 1990) konnte dem Chromosom 1q22–q31 zugeordnet werden (Szabó et al. 1995, Teh et al. 1996, Williamson et al. 1999). Gelegentlich finden sich auch Nebenschilddrüsenkarzinome. In den Nebenschilddrüsentumoren fand sich ein Allelverlust in der Region 1q22, dies spricht möglicherweise für den Verlust eines Tumorsuppressorgens. Beim familiären pHpt ohne weitere Tumoren muss ein unvollständig exprimiertes MEN-1-Syndrom ausgeschlossen werden (Kassem et al. 1994), bevor ein eigenständiges Krankheitsbild angenommen wird (Huang et al. 1997). Bisher wurde nur, bis auf eine Ausnahme (Law et al. 1983), ein autosomal-dominanter Erbgang beim familiärem pHpt beschrieben.

#### 4.2.4.4 Familiäre hypokalzurische Hyperkalzämie (FHH)

Die FHH ist ein autosomal-dominant vererbbares Leiden mit hoher Penetranz, das durch eine leichte Hyperkalzämie und eine relative Hypokalzurie gekennzeichnet ist (Heath et al. 1989). Die meisten Patienten sind asymptomatisch, haben gelegentlich einen erhöhten PTH-Spiegel und müssen differenzialdiagnostisch von Patienten mit einem asymptomatischen pHpt abgegrenzt werden. Dies kann biochemisch durch den Nachweis einer erniedrigten Kalziumausscheidung erfolgen: Das Verhältnis von Kalziumclearance zu Kreatininclearance liegt <0,01. Im Verhältnis zum Kalziumspiegel ist der PTH-Spiegel erhöht, lässt sich aber durch eine Kalziuminfusion supprimieren, die Regulation des Kalziums erfolgt auf einer höheren Ebene, der Set point ist verstellt (Khosla et al. 1993). Patienten mit FHH sind durch ein relatives Nichtansprechen der Epithelkörperchen auf extrazelluläres Kalzium und damit gestörter PTH-Sekretion gekennzeichnet. Patienten mit FHH, die total parathyreoidektomiert wurden, zeigten weiterhin eine Hypokalzurie, als Hinweis auf eine übergeordnete Störung des Kalzium-sensing, die Set-point-Störung, die auch an der Niere zu finden ist.

Der Nachweis einer Keimbahnmutation im Casr ist beweisend für das Krankheitsbild. Am häufigsten liegt eine Punktmutation in den Exons 2–4 (extrazelluläre kalziumbindenden Domäne) oder im Exon 7, der Signaltransduktionsdomäne, vor (Heath et al. 1996, Kobayashi et al. 1997, Pollack et al. 1993). Diese Mutationen führen zu einer verminderten Kalziumbindungsfähigkeit oder zum Verlust der Signaltransduktion und somit zu einem Funktionsverlust des Casr mit Verschiebung des Set points für die PTH-Sekretion der Nebenschilddrüsenzellen und einer Set-point-Verstellung auf den Tubuluszellen der Niere, die für die Kalziumrückresorption verantwortlich ist. Nicht bei allen Familien mit FHH konnte bisher eine Mutation im kodierenden Abschnitt des Casr nachgewiesen werden, möglicherweise finden sich noch Mutationen im regulatorischen Element des Casr. Der üblicherweise gutartige Verlauf bedarf keiner therapeutischen Intervention, insbesondere keiner Epithelkörperchenoperation. Genträger lassen sich auch leicht durch ein erhöhtes Serumkalzium identifizieren und durch den Nachweis der für die Familie typischen Mutation sichern.

Eine homozygote Keimbahnmutation des Casr führt zu einer kompletten Ausschaltung der Rezeptorfunktion mit Entwicklung eines schweren Krankheitsbilds, dem neonatalen schweren Hyperparathyreoidismus (Cole et al. 1997). Diese Kinder haben Eltern mit einer heterozygoten Mutation oder weisen De-novo-Mutationen mit dominant negativem Effekt auf den Wildtyp auf (Bai et al. 1997 a, b). Sie sind durch eine ausgeprägte Hyperkalzämie, erhöhte PTH-Spiegel, multiple Frakturen, Rippendeformitäten und respiratorische Probleme gekennzeichnet (Heath 1994). Bei Kalziumspiegeln >3,5 mM müssen diese Kinder in den ersten Lebensmonaten parathyreoidektomiert werden. Mildere Formen zeigen gelegentlich einen selbstlimitierenden Verlauf (Pearce 1996).

### 4.2.5 Konventionelle Diagnostik und Therapie des Hyperparathyreoidismus

Wichtige anamnestische und klinische Hinweise für einen pHpt sind: eine rezidivierende Nephrolithiasis, selten Knochenbeschwerden, häufiger Symptome eines Hyperkalzämiesyndroms wie z.B. eine Polyurie, Polydipsie oder Depression. Der klinische Verdacht wird durch eine Serumkalziumbestimmung, die einen erhöhten Wert zeigt, erhärtet. Der Nachweis eines gleichzeitig erhöhten Serum-PTH-Spiegels ist für einen pHpt beweisend. In seltenen Fällen ist der PTH-Spiegel nur im oberen Normbereich, dies ist verdächtig auf einen pHpt, da bei einer Hyperkalzämie anderer Genese ein supprimiertes PTH zu erwarten ist. Nur wenige Fälle einer gesicherten ektopen oder paraneoplastischen PTH-Sekretion wurden beschrieben. Die Tumorhyperkalzämie, die sich klinisch und z.T. laborchemisch wie ein pHpt darstellt, ist bedingt durch die Sekretion von PTHrP (s. unten). Wichtig für die PTH-Diagnostik ist die Verwendung eines Two-site-Immunoassays, der das intakte PTH erfasst. Alle Assays, die Fragmente (C-terminal, N-terminal oder mittregional) erfassen, haben eine geringere Aussagekraft und sollten deshalb zur Diagnostik des pHpt nicht eingesetzt werden. Beim Nachweis einer Hyperkalzämie und eines erhöhten intakten PTH-Spiegels ist die Diagnose pHpt nahezu 100% gesichert. Alle anderen Ursachen der Hyperkalzämie mit Ausnahme einiger Fälle der FHH haben ein erniedrigtes oder niedrig normales (supprimiertes) PTH. Sonstige, früher zur Diagnosesicherung unverzichtbare Parameter, haben eine geringere Aussagekraft, dienen der Ergänzung und zeigen den Grad der Organbeteiligung. Der Serumphosphatspiegel kann erniedrigt, die Phosphatausscheidung erhöht sein, als Ausdruck der phosphaturischen Wirkung des PTH, die auch mit einer vermehrten cAMP-Ausscheidung einhergeht. Eine leichte hyperchlorämische Azidose ist Ausdruck der Hemmung der Bikarbonatrückresorption im proximalen Nierentubulus durch PTH. Eine leichte Erhöhung von $1{,}25(OH)_2D_3$ kann durch Stimulation der 1$\alpha$-Hydroxylase der Niere durch PTH gefunden werden. Die alkalische Phosphatase und das Osteokalzin können als Ausdruck der PTH-Wirkung auf den Knochen erhöht sein. Bei der histologischen Untersuchung des Knochens ist eine Fibroosteoklasie zu sehen. Radiologisch sind in einem geringen Prozentsatz der Patienten mit pHpt subperiostale Usuren nachweisbar, osteodensitometrisch wird eine Erniedrigung der Knochendichte gefunden.

Bei asymptomatischen Patienten mit Hyperkalzämie und leicht erhöhtem PTH-Spiegel kann differenzialdiagnostisch an eine FHH gedacht werden. Sie ist durch eine milde Hyperkalzämie bei relativer Hypokalzurie gekennzeichnet. Etwa 5–10% der Patienten mit diesem Krankheitsbild weisen einen erhöhten PTH-Spiegel auf. Erst die genaue Analyse der Urinkalziumausscheidung, eine Erniedrigung des Kalziumclearance-Kreatininclearance-Verhältnisses auf <0,01 und eine positive Familienanamnese sprechen für das Krankheitsbild der FHH. Die Abgrenzung zum pHpt ist aus therapeutischer Sicht wichtig, da Patienten mit FHH nicht von einer Nebenschilddrüsenoperation profitieren!

Alle anderen Formen der Hyperkalzämie, insbesondere die Tumorhyperkalzämie, haben ein normales oder erniedrigtes PTH. Differenzialdiagnostisch ist an eine medikamentös induzierte Hyperkalzämie (Vitamin D, Vitamin A, Thiazide) oder granulomatöse Erkrankung (z.B. Sarkoidose) oder andere endokrine Erkrankungen (Hyperthyreose, Morbus Addison) zu denken, die jedoch nur bei starker Ausbildung des jeweiligen Krankheitsbilds eine Hyperkalzämie verursachen.

Die kausale Therapie des symptomatischen pHpt ist die operative Entfernung des zugrunde liegenden Epithelkörperchenadenoms oder der Nebenschilddrüsenhyperplasie bzw. der Adenome. Beim Vorliegen einer 4-Drüsen-Hyperplasie sind eine subtotale Parathyreoidektomie oder eine totale Parathyreoidektomie mit Autotransplantation von Nebenschilddrüsengewebe z.B. in den Unterarm notwendig. Es sollte bei dieser Konstellation an eine hereditäre Form des pHpt gedacht werden.

Ein asymptomatischer pHpt kann nur unter bestimmten Umständen beobachtet werden. Dazu müssen Kriterien erfüllt werden, die von der Konsensuskonferenz am „National Institut of Health" 1990 festgelegt wurden: der Patient muss klinisch asymptomatisch und älter als 50 Jahre sein, der Kalziumspiegel darf nicht >3,0 mM, die Kalziumausscheidung nicht mehr als 10 mmol/Tag und die Einschränkung der Kreatininclearances nicht mehr als 30% der Altersnorm betragen, die Knochendichte muss innerhalb von 2 Standardabweichungen der Altersnorm liegen.

Bis zur Operation sollte der Patient mit pHpt je nach Höhe des Serumkalziumspiegels eine symptomatische kalziumsenkende Therapie erhalten, die durch die Prinzipien der Rehydratation, Hydratation (Kochsalzlösung mit Kaliumsubstitution) und Hemmung der Osteolyse (Bisphosphonate, Kalzitonin) und/oder der Kalziumresorption (evtl. Glukokortikoide) aus dem Darm gekennzeichnet ist.

### 4.2.6 Molekulare Diagnostik

Bei bekanntem und autosomal-dominant vererbtem familiärem Hyperparathyreoidismussyndrom (MEN 1, MEN 2, HPT-JT, FHH) ist heutzutage eine molekulargenetische Untersuchung zum Nachweis von Keimbahnmutationen möglich und erleichtert die Diagnostik und modifiziert das therapeutische Vorgehen. Die Bedeutung der somatischen Mutationen und deren Nachweis im Epithelkörperchengewebe ist dagegen noch offen und hat noch keinen Einzug in die klinische Routine gefunden.

Bei allen Patienten mit rezidivierendem primärem Hyperparathyreoidismus oder Hyperplasie aller 4 Epithelkörperchen sollte an ein familiäres Syndrom gedacht werden. Unter dieser Konstellation ist am ehesten an einen pHpt im Rahmen der MEN 1 zu denken, da der Nebenschilddrüsentumor Leittumor des Syndroms ist. Sind bei dem Patienten weitere endokrine Tumoren wie Prolaktinom, Akromegalie (Hypophysentumor) oder ein Gastrinom, Insulinom (Pankreastumor) bekannt oder diagnostiziert, sollte eine molekulargenetische Untersuchung zum Nachweis einer Mutation im Meningen durchgeführt werden. Die positive Familienanamnese bezüglich eines pHpt oder eines der oben genannten Tumoren erhärtet die Verdachtsdiagnose. Wird beim Indexpatienten eine Keimbahnmutation im Meningen gefunden, kann diese zum Familienscreening benutzt werden. Genetisch nicht betroffene Familienmitglieder können von weiteren Untersuchungen ausgeschlossen werden. Bei Genträgern mit Mutationen im Meningen sollten gezielte Untersuchungen nach den bekannten endokrinen Tumoren durchgeführt und ggf. operiert werden.

Das Syndrom des familiären pHpt mit Jaw-Tumor (HPT-JT) ist selten, entsprechende Familien sind meist charakterisiert und die begleitenden Tumoren im Kiefer sowie die Nierentumoren richtungsweisend. Nur wenn ein familiäres pHpt-Syndrom vorliegt, keine weiteren Tumoren bekannt sind und keine Mutation im Meningen gefunden wurde, sollten molekulargenetische Untersuchungen (Chromosom 1 q21–q31) zum Nachweis des seltenen pHpt-jaw-Tumor-Syndroms durchgeführt werden.

Ein Indexpatient einer MEN-2-Familie, der sich primär mit einem pHpt präsentiert, ist eher selten, da der pHpt nur bei maximal 25% der Patienten mit MEN 2 auftritt und meist nicht die erste Manifestation des MEN-2-Syndroms ist. Anamnestische Hinweise auf einen Schilddrüsentumor oder ein Phäochromozytom beim Patienten oder Familienangehörigen sind richtungsweisend. Biochemisch lässt sich häufig schon durch eine Kalzitoninbestimmung ein okkultes medulläres Schilddrüsenkarzinom nachweisen. Sollten anamnestische oder biochemische Hinweise auf zusätzliche Tumoren bestehen, ist eine molekulargenetische Untersuchung zum Nachweis einer RET-Mutation angebracht. Der positive Nachweis einer Keimbahnmutation im RET-Gen ist für ein MEN-2-Syndrom beweisend. Vor der Operation des pHpt bei MEN 2 sollte die Frage der totalen Thyreoidektomie wegen eines medullären Schilddrüsenkarzinoms geklärt werden. Ein Phäochromozytom sollte präoperativ ausgeschlossen werden. Bei Familienangehörigen kann der genetische Marker eingesetzt werden, um genetisch Betroffene vor der klinischen Manifestation eines medullären Schilddrüsenkarzimoms zu identifizieren und ggf. zu operieren.

Die Frage nach einer FFH stellt sich in der Differenzialdiagnose eines asymptomatischen pHpt insbesondere dann, wenn die Kalziumausscheidung erniedrigt ist. In diesem Fall sollte bei Familienangehörigen zunächst der Serumkalziumwert bestimmt werden. Ist dieser erhöht, ist eine molekulargenetische Diagnostik zum Nachweis eines Casr-Defekts sinnvoll. Bei positivem Nachweis sollte von einer möglichen Nebenschilddrüsenoperation Abstand genommen werden.

### 4.2.7 Tumorhyperkalzämie

Eine Hyperkalzämie im Rahmen einer Tumorerkrankung ist eine schwerwiegende Komplikation meist im fortgeschrittenen Tumorstadium mit insgesamt schlechter Prognose. Die Inzidenz der Hyperkalzämie wird bei den verschiedenen Tumortypen mit 3–35% angegeben. Am häufigsten kommt sie beim Mamma- und Bronchialkarzinom sowie beim multiplen Myelom vor. Ursache sind Osteolysen bedingt durch Knochenmetastasen und/oder eine Sekretion von Parathormon-related-Protein (PTHrP) durch den Tumor und/oder seine Metastasen (Guise 1997). Es lässt sich in der Mehrzahl der Patienten mit Tumorhyperkalzämie unabhängig davon, ob Knochenmetastasen vorliegen oder nicht, erhöht im Blut nachweisen (Blind et al. 1992). Darüber hinaus können lokale Faktoren wie Interleukin-1 oder Tumornekrosefaktor direkt von Knochenmetastasen freigesetzt werden und die osteoklastäre Osteolyse stimulieren. Manche Lymphome können Calcitriol in vermehrtem Umfang synthetisieren. Extrem selten ist die paraneoplastische Sekretion von PTH durch Malignome, dazu sind nur wenige gut dokumentierte Fälle berichtet worden (Rizzoli et al. 1994).

#### 4.2.7.1 Parathormon-related-Protein (PTHrP)

PTHrP ist ein Peptid mit PTH-ähnlicher Struktur und Wirkung, das aus 139–173 Aminosäuren besteht. PTH und PTHrP zeigen eine große Homologie in ihrem N-terminalen Ende, 8 der 13 Aminosäuren sind identisch. Das PTHrP-Gen liegt auf Chromosom 12, hat 9 Exons, 3 Promotorregionen und verschiedene Spleißmöglichkeiten mit unterschiedlichen mRNA sowie verschiedenen posttranslationalen proteolytischen Spaltmöglichkeiten; dies erlaubt eine Vielfalt von Peptiden mit unterschiedlicher biologischer Aktivität. In der Zirkulation sind nur geringe Mengen verschiedener Fragmente mit unterschiedlicher biologischer Aktivität nachweisbar. Unter pathophysiologischen Bedingungen spielt PTHrP sowohl lokal bei der parakrinen Sekretion durch Knochenmetastasen als auch systemisch beim „Syndrom der humoralen Tumorhyperkalzämie" eine entscheidende Rolle (Guise et al. 1996). Dagegen entfaltet es seine physiologische Wirkung meist außerhalb der Regulation der Kalziumhomöostase. Im Gegensatz zu PTH wird PTHrP nahezu ubiquitär exprimiert und fungiert als auto- und parakriner Faktor, so z.B. in der laktierenden Mamma (Lippuner et al. 1996), in der uteroplazentaren Einheit, in der Gefäßwand, in den Keratinozyten der Haut sowie während der Knorpel- und Knochenentwicklung (Roskams u. Desmet 1997).

Die Wirkung von PTHrP auf den Kalziumstoffwechsel wird durch Aktivierung des klassischen PTH-Rezeptors an Knochen und Niere vermittelt. Das aminoterminale Ende von PTH und PTHrP ist für die Bindung an den Rezeptor verantwortlich, beide Peptide können somit den PTH-Rezeptor aktivieren, PTH beim pHpt, PTHrP bei der Tumorhyperkalzämie. Eine Mutation mit konstitutiver Aktivierung im PTH-PTHrP-Rezeptor führt zu ähnlichen Krankheitsbildern, bedarf jedoch keiner Stimulation durch einen Liganden. Eine aktivierende Mutation des PTH-PTHrP-Rezeptors ist Ursache der autosomal-dominant vererbten metaphysären Chondrodysplasie (Jansen), die mit einer Hyperkalzämie und einer Verkürzung der Extremitäten einhergeht (Schipani et al. 1996). Ein kompletter Verlust des PTH-PTHrP-Rezeptors wurde bei der Blomstrand-Chondrodysplasie beobachtet (Jobert et al. 1998), einer Erkrankung mit ausgeprägter Störung der enchondralen Knochenreifung.

### 4.2.8 Resümee

Unter den Erkrankungen der Nebenschilddrüse ist der primäre Hyperparathyreoidismus (pHpt) die häufigste und wichtigste. Sie ist durch eine Hyperkalzämie und einen erhöhten Parathormonspiegel gekennzeichnet. 80–90% der Patienten haben ein singuläres Adenom, das sporadisch auftritt, nur in 10–20% der Fälle sind 2 oder mehr Drüsen betroffen, häufig im Rahmen einer familiären Erkrankung. Selten ist ein Epithelkörperchenkarzinom Ursache eines pHpt. Allen Epithelkörperchenneoplasien gemeinsam ist die Klinik des Hyperkalzämiesyndroms mit renalen, gastrointestinalen, neuromuskulären und ossären Beschwerden. In der Differenzialdiagnose des pHpt spielt eine familiäre Erkrankung, die familiäre hypokalzurische Hyperkalzämie (FHH) eine Rolle, im Gegensatz zum pHpt sollten Patienten mit FHH nicht an den Nebenschilddrüsen operiert werden. Eine weitere wichtige Differenzialdiagnose ist die Tumorhyperkalzämie, die nicht selten dem klinischen Bild des pHpt ähnelt. Sie ist jedoch durch einen erniedrigten PTH-Spiegel bei meist erhöhten PTHrP-Konzentrationen gekennzeichnet.

In der Pathogenese der meist monoklonalen Epithelkörperchenneoplasie lassen sich verschiedene chromosomale Störungen nachweisen. Bei einem Teil der sporadischen Tumoren spielt die perizentromere Inversion auf Chromosom 11, dem PRAD-1-Gen, eine Rolle. Es kommt zum Rearrangement des PTH-Promotors vor das Gen des Onkogens Cyclin D1 und somit zu einer gewebespezifischen und PTH-Steuerung-abhängigen Überexpression des Zellzyklusregulatorgens. Zusammen mit der gelegentlich gefundenen Verminderung des Retinoblastomproteins aufgrund von Mutationen im Retinoblastomgen kann dies zu einer deutlichen Proliferation des Wachstums der Epithelkörperchen bei sporadischem pHpt führen.

Bei der familiären Variante des pHpt spielen andere Keimbahnmutationen z.B. im Meningen, einem potenziellen Tumorsuppressorgen, eine Rolle und führen zur Hyperplasie aller 4 Epithelkörperchen (multiple endokrine Neoplasie Typ 1, MEN 1). Bei der MEN 2 ist möglicherweise eine Keimbahnmutation im RET-Onkogen, einem Tyrosinkinaserezeptor, für die in 25% der Fälle auftretenden Epithelkörperchenhyperplasien mit verantwortlich. Eine Mutation im Kalzium-sensing-Rezeptor (Casr) führt zu einer Hyperkalzämie mit leichter PTH-Erhöhung, der familiären hypokalzurischen Hyperkalzämie (FHH). Je nach Lokalisation der Mutation des Kalzium-sensing-Rezeptors können eine Inaktivierung (FHH) oder eine Aktivierung des Casr (familiärer Hypoparathyreoidismus) auftreten.

## 4.3 Hypoparathyreoidismus und andere Erkrankungen mit Hypokalzämie

### 4.3.1 Spektrum der Hypokalzämie

Beim Gesunden führt bereits ein geringer Abfall des Serumkalziums, auch innerhalb des Normbereichs, zu einer sofortigen Freisetzung von PTH aus den Nebenschilddrüsen mit dem Ziel, das Serumkalzium zu normalisieren. Diese Regulation arbeitet sehr effektiv, sodass das Serumkalzium eine „biologische Konstante" darstellt. Zu einer Hypokalzämie, dem Schlüsselbefund des Hypoparathyreoidismus, kommt es wenn die Nebenschilddrüsen zu wenig PTH sezernieren, ein „defektes", nicht funktionierendes PTH bilden oder wenn ein Defekt des PTH-Rezeptors mit mangelhafter Signaltransduktion an den direkten Zielorganen Knochen und Nieren besteht.

Die Unterfunktion der Nebenschilddrüsen (Hypoparathyreoidismus) ist insgesamt ein seltenes Krankheitsbild. Der Pseudohypoparathyreoidismus (PHP) (Endorganresistenz gegenüber Parathormon) ist ein noch selteneres, angeborenes Krankheitsbild.

Durch den Mangel an PTH oder PTH-Wirkung kommt es beim Hypo- und Pseudohypoparathyreoidismus zu einer Hypokalzämie und durch die fehlende phosphaturische Wirkung des PTH an der Niere zu einer Hyperphosphatämie. Die Klinik des Hypoparathyreoidismus wird durch die Folgen der chronischen Hypokalzämie, weniger durch die Hyperphosphatämie geprägt. Die Hypokalzämie führt klinisch an 2 Organsystemen den Nerven/Muskeln und am Gehirn zu typischen Symptomen. Neuromuskulär steht das Leitsymptom der Tetanie, wobei es durch Übererregbarkeit zu tonischen, schmerzhaften Muskelkrämpfen kommt, im Vordergrund. Weiterhin treten neuromuskulär Parästhesien sowie abdominale Krämpfe auf, die durch eine Beteiligung der glatten Muskulatur entstehen. Am Gehirn kann eine chronische Hypokalzämie zu psychischen Veränderungen und zu fokalen und generalisierten epileptischen Anfällen führen.

Neben den funktionellen klinischen Symptomen treten bei chronischer unbehandelter Hypokalzämie z.T. irreversible Organschädigungen auf. Dabei kann es zu ektodermalen Veränderungen wie Haarausfall und Nagelwuchsstörungen mit gehäuften Pilzinfektionen kommen. Obwohl der Blutkalziumspiegel erniedrigt ist, kann es beim Hypoparathyreoidismus durch die gleichzeitige Hyperphosphatämie zu Organverkalkungen kommen. Am Auge tritt in 20–30% der Hypoparathyreoidismusfälle eine tetanische Katarakt auf. Am Gehirn kommt es zu Basalganglienverkalkungen. Falls der Hypoparathyreoidismus schon von Kindheit an vorhanden war, werden auch Zahnanomalien und Skelettdeformierungen mit Wachstumsverminderung gefunden.

### 4.3.2 Formen des Hypoparathyreoidismus

Treten die ersten Symptome eines Hypoparathyreoidismus postnatal bzw. während der Kindheit auf, liegt wahrscheinlich eine angeborene Fehlentwicklung zugrunde. Neben einer seltenen, alleinigen Aplasie der Nebenschilddrüsen kommen oft Kombinationen mit anderen Fehlbildungen vor (Tabelle 4.3).

Beim Erwachsenen dominiert der postoperative Hypoparathyreoidismus; er ist weitaus am häufigsten. Aber auch andere Schädigungen der Nebenschilddrüsen können eine insuffiziente PTH-Sekretion bewirken. Neben einer Bestrahlungsfolge kommen traumatische Schäden, eine Hämosiderose, ein Morbus Wilson, eine Amyloidose, eine Sarkoidose und selten eine metastatische Tumorinfiltration in Frage. Neben diesem sekundären Hypoparathyreoidismus wird auch ein idiopathischer Hypoparathyreoidismus gesehen, der sich in der Regel auf dem Boden eines Autoimmungeschehens entwickelt. Nur selten handelt es sich hierbei um eine alleinige Autoimmunparathyreoiditis. Oft kommt es zu einer polyendokrinen Autoimmunopathie, z.B. mit Morbus Addison, Diabetes mellitus, oder zur Assoziation mit anderen Erkrankungen aus dem immunologischen Formenkreis, z.B. mit einer Zöliakie (Wortsman u. Kumar 1994) oder einer chronisch atrophischen Gastritis.

**Tabelle 4.3.** Verschiedene Formen des Hypoparathyreoidismus

| Gruppe | Form |
|---|---|
| Angeborene Fehlentwicklungen | Aplasie der Nebenschilddrüsen<br>Sporadisch<br>Familiär<br>Isolierter familiärer Hypoparathyreoidismus<br>DiGeorge-Syndrom (Fehlentwicklung der 3. und 4. Schlundtasche)<br>In Assoziation mit Kearns-Sayre-Syndrom<br>Andere Syndrome (in Kombination mit Taubheit und Nierendysplasie) |
| Autoimmunpathogenese (idiopathisch) | Isolierter sporadischer Hypoparathyreoidismus<br>In Kombination mit anderen Autoimmunendokrinopathien (z.B. Morbus Addison) |
| Andere Schädigungen | Operationen der Schilddrüse, Nebenschilddrüse, des Kehlkopfs<br>Bestrahlung<br>Trauma<br>Hämosiderose<br>Morbus Wilson<br>Amyloidose<br>Neoplastische Tumorinfiltration<br>Sarkoidose |
| Suppression der Nebenschilddrüse | Hypomagnesiämie<br>Alkoholexzess<br>Aluminiumintoxikation (Endstadium der Niereninsuffizienz)<br>WR 2721 (radioprotektives Medikament) |
| PTH-Unwirksamkeit | Pseudohypoparathyreoidismus (Endorganresistenz) |

Die PTH-Sekretion kann auch passager durch verschiedene Noxen supprimiert werden. So führen Alkohol (Laitinen et al. 1991), eine Aluminiumintoxikation (im Rahmen einer terminalen Niereninsuffizienz), das radioprotektive Medikament WR-2721 (Glover et al. 1983) sowie eine Hypomagnesämie (Nagant de Deuxchaissnes u. Krane 1978) zu einer dosisabhängigen, passageren PTH-Suppression mit Hypokalzämie.

Neben einer verminderten PTH-Sekretion kann auch eine Endorganresistenz Ursache einer Hypokalzämie sein. Die Endorganresistenz gegenüber PTH wird als Pseudohypoparathyreoidismus (PHP) bezeichnet. Der PHP unterscheidet sich pathophysiologisch also grundlegend vom oben beschriebenen Hypoparathyreoidismus. Bei einer primär ungestörten PTH-Sekretion findet sich bei diesen Patienten aufgrund der Hypokalzämie ein erhöhter PTH-Spiegel. Es gibt verschiedene Varianten der PTH-Endorganresistenz. Beim PHP Typ I liegt eine ossäre und renale Endorganresistenz gegenüber PTH vor: Nach PTH-Injektion kommt es weder zu einem Anstieg der cAMP- noch zu einem Anstieg der Phosphatausscheidung. Beim PHP Typ II findet sich nach PTH-Injektion dagegen ein physiologischer Anstieg der cAMP-Ausscheidung; die Phosphatexkretion bleibt jedoch weiterhin pathologisch.

### 4.3.3 Molekularbiologie des Hypoparathyreoidismus

Von der funktionellen endokrinologischen Seite betrachtet kommt es zu einer Hypokalzämie, wenn

1. zu wenig PTH oder ein defektes PTH sezerniert wird,
2. ein PTH-Rezeptor-Defekt vorhanden ist, oder
3. durch einen defekten Kalzium-sensing-Rezeptor (Casr) eine Set-point-Verstellung vorliegt, die zu einer verminderten PTH-Sekretion führt.

#### 4.3.3.1 PTH-Gen-Expressionsstörung

Falls zu wenig oder ein defektes PTH sezerniert wird, kommt es klinisch zu einem isolierten Hypoparathyreoidismus. Bisher wurden 2 verschiedene Mutationen im PTH-Gen als Ursache dieser familiären Form des Hypoparathyreoidismus nachgewiesen. Bei einer autosomal-dominanten Form kommt es durch eine Punktmutation im Exon 2 des PTH-Gens zu einem Aminosäurenaustausch (Arginin anstatt Cystein). Hierdurch wird die intrazelluläre Spaltung der PTH-Vorstufe „PräproPTH" verhindert, sodass kein biologisch aktives PTH gebildet und sezerniert werden kann (Arnold et al. 1990, Karaplis et al. 1995). Bei einer weiteren autosomal-rezessiven Form liegt eine Mutation der 5′-Spleißstelle an der Grenze von Exon 2 zu Intron 2 vor (Parkinson u. Thakker 1992). Diese Punktmutation führt letztendlich dazu, dass beim Spleißprozess Exon 1 direkt mit Exon 3 verbunden wird und Exon 2 verloren geht (Chelly et al. 1889, Sarkar u. Sommer 1989). Dies führt dann, wie bei der oben beschriebenen Punktmutation in Exon 2, zu einem Verlust von intaktem PTH.

#### 4.3.3.2 Dysplasie der Nebenschilddrüsen

Bei einer X-chromosomalen Form des Hypoparathyreoidismus liegt ein Defekt in der Nebenschilddrüsenentwicklung vor (Mumm et al. 1997, Thakker et al. 1990, Zucchi et al. 1996). Betroffene Knaben leiden bereits an epileptischen Anfällen und Hypokalzämie. Durch eine genetische Untersuchung von 2 großen Familien konnte der Genlocus an Position Xq26–27 identifiziert werden. Das entsprechende Genprodukt ist bisher noch nicht bekannt.

#### 4.3.3.3 Pluriglandulärer Autoimmunhypoparathyreoidismus

Hier ist der Hypoparathyreoidismus Teil einer Reihe von weiteren endokrinen Ausfällen wie z.B. Diabetes mellitus. Weiterhin treten typische „nicht-endokrine" Symptome aus dem Autoimmunformenkreis wie Kandidiasis, Alopezie, Vitiligo und perniziöse Anämie auf. International wird die Krankheit entweder als APECED-Syndrom (APECED: autoimmune polyendocrinopathy-candidiasis-ectodermal dystrophy) oder als polyglanduläres Autoimmunsyndrom Typ 1 bezeichnet (Ahonen et al. 1990). Es konnte ein autosomal-rezessiver Erbgang aufgezeigt werden (Ahonen et al. 1985). Das verantwortliche Gen ist noch nicht bekannt, konnte aber auf Chromosom 21q22.3 lokalisiert werden (Aaltonen et al. 1994). Auffällig ist eine Häufung der Erkrankung unter iranischen Juden, wobei dort die Kandidiasis weniger häufig vorkommt (Zlotogora et al. 1992).

#### 4.3.3.4 Kalzium-sensing-Rezeptor-Störung

Mutationen im Kalzium-sensing-Rezeptor (Casr) können je nach Lokalisation zum einen zu einer Hyperkalzämie, zum anderen aber auch zu einer Hypokalzämie führen. Bei der familiären hypokalzurischen Hyperkalzämie (FHH) führt die Mutation zu einem Funktionsverlust des Casr. Umgekehrt konnten bei 12 Familien mit autosomal-dominant vererbter Hypokalzämie Mutationen gefunden werden, die zu einem Funktionsgewinn des Rezeptors führen (Pearce et al. 1996, Pollack et al. 1994). Ein Großteil dieser Mutation liegt im extrazellulären Anteil des Casr, was eine höhere Affinität des mutierten Casr gegenüber Kalzium vermuten lässt. Klinisch findet sich eine benigne, hyperkalzurische Hypokalzämie.

#### 4.3.3.5 DiGeorge-Syndrom

Von den angeborenen Fehlentwicklungen mit Hypoparathyreoidismus ist das DiGeorge-Syndrom (Muller et al. 1988) am häufigsten. Es ist gekennzeichnet durch eine Nebenschilddrüsenhypo- oder -aplasie, eine Thymushypo- oder -aplasie, Missbildungen des Herzens und der großen Gefäße sowie Gesichtsmissbildungen; durch Missbildungen von Organen also, die sich in der 4.–7. Embryonalwoche aus der 3. und 4. Schlundtasche entwickeln. Das DiGeorge-Syndrom kommt häufig sporadisch vor und zeigt beim familiären Auftreten einen autosomal-dominanten Erbgang. Der Genlocus liegt auf Chromosom 22q11.2 (Scambler et al. 1991). Es sind wahrscheinlich 2 Gene betroffen, und zwar die Gene *rnex40* und *nex2.2-nex3* (Budarf et al. 1995). Bei *rnex40* ist eine Homologie mit dem Mäuse- und Rattenandrogenrezeptor auffällig, sodass es sich wahrscheinlich um ein DNA-bindendes Protein handelt. Bei Patienten mit DiGeorge-Syndrom und nachweislichen Deletionen im Bereich 22q11.2 sind regelmäßig beide Gene *rnex40* und *nex2.2-nex3* deletiert. Bei Patienten mit DiGeorge-Syndrom, bei denen jedoch keine größeren nachweisbaren Deletion im Bereich 22q11.2 vorliegen, muss noch geklärt werden, ob Mutationen der beiden Gene vorliegen. Erst dann ist die pathogenetische Rolle der beiden Gene beim DiGeorge-Syndrom bewiesen.

#### 4.3.3.6 Kenny-Caffey-Syndrom

Beim dem sehr seltenen Kenny-Caffey-Syndrom kommt es zu einer Assoziation des Hypoparathyreoidismus mit Wachstumsretardierung, kortikaler Verdickung der langen Röhrenknochen und Markraumstenose, Augenabnormalitäten und Gesichtsdysmorphien bei normaler Intelligenz (Abdel et al. 1989). Die Vererbung erfolgt in der Regel autosomal-dominant, wobei es auch Familien mit autosomal-rezessivem Erbgang gibt (Tahseen et al. 1997). Molekulargenetische Untersuchungen konnten zeigen, dass Mikrodeletionen im Bereich 22q11.2, also im selben Genbereich wie beim DiGeorge-Syndrom, vorkommen (Sabry et al. 1998).

#### 4.3.3.7 Hypoparathyreoidismus assoziiert mit mitochondrialen Defekten

Es gibt Berichte über 3 Krankheiten, bei denen der Hypoparathyreoidismus mit mitochondrialen Fehlfunktionen assoziiert ist:

1. dem Kearns-Sayre-Syndrom,
2. dem MELAS-Syndrom (MELAS: mitochondrial encephalopathy, lactic acidosis, and strokelike episodes) und
3. dem mitochondrialen trifunktionalen Proteindefektsyndrom.

**Kearns-Sayre-Syndrom.** Beim Kearns-Sayre-Syndrom kommt es zu einer Assoziation eines angeborenen Hypoparathyreoidismus mit einer externen Ophthalmoplegie, mit Pigmentstörungen der Netzhaut kombiniert mit Reizleitungsstörungen des Herzens und mit einer Herzinsuffizienz vor dem 20. Lebensjahr (Pellock et al. 1978).

**MELAS-Syndrom.** Beim MELAS-Syndrom liegen bereits im Kindesalter eine mitochondriale Enzephalopathie, eine Laktazidose und schlaganfallähnliche Episoden vor. Bei beiden Erkrankungen kommt neben dem Hypoparathyreoidismus auch ein Diabetes mellitus Typ 1 vor (Moraes et al. 1989, Zupanc et al. 1991). Bei beiden Syndromen konnten Mutationen im Bereich der mitochondrialen Gene nachgewiesen werden. Hierbei handelte es sich um Punktmutationen im mitochondrialen tRNA-Leucin-Gen (UUR) (Morten et al. 1993), großen Deletionen von mehreren 1000 bp (Isotani et al. 1996), Rearrangements (Wilichowski et al. 1997) und Duplikationen (Abramowicz et al. 1996) von mitochondrialer DNA.

**Mitochondriales trifunktionales Proteindefektsyndrom.** Beim mitochondrialen trifunktionalen Proteindefektsyndrom handelt es sich um eine Störung in der Fettsäureoxidation, was sich klinisch in einer Polyneuropathie, einer pigmentierten Retinopathie und einer akuten Fettleberdegeneration bei schwangeren Frauen, die einen betroffenen Fetus tragen, äußert. Bei einem Patienten wurde eine Assoziation mit einem Hypoparathyreoidismus beobachtet (Dionisi et al. 1996). Der pathophysiologische Zusammenhang dieser mitochondrialen Defekte mit dem Hypoparathyreoidismus bleibt noch aufzuklären.

#### 4.3.3.8 Pseudohypoparathyreoidismus (G-Protein-Defekt)

Die Interaktion von PTH mit seinem Rezeptor triggert G-Proteine an der Innenseite der Zellmembran, welche dann so genannte Second messenger bilden, welche dann wiederum die multiplen biologischen Effekte von PTH vermitteln. Diese Second messenger bestehen aus cAMP, Inositol-

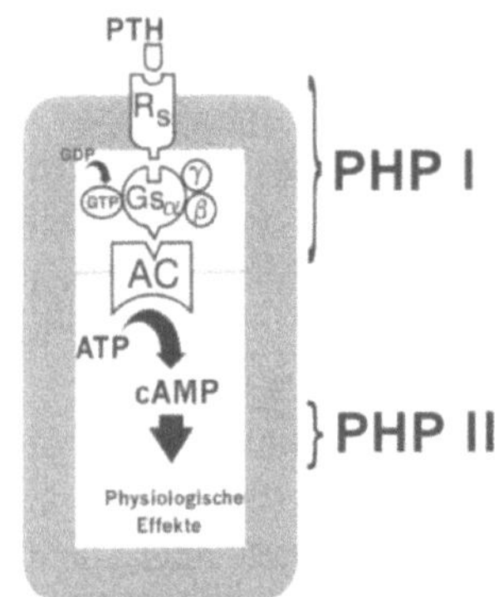


**Abb. 4.5.** Vermittlung der PTH-Wirkung auf die Zielzelle. Die pathophysiologische Ursache des Pseudohypoparathyreoidismus liegt in einem defekten G-Protein ($G_s\alpha$): Typ Ia oder Ib. Beim *PHP* Typ II kommt es dagegen zu einem physiologischen *cAMP*-Anstieg im Urin nach *PTH*-Stimulation. Der physiologische phosphaturische Effekt von *PTH* bleibt jedoch aus. Hier werden die weiteren physiologischen Effekte von *cAMP* nicht vermittelt, $R_s$ stimulierender PTH-Rezeptor, $G_s$ guanosinbindendes Protein, *AC* Adenylatzyklase, ↑ Zunahme, ↓ keine Zunahme

1,4,5-Trisphosphat-Diacylglyzerol und zytosolischem Kalzium (Abb. 4.5).

Beim Pseudohypoparathyreoidismus (PHP) Typ I liegt die Störung im Ablauf der PTH-Stimulation vor der Adenylatzyklase (AC); eine PTH-Stimulation führt zu keiner Bildung von cAMP. Beim PHP Typ Ia liegt eine verminderte Aktivität der $\alpha$-Untereinheit des nukleotidbindenden G-Proteins ($G_s\alpha$) vor (Levine et al. 1988). Da das G-Protein nicht nur beim PTH-Rezeptor eine wichtige Rolle bei der Signaltransduction spielt, ist es verständlich, dass beim PHP Typ Ia weitere Hormonresistenzen beobachtet werden, z.B. gegenüber TSH, Gonadotropinen und Glukagon. Der $G_s\alpha$-Defekt hat darüber hinaus weitere somatische Auswirkungen, die als Albright-hereditäre Osteodystrophie zusammenfasst werden. Die Albright-hereditäre Osteodystrophie ist ein Symptomenkomplex mit subkutanen Verkalkungen, Verkürzung eines oder mehrerer Knochen im Mittelhand- (Brachymetacarpalia) oder Mittelfußbereich (Brachymetatarsalia), Rundgesicht, Kleinwuchs und Einschränkung der Intelligenz. Diese somatischen Veränderungen können auch alleine, ohne Auftreten eines Hypoparathyreoidismus, auftreten. Hierfür wurde der Begriff Pseudopseudohypoparathyreoidismus (Pseudo-PHP) geprägt. Beiden Krankheitsbildern, dem PHP und dem Pseudo-PHP, liegen Mutation im $G_s\alpha$-Gen zugrunde. Ein möglicher Hot spot für die zugrunde liegenden Mutationen umfasst eine Deletion von 4 bp von Kodon 189 und vom ersten Nukleotid von Kodon 190 (Yu et al. 1995). Es kann in ein und derselben Familie, mit ein und derselben Mutation (welche autosomal-dominant vererbt wird), sowohl zum Auftreten eines PHP als auch eines Pseudo-PHP kommen. Hier führt also ein und dieselbe Mutation zu verschiedenen somatischen Ausprägungen. Eine mögliche Erklärung stellt das so genannte „genomic imprinting" dar (Hall 1997). Beim „paternal imprinting" wird selektiv das väterliche $G_s\alpha$-Gen in der befruchteten Eizelle durch Modifikation der väterlich vererbten DNA nicht exprimiert (Farfel et al. 1999). So ist zu erklären, dass Patienten, die das kranke $G_s\alpha$-Gen vom Vater geerbt haben, keine Hypokalzämie, sondern „nur" einen Pseudo-PHP entwickeln, da das kranke $G_s\alpha$-Gen vom Vater nicht exprimiert wird und sie das von der Mutter kommende, gesunde $G_s\alpha$-Gen exprimieren. Die alleinige Expression des gesunden mütterlichen $G_s\alpha$-Gens reicht für eine intakte Funktion des PTH-Rezeptors aus. Wird das kranke $G_s\alpha$-Gen jedoch von der Mutter vererbt, wird es exprimiert, und es entwickelt sich eine Minderfunktion des PTH-Rezeptors mit Entwicklung eines PHP.

Einige Patienten mit PHP Typ I zeigen eine alleinige PTH-Hormonresistenz ohne andere Ausfälle oder Symptome, mit einer normalen $G_s\alpha$-Aktivität (Levine et al. 1983). Diese Variante des PHP wird PHP Typ Ib genannt. Auch diese Patienten zeigen keine cAMP-Antwort auf eine PTH-Injektion. Ein genetischer Defekt des PTH-Rezeptors und des $G_s\alpha$-Gens oder eine Expressionsstörung von PTH konnten jedoch ausgeschlossen werden (Fukomoto et al. 1996, Juppner et al. 1998, Levine et al. 1995, Schipani et al. 1995). Das mutierte Gen wurde bisher noch nicht entdeckt. Es konnte gezeigt werden, dass wie beim PHP Typ Ia ebenfalls ein „väterliches Imprinting" des Gens stattfindet und dass dieses nahe vom $G_s\alpha$-Gen auf Chromosom 20q13.3 liegt (Juppner et al. 1998). Die nahe liegende Interpretation dieser Ergebnisse ist, dass ein Promotor oder Enhancer des $G_s\alpha$-Gens mutiert ist und es zu einer Störung der Expression von $G_s\alpha$ in der Niere, nicht aber in anderen Organen kommt.

Beim *PHP Typ II* liegt ein heterogenes Krankheitsbild zugrunde. Bisher konnte kein genetischer Defekt nachgewiesen werden. Der PHP Typ II unterscheidet sich vom PHP Typ I durch einen physiologischen Anstieg der cAMP-Ausscheidung nach PTH-Injektion (Abb. 4.6), aber fehlender phosphaturischer Antwort (Drenzer et al. 1973). Daraus lässt sich schließen, dass der Adenylatzyklasekomplex funktioniert (Abb. 4.5) und dass die PTH-Resistenz auf der Unfähigkeit von cAMP beruht, die

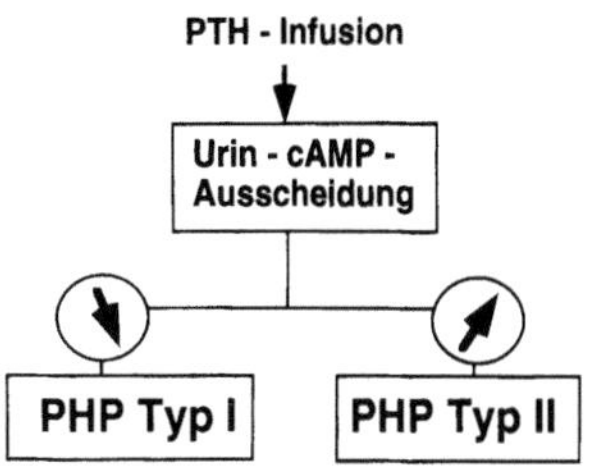


**Abb. 4.6.** Differenzialdiagnostik des Pseudohypoparathyreoidismus (*PHP*). Entscheidend für die Diagnostik ist die Reaktion auf eine *PTH-Infusion*. Beim PHP Typ I bleibt ein physiologischer Anstieg der *Urin-cAMP-Ausscheidung* nach i.-v.-PTH-Gabe aus. Beim PHP Typ II kommt es dagegen zu einem physiologischen cAMP-Anstieg im Urin nach PTH-Stimulation

weiteren metabolischen Stoffwechselvorgänge in die Wege zu leiten. Es könnte jedoch auch eine Schädigung in den anderen, oben beschriebenen Second messengern Inositol-1,4,5-Trisphosphat-Diacylglyzerol oder zytosolischem Kalzium vorliegen.

### 4.3.4 Genetik des Hypoparathyreoidismus

Der Hypoparathyreoidismus, ob isoliert auftretend oder im Rahmen von Syndromen, zeigt sämtliche möglichen Vererbungsmuster von autosomal-dominant, autosomal-rezessiv bis X-chromosomal. Darüber hinaus zeigen die entsprechenden Syndrome mit Hypoparathyreoidismus in den verschiedenen Familien z.T. unterschiedliche Vererbungsmodi. So werden z.B. bei dem überwiegend autosomal-dominant vererbten Kenny-Caffey-Syndrom auch Familien beschrieben, bei denen das Syndrom autosomal-rezessiv vererbt wird (Franceschini et al. 1992, Tahseen et al. 1997). Auch liegt bei den einzelnen Syndromen nicht immer eine eindeutige Korrelation zwischen Genotyp und Phänotyp vor. Wie oben beschrieben, kann eine einzelne Mutation im $G_s\alpha$-Gen die Komplexität des Phänotyps beim PHP Typ Ia nicht erklären, sodass von weiteren, bisher unbekannten Mutationen ausgegangen werden muss. Tabelle 4.4 gibt einen Überblick über die verschiedenen Formen des Hypoparathyreoidismus, ihre Vererbungsmodi, das Genprodukt und die chromosomale Lokalisation.

### 4.3.5 Konventionelle Diagnostik und Therapie des Hypoparathyreoidismus

Beim Vorliegen einer Hypokalzämie muss ein Hypoparathyreoidismus ausgeschlossen oder nachgewiesen werden. Mit wenigen weiteren Parame-

**Tabelle 4.4.** Erkrankungen mit Hypoparathyreoidismus, ihre Genetik und chromosomale Lokalisation

| Erkrankung | Vererbung | Genprodukt | Lokalisation |
|---|---|---|---|
| Isolierter Hypoparathyreoidismus | Autosomal-dominant<br>Autosomal-rezessiv<br>X-chromosomal-rezessiv | PTH<br>PTH<br>Unbekannt | 11p15[a]<br>11p15[a]<br>Xq26–27 |
| Hyperkalzurische Hypokalzämie | Autosomal-dominant | Casr | 3q13–21 |
| Pluriglandulärer Autoimmunhypoparathyreoidismus | Autosomal-rezessiv | Unbekannt | 21q22.3 |
| Hypoparathyreoidismus assoziiert mit Kearns-Sayre- und MELAS-Syndrom | Mütterlich | Mitochondriale Gene | – |
| DiGeorge-Syndrom | Autosomal-dominant | rnex40[b]<br>nex2.2–nex3[b] | 22q11/10p |
| Kenny-Caffey-Syndrom | Autosomal-dominant[c] | Unbekannt | 22q11.2 |
| Nierendysplasie, Taubheit | Autosomal-dominant[c] | Unbekannt | ? |
| Dysmorphie, Wachstumsretardierung | Autosomal-rezessiv | Unbekannt | ? |
| Pseudohypoparathyreoidismus Typ Ia | Autosomal-dominant | $G_s\alpha$ | 20q13.2 |
| Pseudohypoparathyreoidismus Typ Ib | Autosomal-dominant | Unbekannt | 22q13.3 |

[a] Mutationsnachweis im PTH-Gen nur in einigen Familien gelungen.
[b] Wahrscheinliche Kandidatengene.
[c] vorherrschender Vererbungsmodus.
*Casr* Kalzium-sensing-Rezeptor, *MELAS* „mitochondrial encephalopathy, lactic acidosis, and strokelike episodes", $G_s\alpha$ $\alpha$-Untereinheit des nukleotidbindenden G-Proteins.

**Tabelle 4.5.** Differenzialdiagnose der Hypokalzämie

| Diagnose | Ursachen |
|---|---|
| Hypoparathyreoidismus | – |
| Pseudohypoparathyreoidismus | – |
| Kalziummangel | Mangelernährung<br>Malabsorption/Maldigestion |
| Vitamin-D-Mangel (Rachitis/Osteomalazie) | Mangelernährung<br>Mangelnde Sonnenlichtexposition<br>Malabsorption<br>Vitamin-D-abhängige Rachitis Typ I (25-OH-D-1α-Hydroxylasemangel) |
| Vitamin-D-Resistenz | Vitamin-D-abhängige Rachitis Typ II (Vitamin-D-Endorganresistenz) |
| Medikamente | Vitamin-D-Katabolismus durch Antiepileptika<br>Bisphosphonate, Kalzitonin, Phosphat<br>Kolchizinüberdosierung |
| Fehlbestimmung/Laborfehler | Zitratblut |
| Chronische Niereninsuffizienz | – |
| Hypoproteinämie | – |
| Hypomagnesiämie | – |
| Akute Pankreatitis | – |

tern kann in der Regel die Ätiologie der Hypokalzämie geklärt werden. Wichtigster Parameter ist das intakte Parathormon. Lässt sich eine Erniedrigung des PTH bei Erniedrigung des Serumkalziumspiegels feststellen, ist der Hypoparathyreoidismus gesichert.

Ist das intakte PTH bei niedrigem Kalziumspiegel erhöht, sollte der Phosphatspiegel bestimmt werden. Bei erniedrigtem Serumphosphat ist von einer intakten PTH-Wirkung an der Niere auszugehen. Als wahrscheinlichste Diagnose kommt ein sekundärer Hyperparathyreoidismus z.B. bei Osteomalazie in Frage. Bei erhöhtem Serumphosphat (fehlende PTH-Wirkung an der Niere) bleiben die Differenzialdiagnosen eines Pseudohypoparathyreoidismus bzw. eines renalen, sekundären Hyperparathyreoidismus, wobei Letzterer erhöhte Nierenretentionswerte zeigt (Schilling u. Ziegler 1996).

Tabelle 4.5 gibt eine Übersicht über die Differenzialdiagnose einer Hypokalzämie. Es kommen v.a. Erkrankungen mit verminderter Kalziumaufnahme aus dem Darm in Betracht. Für diese Erkrankungen ist typisch, dass der Serumphosphatspiegel nicht erhöht, sondern erniedrigt ist. Dies kommt zum einen durch die verminderte Phosphatabsorption und zum anderen durch den sekundären Hyperparathyreoidismus dieser Patienten zustande. Bei der Hypokalzämie in Folge einer Niereninsuffizienz liegt folgender Pathomechanismus zugrunde: Die Kalziumaufnahme aus dem Darm ist vermindert, da die insuffizienten Nieren nicht mehr genügend 1,25-Dihydroxyvitamin D bilden können. Gleichzeitig ist die Phosphatausscheidung durch die Niereninsuffizienz gehemmt, sodass sich trotz sekundärem Hyperparathyreoidismus keine Hypophosphatämie entwickelt. Sämtliche Erkrankungen, die mit einer Beeinträchtigung des Vitamin-D-Stoffwechsels einhergehen, müssen als weitere mögliche Ursache einer Hypokalzämie in Betracht gezogen werden. Bei der Vitamin-D-abhängigen Rachitis vom Typ I ist eine autosomal-rezessiv vererbte Störung der 1-$\alpha$-Hydroxylierung von 25-OH-Vitamin D in der Niere ursächlich. Dadurch kommt es zu einem Mangel an biologisch aktivem 1,25-Dihydroxyvitamin D. Bei der Vitamin-D-abhängigen Rachitis vom Typ II liegt eine Endorganresistenz gegenüber 1,25-Dihydroxyvitamin D vor. Bei einer Hypomagnesämie liegt die Ursache der Hypokalzämie in einem funktionellen Hypoparathyreoidismus. Der Magnesiummangel führt zu einer verminderten PTH-Sekretion. Seltener liegt beim Magnesiummangel eine Parathormonresistenz mit erhöhten PTH-Spiegeln als Ursache der Hypokalzämie zugrunde. Einen Sonderfall stellt die Hypoproteinämie dar; hier liegt trotz Verminderung des Gesamtkalziums eine ausreichende Menge von ionisiertem, d. h. biologisch wirksamem Kalzium im Serum vor. In diesem Fall ist das PTH normal.

Die Therapie des Hypoparathyreoidismus besteht in einer oralen Kalzium- und Vitamin-D-Gabe. Selten ist beim akuten tetanischen Anfall eine i.-v.-Gabe von Kalzium notwendig. Vorsicht ist bei digitalisierten Patienten geboten, hier kann eine iatrogen hervorgerufene Hyperkalzämie zu einer Arrhythmie führen. Bei digitalisierten Patienten darf eine i.-v.-Kalziumgabe deshalb besonders langsam und nur bei ausreichend hohen bzw. normalem Kalium erfolgen. Lässt sich der tetanische Anfall dadurch nicht beheben, muss evtl. eine Dauerinfusion mit Kalzium erfolgen (0,5 mg/kg$\times$h–maximal 1,5 mg/kg$\times$h). Bei einer hypomagnesämischen Hypokalzämie werden sowohl eine Kalzium- als auch eine Magnesiumsubstitution notwendig. Magnesiumsulfat kann i. v. oder i. m. gegeben werden. Bei ausgeprägter Hyperphosphatämie ist die Gabe eines Phosphatbinders notwendig, um extraossäre Verkalkungen zu verhindern.

Die Diagnose eines Hypoparathyreoidismus stellt die Indikation für eine orale Dauerbehandlung dar. Hier kommen neben einer oralen Kalziumsubstitution Vitamin D oder entsprechende Derivate zum Einsatz. Das Prinzip ist es, die Kalziumabsorption aus dem Darm zu steigern. Das Ziel ist die Anhebung des Serumkalziumspiegels in den unteren Normbereich, nicht darüber. Bei Überdosierung besteht die Gefahr einer Hyperkalzämie, Hyperkalzurie und Nephrokalzinose mit schleichender Entwicklung einer Niereninsuffizienz. Dies macht lebenslange, 3- bis 6-monatige Kalzium- und Phosphatkontrollen notwendig.

Um ein ausreichendes Kalziumangebot zu gewährleisten, sollten 500–1500 mg Kalzium/Tag verabreicht werden. Unter den Vitamin-D-Präparaten stehen zum einen das Vitamin $D_3$, 25-OH-Vitamin D, 1,25-Dihydroxyvitamin D und Dihydrotachysterin zur Verfügung. Das genuine Vitamin D ist am kostengünstigsten und für die Mehrzahl der Patienten geeignet (Schilling u. Ziegler 1997). Vitamin $D_3$ und Vitamin $D_2$ können verordnet werden; Letzteres kann eine etwas geringere Wirksamkeit aufweisen. Alternativ zum Vitamin D kann Dihydrotachysterin verabreicht werden. Die erforderlichen Dosen liegen hier niedriger, die therapeutische Breite entspricht jedoch der des genuinen Vitamins D. Ein weiterer, für den therapeutischen Einsatz zur Verfügung stehender Vitamin-D-Metabolit ist das in der Leber gebildete 25-OH-Vitamin D. Eine Indikation hierfür besteht bei Patienten mit ungenügendem Ansprechen auf das genuine Vitamin D. Die höchste Wirksamkeit und kürzeste Halbwertszeit hat der biologisch aktive Vitamin-D-Metabolit 1,25-Dihydroxyvitamin D, der in der Niere gebildet wird, alternativ kann auch das in 1$\alpha$-Position hydroxylierte Vitamin D gegeben werden. Der Therapieeffekt tritt sehr rasch ein. Eine absolute Indikation für 1,25-Dihydroxyvitamin D ist beim niereninsuffizienten Patienten mit Hypokalzämie und Osteopathie gegeben. Hier ist jedoch besonders auf eine drohende Überdosierung mit Hyperkalzurie und Nephrokalzinose zu achten.

Bei der Therapie des Pseudohypoparathyreoidismus (PHP) gelten die gleichen Prinzipien wie bei der Therapie des Hypoparathyreoidismus. Da sich das Ausmaß des PTH-Rezeptor-Defekts beim PHP mit der Zeit ändern kann, sollte das besser steuerbare 1,25-Dihydroxyvitamin D zur Therapie verwendet werden. Der Serumkalziumspiegel sollte beim PHP eher im mittleren Normbereich liegen, um den sich ungünstig auswirkenden sekundären Hyperparathyreoidismus möglichst zu supprimieren. Die Gefahr einer therapiebedingten Hyperkalzurie ist beim PHP geringer als beim Hypoparathyreoidismus; sie muss jedoch ebenfalls bedacht und überwacht werden.

### 4.3.6 Molekulare Diagnostik des Hypoparathyreoidismus

Die molekulare Diagnostik des Hypoparathyreoidismus stellt sich aufgrund der Komplexität der

Erkrankung und der vielen möglichen betroffenen, z. T. noch nicht identifizierten Gene sehr aufwendig und schwierig dar. In der Regel können mehrere unterschiedliche Mutationen den gleichen Phänotyp bedingen. Oft ist das Genprodukt des krankmachenden Gens nicht bekannt, und es können nur größere Deletionen in der entsprechenden Chromosomenregion detektiert werden. Für den klinischen Alltag steht die molekulare Diagnostik deshalb derzeit noch nicht routinemäßig zur Verfügung. Je nach klinischer Symptomatik und Familienanamnese ist jedoch nach Zuordnung zu den entsprechenden Syndromen eine molekulare Diagnostik bei einigen Formen möglich und hilfreich.

Hierzu gehört die hyperkalzurische Hypokalzämie, bei der der Nachweis einer Mutation im Casr die Diagnose absolut sicher macht und sich dadurch eine weitere komplexe Differenzialdiagnostik erübrigt (De-Luca et al. 1997, Pearce et al. 1996). Bei alleinigem Hypoparathyreoidismus, besonders wenn er autosomal vererbt wird, kann eine genetische Untersuchung mit dem Nachweis einer Mutation im PTH-Gen die Diagnose isolierter Hypoparathyreoidismus (Arnold et al. 1990, Parkinson u. Thakker 1992) sichern. Eine weitere Differenzialdiagnostik und lebenslange Kontrollen z. B. bezüglich der Entwicklung einer pluriglandulären Autoimmunerkrankung erübrigen sich damit.

Beim Pseudohypoparathyreoidismus Typ Ia ist der Nachweis von Mutationen in der $\alpha$-Untereinheit des nukleotidbindenden G-Proteins ($G_s\alpha$) möglich (Yu et al. 1995).

### 4.3.7 Resümee

Der Hypoparathyreoidismus ist durch eine Erniedrigung des Serumkalziumspiegels gekennzeichnet. Zur weiteren biochemischen Abklärung bedarf es der Parameter Serumphosphat, intaktes Parathormon und Serumkreatinin. Von klinischer Seite kommen als Differenzialdiagnose einer Hypokalzämie im Wesentlichen ein Kalziummangel, ein Vitamin-D-Mangel, eine Vitamin-D-Resistenz, eine Niereninsuffizienz, ein Hypoparathyreoidismus oder ein Pseudohypoparathyreoidismus in Betracht.

Zu einem Hypoparathyreoidismus kommt es, wenn zu wenig PTH ausgeschüttet, ein defektes PTH sezerniert oder wenn durch einen defekten Kalzium-sensing-Rezeptor (Casr) eine Set-point-Verstellung vorliegt. Dem Pseudohypoparathyreoidismus liegt ein PTH-Rezeptor-Defekt, also eine Endorganresistenz, als Ursache der Hypokalzämie zugrunde. Der Hypoparathyreoidismus und Pseudohypoparathyreoidismus sind insgesamt selten. Der Hypoparathyreoidismus kommt entweder isoliert oder im Rahmen einer Reihe von komplexen Syndromen vor. Die Mutationen und die entsprechenden Gene sind z. T. bekannt, und es ergibt sich die Möglichkeit einer molekularbiologischen Diagnostik zur differenzialdiagnostischen Klärung der Erkrankung.

## 4.4 Literatur


Aaltonen J, Bjorses P, Sandkuijl L, Perheentupa J, Peltonen L (1994) An autosomal locus causing autoimmune disease, autoimmune polyglandular disease typ I assigned to chromosome 21. Nat Genet 8:83–87

Abdel AY, Auger LT, El-Gharbawy F (1989) Kenny-Caffey syndrome. Case report and literature review. Clin Pediatr (Phila) 28:175–179

Abramowicz MJ, Cochaux P, Cohen LH, Vamos E (1996) Pernicious anaemia and hypoparathyroidism in a patient with Kearns-Sayre syndrome with mitochondrial DNA duplication. J Inherit Metab Dis 19:109–111

Agarwal SK, Kester MB, Debelenko LV et al. (1997) Germline mutations of the MEN 1 gene in familial multiple endocrine neoplasia type 1 and related states. Hum Mol Genet 6:1169–1175

Ahonen P (1985) Autoimmune polyendocrinopathy-candidosis-ectodermal dystrophy (APECED): autosomal recessive inheritance. Clin Genet 27:535–542

Ahonen P, Myllarniemi S, Sipila I, Perheentupa J (1990) Clinical variation of autoimmune polyendocrinopathy-candidiasis-ectodermal dystrophy (APECED) in a series of 68 patients. N Engl J Med 322:1829–1836

Arnold A, Kim HG (1989) Clonal loss of one chromosome 11 in a parathyroid adenoma. J Clin Endocrinol Metab 69:496–499

Arnold A, Staunton CE, Kim HG, Gaz RD, Kronenberg HM (1988) Monoclonality and abnormal parathyroid hormone genes in parathyroid adenomas. N Engl J Med 318:658–662

Arnold A, Kim HG, Gaz RD et al. (1989) Molecular cloning and chromosomal mapping of DNA rearranged with parathyroid hormone in a parathyroid adenoma. J Clin Invest 83:2034–2040

Arnold H, Horst SA, Gardella TJ, Baba H, Levine MA, Kronenberg HM (1990) Mutation of the signal peptide-encoding region of the preproparathyroid hormone gene in familial isolated hypoparathyroidism. J Clin Invest 86:1084–1087

Arnold A, Brown MF, Urena P, Gaz RD, Sarfali E, Drueke TB (1995) Monoclonality of parathyroid tumors in chronic renal failure and primary parathyroid hyperplasia. J Clin Invest 95:2047–2053

Asai N, Iwashita T, Matsuyama M, Takahashi M (1995) Mechanism of activation of the RET proto-oncogene by multiple endocrine neoplasia 2A mutations. Mol Cell Biol 15:1613–1619

Bai M, Janicic N, Trivedi S et al. (1997a) Markedly reduced activity of mutant calcium-sensing receptor with an inserted Alu element from a kindred with familial hypocalciuric hypercalcemia and neonatal severe hyperparathyroidism. J Clin Invest 99:1917–1925

Bai M, Pearce SHS, Kifor O et al. (1997b) In vivo and in vitro characterization of neonatal hyperparathyroidism resulting from a de novo, heterozygous mutation in the $Ca^{2+}$-sensing receptor gene: normal maternal calcium homeostasis as a cause of secondary hyperparathyroidism in familial benign hypocalciuric hypercalcemia. J Clin Invest 99:88–96

Berndt I, Reuter M, Saller B et al. (1998) A new hotspot for mutations in the RET proto-oncogene causing familial medullary thyroid carcinoma and multiple endocrine neoplasia type 2A. J Clin Endocrinol Metab 83:770–774

Blind E, Raue F, Götzmann J, Schmidt-Gayk H, Kohl B, Ziegler R (1992) Circulating levels of parathyroid hormone-related protein in hypercalcemia of malignancy. Clin Endocrinol (Oxf) 37:290–297

Brown EM, Hebert SC (1997) Calcium-receptor-regulated parathyroid and renal function. Bone 20:303–309

Brown EM, Pollack M, Seidman JG, Chou Y-HW, Riccardi D, Hebert SC (1995a) Calcium-ion-sensing cell-surface receptors. N Engl J Med 333:234–240

Brown EM, Vassilev PM, Hebert SC (1995b) Calcium ions as extracellular messengers. Cell 83:679–682

Budarf ML, Collins J, Gong W et al. (1995) Cloning a balanced translocation associated with DiGeorge syndrome and identification of a disrupted candidate gene. Nat Genet 10:269-278

Capes-Davis A, Robinson BG (1999) Return of the native: deducing the normal function of the RET proto-oncogene. Curr Opin Endocrinol Diabetes 6:61–69

Carling T, Ridefelt P, Hellman P, Rastad J, Ackerström G (1997) Vitamin D receptor polymorphisms correlate to parathyroid cell function in primary hyperparathyroidism. J Clin Endocrinol Metab 82:1772–1775

Carling T, Correa P, Hessman O et al. (1998) Parathyroid MEN 1 gene mutations in relation to clinical characteristics of non familial primary hyperparathyroidism. J Clin Endocrinol Metab 83:2960–2963

Chandrasekharappa SC, Guru SC, Manickam P et al. (1997) Positional cloning of the gene for multiple endocrine neoplasia-type 1. Science 276:404–407

Chattopadhyay N, Vassilev PM, Brown EM (1997) Calcium-sensing receptor: roles in and beyond systemic calcium homeostasis. Biol Chem 378:759–768

Chelly J, Concordet JP, Kaplan JC, Kahn A (1989) Illegitimate transcription: transcription of any gene in any cell type. Proc Natl Acad Sci USA 86:2617–2621

Cohen J, Gierlowsky TC, Schneider AB (1990) A prospective study of hyperparathyroidism in individuals exposed to radiation in childhood. JAMA 263:581–584

Cole DEC, Janicic N, Salisbury SR, Hendy GN (1997) Neonatal severe hyperparathyroidism, secondary hyperparathyroidism, and familial hypocalciuric hypercalcemia: multiple different phenotypes associated with an inactivating Alu insertion mutation of the calcium-sensing receptor gene. Am J Med Genet 71:202–210

Cryns VL, Rubio M-P, Thor AD, Louis DN, Arnold A (1994a) p53 abnormalities in human parathyroid carcinoma. J Clin Endocrinol Metab 78:1320–1324

Cryns VL, Thor A, Xu H-J et al. (1994b) Loss of the retinoblastoma tumor-suppressor gene in parathyroid carcinoma. N Engl J Med 330:757–761

Cryns VL, Yi SM, Tahara H, Gaz RD, Arnold A (1995) Frequent loss of chromosome arm 1p DNA in parathyroid adenomas. Genes Chromosomes Cancer 13:9–17

De-Luca F, Ray K, Mancilla EE et al. (1997) Sporadic hypoparathyroidism caused by de novo gain-of function mutations of the Ca(2+)-sensing receptor. J Clin Endocrinol Metab 82:2710–2715

Dionisi CV, Garavaglia B, Burlina AB et al. (1996) Hypoparathyroidism in mitochondrial trifunctional protein deficiency. J Pediatr 129:159–162

Dotzenrath C, Teh BT, Farnebo F et al. (1996) Allelic loss of the retinoblastoma tumor suppressor gene: a marker for aggressive parathyroid tumors? J Clin Endocrinol Metab 81:3194–3196

Drenzer M, Neelon FA, Lebovitz HE (1973) Pseudohypoparathyroidism type II: a possible defect in the reception of the cyclic AMP signal. N Engl J Med 289:1056–1060

Eng C, Clayton D, Schuffenecker I et al. (1996) The relationship between specific RET proto-oncogene mutations and disease phenotype in multiple endocrine neoplasia type 2. JAMA 276:1575–1579

Falchetti A, Bale AE, Amorosi A et al. (1993) Progression of uremic hyperparathyroidism involves allelic loss on chromosome 11. J Clin Endocrinol Metab 76:139–144

Falchetti A, Morelli A, Amorosi A et al. (1997) Allelic loss in parathyroid tumors from individuals homozygous for multiple endocrine neoplasia type 1. J Clin Endocrinol Metab 82:2278–2282

Farfel Z, Bourne HR, Iiri T (1999) The expanding spectrum of G protein diseases. N Engl J Med 340:1012–1020

Farnebo F, Enberg U, Grimelius L et al. (1997a) Tumor-specific decreased expression of calcium sensing receptor messenger ribonucleic acid in sporadic primary hyperparathyroidism. J Clin Endocrinol Metab 82:3481–3486

Farnebo F, Farnebo LO, Nordenström J, Larsson C (1997b) Allelic loss on chromosome 11 is uncommon in parathyroid glands of patients with hypercalcemic secondary hyperparathyroidism. Eur J Surg 163:331–337

Franceschini P, Testa A, Bogetti G et al. (1992) Kenny-Caffey snydrome in two sibs born to consanguineous parents: evidence of an autosomal recessive variant. Am J Med Genet 42:112–116

Frank-Raue K, Höppner W, Frilling A et al. (1996) Mutations in the RET proto-oncogene in German MEN families: relation between genotype and phenotype. J Clin Endocrinol Metab 81:1780–1783

Frank-Raue K, Höppner W, Buhr H, Herfarth C, Raue F (1997) Results and follow-up in eleven MEN 2A gene carriers after prophylactic thyroidectomy. Exp Clin Endocrinol Diabetes [Suppl 4] 105:76–78

Friedman E, Bale AE, Marx SJ et al. (1990) Genetic abnormalities in sporadic parathyroid adenomas. J Clin Endocrinol Metab 71:293–297

Friedman E, Marco L de, Gejman PV et al. (1992) Allelic loss from chromosome 11 in parathyroid tumors. Cancer Res 52:6804–6809

Friedman E, Sakaguchi K, Bale AE et al. (1989) Clonality of parathyroid tumors in familial multiple endocrine neoplasia type 1. N Engl J Med 321:213–218

Fugazzola L, Pilotti S, Pinchera A et al. (1995) Oncogenic rearrangements of the RET proto-oncogene in papillary thyroid carcinomas from children exposed to the Chernobyl nuclear accident. Cancer Res 55:5617–5620

Fujiwara S, Sposto R, Ezaki H et al. (1992) Hyperparathyroidism among atomic bomb survivors in Hiroshima. Radiat Res 130:362–378

Fukomoto S, Suzawa M, Takeuchi Y et al. (1996) Absence of mutations in parathyroid hormone (PTH)/PTH-related protein receptor complementary deoxyribonucleic acid in patients with pseudohypoparathyroidism typ Ib. J Clin Endocrinol Metab 81:2554–2558

Fukuda N, Tanaka H, Tominaga Y, Fukagaw M, Kurokawa K, Seino Y (1993) Decreased 1,25-dihydroxy vitamin $D_3$ receptor density is associated with a more severe form of parathyroid hyperplasia in chronic uremic patients. J Clin Invest 92:1436–1443

Fuleihan GE-H, Klerman EB, Brown EN, Choe Y, Brown EM, Czeisler CA (1997) The parathyroid hormone circadian rhythm is truly endogenous – a general clinical research center study. J Clin Endocrinol Metab 82:281–286

Fuleihan GE, Seifter J, Scott J, Brown EM (1998) Calcium-regulated renal calcium handling in healthy men: relationship to sodium handling. J Clin Endocrinol Metab 83:2366–2372

Fusco A, Grieco M, Santoro M et al. (1987) A new oncogene in human-thyroid papillary carcinoma and their lymph nodal metastases. Nature 328:170–172

Gama L, Baxendale-Cox LM, Breitwieser GE (1997) $Ca^{2+}$-sensing receptors in intestinal epithelium. Am J Physiol 273:C1168-C1175

Glover D, Riley L, Carmichael K et al. (1983) Hypocalcemia and inhibition of parathyroid hormone secretion after administration of WR-2721 (a radioactive and chemoprotective agent). N Engl J Med 309:1137–1147

Gogusey J, Duchambon P, Hory B et al. (1997) Depressed expression of calcium receptor in parathyroid gland tissue of patients with hyperparathyroidism. Kidney Int 51:328–326

Goodmann WG, Veldhuis JD, Belin TR, Herle AJ van, Juppner H, Salusky IB (1998) Calcium-sensing by parathyroid glands in secondary hyperparathyroidism. J Clin Endocrinol Metab 83:2765–2772

Grieco M, Santoro M, Berlingieri MT et al. (1990) PTC is a novel rearranged form of the RET proto-oncogene and is frequently detected in vivo in human thyroid papillary carcinomas. Cell 60:557–563

Guise TA (1997) Parathyroid hormone-related protein and bone metastases. Cancer 80:1572–1580

Guise TA, Yin JJ, Taylor SD et al. (1996) Evidence for a causal role of parathyroid hormone-related protein in the pathogenesis of human breast cancer-mediated osteolysis. J Clin Invest 98:1544–1549

Hakim JP, Levine MA (1994) Absence of p53 point mutations in parathyroid adenoma and carcinoma. J Clin Endocrinol Metab 78:103–106

Hall JG (1997) Genomic imprinting: nature and clinical relevance. Annu Rev Med 48:35–44

Heath H (1989) Familial benign (hypocalciuric) hypercalcemia. A trouble-some mimic of mild primary hyperparathyroidism. Med Clin North Am 18:723–740

Heath DA (1994) Familial hypocalciuric hypercalcemia. In: Bilezikan JP (ed) The parathyroids. Raven Press, New York, pp 699–710

Heath III H, Odelberg S, Jackson CE et al. (1996) Clustered inactivating mutations and benign polymorphisms of the calcium receptor gene in familial benign hypocalciuric hypercalcemia suggest receptor functional domains. J Clin Endocrinol Metab 81:1312-1317

Heppner C, Kester MB, Agarwal SK et al. (1997) Somatic mutation of the MEN 1 gene in parathyroid tumours. Nat Genet 16:375–378

Hosokawa Y, Pollak MR, Brown EM, Arnold A (1995) Mutational analysis of the extracellular $Ca^{2+}$-sensing receptor gene in human parathyroid tumors. J Clin Endocrinol Metab 80:3107–3110

Hsi ED, Zukerberg LR, Yang W-I, Arnold A (1996) Cyclin D1/PRAD1 expression in parathyroid adenomas: an immunohistological study. J Clin Endocrinol Metab 81:1736–1739

Huang SM, Duh QY, Shaver J, Siperstein AE, Kraimps JL, Clark OH (1997) Familial hyperparathyroidism without multiple endocrine neoplasia. World J Surg 21:22–28

Hurwitz S (1996) Homeostatic control of plasma calcium concentration. Crit Rev Biochem Mol Biol 31:41–100

Isotani H, Fukumoto Y, Kawamura H et al. (1996) Hypoparathyroidism and insulin-dependent diabetes mellitus in a patient with Kearns-Sayre syndrome harbouring a mitochondrial DNA deletion. Clin Endocrinol (Oxf) 45:637–641

Jackson CE, Norum RA, Boyd SB et al. (1990) Hereditary hyperparathyroidism and multiple ossifying jaw fibromas: a clinically and genetically distinct syndrome. Surgery 108:1006–1013

Jenkins PJ, Satta MA, Simmgen M et al. (1997) Metastatic parathyroid carcinoma in the MEN 2A syndrome. Clin Endocrinol 47:747–751

Jobert AS, Zhang P, Couvineau A et al. (1998) Absence of functional receptors for parathyroid hormone and parathyroid hormone-related peptide in Blomstrand chondrodysplasia. J Clin Invest 102:34–40

Juppner H, Schipani E, Basteppe M et al. (1998) The gene responsible for pseudohypoparathyroidism type Ib is paternally imprinted and maps in four unrelated kindreds the chromosome 20q13.3. Proc Natl Acad Sci USA 95:11798–11803

Karaplis AC, SKL, Baba H, Arnold A, Kronenberg HM (1995) Inefficient membrane targeting, translocation, and proteolytic processing by signal peptidase of a mutant preproparathyroid hormone protein. J Biol Chem 270:1629–1635

Kassem M, Zhang X, Brask S, Eriksen E, Mosekilde L, Kruse T (1994) Familial isolated hyperparathyroidism. Clin Endocrinol (Oxf) 41:415–420

Khosla S, Ebeling PR, Firek AF, Burritt MM, Kao PC, Heath III H (1993) Calcium infusion suggests a „set-point" abnormality of parathyroid gland function in familial benign hypercalcemia and more complex disturbances in primary hyperparathyroidism. J Clin Endocrinol Metab 76:715–720

Kifor O, Moore FD, Wang P et al. (1996) Reduced immunostaining for the extracellular $Ca^{2+}$-sensing receptor in primary and uremic secondary hyperparathyroidism. J Clin Endocrinol Metab 81:1598–1606

Kimura T, Yoshimoto K, Tanaka C et al. (1996) Obvious mRNA and protein expression but absence of mutations of the RET proto-oncogene in parathyroid tumors. Eur J Endocrinol 134:314–319

Kobayashi M, Tanaka H, Tsuzuki K et al. (1997) Two novel missense mutations in calcium-sensing receptor gene associated with neonatal severe hyperparathyroidism. J Clin Endocrinol Metab 82:2716–2719

Kraimps J-L, Denizot A, Carnaille B et al. (1996) Primary hyperparathyroidism in multiple endocrine neoplasia type IIa: retrospective French multicentric study. World J Surg 20:808–813

Laitinen K, Lamberg AC, Tunninen R, Karonen SL, Tahtela R, Ylikahri R, Valimaki M (1991) Transient hypoparathyroidism during acute alcohol intoxication. N Engl J Med 324:721–727

Larsson C, Skogseid B, Öberg K, Nakamura Y, Nordenskjöld M (1988) Multiple endocrine neoplasia type 1 gene maps to chromosome II and is lost in insuloma. Nature 332:85–87

Law WM, Hodgson SF, Heath H (1983) Autosomal recessive inheritance of familial hyperparathyroidism. N Engl J Med 306:650–653

Levine MA, Spiegel AM (1995) Pseudohypoparathyroidism. In: DeGroot LJ, Besser M, Burger HG (eds) Endocrinology. Saunders, Philadelphia, pp 1136–1150

Levine MA, Downs RW, Moses AM et al. (1983) Resistance to multiple hormones in patients with pseudohypoparathyroidism. Associated with deficient activity of guanine nucleotide regulatory protein. Am J Med 74:545–556

Levine MA, Ahn TG, Klupt SF et al. (1988) Genetic deficiency of the alpha subunit of the guanine nucleotide-binding Gs as the molecular basis for Albright hereditary osteodystrophy. Proc Natl Acad Sci USA 85:617–621

Lippuner K, Zehnder H-J, Casez J-P, Takkinen R, Jaeger P (1996) PTH-related protein is released into the mother's bloodstream during lactation: evidence for beneficial effects on maternal calcium-phosphate metabolism. J Bone Miner Res 11:1394–1399

LiVolsi VA (1994) Embryology, anatomy, and pathology of the parathyroids. In: Bilezikian JP (ed) The parathyroids, basic and clinical concepts. Raven Press, New York, pp 1–14

Lubensky IA, Debelenko LV, Zhuang Z et al. (1996) Allelic deletions on chromosome 11q13 in multiple tumors from individual MEN 1 patients. Cancer Res 56:5272–5278

Moraes CT, DiMauro S, Zeviani M et al. (1989) Mitochondrial DNA deletions in progressive external ophthalmoplegia and Kearns-Sayre syndrome (see comments). N Engl J Med 320:1293–1299

Morten KJ, Cooper JM, Brown GK, Lake BD, Pike D, Poulton J (1993) A new point mutation associated with mitochondrial encephalomyopathy. Hum Mol Genet 2:2081–2087

Motokura T, Arnold A (1993) PRADI/cyclin D I proto-oncogene: genomic organization, 5′ DNA sequence of a tumor-specific rearrangement breakpoint. Genes Chromosomes Cancer 7:89–95

Muller W, Peter HH, Wilken M et al. (1988) The DiGeorge syndrome. I. Clinical evaluation and course of partial and complete forms of the syndrome. Eur J Pediatr 147:496–502

Mumm S, Whyte MP, Thakker RV, Buetow KH, Schlessinger D (1997) mtDNA analysis shows common ancestry in two kindreds with X-linked recessive hypoparathyroidism and reveals a heteroplasmic silent mutation. Am J Hum Genet 60:153–159

Nagant de Deuxchaisnes C, Krane SM (1978) Hypoparathyroidism. In: Avioli CV, Krane SM (eds) Metabolic bone disease. Academic Press, New York, pp 218–245

Padberg B-C, Schröder S, Jochum W et al. (1995) Absence of RET proto-oncogene point mutations in sporadic hyperplastic and neoplastic lesions of the parathyroid gland. Am J Pathol 147:1600–1607

Palanisamy N, Imanishi Y, Rao PH, Tahara H, Chaganti RSK, Arnold A (1998) Novel chromosomal abnormalities identified by comparative genomic hybridization in parathyroid adenoma. J Clin Endocrinol Metab 83:1766–1770

Parfitt AM (1994) Parathyroid growth, normal and abnormal. In: Bilezikian JP (ed) The parathyroids. Raven Press, New York, pp 373–405

Parkinson DB, Thakker RV (1992) A donor splice site mutation in the parathyroid hormone gene is associated with autosomal recessive hypoparathyroidism. Nat Genet 1:149–152

Pearce SHS, Brown EM (1996) The genetic basis of endocrine disease. Disorders of calcium ion sensing. J Clin Endocrinol Metab 81:2030–2035

Pearce SH, Williamson C, Kifor O et al. (1996) A familial syndrome of hypocalcemia with hypercalciuria due to mutations in the calcium-sensing receptor (see comments). N Engl J Med 335:1115–1122

Pellock JM, Behrens M, Lewis L, Holub D, Carter S, Rowland LP (1978) Kearns-Sayre syndrome and hypoparathyroidism. Ann Neurol 3:455–458

Pollack MR, Brown EM, Chou Y-HW et al. (1993) Mutations in the human $Ca^{2+}$-sensing receptor gene cause familial hypocalciuric hypercalcemia and neonatal severe hyperparathyroidism. Cell 75:1297–1303

Pollak MR, Brown EM, Estepp HL et al. (1994) Autosomal-dominant hypocalcemia caused by a Ca(2+)-sensing receptor gene mutation. Nat Genet 8:303–307

Pott JT (1996) Hyperparathyroidism and other hypercalcemic disorders. Adv Intern Med 41:165–212

Raue F, Frank-Raue K, Grauer A (1994) Multiple endocrine neoplasia type 2, clinical features and screening. Endocrinol Metab Clin North Am 23:137–156

Raue F, Kraimps JL, Dralle H et al. (1995) Primary hyperparathyroidism in multiple endocrine neoplasia type 2A. J Intern Med 238:369–373

Rizzoli R, Pache J-C, Didierjean L, Bürger A, Bonjour J-P (1994) A thymoma as a cause of true ectopic hyperparathyroidism. J Clin Endocrinol Metab 79:912–915

Roskams T, Desmet V (1997) Parathyroid hormone-related peptides. A new class of multifunctional proteins. Am J Pathol 150:779–785

Sabry MA, Zaki M, Abul HS et al. (1998) Kenny-Caffey syndrome is part of the CATCH 22 haploinsufficiency cluster. J Med Genet 35:31–36

Santoro M, Carlomagno F, Romano A et al. (1995) Activation of RET as a dominant transforming gene by germline mutations of MEN 2A and MEN 2B. Science 267:381–383

Sarkar G, Sommer SS (1989) Access to a messenger RNA sequence or its protein products is not limited by tissue or species specificity (see comments). Science 244:331–334

Scambler PJ, Carey AH, Wyse RK et al. (1991) Microdeletion within 22q11 associated with sporadic anf familial DiGeorge syndrome. Genomics 10:201–206

Schilling T, Ziegler R (1996) The diagnosis and therapy of hypoparathyroidism. Dtsch Med Wochenschr 121:841–844

Schilling T, Ziegler R (1997) Current therapy of hypoparathyroidism – a survey of German endocrinology centers. Exp Clin Endocrinol Diabetes 105:237–241

Schipani E, Weinstein LS, Bergwitz C et al. (1995) Pseudohypoparathyroidism type Ib ist not caused by mutations in the coding exons of the human parathyroid hormone (PTH)/PTH-related peptide receptor gene. J Clin Endocrinol Metab 80:1611–1621

Schipani E, Langman CB, Parfitt AM et al. (1996) Constitutively activated receptors for parathyroid hormone and parathyroid hormone-related peptide in Jansen's metaphyseal condrodysplasia. N Engl J Med 335:708–714

Schmitt CP, Schaefer F, Bruch A et al. (1996) Control of pulsatile and tonic parathyroid hormone secretion by ionized calcium. J Clin Endocrinol Metab 81:4236–4243

Schuffenecker I, Virally-Monod M, Brohet R et al. (1998) Risk and penetrance of primary hyperparathyroidism in multiple endocrine neoplasia type 2 A families with mutations at codon 634 of the RET proto-oncogene. Groupe d'etude des tumeurs a calcitonine. J Clin Endocrinol Metab 83:487–491

Sherr CJ (1996) Cancer cell cycles. Science 274:1672–1677

Szabo J, Heath B, Hill VM et al. (1995) Hereditary hyperparathyroidism-jaw tumor syndrome: the endocrine tumor gene HRPT2 maps to chromosome 1q21–q31. Am J Hum Genet 56:944–950

Tahara H, Smith AP, Gaz RD, Arnold A (1996) Loss of chromosome arm 9p DNA and analysis of the p16 and p15 cyclin-dependent kinase inhibitor genes in human parathyroid adenomas. J Clin Endocrinol Metab 81:3663–3667

Tahseen K, Khan S, Uma R et al. (1997) Kenny-Caffey syndrome in sex Bedouin sibships: autosomal recessive inheritance is confirmed. Am J Med Genet 69:126–132

Teh B, Farnebo F, Kristoffersson U et al. (1996) Autosomal-dominant primary hyperparathyroidism and jaw tumour syndrome associated with renal hamartomas and cystic kidney disease: linkage to 1q21–q32 and loss of heterozygosity of the wold type allele in renal hamartomas. J Clin Endocrinol Metab 81:4204–4211

Thakker RV, Davies KE, Whyte MP, Wooding G, O'Riordan JL (1990) Mapping the gene causing X-linked recessive idiopathic hypoparathyroidism to Xq26–Xq27 by linkage studies. J Clin Invest 86:40–45

Thompson DB, Samowitz WS, Odelberg S, Davis RK, Szabo J, Heath III H (1995) Genetic abnormalities in sporadic parathyroid adenomas: loss of heterozygosity for chromosome 3q markers flanking the calcium receptor locus. J Clin Endocrinol Metab 80:3377–3380

Trump D, Farren B, Wooding C et al. (1996) Clinical study of multiple endocrine neoplasia type 1 (MEN 1). Q J Med 89:653–669

Wilichowski E, Gruters A, Kruse K et al. (1997) Hypoparathyroidism and deafness associated with pleioplasmic large scale rearrangements of the mitochondrial DNA: a clinical and molecular genetic study of four children with Kearns-Sayre syndrome. Pediatr Res 41:193–200

Williamson C, Cavaco BM, Jausch A et al. (1999) Mapping the gene causing hereditary primary hyperparathyroidism in a Portuguese kindred to chromosome 1q22–q31. J Bone Miner Res 14:230–239

Wortsman J, Kumar V (1994) Case report: idiopathic hypoparathyroidism co-existing with celiac disease: immunologic studies. Am J Med Sci 307:420–427

Wynne AG, Heerden J van, Carney JA, Fitzpatrick LA (1992) Parathyroid carcinoma: clinical and pathological features in 43 patients. Medicine (Baltimore) 71:197–205

Yu S, Yu D, Hainline BE et al. (1995) A deletion hot-spot in exon 7 of the Gs alpha gene (GNAS1) in patients with Albright hereditary osteodystrophy. Hum Mol Genet 4:2001–2002

Zahrani AA, Levine MA (1996) Primary hyperparathyroidism. Lancet 349:1233–1266

Zlotogora J, Shapiro MS (1992) Polyglandular autoimmune syndrome type I among Iranian Jews. J Med Genet 29:824–826

Zucchi I, Mumm S, Pila G et al. (1996) YAC/STS map across 12 Mb of Xq27 at 25-kb resolution, merging Xq26–qter. Genomics 34:42–54

Zupanc ML, Moraes CT, Shanske S, Langman CB, Ciafaloni E, DiMauro S (1991) Deletion of mitochondrial DNA in patients with combined features of Kearns-Sayre and MELAS syndromes. Ann Neurol 29:680–683

# 5 Osteoporose

NORBERT SCHÜTZE und FRANZ JAKOB

**Inhaltsverzeichnis**



Endokrinopathien
D. Ganten / K. Ruckpaul (Hrsg.)

## 5.1 Einleitung

Das Skelettsystem ist der Stabilisator des Organismus und gleichzeitig ein großes Reservoir für die Aufrechterhaltung der Kalziumhomöostase und des Serumkalziumspiegels. Das „Material Knochen“ setzt sich aus anorganischen und organischen Bestandteilen zusammen, sein Aufbau, seine Erhaltung und seine Anpassung an veränderte Belastung werden durch Zellen aus 2 verschiedenen Geweben gewährleistet. Mesenchymale und myeloische Zellen regulieren den Knochen in einem komplizierten Zusammenspiel. Es resultiert ein Gewebe, das dem Leben unter dem Einfluss der Schwerkraft auf der Erde in allen Alltagssituationen gerecht wird. Mit dem Alter tritt bei allen Menschen ein als normal akzeptierter Verlust an Knochenmasse ein. Individuelle Disposition zu frühzeitigem Verlust an Knochenmasse bedingt einen frühzeitigen Funktionsverlust des Knochens und führt zur Brüchigkeit des Knochens auch unter Alltagsbedingungen. Dieses Krankheitsbild wird als Osteoporose bezeichnet. Osteoporose ist eine Volkskrankheit, die in westlichen Ländern etwa 25% der weiblichen und 5–10% der männlichen Bevölkerung betrifft. Werden diese Zahlen auf die Bevölkerungsentwicklung extrapoliert, wird die Zahl der Betroffenen aufgrund der gestiegenen Lebenserwartung in den nächsten 50 Jahren erheblich zunehmen und die bereits jetzt große sozioökonomische Bedeutung bekommt ein noch größeres Gewicht. Die molekularen Mechanismen des Knochenstoffwechsels werden intensiv erforscht. Insbesondere wird nach Genen gesucht, die für den Aufbau der Spitzenknochenmasse (peak bone mass) und für deren frühzeitigen Abbau verantwortlich sind. Die Entstehung der Osteoporose ist ein multifaktorielles Geschehen, das durch polygenetische Einflüsse einerseits und durch Einflüsse von Umwelt und Lebensweise andererseits determiniert wird. Die Kenntnis molekularer Mechanismen ist Voraussetzung für die Etablierung wirksamer Strategien der Prävention und Therapie.

Im Folgenden soll der gegenwärtige Stand des Wissens über die Osteoporose dargestellt werden, dem Anliegen der vorliegenden Reihe entsprechend steht dabei die Beschreibung des Wissens über krankheitsrelevante Gene im Vordergrund. Der Stand des Wissens über die Klinik und Therapie wird kurz unter dem Eindruck des molekularen Hintergrunds abgehandelt. Für das weiterführende Literaturstudium werden relevante Übersichtsarbeiten als Quelle des bereits gefestigten Wissens angegeben, während für die neuesten Erkenntnisse der molekularen Pathogenese und des genetischen Hintergrunds entsprechende Originalarbeiten zitiert werden.

## 5.2 Definition der Osteoporose

„Osteoporose ist eine systemische Knochenerkrankung, die charakterisiert ist durch niedrige Knochenmasse und Störungen der Mikroarchitektur des Knochengewebes, was eine Zunahme der Knochenbrüchigkeit und eine Suszeptibilität für Frakturen zur Folge hat.“

Dies ist die Definition einer Internationalen Konsensuskonferenz aus dem Jahr 1993. Sie umschreibt sowohl eine *Risikokonstellation* als auch ein klinisches manifestes *Krankheitsbild.* Die manifeste Erkrankung führt dazu, dass der Knochen Alltagsbelastungen oder leichten Traumen nicht standhält und sich verformt oder bricht. Die hieraus entstehenden Frakturen unterscheiden sich somit von den Frakturen in der Traumatologie grundsätzlich dadurch, dass die Krafteinwirkung, die eine Fraktur bewirkt, eigentlich durch die Festigkeit und die Elastizität eines gesunden Knochens neutralisiert werden sollte. Bei vielen osteoporotischen Veränderungen der Mikroarchitektur und osteoporotischen Frakturen, besonders Sinterfrakturen der Wirbelkörper, ist eine Restitutio ad integrum nicht mehr möglich.

Ziel einer lebensberatenden oder therapeutischen Intervention muss es sein, irreversible Ereignisse zu verhindern oder hinauszuzögern. Die Definition eines individuellen Risikoprofils für die Entwicklung einer Osteoporose ist jedoch derzeit nur eingeschränkt möglich. In der folgenden Übersicht wird dargestellt, dass aus der Kenntnis der molekularen Mechanismen der Regulation des Knochenstoffwechsels heraus die Definition eines Risikoprofils entwickelt werden kann. Aus solchen persönlichen Daten des genetischen Hintergrunds und der individuellen Lebensweise können – möglicherweise in naher Zukunft – die Definition eines Risikoprofils erstellt und eine individuelle Prävention und Therapie abgeleitet werden.

## 5.3 Molekularbiologische Grundlagen

Knochen ist ein vielfach hormonsensitives Gewebe. Um die Darstellung der Physiologie und Pathophysiologie des Knochens zu vereinfachen, sollen die Mechanismen hormoneller Signaltransduktion mit spezieller Ausrichtung auf die im Knochen relevanten Phänomene kurz umrissen werden, eine ausführliche Darstellung der Mechanismen der Signaltransduktion ist bereits in früheren Bänden dieser Reihe erfolgt. Gleichzeitig wird eine erste Einführung in die systemische Regulation des Kalzium- und Vitamin-D-Stoffwechsels gegeben, während die Beschreibung der zellulären Regulation im Rahmen von Abschn. 5.4 erfolgt.

### 5.3.1 Hormonelle Signaltransduktion

Hormonelle Signaltransduktion erfolgt in der Regel über spezifische Rezeptorproteine, an die ein Hormon bindet und damit ein intrazelluläres Signal auslöst.

*Hormone* können sowohl Peptid- als auch Steroidstruktur aufweisen, oder von Aminosäuren abgeleitet sein. Die Ausschüttung von Hormonen folgt endokrinen, parakrinen oder autokrinen Prinzipien.

- Endokrine Sekretion bedeutet, dass ein Hormon an die Zirkulation abgegeben wird und auf diesem Weg seine Zielzelle erreicht.
- Parakrine Sekretion bedeutet, dass eine benachbarte Zelle direkt mit dem Hormon versorgt wird.
- Autokrine Sekretion meint, dass die sezernierende Zelle selbst das Hormon nach der Sekretion wieder verwertet.

Die Termini juxtakrin und intrakrin beschreiben Sondersituationen, in denen ein Hormon unter Vermeidung des Blutwegs an eine nahe gelegene Zelle ausgeliefert wird oder bereits innerhalb der produzierenden Zelle unmittelbar nach der Aktivierung Signale auslöst. Das Hormon selbst wird entweder in spezialisierten Drüsen gebildet und auf dem Blutweg an das Zielgewebe ausgeliefert oder es werden Hormonvorläufer sezerniert, die von der Zielzelle selbst oder benachbarten Zellen aktiviert werden (extraglanduläre Hormonsynthese oder -modifikation).

Die Produktion und Aktivierung von Peptidhormonen erfolgt häufig nach Sekretion eines längeren Peptids durch limitierte Proteolyse, wobei weitergehende Proteolyse den Hormonabbau einleitet. Steroidhormone werden kaskadenartig aus Cholesterol unter dem Einfluss von Enzymen der großen P450-Familie und von Dehydrogenasen modifiziert. Enzyme aus diesen Familien bewirken auch den Abbau der Steroide. Sowohl bei der Peptidhormonproduktion als auch bei der Steroidhormonproduktion erlangen dabei bestimmte Schlüsselenzyme eine große Bedeutung, die den letzten Schritt zur Hormonaktivierung oder den ersten Schritt zur Inaktivierung katalysieren.

*Rezeptorproteine* sind entweder in der Zellmembran verankert oder intrazellulär lokalisiert. Membranständige Rezeptoren besitzen eine extrazelluläre Bindungsstelle für das Hormon. Durch die Hormonbindung wird eine Konformationsänderung ausgelöst, die innerhalb der Zelle zur Interaktion mit anderen Proteinen führt und über so genannte second messenger die Weiterleitung eines Signals bewirkt. Meist werden nachgeschaltet Transkriptionsfaktoren aktiviert, die dann im Zellkern die Transkription von Zielgenen modulieren. Intrazelluläre Rezeptoren (alle Mitglieder der Steroidhormonrezeptorfamilie) binden im Zytosol der Zielzelle oder sogar im Zellkern das Hormon und fungieren dann selbst als Transkriptionsfaktoren, die an die DNA binden und im Verein mit Koaktivatoren, Korepressoren und den basalen Transkriptionsfaktoren die Transkription von Zielgenen regulieren.

#### 5.3.1.1 Parathormon und Parathormon-related-Peptide

Parathormon (PTH) wird in den Nebenschilddrüsen gebildet. Es handelt sich um ein Polypeptid, das an den membranständigen gemeinsamen Rezeptor für PTH/Parathormon-related-Peptid (PTHrP) bindet. Die intrazytoplasmatische Domäne des Rezeptors interagiert mit der Adenylatzyklase und bewirkt die Produktion von zyklischem AMP. Die nachgeschaltete Kaskade der Phosphorylierung von Transkriptionsfaktoren beeinflusst in Zielzellen die Transkription PTH-responsiver Gene. PTH-Rezeptoren sind auf Osteoblasten exprimiert, und reife Osteoklasten werden über die Stimulation von Osteoblasten via PTH reguliert. Möglicherweise existieren auch direkte PTH-Effekte am Osteoklasten. An der Niere bewirkt PTH die Expression der 1$\alpha$-Hydroxylase in den proximalen Tubuli und somit die vermehrte Produktion von 1,25$(OH)_2$-Vitamin $D_3$. Des Weiteren stimuliert es die Ausscheidung von Phosphat. Die Produktion von PTH selbst wird über den Kalziumsensor der Nebenschilddrüsen reguliert. Er-

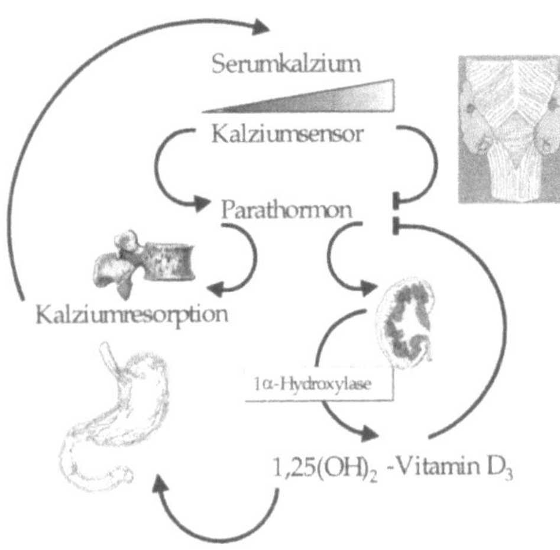


**Abb. 5.1.** Schematische Darstellung wichtiger Prinzipien der Regulation des Kalzium- und Vitamin-D-Stoffwechsels. Die dargestellten systemischen Regulationsmechanismen nehmen Einfluss auf den zellulären Knochenstoffwechsel und vice versa

niedrigtes Serumkalzium stimuliert die Sekretion von PTH und umgekehrt. 1,25$(OH)_2$-Vitamin $D_3$ hemmt die Produktion von PTH im Sinn einer negativen Rückkopplung (Abb. 5.1) (Ledger et al. 1995, Lanske et al. 1996).

### 5.3.1.2 Kalzitonin

Kalzitonin ist ein Peptidhormon, das in den C-Zellen der Schilddrüse gebildet wird. Es wird ebenfalls über die Kalziumkonzentration im Serum reguliert und wirkt hypokalzämisch. Die wichtigste Zielzelle ist der Osteoklast, der auf Kalzitoningabe mit einer sehr schnellen morphologischen Veränderung antwortet. Der Resorptionssaum wird eingezogen, und der Osteoklast stellt seine Tätigkeit ein. Kalzitoninrezeptoren werden somit von Osteoklasten exprimiert, weitere Zielzellen für Kalzitonin sind die Nierentubuluszellen, die Hypophyse und die Leydig-Zellen. Kalzitonin hat auch eine antinozizeptive und damit eine schmerzhemmende Wirkung, die bei der Osteoporosetherapie genutzt wird. Es wirkt darüber hinaus als Neurotransmitter. Der Kalzitoninrezeptor gehört zu den G-Protein-gekoppelten Rezeptoren.

### 5.3.1.3 Vitamin $D_3$

Vitamin $D_3$ ist ein Secosteroid, das entweder photochemisch in der Haut aus 7-Dehydrocholesterol umgesetzt oder mit der Nahrung aufgenommen wird. Es wird in Position 25 in der Leber hydroxyliert und erst in der Niere durch die 1$\alpha$-Hydroxylase zum Vitamin-D-Hormon aktiviert, dem 1,25-Dihydroxycholecalciferol [1,25$(OH)_2$-Vitamin $D_3$]. Die Vorläufer dieses Hormons sind weitgehend inert. Der Abbau des Hormons wird durch die Hydroxylierung an Position 24 eingeleitet, das entsprechende Enzym, die 24-Hydroxylase, wird in fast allen Vitamin-D-responsiven Geweben durch 1,25$(OH)_2$-Vitamin $D_3$ induziert (Abb. 5.2).

Heute sind 3 spezifische Bindungsproteine für Vitamin D und seine Abkömmlinge bekannt.

1. Das Vitamin-D-bindende Protein im Serum ist ein spezifisches Transportprotein.
2. Es wurde ein membranständiger Rezeptor beschrieben, der die schnellen Vitamin-D-Effekte bewirkt, wie z.B. die Transkaltachie, die schnelle Aufnahme von Kalzium im Dünndarm. Die Effekte des membranständigen Rezeptors werden über schnelle Kinasesysteme vermittelt, wahrscheinlich hauptsächlich über Proteinkinase C (Schütze u. Jakob 1999).
3. Der „klassische" Rezeptor für 1,25$(OH)_2$-Vitamin $D_3$ ist ein Mitglied der Steroidhormon-

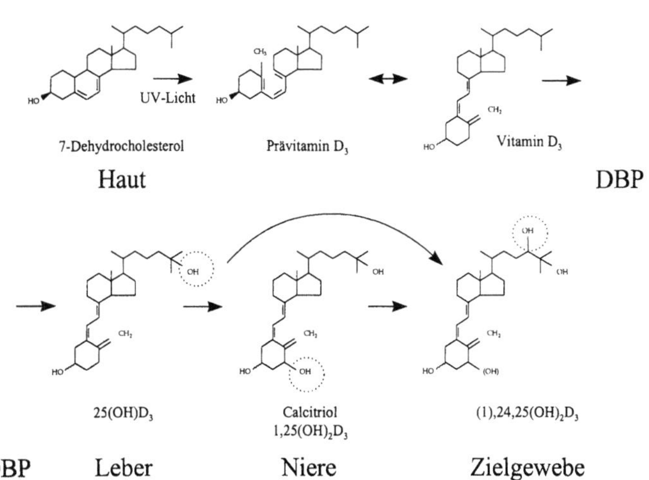


**Abb. 5.2.** Schematische Darstellung des Vitamin-D-Stoffwechsels. Enzyme, die einzelne Schritte katalysieren, sind Cytochrom-p450-Enzyme, 25-Hydroxylase, 1$\alpha$-Hydroxylase und 24-Hydroxylase, *DBP* Vitamin-D-bindendes Protein

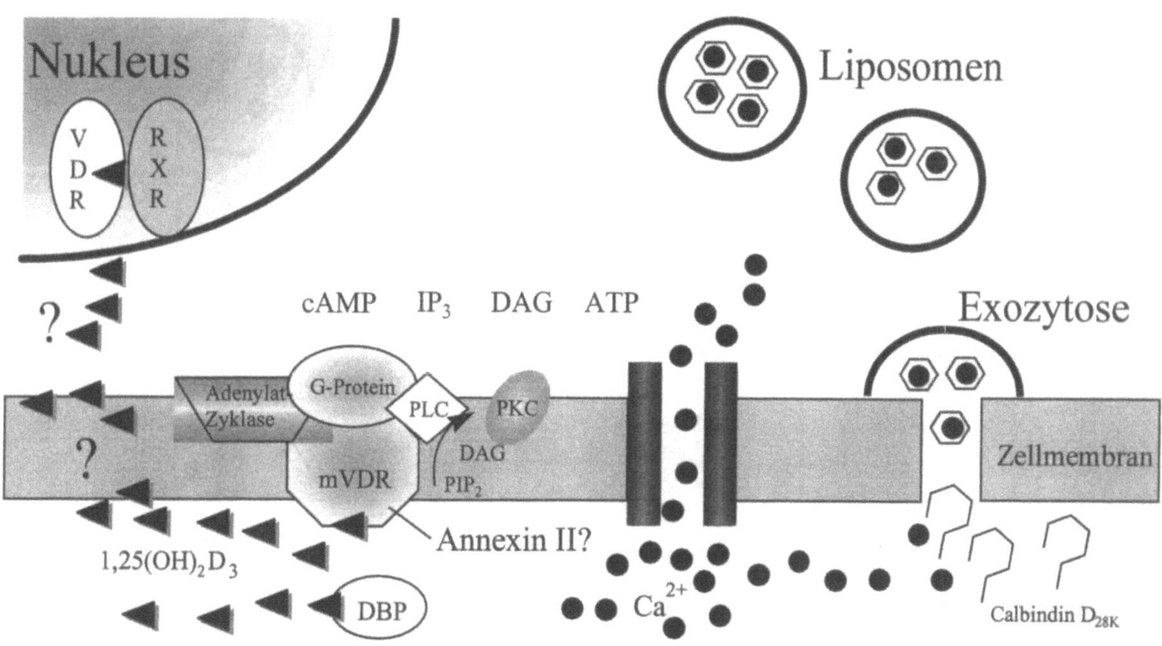


**Abb. 5.3.** Schematische Darstellung der $1{,}25(OH)_2$-Vitamin-$D_3$-vermittelten Signaltransduktion über den membranständigen und den intrazellulären Rezeptor

rezeptorfamilie und somit ein intrazellulärer Rezeptor. Er fungiert selbst als Transkriptionsfaktor, indem er als Heterodimer mit dem Retinsäurerezeptor RXR an responsive Elemente der DNA bindet und so die Transkription reguliert (Abb. 5.3) (Haussler 1998).

Zielgewebe für $1{,}25(OH)_2$-Vitamin $D_3$ sind vorwiegend der Dünndarm, die Knochenzellen, die Niere und die Nebenschilddrüsen. Prinzipiell sind jedoch Vitamin-D-Rezeptoren in einer Vielzahl von Körpergeweben exprimiert wie z. B. Haut und auch Pankreas (Hollick 1999). Es soll hier und im Weiteren hauptsächlich auf die knochenrelevanten Wirkungen eingegangen werden.

#### 5.3.1.4 Sexualsteroide

Die aktiven Sexualhormone Östradiol und Dihydrotestosteron sind für das Wachstum und die Erhaltung des Knochens wichtig, besonders Östradiol erscheint für Frauen und Männer unabdingbar. Beide wirken über intrazelluläre Rezeptoren, die der Familie der Steroidhormonrezeptoren angehören. Für Östradiol sind 2 Isoformen von Rezeptoren beschrieben, die Östradiolrezeptoren (ER) $\alpha$ und $\beta$. Beide sind in Knochenzellen exprimiert, ihr jeweils spezifisches Muster der Genaktivierung in Knochenzellen wird derzeit erforscht. Zielzellen sind sowohl Osteoblasten als auch Osteoklasten, in welchen sie eine Reihe von Genen modulieren (s. Abschn. 5.4).

**Steroidbiosynthese.** Sexualsteroide werden aus Cholesterol in einer Kaskade enzymkatalysierter Vorgänge synthetisiert. Schlüsselenzyme für die Aktivierung der Hormone Östradiol und Dihydrotestosteron sind die Aromatase und die $5\alpha$-Reduktase (Abb. 5.4). Die Kaskaden der Steroidhormonbiosynthese werden in den Nebennieren und Gonaden durch adrenokortikotrope (adrenokortikotropes Hormon, ACTH) und gonadotrope Hormone (luteinisierendes Hormon, LH, und follikelstimulierendes Hormon, FSH) reguliert, deren detaillierte Darstellung hier nicht erfolgen kann. Die Aktivierung der Vorläufersteroide erfolgt in den steroidproduzierenden Geweben. Die Vorläufer können aber auch extraglandulär aktiviert und inaktiviert werden und dann parakrine oder autokrine Wirkung zeigen. Die Expression solcher Enzyme wurde auch im Knochen gezeigt (Übersicht in Jakob et al. 1999).

**Steroidhormonrezeptoren.** Steroidhormonrezeptoren sind kassettenartig aufgebaute Proteine. Sie besitzen eine DNA-bindende und eine hormonbindende Domäne sowie verschiedene Domänen für die Dimerisierung, die nukleäre Lokalisation und die Transaktivierung. Dieser prinzipielle Aufbau ist allen Mitgliedern der Familie gemeinsam. Rezep-

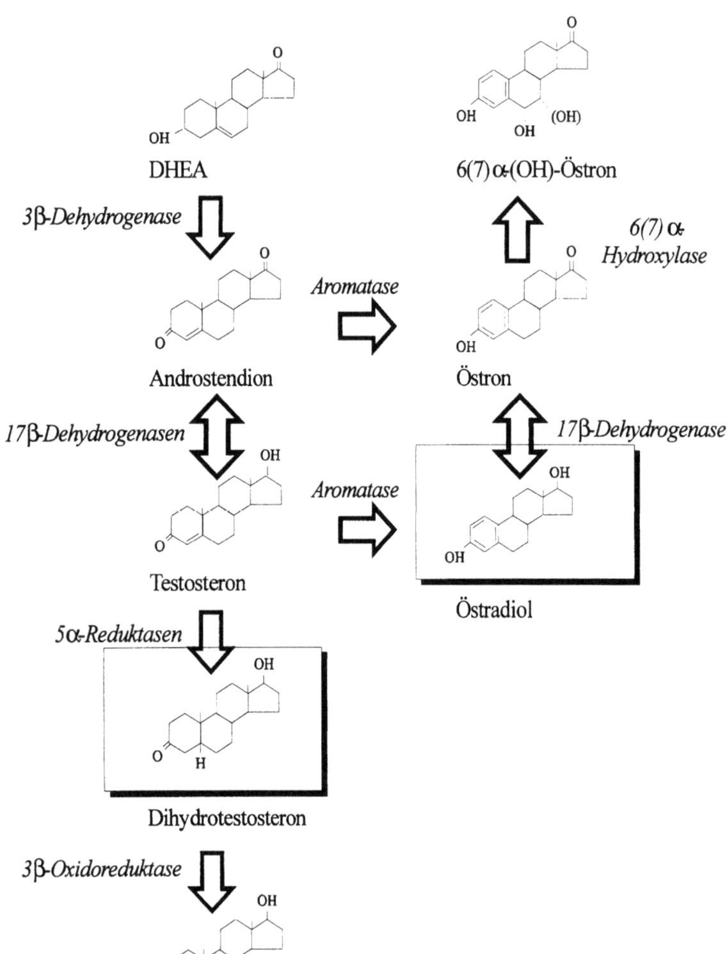


**Abb. 5.4.** Metabolismus der Sexualsteroide. Viele Enzyme, die zur Aktivierung oder Inaktivierung der hormonell aktiven Substanzen benötigt werden (z.B. Aromatase und 17$\beta$-Dehydrogenasen), sind in Zellen des Knochenmikroenvironment exprimiert

toren ohne Liganden können zytosolisch oder nukleär lokalisiert sein. Ohne das zugehörige Hormon wirken manche Rezeptoren als Repressoren der Transkription. Nach Hormonbindung dimerisieren sie entweder mit einem gleichen Partner oder mit einem anderen Mitglied der Familie. Sie binden als Dimere an so genannte hormonresponsive Elemente der DNA. Die responsiven Elemente sind charakteristisch aufgebaut. Sie liegen in den 5′-regulatorischen Sequenzen von Genen, den Promotoren. Häufig handelt es sich um kurze Wiederholungssequenzen, die in einem spezifischen Abstand voneinander angeordnet sind. Die Sequenzen selbst sind entweder als direkte Wiederholungssequenzen oder als spiegelverkehrte Wiederholungssequenzen angeordnet (Palindrome). Die Spezifität der Elemente wird durch die Sequenz, die Anordnung als Palindrom oder direkte Wiederholung, den Abstand zwischen 2 Wiederholungssequenzen und das Zusammenspiel mit Koaktivatoren und Korepressoren determiniert. Die komplizierten Vorgänge mittels derer eine bestimmte DNA-Region überhaupt den DNA-bindenden Proteinen zugänglich gemacht wird, sind Gegenstand intensiver Forschung.

**„Nichtgenomische" schnelle Effekte von Steroiden.** Steroide haben – meist in höherer Konzentration – auch Effekte, die nicht über den oben beschriebenen klassischen Weg der Signaltransduktion von Steroidhormonen vermittelt werden. Möglicherweise existieren auch für andere Steroidhormone membranständige Rezeptoren, die verschiedene Kinasewege zu aktivieren in der Lage sind, wie dies für den Vitamin-D-Rezeptor der Fall ist. Als weitere Möglichkeit, steroidspezifische schnelle Hormoneffekte auszulösen, wurde kürzlich beschrieben, dass Östrogenrezeptoren membranassoziiert im Zytosol lokalisiert sein können und dort Bestandteil einer Signaltransduktionskaskade sind, die über schnelle Membranvorgänge angestoßen wird und für das Steroid spezifisch sind, da sie mit spezifischen Antagonisten gehemmt werden können. Vergleichbare Wirkungen zeigen auch Steroide, die sonst als Vorläufer oder Abbauprodukte gelten. Mechanismen der Signaltransduktion sind in diesem Zusammenhang sowohl Phosphorylierungsvorgänge als auch die Bildung energiereicher Phosphate, der Einstrom von Kalzium und möglicherweise auch die Regulation anderer Ionenkanäle. Da die genannten Vorgänge oft ebenfalls zu einer schnellen Genregulation führen, ist der Terminus „nichtgenomische" Effekte nicht sauber zutreffend. Es sollte besser von schnellen membranvermittelten oder membranassoziierten Effekten gesprochen werden (Schütze u. Jakob 1999).

#### 5.3.1.5 Wachstumsfaktoren und Zytokine

Wachstumsfaktoren haben - wie in anderen Geweben - wichtige Auswirkungen auf das Knochenwachstum und die Mineralisierung. Hauptfaktor für das Wachstum ist das somatotrope Hormon oder Wachstumshormon. Diesem Hormon nachgeschaltet wirkt eine Reihe von insulinähnlichen Wachstumsfaktoren, die in ihrer Komplexität noch nicht vollständig verstanden werden, insbesondere da sie durch eine Serie von Bindungsproteinen entweder an den Ort des Geschehens geliefert oder aber durch diese unwirksam gemacht werden können. Im Folgenden sollen einige Mechanismen der Signaltransduktion beschrieben werden, derer sich auch Wachstumsfaktoren und Zytokine bedienen.

**Signaltransduktion über den JAK-STAT-Mechanismus.** Wachstumsfaktoren und Zytokine wirken über membranständige Rezeptoren. Diese tragen an ihrer Membraninnenseite eine Kinasefunktion, werden durch die Hormonbindung aktiviert und setzen dann eine Reihe von kaskadenartig ablaufenden Reaktionen in Gang, an deren Ende letztlich die Aktivierung eines DNA-bindenden Transkriptionsfaktors steht, der seinerseits Transkription moduliert. Die Kinasefunktion ist im Fall der Wachstumsfaktoren und Zytokine eine Phosphorylase, die dann weitere assoziierte Proteine phosphoryliert. Wachstumshormon und Zytokine vermitteln ihre Effekte über eine Assoziation ihrer Rezeptorkinase mit den Januskinasen (JAK), die ihrerseits STAT-Proteine phosphorylieren. STAT-Proteine (signal-transducers and activators of transcription) sind nach ihrer Phosphorylierung nukleotrop und bilden Homo- oder Heterodimere. Sie binden an spezifische Elemente der DNA und modulieren die Transkription bestimmter Zielgene. Ihre Wirkungsweise ist derjenigen der Steroidhormonrezeptoren insofern sehr ähnlich. Die responsiven Elemente der STAT-Proteine sind anders konstruiert als die der Steroidhormonrezeptoren. Es handelt sich hier um relativ flexible und in ihrem Bindungsverhalten oft redundante Elemente, in denen einige Rahmenoligonukleotide eine variable Spacer-Region einschließen. Viele dieser Elemente sind bi- oder multifunktionell und können durch unterschiedliche STAT-Paare bedient werden.

**Signaltransduktion über Tyrosinkinasen.** Die membranständigen Rezeptoren für Insulin und verwandte Wachstumsfaktoren tragen an der zytosolischen Seite der Zellmembran eine Tyrosinkinasefunktion und setzen so eine Kaskade von Phophorylierungsereignissen in Gang. Am Beispiel des Insulinrezeptors soll der Mechanismus der Signaltransduktion kurz beschrieben werden. Der Insulinrezeptor besteht aus 4 Subdomänen (Heterotetramer), je 2 extrazellulären so genannten $\alpha$-Untereinheiten, welche Insulin binden, und 2 $\beta$-Untereinheiten in der Zellmembran mit Tyrosinkinasefunktion. Nach Hormonbindung an den Rezeptor erfolgt eine Tyrosinautophosphorylierung des Rezeptors, welche eine intrazelluläre Kaskade von Proteinphosphorylierung [z.B. Insulinrezeptorsubstrat (IRS)] aktiviert. Mehrere Signalwege konvergieren auf verschiedenen Ebenen und vermitteln schließlich die Insulinwirkungen auf Ebene der Genregulation. Auch hier gibt es schnelle Effekte wie die Phosphorylierung der Proteinkinasen, die den Glukosestoffwechsel steuern, und solche Effekte, bei denen am Ende der Phosphorylierungskaskade die Modulation von Transkription steht, sodass ein insulinspezifisches Muster der Genexpression entsteht.

## 5.4 Physiologie und Pathophysiologie

Der Knochen ist ein spezialisiertes Gewebe, welches zusammen mit dem Bindegewebe das Skelettsystem bildet. Seine Aufgaben sind die mechanische Unterstützung der Muskeln, eine Schutzfunktion der inneren Organe und schließlich eine metabolische Rolle als Reservoir für die Aufrechterhaltung der Serumkonzentration von Kalzium. Im Folgenden sollen die Knochenanatomie beschrieben, Begriffe definiert und sowohl die Zusammensetzung des Knochens als auch seine besonderen Eigenschaften hervorgehoben werden.

### 5.4.1 Struktur und Eigenschaften des gesunden Knochens

Im Skelettsystem kommen 2 anatomisch verschiedene Knochentypen vor:

- flache Knochen (z.B. Schädelknochen, Skapula, Hüftknochen) und
- lange Röhrenknochen (Tibia, Femur, Humerus).

Beim Erwachsenen werden 2 Arten des Knochens unterschieden:

- der kortikale und
- der spongiöse Knochen.

Wachsende Röhrenknochen weisen 2 breite Extremitäten auf (die Epiphysen) und in der Mitte einen zylindrischen Schaft (Diaphyse). Zwischen beiden befindet sich während der Entwicklung eine Wachstumszone (Metaphyse) (Abb. 5.5). Diese ist für das Längenwachstum des Knochens verantwortlich und enthält proliferierende Zellen. Am Ende der Wachstumsperiode ist sie vollständig mineralisiert. Die äußere Schicht des Knochens besteht aus mineralisiertem Gewebe (Kortex oder kompakter Knochen). Der Kortex schließt im Bereich der Diaphyse einen Hohlraum ein, in welchem sich das Knochenmark befindet. In Richtung Metaphyse und Epiphyse wird der Kortex dünner und umschließt einen Bereich eines Netzwerks dünner Knochentrabekel (trabekulärer oder spongiöser Knochen).

Strukturell kann zwischen der externen Oberfläche (Periost) und der internen Oberfläche (Endothel) unterschieden werden. Knochen besteht zu etwa 70% aus Mineral (Hydroxylapatit; $[3Ca_3(PO_4)_2(OH)_2]$) sowie zu etwa 22% aus Proteinen (davon 90% Kollagen Typ I, weitere sind z.B. Proteoglykane, Glykoproteine, Osteokalzin, Osteonektin und eingelagerte Wachstumsfaktoren) sowie zu etwa 8% aus Wasser. Zwischen kompaktem und trabekulärem Knochen bestehen quantitative und qualitative Unterschiede. Bei kompaktem Knochen sind 80–90% des Volumens mineralisiert, bei trabekulärem Knochen lediglich 15–25% des Volumens. Das restliche Volumen des spongiösen Knochens wird von Knochenmark, Blutgefäßen und Bindegewebe ausgefüllt. Die Oberfläche des spongiösen Knochens, die mit den genannten Geweben im Kontakt ist, stellt 70–85% der gesamten Oberfläche des Knochens dar.

Knochen unterscheidet sich hinsichtlich seiner mechanischen Eigenschaften deutlich von homogenen Materialien. Während Letztere sich gegenüber Spannung aus unterschiedlichen Richtungen immer gleich verhalten, ist Knochen dadurch gekennzeichnet, dass abhängig von der Richtung und Rate einer Spannung unterschiedliches Verhalten resultiert. Dieses als Anisotropie bezeichnete Phänomen ist für das physikalische Verhalten des Knochens wichtig und sei am Beispiel des Femurs erläutert: Seine Anordnung ist vertikal, somit können kompressive Kräfte in dieser Richtung in hohem Maß toleriert werden (Schritte, Sprünge), ohne dass es zu Deformationen kommt, während entsprechende transversale Kräfte (z.B. Fall) nur in geringerem Maß aufgefangen werden können und eher zu Frakturen führen. Die Stabilität und Festigkeit des Knochens ist also in Richtung der physiologisch anliegenden Spannung maximal. So sind auch die Osteone des kortikalen Knochens longitudinal angeordnet. Diese Anisotropie findet sich auch im trabekulären Knochen. Trabekulärer Knochen ist poröser als kortikaler Knochen, und weist demzufolge ein geringeres Elastizitätsmodul auf. Dennoch führt die dreidimensionale Anordnung der Trabekel zu einer erhöhten Stabilität, während kortikaler Knochen Änderungen seiner Länge durch äußere Kräfte nur in geringerem Maß ohne Fraktur übersteht.

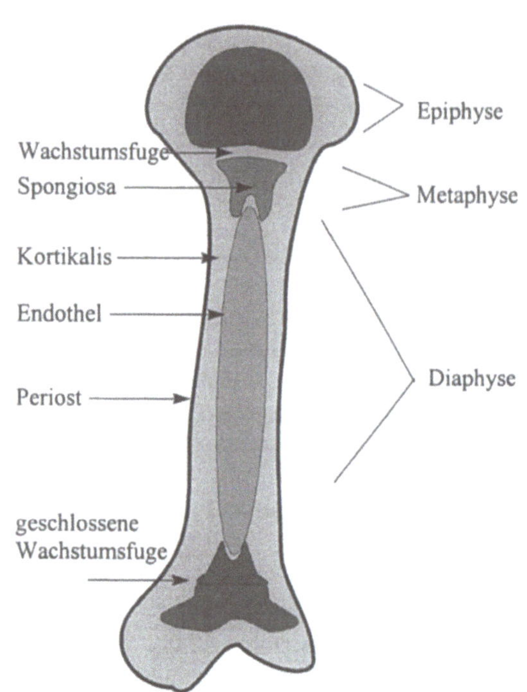


**Abb. 5.5.** Schematische Darstellung eines langen Röhrenknochens und seiner Wachstumszonen

Die mechanischen Eigenschaften des Knochens sind abhängig von der Rate der Belastung. Dieses Verhalten wird als Viskoelastizität bezeichnet und resultiert aus dem Fluss von Material als Funktion der angelegten Spannung. Im Knochen kann

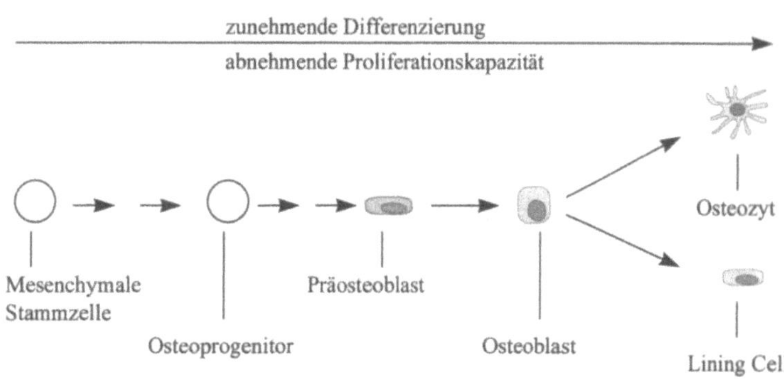


**Abb. 5.6.** Schematische Darstellung der Differenzierung von Osteoblasten. Die jeweiligen Differenzierungsschritte werden durch die Expression von essenziellen Transkriptionsfaktoren, durch hormonell aktive Substanzen und durch Interaktion mit den Strukturen und Zellen des Mikroenvironments reguliert und im Text näher ausgeführt

Flüssigkeit in Hohlräumen durch angelegte Spannung fließen, und damit können das Elastizitätsmodul und somit die Stärke etwa des kortikalen Knochens zunehmen. Bei niedrigen Spannungsraten verhält sich der Knochen wie eine Flüssigkeit und zeigt keine Deformationen. Bei hohen Spannungsraten dagegen kann der gleiche Knochen bei Überlastung wie ein sprödes Material brechen.

### 5.4.2 Zellbiologie des Knochens

Im Knochen finden sich 4 wesentliche Zelltypen:
1. Osteoblasten,
2. so genannte Lining cells,
3. Osteozyten und
4. Osteoklasten.

Während Osteoblasten, Lining cells und Osteoklasten auf den Oberflächen lokalisiert sind, befinden sich die Osteozyten innerhalb des mineralisierten Knochens. Osteoblasten sind für die Sekretion der Knochenmatrix verantwortlich, Lining cells sind inaktive Osteoblasten, die ruhende Knochenoberflächen bedecken, Osteozyten stehen über Zellfortsätze miteinander und den Lining cells in Kontakt. Osteoklasten sind für die Knochenresorption verantwortlich. Im Folgenden werden die Eigenschaften und Aufgaben der verschiedenen Zellen kurz erläutert.

#### 5.4.2.1 Osteoblasten

Osteoblasten sind vollständig differenzierte Zellen und für die Produktion der Knochenmatrix verantwortlich. Kennzeichen sind ein ausgeprägter Golgi-Apparat und ein gut entwickeltes raues Endoplasmatisches Retikulum. Sie sezernieren Typ-I-Kollagen sowie andere nichtkollagene Proteine und bilden damit das nichtmineralisierte Osteoid.

Die Differenzierung des Osteoblasten erfolgt ausgehend von einer undifferenzierten pluripotenten Stammzelle des *Mesenchyms*, die neben der Fähigkeit zur Differenzierung in Richtung Osteoblastenlinie auch das Potenzial zur Differenzierung in Myoblasten, Adipozyten und Fibroblasten besitzt. Der genaue Ablauf der Differenzierung in den terminal differenzierten Osteoblasten ist bislang, insbesondere durch das weitgehende Fehlen von Markern für verschiedene Differenzierungsstufen, nur unvollständig dokumentiert.

Unter dem Einfluss von Faktoren wie OSF-1 und Cbfa-1 (Komori u. Kishimoto 1998) (s. Abschn. 5.6.3.4) erfolgt die Differenzierung der mesenchymalen Stammzelle in Osteoblastenvorläuferzellen, bei denen diverse unterschiedliche Entwicklungsstadien charakterisiert werden können (Abb. 5.6). Dieser Zelltyp hat eine hohe Proliferationskapazität und ist für die weitere Zellreifung in Osteoblasten determiniert. Wachstumsfaktoren und systemische Faktoren bewirken anschließend die weitere Reifung dieser Progenitorzellen in so genannte Präosteoblasten. Diese sind durch eine vergleichsweise limitierte Proliferationskapazität gekennzeichnet. Weitere Kennzeichen der Präosteoblasten sind ihre Lokalisation nahe knochenbildenden Strukturen an den Oberflächen. Sie sind meist nur geringfügig positiv für die alkalische Phosphatase, mitotisch und zeigen kein entwickeltes Endoplasmatisches Retikulum. Die Charakteristika des differenzierten Osteoblasten sind also noch nicht ausgebildet. Präosteoblasten differenzieren schließlich in postmitotische differenzierte Osteoblasten. Diese exprimieren die für die Knochenneubildung relevanten Gene, aber die Expression von Markergenen des Osteoblasten vollzieht sich sequenziell.

Nach einem In-vitro-Modell (Stein et al. 1990, Abb. 5.7) sind im ausgebildeten Osteoblasten zunächst so genannte wachstumsassoziierte Gene wie *c-myc* und *c-fos* exprimiert. In dieser proliferativen Phase beginnt die Expression von Matrixgenen wie Kollagen Typ I, Fibronektin, Alkalische Phosphatase und Wachstumsfaktoren wie z. B. TGF-$\beta$ (trans-

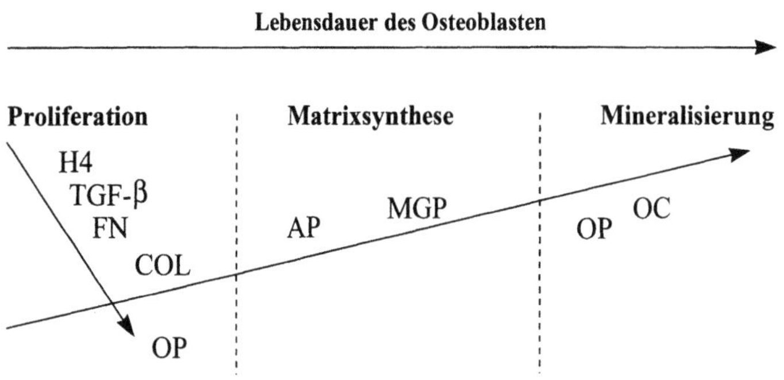

Lebensdauer des Osteoblasten

| Proliferation | Matrixsynthese | Mineralisierung |
|---|---|---|
| H4, TGF-β, FN, COL, OP | AP, MGP | OP, OC |

Abb. 5.7. Schematische Darstellung der Differenzierung des Osteoblasten nach Stein et al. (1990). Mit abnehmender Proliferation beginnt die Matrixsynthese, die wiederum von der Mineralisierung gefolgt wird. Es werden einige Beispiele von lokal wirksamen Faktoren und Differenzierungsmarkern genannt, die die jeweilige Differenzierungsstufe modulieren oder als Marker dafür dienen können, *H4* Histon H4; *FN* Fibronektin; *COL* Kollagen Typ 1; *OP* Osteopontin; *AP* Alkalische Phosphatase; *MGP* Matrix-Gla-Protein; *OC* Osteokalzin

forming growth factor *β*). Später nimmt die Expression dieser Gene z.T. wieder ab, während nun vermehrt Gene exprimiert werden, die mit der Mineralisierungsphase im Zusammenhang stehen (Osteokalzin, Osteonektin). Letztlich kommt es, vom molekularen Mechanismus her nicht vollständig geklärt, unter Beteiligung des Osteoblasten zur Deposition von Hydroxylapatit. Nach erfolgter Knochenneubildung durch den Osteoblasten verändern sich einige dieser Zellen weiter in so genannte Lining cells und Osteozyten.

Die Kontrolle der Osteoblastenfunktion erfolgt durch systemische Hormone sowie lokal wirksame Mediatoren. Zu den wesentlichen systemischen Regulatoren zählen PTH, 1,25$(OH)_2$-Vitamin $D_3$, Wachstumshormon und Steroidhormone. Eine Vielzahl von lokal wirksamen Faktoren mit Bedeutung für die Regulation der osteoblastären Knochenneubildung wie Interleukine, Wachstumsfaktoren und weitere Mediatoren sind identifiziert worden, sie werden in den Abschnitten 5.4.3.2–5.4.4.2 näher beschrieben.

### 5.4.2.2 Lining cells

Über die Funktion der Lining cells ist wenig bekannt, da spezifische Marker bislang nicht beschrieben wurden und entsprechend selektive Zellkultursysteme nicht zur Verfügung stehen. Es handelt sich dabei um flache elongierte Zellen, die in einer Schicht diejenige Knochenoberfläche bedecken, an der weder Knochenneubildung noch -resorption stattfindet. Es wird angenommen, dass es sich um ruhende, inaktive Zellen handelt, die sich aus ehemals aktiven Osteoblasten entwickeln und nach erfolgter Knochenneubildung somit eine Schutzfunktion gegenüber der Knochenoberfläche darstellen, sodass diese der Resorptionsaktivität des Osteoklasten nicht zugänglich ist. Umgekehrt ist spekuliert worden, dass sich aus ihnen aktive Osteoblasten bilden können.

### 5.4.2.3 Osteozyten

Osteozyten repräsentieren ehemalige Osteoblasten, die im Verlauf des Mineralisierungsprozesses vom Knochen umschlossen werden. Es wird geschätzt, dass sich etwa 15% der Osteoblasten zu Osteozyten entwickeln. Die metabolische Aktivität dieser Zellen nimmt mit dem Einschluss in die mineralisierte Matrix deutlich ab. Durch enge Kanäle stehen sie über lange Zellfortsätze miteinander und mit den Lining cells an der Oberfläche des Knochens in Verbindung. Dadurch entsteht ein Netzwerk zur Versorgung dieser Zellen, welches auch als System der Kommunikation und Signalübertragung fungiert.

Rein zahlenmäßig sind Osteozyten der häufigste Zelltyp im Knochen. Lange Zeit war dieser Zelltyp durch das Fehlen von Zellkultursystemen schlecht charakterisiert, und somit konnte hinsichtlich seiner Funktion nur spekuliert werden. In jüngerer Zeit sind jedoch Zelllinien verschiedener Spezies bzw. Primärkulturen mit Hilfe spezifischer Oberflächenproteine etabliert worden (Nijweide et al. 1996). Heute ist bekannt, dass Osteozyten zur Sekretion verschiedener Matrixproteine in der Lage sind, wie Osteokalzin, Osteonektin, Osteopontin, Fibronektin, Kollagen Typ I, Proteoglykane und Glykosaminoglykane.

Wenngleich die genaue Funktion der Osteozyten bislang nicht geklärt ist, wird davon ausgegangen, dass sie mechanosensorische Zellen darstellen. Von außen auf den Knochen wirkende Kräfte führen zu einem dem Druck ausweichenden Fluss von Flüssigkeit innerhalb der verbindenden Kanäl-

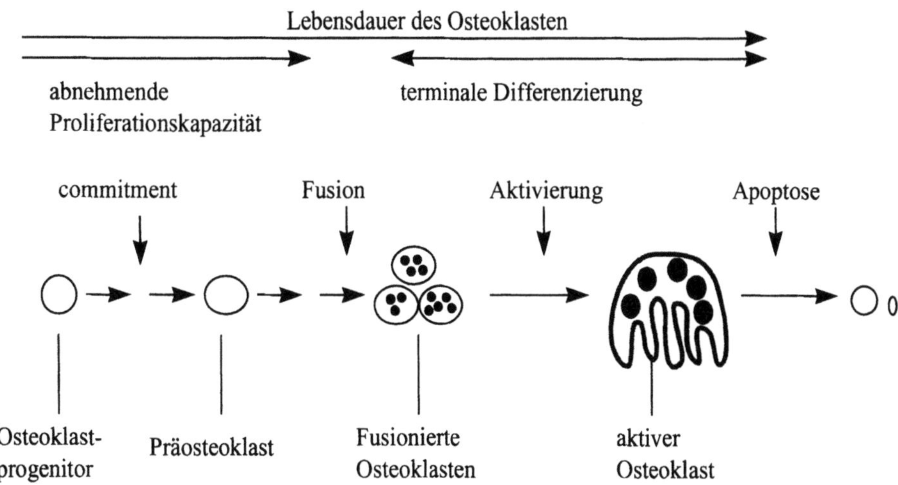


**Abb. 5.8.** Schematische Darstellung der Differenzierung von Osteoklasten aus myeloischen Vorläuferzellen. Die wesentlichen Signalmoleküle, die den jeweiligen Schritt propagieren, werden im Text ausgeführt. *Commitment*: Anstoß zur Differenzierung, meist irreversibel; *Apoptose*: programmierter Zelltod

chen (Interstitialflüssigkeit) und im Inneren der Zellfortsätze. Dadurch kommt es einerseits zum Transport von Metaboliten zu und von Osteozyten und damit zu ihrer Versorgung. Andererseits ist dadurch auch eine Vermittlung zellulärer Signale aus der Tiefe des Knochens über weite Strecken bis hin zur Knochenoberfläche und umgekehrt möglich, sodass es in der Folge zu einer veränderten Aktivität der Osteoblasten und Osteoklasten kommen könnte. Dies erfordert aber, dass der mechanische Reiz in ein intrazelluläres Signal umgewandelt wird. Möglicherweise stellt das Zytoskelett der Osteozyten in Verbindung mit Adhäsionsmolekülen und Membranrezeptoren (Integrine, CD44) die Struktur dar, die eine solche Umwandlung bewerkstelligt und mechanische Kräfte in Genregulation übersetzen kann (Nijweide et al. 1996).

#### 5.4.2.4 Osteoklasten

Osteoklasten sind postmitotische, große, multinukleäre Zellen, die in geringer Zahl an Knochenoberflächen vorkommen. Sie sind für die Knochenresorption verantwortlich. Während Osteoklasten selten auf ruhenden Knochenoberflächen zu finden sind, sind sie in Regionen des Knochens, die sich in aktivem Umbau befinden, häufiger. Morphologisch sind sie durch primäre Lysosomen, viele Mitochondrien und eine spezifische Zellmembran (Ruffled border) gekennzeichnet. Diese vielfach gefaltete Membran ist zur Knochenoberfläche gerichtet und an den Begrenzungen über Aktinfilamente mit der Oberfläche verbunden. Somit entsteht unter der Ruffled border ein Hohlraum, in den der Osteoklast Protonen gegen einen Konzentrationsgradienten transportiert und Proteasen sezerniert. Es kommt zur Auflösung des Hydroxylapatits, zur Degradation von Proteinen und damit zur Resorption des Knochens. In Konsequenz wird eine Resorptionslakune (Howship-Lakune) gebildet. Weitere Marker des Osteoklasten sind neben der Fähigkeit zur Knochenresorption und der Multinuklearität die Expression von Kalzitoninrezeptoren, die Expression einer osteoklastenspezifischen Protonenpumpe und (weniger spezifisch) die Expression von tartratresistenter Saurer Phosphatase (TRAP) und Vitronektinrezeptor.

Osteoklasten entwickeln sich aus myeloischen Stammzellen des Knochenmarks und entsprechen einer terminalen Differenzierungsstufe des Monozyten-Makrophagen-Systems (Abb. 5.8). Wahrscheinlich ist die Ursprungszelle des Osteoklasten eine pluripotente Stammzelle des Knochenmarks, die das Potenzial zur Differenzierung in Granulozyten oder Monozyten und Makrophagen hat. Die terminale Differenzierungsstufe des Osteoklasten ist dem Differenzierungsweg des Monozyten-Makrophagen-Systems zuzuordnen. Unter dem Einfluss von makrophagenkoloniestimulierendem Faktor (M-CSF) und Osteoprotegerinligand (OPGL) (s. unten) können Monozyten in Osteoklasten differenziert werden. Im Verlauf der Differenzierung beginnt die Expression der Markergene wie des Kalzitoninrezeptors, der Protonenpumpe und der tartratresistenten Sauren Phosphatase (TRAP).

Systemische und lokale Faktoren wie PTH und $1{,}25(OH)_2$-Vitamin $D_3$ und IL-1 fördern die Fusion dieser Zellen zu mehrkernigen Riesenzellen (Abb. 5.9). In die Regulation der Osteoklastogenese sind

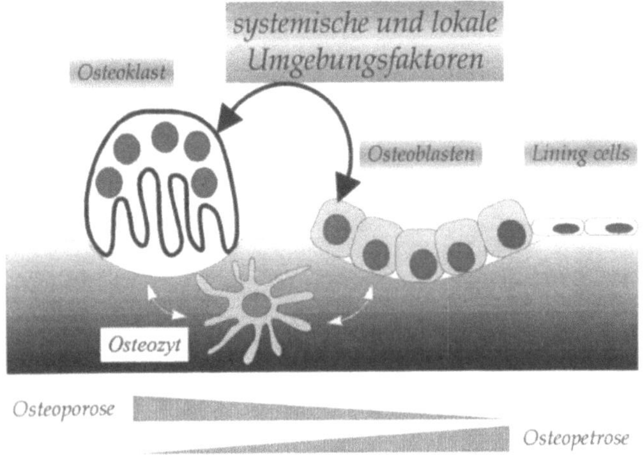


**Abb. 5.9.** Schematische Darstellung der verschiedenen Knochenzellen und ihrer Regulation über systemische Faktoren sowie ihrer Interaktion über lokale Faktoren. Übermäßige Aktivität von Osteoklasten und/oder insuffiziente Funktion von Osteoblasten führen zur Ausbildung von porösem Knochen. Fehlende Aktivität von Osteoklasten und alleinige Ablagerung verkalkter Matrix durch Osteoblasten führen zur Osteopetrose, *Osteoporose* Knochenbrüchigkeit; *Osteopetrose* wörtlich „Knochenversteinerung", so genannter Marmorknochen

osteoblastäre Stromazellen involviert. Aus entsprechenden In-vitro-Kokultursystemen konnte dabei abgeleitet werden, dass ein Zusammenwirken von Zell-Zell-Interaktion, aber auch lösliche Faktoren dabei eine Rolle spielen. Besondere Bedeutung kommt hierbei dem erst kürzlich identifizierten OPG-OPGL-System (OPG: Osteoprotegerin, OPGL Osteoprotegerinligand) zu. OPGL gehört zur Tumornekrosefaktorfamilie, wird von Osteoblasten und Stromazellen sezerniert und durch $1{,}25(OH)_2$-Vitamin $D_3$, PTH, Prostaglandin $E_2$ und IL-11 reguliert. Sein zellulärer Rezeptor ist das Mitglied der TNF-Rezeptor-Familie „RANK" (TNF: Tumornekrosefaktor), eine Abkürzung für „*r*eceptor-*a*ctivator of *NFkB*". Die Verfügbarkeit von OPGL für den membranständigen Rezeptor RANK wird durch das lösliche Rezeptormolekül Osteoprotegerin moduliert, das ebenfalls zur Familie der TNF-Rezeptoren gehört und dessen Überexpression zur Osteopetrose führt. Modelle der Osteopetrose in natürlich vorkommenden Mäusestämmen (op/op-Mäuse) bzw. transgenen Mäusestämmen und auch Zellkulturstudien haben zur Identifizierung einer Reihe von Genen geführt, die für die Differenzierung von Vorläuferzellen in Osteoklasten wichtig, z.T. essenziell sind. Zu Ihnen gehören *c-fos*, *src*, cbl, MCSF, NF$\kappa$B und OPG/OPGL. Der Phänotyp der Knockout-Maus für OPGL (Kong et al. 1999) (u.a. schwere Osteopetrose und fehlender Zahndurchbruch) und die bislang bekannte Physiologie für Osteoprotegerin, seinen Liganden OPGL und dessen Rezeptor RANK mit dem nachgeschalteten NF$\kappa$B-Signaltransduktionsweg sprechen dafür, dass es sich bei diesem System um ein für die Osteoklastogenese und die Knochenresorption absolut essenzielles System handelt (Simonet et al. 1997, Lacey et al. 1998, Hofbauer et al. 1998, Kong et al. 1999) (s. auch Abschnitte 5.6.3.2– 5.6.3.4).

Die Regulation der Knochenresorption via Osteoklast kann auf verschiedene Weise erreicht werden. Eine Stimulation oder Hemmung kann durch Einfluss auf die Zellreifung von Vorläuferzellen, die Fusion der mononukleären Zellen oder der Aktivität differenzierter Zellen erfolgen. Diese Vorgänge werden durch systemische Hormone [PTH, $1{,}25(OH)_2$-Vitamin $D_3$, Kalzitonin, Steroidhormone] und eine Vielzahl lokaler Faktoren (Interleukine wie IL-1 und IL-6; Wachstumsfaktoren wie CSF-1, TNF, TGF-$\beta$, OPG/OPGL) und weitere Faktoren wie Prostaglandine, Leukotriene sowie pharmakologische Agenzien wie z.B. Bisphosphonate moduliert (Rifkin u. Gay 1992, Suda et al. 1996, Väänänen 1996, Mundy 1996, Martin u. Udagawa 1998).

### 5.4.3 Regulation des Knochenumbaus

Knochen unterliegt einem ständigen Umbau, der sowohl eine physiologische Erneuerung zur Folge hat als auch Reparatur- und Anpassungsreaktionen umsetzt.

#### 5.4.3.1 Sequenz des Knochenumbaus

Die Aktivität der beteiligten Zellen (Osteoblast, Osteozyt und Osteoklast) ist im Rahmen des Umbaus räumlich und zeitlich koordiniert gesteuert. Die Vorgänge der Knochenresorption und -neubildung finden nicht zufällig und ungeordnet auf den Knochenoberflächen statt, sondern beide Vorgänge sind Teil eines komplexen Mechanismus, der zum Ersatz alten Knochens durch neuen Knochen führt. Der Knochenumbau vollzieht sich in so genannten Knochenumbaueinheiten (BRU) in einer Sequenz von Schritten die als Aktivierung, Re-

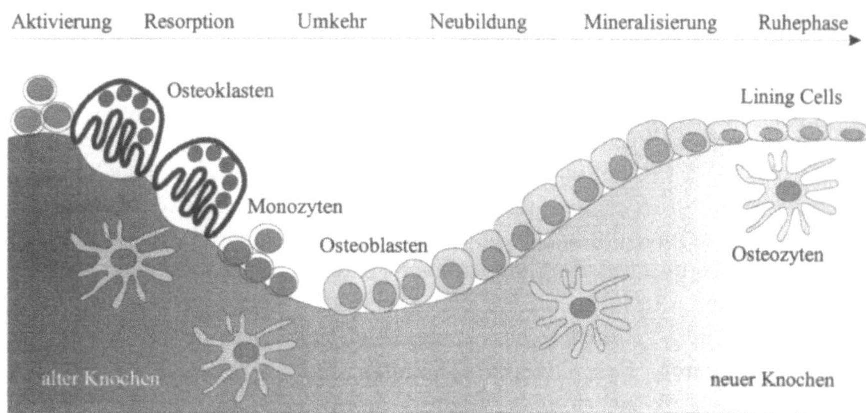


**Abb. 5.10.** Schematische Darstellung des Knochenumbaus in einer Bone-remodeling-unit (BRU)

sorption, Umkehrphase, Knochenneubildung und Ruhephase bezeichnet werden können.

Ausgehend von der Ruhephase, in der Lining cells die Knochenoberfläche bedecken, kommt es durch noch ungeklärte Mechanismen zur Aktivierung der Umbausequenz (möglicherweise Aktivierung des „Mechanostaten" durch veränderte Krafteinwirkung). Als Aktivierung wird dabei die Akkumulation von Osteoklasten an der Knochenoberfläche bezeichnet. Welche Faktoren dies bewirken und wie im Voraus die Reifung des Osteoklasten in dieser Region, seine Migration an den Ort des beginnenden Knochenumbaus sowie das dafür erforderliche Verschwinden der Lining cells (zur Zugänglichkeit der Knochenoberfläche durch Osteoklasten) koordiniert gesteuert werden, ist nicht geklärt. Die Häufigkeit solcher Aktivierungsereignisse (Aktivierungsfrequenz) bestimmt die Intensität des Knochenumbaus.

In der Resorptionsphase hat sich die Ruffled border des Osteoklasten gebildet, und es erfolgt die Resorption der Knochenoberfläche im Hohlraum unterhalb der Ruffled border innerhalb des Adhäsionsbereichs des Osteoklasten (sealing zone). Experimentell ungeklärt ist der Abtransport des resorbierten Materials im Verlauf dieser Zeit, der durch einen kontinuierlichen Fluss über die „sealing zone" erfolgen könnte oder aber durch einen Transport über den Osteoklasten im Sinn der Transzytose. Wenn die Kalziumkonzentration innerhalb der abgeschlossenen Resorptionshöhle ansteigt, werden die Adhäsionsverbindungen der „sealing zone" gelöst, und die Zelle wandert auf der Oberfläche weiter, sodass auch ein passiver Abtransport des resorbierten Materials über die Sinusoide erfolgen kann. Unklar ist auch, wie das Ende der Resorptionsphase determiniert ist. Osteoklasten beenden schließlich die Knochenresorption und gehen in die Apoptose (Abb. 5.8).

In der Umkehrphase erscheinen Osteoprogenitorzellen, die bereits in einem gewissen Ausmaß zur Sekretion von Matrix in der Lage sind. Später werden Präosteoblasten gefunden, die schließlich weiter zu Osteoblasten differenzieren können. Auch die Regulation dieser Abfolge von Schritten ist bislang unvollständig geklärt.

In der Aufbauphase bilden differenzierte Osteoblasten neue Matrix (Osteoid). Wenn der resorbierte Bereich mit Matrix gefüllt ist, verschwindet der größte Teil der Osteoblasten, während einige auf der Knochenoberfläche als spätere Lining cells verbleiben oder im Verlauf der Matrixsynthese in den Knochen eingeschlossen werden und später Osteozyten bilden. Der genaue Mechanismus und die Beteiligung der Osteoblasten an der anschließenden Mineralisierung sind bislang nicht eindeutig geklärt (Abb. 5.10).

Das Endergebnis ist wiederum eine Ruhephase inaktiver Knochenoberfläche. Der größte Teil der Knochenoberflächen befindet sich in dieser inerten Ruhephase. Räumlich gesehen ist eine BRU auf Knochenoberflächen eine longitudinale Sequenz, in der an einer Seite osteoklastäre Resorption, am anderen Ende jedoch die Mineralisierung stattfindet. Somit treten in einer BRU alle genannten Schritte der Umbausequenz gleichzeitig, jeweils an anderer Position auf. Bei spongiösem Knochen und innerhalb des kortikalen Knochens verläuft diese Umbausequenz analog, allerdings kann im kortikalen Knochen der zylindrische Umbaubereich nicht vollständig mit Knochenmasse aufgefüllt werden; es entsteht ein so genannter Havers-Kanal, der mit Lining cells bedeckt ist.

#### 5.4.3.2 Modulation des Knochenumbaus

Der Umbau des Knochens erfolgt als eine Regulation zellulärer Differenzierungen und der Steuerung der Aktivität differenzierter Zellen, um die Prozesse der Knochenneubildung und der Resorption zu koordinieren. Dabei beeinflussen systemische Hormone und lokale Faktoren das Ausmaß der auf- und abbauenden Prozesse auf mehreren Ebenen. Einerseits werden die Reifung der Zellen beeinflusst, andererseits das Recruitment und schließlich die Aktivität der differenzierten Zellen.

Zu den systemischen Peptidhormonen gehören PTH, Kalzitonin, Insulin und Wachstumshormon. Systemisch und z. T. lokal gebildet wirken (Seco-)Steroidhormone wie 1,25$(OH)_2$-Vitamin $D_3$, Glukokortikoide, Sexualsteroide. Ebenso beteiligt sind Abkömmlinge von Retinsäure und die Schilddrüsenhormone. Lokale Peptidfaktoren sind z. B. Insulin-like-growth-Faktoren (IGF), solche der TGF-$\beta$-Familie, Fibroblast-derived-growth-Faktoren (FGF) und Platelet-derived-growth-Faktor (PDGF).

PTH stimuliert die Knochenresorption und -neubildung. Es wird angenommen, dass die Wirkungen von PTH im Wesentlichen durch Beeinflussung der Funktion des Osteoblasten und durch Beeinflussung der Osteoblastogenese erfolgen und somit eine indirekte Steuerung der Knochenresorption erfolgt. Allerdings gibt es durch Bindungsstudien auch Hinweise auf eine direkte Wirkung auf den Osteoklasten. Die Wirkungen von PTH auf die Knochenneubildung sind komplex, da in-vitro die Behandlung mit PTH zu stimulierenden, aber auch inhibierenden Wirkungen auf Matrixsynthese und Kollagenbildung führen kann (Canalis et al. 1994). Auswirkungen von PTH auf den Knochenstoffwechsel werden durch die Beeinflussung des Vitamin-D-Stoffwechsels und des Phosphatstoffwechsels in der Niere sowie indirekte Auswirkungen auf die Kalziumresorption im Dünndarm noch komplexer. Insofern können in-vitro erhobene Befunde nicht isoliert betrachtet werden, da im Organismus die komplexe Regulation von Kalzium, Vitamin $D_3$ und Phosphat im Zusammenspiel von Nebenschilddrüse, Knochen, Dünndarm und Niere berücksichtigt werden muss.

Kalzitonin inhibiert die Knochenresorption durch direkte Beeinflussung des Osteoklasten. Die Expression des Kalzitoninrezeptors ist im Knochen auf den Osteoklasten beschränkt. Wirkungen auf den Osteoklasten erfolgen durch Hemmung seiner Motilität, Aufhebung der Struktur der Ruffled border und Hemmung der Expression wichtiger Enzyme wie Saure Phosphatase und Karboanhydrase Typ II.

Das Secosteroidhormon 1,25$(OH)_2$-Vitamin $D_3$ hat komplexe Wirkungen auf den Knochenstoffwechsel. Über die Stimulation der Kalziumabsorption im Gastrointestinaltrakt ist 1,25$(OH)_2$-Vitamin $D_3$ an der Aufrechterhaltung der Kalziumhomöostase beteiligt und somit für die Mineralisierung essenziell. 1,25$(OH)_2$-Vitamin $D_3$ stimuliert die Knochenneubildung durch Osteoblasten und die Knochenresorption durch Osteoklasten. Die Wirkungen auf die Osteoblasten sind vielfältig. 1,25$(OH)_2$-Vitamin $D_3$ propagiert die Osteoblastendifferenzierung, stimuliert die Osteokalzinsynthese, induziert die Differenzierung von Vorläuferzellen zu Monozyten und fördert die Fusion von Präosteoklasten. Bislang wurde angenommen, dass Osteoklasten den Vitamin-D-Rezeptor (VDR) nicht mehr exprimieren. Kürzlich gelang allerdings der Nachweis der mRNA für VDR in Osteoklasten in situ (Mee et al. 1996). Insgesamt stimuliert 1,25$(OH)_2$-Vitamin $D_3$ den Knochenumsatz und fördert die Kalziumresorption im Dünndarm. Darüber hinaus reguliert es die Ausscheidung von Kalzium und Phosphat in der Niere und wirkt so auch systemisch auf den Knochenstoffwechsel (s. auch Abb. 5.1).

Glukokortikoide stimulieren die Knochenresorption in vivo, wahrscheinlich durch hemmende Einflüsse auf die Kalziumabsorption und in der Folge erhöhte PTH-Freisetzung. Pharmakologische Dosen an Glukokortikoiden führen zur Osteoporose. In-vitro sind z. T. kontroverse Effekte beschrieben worden. Wirkungen auf osteoblastäre Zellen, die über Glukokortikoidrezeptoren verfügen, sind komplex und erfolgen auch sekundär. Die Synthese relevanter Osteoblastenmarkerproteine wird durch Glukokortikoide gehemmt (Ishida u. Heersche 1998).

Sexualsteroide haben deutliche Wirkungen auf das Wachstum des Skeletts (Cutler 1997) und sind für den Erhalt der Knochenmasse von Bedeutung. Androgenrezeptoren sind in osteoblastären Zellen nachgewiesen worden, aber zum Mechanismus ihrer Wirkung und Zielgenen ist wenig bekannt. Beide Östradiolrezeptoren, ER $\alpha$ und $\beta$, sind in Osteoblasten und Osteoklasten nachgewiesen worden. Es wurden eine Reihe von Östradiolzielgenen identifiziert (z. B. Lysozym, Kathepsin K, NF$\kappa$B, TGF-$\beta$, TIEG) und Wirkungen auf die Resorptionsaktivität der Osteoklasten sowie die Funktion der Osteoblasten nachgewiesen (Harris et al. 1996, Bodine et al. 1998, Jakob et al. 1999). Das individuelle Wirkungsspektrum der beiden ER ist noch nicht charakterisiert. Möglicherweise gelingt es, selektive Liganden für verschiedene ER zu konstruieren, die therapeutisch gewebespezifisch eingesetzt werden können. Bereits aktuell werden so genannte selektive Östrogenrezeptormodulatoren (SERMs, z. B.

Raloxifen) entwickelt und klinisch eingesetzt, die z.B. proliferative Wirkungen an Mamma und Endometrium von knochenprotektiven Effekten zu trennen erlauben (Buelke-Sam et al. 1998). In vivo haben Östrogene vorwiegend antiresorptive Wirkungen.

Schilddrüsenhormone können sowohl die Resorption als auch die Neubildung von Knochen stimulieren. Sie beeinflussen Osteoblasten möglicherweise sowohl durch die Promotion ihrer Differenzierung als auch durch die Regulation der Aktivität differenzierter Zellen. Allerdings sind die Ergebnisse verschiedener In-vitro-Modelle inkonsistent. Schilddrüsenrezeptoren sind in osteoblastären Zellen nachgewiesen worden, schnelle Effekte auf z.B. Inositolmono- und -triphosphat kommen aber möglicherweise durch membranabhängige Prozesse zustande. Die Interaktion der Schilddrüsenhormone mit anderen Modulatoren des Knochenstoffwechsels ist nur lückenhaft bekannt.

Wachstumsfaktoren spielen im Knochenstoffwechsel eine bedeutende Rolle. Sie beeinflussen die Differenzierung der Zellen und regulieren die Aktivität der differenzierten Zelltypen. Neben systemisch wirksamen Wachstumsfaktoren werden die relevanten Zytokine und Wachstumsfaktoren von Osteoblasten, Osteoklasten, Stromazellen sowie auch Zellen des Immun- und hämatologischen Systems produziert. Darüber hinaus sind eine Reihe von Wachstumsfaktoren auch in der Matrix eingelagert und werden daher im Verlauf des Knochenumbaus freigesetzt und dabei lokal wirksam (z.B. TGF-$\beta$, IGF). Hinsichtlich der Wirkungen einzelner Faktoren sei auf eine Reihe von Übersichten und Buchbeiträgen verwiesen (Manolagas u. Jilka 1995, Mundy 1995, Canalis et al. 1996).

Die Funktion von Osteoblasten und Osteoklasten ist offenbar durch viele parakrine und juxtakrine Vorgänge gekoppelt. Überwiegt die Funktion des Abbaus und werden die Lakunen unvollständig wieder aufgefüllt, kommt es zu einer Verminderung der Knochenmasse. Die Kortikalis wird dabei dünner, und an kritischen Stellen kommt es zu Kontinuitätsunterbrechungen der Knochentrabekel der Spongiosa. Diese Stellen sind insofern wichtig, als sie wahrscheinlich irreversibel einen Stabilitätsverlust bedingen. Fehlt die Resorptionsfunktion der Osteoklasten, kommt es andererseits zur Osteopetrose. Eine Arbeitshypothese für einen Kopplungsmechanismus zwischen Osteoklast und Osteoblast besteht z.B. darin, dass bekanntermaßen aktivierte Makrophagen (möglicherweise auch der aktivierte Osteoklast) 1$\alpha$-Hydroxylase exprimieren und somit lokal aus abundant vorhandenem 25-OH-Vitamin $D_3$ das $1{,}25(OH)_2$-Vitamin $D_3$ produzieren können, das wiederum ein entscheidender Differenzierungsstimulus für Osteoblasten ist, und die Produktion $1{,}25(OH)_2$-Vitamin-$D_3$-responsiver Genprodukte bewirkt. Zu diesen gehören z.B. auch hCYR61 (Schütze et al. 1998) und OPGL (Kong et al. 1999), die über den Vitronektinrezeptor und über RANK wiederum eine Signaltransduktion im Osteoklasten auslösen können. Ähnliche Kopplungsmechanismen sind wahrscheinlich vielfach vorhanden (z.B. lokale Expression der Aromatase) (Jakob et al. 1999), um die kritische Notwendigkeit eines Ausgleichs der sehr effizienten Osteoresorption durch Osteoklasten zu gewährleisten. Alle an diesem Kopplungsmechanismus beteiligten Systeme sind auch potenzielle Kandidatengene für die Entwicklung metabolischer Osteopathien wie der Osteoporose.

### 5.4.4 Pathophysiologie des osteoporotischen Knochens

#### 5.4.4.1 Struktur und Eigenschaften des osteoporotischen Knochens

Die Festigkeit des Knochens ist mit seiner Dichte verknüpft. Da es nach dem Erreichen der maximalen Knochenmasse etwa in der 3. Dekade zu einem altersabhängigen Verlust des Elastizitätsmoduls des kortikalen Knochens von etwa 2% per Dekade kommt (Burstein et al. 1976), ist einsichtig, dass die Toleranz des Knochens gegenüber Spannung abnimmt. Die kompressive Stärke des trabekulären Knochens ist mit dem Quadrat seiner Dichte verknüpft (Carter u. Hayes 1977). Diese altersabhängige Abnahme der Knochendichte kann also früher oder später zum Unterschreiten eines Schwellenwerts führen, unterhalb dessen Frakturen wahrscheinlicher werden und somit die Osteoporose manifest wird.

Die metabolische Aktivität des Knochens wird durch Oberflächenvorgänge bestimmt. Knochenumbau findet an den Oberflächen der Trabekel in der Spongiosa sowie an den Oberflächen des kortikalen Knochens statt. Da die relativ zur Masse vorhandene Oberfläche in der Spongiosa um etwa 8- bis 10fach höher ist als beim kortikalen Knochen, sind dementsprechend die Umbauaktivitäten dort höher. Dabei resultiert die Anfälligkeit dieses Knochens auch daraus, dass eine Resorptionslakune, die einen Trabekel durchtrennt, einen irreparablen Schaden der Architektur verursacht. Im Gegensatz zu einer Resorptionslakune an einer Oberfläche kann die Kontinuität eines durchtrennten Trabekels nicht durch Osteoblastentätigkeit wiederhergestellt werden.

Die geringere Anfälligkeit des kortikalen Knochens ergibt sich neben geringerer metabolischer Aktivität und damit altersabhängig geringerem prozentualem Verlust auch durch Veränderungen seiner Struktur: Im Verlauf des Lebens nimmt der äußere Durchmesser des kortikalen Knochens zu, während die Dicke der kortikalen Hülle abnimmt. Dies ist Resultat einer erhöhten Resorption am Endothel und der Apposition von Knochen am Periost als Funktion der mechanischen Beanspruchung. Wenngleich die dünnere kortikale Hülle eine geringere Festigkeit annehmen ließe, führt die Zunahme des Durchmessers des Knochens zu einem Gewinn an Festigkeit gegenüber mechanischer Spannung.

Diese Zusammenhänge spielen auch am Oberschenkelhals eine Rolle. Gerade dort kommt es im Alter zu Frakturen, die hinsichtlich der Bewegungseinschränkung der Betroffenen und aufgrund der relativ hohen Mortalität (verglichen mit anderen Frakturen) eine besondere sozioökonomische Bedeutung haben. Der trabekuläre Gehalt des Oberschenkelhalses entspricht aber dem Durchschnitt des Skeletts insgesamt. Da der Oberschenkelhals in einer Kapsel eingeschlossen und daher nicht von Periost umgeben ist, nimmt der Durchmesser des Knochens nicht mit dem Alter zu, während die Resorption im Endothel, wie in anderen kortikalen Knochen auch, stattfindet. Die kortikale Wand wird dünner und somit nimmt die Stabilität ab.

Das Auftreten von Frakturen bei der Osteoporose ist also neben der altersabhängigen Abnahme der Knochendichte auch von der Struktur des betreffenden Knochens abhängig und in hohem Maß „ortsspezifisch". Zusätzlich spielen Vorgänge der Zellbiologie eine Rolle, da das Ausmaß des Knochenumbaus ebenfalls dessen Festigkeit bestimmt.

Zur Erklärung des Knochenmasseverlusts der Osteoporose wurde die Modellvorstellung entwickelt, dass die Intensität der Resorption oder die Dauer der Resorptionstätigkeit individueller Osteoklasten bei der Osteoporose erhöht sein könnten. Allerdings fehlen diesbezügliche experimentelle Befunde, sodass die Zahl aktiver Osteoklasten der wesentliche Faktor in der Pathogenese der Osteoporose sein könnte. Aus der Zeitdauer zum Ersatz von resorbierter Knochenmasse des Osteoklasten durch Osteoblasten ist die Modellvorstellung entwickelt worden, dass die Pathogenese der Osteoporose primär durch Veränderungen der Resorption und weniger durch eine Modulation der Neubildung zustande kommt. Es ist jedoch noch nicht letztlich geklärt, ob die Osteoporose durch ein relatives oder ein absolutes Überwiegen der Resorption zustandekommt. Theoretisch ist es auch denkbar, dass eine „Osteoblasteninsuffizienz" im weitesten Sinn (möglicherweise mit einer teilweisen Entkopplung der Funktionen verknüpft) die molekulare Grundlage darstellen könnte. Am wahrscheinlichsten ist gemäß der Theorie einer polygenetischen Entstehung, dass ein buntes Muster von Störungen in einer Reihe von Genen insgesamt zu einem klinisch ähnlichen Krankheitsbild führt, dessen Manifestation in einem hohen Maß von der Umwelt und der Lebensweise abhängig ist.

Die Pathogenese des Knochenmasseverlusts bestimmt neben der individuellen, im Wesentlichen genetisch determinierten maximalen Knochenmasse das Auftreten der Osteoporose. Da sich die Erkrankung erst Jahrzehnte nach Erreichen der maximalen Knochenmasse manifestiert, wird davon ausgegangen, dass das Ausmaß des Knochenmasse*verlusts* in geringerem Maß genetisch determiniert ist (Pocock et al. 1987). Allerdings könnte auch hier eine genetische Komponente existieren. Eine Anzahl von Genen bestimmt das Ausmaß der Resorption bzw. die Kopplung zwischen Resorption und Knochenneubildung. Experimentelle und klinische Studien haben eine Reihe möglicher Kontrollpunkte identifiziert und sollen in der Folge diskutiert werden.

### 5.4.4.2 Zellbiologie und Osteoporose

Da Knochenresorption und Neubildung durch ein komplexes Netzwerk von Signalen koordiniert werden, sind Störungen der Kopplung dieser Prozesse für die Pathogenese der Osteoporose wesentlich. Selbst eine leichte Erhöhung des „physiologischen" altersabhängigen Knochenmasseverlusts durch geringfügige Veränderungen der Osteoblasten- bzw. Osteoklastenaktivität führt über die Zeit zu einem signifikant erhöhten Knochenmasseverlust und macht damit Frakturen wahrscheinlicher.

Die Reduktion zirkulierender Östradiolspiegel bei postmenopausalen Frauen ist der wesentlichste Grund für das höhere Risiko einer Osteoporose (Lindsay 1995). Die Hormonersatztherapie ist hinsichtlich ihrer protektiven Wirkung für das Auftreten weiterer Frakturen etabliert. Die Study of osteoporotic fractures (SOF) mit über 9000 älteren Frauen dokumentierte eindeutig den Zusammenhang zwischen Abnahme der Östradiolspiegel und erhöhtem Frakturrisiko (Cummings et al. 1998). Aus den Mutationen des ER (Smith et al. 1994) bzw. der Aromatase (Morishima et al. 1995) bei 2 Männern und aus klinischen Studien ist ersichtlich, dass ein Östradiolmangel auch bei Männern und darüber hinaus Androgene (Orwoll u. Klein 1995) ebenfalls für den Erhalt der Knochenmasse von entscheidender Bedeutung sind (Khoshla et al. 1998).

Bei Serumöstradiolkonzentrationen >10 pg/ml liegt eine höhere BMD vor als bei Frauen mit Spiegeln von ≤5 pg/ml (Ettinger et al. 1998). Bislang wurde davon ausgegangen, dass die „niedrigen" postmenopausalen Östradiolspiegel <30 pg/ml bereits den auf Populationsebene beobachteten Knochenmasseverlust erklären, also eine „nichtfunktionelle" Östradiolkonzentration repräsentieren und eine protektive Wirkung des Östradiols auf die Knochendichte erst bei Konzentrationen >50 pg/ml erreicht werden kann. Die neueren Befunde dokumentieren, dass residuelle endogene Östradiolspiegel bei unbehandelten Frauen protektive Wirkungen auf den Knochenumbau aufweisen und unterstreichen damit die wesentliche Bedeutung des Östradiols für den Knochen. Einige lokal wirksame Substanzen sind als Vermittler des Knochenmasseverlusts als Resultat dieser Östradioldefizienz diskutiert worden.

Eine andere Hypothese zur Erklärung des Knochenmasseverlusts bei älteren Menschen geht davon aus, dass die Knochenmasse über die physikalische Belastung mit einem Feedback-Loop reguliert ist (Frost 1987). Die Östradioldefizienz soll nun diesen Set-Punkt verändern, sodass es etwa nach der Menopause zur Verminderung der Knochenmasse kommt. Andere Überlegungen gehen von der längeren Zeit aus, die Osteoblasten zum Knochenaufbau benötigen, verglichen mit der Zeitdauer der vorherigen Resorption dieser Knochenmasse durch Osteoklasten. Damit sei zu erklären, dass Östradiol (wie andere Faktoren auch) sowohl die Resorption als auch die Neubildung, allerdings schwächer, stimuliert. Über die Zeit entwickelt sich so ein zunehmender Verlust an Knochenmasse.

Störungen der Vitamin-$D_3$-Wirkung, sei es durch niedrige Zufuhr und photochemische Umsetzung, Störungen seiner Synthese oder des Metabolismus, können zu Veränderungen der Kalziumspiegel führen und somit in einem Knochenmasseverlust resultieren. Einige Studien dokumentieren eine Abnahme der $1{,}25(OH)_2$-Vitamin-$D_3$-Spiegel mit zunehmendem Alter (Gallagher et al. 1979) bzw. eine altersabhängige Abnahme der Vorstufe 25(OH)-Vitamin $D_3$ (Blumsohn u. Eastell 1995). Inadäquate enterale Zufuhr von Vitamin $D_3$ oder Vorläufern, verminderter Gehalt der Haut an 7-Dehydrocholesterol im Alter und ungenügende Sonneneinstrahlung (MacLaughlin u. Holick 1985) bedingen mit zunehmendem Alter eine Verminderung der zirkulierenden 25(OH)-Vitamin-$D_3$-Spiegel im Serum. Die Häufigkeit des latenten Vitamin-D-Mangels bei älteren Menschen ist nach neueren Studien ausgesprochen hoch. Darüber hinaus ist die stimulierende Wirkung von PTH auf die $1{,}25(OH)_2$-Vitamin $D_3$-Produktion bei älteren Menschen verringert (Riggs et al. 1981). Dies wird wohl durch eine generelle Abnahme der Nierenfunktion begünstigt (Halloran et al. 1990). Alle diese altersabhängigen Veränderungen tragen somit zum altersabhängigen Verlust an Knochenmasse bei.

Störungen der PTH-Konzentration und/oder der Pulsatilität der Sekretion können zum Knochenmasseverlust beitragen. Die Serum-PTH-Spiegel nehmen altersabhängig zu, was allerdings nur z.T. auf die Abnahme der Nierenfunktion zurückzuführen ist (Nussbaum u. Potts 1994). Diese Zunahme der PTH-Spiegel wird von einem Anstieg der Knochenumbauparameter begleitet (Duda et al. 1988). Eine Hypothese begründet die Rolle von PTH in der Pathogenese der Osteoporose mit einem Anstieg der PTH-Konzentrationen bzw. einer erhöhten Sensitivität der Zielorgane mit dem Alter (Kotowitcz et al. 1990, Riggs u. Melton 1983). Dabei sollen beide Effekte zu einer katabolen Wirkung des PTH auf die Knochenmasse beitragen. Postmenopausale Patientinnen mit primärem Hyperparathyreodismus zeigen unter Östradiolbehandlung eine Abnahme der Kalziumspiegel ohne Einfluss auf die PTH-Konzentrationen (Marcus et al. 1984). Daraus könnte abgeleitet werden, dass ein inhibitorischer Effekt von Östradiol auf die PTH-Aktion vorliegt und somit bei postmenopausalen Frauen die Östradioldefizienz zu einer erhöhten katabolen Wirkung von PTH im Knochen führt. Darüber hinaus gibt es Berichte über Veränderungen des zirkadianen Rhythmus der PTH-Spiegel bei osteoporotischen Frauen mit gleichzeitiger Zunahme der Marker der Knochenresorption (Ledger et al. 1995). Diese Beobachtungen münden in die Vorstellung, dass die Zunahme der PTH-Spiegel oder die erhöhte PTH-Sensitivität bei älteren Menschen ungünstig für den Erhalt der Knochenmasse sind und dass es sich dabei um einen maladaptiven Effekt handelt. Umgekehrt geht eine andere Hypothese davon aus, dass diese altersabhängigen Effekte adaptiv sind und normalerweise nicht zur Entwicklung der Osteoporose beitragen, eine erhöhte Sensitivität der Nebenschilddrüse also für den Erhalt der Knochenmasse wichtig ist. Demzufolge wäre die Osteoporose durch eine verringerte Responsivität der Nebenschilddrüse zu erklären. Von den Vertretern dieser Hypothese werden Beobachtungen zur Rhythmik der PTH-Sezernierung angeführt, die bei osteoporotischen Frauen abnormal ist (Prank et al. 1995). Dies könnte erklären, dass die pulsatile Gabe von PTH anabol auf die Knochenmasse wirken kann (Dempster et al. 1993). Außerdem ist berichtet worden, dass nach hypokalzämischer Stimulation bei osteoporotischen Frauen ein geringerer Anstieg der PTH-Spiegel zu beobachten war als bei der Kontrollgruppe (Silverberg et al. 1989). Bei normalen älteren Personen ist dieser Effekt deutlich stärker als bei jungen Personen (Silverberg et al. 1986). Dies spricht dafür, dass im Alter eine höhere PTH-Konzentration für den Erhalt der Knochenmasse wichtig ist und somit niedrige PTH-Spiegel oder eine verringerte Responsivität zur Pathogenese der Osteoporose beiträgt.

Kalzitonin scheint an der Pathogenese der Osteoporose nicht wesentlich beteiligt zu sein. So sind sowohl die Kalzitoninspiegel als auch der Metabolismus und die Produktion mit dem Auftreten der Osteoporose unverändert (Reginster et al. 1992). Wenngleich Kalzitonin ein bedeutender Regulator der Osteoklastenfunktion ist konnte kein Zusammenhang zwischen der Kalzitonindefizienz und Osteoporose hergestellt werden (Blumsohn u. Eastell 1995). Darüber hinaus wurde kürzlich präliminar beschrieben, dass die Kalzitonin-Knockout-Maus keinen offensichtlichen osteoporotischen Phänotyp aufweist.

Neben diesen systemischen Hormonen sind eine Reihe von lokal produzierten Faktoren hinsichtlich ihres Beitrags zur Pathogenese der Osteoporose diskutiert worden. Eine exakte Zuordnung ist allerdings schwierig, diverse Faktoren in einem komplexen Netzwerk multipler Rezeptoren und Signaltransduktionssystemen wirken, sich gegenseitig beeinflussen und nicht nur von Zellen des Skelettsystems, sondern auch benachbarten Zelltypen produziert werden. Insofern beruhen Hinweise zur Bedeutung einzelner Faktoren entweder auf Tiermodellen oder indirekten Daten von Patienten.

Einige der oben genannten systemischen Hormone können ebenfalls lokal produziert werden, wenn die jeweiligen Zellen das entsprechende Enzymsystem zur Synthese des aktiven Hormons besitzen wie z.B. Aromatase (zur Synthese von Östradiol) oder 1$\alpha$-Hydroxylase (zur Synthese von 1,25$(OH)_2$-Vitamin $D_3$). Die Wirkung von Östradiol auf den Knochen wird z.T. auch durch nachgeschaltete, lokal wirksame Faktoren vermittelt. Zur Erklärung der katabolen Wirkung der Östradioldefizienz sind z.B. aus Tiermodellen Faktoren wie Interleukin-1, TNF-$\alpha$, Interleukin-6 und Prostaglandine sowie weitere diskutiert worden (Kawaguchi et al. 1995, Kimble et al. 1995, Manolagas u. Jilka 1995). So führen IL-1 und TNF-$\alpha$ in der ovarektomierten Ratte zu einem Knochenmasseverlust, der durch Östradiol, aber auch durch die kombinierte Gabe von IL-1-Rezeptor-Antagonist und TNF-Bindungsprotein aufgehoben werden kann (Kimble et al. 1995). IL-4 und 13 sind Inhibitoren der Resorption (Kawaguchi et al. 1996, Miyaura et al. 1995, Nakano et al. 1995) und die IL-4-Überexpression führt in der Maus zu einem osteoporoseverwandten Phänotyp, aufgrund der Hemmung der Osteoblasten-Aktivität (Lewis et al. 1993). IL-6 könnte eine besondere Bedeutung haben (Manolagas u. Jilka 1995), da es die Osteoklastogenese fördert und durch systemische Faktoren reguliert wird.

Prostaglandine und Leukotriene beeinflussen die Knochenneubildung und die -resorption. Während Leukotriene die Resorption stimulieren, durch prostaglandinabhängige und unabhängige Mechanismen, wirken Prostaglandine stimulierend auf die Osteoklastogenese und hemmend auf die Aktivität differenzierter Osteoklasten.

Radikale sind für den normalen Knochenumbau wichtig, werden besonders durch den Osteoklasten generiert und sind dabei an der Resorption beteiligt. Die relative Bedeutung unterschiedlicher Radikale wie Superoxidanion oder NO bzw. assoziierter Faktoren wie $H_2O_2$ wird unterschiedlich beurteilt (Steinbeck et al. 1994, Evans u. Ralston 1996, Frazer et al. 1996). Dementsprechend sind Enzymsysteme zur zellulären Abwehr gegenüber Radikalen in den am Knochenumbau beteiligten Zellen, wie Osteoblasten, in diesem Zusammenhang von Bedeutung (Dreher et al. 1998).

## 5.5 Einfluss von Umwelt und Lebensweise auf den Knochenstoffwechsel

### 5.5.1 Ernährung

Im Verlauf der Evolution des Menschen haben sich die Lebensbedingungen mit einer enormen Geschwindigkeit verändert, mit der eine natürliche

Selektion nicht Schritt halten kann. Der Energiebedarf unserer Vorfahren war sehr hoch, der Energiegehalt der Nahrung mit einem sehr hohen pflanzlichen Anteil vergleichsweise niedrig. Der resultierende hohe Durchsatz an Nahrungsvolumen garantierte eine ausreichende Aufnahme an Vitaminen, Mineralstoffen und Spurenelementen.

#### 5.5.1.1 Kalzium

Die heutige Ernährung des Menschen in Mitteleuropa und in den Vereinigten Staaten beinhaltet nicht die benötigte Menge an Kalzium und Vitamin $D_3$. Es wird angenommen, dass die durchschnittliche Kalziumzufuhr 700 mg pro Tag nicht überschreitet, während die empfohlene tägliche Zufuhr 1000 mg Kalzium erreichen sollte. Frauen während der Schwangerschaft und nach der Menopause und ältere Menschen benötigen bis zu 1500 mg täglich. Allerdings wurde eine sehr hohe Kalziumzufuhr mit einer erhöhten Inzidenz des Prostatakarzinoms in Verbindung gebracht, sodass vorläufig eine Zufuhr über 1500 mg täglich nicht generell empfohlen werden kann (s. auch Abschn. 5.7.6.1). Die effektive Resorption des mit der Nahrung zugeführten Kalziums ist wesentlich von der ausreichenden Versorgung mit Vitamin D abhängig.

#### 5.5.1.2 Vitamin-D-Stoffwechsel

Vitamin D wird zu mehr als 50% über die photochemische Umlagerung in der Haut produziert und z.T. als Vorstufe mit der Nahrung zugeführt. Jenseits der beiden 40. Breitengrade ist eine ausreichende Einstrahlung eines UV-Spektrums zwischen 290 und 320 nm im Winterhalbjahr nicht mehr gegeben. Bei einem hohen Anteil der älteren Bevölkerung ist die tägliche Sonneneinstrahlung zusätzlich vermindert (bedingt z.B. durch körperliche Immobilität). Der vergleichsweise niedrige Anteil pflanzlicher Produkte in unserer Nahrung reicht speziell in unseren Breiten nicht aus, um den Bedarf über die Ernährung allein zu decken. Wahrscheinlich sind die genannten Faktoren im Lauf eines Lebens sowohl für die erreichte maximale Knochenmasse als auch für die Geschwindigkeit des Verlusts im Alter relevant. In den USA sind bereits lebhafte Diskussionen zur Frage der generellen Notwendigkeit einer Substitution mit Vitamin D (fortified food) bei älteren Menschen und bei Risikopersonen im Gang. Die Substitution beim Säugling und Kleinkind ist ohnehin bereits allgemeine Praxis. Neben der nutritiven Problematik wird eine gestörte Signaltransduktion des Vitamin-D-Rezeptors in der Pathogenese der Osteoporose diskutiert (s. auch Abschn. 5.6.3.2).

#### 5.5.1.3 Spurenelemente

Die Versorgung des Menschen mit Spurenelementen ist für den Knochenstoffwechsel möglicherweise ebenfalls wichtig, aber bezüglich ihrer Relevanz schlecht untersucht. Die Versorgung mit Jod ist normalerweise so weit ausreichend, dass keine relevante Schilddrüsenstoffwechselstörung auftritt. Allerhöchstens ergeben sich indirekt durch die Häufigkeit des Auftretens von Autonomien in Jodmangelgebieten vermehrt Hyperthyreosen, die zu einem vermehrten Knochenumsatz und zum Verlust der Knochenmasse führen können. Die von uns kürzlich beschriebene Expression von Selenoproteinen in Knochenzellen würde allerdings dafür sprechen, dass eine ausreichende Versorgung mit Selen für den antioxidativen Schutz von Knochenzellen relevant sein könnte. Selen wird reguliert als Selenocystein in so genannte Selenoproteine eingebaut, deren Funktion selenabhängig ist. Enzyme wie Glutathionperoxidasen und Thioredoxinreduktasen sind Selenoproteine, die antioxidative Wirkung haben (s. auch Abschn. 5.6.3.4). Klinische Studien zu dieser Problematik gibt es nicht. Selen und Jod sind in der Erdkruste in unterschiedlichen Konzentrationen vorhanden, und es gibt auf der Erde für beide Elemente Mangelgebiete (Dreher et al. 1998, Schütze et al. 1998b). Andere Spurenelemente wie Zink und Mangan dürften im Sinn der Ernährung eine untergeordnete Rolle spielen.

### 5.5.2 Körperliche Bewegung

Die Lebensweise des Menschen hat sich innerhalb der letzten 100–200 Jahre entscheidend geändert. Die zunehmende Industrialisierung und Automatisierung haben zu einem drastischen Rückgang des durchschnittlichen Energieverbrauchs des Menschen geführt. Die körperliche Bewegung und damit die ständige Scher- Zug- und Druckbelastung des Halteapparats wurde wesentlich vermindert. Da eine ständige Belastung für die Knochenneubildung essenziell ist, muss sich dies sowohl in der erreichten maximalen Knochenmasse bemerkbar machen als auch im altersbedingten Knochenmasseverlust. Der Mechanismus und das Muster der Genregulation durch solche Kräfte sind Gegenstand intensiver Forschung. Während die exakte

Wirkung individueller Belastung oder der Beitrag bestimmter Bewegungsformen auf die Knochendichte aufgrund der Vielzahl anderer Faktoren epidemiologisch schwierig zu untersuchen ist, ist umgekehrt das Resultat der Immobilisierung eindeutig. Bei immobilisierten und teilimmobilisierten Menschen und auch bei Aufenthalten in der Schwerelosigkeit kommt es zu einem raschen Verlust an Knochenmasse. Regelmäßige körperliche Aktivität wird damit zu einer der wichtigsten Präventivmaßnahmen, um die Entwicklung einer Osteoporose zu verhindern oder zu verzögern.

### 5.5.3 Alter und Begleiterkrankungen

Nach dem Erreichen der maximalen Knochenmasse erfolgt eine langsame Abnahme mit dem Alter. Lediglich bei Frauen kommt es mit der Menopause zu einer Phase schnellen Knochenmasseverlusts. Das Ausmaß der altersabhängigen Abnahme der Knochenmasse ist primär durch Umweltfaktoren bestimmt, was z.B. dadurch zum Ausdruck kommt, dass die individuellen Unterschiede der Knochenmasse zwischen ein- und zweieiigen Zwillingen mit dem Alter geringer werden. Mit Erreichen eines höheren Alters nehmen im Durchschnitt auch Begleiterkrankungen zu, die zu Immobilität führen und dadurch den Knochenmasseverlust fördern. Dies betrifft nahezu alle chronischen Erkrankungen von der Arteriosklerose, koronaren Herzerkrankungen, zerebralen Durchblutungsstörungen, peripheren arteriellen Verschlusskrankheit über pulmonale Erkrankungen bis hin zu degenerativen Erkrankungen des Halteapparats. Negative Einflüsse von Medikamenten nehmen ebenfalls an Häufigkeit zu (Kortikoidmedikation, Heparinisierung). Bei bestehender Osteopenie fördert zudem die zunehmende Fallneigung aufgrund mangelhafter Koordination und Beweglichkeit die Inzidenz osteoporotischer Frakturen.

## 5.6 Genetik der Osteoporose

### 5.6.1 Evidenzen für den genetischen Hintergrund der Osteoporose

Die so genannte Peak bone mass, also die maximale Knochenmasse, die um die 3. Lebensdekade erreicht wird, ist der kritische Faktor für den Verlauf der Knochenmasse in den weiteren Dekaden des Lebens (Hui et al 1988). Daher ist es nicht überraschend, dass diejenigen Faktoren, die die Peak bone mass regulieren, auch entscheidend am Entstehen der Erkrankung beteiligt sind.

Während das Ausmaß der Abnahme der Knochenmasse nach Erreichen dieses Maximalwerts wohl primär durch exogene Einflüsse bestimmt ist, wird die Peak bone mass zu einem wesentlichen Anteil genetisch determiniert. Aus Zwillingsstudien und Analysen großer Familien ergibt sich, dass genetische Einflüsse etwa 75–85% der individuellen Varianz der Knochenmasse bestimmen (Smith et al. 1973, Pocock et al. 1987, Seeman et al. 1992). Segregationsanalysen der BMD in Relation zu Umweltfaktoren haben in großen Familien Hinweise für genetische Einflüsse auf die Frakturrate dokumentiert (Jouanny et al. 1995, Krall et al. 1993). Weiterhin ist die BMD von Töchtern osteoporotischer Frauen verglichen mit einer Kontrollgruppe reduziert (Seeman et al. 1989), Männer und Frauen haben eine geringere BMD wenn Verwandte 1. Grads eine Osteoporose aufweisen (Seeman et al. 1992), und die BMD bei perimenopausalen Frauen mit familiärer Geschichte von Oberschenkelhalsfrakturen ist erniedrigt (Torgerson et al. 1995). Somit weisen diese Studien auf eine wichtige Rolle von genetischen Faktoren bei der Regulation der Knochenmasse und die Entstehung der Osteoporose bei gemeinsamen Umgebungseinflüssen hin (Rogers et al. 1997a, Sowers 1998, Gilsanz 1998).

Wir können aus den bisherigen Untersuchungen davon ausgehen, dass eine Vielzahl von Genen relativ kleine additive Effekte auf die BMD hat (Gueguen et al. 1995, Rogers et al. 1997a). Umwelteinflüsse tragen zusätzlich zu Variationen der BMD bei. Damit wird die Untersuchung des genetisch determinierten Anteils in der Varianz der BMD zusätzlich komplex. Es erscheint daher sinnvoll, die Möglichkeiten und Grenzen verschiedener Untersuchungsmethoden zu diskutieren.

### 5.6.2 Methodische Ansätze zur Identifizierung genetischer Einflüsse auf die Osteoporose

Ziele der Analyse genetischer Einflüsse auf die Osteoporose sind die Identifizierung eines oder mehrerer Gene, die spezifisch das Frakturrisiko beeinflussen, sowie die Aufklärung des zugrunde liegenden Mechanismus. Methodische Ansätze sind dabei Zwillingsstudien, die Untersuchung des Allel-Sharings bei großen Familien über mehrere Generationen und genetische Assoziationsstudien in großen nicht verwandten Kollektiven. Dabei werden so genannte Mikrosatellitenmarker verwendet und eine genomweite Suche nach solchen Markern durchgeführt, die mit der Erkrankung assoziiert sein können. Die dadurch eingegrenzte chromosomale Region enthält dann putativ ein Suszeptibilitätsgen für die betreffende Erkrankung. Ein methodisch anderer Ansatz besteht darin, von einem bekannten Gen mit regulatorischer Bedeutung im Knochenstoffwechsel auszugehen (Kandidatengen-Approach), dort nach Mutationen bzw. Polymorphismen zu suchen und diese dann im Bezug zu Knochendichte und Frakturrate zu untersuchen.

#### 5.6.2.1 Zwillingsstudien

Zwillingsstudien können eine familiäre Häufung der Erkrankung belegen und somit einen Beitrag zur Erforschung des Ausmaßes der genetischen Determination liefern (Pocock et al. 1987, Hansen et al. 1992, Seeman et al. 1989). Die Beschreibung der verschiedenen Genloci, welche die BMD beeinflussen, die Interaktion der beteiligten Gene und mit den Umweltfaktoren ist bei komplexen polygenetischen Erkrankungen aus Zwillingsstudien nicht möglich (Rogers et al. 1997a).

#### 5.6.2.2 Genome-search – die genomweite Suche

Bei der Osteoporose ist ein Genome-search nur mit sehr großem Aufwand möglich. Da die Krankheit zudem meist im höheren Alter manifest wird, ist es schwierig, große Familien über mehrere Generationen mit entsprechend dokumentierten Daten zu finden. Wenn solche Familien zur Verfügung stehen, ist es leicht möglich bzw. sogar wahrscheinlich, dass die Familien unterschiedliche Genloci aufweisen. Genomweite Untersuchungen sind zurzeit im Gange, aber bislang sind noch keine Suszeptibilitätsgene (Gene, die eine Empfänglichkeit für bzw. Neigung zur Entwicklung bestimmter Zustände vermitteln) beschrieben worden, wenngleich ein interessanter chromosomaler Bereich (11p12–13 s. Abschn. 5.6.3.1) eingegrenzt worden ist.

#### 5.6.2.3 Genetische Assoziationsstudien

Genetische Assoziationsstudien untersuchen die Beziehung zwischen einem DNA-Polymorphismus eines Kandidatengens und dem Phänotyp Osteoporose bei einem Kollektiv nichtverwandter Personen. Diese Vorgehensweise ist jedoch nur erfolgreich, wenn ein individueller DNA-Polymorphismus für einen wesentlichen Anteil der phänotypischen Variation verantwortlich ist bzw. dies nicht durch andere Gene oder Umweltfaktoren beeinflusst wird. Daher ist wiederum diese Anwendung bei der Osteoporose limitiert. Jedoch hat die Anwendung dieses Ansatzes auf verschiedene Kandidatengene und ihren Zusammenhang mit der Osteoporose (BMD oder Frakturrate) bislang eine ganze Reihe viel versprechender Ergebnisse geliefert. Es ist in diesem Zusammenhang aber angebracht, den Begriff Kandidatengen genauer zu definieren.

**Definition und Diskussion des Begriffs „Kandidatengen".** Praktisch alle bisher bekannten Daten zum genetischen Beitrag individueller Gene zur Entstehung der Osteoporose beruhen auf der Untersuchung von Kandidatengenen. Diese werden aufgrund ihrer regulatorischen Bedeutung während der normalen Knochenphysiologie ausgewählt. Prinzipiell können alle Gene mit einer wichtigen Funktion im Knochenstoffwechsel, wie z.B. einem regulatorischen Einfluss auf die Funktion des Osteoblasten, des Osteoklasten, die Kopplung des Knochenumbaus, als Kandidatengene in Frage kommen. Die potenzielle Bedeutung von Genen des Knochenstoffwechsels als Kandidatengene für die Osteoporose wird umso größer, wenn die Ausschaltung oder Überexpression in Tiermodellen bereits ein osteoporoseähnliches Krankheitsbild erzeugt hat. Zusammenhänge zwischen Polymorphismen eines Gens und der Erkrankung sind umso wahrscheinlicher, je häufiger ein Genotyp mit dem Phänotyp Osteoporose verknüpft werden kann. Zunächst ist dieser Vorgang ein rein statistischer. Häufig ist die Bedeutung des Polymorphismus für die Regulation und die Funktion eines Gens primär nicht bekannt und wird erst dann evaluiert, wenn der statistische Zusammenhang bewiesen ist. Rein theoretisch besteht aber auch die Möglichkeit, dass gewisse Polymorphismen keinerlei funktionelle Bedeutung haben, jedoch überzufällig häufig mit einer anderen, noch unbekannten Veränderung gemeinsam vererbt werden, also kosegregieren.

Aufgrund der multifaktoriellen Basis der Erkrankung, aufgrund des im Einzelfall möglicherweise geringen Beitrags eines individuellen Gens zur Erkrankung, aufgrund der möglicherweise gegenseitigen Beeinflussung dieser Gene und aufgrund des zusätzlichen Einflusses von Umweltfaktoren ist die Aufdeckung eines Zusammenhangs des Polymorphismus mit der Erkrankung schwierig. Insbesondere sind genügend hohe Fallzahlen erforderlich, um eine Sicherheit in der Aussage eines Zusammenhangs des Polymorphismus mit

**Tabelle 5.1.** Kandidatengene der Osteoporose mit nachgewiesenem Bezug zwischen Polymorphismus und BMD bzw. Frakturrate

| Gen | Funktion | Polymorphismus | Zitat |
|---|---|---|---|
| Col1A1 | Matrixprotein | C:T-Transition | Grant et al. (1996) |
| ER | Steroidrezeptor | RFLP | Kobayashi et al. (1996) |
| | | TA-Repeat | Sano et al. (1995) |
| VDR | Steroidrezeptor | RFLP | Morrison et al. (1992) |
| | | RFLP | Uitterlinden et al. (1998) |
| IGF-1 | Wachstumsfaktor | CA-Repeat | Rosen et al. (1998) |
| TGF-$\beta$ | Wachstumsfaktor | C:T-Transition und 1-B-Deletion | Langdahl et al. (1997) |
| | | T-C Transition | Yamada et al. (1998) |

**Tabelle 5.2.** Kandidatengene der Osteoporose wegen ihrer regulatorischen Bedeutung im Knochenstoffwechsel (exemplarische Auswahl). Für die Aromatase wurden aromatasedefiziente Familien beschrieben, in denen bei Männern und Frauen eine Osteopenie bzw. Osteoporose zum Phänotyp gehört

| Gen | Funktion | Bedeutung im Knochenstoffwechsel | Tiermodelle mit Phänotyp |
|---|---|---|---|
| PTH/PTHRP | Peptidhormon | Kalziumhomöostase | Osteopenie |
| Osteoprotegerin | Membranrezeptor/löslicher Rezeptor | Osteoklastendifferenzierung | Osteoporose |
| Osteoprotegerinligand (OPGL) | Zytokin | Osteoklastendifferenzierung und -aktivierung | Osteopetrose |
| src | Tyrosinkinase | Signaltransduktion in der Zelle | Osteopetrose |
| Aromatase | Steroidogenes Enzym | Lokale Östradiolproduktion | Nein |
| Cbfa-1 | Transkriptionsfaktor | Osteoblastendifferenzierung | Fehlende Ossifikation |

BMD oder Frakturrate zu erhalten. Zudem kann ein Kandidatengen erst dann akzeptiert werden, wenn dieser Zusammenhang in verschiedenen Populationen dokumentiert worden ist.

Diese strengen Kriterien erfüllt zurzeit lediglich ein Polymorphismus des Kollagen-Typ-I$\alpha$-Gens (COL1A1) (Grant et al. 1996). Ein Polymorphismus in einer regulatorischen Region des Gens beeinflusst die Erkennungssequenz des Transkriptionsfaktors SP1 und ist mit der BMD und der Frakturrate in mehreren Populationen assoziiert. Darüber hinaus existiert eine ganze Reihe von Kandidatengenen, zu denen z.T. viel versprechende Ergebnisse dokumentiert worden sind. Der folgende Abschn. 5.6.3 soll einen Überblick über die bislang beschriebenen Kandidatengene ermöglichen und die unterschiedlichen Daten zum Zusammenhang des jeweiligen Gens mit der Osteoporose aus verschiedenen methodischen Ansätzen beschreiben.

Dabei lassen sich die bisher beschriebenen Gene in 3 Gruppen einteilen.

1. Einige Gene weisen Polymorphismen auf, die in einen Zusammenhang zur BMD oder Frakturrate gestellt wurden (Tabelle 5.1).
2. Eine 2. Gruppe von Genen mit regulatorischer Bedeutung weist zwar Mutationen oder Polymorphismen auf, die allerdings mit der BMD (noch) nicht in einen Zusammenhang gebracht werden konnten.
3. Die Gene der 3. Gengruppe (die größte) können lediglich aufgrund ihrer regulatorischen Bedeutung bzw. aus Tiermodellen als Kandidatengene in Frage kommen. Mutationen bzw. Polymorphismen sind hier bislang nicht nachgewiesen worden (Tabelle 5.2).

### 5.6.3 Genloci und Kandidatengene der Osteoporose

#### 5.6.3.1 Genloci aus genomweiten Untersuchungen

Bislang konnten beim Menschen in genomweiten Untersuchungen keine Suszeptibilitätsgene nachgewiesen werden, wenngleich ein interessanter DNA-Bereich eingegrenzt werden konnte. In einem Mausmodell gelang es aber bereits, etwa 10 Loci in eine Beziehung zur BMD zu stellen (Klein et al. 1998). Solche Tiermodelle bieten den Vorteil, dass genetische Beiträge durch definierte und konstante Umweltbedingungen einfacher nachweisbar sind. Aus der Kreuzung definierter Mausstämme mit genotypisch bedingten Variationen der BMD zeigten genomweite Untersuchungen mittels chromosomaler Marker u.a. Loci wie für das COL1A1-Gen und den $Ca^{2+}$-sensing-Rezeptor sowie weitere, die auf einen Zusammenhang mit der Skeletthomöostase hindeuten (Klein et al. 1998).

**Kandidatenregion auf Chromosom 11q12–13.** Eine interessante humane chromosomale Region mit potenzieller Bedeutung für die Regulation der Knochenmasse konnte durch einen Genome-search eingegrenzt werden (Johnson et al. 1997). Ausgehend von einem Kollektiv aus Individuen mit hoher Knochendichte konnte aus einer Linkage-Analyse bei Mitgliedern mit hoher Knochendichte ($n=12$) verglichen mit denjenigen ohne Phänotyp ($n=16$) die hohe Knochendichte mit einer Serie von Markern auf Chromosom 11q12–13 assoziiert werden. Da diese Assoziation bei Individuen im Altersbereich von 18–86 Jahren beobachtet wurde, schließen die Autoren, dass diese Region für die Determinierung hoher Knochendichte (HBM-Locus) die Peak bone mass beeinflussen könnte.

Ein Suszeptibilitätslocus für das Osteoporose-Pseudoglioma-Syndrom (OPS) wurde ebenfalls genau dieser chromosomalen Region zugeordnet (Gong et al. 1996).

Eine weitere Studie untersuchte die Erkrankung autosomale-rezessive Osteopetrose (ARO), die etwa 1 von 200 000 Individuen betrifft und aus einer Dysfunktion der Osteoklasten resultiert. Mikrosatellitenmarker dokumentierten in der Region 11q12–13 eine Assoziation zur Osteopetrose (Heaney et al. 1998).

Der HBM, der OPS und der ARO-Locus sind also in einer gemeinsamen Region kolokalisiert. Der jeweilige Phänotyp ist aber unterschiedlich: hohe Knochendichte im Fall des HBM und des ARO-Locus und Osteoporose bei der OPS-Erkrankung. Möglicherweise liegen hier mehrere Gene mit unterschiedlichen Funktionen vor oder aber ein Gen als wesentlicher Regulator der Knochenmasse ist in unterschiedlicher Weise durch Mutationen oder Polymorphismen betroffen. Die zugehörigen Gene (oder das Gen) dieser Region sind bislang nicht identifiziert worden, Studien hierzu sind im Gang. Es ist aber interessant, dass die bisher bekannten Kandidatengene der Osteoporose nicht in diesem Locus lokalisiert sind.

Die Summe der vorliegenden Befunde macht diese Region zu einem potenziell bedeutsamen chromosomalen Abschnitt, um bisher nicht bekannte Gene mit einer Bedeutung für die Regulation der Knochenmasse zu identifizieren. Vielversprechend sind Ergebnisse einer neuen Untersuchung, die einen Zusammenhang zwischen der Variation der Knochendichte und dieser DNA-Region in der Normalbevölkerung dokumentiert (Koller et al. 1998). Es bleibt abzuwarten, inwiefern hiervon das Krankheitsbild Osteoporose betroffen ist.

#### 5.6.3.2 Kandidatengene, deren Polymorphismus mit der Osteoporose assoziiert ist

**Kollagengene.** Hauptprotein des Knochens ist Kollagen. Die zunächst vom Osteoblasten sezernierte Matrix besteht im Wesentlichen aus Kollagenfibrillen, in die weitere Proteine in geringerer Menge eingelagert sind. Die nachfolgende Mineralisierung erfolgt entlang der vorgegebenen Struktur der Kollagenfibrillen. Mutationen in Kollagengenen können daher leicht zu Strukturveränderungen führen, wenn durch die Abfolgeänderung der Aminosäuren die spezifische Aneinanderlagerung dieser Fibrillen gestört ist. Somit repräsentieren Kollagengene Kandidatengene der Osteoporose.

Schon länger sind eine Reihe von Mutationen bei Patienten mit Osteogenesis imperfecta beobachtet worden. Mutationen in kodierenden Bereichen von COL1A1 und COL1A2 führen zum Aminosäurenaustausch und zu Strukturveränderungen (Prokop u. Kivirikko 1995, Spotila et al. 1991). Die Auswirkungen der Mutation konnten auch in transgenen Mäusen nachvollzogen werden (Pereira et al. 1995).

Ein anderer Polymorphismus ist eine C:T-Transition im COL1A1-Gen, dem eine größere Bedeutung bei der Osteoporose zuzukommen scheint. Dieser Polymorphismus liegt im 1. Intron des Gens an einer regulatorischen Stelle in der Erkennungssequenz für die Bindung des Transkriptionsfaktors SP1, wodurch die Bindung dieses Transkriptionsfaktors an die DNA beeinflusst wird (Grant et al. 1996). Dieser Polymorphismus konnte bei Patienten mit Osteoporose nachgewiesen werden, ist bei den Patienten überrepräsentiert und korreliert mit der BMD und ebenfalls mit der Frakturrate. In einer Studie an 299 Personen aus 2 Populationen britischer Frauen weisen heterozygote Träger für diesen Polymorphismus (Ss) eine geringere Knochendichte verglichen mit homozygoten Frauen (SS) auf, und die Knochendichte ist auch bei homozygoten Frauen (ss) niedriger (Grant et al. 1996). Die Ss- und ss-Genotypen waren mit einem Anteil von 57% bei den Patienten mit ausgeprägter Osteoporose und vertebralen Frakturen überrepräsentiert, verglichen mit der Kontrollgruppe (27%). Die Autoren leiteten aus diesen Befunden ein etwa 3fach erhöhtes Risiko für vertebrale Frakturen durch die Anwesenheit des ungünstigen s-Allels ab. Anhand von etwa 1800 niederländischen Frauen konnte der Zusammenhang dieses Polymorphismus mit der Knochendichte bestätigt werden (Uitterlinden et al. 1998). Auch in dieser Studie lagen eine niedrigere BMD an der Wirbelsäule und am Oberschenkelhals bei den Genotypen Ss und ss vor – verglichen mit dem SS-Genotyp. Bei insgesamt 111 Frauen mit ausgeprägten Frakturen waren die Ss- und ss-Genotypen im Vergleich zur Kontrollgruppe überrepräsentiert. Die Autoren schätzten aus den Daten ein relatives Risiko für die Entwicklung von Frakturen von 1,5 beim Vorliegen der ungünstigen Allele Ss und ss ab.

Auch eine Studie mit 375 dänischen Frauen und Männern konnte den Zusammenhang zwischen COL1A1-Polymorphismus und vertebralen Frakturen (Langdahl et al. 1998) aufzeigen, während andere Studien keinen Zusammenhang dieses Polymorphismus mit der Knochendichte nachweisen konnten. Weitere Untersuchungen mit anderen Populationen sind zurzeit im Gang, und bei Bestätigung der bisherigen Ergebnisse könnte dieser Polymorphismus bei ggf. zukünftiger Risikoabschätzung der Osteoporose durch genetische Analyse bedeutsam werden.

**Östradiolrezeptor.** Aufgabe des Östradiolrezeptors (ER) ist es, als ligandenabhängiger Transkriptionsfaktor die Transkription von Zielgenen zu beeinflussen. Auch beim ER $\alpha$ gibt es eine kasuistische Mitteilung eines Menschen mit einem ER-Defekt, der eine Osteopenie aufwies, sodass in einem „Experiment der Natur“ nachgewiesen wurde, dass der ER $\alpha$ für den Aufbau einer suffizienten Knochenmasse essenziell ist (Smith et al. 1994). Der 28-jährige Mann wies eine homozygote C:T-Transition im Kodon 157 im Exon 2 auf, seine Knochendichte war deutlich verringert, seine Epiphysenfugen waren nicht geschlossen. Diese Befunde unterstreichen die regulatorische Bedeutung des ER im Knochenstoffwechsel und seine potenzielle Rolle als Kandidatengen der Osteoporose. Transgene Mäuse mit funktionell inaktiviertem ER-Gen weisen neben erwarteten Veränderungen wie niedrigen Östradiolspiegeln, Östradiolinsensitivität und Infertilität auch eine Abnahme der Knochendichte bei beiden Geschlechtern auf (Korach et al. 1996).

Mehrere Studien konnten in Populationsstudien Mutationen und Polymorphismen des ER-Gens dokumentieren. Einige davon kamen zu einem statistisch signifikanten Zusammenhang zwischen den beschriebenen genomischen Veränderungen und dem Auftreten von Osteoporose.

Ein T-A-Repeat-Polymorphismus mit dem Auftreten von 0–17 Repeats vor dem ersten Intron im Bereich des ER-Gens wurde anhand von 144 postmenopausalen japanischen Frauen nachgewiesen (Sano et al. 1995). Träger eines dieser Allele ($n=15$) wiesen eine geringere BMD auf als die Träger aller anderen Allele ($n=129$, $p<0{,}01$). Eine andere Arbeitsgruppe wies Restriktionspolymorphismen für die Enzyme Pvu 2 und Xba 1 im ER-Gen nach (Kobayashi et al. 1996). Träger einer homozygoten Abwesenheit der Schnittstelle für Pvu 2 und Anwesenheit der Schnittstelle für Xba 1 ($n=18$) waren durch eine niedrigere BMD charakterisiert, verglichen mit den Trägern der anderen Genotypen ($n=220$, $p<0{,}022$).

Wenngleich diese beiden Studien Hinweise auf den Zusammenhang der Polymorphismen mit dem Auftreten der Osteoporose geben, müssen die Ergebnisse durch die bisherige Fallzahl kritisch bewertet und außerdem in anderen Populationen nachgewiesen werden. Eine Studie an 426 italienischen postmenopausalen Frauen (Gennari et al. 1998) konnte nur im Zusammenhang einer gleichzeitigen Gruppierung der oben genannten ER-Genotypen mit VDR-Genotypen, aber nicht aus den ER-Polymorphismen allein einen Zusammenhang mit niedriger BMD herleiten. Gleichfalls gelang es in mehreren präliminaren Studien nicht, einen Zusammenhang der ER-Polymorphismen mit der BMD nachzuweisen.

Somit müssen die Variationen des ER-Gens hinsichtlich ihrer Bedeutung für die Genetik der Osteoporose kritisch bewertet werden. Gegebenenfalls könnte es sich um populationsspezifische Beiträge zur genetischen Komponente der Osteoporose handeln, aber hierfür sind kontrollierte Studien mit größerer Fallzahl, der bisher nicht geführte Nachweis eines Zusammenhangs dieser Polymorphismen mit der Frakturrate und schließlich Erklärungen zur Wirkung dieser Polymorphismen auf die Funktion des ER notwendig.

**Vitamin-D-Rezeptor.** Analog zum ER ist auch der VDR ein ligandenabhängiger Transkriptionsfaktor, der nach Bindung des aktiven Hormons $1{,}25(OH)_2$-Vitamin $D_3$ die Transkription von Zielgenen moduliert. Dem VDR kommt dabei eine wichtige Rolle bei der Beeinflussung von Osteoblastenfunktion und Osteoklastendifferenzierung zu.

$1{,}25(OH)_2$-Vitamin $D_3$ führt zu einer Erhöhung der Knochenneubildung und -resorption. Aus Populationsstudien ist bekannt, dass ein Nettogewinn an Knochendichte resultiert und die Frakturrate bei der Gabe von Vitamin $D_3$ verringert wird (Dawson-Hughes et al. 1997). Transgene Mäuse mit homozygoter Inaktivierung des VDR-Gens wurden von 2 Arbeitsgruppen etabliert (Yashizawa et al. 1997, Li et al. 1997 a). Diese Mäuse entwickeln Symptome der hyperkalzämischen Vitamin-D-Resistenz (HVDRR) einschließlich der Entwicklung von Haarausfall. Präliminare Ergebnisse weisen darüber hinaus auf die Verhinderung der Ausbildung der HVDRR durch eine Rescue-Ernährung hin (Li et al. 1997 b). Diese Befunde verdeutlichen die regulatorische Bedeutung des 1,25$(OH)_2$-Vitamin-$D_3$-VDR-Signaltransduktionssystems im Knochen und unterstreichen die potenzielle Rolle als Kandidatengen der Osteoporose, wenngleich der Phänotyp eines vollständigen Ausfalls solcher Systeme einer Osteomalazie entspricht und nicht dem klassischen Bild der Osteoporose. Allein aus diesem Grund ist damit zu rechnen, dass Mutationen von Genen, die an dieser Signaltransduktion beteiligt sind, lediglich Kofaktoren und keine Mastergene für die Pathogenese der Osteoporose darstellen.

Unterschiedliche VDR-Genotypen wurden beim Menschen nachgewiesen und ein Zusammenhang mit den zirkulierenden Spiegeln des Osteokalzin gezeigt (Morrison et al. 1992). Osteokalzin ist ein spezifischer Marker für den Knochenumbau und weist ein Vitamin-D-responsives Element im Promotor auf. Zu einer großen Euphorie führte eine weitergehende Publikation der gleichen Arbeitsgruppe (Morrison et al. 1994), die einen Zusammenhang zwischen diesem VDR-Polymorphismus und der Osteoporose anhand einer Zwillings- und Populationsstudie an Australiern herstellte. Morrison et al. (1994) wiesen einen Polymorphismus für das Auftreten einer Schnittstelle für das Enzym Bsm-1 im Intron 8 des VDR-Gens nach. Die BMD war bei homozygoten Trägern des BB-Allels (Abwesenheit der Schnittstelle) niedriger als bei Trägern des $\beta$-Allels (homozygote Anwesenheit der Schnittstelle). Wenngleich ein Zusammenhang dieses Polymorphismus mit der Frakturrate nicht geführt wurde, postulierten die Autoren, damit etwa 75% des genetischen Beitrags zur Osteoporose erklären zu können.

Eine Vielzahl von Studien dieses und eines nahe liegenden Taq-1-Polymorphismus wurden initiiert. Einzelne Studien wiesen den Zusammenhang ebenfalls nach, während die Mehrzahl der Studien diesen Zusammenhang zwischen Bsm-1-Polymorphismus und BMD nicht belegen konnten. Eine Metaanalyse von insgesamt 16 Studien (Cooper u. Umbach 1996) führte zu dem Ergebnis, dass evtl. eine geringe Assoziation mit der BMD vorliegen könnte.

Aus der australischen Arbeitsgruppe wurde argumentiert, dass negative Ergebnisse anderer Studien durch Umweltfaktoren oder aus einer unterschiedlichen Kalziumaufnahme resultieren sollen (Eisman 1995). Umgekehrt wurden die Ergebnisse dieser Arbeitsgruppe angezweifelt und argumentiert, dass kein konsistenter Zusammenhang dieses Polymorphismus mit der BMD vorliege (Peacock et al. 1995). Eine große Studie an über 1800 niederländischen Frauen konnte jedoch einen Zusammenhang zwischen dem Auftreten des VDR-Polymorphismus und niedriger BMD zeigen (Uitterlinden, pers. Mitteilung). Jedoch ist der Einfluss des VDR-Polymorphismus auf die BMD verglichen mit den anderen Allelkombinationen gering und erklärt lediglich eine Verringerung der BMD um 0,1–0,2 SD. Zum Nachweis eines solchen Beitrags eines Polymorphismus auf die BMD sind Fallzahlen in der Größenordnung dieser niederländischen Studie zwingend erforderlich. Somit werden die meist negativen Ergebnisse anderer Arbeitsgruppen erklärbar. Da bislang keine experimentelle Erklärung für die Auswirkung dieses Polymorphismus im nichtkodierenden Bereich auf die Funktion des VDR vorliegt, muss die Bedeutung dieses Polymorphismus für die Genetik der Osteoporose allerdings kritisch bewertet werden. Diese Schlussfolgerung ist umso mehr gerechtfertigt, als eine teilweise Korrektur bzw. Rücknahme der ursprünglichen Daten erfolgte (Morrison et al. 1997)

Ein weiterer Polymorphismus für die Anwesenheit einer Schnittstelle für das Restriktionsenzym Fok 1 im Startkodon, der zu einem alternativen (um 3 Kodons stromabwärts liegenden) Translationsstart des VDR-Gens führt, wurde anhand von 100 postmenopausalen mexikanisch-amerikanischen Frauen (Gross et al. 1996) nachgewiesen. Homozygote Träger der Anwesenheit der Schnittstelle wiesen eine um 12,5% niedrigere BMD auf als die Träger der anderen Allele ($p<0,01$). Eine Studie an japanischen Frauen konnte diesen Zusammenhang ebenfalls dokumentieren (Arai et al. 1997). Allerdings gilt auch hier, dass diese Zusammenhänge aufgrund der niedrigen Fallzahlen noch nicht zwingend erscheinen und somit weitere Studien benötigt werden; außerdem ist ein Zusammenhang des Fok-1-Polymorphismus des VDR-Gens bislang nicht mit der Frakturrate assoziiert. Diese VDR-Isoform zeigt in Zellkultursystemen eine erhöhte Transkriptionsaktivität gegenüber dem Wildtyp-VDR (Arai et al. 1997), was in verschiedenen Zelllinien einschließlich Osteoblasten bestätigt wurde (Haussler et al. 1998). Andererseits liegen keine Unterschiede in den Bindungsaffinitäten der beiden Rezeptorformen für den Liganden und in der DNA-Bindungsfähigkeit in einem In-vitro-System vor. Zudem gelang es nicht, Unterschiede in der Transaktivierung von Reportergenen in heterologen Transfektionen, aber auch der mRNA-Menge der 24-Hydroxylase (einem Vitamin-D-abhängigen Gen) nachzuweisen (Gross et al. 1998). Somit ist bislang ein Einfluss dieses Polymorphismus auf die Funktion des VDR nicht eindeutig.

Weitere Polymorphismen des VDR-Gens sind im 3′-Bereich desselben nachgewiesen worden. Hierzu gehört ein Apa-1-Restriktionslängenpolymorphismus im gleichen Intron wie der oben genannte Bsm-1-Polymorphismus, der mit einem erhöhten Auftreten des sporadischen Hyperparathyreodismus bei Patienten korrelieren soll (Feldman 1997). Ein Taq-1-Restriktionslängenpolymorphismus in Kodon 352 im Exon 9 soll bei Abwesenheit der Schnittstelle (T-Allel) eine Assoziation zum Prostatakarzinom aufweisen (Carling et al. 1997). Diese Polymorphismen führen jedoch nicht zu Veränderungen der kodierenden VDR-Sequenz, sodass mit diesen Veränderungen zwar eine phänomenologische Assoziation beschrieben werden kann, derzeit aber eine kausale Erklärung der Befunde noch aussteht (Haussler et al. 1998).

In der 3′-UTR des VDR-Gens existiert eine Poly-A-Repeat-Struktur mit einer Reihe von allelischen Variationen (Variationen von Kopien des Gens) sodass zwischen „langen“ und „kurzen“ Varianten („L“ und „S“) unterschieden werden kann (Ingles et al. 1997a, b). Träger des L-Allels weisen eine erhöhte Inzidenz des Prostatakarzinoms auf (Ingles et al. 1997a), während gleichzeitig eine protektive Wirkung hinsichtlich der Entwicklung des Mammakarzinoms vorliegen soll (Ingles et al. 1997b). Ein Zusammenhang dieser Polymorphismen mit Knochenerkrankungen wurde bislang nicht gezeigt. Die funktionelle Relevanz dieses Locus ist unklar, wenngleich aus der ähnlichen Länge des Poly-A-Repeats, verglichen mit anderen Genen, auf eine entsprechende Wirkung z.B. hinsichtlich der mRNA-Stabilität geschlossen werden kann (Haussler et al. 1998).

**TGF-$\beta$.** TGF-$\beta$ ist ein abundanter Wachstumsfaktor, der in der Knochenmatrix eingelagert ist, aber auch als löslicher Faktor von verschiedenen Zellen im Knochenstoffwechsel sezerniert wird. Es sind 4 Isoformen bekannt TGF-$\beta$1, 2, 3 und 5. Dieser Wachstumsfaktor wird durch Östradiol reguliert und beeinflusst sowohl Osteoblasten als auch Osteoklasten. Ihm wird eine Rolle als Kopplungsfaktor zwischen Knochenneubildung und -resorption zugeschrieben.

Polymorphismen im TGF-$\beta$1-Gen wurden nach Ergebnissen einer dänischen Studie an insgesamt 292 Frauen nachgewiesen (Langdahl et al. 1997). Dabei wurde bei 7 von 161 Patienten mit Osteoporose und bei 5 von 131 der Kontrollgruppe eine C:T-Transition in Exon 5 mit dem Resultat eines Austauschs von Threonin durch Isoleucin an Position 263 des Propeptids identifiziert. Die Bedeutung dieser Mutation erscheint aber unwesentlich, da keine Prävalenz bei der Osteoporose vorliegt und auch keine Assoziation mit niedriger BMD gefunden wurde.

Ein intronischer Polymorphismus einer 1-Basen-Deletion 8 Nukleotide vor Exon 5 (713–8delC), der nach Ansicht der Autoren (Langdahl et al. 1997) das mRNA-Spleißen verändern könnte, wurde bei 10 der Patienten mit Osteoporose und lediglich bei 2 der Kontrollgruppe nachgewiesen. Die Prävalenz dieses Polymorphismus ist also bei Osteoporotikern höher als in der Kontrollgruppe und korreliert darüber hinaus mit Markern des Knochenumbaus. Daraus leiten die Autoren einen Zusammenhang dieses Polymorphismus mit niedriger Knochendichte ab. Der Beitrag dieses Polymorphismus zur genetischen Komponente der Osteoporose ist aber noch schwierig abzuschätzen, da die untersuchte Fallzahl sehr klein ist, der Effekt des Polymorphismus auf die TGF-$\beta$-Funktion unklar bleibt, und bislang keine Assoziation mit der Frakturrate dokumentiert wurde.

Weitere Polymorphismen im TGF-$\beta$1-Gen wurden nachgewiesen, u.a. eine T:C-Transition bei Nukleotid 29 innerhalb der Signalsequenz, die zu einer Leu-Pro-Subsitution bei Aminosäure 10 führt (Derynck et al. 1987, Cambien et al. 1996). Dieser Polymorphismus konnte anhand von insgesamt 287 postmenopausalen japanischen Frauen aus 2 Populationen mit der Osteoporose assoziiert werden (Yamada et al. 1998). Danach ist die Frequenz des T-Allels bei der Osteoporose erhöht, und die Träger des T-Allels weisen eine erhöhte Rate vertebraler Frakturen auf. Gleichzeitig sind die TGF-$\beta$1-Spiegel bei Trägern des CC-Genotyps erhöht, verglichen mit gleichaltrigen homo- bzw. heterozygoten Trägern des T-Allels. Hinsichtlich der Bedeutung dieses Polymorphismus für die Osteoporose muss auch hier einschränkend auf den unbekannten Beitrag des Polymorphismus auf die Funktion von TGF-$\beta$1 hingewiesen werden.

Ein weiterer Polymorphismus steht bislang nicht mit der Osteoporose im Zusammenhang, ist aber anhand eines Tiermodells interessant. Die Überexpression von TGF-$\beta$2 in Osteoblasten führt bei transgenen Mäusen zu einem Knochenmasseverlust bedingt durch Erhöhung der Matrixdeposition, aber schlechterer Kalzifizierung und erhöhter osteoklastärer Resorption. Damit entwickeln diese Mäuse einen Phänotyp der Osteoporose (Erlebacher u. Derynck 1996). Demzufolge ist TGF-$\beta$2 ein lokaler Regulator des Knochenumbaus. Veränderungen seiner Synthese oder Funktion in Knochenzellen könnten daher an der Pathophysiologie metabolischer Knochenerkrankungen des Menschen, wie der Osteoporose, beteiligt sein.

**Osteokalzin (Matrix-Gla-Protein, MGP).** Osteokalzin ist ein Adhäsionsprotein des Osteoblasten und stellt einen potenten Regulator der Kalziumeinlagerung im Bindegewebe dar. Osteokalzin wird auch als ein Marker des Osteoblasten betrachtet. Studien mit einem Mausstamm mit funktionell inaktiviertem Osteokalzingen zeigten, dass es ein negativer Regulator der Knochenneubildung ist (Ducy et al. 1996). Im Promotor des Osteokalzingens konnte ein Polymorphismus (C:T-Transition) mit möglichem Bezug zur Osteoporose nachgewiesen werden (Dohi et al. 1998). Anhand der resultierenden Abwesenheit einer Hind-III-Restriktionsschnittstelle (H) bzw. der Anwesenheit (h) konnte aus der Studie mit 160 postmenopausalen japanischen Frauen ein Trend einer erhöhten BMD beim Genotyp hh im Vergleich zum Genotyp HH dargestellt werden. Außerdem wiesen Träger des Genotyps HH ein 5,7fach höheres Risiko für eine Osteopenie auf als die Träger des hh-Genotyps ($p$<0,05). Allerdings lag keine erhöhte Frequenz eines Allels mit der Osteoporose vor, und ein Bezug zur Frakturrate konnte nicht nachgewiesen werden. Aus der geringen Fallzahl in der Studie und der geringen statistischen Signifikanz der erhobenen Daten, muss die Bedeutung dieses Polymorphismus bis zur Bestätigung in anderen Populationen noch in Frage gestellt werden.

Ein weiterer Polymorphismus konnte im Locus des Gens nachgewiesen werden (polymorpher CA-Repeat, Watanabe et al. 1998). Zurzeit sind Untersuchungen zur Bedeutung dieses Polymorphismus für die Osteoporose im Gang, aber die funktionelle Bedeutung im Zusammenhang mit dem Knochenstoffwechsel ist noch unklar.

**Kalzitoninrezeptor.** Ein Restriktionslängenpolymorphismus des Kalzitoninrezeptorgens hinsichtlich einer Taq-I-Schnittstelle wurde in Verbindung mit der Knochendichte bei 201 postmenopausalen italienischen Frauen gebracht (Masi et al. 1998). Die verschiedenen Allele wurden mit TT (homozygote Anwesenheit der Taq-I-Schnittstelle), tt (Abwesenheit der Taq-I-Schnittstelle) bzw. Tt (heterozygote Kombination) bezeichnet. Bei der Kontrollgruppe war der Tt-Genotyp mit 57,6% gegenüber der Gruppe osteoporotischer Frauen (40%) überrepräsentiert. Umgekehrt lag der tt-Genotyp bei Osteoporotikern mit 45,5% höher als bei der Kontrollgruppe mit 38%. Darüber hinaus lag bei Vorliegen des tt-Genotyps eine geringere Knochendichte als beim Tt-Genotyp vor ($p$<0,005). Masi et al. (1998) leiteten daraus eine mögliche Rolle des CTR-Gens als Kandidatengen der Osteoporose ab. Die Bedeutung dieses Polymorphismus für die Osteoporose ist aber zurzeit noch nicht abzuschätzen, da wiederum ein Zusammenhang des Taq-I-Polymorphismus mit der Frakturrate bislang nicht gezeigt wurde und weitere Studien in anderen Populationen als Bestätigung dieses (noch) isolierten Befunds nicht vorliegen.

**Interleukin-6.** IL-6 ist ein potenter Stimulator osteoklastärer Knochenresorption und der Regulation der Funktion des Osteoklasten. Dabei könnte dieser Faktor an der Vermittlung der lokalen Östradiolwirkung beteiligt sein.

Im 3′-flankierenden Bereich des IL-6-Gens sind Tandem-Repeat-Polymorphismen einer AT-reichen Domäne beschrieben worden (Bowcock et al. 1989). Anhand von 200 Frauen aus Aberdeen zeigten sich 6 verschiedene Längen dieser Domäne (A-F) (Murray et al. 1997). Die beiden Allelkombinationen FF und CF waren mit 58,5 bzw. 27,5% am häufigsten vertreten. An der Wirbelsäule konnten bei der Kombination C/F höhere BMD-Werte festgestellt werden als bei der Kombination der Allele FF ($p$<0,012), während die BMD am Oberschenkelhals nicht signifikant unterschiedlich war. Dieser genotypspezifische Effekt auf die BMD an der Wirbelsäule war vom Alter der Patienten nicht abhängig, weshalb die Autoren einen Zusammenhang dieses Polymorphismus in der Determinierung der Peak bone mass ableiteten. Allerdings muss dieser Schluss aus der Anzahl der Personen in der Studie mit Vorsicht betrachtet werden. Auch hier gilt, dass der Mechanismus der Beeinflussung der IL-6-Funktion durch den Polymorphismus im 3′-flankierenden Bereich unklar ist und ein Zusammenhang des Polymorphismus mit der Frakturrate nicht nachgewiesen werden konnte. Der Beitrag dieses Polymorphismus für die genetische Komponente der Osteoporose kann daher nicht abgeschätzt werden und zur Bestätigung der Befunde sind Studien in anderen Populationen erforderlich.

**Insulin-like-growth-Faktor-1.** IGF-1 ist ein Modulator des Knochenumbaus, der in der Matrix eingelagert (und somit während der Resorption freigesetzt wird) und außerdem von Osteoblasten in Abhängigkeit von verschiedenen endokrinen und autokrinen Faktoren sezerniert wird (Rosen et al. 1994). Bei Männern mit idiopathischer Osteoporose sind relativ niedrigere IGF-1-Spiegel im Serum gemessen worden als bei einer altersgleichen Vergleichsgruppe. Zwei Inzuchtmausstämme zeigen in der Größenordnung gleiche Unterschiede in Skelettmasse und IGF-1-Spiegeln (Rosen et al. 1998). Diese Befunde verdeutlichen die regulatorische Bedeutung von IGF-1 im Knochenstoffwechsel und weisen auf eine mögliche Bedeutung dieses Gens für die Pathogenese der Osteoporose hin.

Interessanterweise ist im Promotor des IGF-1-Gens etwa 1 kb vor dem Transkriptionsstart ein CA-Repeat-Polymorphismus identifiziert worden (Rosen et al. 1998). Aus dieser Studie mit insgesamt 171 Männern und Frauen der Ostküste der USA zeigte sich anhand der 25 Männer mit idiopathischer Osteoporose eine Häufigkeit eines Allels mit einer Gesamtlänge von 192 bp von 64% verglichen mit einer Frequenz von lediglich 32% bei gesunden Männern und Frauen ($p<0{,}004$). Homozygote Träger des 192-Allels wiesen niedrigere IGF-1-Spiegel auf als die Träger anderer Allele. Ein weiterer Hinweis auf einen Zusammenhang dieses Genotyps mit der Osteoporose ergibt sich aus einer Gruppe von 30 gesunden Männern aus Richmond, bei denen das 192/192-Allel neben niedrigem IGF-1 auch mit niedrigerer Knochendichte an Wirbelsäule und Hüfte assoziiert war (Rosen et al. 1998). Der Mechanismus der Auswirkung dieses Polymorphismus auf die Knochendichte ist bislang allerdings unklar, wenngleich eine veränderte Transkription durch allelabhängig modulierte Promotoraktivität vorstellbar ist. Bislang ist die Bedeutung dieses Polymorphismus nicht abzuschätzen, da die Fallzahlen relativ klein sind, eine Assoziation mit der Frakturrate nicht bestand und dieser Zusammenhang in anderen Populationen nicht gezeigt werden konnte.

**Interleukin-I und Interleukinrezeptorantagonist.** IL-1 ist ein potenter Stimulator der osteoklastären Knochenresorption. Die IL-1-Bioaktivität als Ausdruck der Synthese von IL-1 und dem IL-1-Rezeptor-Antagonisten (IL-1ra) steigt aus Untersuchungen mit isolierten Monozyten bei Frauen nach der Menopause an und nimmt durch Hormonersatztherapie ab. Ein Vergleich dieser Zusammenhänge mit Monozyten aus osteoporotischen Frauen und einer Vergleichsgruppe zeigte, dass bei normalen Frauen eine progressive Zunahme in der Sezernierung von IL-1ra nach der Menopause das normale IL-1/IL-1ra-Verhältnis wiederherstellt, während bei osteoporotischen Frauen dies erst sehr viel später erreicht wird (Pacifici et al. 1993). Somit spielt IL-1 zumindest z.T. eine Rolle als Mediator der Östradioldefizienz nach der Menopause, und die Restaurierung des prämenopausalen IL-1/Il-1ra-Verhältnisses könnte den postmenopausalen Knochenmasseverlust verringern (Pacifici et al. 1993). Auch in einem Tiermodell mit IL-1ra-Knockout-Mäusen konnte dieser Zusammenhang bestätigt werden (Lorenzo et al. 1998). Ovarektomierte Knockout-Mäuse zeigen anschließend keinen trabekulären Knochenmasseverlust, während bei ovarektomierten Kontrolltieren in der Folge ein Knochenmasseverlust nachweisbar war. Die Autoren folgerten, dass eine funktionelle IL-1-Signaltransduktion für den Verlust der Knochenmasse nach Ovarektomie notwendig ist und wiesen darauf hin, dass IL-1 den Effekt der Ovarektomie auf die Knochenmasse mediiert. Die Blockierung der Wirkung von Il-1 könnte also für die Behandlung von schnellem Knochenmasseverlust vorteilhaft sein (Lorenzo et al. 1998).

Im IL-1-Rezeptor-Antagonist-Gen wurde ein Polymorphismus im Bereich eines Tandem-Repeat nachgewiesen (Keen et al. 1998). Bei insgesamt 108 postmenopausalen Frauen wurden insgesamt 5 verschiedene Genotypen gefunden, und der Knochenmasseverlust war bei den Trägern eines dieser Allele im Verlaufe von 5 Jahren nach der Menopause besonders ausgeprägt ($p<0{,}05$). Diese vorläufigen Daten erfordern zur Absicherung der Beziehung zwischen IL-1ra-Genotyp und Knochenmasseverlust aber eine Erhöhung der Fallzahl. Außerdem sind weder eine Prävalenz dieses Genotyps bei Patienten mit Osteoporose untersucht noch ein Zusammenhang mit der Frakturrate nachgewiesen noch diese isolierte Studie an weiteren Populationen bestätigt worden, sodass die Bedeutung dieses Polymorphismus derzeit nicht abgeschätzt werden kann.

#### 5.6.3.3 Auswahl von Kandidatengenen mit Mutationen oder Polymorphismen die bislang nicht mit der Osteoporose assoziiert worden sind

**Membranassoziierte Proteine am Beispiel von Kalzitonin.** Als eines der klassischen kalzitropen Hormone spielt Kalzitonin im Knochenstoffwechsel eine wichtige Rolle. Diese regulatorische Rolle von Kalzitonin macht es zu einem interessanten Kandidatengen. Die potenzielle Bedeutung des Kalzitoningens wird durch den Nachweis einer polymorphen CA-Repeat-Sequenz im Locus des Gens unterstrichen (Tsukamoto u. Emi 1998). Solche Repeat-Sequenzen sind potenziell instabile Regionen, und daher werden oftmals Polymorphismen dieser Regionen beobachtet (vgl. auch MGP und IGF-1). Zwar wird dieser Locus von den Autoren weiter hinsichtlich seiner Bedeutung für die Osteoporose untersucht, aber bislang liegen keine experimentellen Daten vor. Obgleich der Locus auf 11p15.2–11p15.1 eingegrenzt werden konnte, ist damit jedoch der Zusammenhang mit dem Kalzitoningen selbst nicht zwingend. Daher ist die Bedeutung dieses Polymorphismus für die Pathophysiologie der Osteoporose zurzeit noch nicht abzuschätzen. Relativiert wird die Bedeutung des Kalzitonins zudem durch die Tatsache, dass der Phänotyp einer Knockout-Maus gemäß der Vorstellung präliminarer Daten bezüglich des Knochens unauffällig ist.

Analog zum oben genannten stellvertretend dargestellten Polymorphismus existieren weitere allelische Variationen diverser Gene, die auch im Knochenstoffwechsel eine Bedeutung haben, deren Auflistung an dieser Stelle aber zu weit führen würde, da die Relevanz für den Knochenstoffwechsel und somit auch für die Pathogenese der Osteoporose noch nicht genügend untersucht ist.

#### 5.6.3.4 Kandidatengene mit regulatorischer Bedeutung im Knochenstoffwechsel

Prinzipiell können alle Genprodukte mit regulatorischer Bedeutung im Knochenstoffwechsel als potenziell relevant hinsichtlich der Pathogenese metabolischer Osteopathien eingeordnet werden. Eine Reihe neu identifizierter Gene bzw. neue Erkenntnisse zu bereits bekannten Genen führten in jüngerer Zeit zur Aufdeckung interessanter neuer Bezüge zwischen Genfunktion und Veränderungen des Knochenstoffwechsels. Diese Erkenntnisse resultieren aus gezielt veränderter Expression der Gene in transgenen und Knockout-Mäusen bzw. aus Zellkultursystemen.

Dieser Abschnitt enthält eine Auswahl an Genen und deren Genprodukte, die aus bislang vorliegenden Daten hinsichtlich ihrer Rolle bei der Pathogenese der Osteoporose relevant werden könnten, und umfasst beispielhaft verschiedene Komponenten der zellulären Kommunikation und Signaltransduktion wie Matrixfaktoren, Wachstumsfaktoren, Rezeptoren, intrazelluläre Enzymsysteme und Transkriptionsfaktoren.

**OPG/OPGL/RANK**

Osteoprotegerin (OPG). Dieses neu entdeckte, sezernierte Glykoprotein gehört zur Gruppe der TNF-Rezeptor-Superfamilie und ist ein löslicher Rezeptor für den Osteoklastendifferenzierungsfaktor Osteoprotegerinligand (OPGL, OCIF: osteoklasteninduzierender Faktor), welcher ein starkes Signal zur Differenzierung von Vorläuferzellen in Osteoklasten darstellt (Simonet et al. 1997). Osteoprotegerin (OPG) führt in Maussystemen zur Blockierung der osteoklastären Differenzierung. In humanen Osteoblasten ist OPG durch BMP-2 (BMP: bone morphogenetic protein), Zytokine und auch geringfügig durch 1,25$(OH)_2$-Vitamin $D_3$ auf mRNA-Ebene reguliert (Hofbauer et al. 1998, Horwood et al. 1998). Die Überexpression von OPG in der Leber führt in transgenen Mäusen zu Symptomen der Osteopetrose. Die Ausprägung des Phänotyps korreliert zudem mit der Expressionsrate. Der osteopetrotische Phänotyp kann auch durch die Gabe von OPG zu normalen Mäusen erreicht werden (Simonet et al. 1997). Die Bedeutung von OPG als Kandidatengen der Osteoporose wird durch Maus-Knockout-Modelle unterstrichen, bei denen OPG (Bucay et al. 1998) bzw. OPG/OCIF (Mizuno et al. 1998) ausgeschaltet wurden. In beiden Fällen kam es zur Ausbildung von Knochenmasseverlust mit einem Phänotyp der Osteoporose.

OPG repräsentiert also einen löslichen Faktor, der die Knochenmasse via Hemmung der Osteoklastogenese reguliert, sodass eine potenzielle Anwendung von OPG bei Patienten mit Osteoporose aufgrund erhöhter Osteoklastenaktivität bestehen könnte. Interessant ist auch, dass die chromosomale Lokalisation in Chromosom 8q23–24, eine Region darstellt, die mit der vererbbaren multiplen Exozytose kosegregiert. Diese Erkrankung ist durch Knochenfehlbildungen und Chondrosarkome gekennzeichnet. Dort ist auch das Gen für BMP-1 lokalisiert, ein Faktor der TGF-$\beta$-Familie mit großer Bedeutung für die Knochenneubildung. Demzufolge könnte diese Region auf Chromosom

8 in der Regulation des Knochenstoffwechsels und darüber hinaus für die Pathogenese der Osteoporose wichtig sein.

Osteoprotegerinligand (OPGL). Osteoprotegerinligand (OPGL) ist ein Zytokin der TNF-Familie, das mit dem als „TNF-related activation-induced cytokine" (TRANCE) bezeichneten Zytokin, welches im Rahmen der Erforschung der Interaktion von T-Zellen und Dendritischen Zellen des Immunsystems charakterisiert wurde, identisch ist. TRANCE bindet an einen membranständigen Rezeptor der TNF-Rezeptor-Familie, der den Transkriptionsfaktor NF$\kappa$B aktiviert. Dieser membranständige Rezeptor wurde daher als „receptor activator of NF$\kappa$B", RANK, bezeichnet und der Ligand als RANKL in die immunologische Literatur eingeführt. Für den Osteoprotegerinliganden OPGL existieren somit derzeit die 3 Abkürzungen OPGL, TRANCE und RANKL. OPGL stimuliert über seinen RANK-vermittelten Signalweg die Differenzierung und Aktivierung von Osteoklasten. Die zelluläre Aktivität von OPGL wird jedoch durch den löslichen Rezeptor OPG moduliert, der die OPGL-Wirkung verhindert, indem er bereits in Lösung extrazellulär OPGL bindet und damit bezüglich seiner zellulären Wirkung neutralisiert. Der Knockout von OPGL bewirkt eine schwere Osteopetrose im Mausmodell, ebenso wie die Überexpression von OPG. Der Phänotyp beim OPGL-Knockout weist zusätzlich schwere Veränderungen der Entwicklung von Lymphozyten auf, Lymphknoten fehlen völlig, während Peyer-Plaques vorhanden sind. Das System OPG/OPGL/RANK ist nach den vorliegenden hochaktuellen Daten für den Knochenstoffwechsel von fundamentaler Bedeutung, und die Daten sprechen dafür, dass es auch in die Pathogenese der Osteoporose involviert sein könnte, was am Menschen zu beweisen bleibt. Darüber hinaus zeigt die Entdeckung dieses Systems Perspektiven für die Therapie der Osteoporose auf (s. auch Abschn. 8) (Simonet et al. 1997, Lacey et al. 1998, Kong et al. 1999).

RANK (receptor activator of NF$\kappa$B). Wie bereits ausgeführt, ist RANK ein transmembranärer Rezeptor der TNF-Rezeptor-Familie, an den OPGL binden und damit die nachgeschaltete NF$\kappa$B-Signaltransduktion aktivieren kann. Es bleibt abzuwarten, ob Polymorphismen oder regulative Störungen der Expression des RANK-Gens mit der Pathogenese der Osteoporose zu tun haben (Anderson et al. 1997).

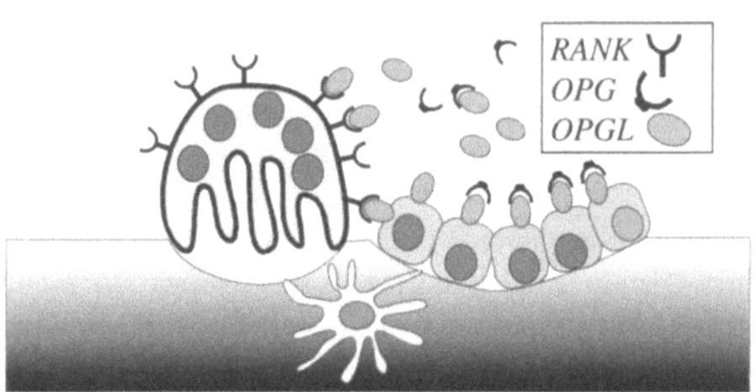


**Abb. 5.11.** Schematische Darstellung der Interaktion zwischen Osteoblast und Osteoklast über das OPGL/OPG/RANK-System mit der nachgeschalteten Aktivierung von NF$\kappa$B in Osteoklasten. Zur Verdeutlichung sei wiederholt, dass sowohl die Überexpression von OPG als auch der Knockout von OPGL zur Osteopetrose führt. Möglicherweise wird der osteoklastenaktivierende „Tonus" dieses Systems durch Östradiol und 1,25$(OH)_2$-Vitamin $D_3$ moduliert, was wiederum die zentrale Bedeutung der Versorgung mit Östrogenen und Vitamin $D_3$ unterstreichen würde

NF$\kappa$B (nuclear factor $\kappa$B). Es erscheint sinnvoll, NF$\kappa$B im unmittelbaren Zusammenhang mit dem OPG/OPGL/RANK-System (Abb. 5.11) als Kandidatengen für die Osteoporose zu charakterisieren. Nach einer Modellvorstellung sind Faktoren der NF$\kappa$B-Familie in die Vermittlung der Wirkung der Östradioldefizienz involviert. Die im Gefolge des Östradiolmangels vermehrt wirksamen Faktoren IL-6, IL-1, TNF-$\alpha$ und OPGL führen über membranrezeptorvermittelte Prozesse zur Phosphorylierung und damit zur Inaktivierung des Faktors IKB, der NF$\kappa$B im Zytosol zurückhält. Somit gelangen NF$\kappa$B1 und NF$\kappa$B2 in den Zellkern und führen zur Expression von Genen, die in der Reifung des Osteoklasten wesentlich sind (Abu-Amer u. Tondravi 1997). Neben der etablierten Wirkung von NF$\kappa$B im Zusammenhang mit inflammatorischen Reaktionen ist diese besondere Bedeutung von NF$\kappa$B im Knochen durch Ergebnisse von Knockout-Mäusen bestätigt worden. Ein Mausstamm mit gleichzeitiger funktioneller Inaktivierung von NF$\kappa$B1 und NF$\kappa$B2 entwickelte den Phänotyp der Osteopetrose (Iotsova et al. 1997) als Ergebnis einer gestörten Resorption durch fehlende Osteoklastendifferenzierung. Der „Tonus" der NF$\kappa$B-Aktivierung determiniert somit die Aktivität von Osteoklasten und dürfte insgesamt in der Physiologie des Remodellings und in der Pathogenese der Osteoporose eine wesentliche Rolle spielen.

### Extrazellulärmatrix und Adhäsionsmoleküle

Osteopontin. Osteopontin ist ein Adhäsionsprotein, das von Osteoblasten und -klasten produziert wird und in der Extrazellulärmatrix vorhanden ist. Dabei wird Osteopontin besonders bei frühen Stadien der Differenzierung von Osteoblasten und -klasten beobachtet und ist in die Osteoklastogenese involviert. Osteopontin wird als Phosphoprotein in der Extrazellulärmatrix von mineralisierenden Geweben nachgewiesen. Über die GRGDS-Integrin-Bindungssequenz kann es mit Integrinen der $\alpha\gamma$-Klasse interagieren und die zelluläre Adhäsion zu Oberflächen (z. B. von Osteoklasten zur Knochenoberfläche) erleichtern (Reinholt et al. 1990). Darüber hinaus hat es auch Eigenschaften eines Zytokins hinsichtlich intrazellulärer Signaltransduktionskaskaden (Rittling et al. 1998). Ein Mausstamm mit ausgeschaltetem Osteopontin weist eine normale Knochenstruktur auf und entwickelt keine Osteoporose (Rittling et al. 1998). Daraus könnte der Schluss gezogen werden, dass Osteopontin für die normale Osteogenese nicht essenziell ist. Allerdings zeigt sich aus In-vitro-Experimenten mit Knochenmarkvorläuferzellen dieser Mäuse, dass eine erhöhte Rate der Osteoklastogenese vorliegt. Somit hat Osteopontin sehr wohl eine regulatorische Bedeutung im Knochenstoffwechsel. Gleichzeitig ist aber seine potenzielle Rolle als Kandidatengen der Osteoporose sehr limitiert, da die Osteopontin-Knockout-Maus einen normalen Phänotyp aufweist.

Integrine. Integrine sind heterodimere Glykoproteinrezeptoren, die eine Reihe von matrixassoziierten Liganden binden. Die Assoziation erfolgt dabei in der Regel mit Proteinen an Positionen, die eine so genannte RGD-Sequenz (Arginin, Glycin, Asparaginsäure) enthalten. Während einige Integrine mit Migration und Proliferation bei verschiedenen Zelltypen assoziiert sind, weisen andere ein zellspezifisches Expressionsmuster auf (Kumar 1998). Neuere Daten dokumentieren einen zunächst nicht erwarteten „cross-talk" (Wechselspiel) zwischen Integrinen und Wachstumsfaktoren (Porter u. Hogg 1998).

Echistatin, ein RGD enthaltendes Peptid der Schlange mit hoher Affinität zu $\beta$3-Integrinen, kann die osteoklastäre Knochenresorption in-vitro und in vivo hemmen (Yamamoto et al. 1998, Masarachia et al. 1998). Bei ovarektomierten Mäusen und Ratten kommt es dabei nach Echistatingabe zu einer Verringerung der altersabhängig beobachteten Abnahme der Knochenmasse bzw. zur Inhibition der Knochenresorption bei Mäusen mit sekundärem Hyperparathyreodismus.

Demzufolge bieten Integrinliganden möglicherweise ein therapeutisches Potenzial in der Verhinderung des Knochenmasseverlusts beim Menschen. Ein solcher neu identifizierter Ligand könnte das humane Genprodukt hCyr61 sein. Dabei handelt es sich um ein Signalmolekül der Extrazellulärmatrix, welches in Osteoblasten durch eine Reihe knochenrelevanter Faktoren [1,25(OH)$_2$-Vitamin D$_3$ und Wachstumsfaktoren] schnell und transient reguliert wird (Schütze et al. 1998) und damit möglicherweise eine Schaltstelle in der zellulären Regulation darstellt. Dieses Genprodukt wirkt (zumindest in humanen Endothelzellen) über den Vitronektinrezeptor (Kireeva et al. 1998). Da dieser Rezeptor aber in den oben genannten Tiermodellen bei der Verhinderung der Ausbildung eines Knochenmasseverlusts eine Rolle spielt, können neu identifizierte Liganden für den Vitronektinrezeptor wie hCyr61 in Zukunft über ihre regulatorische Rolle im Knochenstoffwechsel hinaus für die Osteoporose relevant werden.

**Wachstums- und Differenzierungsfaktoren**

G-CSF. G-CSF ist als ein Regulator für das Wachstum und die Differenzierung von Granulozyten identifiziert worden, kommt aber auch in anderen Zelltypen vor. Transgene Mäuse mit einer Überexpression von G-CSF entwickeln im Vergleich zu Kontrolltieren eine geringere Knochendichte im trabekulären Knochen und zeigen damit Symptome der Osteoporose (Takahashi et al. 1996). Demnach hat G-CSF eine regulative Funktion der Knochenhomöostase. Obwohl es also in der Pathophysiologie der Osteoporose eine Rolle spielen könnte, sind Mutationen oder Polymorphismen bislang nicht dokumentiert.

M-CSF. Die Bedeutung des makrophagenstimulierenden Faktors M-CSF wurde durch den so genannten Op/Op-Mausstamm deutlich. Dabei liegt eine Insertion eines Thymidin in der kodierenden Region von M-CSF vor (Yoshida et al. 1990), und der betroffene Mausstamm entwickelt eine Osteopetrose. Die ausgelöste Inhibition der M-CSF-Funktion kann durch die Gabe von GM-CSF nicht kompensiert werden, da zwar die Makrophagendefizienz korrigiert wird, nicht aber die Osteoklastendefizienz und damit die Osteopetrose (Wiktor-Jedrzejczak et al. 1994). Theoretisch könnte eine Überexpression oder konstitutive Aktivierung der M-CSF-Signaltransduktion zur Pathogenese einer Osteoporose beitragen, hierfür gibt es jedoch keine Daten.

BMP (bone morphogenic proteins). Diese Gruppe von Proteinen gehört zur TGF-$\beta$-Superfamilie. Ursprünglich wurden sie als Aktivität aus Knochenpulver entdeckt, die nach Transplantation unter die Haut von Nagern zur ektopischen Knochenbildung führte. Bislang sind mehr als 15 Vertreter bekannt, die basierend auf Sequenzähnlichkeiten in 3 verschiedene Subgruppen eingeteilt sind (Kingsley et al. 1994). Heute ist bekannt, dass diese Proteine ein weites Spektrum von Aktivitäten auf Zellproliferation, Apoptose und Morphogenese vieler Organe ausüben (Hogan 1996). Ihre Bedeutung für den Knochenstoffwechsel wird aus verschiedenen BMP-defizienten Mausstämmen deutlich. Allerdings zeigen diese oftmals nur relativ geringe Skelettabnormalitäten oder sind letal und daher einer Analyse für Skelettabnormalitäten nicht zugänglich. Die gleichzeitige Inaktivierung von BMP 4 und 7 ist homozygot ebenfalls letal, der heterozygote Mausstamm wies geringe Skelettabnormalitäten des Thoraxskeletts und der distalen Anteile der Extremitäten auf (Katagiri et al. 1998).

Die Gesamtheit der Untersuchungen zeigt somit dass BMP auf die Entwicklung des Skelettsystems vielfache Einflüsse haben, aber die Störungen bzw. Ausfälle der BMP-Wirkungen führen nicht zu einem osteoporoseähnlichen Phänotyp. Bislang sind zudem keine Mutationen oder Polymorphismen gefunden worden, sodass BMP als Kandidatengene für die Osteoporose nach dem aktuellen Stand eher hypothetisch in Frage kommen.

### Hormone und Zytokine

PTH/PTHRP. Die Wirkungen von PTH/PTHrP im Knochen sind komplex. Ein Mausstamm mit Fehlen des PTH/PTHrP-Rezeptor-Gens weist eine erhöhte Differenzierung von Chondrozyten auf (Lanske et al. 1996). Dabei ist die proliferierende Zone im Vergleich zu normalen Mausstämmen deutlich kürzer, wodurch die Bedeutung von PTHrP als Promotor der Elongation endochondralen Knochens dokumentiert wird. Die Überexpression von PTHrP in Chondrozyten führt bei Mäusen zu Verzögerungen in der endochondralen Ossifikation (Karaplis u. Deckelbaum 1998). Es liegen Hinweise für die Beteiligung von PTHrP an der osteogenen Zelldifferenzierung und Funktion vor, da der Rezeptor dort exprimiert ist und außerdem bei PTHrP-Knockout-Mäusen einerseits Osteopenie auftritt und andererseits eine vermehrte Anzahl von Adipozyten im Knochenmark gefunden wird. Eine Reihe von weiteren Faktoren wie Hedgehog-Proteine, LIF und weitere Wachstumsfaktoren und Zytokine beeinflussen die Expression von PTH/PTHrP bzw. sind an der Vermittlung der Wirkung beteiligt (Karaplis u. Deckelbaum 1998).

Wenngleich die intermittierende Gabe von PTH bei Osteoporose anabol für den Knochen ist und auch PTHrP-Gabe positive Wirkungen haben kann, können über die oben genannte besondere Bedeutung als regulatorisch wichtige Proteine keine Aussagen über die zukünftige Bedeutung als Kandidatengene der Osteoporose abgeleitet werden, da in diesem Zusammenhang bislang keine Mutationen und Polymorphismen beschrieben sind.

Interleukin-4. Ein transgenes Mausmodell mit Überexpression von IL-4 weist Anzeichen von Osteoporose auf (Lewis et al. 1993). Lewis et al. (1993) schrieben dieses Ergebnis einer Verringerung der Knochenneubildung durch Osteoblasten zu. Wenngleich dieser Befund auf eine regulatorische Rolle von IL-4, stellvertretend für andere Interleukine, im Knochenstoffwechsel hindeutet, sind in der Folge keine Daten zu Interleukin-Ko-Mäusen bzw. Befunde zu Mutationen oder Polymorphismen gezeigt worden, sodass dieser isolierte Befund eines Mausmodells mit Osteoporose die Einstufung von IL-4 als Kandidatengen der Osteoporose nur eingeschränkt rechtfertigen kann.

### Membranassoziierte Proteine

Kalzium-sensing-Rezeptor. Die Klonierung des CaR1-Gens hat zu einem besseren Verständnis der Regulation der Kalziumhomöostase geführt, und es hat sich gezeigt, dass CaR-abhängige Mechanismen an klinischen Syndromen wie urämischem Hyperparathyreodismus und Autoimmunerkrankungen der Schilddrüse beteiligt sind (Pearce u. Thakker 1997). Insofern repräsentieren zukünftige CaR-Antagonisten und Agonisten die Möglichkeit der Regulation der PTH-Sekretion, unabhängig vom Serumkalziumspiegel. Dies mag für die Behandlung von Hyperparathyreodismus, renaler Osteodystrophie und Osteoporose Bedeutung haben. Als Kandidatengen können der CaR bzw. auch ein möglicherweise existierender Kation-sensing-Rezeptor (Quarles 1997) jedoch bislang über diese regulatorische Bedeutung hinaus keine Rolle spielen.

*c-src*-proto-Onkogen. Src kodiert für eine Tyrosinkinase mit einem Molekulargewicht (MG) von 60 000, welche auf der zytoplasmatischen Seite der Plasmamembran lokalisiert ist. Funktionell ist die Aktivität des Enzyms mit Zellwachstum und Differenzierung verknüpft. Eine Maus mit inaktiviertem *c-src*-Gen wies überraschenderweise den Phänotyp der Osteopetrose auf (Soriano et al. 1991). Dabei zeigte sich, dass das Knochen-Remodelling gestört war, insbesondere wurde eine gestörte Osteoklastenaktivität nachgewiesen. Multinukleäre Osteoklasten waren zwar vorhanden, aber nicht in der Lage, eine so genannte Ruffled border auszubilden. Der Aktivierungsmechanismus für *src*, der die Ausbildung der Ruffled border in Osteoklasten bewirkt, ist bislang nicht bekannt. Somit kommt diesem Enzym stellvertretend für andere Komponenten wichtiger intrazellulärer Signaltransduktionswege aus der regulatorischen Funktion eine Bedeutung als Kandidatengen der Osteoporose zu, aber Mutationen oder Polymorphismen, die eine entsprechende Rolle unterstreichen könnten, sind bislang nicht nachgewiesen.

**Komponenten der Vermittlung der östradiolabhängigen Signaltransduktion.** Sowohl die schnelle Abnahme der Knochenmasse nach der Menopause als Folge der Östradioldefizienz als auch die Verringerung eines weiteren Knochenmasseverlusts durch die Hormonersatztherapie unterstreichen die Bedeutung der östradiolabhängigen Signaltransduktion für die Regulation des Knochenmassegleichgewichts. Diese protektive Wirkung des Östradiols scheint dabei primär durch die Hemmung der osteoklastären Resorption zustande zu kommen. Daraus wurde die Modellvorstellung entwickelt, dass die Wirkung der Östradioldefizienz auf den Knochenmasseverlust indirekt durch Beeinflussung der Osteoklastenvorstufen oder via löslicher Faktoren von Osteoblasten bzw. deren Vorstufen zustande kommt. Komponenten der östradiolabhängigen Signaltransduktion sind aufgrund dieser regulatorischen Zusammenhänge als Kandidatengene aufzufassen. Aus den letzen Jahren sind nun eine Reihe von Tiermodellen bekannt geworden, die die Wirkung der Östradioldefizienz mit einem osteoporotischen Phänotyp in Zusammenhang bringen (Abb. 5.12).

P450-Enzyme. Der Aromataseenzymkomplex katalysiert die Umwandlung von Androgenen in Östrogene und kann damit zu der systemischen Östradiolkonzentration beitragen bzw. auf zellulärer Ebene lokal aktives Hormon im Sinn einer parakrinen Signaltransduktion zur Verfügung stellen. Bislang wurde nur ein Gen (Aromatase P450, CYP19) beschrieben. Die gewebespezifische Regulation der Expression des Enzyms ist zumindest z.T. über alternative Promotoren möglich. Die Wirkung einer Aromatasedefizienz als Experiment der Natur (Morishima et al. 1995) führt zu erheblich erniedrigten Östradiolspiegeln bei gleichzeitig erhöhten Plasmakonzentrationen der Androgene. Die Epiphysenfugen waren nicht geschlossen, und es lag eine Osteopenie vor. Die Östradiolbehandlung führte zur Erhöhung der Knochenmasse (Carani et al. 1997, Bilezikian et al. 1998).

Die Expression der Aromatase konnte in osteoblastenähnlichen Osteosarkomzellen und bei primären Osteoblasten nachgewiesen werden (Übersicht bei Jakob et al. 1999). Diese Befunde verdeutlichen die regulatorische und zugleich protektive Bedeutung einer funktionierenden Östradiolsignaltransduktion auf die Regulation des Knochenumbaus. Allerdings ist die nachgewiesene Aromatasedefizienz nicht vom Nachweis einer Mutation begleitet und schließlich liegen keine Daten vor, um diese Einzelfälle ggf. auf die Gesamtpopulation zu übertragen.

Die potenzielle Bedeutung steroidmodifizierender Enzyme für die Pathogenese der Osteoporose wird durch einige Studien deutlich, die einen veränderten Metabolismus im Zusammenhang mit der Knochendichte beschreiben. So hat sich z.B. gezeigt, dass die Aktivitäten der 16$\alpha$-Hydroxylase und der 2-Hydroxylase bei Patienten mit postmenopausaler Osteopenie erhöht waren (Lim et al. 1997), und es wurde im Knochenmark von Osteo-

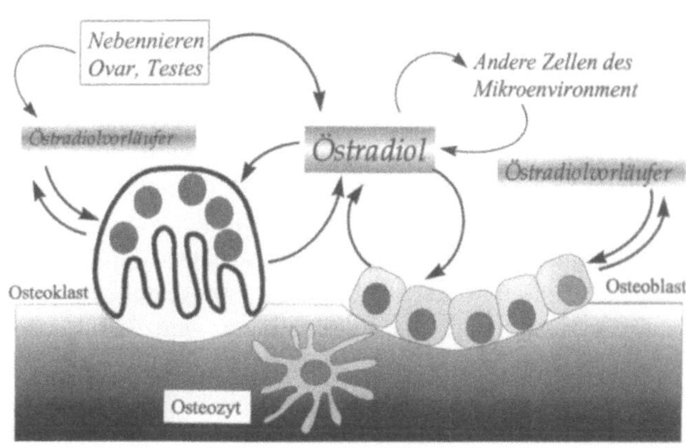


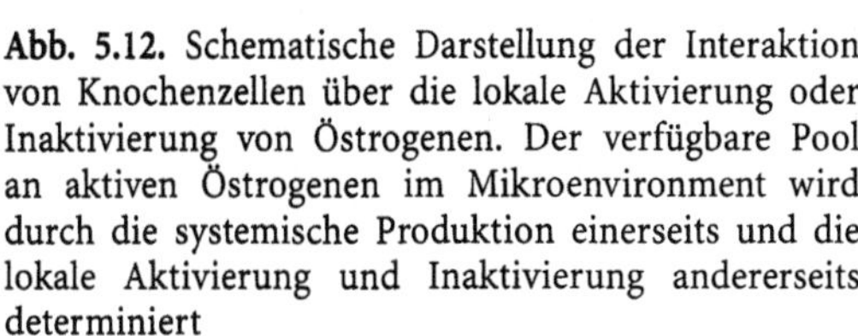
**Abb. 5.12.** Schematische Darstellung der Interaktion von Knochenzellen über die lokale Aktivierung oder Inaktivierung von Östrogenen. Der verfügbare Pool an aktiven Östrogenen im Mikroenvironment wird durch die systemische Produktion einerseits und die lokale Aktivierung und Inaktivierung andererseits determiniert

porosepatient(inn)en eine niedrigere Aromataseaktivität gefunden als bei Gesunden. Sowohl Veränderungen im Aktivierungs- als auch im Abbauweg der Steroidogenese können theoretisch das Mikroenvironment maßgeblich beeinflussen und die effektiv an der Zelle wirksame Hormonkonzentration determinieren. Stark wirksame Keimbahnmutationen der Aromatase und der 1$\alpha$-Hydroxylase führen zu einem bestimmten klinischen Phänotyp, der bei Patienten mit primärer Osteoporose nicht vorliegt. Klinisch weniger wirksame Veränderungen der Gene steroidmodifizierender Enzyme im Sinn von Polymorphismen sind bislang nicht beschrieben worden.

Im Fall der 1$\alpha$-Hydroxylase gelang der Nachweis der chromosomalen Lokalisation des Gens auf Chromosom 12q13–14 (ST-Arnaud et al. 1997), einem Locus, der nach Linkage-Analysen mit dem Auftreten des Krankheitsbilds der Vitamin-D-abhängigen Rachitis Typ 2 (VDDR, Vitamin-D-dependent ricketts) assoziiert ist (Labuda et al. 1990). Mutationen mit relativ milder Auswirkung auf die 1$\alpha$-Hydroxylierung, die nicht den charakteristischen Phänotyp für VDDR verursachen, wären somit als Kofaktor für die Pathogenese der Osteoporose denkbar. Entsprechende Untersuchungen sind jedoch noch nicht publiziert worden.

Theoretisch sind alle wichtigen Schlüsselenzyme der Steroidkaskaden als Kandidatengene denkbar, auch eine Überexpression der abbauenden Enzyme wie z. B. 24-Hydroxylase im Vitamin-D-Stoffwechsel und 17$\beta$-Dehydrogenasen (Adamski et al. 1997, Krozowski 1994) im Östrogenstoffwechsel hätten Auswirkungen auf den Knochenstoffwechsel. Dieses Feld der Forschung befindet sich bezüglich des Knochens jedoch noch in seinen Anfängen.

**TNF-$\alpha$.** Auch dieser Faktor könnte die Wirkung der Östradioldefizienz auf den Verlust an Knochenmasse mediieren. Dieser Zusammenhang wird durch ein transgenes Mausmodell nahe gelegt (Ammann et al. 1997). Dieser Mausstamm überexprimiert löslichen TNF-$\alpha$-Rezeptor Typ I und neutralisiert damit vorhandenes TNF-$\alpha$. Der transgene Mausstamm ist zwar hinsichtlich BMD identisch zu Kontrollmäusen. Aber ovarektomierte transgene Mäuse zeigen keine Abnahme der Knochendichte 12 Wochen nach Ovarektomie, während dies bei den Kontrolltieren beobachtet wird. Somit könnte TNF-$\alpha$ in der Pathogenese des Knochenmasseverlusts nach Östradioldefizienz eine Rolle spielen. Mutationen oder Polymorphismen im TNF-$\alpha$-Gen oder dem Rezeptor sind aber nicht bekannt.

**Osteoblastenstimulierender Faktor 1.** Der osteoblastenstimulierende Faktor 1 (OSF-1) stimuliert die Proliferation und die Differenzierung von Osteoblasten. In einem transgenen Mausmodell mit Überexpression von OSF-1 wurde der Knochenmineralgehalt nach Veraschung mit demjenigen normaler Tiere und jeweils nach Ovarektomie verglichen (Masuda et al. 1997). Der Knochenmineralgehalt des Femurs nahm nach Ovarektomie sowohl in Wildtyp- als auch in transgenen Tieren ab, die Knochenmasse war aber in den transgenen Tieren höher als in den Kontrolltieren. Die Knochenmasse ovarektomierter transgener Tiere war derjeniger nicht ovarektomierter Wildtypmäuse vergleichbar. Diese Befunde zeigen, dass OSF-1 in diesem Modell die durch Östradioldefizienz hervorgerufene Abnahme der Knochenmasse kompensieren kann.

Transkriptionsfaktoren. Für die Regulation der Expression der Gene sind Transkriptionsfaktoren essenziell. Jeder Promotor ist durch eine Reihe von Bindungsstellen für ubiquitäre und/oder zellspezifisch wirkende Transkriptionsfaktoren gekennzeichnet. Insbesondere die letztere Gruppe repräsentiert potenzielle Ziele für Medikamente, um die Expression eines bestimmten Gens in einem definierten Zelltyp in eine gewünschte Richtung zu verändern und die Menge des zur Verfügung stehenden Proteins und damit seine Wirkung etwa auf die Regulation der Kopplung zwischen Knochenaufbau und Resorption zu modulieren.

Diverse knochenrelevante Transkriptionsfaktoren, die in die Pathogenese der Osteoporose involviert sind oder sein können, sind beschrieben worden. Hierzu gehören auch die ligandenabhängigen Transkriptionsfaktoren ER und VDR, die bereits als Kandidatengene für die Osteoporose eine gewisse Bedeutung erlangt haben.

Ein weiteres Beispiel für die Familie der Transkriptionsfaktoren ist der Faktor Cbfa-1 (Komori u. Kishimoto 1998). Die Erkennungssequenz auf der DNA konnte u. a. in Promotoren von Zytokinen und ihren Rezeptoren identifiziert werden sowie bei Osteoblastenmarkergenen wie Osteokalzin, Osteopontin, und Sialoprotein. Cbfa-1-Knockout-Mäuse zeigen nun interessanterweise eine fehlende Knochenneubildung, sie sterben kurz nach der Geburt und sind durch das vollständige Fehlen der Ossifikation (sowohl endochondral als auch intramembranös) gekennzeichnet, die Entwicklung von Osteoblasten und -klasten ist gestört und die Maturierung der Chondrozyten blockiert. Somit repräsentiert Cbfa-1 einen essenziellen Faktor für die osteoblastäre Differenzierung. Eine autosomal-dominante Erkrankung (kleidokraniale Dysplasia, CCD), die durch eine Vielzahl von Änderungen in Skelettstruktur und Entwicklung gekennzeichnet ist, kann mit diesem Transkriptionsfaktor assoziiert werden. Heterozygot mutierte Mäuse für Cbfa-1 weisen einen ähnlichen Phänotyp auf. Bei Patienten mit CCD konnte eine Mikrodeletion in Chromosom 6p21 nachgewiesen werden. Cbfa-1 lokalisiert nun auf Chromosom 6p12–21, und verschiedene Mutationen des Cbfa-1 Gens sind bei Patienten mit CCD nachgewiesen worden. Somit könnte dieser Transkriptionsfaktor für die Regulation der Knochenmasse von Bedeutung sein und die Untersuchung von Cbfa-1-abhängigen Genen könnte zu einem besseren Verständnis des Prozesses der Knochenneubildung führen. Über die Erkrankung CCD hinaus liegen aber noch keine Daten zu einer möglichen Verknüpfung der genannten Mutationen und der Osteoporose vor.

Ein weiterer, gut untersuchter Transkriptionsfaktor ist das *c-fos*-Genprodukt. Das *c-fos*-Onkogen spielt in der Transduktion von Signalen des extrazellulären Milieus in den Zellkern eine wichtige Rolle. Zusammen mit dem Produkt des Onkogens *c-jun* bindet das *c-fos*-Phosphoprotein mit einem MG von 55000 als Dimer (Transkriptionsfaktor AP-1) an Zielsequenzen auf der DNA. Die Transkriptionsfaktoren Fos und Jun gehören zu einer Familie der bZip-Transkriptionsfaktoren. Die Bedeutung von *c-fos* im Knochen konnte anhand von Tiermodellen mit Überexpression bzw. Verlust der Funktion belegt werden. Die Überexpression in transgenen Mäusen führt zur Ausbildung von Osteosarkomen (Rüther et al. 1987). Die Generierung chimärer Mäuse nach Überexpression in ES-Zellen und somit die Überexpression zu einem früheren Zeitpunkt der Embryogenese resultierten in der Entwicklung von Chondrosarkomen. Diese Unterschiede kommen durch die Transformation verwandter mesenchymaler Vorläuferzellen zustande. Neben dieser Bedeutung von *c-fos* für die Tumorgenese zeigen Knockout-Mäuse eine wichtige Bedeutung von *c-fos* für die Osteoklastogenese (Johnson et al. 1992, Wang et al. 1992). Mausstämme ohne *c-fos*-Expression entwickeln eine Osteopetrose, ausgelöst durch die Inhibition der Osteoklastogenese. Funktionelle multinukleäre Osteoklasten fehlen. Dieser Differenzierungsblock kann durch *c-fos*-Expression aufgehoben werden. Diese regulatorischen Befunde verdeutlichen eine wichtige Rolle von *c-fos* für den Knochenstoffwechsel, aber weitergehende Befunde hinsichtlich Mutationen oder Polymorphismen im Zusammenhang mit der Osteoporose liegen nicht vor.

### Selenoproteine und Zell-defense-Systeme

Katalase. Die Bedeutung der Katalase ergibt sich aus einer Studie im Zusammenhang mit dem Studium des Mechanismus der Wirkung von Bisphosphonaten. Bisphosphonate sind etablierte Medikamente der Osteoporose, und auf molekularer Ebene erfolgt die Wirkung von Alendronat u.a. via Proteintyrosinphosphatasen. Dabei erfolgt die inhibitorische Wirkung von Alendronat auf die Enzymaktivität in Kombination mit $H_2O_2$ und ist darüber hinaus das Ergebnis einer Oxidation eines katalytischen Cysteins. Die Wirkung wurde durch Zugabe des Enzyms Katalase verhindert (Skorey et al. 1997).

Superoxiddismutase. Aufgabe dieses Enzyms ist die Umwandlung von reaktiven Sauerstoffintermediaten in $H_2O_2$. Ein membranständiges Enzym mit hoher Homologie zur Superoxiddismutase ist bei Osteoklasten nachgewiesen worden, dessen Expression durch Phorbolester, Vitamin $D_3$ und andere lösliche Faktoren des Osteoblasten reguliert wird.

Glutathionreduktase und Glutathionperoxidasen. Enzymatische Systeme wie z.B. Glutathionreduktase (GR) bzw. Glutathionperoxidasen (GPx), u.a. können als Radikal-scavenger eine Schutzfunktion für die Zelle gegenüber freien Radikalen darstellen. Freie Radikale sind im Knochenstoffwechsel wichtig. Eine Studie einer italienischen Arbeitsgruppe konnte zeigen, dass die GR-Enzymaktivität von Probanden mit niedriger Knochendichte geringer war. Die Autoren schließen daraus auf einen Zusammenhang zwischen antioxidativen Systemen und der Demineralisierung des Knochens als Konsequenz einer erhöhten Konzentration freier Radikale (Avitabile et al. 1991).

Diese erhöhte Konzentration freier Radikale bzw. von $H_2O_2$ aus der oben genannten Aktivität der Superoxiddismutase des Osteoklasten als integraler Bestandteil der Knochenresorption erfordert andererseits die Expression solcher Scavenger-Enzymsysteme, um schädigende Wirkungen auf die unmittelbar benachbarten Osteoblasten zu vermeiden. Die zytosolische und die Plasma-GPx sind in humanen Osteoblasten exprimiert (Dreher et al. 1998).

Thioredoxinreduktase (TrxR). Dieses schon länger bekannte Enzym ist für die Reduktion des Substrats Thioredoxin (Trx) verantwortlich, welches dann in der Folge durch die Reduktion exponierter Disulfidbrücken an der Proteinfaltung beteiligt ist und somit für den Redoxhaushalt der Zelle eine zentrale Rolle spielt. Kürzlich wurde die TrxR als Selenoprotein identifiziert. Die Zielgene für das TrxR/Trx-System sind zwar nur unvollständig bekannt, beinhalten aber auch Transkriptionsfaktoren wie AP-1, Ref-1 und NF$\kappa$B, ein Transkriptionsfaktor mit besonderer Bedeutung auch im Knochenstoffwechsel (s. oben). In humanen Osteoblasten ist die TrxR durch 1,25(OH)$_2$-Vitamin D$_3$ reguliert (Schütze et al. 1998).

Die Befunde dieses Abschnitts dokumentieren die regulatorische Bedeutung von (Selenoprotein-)Enzymsystemen, die für den Redoxhaushalt und die „cell defense" wichtig sind, für den Knochenstoffwechsel. Die Selenmangelerkrankung Keshan disease führt u.a. auch zu Symptomen der Osteoarthritis. In einem Tiermodell konnte die gestörte Mineralisierung als Folge einer Selendefizienz nachgewiesen werden. Somit könnte die Dysregulation der Expression solcher Enzymsysteme zu Störungen im Knochenumbau führen. Im Sinn dieser osteoprotektiven Bedeutung könnten diese Gene daher auch in die Pathogenese der Osteoporose involviert sein. Allerdings sind bislang keine Mutationen oder Polymorphismen der betreffenden Gene dokumentiert.

#### 5.6.3.5 Schlussfolgerungen

Entsprechend der Theorie, dass es sich bei der Osteoporose um eine polygenetische Erkrankung handelt, deren Manifestation im hohen Maß durch Umwelt und Lebensweise beeinflusst wird, finden sich analog zu einem extrem vielfältigen Netzwerk der Regulation des Knochenstoffwechsels sehr viele Genprodukte, die in die Pathogenese der Erkrankung involviert sein könnten. Wir kennen heute nur einige wenige Gene, deren Veränderung beim Menschen signifikant mit der Entstehung der Osteoporose verknüpft sind. Im Interesse einer frühzeitigen Identifizierung von Risikopatienten zu einem Zeitpunkt, zu dem es noch möglich ist, die Spitzenknochenmasse zu beeinflussen, ist es von erheblichem Interesse, relevante Gene und deren Veränderung zu charakterisieren. Auf diesem Gebiet sind in den nächsten Jahren bedeutende neue Erkenntnisse zu erwarten.

## 5.7 Klinik der Osteoporose

### 5.7.1 Nosologie der Osteoporose

Die Einteilung der Osteoporose in verschiedene klinische Erscheinungsformen wurde in der Vergangenheit unterschiedlich propagiert. Die vielfältigen Vorschläge zur Klassifikation spiegeln den mangelnden Kenntnisstand zur Ursache wider. Eine Einteilung von Albright und Reifenstein aus 1948 schlug die Bezeichnung Typ-I-Osteoporose für eine Form der Osteoporose vor, die durch den postmenopausalen Knochenverlust erklärt wird. Typ-II-Osteoporose wird in dieser Klassifikation die Form der Osteoporose genannt, die altersassoziiert auftritt und deren Ursache sich aus multiplen nutritiven und hormonellen Faktoren und Einflüssen der Lebensumstände zusammensetzt. Letztere wird auch als senile Osteoporose bezeichnet. Die Schwierigkeit der Klassifikation eines Einzelfalls wird z.B. dann evident, wenn eine Frau sich kurz nach der Menopause mit Beschwerden, einer niedrigen Knochendichte und osteoporotischen Frakturen präsentiert. Die punktuelle Diagnostik wird im Grund nicht in der Lage sein, zu evaluieren, mit welcher Spitzenknochenmasse diese Person die Menopause erreichte und wie groß der Beitrag der Menopause einerseits und anderer Faktoren in ihrer Vorgeschichte andererseits zur Manifestation der Osteoporose ist. Eine solche Klassifikation kann nur einer klinischen Näherung entsprechen, wenn davon ausgegangen wird, dass die Osteoporose ein buntes Spektrum polygenetischer Ursachen und physikalischer, nutritiver und hormoneller Einflüsse aufweist. Neuere Erkenntnisse sprechen dafür, dass die Formen der postmenopausalen und der senilen Osteoporose eher eine einheitliche Grundlage haben, da die Östrogendefizienz eine ausreichende Erklärung für die meisten klinischen Typen der Osteoporose inklusive der Osteoporose des Manns bietet (Bilezikian 1998, Riggs et al. 1998, Marcus 1996).

Etwas andere Verhältnisse zeigen sich, wenn eine Stoffwechselerkrankung oder z.B. eine notwendige chronische Prednisontherapie ganz offensichtlich die Hauptursache der Osteoporose darstellen. Es wird dann von einer *sekundären Osteoporose* im Gegensatz zur *primären Osteoporose* gesprochen. Auch wenn z.B. bei der Geschwindigkeit der Manifestation einer kortikosteroidinduzierten Osteoporose die Prädisposition für eine primäre Osteoporose unzweifelhaft eine Rolle spielt, ist diese Definition weitaus schärfer als die oben diskutierte. Es kann davon ausgegangen werden, dass bei einer sekundären Osteoporose zumindest eine prinzipiell kurable Hauptursache zugrunde liegt.

#### 5.7.1.1 Primäre Osteoporose

Als primäre Osteoporose wird eine Form der Erkrankung bezeichnet, für die sich keine monokausale Ursache in Form eines zugrunde liegenden Leidens definieren lässt. Die primäre Osteoporose ist eine polygenetische Erkrankung, deren Entstehung durch die Umwelt und die Lebensweise auf dem Hintergrund erblicher Disposition begünstigt wird. Die multiplen Kandidatengene, die einen Beitrag zur Entstehung der Osteoporose liefern können, wurden diskutiert. Der Einfluss der Lebensweise betrifft v.a. nutritive Faktoren, Bewegungsmangel in industrialisierten Ländern und die Lokalisation der Wohnorte jenseits des 40. Grads nördlicher oder südlicher Breite. Wichtige Faktoren der Ernährung sind die tägliche Zufuhr von Kalzium, Phosphat und Vitamin-$D_3$-Vorläufern. Bezüglich der Lokalisation des Wohnorts ist das unterschiedliche Frequenzspektrum des UV-Lichts von Bedeutung, das Einfluss auf die photochemische Produktion von Vitamin D in der Haut nimmt. Die Erkrankung wird meist jenseits der 4.–5- Lebensdekade manifest und betrifft mehr Frauen als Männer.

#### 5.7.1.2 Juvenile Formen der Osteoporose

Bei den jugendlichen Formen der Osteoporose liegen meist neben einer erblichen Disposition auch begünstigende Lebensumstände vor. Früher Verlust der Gonadenfunktion ist der hauptsächlich zugrunde liegende Faktor. Möglicherweise sind einige jugendliche Formen von Osteoporose abortive Formen der Osteogenesis imperfecta, einer Erkrankung, die durch Veränderungen der Kollagensynthese bedingt wird.

#### 5.7.1.3 Osteoporose der Frau

Frauen sind am häufigsten von der Osteoporose betroffen. Überwiegt die genetische Komponente, kann die Erkrankung bereits vor der Menopause eintreten. Der Verlust der Gonadenfunktion ist der dominante begünstigende Faktor. Jede Frau unterliegt mit dem Eintreten der Menopause einem vorübergehenden Verlust an Knochenmasse. Ob dieser Verlust zu einer manifesten Osteoporose führt, hängt davon ab, mit welcher Spitzenknochenmasse die Frau in diese Situation kommt und welche Kompensationsmechanismen ihr für den Verlust der gonadalen Steroide zur Verfügung stehen.

#### 5.7.1.4 Osteoporose des Mannes

Die Osteoporose des Mannes ist ein unterdiagnostiziertes Krankheitsbild. In Deutschland wird mit etwa 800000 Erkrankungen gerechnet. Zwar sind häufig begünstigende metabolische Faktoren vorhanden, sicher aber kommt eine genetische Prädisposition hinzu. In der Vergangenheit wurde dem höheren Alkoholkonsum von Männern eine Bedeutung in der Pathogenese zugeschrieben. Wesentlich ist wahrscheinlich auch, dass sich die körperliche Belastung besonders von Männern im Berufsleben durch die zunehmende Automatisierung in den letzten Jahrzehnten drastisch geändert hat. Neuere Untersuchungen schreiben auch beim Mann einem Östrogenmangel die wichtigste Rolle in der Pathogenese zu (Anderson et al. 1998, Bilezikian 1998, Riggs et al. 1998, Eastell et al. 1998).

#### 5.7.1.5 Senile Osteoporose

Als senile Osteoporose wird die Form der Knochenbrüchigkeit bezeichnet, die im höheren Alter auftritt. Der „physiologische", sprich durchschnittliche altersassoziierte Verlust von Knochenmasse wird unter dem zusätzlichen Einfluss einer Reihe von Begleitumständen zu einer manifesten Osteoporose. Auch hier dürfte die erreichte Spitzenknochenmasse der 3. und 4. Lebensdekade eine wichtige Rolle spielen. Eine Zunahme der senilen Osteoporose ist jedoch sicher auch durch die deutlich angestiegene durchschnittliche Lebenserwartung bedingt. Es muss diskutiert werden, inwiefern die „natürliche" Alterung des Skeletts im Rahmen verbesserter medizinischer Möglichkeiten und verbesserter Lebensbedingungen als Phänomen hingenommen werden kann und ob nicht präventive Interventionen notwendig sind. Meist sind die Parameter für den Knochenumsatz niedrig, sodass einige Autoren die senile Osteoporose als Low-turnover-Osteoporose klassifizieren. Wahrscheinlich ist allerdings, dass, bezogen auf die noch erhaltene Gesamtknochenmasse, der jeweilige Knochenumsatz bei solchen Menschen zeitlebens relativ hoch bleibt.

### 5.7.2 Sekundäre Osteoporose

Als sekundäre Osteoporosen werden diejenigen Erkrankungen bezeichnet, bei denen zumindest eine Hauptursache identifiziert werden kann, die im Prinzip vermeidbar, kurabel oder zumindest ausreichende Erklärung für die Entstehung liefert. Die häufigsten Ursachen sind medikamentöser Art oder bestehen in Stoffwechsel-, endokrinen, chronisch entzündlichen oder malignen Erkrankungen.

#### 5.7.2.1 Kortikosteroidinduzierte Osteoporose

Endogene Überproduktion oder exogene Zufuhr von Kortikosteroiden, die über dem täglichen Bedarf liegt, führt, wie an vielen anderen Geweben auch, am Knochen zu einer katabolen Situation, die einen Verlust an Knochenmasse bedingt. Hinzu kommt eine Einschränkung der Produktion organischer Bestandteile des Knochens, in erster Linie der Extrazellulärmatrix. Klinisch unterscheidet sich die kortikosteroidinduzierte Osteoporose nicht wesentlich vom Erscheinungsbild der primären Osteoporose. Dem endogenen Hyperkortisolismus liegt entweder eine Überproduktion von adrenokortikotropem Hormon durch ein Hypophysenadenom zugrunde (Morbus Cushing) oder eine Überproduktion durch autonome Zonen in der Nebenniere, die entweder auf dem Boden eines einzelnen Adenoms oder einer bilateralen nodulären Hyperplasie entsteht. Die paraneoplastische Produktion von CRF oder ACTH kann zu einem klinisch identischen Krankheitsbild führen.

Eine pharmakologische Therapie mit synthetischen Kortikoidderivaten über längere Zeit, vorwiegend Prednison oder Prednisolon, wird häufig bei chronisch entzündlichen Krankheiten, Kollagenosen und Asthma bronchiale durchgeführt. Es ist zu erwarten, dass sich eine kortikoidinduzierte Osteoporose immer dann entwickeln kann, wenn mehr als 5–7,5 mg Prednisonäquivalent (je nach Körperoberfläche) über mehr als 6 Monate verabreicht werden müssen. Der Knochenverlust ist dabei in den ersten 6 Monaten besonders hoch. Bei zusätzlicher Disposition für eine primäre Osteoporose und/oder niedriger Knochenmasse zu Beginn der Behandlung können schon sehr früh Symptome von Krankheitswert auftreten.

#### 5.7.2.2 Osteoporose bei Hyperparathyreoidismus

Der primäre Hyperparathyreoidismus beruht auf der Entwicklung eines oder mehrerer Nebenschilddrüsenadenome, die eine veränderte Regulation durch das Serumkalzium aufweisen. Es kommt zur autonomen Überproduktion von Parathormon, dies bewirkt eine Stimulation der Osteoklastenaktivität und damit netto ein Überwiegen der Knochenresorption gegenüber dem Knochenaufbau. Das Serumkalzium ist erhöht, und es entsteht eine Hyperkalzurie mit Neigung zu Nierensteinbildung. Es resultiert ein Verlust von Knochenmasse, der das charakteristische Bild einer Osteoporose verursacht. Bei milden und besonders bei intermittierenden Formen des Hyperparathyreoidismus können die Osteoporose fehlen oder sogar eine erhöhte Knochendichte vorliegen. Die intermittierende Gabe von Parathormon wurde erfolgreich als experimentelles Therapieregime für die Osteoporose eingesetzt (Cosman u. Lindsay 1998). Der sekundäre Hyperparathyreoidismus entsteht am häufigsten durch Fehl- oder Mangelernährung, Malabsorptionssyndrome (z. B. einheimische Sprue) und Malassimilationssysndrome (z. B. exokrine Pankreasinsuffizienz) und durch den Ausfall der 1$\alpha$-Hydroxylase in der Niere. Es entwickelt sich entweder eine Osteomalazie oder die charakteristische Form der renalen Osteopathie Recklinghausen. Letztere kann im Fall der so genannten adynamischen Knochenerkrankung klinisch wie eine schwere Osteoporose imponieren.

#### 5.7.2.3 Osteoporose bei Hyperthyreose

Schilddrüsenüberfunktion stimuliert den Knochenumsatz und führt selten zur Hyperkalzämie. Eine Osteopenie entsteht nicht selten, während das Auftreten einer manifesten Osteoporose auf dem Boden einer Hyperthyreose nach Literaturberichten eher die Ausnahme ist, da die zugrunde liegende Erkrankung in der Regel rechtzeitig diagnostiziert und behandelt wird.

#### 5.7.2.4 Osteoporose bei Gonadendysfunktion

Sexualhormone sind für den Aufbau und den Erhalt einer adäquaten Knochenmasse unabdingbar. Ein früher Ausfall der Gonaden, auch die lang dauernde Amenorrhö bei psychisch erkrankten jungen Frauen und bei Ausdauersportlerinnen können bereits in jungen Jahren zu einem wesentlichen Verlust an Knochenmasse führen. Jede Form der Gonadendysgenesie prädisponiert ebenfalls zur Entwicklung einer Osteoporose. Im Rahmen des Hypopituitarismus (Unterfunktion der Hirnanhangsdrüse) unterschiedlicher Ursachen ist neben dem Ausfall der Wachstumshormonsekretion auch die Insuffizienz der gonadotropen Achse von Bedeutung.

#### 5.7.2.5 Osteoporose bei Stoffwechselerkrankungen und Erkrankungen des rheumatischen Formenkreises

Die Hämochromatose verursacht einen hypogonadotropen Hypogonadismus und eine Pankreasinsuffizienz, sodass für die Entwicklung einer Osteoporose 2 wichtige prädisponierende Faktoren gegeben sind. Beim Diabetes mellitus Typ II werden die Osteopenie und die Osteoporose ebenfalls häufiger beobachtet. Vermutlich ist neben der Zelltoxizität durch hohe Glukosespiegel und Advanced-glycation-Endprodukte (AGE) auch die gestörte Signaltransduktion für Insulin und insulinähnliche Wachstumsfaktoren von Bedeutung. Bei chronisch entzündlichen Erkrankungen sind die hauptsächlich begünstigenden Faktoren zirkulierende Zytokine und die häufig notwendige Therapie mit pharmakologischen Dosen an Kortikosteroiden. Bei der Rheumatoiden Arthritis werden auch lokalisierte Osteoporosen in der Nähe entzündlich befallener Gelenke beobachtet, die radiologisch als so genannte Kollateralzeichen des entzündlichen Prozesses beschrieben werden.

#### 5.7.2.6 Osteoporose mit osteomalazischer Komponente bei Vitamin-D-Mangel

Vitamin-D-Mangel entsteht im Kindesalter aufgrund mangelnder Zufuhr und/oder mangelnder photochemischer Umlagerung in der Haut bei niedriger UV-Einstrahlung. Dieses Krankheitsbild der Rachitis ist grundsätzlich von einer Osteoporose zu unterscheiden. Der Knochen wir hierbei nicht porös, sondern biegsam, und es kommt zu charakteristischen Wachstumsstörungen, Knochenverformungen und Bruchereignissen z.B. im Beckenring. Im Erwachsenenalter entsteht häufig ein Mischbild zwischen Osteoporose und Osteomalazie. Die Ursache des Vitamin-D-Mangels ist ebenfalls in der mangelnden Sonneneinstrahlung und/oder in der niedrigen Zufuhr zu suchen. Da die Kapazität der Vitamin-D-Bildung in der Haut und die 1$\alpha$-Hydroxylierung in der Niere mit dem Alter abnehmen und zudem die Sonneneinstrahlung oft durch die veränderte Lebensweise im Alter reduziert ist, betrifft diese Mischung häufig den Zeitraum des beginnenden „Greisenalters".

### 5.7.3 Anamnese und körperliche Untersuchung

Eine ausführliche Eigen- und Familienanamnese lassen bereits eine grobe Abschätzung des Risikoprofils zu. Sind in der Familie Verwandte 1. Grads mit Osteoporose zu eruieren, steigt das Risiko bereits an. Wenn zudem im eigenen Lebensablauf längere Episoden vom Ausfall der Gonadenfunktion berichtet werden (lange amenorrhoische Episoden bei der Frau), und ausgeprägter Bewegungsmangel besteht, ist das Risiko der Entstehung einer Osteoporose noch größer. Bestehende Begleiterkrankungen und Kortikosteroidtherapie können das Auftreten einer Osteoporose wesentlich begünstigen oder sogar die Hauptursachen einer sekundären Osteoporose sein. Ungewöhnlich häufige Frakturen ohne adäquate Gewalteinwirkung lassen den Verdacht auf eine bereits manifeste Osteoporose aufkommen. Wichtig erscheint auch die Frage nach der Entwicklung der Körpergröße, die bei bestehender Osteoporose durch Höhenminderung von Wirbelkörpern abnimmt. Die aktuelle Symptomatik besteht neben dem Vorliegen von typischen osteoporotischen Frakturen häufig in Rückenschmerzen, und bei der Erstvorstellung ergibt sich demgemäß die gesamte Bandbreite der Differenzialdiagnose chronisch rezidivierender Rückenschmerzen. Dieses Symptom ist in der täglichen Praxis eines der häufigsten, und die Einschätzung solcher Schmerzen erfordert erhebliche klinische Erfahrung.

Die körperliche Untersuchung erbringt im Fall der manifesten Osteoporose die typische Körperhaltung mit Hyperkyphosierung der Brustwirbelsäule („Witwenbuckel"), Lordosierung der Lendenwirbelsäule und kugelartiger Vorwölbung des Bauchs. Der Thorax sitzt häufig dem oberen Beckenrand auf, und es entsteht optisch der Eindruck einer hochsitzenden Taille. Am Integument zeigt sich das „Tannenbaumphänomen", eine Ausprägung wulstartiger, schräg von der Wirbelsäule nach kaudal verlaufender Hautfalten, die durch die Verkürzung des Achsenskeletts zustande kommt. Sofern nicht bereits spontane Schmerzen bestehen, liegen häufig ein Erschütterungs- und/oder Kompressionsschmerz der Wirbelsäule oder nur bestimmter betroffener Regionen vor. Osteoporosepatient(inn)en haben häufig das Vertrauen in den eigenen Halteapparat verloren und bewegen sich entsprechend vorsichtig. Oft entwickelt sich auch von der seelischen Situation und der Lebenshaltung her eine dem körperlichen Befund analoge defensive Lebenseinstellung. Sehr wichtig erscheint bei der körperlichen Untersuchung auch die Wahrnehmung von Krankheitszeichen, die eine sekundäre Osteoporose bedingen oder eine primäre Osteoporose wesentlich verstärken können. Dies betrifft v.a. Zeichen des Hyperkortisolismus, der Hyperthyreose oder maligner Erkrankungen.

### 5.7.4 Labordiagnostik

Ein Basislabor dient hauptsächlich dem Ausschluss von Systemerkrankungen, von Ursachen für eine sekundäre Osteoporose und von malignen Erkrankungen. Neben der Diagnostik von chronisch entzündlichen Erkrankungen und Malabsorptionssyndromen ist v.a. der weitgehende Ausschluss einer malignen Erkrankung erforderlich, hier wiederum in erster Linie der Ausschluss eines malignen Myeloms.

#### 5.7.4.1 Klinische Chemie

Zum Ausschluss einer sekundären Osteoporose sollte man zum Zeitpunkt der Erstdiagnose ein Minimallabor erstellen. Dieses sollte entzündliche und hämatologische Erkrankungen, Nieren- und Lebererkrankungen, sowie Veränderungen von Kalzium und Phosphat im Serum und Urin abdecken. Als Osteoblasten-Marker ist die Alkalische Phosphatase in vielen Laboratorien in der Routine verfügbar, sodass diese Bestimmung zum Screening am geeignetsten erscheint. Zum Ausschluss eines Plasmozytoms fordern manche Autoren eine Immunelektrophorese oder Immunfixation. Für das Screening erscheint die Serumelektrophorese im Alltag jedoch ausreichend. Wo verfügbar, wäre der Quotient aus $\kappa$-$\lambda$-Leichtketten ebenfalls geeignet. Der Ausschluss eines Plasmozytoms erscheint umso wichtiger, als Osteoporosepatient(inn)en von verschiedenen Fachärzten betreut werden und die einmal festgestellte Diagnose den Blick in eine bestimmte Richtung lenkt, wobei die Diagnose im Verlauf häufig nicht mehr in Frage gestellt wird.

#### 5.7.4.2 Hormondiagnostik

Eine Hormondiagnostik ist bei fehlenden Hinweisen auf eine Hormonstörung oder eine sekundäre Form der Osteoporose nicht zwingend erforderlich. Die Menopause ist normalerweise allein aus der Anamnese ersichtlich. Eine Ausnahme stellt die Situation nach Hysterektomie ohne menopausalen Symptomenkomplex dar. In solchen Situationen kann es sinnvoll sein, sich zu versichern, ob bei bestehendem Risiko die ovariale Steroidproduktion noch ausreicht.

Beim Verdacht auf eine glanduläre Erkrankung wie Hyperkortisolismus, Hyperthyreose oder primärer Hyperparathyreoidismus sollte gezielt in dieser Richtung gefahndet werden. Besteht der Verdacht auf ein Malabsorptionssyndrom oder eine Niereninsuffizienz mit sekundärem Hyperparathyreoidismus, ist eine Bestimmung des intakten Parathormons erforderlich.

#### 5.7.4.3 Knochenstoffwechselparameter

Im Rahmen der Diagnostik und Therapie der Osteoporose wäre es wünschenswert, Parameter zu haben, die es erlauben, das *Risiko* der Entstehung einer Osteoporose zu beschreiben, die *Diagnose* Osteoporose zu etablieren, die *Prognose* bezüglich des Verlusts an Knochenmasse zu beschreiben, die *Auswahl geeigneter Therapeutika* zu erleichtern und die *Effektivität einer Therapie* zu beurteilen. Eine Übersicht über die heute verfügbaren Parameter ist in Tabelle 5.3 gegeben. Die am häufigsten verwendeten und auch aussagekräftigsten Parameter sind die kollagenabhängigen Marker. Im Rahmen der Prozessierung des Kollagens entstehen Abfallprodukte (Propeptide), die den Aufbau von Kollagen widerspiegeln. Bei der Osteoresorption werden Fragmente von Typ-1-Kollagen freigesetzt, die sehr spezifisch das Ausmaß der aktuellen Knochenresorption widerspiegeln (Crosslinks und Telopeptide).

Für die Risikoevaluation in jungem Alter sind die Knochenmarker derzeit nicht geeignet. Auch die genetischen Untersuchungen im Sinn der Polymorphismen für Vitamin-D-Rezeptor und Typ-1-Kollagen haben in der Routine noch keinen Platz.

Die Diagnose Osteoporose kann allein mit der Bestimmung von Knochenmarkern im Labor nicht etabliert werden. Nach wie vor kommt dem persönlichen Risiko (z.B. Familienanamnese, frühe Menopause, Osteoporose fördernde Begleitkrankheiten) und der Knochendichtemessung die größte Bedeutung für die Diagnose Osteoporose zu.

**Tabelle 5.3.** Auflistung der verschiedenen Knochenstoffwechselmarker, die im Urin und/oder Serum bestimmt werden können. Auf die verschiedenen Konfektionen der auf dem Markt befindlichen Assays wird hier nicht eingegangen

| Resorption | Aufbau |
|---|---|
| Hydroxyprolin | Alkalische Phosphatase (AP) |
| Pyridinolin | Knochenspezifische AP |
| Desoxypyridinolin | Osteokalzin |
| Freie Pyridinoline | Typ-1-Kollagen-C-terminales Propeptid (PICP) |
| Typ-1-Kollagen-N-Telopeptid-Crosslinks | – |
| Typ-1-Kollagen-C-Telopeptid-Crosslinks | – |

Fortschritte wurden bezüglich der Einschätzung der Prognose bei niedriger Knochendichte, persönlichem Risiko und der Frage des Frakturrisikos in der Zukunft erzielt. Vor allem die modernen Resorptionsparameter (Crosslinks und Telopeptide) zeigen hier Trends auf. Auch bezüglich der Prognose sind die Knochenmarker nur im Kontext mit den anderen klinischen Parametern bei einer kleinen Anzahl von Patient(inn)en relevant.

Für die Auswahl einer geeigneten Therapie sind die Knochenmarker aktuell wenig nützlich, da sie nicht sicher zwischen Überaktivität von Osteoklasten und verminderter Aktivität von Osteoblasten unterscheiden lassen. Darüber hinaus ist das Hauptkontingent therapeutischer Möglichkeiten antiresorptiv wirksam und reine Stimulanzien des Knochenanbaus sind noch nicht verfügbar. Besonders in hohem Alter bei niedriger Gesamtknochenmasse sind Knochenmarker nicht dazu geeignet, eine sichere Aussage über den Knochenumsatz zu machen (falsch niedriger Umsatz bei niedriger Gesamtknochenmasse).

Zur Beurteilung der Effektivität einer Therapie haben die Resorptionsmarker noch die klinisch relevanteste Bedeutung, da bereits nach frühestens 3 Monaten (somit weit vor dem Ansprechen der Knochendichte) eine Aussage über die Wirksamkeit der Therapie gemacht werden kann. Klinisch ist jedoch auch diese Aussage nur relevant, wenn daraus auch bezüglich der Therapieintensität Konsequenzen gezogen werden würden.

Es bleibt als Fazit zum derzeitigen Stand des Einsatzes von Knochenmarkern bei der Diagnose und Therapie der Osteoporose, dass ihr Beitrag zur Diagnose gering ist, dass sie eine gewisse Aussage zur Prognose erlauben und dass sie helfen können, die Effektivität einer Therapie frühzeitig zu beurteilen. Die zuverlässigsten Parameter sind für diesen Zweck die Bestimmung der Crosslinks und der Telopeptide in Serum und/oder Urin, wobei die Bestimmung im 24-h-Urin sicher zuverlässiger ist, logistisch jedoch aufwendiger. Genetische Untersuchungen zur Einschätzung des Risikos für die Entstehung einer Osteoporose gehören noch nicht in die Routine, da ihre Validität nicht ausreichend gesichert ist. Die Spezifität und die Aussagekraft der Knochenmarker muss sicher in Studien weiterentwickelt werden. Derzeit ist im Alltag ein sparsamer und gezielter Einsatz von Resorptionsparametern angezeigt. Ob Kombinationen von verschiedenen (z.B. Aufbau/Abbau) Parametern mehr bewirken als Einzelparameter, bleibt ebenfalls weiteren Studien vorbehalten (Christenson 1997, Bikle 1997, Seibel 1997).

### 5.7.5 Bildgebende Diagnostik und andere technische Messverfahren

#### 5.7.5.1 Konventionelle Radiologie

Die klassische Radiologie ist zur Dokumentation von osteoporotischen Frakturen nach wie vor die Methode der Wahl, v.a. in der Differenzialdiagnose der Rückenschmerzen auch in der Abgrenzung von Abnutzungserscheinungen und entzündlichen Wirbelerkrankungen unersetzlich. Erfahrene Radiologen können in konventionellen Röntgenbildern der entsprechenden Skelettabschnitte Kollateralzeichen der Osteoporose wie vermehrte Transparenz und relative Betonung der Rahmenstrukturen beschreiben. Diese Zeichen sind in der Interpretation jedoch sehr ungenau. Klassische osteoporotische Frakturen der Wirbelsäule führen zu charakteristischen Formveränderungen der Wirbel. Es kommt zu Höhenminderungen der einzelnen Wirbelkörper und zur Ausbildung von Keil- und Fischwirbeln, die das Gefüge des gesamten Halteapparats sekundär verändern. Neben der Verkürzung der Gesamtlänge der Wirbelsäule entstehen eine Hyperkyphosierung der Brust- und eine Hyperlordosierung der Lendenwirbelsäule. Die häufigsten osteoporotischen Frakturen der Extremitäten sind die Radiusfraktur und die Frakturen des Femurs.

#### 5.7.5.2 Knochendichtemessungen

Im Bestreben, ein objektiveres Maß für die Knochenmasse zu finden, wurde die Knochendichtemessung entwickelt, deren Prinzip in der Erfassung der Schwächung eines Röntgenstrahls durch die mineralische Masse des Knochens besteht. Einschränkungen des Verfahrens sind

1. die falsch-hohe Dichte des Knochens im Bereich von so genannten Sinterfrakturen,
2. die Miterfassung von Spondylophyten, verkalkten Bändern und arteriosklerotisch verkalkten Gefäßen und
3. die falsche Risikoeinschätzung durch Wahl des falschen Messorts bei regional betonten Formen der Osteoporose.

Es werden heute mit verschiedenen zwei- und dreidimensionalen Verfahren Dichtemessungen an verschiedenen Körperstellen vorgenommen, am häufigsten im Bereich der Lendenwirbelsäule, des Unterarms und des Femurs. Von allen Methoden, die zur klinischen Abschätzung des Frakturrisikos einen Beitrag leisten, ist die Knochendichtemessung heute noch immer die valideste Methode, wenngleich noch immer über den Ort der Dichtemessung und die Standardisierung und Zertifizierung diskutiert wird (Ferretti et al. 1998, Blake et al. 1997, 1998, Hesseltine et al. 1998, Avecilla 1998). Auch das Ergebnis einer Knochendichtemessung gewinnt wesentlich an Aussagekraft, wenn es im Kontext mit anamnestischen und klinischen Befunden gesehen wird, weswegen die eigentliche Interpretation eines Werts nicht der Computersoftware oder der Statistik überlassen werden darf.

#### 5.7.5.3 Ultraschalldiagnostik

Die Ultraschalldiagnostik befindet sich im Stadium der Entwicklung und klinischen Erprobung. Es werden verschiedene Charakteristika der Schallleitung des Knochens und des umgebenden Bindegewebes erfasst, die offenbar andere Qualitäten des Knochens repräsentieren. Inwiefern man dem Ziel, einen Parameter der Knochenqualität zu erfassen, mit dieser Methode näher kommen kann, muss die Zukunft zeigen, derzeit werden erste entwicklungsfähige Ansätze berichtet (Balikian et al. 1998, Prins et al. 1998).

### 5.7.6 Therapie

#### 5.7.6.1 Kalzium

Kalzium ist ein grundlegender Mineralstoff für die Mineralisation des Knochens. Der tägliche Bedarf an Kalzium wird je nach Lebenssituation auf 1000–1500 mg geschätzt. Die durchschnittliche europäische Form der Ernährung, ebenso wie die in den USA, beinhaltet jedoch nur etwa 700 mg täglich. Obgleich unter den Bedingungen einer relativen Mangelernährung die effektive Resorption im Dünndarm gesteigert wird, muss angenommen werden, dass die ungenügende Kalziumzufuhr einen wichtigen prädisponierenden Faktor für die Entstehung einer Osteoporose darstellt. Der Regelparameter für den Kalziumstoffwechsel ist die Konzentration von Kalzium im Serum, die benötigt wird, um das Ionengleichgewicht und die zelluläre Spannung aufrecht zu erhalten. Besonders muskuläre und neuronale Funktionen sind davon unmittelbar abhängig. Ein Kalziumsensor in den Nebenschilddrüsen nimmt die Kalziumkonzentration wahr und induziert bei absinkendem Kalziumspiegel unmittelbar die Synthese und Sekretion von Parathormon. Dies wiederum führt zur Knochenresorption und zur Freisetzung von Kalzium. Bei chronisch erhöhtem PTH-Tonus darf angenommen werden, dass es hierdurch zu einem schleichenden Verlust an Knochenmasse kommt, der wiederum die Entstehung einer Osteoporose begünstigt. Die Supplementation von Kalzium ist daher eine Basis der Therapie der Osteoporose. Insbesondere im Zusammenwirken mit einer Vitamin-D-Supplementation kann Kalzium den Knochenmasseverlust aufhalten. Im Hinblick auf neuere Berichte über ein erhöhtes Prostatakarzinomrisiko bei hoher Kalziumzufuhr über 1500 bis zu 2400 mg/Tag muss möglicherweise die Empfehlung sehr hoher Dosen überdacht werden (Fardellone et al. 1998, Adachi et al. 1996, Giovannucci et al. 1998). Auch scheint Kalzium per se zumindest in-vitro die $1\alpha$-Hydroxylase zu hemmen. Eine Supplementation über 1500 mg/Tag sollte somit nur bei sehr hohem Bedarf verabreicht werden (z. B. bei Restitution des Skeletts nach einem Mangelzustand und während der Schwangerschaft und Laktation). Bei Beachtung der Möglichkeiten der diätetischen Steigerung der Kalziumzufuhr und bei Anwendung kalziumreicher Mineralwässer kann eine entsprechende Supplementation auch ohne die Verordnung von medizinischen Präparaten erreicht werden.

#### 5.7.6.2 Vitamin $D_3$

Der Pool an Vitamin $D_3$ und 25(OH)-Vitamin $D_3$ ist für den gesamten Organismus das Substratreservoir für die Synthese von $1{,}25(OH)_2$-Vitamin $D_3$. Dieser wird durch die Produktion von Vitamin $D_3$ in der Haut und durch enterale Zufuhr von Vitamin $D_3$ und von Vorstufen gespeist. Das Amerikanische Food and Nutrition Board of the Institute of Medicine hat kürzlich die wünschenswerte Zufuhr an Vitamin $D_3$ festgelegt. Danach sollten täglich zwischen 200 und 600 IE Vitamin $D_3$ aufgenommen werden, abhängig vom jeweiligen Lebensalter (Tabelle 5.4). Es gibt allerdings bereits jetzt Stimmen, die diese Empfehlungen immer noch als zu niedrig einschätzen („adäquate" Aufnahme in Tabelle 5.4 nach Hollick 1999). Es ist schwierig, die durchschnittliche tägliche Produktion in der Haut zu messen oder den mit der Nahrung aufgenommenen Anteil zu quantifizieren. Nach Schätzungen lag die täglich im Durchschnitt in Europa mit der Nahrung zugeführte Menge bei 100 IE täglich, wobei ältere oder kranke Menschen noch erheblich niedriger lagen. Gemessen an den Serumspiegeln von 25(OH)-Vitamin $D_3$ haben 5–15% der älteren Mitbürger(innen) zu niedrige Werte. In einer kürzlich publizierten Studie wurde

**Tabelle 5.4.** Empfohlene und „adäquate" (Hollick 1999) tägliche Aufnahme von Vitamin $D_3$

| Altersgruppe | Empfohlene Aufnahme | Adäquate Aufnahme | Obergrenze |
|---|---|---|---|
| 19–50 Jahre | 200 IE | 200 IE | 2000 IE |
| 51–70 Jahre | 200 IE | 400 IE | 2000 IE |
| 71 Jahre und älter | 200 IE | 600 IE | 2000 IE |
| Schwangerschaft | 400 IE | 200 IE (Sommer) 400 IE (Winter) | 2000 IE |
| Laktation | 400 IE | 200 IE (Sommer) 400 IE (Winter) | 2000 IE |

im unselektionierten internistischen Krankengut bei 57% der Patienten ein relativer, bei 22% ein deutlicher Vitamin-D-Mangel gefunden (Thomas et al. 1998). Bei bettlägerigen älteren Menschen steigen diese Zahlen auf bis zu 80%. Einschränkend muss gesagt werden, dass diese Zahlen ohne beispielsweise histologische Untersuchungen des Knochens oder Untersuchung anderer wichtiger Endpunkte der $1{,}25(OH)_2$-Vitamin-$D_3$-Wirkungen erhoben wurden. Generell steht zur Diskussion, dass wir in unseren Breiten und mit unserer Form der Ernährung die optimale Zufuhr an Vitamin $D_3$ besonders im Winter gar nicht erreichen können und mit zunehmendem Alter auf Supplementation zurückgreifen müssen. In den USA werden viele Nahrungsmittel bereits jetzt mit Vitamin $D_3$ angereichert (fortified food). Sofern diese Maßnahmen die Zufuhr von 2400 IE täglich nicht überschreiten, sind keine Nebenwirkungen zu befürchten. Oberhalb dieser Grenze können Hyperkalzurie und Hyperkalzämie eintreten. Vitamin-$D_3$-Supplementation kann den Knochenumsatz dämpfen, verbessert die Knochendichte bei älteren Menschen und reduziert die Frakturrate (Kanis et al.1997, Dawson-Hughes et al. 1997, Thomas et al. 1998). Demgemäß gehört die Supplementation von Vitamin $D_3$ zur Basis einer jeglichen Osteoporosetherapie, wobei die Verabreichung von 1000 IE täglich eine sichere und ausreichende Grundlage darstellt.

**Vitamin $D_3$, $1{,}25(OH)_2$-Vitamin $D_3$ und Osteoporose.** $1{,}25(OH)_2$-Vitamin $D_3$ ist für den Aufbau eines gesunden Knochens unverzichtbar, sowohl bezüglich seiner Auswirkungen auf den Kalziumstoffwechsel als auch seiner genomischen Wirkungen auf Knochenzellen und Enterozyten. Im Hinblick auf genetische Polymorphismen des Vitamin-D-Rezeptors (s. Abschn. 5.6.3.2) und ihrer möglichen Bedeutung für die Entwicklung der Osteoporose gewinnen die Substitution mit Vitamin $D_3$ und die Therapie mit $1{,}25$-$D_3$ und Vitamin-D-Analoga möglicherweise in Zukunft an Bedeutung. Es kann davon ausgegangen werden, dass eine optimale Versorgung mit Vitamin $D_3$ und ggf. $1{,}25(OH)_2$-Vitamin $D_3$ bei der Osteoporose positive Auswirkungen auf die Kalziumbilanz und den Knochenstoffwechsel hat. Im Knochen findet wahrscheinlich lokale $1\alpha$-Hydroxylierung statt. Es bleibt jedoch zu beweisen, ob dieser Prozess bei Osteoporose gestört ist und somit ein lokaler $1{,}25(OH)_2$-Vitamin-$D_3$-Mangel besteht.

Die pharmakologische Therapie mit $1\alpha$-hydroxylierten Substanzen [die trotz normaler Serumspiegel von $1{,}25(OH)_2$-Vitamin $D_3$ eingesetzt wird] wird von einigen Autoren propagiert, da auch ein lokaler Mangel an $1{,}25(OH)_2$-Vitamin $D_3$ bei der Genese der primären Osteoporose eine Rolle spielen könnte, den zu beheben die Basissubstitution mit Vitamin $D_3$ nicht ausreicht. Die Therapie mit $1\alpha$-hydroxylierten Vitamin-D-Analoga hat sich in kleineren Studien tendenziell als wirksam erwiesen, und diese Substanzen können eine Bereicherung des therapeutischen Spektrums bei metabolischen Osteopathien werden. Es fehlen jedoch noch größere Studien insbesondere zur Überlegenheit einer pharmakologischen Therapie mit $1{,}25(OH)_2$-Vitamin $D_3$ gegenüber der Therapie mit Vitamin $D_3$ selbst. Sollten sich die in Arbeit befindlichen Polymorphismen des VDR in einer Untergruppe von Patient(inn)en als prädiktiv relevant erweisen, müssten Studien in den prädisponierten Personen das Rational für eine solche Therapie besonders in dieser Risikogruppe erarbeiten. Besonders plausibel erschiene die Gabe $1\alpha$-hydroxylierter Vitamin-$D_3$-Analoga bei der chronischen Therapie mit Glukokortikoiden, die sehr stark in den Kalzium- und Vitamin-D-Stoffwechsel eingreifen (z.B. Hemmung der $1\alpha$-Hydroxylierung und der Resorption von Vitamin $D_3$ im Dünndarm). Einige Autoren propagieren die Therapie der glukokortikoidinduzierten Osteoporose mit $1\alpha$-hydroxylierten Vitamin-D-Analoga, und die bislang publizierten Beobachtungen zeigen positive Effekte. Auch hier müssen zukünftig größere Studien den Nachweis der überlegenen Wirksamkeit gegenüber Vitamin $D_3$ beweisen (Francis 1997, Need et al. 1997, Holick 1999).

Insgesamt ist die pharmakologische Therapie mit $1\alpha$-hydroxylierten Substanzen heute sicher noch keine Therapie der ersten Wahl, kann jedoch in Fällen der ungenügenden Wirksamkeit der verfügbaren etablierten Therapieprinzipien (Sexualsteroide, Bisphosphonate und Kalzitonin) eine

Alternative darstellen. Eine neue Arbeit berichtet über einen additiven Effekt einer Calcitrioltherapie in Kombination mit dem Bisphosphonat Alendronat (Frediani et al. 1998). Möglicherweise rückt diese Therapieform nach Abschluss von entsprechend großen Studien als therapeutische Option weiter nach vorn.

#### 5.7.6.3 Kalzitonin

Die Therapie mit Kalzitoninen (Lachskalzitonin und menschliches Kalzitonin) ist in Studien als wirksam belegt. Insbesondere das analgetische Potenzial der Kalzitonine wird bei der schmerzhaften Osteoporose in den Anfangsstadien genutzt, um schnellere Schmerzfreiheit zu erreichen. Limitierend ist häufig das Spektrum an Nebenwirkungen, das z. B. Flush-Symptomatik, Diarrhö und abdominale Schmerzen beinhaltet. Es wird empfohlen, entsprechende Pausen in der Therapie einzuhalten, da sich innerhalb von Monaten eine Tachyphylaxie entwickeln kann. Kalzitonin wird in der Regel parenteral als subkutane Injektion verabreicht, es stehen jedoch auch Präparationen zur nasalen Applikation zur Verfügung.

#### 5.7.6.4 Fluoride

Fluoride gehören zu den wenigen stimulierenden Substanzen, die für die Osteoporosetherapie zur Verfügung stehen. Sie stellten über mehr als 1 Jahrzehnt das Therapieprinzip der 1. Wahl dar. Neuere Studien haben gezeigt, dass das therapeutische Fenster für die Fluoridtherapie sehr eng ist. Eine schnelle Zunahme der Knochenmasse war in großen Studien von einer Zunahme der Frakturrate begleitet, was durch eine verminderte Knochenqualität in diesem schnell gebildeten Knochen erklärt wurde. Eine Reduktion der Frakturrate konnte nur durch eine niedrige Dosierung mit sehr langsamer Wirkstofffreisetzung erreicht werden. Eine kritische Aufarbeitung der verfügbaren Daten führte in jüngster Zeit eher zur Zurückhaltung bei der Fluoridtherapie. Manche Autoren empfahlen sogar eine erneute Evaluation des Prinzips. Auch neuere Studien erbrachten widersprüchliche Ergebnisse (Caerzasio et al. 1998, Pak et al. 1997, Meunier et al. 1998). Allein mit speziellen Slow-release-Präparaten wurden positive Ergebnisse berichtet. Die Unsicherheiten wiegen umso schwerer, als sich mit den Bisphosphonaten ein neues Therapieprinzip mit guten Daten etabliert hat und darüber hinaus z. B. mit den selektiven Östrogenrezeptormodulatoren (SERM) ein weiteres Therapieprinzip auf den Arzneimittelmarkt kommt (s. Abschn. 5.7.6.5, 5.7.6.6).

#### 5.7.6.5 Sexualsteroide

Besonders bei den Formen der perimenopausal manifestierten Osteoporose der Frau ist die Substitution mit Östrogenen/Gestagenen unverändert die erste Maßnahme, sofern Kontraindikationen oder persönliche Angst und Abneigung nicht dagegen sprechen. Es ist in großen Studien gezeigt worden, dass die Substitution mit Östrogenen für die Frau positive Nettoeffekte mit sich bringt, insbesondere auch im Sinn der Besserung des perimenopausalen Symptomkomplexes, des Fettstoffwechsels, der Arteriosklerose mit ihren kardialen und zentralnervösen Manifestationen und des Erhalts der Knochenmasse. Ohne Zweifel ist dabei das Risiko der Propagation hormonsensitiver Tumoren gering, aber signifikant erhöht. Wahrscheinlich handelt es sich hierbei um bereits vorhandene Neoplasien, die durch eine solche Substitution schneller klinisch manifest werden. Andererseits zeigen die Daten auch, dass z. B. die Mammakarzinome, die unter der Substitution mit Hormonen klinisch manifest werden, im Durchschnitt einen benigneren Verlauf nehmen. Insgesamt ist die Hormonsubstitution somit eine Therapieform, die sich auf die individuelle Risikoeinschätzung und die subjektive Akzeptanz des Individuums stützen muss und eine differenzierte Lebensberatung durch den behandelnden Arzt erfordert (Ettinger 1998, Wren 1998).

Im Rahmen der intensiven Erforschung der Auswirkungen von Östrogenen auf den Gesamtorganismus wurden in den letzten 10 Jahren die gewebespezifischen Effekte unterschiedlicher Sexualsteroide charakterisiert. Es wurde versucht, durch die Entwicklung von Analoga gezielte Teilwirkungen bestimmter Substanzen zu erreichen, die beispielsweise nur die Östrogeneffekte am Knochen simulieren. Angestoßen wurden diese Forschungen u. a. durch die Erkenntnis, dass beispielsweise das als Antiöstrogen eingeführte Tamoxifen am Knochen proöstrogene osteoprotektive Wirkung zeigte. Darüber hinaus wurde durch die Entdeckung eines 2. Östrogenrezeptors, des ER$\beta$, die Möglichkeit der selektiven Beeinflussung bestimmter östrogenresponsiver Effekte noch wahrscheinlicher. Es wurde eine neue Gruppe von Steroiden entwickelt, die unter dem Schlagwort SERM (*s*elective *e*strogen-*r*eceptor *m*odulators), derzeit erprobt und auf den Markt gebracht werden. Hier ergeben sich neue Möglichkeiten der selektiven Substitution der Funktion von Östrogenen am Knochen, die besonders für bestimmte Risikogruppen ein großes Potenzial entwickeln können.

#### 5.7.6.6 Bisphosphonate

Bisphosphonate sind eine Gruppe von Substanzen, die aus Pyrophosphaten entwickelt wurden. Sie weisen bei oraler und parenteraler Applikation eine hohe und nahezu exklusive Affinität zum Knochen auf. Ihre Toxizität ist gering, das Nebenwirkungsspektrum beinhaltet intestinale Unverträglichkeitserscheinungen, Hypokalzämie und vorübergehende Fieberreaktionen. Sie hemmen die Resorption des Knochens durch Osteoklasten. In der Therapie der primären Osteoporose und bei der Prophylaxe und Therapie der kortikosteroidinduzierten Osteoporose stellen sie eine wichtige Bereicherung der Palette der antiresorptiven Medikamente dar. Sie bewirken eine Hemmung der Osteoklasie und Dämpfung des Knochenumsatzes, langfristig ergeben sich ein Gewinn an Knochenmasse und eine Reduktion der Frakturrate.

Die antiresorptive Potenz der verfügbaren Bisphosphonate konnte in den letzten Jahren um ein Vielfaches gesteigert werden, während das klinisch-qualitative Wirkungsspektrum bislang noch weniger verändert wurde. Da die Wirkungsmechanismen jedoch Unterschiede aufweisen, werden sich möglicherweise aus den verfügbaren Bisphosphonaten noch weitere qualitativ unterschiedliche Substanzen entwickeln. Die moderneren Aminobisphosphonate hemmen Enzyme der Prenylierung und Farnesylierung und führen so zur Apoptose von Osteoklasten. Ähnliche Auswirkungen haben sie in-vitro auf Tumorzellen, sofern sie in mikromolarer Konzentration an die Zelle gebracht werden. Dies zeigt, dass die Selektivität der Wirkung durch die hohe Knochenaffinität determiniert wird, da ansonsten ein wesentlich toxischeres Nebenwirkungsprofil erwartet werden müsste. Diese neuen Erkenntnisse förderten auch zutage, dass die Hemmstoffe des Mevalonatstoffwechsels, die zur Hemmung der Cholesterinsynthese eingesetzt werden (z.B. Lovastatin, Simvastatin und Mevastatin, so genannte CSE-Hemmer) in entsprechend hohen Konzentrationen ein ähnliches Wirkungsspektrum aufweisen wie Bisphosphonate, ihr Wirkungsmechanismus setzt lediglich weiter „stromaufwärts" in der Enzymkaskade an (Rogers et al. 1997b, Fleisch 1998, Fisher et al. 1999).

Bisphosphonate wirken vorwiegend auf die Osteoklasten und somit antiresorptiv. Einige Wirkungen scheinen über die Osteoblasten vermittelt zu werden, so stimulieren Bisphosphonate die Osteoblasten zur Sekretion eines osteoklasteninhibierenden Peptids.

Bei der Osteoporose bestehen eine übermäßige Osteoklasie und/oder eine Insuffizienz der Osteoblasten mit ungenügender Auffüllung von Resorptionslakunen. Die Vorstellung zum Einsatz der Bisphosphonate bei der Osteoporose ist, dass durch effektive Hemmung der Osteoklasten die Resorptionslakunen weniger tief und dadurch effektiver wieder aufgefüllt werden. Diese Überlegung wäre sowohl für die vorwiegend osteoklastäre als auch für die osteoblastenbedingte Osteoporose plausibel, da der Mineralverlust netto in jedem Fall gebremst werden würde und eine permissive Situation für die Osteoblasten entsteht. Die initiale Befürchtung, durch den Einsatz potenter Bisphosphonate würden der Knochenumsatz „eingefroren" und damit auch minderwertiger Knochen, der nicht ausreichend remodelliert wird, propagiert werden, hat sich bis jetzt nicht bestätigt.

Bisphosphonate haben sich in der Osteoporosetherapie als Medikamente 1. Wahl nach der Basistherapie und der Hormonsubstitution etabliert. Große Studien belegen die Zunahme der Knochendichte unter den Bisphosphonaten Etidronat, Clodronat und Alendronat. Etidronat wurde als zyklische orale Therapie verabreicht, Clodronat zyklisch oral und kontinuierlich i. v. und Alendronat kontinuierlich oral. Die Auswertung der Frakturhäufigkeit unter diesen Bisphosphonaten erbringt im Durchschnitt einen Rückgang der Frakturen um etwa 50%. Dies wird als Beleg für die befriedigende Qualität des gewonnenen bzw. erhaltenen Knochens angesehen (Liberman et al. 1995, Hosking et al. 1998, Frediani et al. 1998).

Bisphosphonate werden sehr häufig kombiniert mit Sexualsteroiden verabreicht und sind im Prinzip mit allen anderen therapeutischen Verfahren kombinierbar. Hierüber gibt es allerdings wenig kontrollierte Daten, und es erscheint darüber hinaus in den wenigsten Fällen notwendig, eine teuere Mehrfachtherapie zu betreiben.

Die notwendige Zeitdauer der Therapie im Einzelfall ist noch nicht abschließend beurteilbar. In den Studien wird nach spätestens 3 Jahren ein Plateau beim Zugewinn an Knochendichte erreicht. Die längste Zeitdauer der Therapie wird mit 6 Jahren Dauertherapie in einer italienischen Studie mit Clodronat berichtet. Abhängig von der Ausgangssituation und dem klinisch Erreichten besteht derzeit außerhalb von Studien die Berechtigung, die Behandlung nach 2–3 Jahren auszusetzen und zu beobachten. Ein Wiedereinsetzen der Therapie bei einem erneuten Abfall der Knochendichte ist jederzeit möglich.

Bisphosphonate wirken auch bei der Prophylaxe und Therapie der kortikosteroidinduzierten Osteoporose (Adachi et al. 1997, Saag et al. 1998). Bei Patient(inn)en mit chronisch entzündlichen Erkrankungen oder Asthma, die über mehr als 6 Monate eine über der Cushing-Schwelle gelegene Kortikoidtherapie benötigen, sollten die Knochendichte überwacht und eine prophylaktische Therapie ins Auge gefasst werden. Nach der Sicherstellung einer ausreichenden Versorgung mit Vitamin $D_3$ und Kalzium sind Bisphosphonate geeignet, den Abfall der Knochendichte unter Kortikosteroiden zu verhindern. Bei Patient(inn)en mit erheblichem Risiko bereits zu Beginn der Kortikosteroidtherapie kann eine primäre Prophylaxe indiziert sein.

## 5.8 Molekulare Diagnostik und Therapie der Osteoporose und zukünftige Entwicklungen

Aufgrund der demographischen Entwicklung der Bevölkerung ist von einer erheblichen Zunahme des älteren und damit potenziell betroffenen Personenkreises auszugehen. Die Identifizierung von Personen mit einem erhöhten Risiko für die Entwicklung einer Osteoporose ist daher eine unumgängliche Zielsetzung, um rechtzeitig im Sinn der Primärprävention tätig zu werden und die zu erwartenden Kosten der Behandlung dieser Volkskrankheit zu vermindern. Die Analyse genetischer Polymorphismen mit hoher Aussagekraft wäre eine vorstellbare Möglichkeit zur Identifizierung von Risikopersonen. Bei einer Krankheit mit einer komplexen Ätiologie wie der Osteoporose muss davon ausgegangen werden, dass eine Reihe von Genen existiert, die mit einem erhöhten Risiko des Auftretens der Erkrankung assoziiert sind. Somit wird nur eine Analyse von Polymorphismen mehrerer Gene im Zusammenhang zu einer Risikoabschätzung für den weiteren Verlauf in der BMD des individuellen Patienten führen können. Die Perfektionierung der diagnostischen Möglichkeiten DNA-gestützter Verfahren wird dazu führen, dass in Zukunft mit vertretbarem finanziellen Aufwand Multiplexanalysen für verschiedene Sets von Genen durchgeführt werden können, deren Ergebnis eine Risikoabschätzung erlaubt (Chiptechnik). Die Indikation für die Durchführung solcher Tests sollte dem Fachmann überlassen werden. Die daraus resultierenden Konsequenzen im Sinn der veränderten Lebensweise bleiben dennoch zum großen Teil den Betroffenen überlassen und sind nicht wesentlich verschieden von dem, was heute als „gesunde Lebensweise" empfohlen werden würde. Hilfreich wären solche Tests für Betroffene, bei denen trotz optimaler Lebensweise das Risikoprofil sehr hoch ist und die frühzeitig einer medikamentösen Intervention zugeführt werden sollten.

Der gegenwärtige Stand der Identifizierung von Mutationen und Polymorphismen im Zusammenhang mit der Osteoporose dokumentiert eine Reihe von potenziellen Kandidatengenen wie denen für Kollagen Typ I, Östrogenrezeptor, Vitamin-D-Rezeptor, TGF-$\beta$ und wenigen anderen. Oftmals fehlen aber Bestätigungen isolierter Studien mit relativ geringen Fallzahlen, und Assoziationen liegen lediglich mit der BMD, nicht aber auch mit dem Frakturrisiko vor. Zudem deuten Ergebnisse größerer Studien auf eine „Ortsspezifität" im Auftreten bestimmter Frakturen beim Vorliegen eines gegebenen Polymorphismus hin. Bislang erfüllt am ehesten der Polymorphismus des Kollagen-Typ-I-Gens alle Voraussetzungen, die für ein Kandidatengen der Osteoporose formuliert werden können. Wenn zusätzliche Studien den bisher bekannten Zusammenhang dieses Polymorphismus stützen, könnte die Genotypisierung dieses Locus für die Beurteilung des Frakturrisikos bei Patienten bedeutsam werden.

Es kann davon ausgegangen werden, dass die Identifizierung der Gene mit Relevanz zur Pathogenese der Osteoporose zu verbesserten Methoden der Behandlung führen wird. Einige der bekannten Kandidatengene bzw. weitere in der Zukunft identifizierte Gene könnten auch selbst neue Ziele für die Therapie werden und unsere heute beschränkten Möglichkeiten in der Behandlung dieser Erkrankung verbessern. Genomweite Studien zur Identifizierung von Suszeptibilitätsgenen sind im Gang, und es ist zu erwarten, dass in der nächsten Zukunft hieraus zusätzliche Befunde hinsichtlich der Regulation der Knochenmasse resultieren werden. Dieser verbesserte Kenntnisstand wird in neue Möglichkeiten der Diagnose, Verhinderung und Behandlung der Krankheit münden und zusammen mit der klinischen Einschätzung, Methoden der Densitometrie und biochemischen Analyse diejenigen Patienten identifizieren, die ein höheres Risiko für Frakturen aufweisen, bevor ein irreversibler Knochenmasseverlust eingetreten ist. Die daraus abzuleitenden Maßnahmen beinhalten solche der Prävention in jungen Jahren und der Therapie möglichst vor dem Eintritt der irreversiblen osteoporotischen Fraktur.

## 5.9 Literatur


Abu-Amer Y, Tondravi MM (1997) NF-κB and bone: the breaking point. Nat Med 3:1189–1190

Adachi JD, Bensen WG, Bianchi F et al. (1996) Vitamin D and calcium in the prevention of corticosteroid induced osteoporosis: a 3 year followup. J Rheumatol 23:995–1000

Adachi JD, Bensen WG, Brown J et al. (1997) Intermittent etidronate therapy to prevent corticosteroid-induced osteoporosis. N Engl J Med 337:382–387

Adamski J, Leenders F, Carstensen JF et al. (1997) Steroids, fatty acyl-CoA and sterols are substrates of 80 kDa multifunctional protein. Steroids 62:1–5

Ammann P, Rizzoli R, Bonjour JP et al. (1997) Transgenic mice expressing soluble tumor necrosis factor-receptor are protected against bone loss caused by estrogen deficiency. J Clin Invest 99:1699–1703

Anderson FH, Francis RM, Selby PL, Cooper C (1998) Sex hormones and osteoporosis in men. Calcif Tissue Int 62:185–188

Arai H, Miyamoto K-I, Taketani Y et al. (1997) A vitamin D receptor gene polymorphism in the translation initiation codon: effect on protein activity and relation to bone mineral density in Japanese women. J Bone Miner Res 12:915–921

Avecilla LS (1998) Professional certification and site accreditation in bone densitometry. J Clin Densitometry 1:81–89

Avitabile M, Campagna NE, Magri GA et al. (1991) Correlation between serum glutathione reductases and bone densitometry values. Boll Soc Ital Biol Sper 67:931–937

Balikian P, Burbank K, Houde J et al. (1998) Bone mineral density and broadband ultrasound attenuation with estrogen treatment of postmenopausal women. J Clin Densitometry 1:14–19

Bikle DD (1997) Biochemical markers in the assessment of bone disease. Am J Med 103:427–436

Bilezikian JP (1998) Estrogens and postmenopausal osteoporosis: was Albright right after all? J Bone Miner Res 13:774–776

Bilezikian JP, Morishima A, Bell J, Grumbach MM (1998) Increased bone mass as a result of estrogen therapy in a man with aromatase deficiency. N Engl J Med 339:599–603

Blake GM, Gluer CC, Fogelman I (1997) Bone densitometry: current status and future prospects. Br J Radiol 70:S177–S186

Blake GM, Patel R, Fogelman I (1998) Peripheral or axial bone density measurements? J Clin Densitometry 1:55–64

Blumsohn A, Eastell R (1995) Age-related factors. In: Riggs BL, Melton LJ (eds) Osteoporosis. Lippincott-Raven, Philadelphia, pp 161–182

Bodine PV, Henderson RA, Green J et al. (1998) Estrogen receptor-alpha is developmentally regulated during osteoblast differentiation and contributes to selective responsiveness of gene expression. Endocrinology 139:2048–2057

Bowcock AM, Ray A, Erlich H, Sehgal PB (1989) Rapid detection and sequencing of alleles in the 3'flanking region of the interleukin-6 gene. Nucleic Acids Res 17:6855–6864

Bucay N, Sarosi I, Dunstan CR et al. (1998) Osteoprotegerin-deficient mice develop early onset osteoporosis and arterial calcification. Genes Dev 12:1260–1268

Buelke-Sam J, Bryant HU, Francis PC (1998) The selective estrogen receptor modulator, raloxifene: an overview of nonclinical pharmacology and reproductive and developmental testing. Reprod Toxicol 12:217–221

Burstein AH, Reilly DT, Martens MJ (1976) Aging of bone tissue: mechanical properties. J Bone J Surg Am 57:82–86

Caerzasio J, Palmer G, Bonjour JP (1998) Fluoride: mode of action. Bone 22:585–589

Canalis E (1996) Regulation of bone remodeling. In: Favus MJ (ed) Primer on the metabolic bone diseases and disorders of mineral metabolism. Lippincott-Raven, Philadelphia, pp 29–34

Canalis E, Hock JM, Raisz LG (1994) Parathyroid hormone: anabolic and catabolic effects on bone and interactions with growth factors. In: Bilezikian JP, Marcus R, Levine MA (eds) The parathyroids. Raven Press, New York, pp 65–82

Carani C, Qin K, Simoni M et al. (1997) Effect of testosterone and oestradiol in a man with aromatase deficiency. N Engl J Med 337:91–95

Carling T, Kindmark A, Hellman P, Holmberg L, Akerstrom G, Rastad J (1997) Vitamin D receptor alleles b, a, and T: risk factors for sporadic primary hyperparathyroidism (HPT) but not HPT of uremia or MEM-1. Biochem Biophys Res Commun 231:329–332

Carter DR, Hayes WC (1977) The compressive behavior of bone as a two-phase porous structure. J Bone J Surg Am 59:954–962

Christenson RH (1997) Biochemical markers of bone metabolism: an overview. Clin Biochem 30:573–593

Cooper GS, Umbach DM (1996) Are vitamin D receptor polymorphisms associated with bone mineral density? A meta-analysis. J Bone Miner Res 11:1841–1849

Cosman F, Lindsay R (1998) Is parathyroid hormone a therapeutic option for osteoporosis? A review of the clinical evidence. Calcif Tissue Int 62:475–480

Cummings SR, Browner WS, Bauer D, Stone K, Ensrud K, Jamal S (1998) Endogenous sex and calcitropic hormones and the risk of hip and vertebral fractures in older women: the study of osteoporotic fractures research group. N Engl J Med 339:733–738

Cutler GB Jr (1997) The role of estrogen in bone growth and maturation during childhood and adolescence. J Steroid Biochem Mol Biol 61:141–144

Dawson-Hughes B, Harris SS, Krall EA, Dallal GE (1997) Effect of calcium and vitamin D supplementation on bone density in men and women 65 years of age or older. N Engl J Med 337:670–676

Dempster DW, Cosman F, Parisien M, Shen V, Lindsay R (1993) Anabolic actions of parathyroid hormone on bone. Endocr Rev 14:690–709

Derynck R, Rhee L, Chen EY, Tilburg AV (1987) Intron-exon structure of the human transforming growth factor-β precursor gene. Nucleic Acids Res 15:3188–3189

Dohi Y, Iki M, Ohgushi H et al. (1998) A novel polymorphism in the promoter region for the human osteocalcin gene: the possibility of a correlation with bone mineral density in postmenopausal Japanese women. J Bone Miner Res 13:1633–1639

Dreher I, Schütze N, Baur A et al. (1998) Selenoproteins are expressed in fetal human osteoblast-like cells. Biochem Biophys Res Commun 245:101–107

Ducy P, Desbois C, Boyce B et al. (1996) Increased bone formation in osteocalcin deficient mice. Nature 382:448–452

Duda RJ, O'Brien JF, Katzmann JA, Peterson JM, Mann KG, Riggs BL (1988) Concurrent assays of circulating bone GLA protein and bone alkaline phosphatase: effects of age, sex and metabolic bone disease. J Clin Endocrinol Metab 66:951–957

Eastell R, Boyle IT, Compston J et al. (1998) Management of male osteoporosis: report of the UK consensus group. Q J Med 91:71–92

Eisman JA (1995) Vitamin D receptor gene alleles and osteoporosis: an affirmative view. J Bone Miner Res 10:1289–1293

Erlebacher A, Derynck R (1996) Increased expression of TGF-beta 2 in osteoblasts results in an osteoporosis-like phenotype. J Cell Biol 132:195–210

Ettinger B (1998) Overview of estrogen replacement therapy: a historical perspective. Proc Soc Exp Biol Med 217:2–5

Ettinger B, Pressman A, Sklarin P, Bauer DC, Cauley JA, Cummings SR (1998) Associations between low levels of serum estradiol, bone density, and fractures among elderly women: the study of osteoporotic fractures. J Clin Endocrinol Metab 83:2239–2243

Evans DM, Ralston SH (1996) Nitric oxide and bone. J Bone Miner Res 11:300–305

Fardellone P, Brazier M, Kamel S et al. (1998) Biochemical effects of calcium supplementation in postmenopausal women: influence of dietary calcium intake. Am J Clin Nutr 67:1273–1278

Feldman D (1997) Androgen and vitamin D receptor polymorphisms: the long and short of prostate cancer risk. J Natl Cancer Inst 89:109–111

Feretti JL, Schiessl H, Frost HM (1998) On new opportunities for absorptiometry. J Clin Densitometry 1:41–54

Fisher JE, Rogers MJ, Halasy JM et al. (1999) Alendronate mechanism of action: geranygeraniol, an intermediate of the mevalonate pathway, prevents inhibition of osteoclast formation, bone resorption, and kinase activation in-vitro. Proc Natl Acad Sci USA 96:133–138

Fleisch H (1998) Bisphosphonates: mechanism of action. Endocr Rev 19:80–100

Francis RM (1997) Is there a differential response to alfacalcidol and vitamin D in the treatment of osteoporosis? Calcif Tissue Int 60:11–114

Fraser JH, Helfrich MH, Wallace HM, Ralston SH (1996) Hydrogen peroxide, but not superoxide, stimulates bone resorption in mouse calvariae. Bone 19:223–226

Frediani B, Allegri A, Bisogno S, Marcolongo R (1998) Effects of combined treatment with calcitriol plus alendronate on bone mass and bone turnover in postmenopausal osteoporosis – two years of continuous treatment. Clin Drug Invest 15:235–244

Frost HM (1987) The mechanostat: a proposed pathogenic mechanism of osteoporosis and the bone mass effects of mechanical and nonmechanical agents. Bone 2:73–85

Gallagher J, Riggs BL, Eisman J, Hamstra A, Arnaud S, DeLuca H (1979) Intestinal calcium absorption and serum vitamin D metabolites in normal subjects and osteoporotic patients. J Clin Invest 66:729–736

Gambien F, Ricard S, Troesch A et al. (1996) Polymorphism of the transforming growth factor-$\beta$1 gene in relation to myocardial infarction and blood pressure. Hypertension 28:881–887

Gennari L, Becherini L, Masi L et al. (1998) Vitamin D and estrogen receptor allelic variants in Italien postmenopausal women: evidence of multiple gene contribution to bone mineral density. J Clin Endocrinol Metab 83:939–944

Gilsanz V (1998) Phenotype and genotype of osteoporosis. TEM 9:184–190

Giovannucci E, Rimm EB, Wolk A et al. (1998) Calcium and fructose intake in relation to risk of prostate cancer. Cancer Res 58:442–447

Gong Y, Vikkula M, Boon L et al. (1996) Osteoporosis-pseudoglioma syndrome, a disorder affecting skeletal strengh and vision, is assigned to chromosome region 11q12–13. Am J Hum Genet 59:146–151

Grant SFA, Reid DM, Blake RH, Fogelman I, Ralston SH (1996) Reduced bone density and osteoporosis associated with a polymorphic Sp1 binding site in the collagen type I alpha 1 gene. Nat Genet 14:203–205

Gross C, Eccleshall TR, Malloy PJ, Villa ML, Marcus R, Feldman D (1996) The presence of a polymorphism at the translation initiation site of the vitamin D receptor gene is associated with low bone mineral density in postmenopausal Mexical-American women. J Bone Miner Res 11:1850–1855

Gross C, Krishnan AV, Malloy PJ, Sccleshall TR, Zhao X-Y, Feldman D (1998) The vitamin D receptor start codon polymorphism: a functional analysis of FokI variants. J Bone Miner Res 13:1691–1699

Halloran BP, Portale A, Lonergan ET, Morris Jr RC (1990) Production and metabolic clearance of 1,25-dihydroxyvitamin D in men: effect of advancing age. J Clin Endocrinol Metab 70:3180–3188

Hansen MA, Hassager C, Jensen SB, Christiansen C (1992) Is heritability a risk factor for postmenopausal osteoporosis? J Bone Miner Res 9:1037–1043

Harris SA, Tau KR, Turner RT, Spelsberg TC (1996) Estrogens and progestins. In: Bilezikian JP, Raissz LG, Rodan GA (eds) Principles of bone biology. Acedemic Press, New York London, pp 507–520

Haussler MR, Whitfield GK, Haussler CA et al. (1998) The nuclear vitamin D receptor: biological and molecular regulatory properties revealed. J Bone Miner Res 13:325–349

Heaney C, Shalev H, Elbedour K et al. (1998) Human autosomal recessive osteoporosis maps to 11q13, a position predicted by comparative mapping of the murine osteosclerosis (oc) mutation. Hum Mol Genet 7:1407–1410

Hesseltine SM, Baylink DJ, Libanati CR (1998) Comparison of rates of change in bone density as measured by dual-energy X-ray absorptiometry and quantitative computed tomography in osteoporotic females treated with fluoride. J Clin Densitometry 1:13–17

Hofbauer LC, Dunstan CR, Spelsberg TC, Riggs BL, Khosla S (1998) Osteoprotegerin production by human osteoblast lineage cells is stimulated by vitamin D, bone morphogenic protein-2 and cytokines. Biochem Biophys Res Commun 250:776–781

Hogan BLM (1996) Bone morphogenic proteins: multifunctional regulators of vertebrate development. Genes Dev 10:1580–1594

Holick MF (ed) (1999) Vitamin D-physiology, molecular biology and clinical applications. Humana Press, Totowa, NJ

Horwood NJ, Elliot J, Martin TJ, Gillespie MT (1998) Osteotropic agents regulate the expression of osteoclast differentiation factor and osteoprotegerin in osteoblastic stromal cells. Endocrinology 139:4743–4746

Hosking D, Chilvers CED, Christiansen C et al. (1998) Prevention of bone loss with alendronate in postmenopausal women under 60 years of age. N Engl J Med 338:485–492

Hui SL, Slemenda CS, Johnston CC (1988) Age and bone mass as predictors of fracture in a prospective study. J Clin Invest 81:1804–1809

Ingles SA, Ross RK, Yu MC et al. (1997a) Association of prostate cancer risk with genetic polymorphisms in vitamin D receptor and androgen receptor. J Natl Cancer Inst 89:166–170

Ingles SA, Haile RW, Henderson B, Kolonel L, Coetzee GA (1997b) Association of vitamin D receptor genetic polymorphism with breast cancer risk in African-American and Hispanic women. In: Norman A, Bouillon R, Thomasset M (eds) Vitamin D: chemistry, biology and clinical applications of the steroid hormone. Printing and Reprographics, University of California, Riverside, CA, pp 813–814

Iotsova V, Caamano J, Loy J, Yang Y, Lewin A, Bravo R (1997) Osteopetrosis in mice lacking NF-$\kappa$B1 and NF-$\kappa$B2. Nat Med 3:1285–1289

Ishida Y, Heersche JNM (1998) Glucocorticoid-induced osteoporosis: both in-vitro and in vivo concentrations of glucocorticoids higher than physiological levels attenuate osteoblast differentiation. J Bone Miner Res 13:1822–1826

Jakob F, Siggelkow H, Homann D, Köhrle J, Adamski J, Schütze N (1997) Local estradiol metabolism in osteoblast- and osteoclast-like cells. J Steroid Biochem Mol Biol 61:167–174

Jakob F, Schütze N, Adamski J (in press) Local estrogen metabolism in bone. Trends Steroid Res

Johnson RS, Spiegelman BM, Papaioannou V (1992) Pleiotropic effects of a null mutation in the *c-fos* proto-oncogene. Cell 71:577–586

Johnson ML, Gong G, Kimberling W, Recker SM, Kimmel DB, Recker RR (1997) Linkage of a gene causing high bone mass to human chromosome 11 (11q12–13). Am J Hum Genet 60:1326–1332

Jouanny P, Guillemin F, Kuntz C, Jeandel C, Pourel J (1995) Environmental and genetic factors affecting bone mass. Similarity of bone density among members of healthy families. Arthritis Rheum 38:61–67

Kanis JA, Melton LF, Christiansen C, Johnston CC, Khaltaev N (1994) The diagnosis of osteoporosis. J Bone Miner Res 9:1137–1141

Kanis JA, McCloskey EV, Takats D de, Bernard J, Zhang DM (1997) Treatment of osteoporosis with Vitamin D. Osteoporosis Int [Suppl 3] 7:S140–S146

Karaplis AC, Deckelbaum RA (1998) Role of PTHrP and PTH-1 receptor in endochondral bone development. Front Biosci 3:D795–803

Katagiri T, Boorla S, Frendo J-L, Hogan BLM, Karsenty G (1998) Skeletal abnormalities in double heterozygous Bmp4 and Bmp7 mice. Dev Genet 22:340–348

Kawaguchi H, Pilbeam CC, Vargas SJ, Morse EE, Lorenzo JA, Raisz LG (1995) Ovariectomy enhances and estrogen replacement inhibits the activity of bone marrow factors that stimulate prostaglandin production in cultured mouse calvariae. J Clin Invest 96:539–548

Kawaguchi H, Nemoto K, Raisz LG et al. (1996) Interleukin-4 inhibits prostaglandin G/H synthase-2 and cytosolic phospholipase A2 production in neonatal mouse parietal bone cultures. J Bone Miner Res 11:358–366

Keen RW, Woodford-Richens KL, Lanchbury JS, Spector TD (1998) Allelic variation at the interleukin-1 receptor antagonist gene is associated with early postmenopausal bone loss at the spine. Bone 23:367–371

Khosla S, Melton III LJ, Atkinson EJ, O'Fallon WM, Klee GG, Riggs BL (1998) Relationship of serum sex steroid levels and bone turnover markers with bone mineral density in men and women: a key role for bioavailable estrogen. J Clin Endocrinol Metab 83:2266–2274

Kimble RB, Matayoshi AB, Vannice JL, Kung VT, Williams C, Pacifici R (1995) Simultaneous block of interleukin-1 and tumor necrosis factor is required to completely prevent bone loss in the early postovariectomy period. Endocrinology 136:3054–3061

Kingsley DM (1994) The TGF-$\beta$ superfamily: new members, new receptors, and new genetic tests of function in different organisms. Genes Dev 8:133–146

Kireeva ML, Lam SC-T, Lau LF (1998) Adhesion of human umbilical vein endothelial cells to the immdiate early gene product cyr61 is mediated through integrin $\alpha\beta_3$. J Biol Chem 273:3090–3096

Klein RF, Mitchell SR, Phillips TJ, Belknap JK, Orwoll ES (1998) Quantitative trait loci affecting peak bone mineral density in mice. J Bone Miner Res 13:1648–1656

Kobayashi S, Inoue S, Hosoi T, Ouchi Y, Shiraka M, Orimo H (1996) Association of bone mineral density with polymorphism of the estrogen receptor gene. J Bone Miner Res 11:306–311

Koller DL, Rodriguez LA, Christian JC et al. (1998) Linkage of a QTL contributing to normal variation in bone mineral density to chromosome 11q12–13. J Bone Miner Res 13:1903–1908

Komori T, Kishimoto T (1998) Cbfa1 in bone development. Curr Opin Genet Dev 8:494–499

Kong YY, Yoshida H, Sarosi I et al. (1999) OPGL is a key regulator of osteoclastogenesis, lymphocyte development and lymph-node organogenesis. Nature 397:315–323

Korach KS, Couse JF, Curtis SW et al. (1996) Estrogen receptor gene disruption: molecular characterzation and experimental and clinical phenotypes. Recent Prog Horm Res 51:186–188

Kotowitcz M, Klee G, Kao P et al. (1990) Relationship between serum intact PTH and bone remodelling in type I osteoporosis: evidence that skeletal sensitivity is increased. Osteoporosis 1:14–20

Krall EA, Dawson-Hughes B (1993) Heritable and life-style determinants of bone mineral density. J Bone Miner Res 8:1–9

Krozowski Z (1994) The short-chain alcohol dehydrogenase superfamily: variations on a common theme. J Steroid Biochem Mol Biol 51:125–130

Kumar CC (1998) Signaling by integrin receptors. Oncogene 17:1365–1373

Labuda M, Morgan K, Glorieux FH (1990) Mapping autosomal recessive vitamin D dependency type I to chromosome 12q14 by linkage analysis. Am J Hum Genet 47:28–36

Lacey DL, Timms E, Tan H-L et al. (1998) Osteoprotegerin ligand is a cytokine that regulates osteoclast differentiation and activation. Cell 93:165–176

Langdahl BL, Knudsen JY, Jensen HK, Gregersen N, Eriksen EF (1997) A sequence variation: 713–8delC in the transforming growth factor-beta 1 gene has higher prevalence in osteoporotic women than in normal women and is as-

sociated with very low bone mass in osteoporotic women and increased bone turnover in both osteoporotic and normal women. Bone 20:289–294
Langdahl BL, Ralston SH, Grant SFA, Eriksen EF (1998) An Sp1 binding site polymorphism in the COLI1A gene predicts osteoporotic fractures in both men and women. J Bone Miner Res 13:1384–1389
Lanske B, Karaplis AC, Lee K et al. (1996) PTH/PTHrP receptor in early development and indian hedgehog-regulated bone growth. Science 273:663–666
Ledger GA, Burritt MF, Kao PC, O'Fallon WM, Riggs BL, Khosla S (1995) Role of parathyroid hormone in mediating nocturnal and age-related increases in bone resorption. J Clin Endocrinol Metab 80:3304–3310
Lewis DB, Liggitt HD, Elfman EL et al. (1993) Osteoporosis induced in mice by overproduction of interleukin-4. Proc Natl Acad Sci USA 90:11.618–11.622
Li YC, Pirro AE, Amling M et al. (1997a) Targeted ablation of the vitamin D receptor: an animal model of vitamin D-dependent rickets type II with alopecia. Proc Natl Acad Sci USA 94:9831–9835
Li YC, Pirro A, Amling M, Baron R, Bronson R, Demay M (1997b) Vitamin D receptor knock-out mice develop hypocalcemia, hyperparathyroidism, rickets, osteomalacia and alopecia. J Bone Miner Res [Suppl 1] 12:S123
Liberman UA, Weiss SR, Bröll J et al. (1995) Effect of oral alendronate on bone mineral density and the incidence of fractures in postmenopausal osteoporosis. N Engl J Med 333:1437–1443
Lim SK, Won Yj, Lee JH et al. (1997) Altered hydroxylation of estrogen in patients with postmenopausal osteopenia. J Clin Endocrinol Metab 82:1001–1006
Lindsay R (1995) Estrogen deficiency. In: Riggs BL, Melton LJ (eds) Osteoporosis: etiology, diagnosis and management. Lippincott-Raven, Philadelphia, pp 133–160
Lorenzo JA, Naprta A, Rao Y et al. (1998) Mice lacking the type I interleukin-1 receptor do not lose bone mass after ovariectomy. Endocrinology 139:3022–3025
MacGillivray MH, Morishima A, Conte F, Grumbach M, Smith EP (1998) Pediatric endocrinology update: an overview. The essential roles of estrogens in pubertal growth, epiphyseal fusion and bone turnover: lessons from mutations in the genes for aromatase and the estrogen receptor. Horm Res [Suppl 1] 49:2–8
MacLaughlin J, Holick MF (1985) Aging decreases the capacity of human skin to produce vitamin D. J Clin Invest 76:1536–1538
Manolagas SC, Jilka RL (1995) Bone marrow, cytokines and bone remodeling – emerging insights into the pathophysiology of osteoporosis. N Engl J Med 332:305–311
Marcus R (1996) The nature of osteoporosis. J Clin Endocrinol Metab 81:1–5
Marcus R, Madvig P, Crim M, Pont A, Kosek J (1984) Conjugated estrogens in the treatment of postmenopausal women with hyperparathyroidism. Ann Intern Med 100:633–640
Martin TJ, Udagawa N (1998) Hormonal regulation of osteoclast function. TEM 9:6–12
Masarachia P, Yamamoto M, Leu C-T, Rodan G, Duong L (1998) Histomorphometric evidence for echistatin inhibition of bone resorption in mice with secondary hyperparathyroidism. Endocrinology 139:1401–1410
Masi L, Becherini L, Colli E et al. (1998) Polymorphisms of the calcitonin receptor gene are associated with bone mineral density in postmenopausal Italien women. Biochem Biophys Res Commun 248:190–195
Masuda H, Tsujimura A, Yoshioka M et al. (1997) Bone mass loss due to estrogen deficiency is compensated in transgenic mice overexpressing human osteoblast stimulating factor-1. Biochem Biophys Res Commun 238:528–533
Mee AP, Hoyland JA, Braidman IP, Freemont AJ, Davies M, Mawer EB (1996) Demonstration of vitamin D receptor transcripts in actively resorbing osteoclasts in bone sections. Bone 18:295–299
Melton LJ, Atkinson EJ, O'Fallon WM, Wahner HW, Riggs BL (1993) Long term fracture prediction by bone mineral assessed at different skeletal sites. J Bone Miner Res 8:1227–1233
Meunier PJ, Sebert JL, Reginster JY et al. (1998) Fluoride salts are no better at preventing new vertebral fractures than calcium-vitamin D in postmenopausal osteoporosis: the FAVO Study. Osteoporosis Int 8:4–12
Miyaura C, Onoe Y, Ohta H et al. (1995) Interleukin-13 inhibits bone resorption by suppressing cyclooxigenase-2 (COX2) mRNA expression and prostaglandin production in osteoblasts. J Bone Miner Res 10:S158
Mizuno A, Amizuka N, Irie K et al. (1998) Severe osteoporosis in mice lacking osteoclastogenesis inhibitory factor/osteoprotegerin. Biochem Biophys Res Commun 247:610–615
Morishima A, Grumbach MM, Simpson ER, Fisher C, Qin K (1995) Aromatase deficiency in male and female siblings caused by a novel mutation and the physiological role of estrogens. J Clin Endocrinol Metab 80:3689–3698
Morrison NA, Yeoman R, Kelly PJ, Eisman JA (1992) Contribution of trans-acting factor alleles to normal physiological variability: vitamin D receptor polymorphisms and circulating osteocalcin. Proc Natl Acad Sci USA 89:6665–6669
Morrison NA, Qi JC, Tokita A et al. (1994) Prediction of bone density from vitamin D receptor alleles. Nature 367:284–287
Morrison NA, Qi JC, Tokita A et al. (1997) Prediction of bone density from vitamin D receptor alleles [correction]. Nature 387:106
Mundy GR (1996) Bone-resorbing cells. In: Favus MJ (ed) Primer on the metabolic bone diseases and disorders of mineral metabolism. Lippincott-Raven, New York, pp 16–23
Murray RE, McGuigan F, Grant SFA, Reid DM, Ralston SH (1997) Polymorphisms of the interleukin-6 gene are associated with bone mineral density. Bone 21:89–92
Murrills RJ, Stein LS, Fey CP, Dempster DW (1990) The effects of parathyroid hormone (PTH) and PTH-related peptide on osteoclast resorption of bone slices in-vitro: an analysis of pit size and the resorption focus. Endocrinology 127:2648–2653
Nakano Y, Watanabe K, Moromoto I et al. (1995) Interleukin-4 inhibits spontaneous and parathyroid hormone-related protein-stimulated osteoclast formation in mice. J Bone Miner Res 9:1533–1529
Need AG, Morris HA, Horowitz M, Nordin BEC (1997) The response to calcitriol therapy in postmenopausal osteoporotic women is a function of initial calcium absorptive status. Calcif Tissue Int 61:6–9
Nijweide PJ, Burger EH, Klein Nulend J, Van der Olas A (1996) The osteocyte. In: Bilezikian JP, Raissz LG, Rodan GA (eds) Principles of bone biology. Acedemic Press, New York London, pp 115–126

Nussbaum SR, Potts Jr JT (1994) Advances in immunoassays for parathyroid hormone: clinical applications in skeletal disorders of bone and mineral metabolism. In: Bilezikian JP, Marcus R, Levine M (eds) The parathyroids. Raven Press, New York, pp 157–170

Orwoll ES, Klein RF (1995) Osteoporosis in men. Endocr Rev 16:87–116

Pacifici R, Vannice JL, Rifas L, Kimble RB (1993) Monocytic secretion of interleukin-1 receptor antagonist in normal and osteoporotic women: effects of menopause and estrogen/progesterone therapy. J Clin Endocrinol Metab 77:1135–1141

Pak CYC, Sakhaee K, Rubin CD, Zerwekh JE (1997) Sustained-release sodium fluoride in the management of established postmenopausal osteoporosis. Am J Med Sci 313:23–32

Peacock M (1995) Vitamin D receptor gene alleles and osteoporosis: a contrasting view. J Bone Miner Res 10: 1294–1297

Pearce SH, Thakker RV (1997) The calcium-sensing receptor: insights into extracellular calcium homeostasis in health and disease. J Endocrinol 154:371–378

Pereira RF, Hume EL, Halford KW, Prockop DJ (1995) Bone fragility in transgenic mice expressing a mutated gene for type I procollagen (COL1A1) parallels the age-dependent phenotype of human osteogenesis imperfecta. J Bone Miner Res 10:1837–1843

Pocock NA, Eisman JA, Hopper JL, Yeates MG, Sambrook PN, Eberl S (1987) Genetic determinants of bone mass in adults: a twin study. J Clin Invest 80:706–710

Porter JC, Hogg N (1998) Integrins take partners: cross-talk between integrins and other membrane receptors. Trends Cell Biol 8:390–396

Prank K, Nowlan S, Harms HM et al. (1995) Time series prediction of plasma hormone concentration: evidence for differences in predictability of parathyroid hormone secretion between osteoporotic patients and normal controls. J Clin Invest 95:2910–2919

Prins SH, Jorgensen HL, Jorgensen LV, Hassager C (1998) The role of quantitative ultrasound in the assessment of bone: a review. Clin Physiol 18:3–17

Prochop DJ, Kivirikko KI (1995) Collagens: molecular biology, diseases, and potentials for therapy. Annu Rev Biochem 64:403–434

Quarles LD (1997) Cation sensing receptors in bone: a novel paradigm for regulating bone remodeling? J Bone Miner Res 12:1971–1974

Ralston SH (1997) The genetics of osteoporosis Q J Med 90:247–251

Reginster JY, Deroisy R, Bruwier M, Franchimont P (1992) Calcitonin metabolism in senile (type II) osteoporosis. Osteoporosis Int 2:141–145

Reinholt FP, Hultenby K, Oldberg C, Heinegard D (1990) Osteopontin – a possible anchor of osteoclasts to bone. Proc Natl Acad Sci USA 8:4473–4475

Rifkin BR, Gay CV (1992) Biology and physiology of the osteoclast. CRC-Press, Boca Raton, USA

Riggs BL, Melton LJ (1993) Evidence for two distinct syndromes of involutional osteoporosis. Am J Med 75:899–901

Riggs BL, Mamstra A, DeLuca H (1981) Assessment of 25-hydroxyvitamin D 1-alpha hydroxylase reserve in postmenopausal osteoporosis by administration of parathyroid extract. J Clin Endocrinol Metab 53:833–835

Riggs BL, Khosla S, Melton LJ (1998) A unitary model for involutional osteoporosis: estrogen deficiency causes both type I and type II osteoporosis in postmenopausal women and contributes to bone loss in aging men. J Bone Min Res 13:763–773

Rittling SR, Matsumoto HN, McKee MD et al. (1998) Mice lacking osteopontin show normal development and bone structure but display altered osteoclast formation in-vitro. J Bone Miner Res 13:1101–1111

Rogers J, Mahaney MC, Beamer WG, Donahue LR, Rosen CJ (1997 a) Beyond one gene-one disease: alternative strategies for deciphering genetic determinants of osteoporosis. Calcif Tissue Int 60:225–228

Rogers MJ, Watts DJ, Russell RGG (1997 b) Overview of bisphosphonates. Cancer 80:1652–1660

Rosen CJ, Donahue LR, Hunter SJ (1994) Insulin-like growth factors and bone: the osteoporosis connection. Proc Soc Exp Biol Med 206:83–102

Rosen CJ, Kurland ES, Vereault D et al. (1998) Association between serum insulin growth factor-I (IGF-I) and a simple sequence repeat in IGF-I gene: implications for genetic studies of bone mineral density. J Clin Endocrinol Metab 83:2286–2290

Rüther U, Garber C, Komitowski D, Müller R, Wagner EF (1987) Deregulated *c-fos* expression interferes with normal bone development in transgenic mice. Nature 325: 412–416

Saag KG, Emkey R, Schnitzer TJ et al. (1998) Alendronate for the prevention and treatment of glucocorticoid-induced osteoporosis. N Engl J Med 339:292–299

Sano M, Inoue S, Hosoi T et al. (1995) Association of estrogen receptor dinucleotide repeat polymorphism with osteoporosis. Biochem Biophys Res Commun 217:378–383

Schütze N, Jakob F (in press) $1,25(OH)_2$-Vitamin $D_3$ dependent early gene regulation. Trends Steroid Res

Schütze N, Lechner A, Groll C et al. (1998 a) The human analogue of murine cysteine rich protein 16 is a $1\alpha$,25-dihydroxyvitamin $D_3$ responsive immediate early gene in human fetal osteoblasts: regulation by cytokines, growth factors and serum. Endocrinology 139:1761–1770

Schütze N, Bachthaler M, Lechner A, Köhrle J, Jakob F (1998 b) Identification by differential display PCR of the selenoprotein thioredoxin reductase as a $1\alpha,25(OH)_2$-vitamin $D_3$-responsive gene in human osteoblasts – regulation by selenite. Biofactors 7:299–310

Seeman E, Hopper JL, Bach LA et al. (1989) Reduced bone mass in daughters of women with osteoporosis. N Engl J Med 320:554–558

Seeman E, Szmukler GI, Formica C, Tsalamandaris C, Mestrovic R (1992) Osteoporosis in anorexia nervosa: the influence of peak bone density, bone loss, oral contraceptive use and exercise. J Bone Miner Res 7:1467–1474

Seibel MJ, Baylink DJ, Farley JR et al. (1997) Basic science and clinical utility of biochemical markers of bone turnover – a congress report. Exp Clin Endocrinol Diabetes 105:125–133

Silverberg SJ, Shane E, Clemens TL et al. (1986) The effect of oral phosphate on major indices of skeletal metabolism in normal subjects. J Bone Miner Res 1:333–338

Silverberg SJ, Shane E, Cruz L dela, Segre GV, Clemens TL, Bilezikian JP (1989) Abnormalities in parathyroid hormone secretion and 1,25-dihydroxyvitamin $D_3$ formation in women with osteoporosis. N Engl J Med 320:277–281

Simonet WS, Lacey DL, Dunstan CR et al. (1997) Osteoprotegerin: a novel secreted protein involved in the regulation of bone density. Cell 89:309–319

Skorey K, Ly HD, Kelly J et al. (1997) How does alendronate inhibit protein-tyrosine phosphatases? J Biol Chem 272:22.472–22.480

Smith DM, Nance WE, Kang KW, Christian JC, Johnston CC (1973) Genetic factors in determining bone mass. J Clin Invest 52:2800–2808

Smith EP, Boyd J, Frank GR et al. (1994) Estrogen resistance caused by a mutation in the estrogen receptor gen in a man. N Engl J Med 331:1056–1061

Soriano P, Montgomery C, Geske R, Bradley A (1991) Targeted disruption of the *c-src* proto-oncogene leads to osteopetrosis in mice. Cell 64:693–702

Sowers M (1998) Expanding the repertoire: the future of genetic studies. J Bone Miner Res 13:1657–1659

Spotila LD, Constantinou CD, Sereda L, Ganguly A, Riggs BL, Prockop DJ (1991) Mutation in a gene for type I procollagen (Col1A2) in a woman with postmenopausal osteoporosis: evidence for phenotypic and genotypic overlap with mils osteogenesis imperfecta. Proc Natl Acad Sci USA 88:5423–5427

St-Arnaud R, Messerlian S, Moir JM, Omdahl JL, Glorieux FH (1997) The 25-hydroxyvitamin D 1-alpha-hydroxylase gene maps to the pseudovitamin D-deficiency rickets (PDDR) disease locus. J Bone Miner Res 12:1552–1559

Stein GS, Lian JB, Own TA (1990) Relationship of cell growth to the regulation of tissue-specific gene expresion during osteoblast differentiation. FASEB J 4:3111–3123

Steinbeck MJ, Appel WH, Verhoeven AJ, Karnovsky MJ (1994) NADPH-oxidase expression and in situ production of superoxide by osteoclasts actively resorbing bone. J Cell Biol 126:765–772

Suda T, Udagawa N Takahashi N (1996) Cells of bone: osteoclast generation. In: Bilezikian JP, Raissz LG, Rodan GA (eds) Principles of bone biology. Acedemic Press, New York London, pp 87–102

Takahashi T, Wada T, Mori M, Kokai Y, Ishii S (1996) Overexpression of the granulocyte colony-stimulating factor gene leads to osteoporosis in mice. Lab Invest 74:827–834

Thomas MK, Lloyd-Jones DM, Thadhani RI et al. (1998) Hypovitaminosis D in medical patients. N Engl J Med 338:777–783

Torgerson DJ, Campbell MK, Reid DM (1995) Life-style, environmental and medical factors influencing peak bone mass in women. Br J Rheumatol 34:620–624

Tsukamoto K, Emi M (1998) A polymorphic CA-repeat sequence at the human calcitonin locus. J Hum Genet 43:146–147

Uitterlinden AG, Burger H, Huang Q et al. (1998) Relation of alleles of the collagen type I alpha 1 gene to bone density and the risk of osteoporotic fractures in postmenopausal women. N Engl J Med 338:1016–1021

Väänänen K (1996) Osteoclast function: biology and mechanisms. In: Bilezikian JP, Raissz LG, Rodan GA (eds) Principles of bone biology. Acedemic Press, New York London, pp 1103–114

Wang Z-Q, Ovitt C, Grigoriades AE, Möhle-Steinlein U, Rüther U, Wagner EF (1992) Bone and hematopoietic defects in mice lacking *c-fos*. Nature 360:741–745

Watanabe I, Tsukamoto K, Shiba T, Emi M (1998) Isolation and radiation hybrid mapping of dinucleotide repeat polymorphism at the human matrix Gla protein (MGP) locus. J Hum Genet 43:75–76

Wiktor-Jedrzejczak W, Urbanowska E, Szperl M (1994) Granulocyte-macrophage colony-stimulating factor corrects macrophage deficiencies, but not osteoporosis, in the colony-stimulating factor-1-deficient op/op mouse. Endocrinology 134:1932–1935

Wren BG (1998) Megatrials of hormonal replacement therapy. Drugs Aging 12:343–348

Yamada Y, Miyauchi A, Goto J et al. (1998) Association of a polymorphism of the transforming growth factor-$\beta$1 gene with genetic susceptibility to osteoporosis in postmenopausal Japanese women. J Bone Miner Res 13:1569–1576

Yamamoto M, Fisher JE, Gentile M et al. (1998) The integrin ligand echistatin prevents bone loss in ovariectomized mice and rats. Endocrinology 139:1411–1419

Yoshida H, Hayashi S, Kunisada T et al. (1990) The murine mutation osteopetrosis is in the coding region of the macrophage colony stimulating factor gene. Nature 345: 442–444

Yoshizawa T, Handa Y, Uematsu Y et al. (1997) Mice lacking the vitamin D receptor exhibit impaired bone formation, uterine hypoplasia and growth retardation after weaning. Nat Genet 16:391–396

# 6 Steroidhormonrezeptordefekte

Heinrich M. Schulte, Ana-Maria Bamberger und Christoph M. Bamberger

**Inhaltsverzeichnis**



## 6.1 Einführung

Steroidhormone sind für die Aufrechterhaltung der Homöostase und der reproduktiven Funktion in höheren Organismen essenziell. Alle Steroidhormone leiten sich aus dem Cholesterinmoleküls ab und werden durch mehrfache enzymatische Modifikation seines Cyclopentano-Perhydrophenanthren-Ringsystems gebildet. Die klassischen Steroidhormone, auf die sich dieses Kapitel beschränken wird, werden gemeinhin unterteilt in

- die Nebennierenrindenhormone und
- die Keimdrüsenhormone.

Die wichtigsten Nebennierenrindenhormone beim Menschen sind das Glukokortikoid Kortisol, das Mineralokortikoid Aldosteron und die in erster Linie androgen wirksamen Steroide Dehydroepiandrosteronsulfat (DHEAS) und Androstendion. Die Ovarien produzieren in zyklusabhängiger Weise Östrogene (17$\beta$-Östradiol), Gestagene (Progesteron) und in geringem Maß auch Androgene (Testosteron und Androstendion). Beim Mann ist der Hoden der Hauptproduktionsort des Testosterons.

Neben ihrer Struktur stimmen die Steroidhormone auch hinsichtlich ihres Wirkmechanismus weitgehend überein. Ihr grundlegendes Wirkprinzip wurde bereits in den 1960er Jahren von Jensen u. Jacobson (1962) und Jensen et al. (1968) am Beispiel der Östrogene gezeigt (Abb. 6.1): Als lipophile Substanzen können Steroidhormone die Zellmembran weitgehend ungehindert passieren. Intrazellulär binden sie dann an spezifische Rezep-

Endokrinopathien
D. Ganten / K. Ruckpaul (Hrsg.)

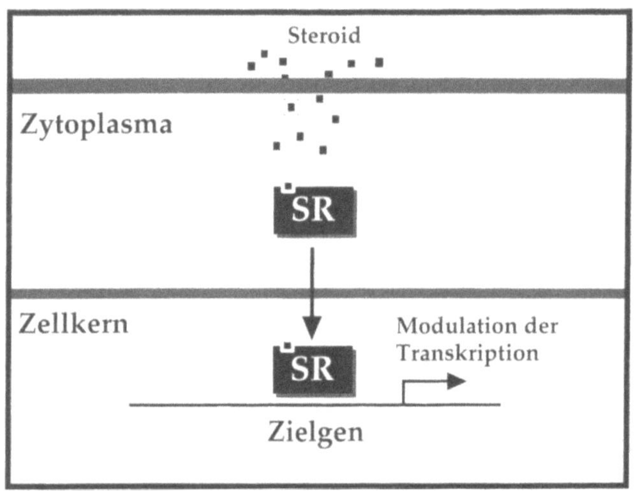


**Abb. 6.1.** Einfaches Modell der Steroidhormonrezeptorwirkung. Das Steroidhormon kann als lipophile Substanz die Zellmembran durchdringen und an seinen im Zytosol oder im Zellkern lokalisierten Rezeptor (*SR*: Steroidhormonrezeptor) binden. Dieser wird durch die Hormonbindung aktiviert, nimmt daraufhin Kontakt mit der DNA auf und moduliert so die Transkriptionsrate von Zielgenen

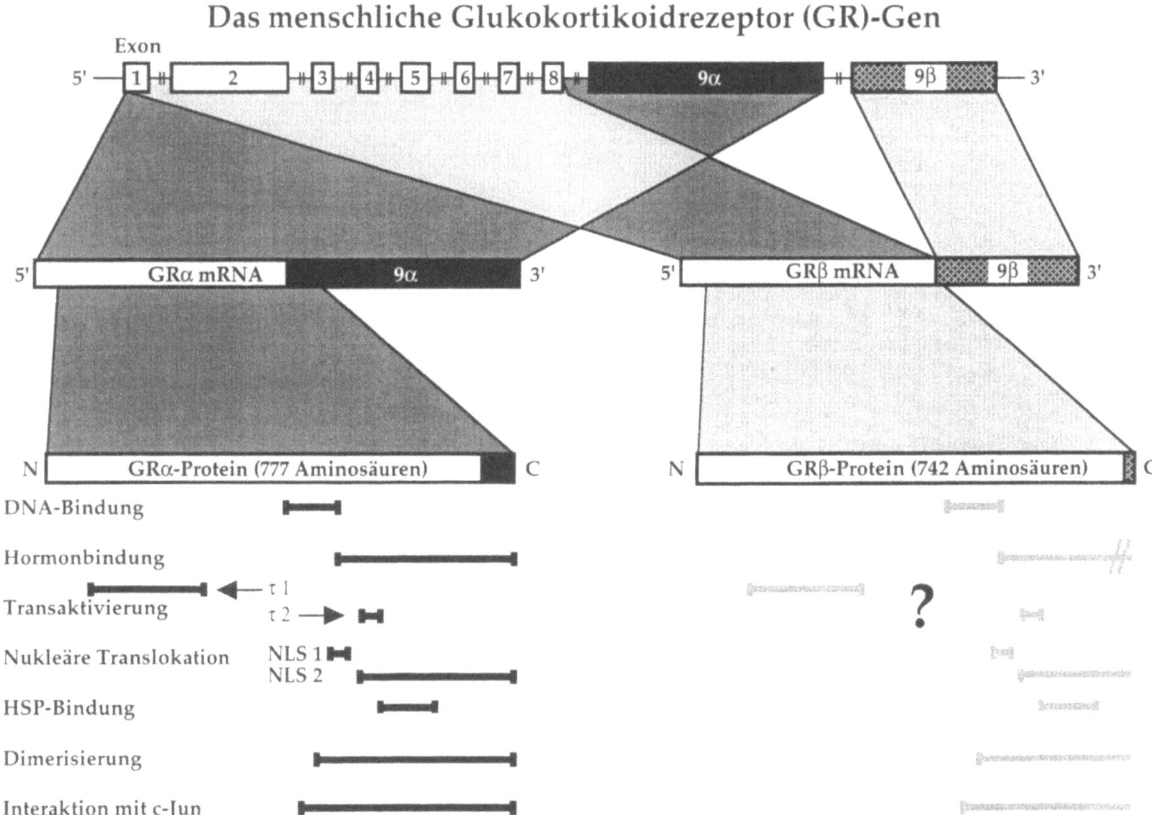


**Abb. 6.2.** Struktur des menschlichen GR-Gens. Alternatives Spleißen des primären Transkripts generiert die beiden mRNA- und Proteinisoformen *GRα* und *GRβ*. Die funktionellen Domänen sind unterhalb der linearisierten Proteinstrukturen angezeigt. Diese wurden jedoch bisher nur für GRα nachgewiesen und besitzen bezügliche der *β*-Isoform hypothetischen Charakter. Eine vergleichbare Domänenstruktur findet sich bei allen Steroidhormonrezeptoren, *τ1* und *τ2* Transaktivierungsdomänen τ1 und τ2, *NLS* nuclear localization signal, modifiziert nach Bamberger u. Schulte (1997) und Bamberger et al. (1996)

toren, die durch die Hormonbindung aktiviert werden, daraufhin in direkten Kontakt mit der DNA treten und so die Aktivität bestimmter „Zielgene" modulieren. Seit einigen Jahren wird außerdem die Existenz membranständiger Rezeptoren für Steroidhormone diskutiert, die ihre Wirkung - ähnlich den Rezeptoren für Peptidhormone - über *Second* und *Third Messenger* vermitteln sollen (Brann et al. 1995, Wehling 1994). Diese Membranrezeptoren sind molekularbiologisch bisher jedoch nur unzureichend charakterisiert und daher nicht Gegenstand dieses Kapitels.

Durch die Klonierung und Sequenzierung der cDNA für den menschlichen Glukokortikoidrezeptor im Jahr 1985 legten Hollenberg et al. (1985) den Grundstein für das Verständnis der molekularen Struktur und Wirkungsweise der Steroidhormonrezeptoren. Inzwischen sind auch die cDNA-Sequenzen der Rezeptoren für Mineralokortikoide, Östrogene, Gestagene und Androgene bekannt. Darüber hinaus ergab eine Analyse sowohl des Wirkprinzips als auch der cDNA- und Proteinstruktur zahlreicher anderer intrazellulärer Rezeptorproteine eine enge Verwandtschaft mit den Steroidhormonrezeptoren. Diese umfassen u. a. die Rezeptoren für Schilddrüsenhormone, Retinolsäure und Vitamin D. Hinzu kommen so genannte *Orphan-Rezeptors*, für die bisher kein Ligand identifiziert werden konnte. Neben dem prinzipiell gleichen Wirkprinzip zeichnen sich die inzwischen etwa 70 Mitglieder dieser Proteinfamilie, die als „nukleäre Rezeptoren" zusammengefasst werden (Evans 1988, Mangelsdorf et al. 1995), durch eine 3-Domänen-Struktur aus, wobei die N-terminal lokalisierte Transaktivierungsdomäne, die C-terminale Hormonbindungsdomäne und die von ihnen eingeschlossene DNA-Bindungsdomäne unterschieden werden (Abb. 6.2).

In diesem Kapitel sollen die molekularen Grundlagen der normalen und der pathologischen Steroidhormonrezeptorfunktion genauer besprochen werden. Vergleichbare Defekte anderer nukleärer Rezeptoren werden in den entsprechenden Kapiteln (Schilddrüse, Vitamine) abgehandelt.

## 6.2 Molekularer Wirkmechanismus der Steroidhormonrezeptoren

In diesem Abschnitt sollen die wichtigsten physiologischen Wirkungen der einzelnen Steroidhormone und ihrer Rezeptoren sowie der ihnen zugrunde liegende molekulare Wirkmechanismus besprochen werden, und zwar zunächst stellvertretend für den Glukokortikoidrezeptor. Auf die Funktionen des Mineralokortikoid-, des Östrogen-, des Progesteron- und des Androgenrezeptors wird nur insofern eingegangen, als sie sich von der des Glukokortikoidrezeptors unterscheiden.

### 6.2.1 Glukokortikoidrezeptor (GR)

Kortisol, das wichtigste Glukokortikoid beim Menschen, wird v. a. in der Zona fasciculata der Nebennierenrinde gebildet, die den peripheren Anteil der Hypothalamus-Hypophysen-Nebennieren-Achse darstellt (Bamberger u. Schulte 1997, Bamberger et al. 1996, Chrousos 1995, Chrousos et al. 1992, Orth u. Kovacs 1998). Hypothalamus und Hypophyse bilden den zentralen Anteil dieses auch als kortikotrope Achse bezeichneten kybernetischen Systems. Im Ruhezustand produzieren und sezernieren die Zellen des hypothalamischen Nucleus paraventricularis CRH (Kortikotropin-releasing-Hormon) im pulsatil zirkadianen Rhythmus. CRH stimuliert - im Verein mit hypothalamischem Vasopressin - die Produktion von POMC (Proopiomelanokortin) im Hypophysenvorderlappen. Aus POMC entsteht durch die Wirkung spezifischer Proteasen ACTH (Adrenokortikotropes Hormon), welches von den Hypophysenvorderlappenzellen freigesetzt wird und stimulierend auf die Kortisolproduktion in der Nebenniere wirkt. Größere Mengen an CRH, und damit auch an ACTH und Kortisol, werden in Stresszuständen produziert und sezerniert. Einer Entgleisung dieses Systems wird durch die hemmende Wirkung von Kortisol auf die CRH- und ACTH-Sekretion entgegengewirkt (*negatives Feedback*). Die Konzentration des freien, d. h. wirksamen Kortisols wird außerdem durch den Spiegel eines spezifischen Plasmatransportproteins, des *Kortisol-binding-Globulins* (CBG), determiniert (Hammond et al. 1987, Orth u. Kovacs 1998).

Das Wirkungsspektrum von Glukokortikoiden umfasst

- metabolische (Anhebung des Blutzuckerspiegels),
- kardiovaskuläre (Steigerung des Blutdrucks) und
- komplexe zentralnervöse Effekte (Bamberger u. Schulte 1997, Bamberger et al. 1996, Chrousos 1995).

Darüber hinaus besitzen Glukokortikoide ausgeprägte immunsuppressive Eigenschaften (Bamberger u. Schulte 1997, Bamberger et al. 1996, Boumpas et al. 1991, Chrousos 1995), die physiologischerweise einer überschießenden Aktivierung des Immunsystems entgegensteuert. Im Fall einer pathologisch erhöhten Aktivität des Immunsystems, wie z.B. bei Autoimmunerkrankungen, hat sich die zusätzliche Gabe synthetischer Glukokortikoide als äußerst wirkungsvoll erwiesen (Boumpas et al. 1991, Chrousos 1995).

Wie eingangs kurz umrissen, werden die Glukokortikoideffekte auf zellulärer und molekularer Ebene durch eine Stimulation oder Inhibition der Transkriptionsrate von hormonresponsiven Zielgenen bewirkt (Bamberger u. Schulte 1997, Bamberger et al. 1996, Beato u. Sanchez-Pacheco 1996, Truss u. Beato 1993, Tsai u. O'Malley 1994). Während die meisten metabolisch und kardiovaskulär relevanten Zielgene durch Glukokortikoide stimuliert werden [z.B. das Gen für die Phosphoenolpyruvatcarboxykinase, das Schlüsselenzym der Glukoneogenese (Friedman et al. 1993)], erfahren die für die Immunantwort entscheidenden Gene, wie z.B. das Interleukin-2-Gen, eine Inhibition (Bamberger et al. 1997, Northrop et al. 1992, Paliogianni et al. 1993, Vacca et al. 1992).

Alle transkriptionalen Effekte der Glukokortikoide werden über den ubiquitär exprimierten Glukokortikoidrezeptor (GR) vermittelt. Der GR ist ein im Zytosol lokalisiertes, 770 Aminosäuren langes Protein und weist damit ein MG (Molekulargewicht) von etwa 94000 auf (Hollenberg et al. 1985). Das aus 10 Exons bestehende Gen für den GR ist auf dem kurzen Arm des Chromosoms 5 lokalisiert (Encio u. Detera-Wadleigh 1991, Hollenberg et al. 1985) (Abb. 6.2). Aus dem primären GR-Transkript werden durch alternatives Spleißen 2 mRNA- und damit auch 2 Proteinisoformen gebildet, die als GR$\alpha$ und GR$\beta$ bezeichnet werden. GR$\alpha$ und GR$\beta$ unterscheiden sich strukturell nur im C-terminalen Anteil des Moleküls, funktionell jedoch maßgeblich:

- GR$\alpha$ ist der „klassische" Glukokortikoidrezeptor und vermittelt entsprechend die oben genannten Hormonwirkungen.
- GR$\beta$ ist dagegen nicht fähig, die bekannten Glukokortikoide zu binden, und wirkt in einigen Zelltypen als Antagonist der $\alpha$-Isoform (Bamberger et al. 1995, de Castro et al. 1996, Oakley et al. 1996).

Wie bei allen anderen nukleären Rezeptoren können die einzelnen Funktionen des GR$\alpha$-Proteins bestimmten Domänen zugeordnet werden (Abb. 6.2). Neben den klassischen Domänen für Transaktivierung, DNA-Bindung und Interaktion mit dem Liganden (Dahlman-Wright et al. 1994, Freedman et al. 1988, Giguere et al. 1986, Warriar et al. 1994, Wurtz et al. 1996, Zilliacus et al. 1995) konnten durch gezielte Mutagenese weitere Subdomänen identifiziert werden, welche der Bindung von GR$\alpha$ an den Hitzeschockproteinkomplex (Dalman et al. 1991), der Translokation des Rezeptors in den Zellkern (Picard u. Yamamoto 1987), der Dimerisierung zweier GR-Moleküle (Dahlman-Wright et al. 1992) oder der Interaktion mit anderen Transkriptionsfaktoren (s. unten) dienen.

Im unligierten Zustand ist der GR in fast allen Zelltypen im Zytosol lokalisiert. Dort ist er an einen Heterokomplex aus so genannten Hitzeschockproteinen (*heat shock proteins:* HSP) gebunden (Hutchison et al. 1994, Pratt u. Dittmar 1998, Smith u. Toft 1993). HSP fungieren als Chaperone, d.h. sie garantieren die korrekte dreidimensionale Faltung intrazellulärer Proteine. Die Bindung an den HSP-Komplex ist für GR$\alpha$ in zweierlei Hinsicht relevant: Zum einen wird das Rezeptorprotein so gefaltet, dass es das Hormon überhaupt binden kann (Bamberger et al. 1997, Bresnick et al. 1989). Darüber hinaus ist GR$\alpha$ durch die Bindung an die HSP inaktiviert, d.h. unfähig, seine transaktivierenden Effekte in Abwesenheit des hormonellen Liganden zu vermitteln (Pratt 1993).

Die Bindung des spezifischen Liganden an ein bei allen nukleären Rezeptoren vorkommendes, überwiegend aus hydrophoben Aminosäuren bestehendes Pocket innerhalb der Ligandenbindungsdomäne (Wurtz et al. 1996) initiiert die folgende Aktivierungskaskade (Bamberger u. Schulte 1997, Bamberger et al. 1996, Beato u. Sanchez-Pacheco 1996, Truss u. Beato 1993, Tsai u. O'Malley 1994) (Abb. 6.3): Zunächst erfährt der Rezeptor eine bisher nicht im Detail verstandene Konformationsänderung, die zu seiner Dissoziation vom HSP-Komplex führt. Außerdem gelangen so genannte *Nuclear localization signals* (NLS) an die Oberfläche des Rezeptorproteins (Picard u. Yamamoto 1987), die über einen Kontakt mit Proteinen der Kernporen eine Translokation von GR$\alpha$ in den Zellkern bewirken. Im Kern kann der hormonaktivierte Rezeptor die Gentranskription im Wesentlichen auf 2 Arten modulieren, die als

- Transaktivierung und
- Transrepression

bezeichnet werden (Bamberger u. Schulte 1997, Bamberger et al. 1996).

Die Transaktivierung stellt den klassischen Wirkmechanismus von Glukokortikoiden dar und ist v.a. für die Regulation von metabolisch und kardiovaskulär relevanten Genen von Bedeutung:

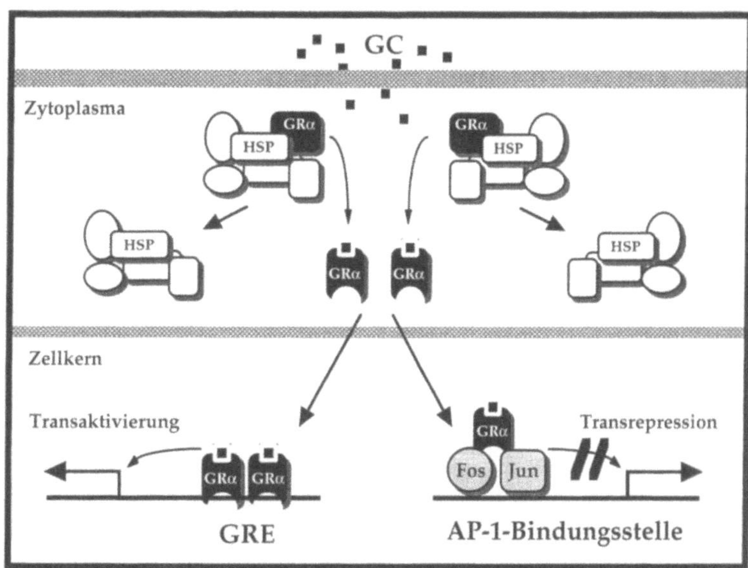


**Abb. 6.3.** Komplexeres Modell der glukokortikoidvermittelten transkriptionalen Modulation. Die Bindung des Hormons (*GC*) an den Rezeptor führt zu dessen Dissoziation vom Hitzeschockprotein(*HSP*)-Komplex und seiner nachfolgenden Translokation in den Zellkern. Dort kann der aktivierte Rezeptor auf 2 Arten wirken. Die Transaktivierung beinhaltet die Bindung des Rezeptors an Glukokortikoid-response-Elemente (*GRE*) und die nachfolgende Stimulation der Transkription durch direkte und kofaktorvermittelte Interaktion mit dem basalen Transkriptionsapparat. Bei der Transrepression werden andere Transkriptionsfaktoren, wie z. B. *Fos* und *Jun*, in ihrer Wirkung inhibiert. Dies bedarf keiner direkten Bindung von *GRα* an die DNA, modifiziert nach Bamberger u. Schulte (1997) und Bamberger et al. (1996)

Ein Homodimer aus 2 GRα-Molekülen bindet an eine spezifische DNA-Sequenz in der Promotorregion des betreffenden glukokortikoidresponsiven Gens. Diese DNA-Sequenz wird auch als *Glukokortikoid-response-Element* (GRE) bezeichnet und stellt ein Palindrom mit der Basenfolge „GGTACA-NNN-TGTTCT" dar (Glass 1994, Zilliacus et al. 1995). GRE sind gleichzeitig auch die Erkennungsmotive für den Mineralokortikoid-, den Progesteron- und den Androgenrezeptor, nicht jedoch für den Östrogenrezeptor (s. unten). Die Spezifität der Hormonantwort wird also nicht durch spezifische DNA-Bindungsstellen gewährleistet, sondern durch vielfältige andere Mechanismen wie zelltypspezifische Hormonmetabolisierung, zelltypspezifische Rezeptorexpression, rezeptorspezifische Chromatinstruktur im Bereich des responsiven Elements und zelltypspezifische Expression von Koaktivatoren und Korepressoren (Hiipakka u. Liao 1998).

Die Bindung des Rezeptors an das GRE erlaubt seiner Transaktivierungsdomäne, mit der basalen Transkriptionsmaschinerie (RNA-Polymerase II und ihren akzessorischen Faktoren) zu interagieren und deren Aktivität zu stimulieren (Bamberger u. Schulte 1997, Bamberger et al. 1996, Beato u. Sanchez-Pacheco 1996, Truss u. Beato 1993, Tsai u. O'Malley 1994). Diese Interaktion erfordert so genannte Koaktivatoren, die eine physische Verbindung zwischen der GRα-Transaktivierungsdomäne und dem basalen Transkriptionsapparat herstellen. Inzwischen wurden mehrere dieser Koaktivatoren kloniert (*steroid receptor coactivator-1:* SRC 1 entspricht NCoA-1, CREB binding protein: CBP, p300, RIP140, GRIP170, TIF-1, TIF-2 entspricht GRIP-1, RSP5, p/CIP, RAC-3), und ihre Bedeutung für die durch GR und andere Steroidhormonrezeptoren vermittelte Transkription in Kotransfektionsexperimenten belegt (Beato u. Sanchez-Pacheco 1996, Horwitz et al. 1996, Li et al. 1997, Torchia et al. 1997). Einige dieser Koaktivatoren, wie z. B. CBP/p300, besitzen Histonazetylaseaktivität und könnten so zusätzlich die chromatinisierte DNA „öffnen", um anderen für den Transkriptionsprozess notwendigen Faktoren Zugang zur DNA zu verschaffen (Archer et al. 1998). Die über die Interaktion zwischen GR und Koaktivatoren bewirkte Steigerung der Transkriptionsrate führt schließlich über den Prozess der Translation zu einer vermehrten Produktion des Zielproteins und damit zu der gewünschten Änderung des zellulären Funktionszustands.

Die Transrepression betrifft inhibitorisch beeinflusste Gene und damit in erster Linie solche mit immunologischer Bedeutung, wie z. B. das Interleukin-2-Gen. Die Promotoren dieser Gene enthalten keine Bindungsstellen für GR$\alpha$ und sind dennoch glukokortikoidresponsiv. Sie werden u. a. durch den Transkriptionsfaktor *Activating-Protein 1* (AP-1) aktiviert, einem Homodimer aus 2 Proteinen der Jun-Protoonkogen-Familie oder einem Jun-Fos-Heterodimer (Angel u. Karin 1991, Karin 1995, Ransone u. Verma 1990). AP-1 integriert seinerseits multiple, von Membranrezeptoren vermittelte und innerhalb der Zelle konvergierende mitogene und wachstumsinduzierende Signale (Karin 1995). Mehrere Arbeitsgruppen konnten unabhängig voneinander zeigen, dass der hormonaktivierte GR$\alpha$ den stimulierenden Effekt von AP-1 auf die Transkription antagonisieren kann, ohne dabei selbst an die DNA zu binden (Jonat et al. 1990, Lucibello et al. 1990, Schüle et al. 1990, Yang-Yen et al. 1990). Dieser Antagonismus beruht am ehesten auf einer direkten Interaktion des Rezeptors mit dem DNA-gebundenen AP-1-Dimer und verhindert dessen Interaktion mit anderen Koaktivatoren und/oder mit dem basalen Transkriptionsapparat (Jonat et al. 1990, Kamei et al. 1996, König et al. 1992, Lucibello et al. 1990, Schüle et al. 1990, Yang-Yen et al. 1990).

NF-$\kappa$B ist ein weiterer in Immunzellen exprimierter Transkriptionsfaktor, der ebenfalls an der Aktivierung immunologisch relevanter Gene beteiligt ist (Baeuerle u. Henkel 1994) und dessen Aktivität durch den hormonaktivierten GR$\alpha$ gehemmt werden kann (Caldenhoven et al. 1995, Ray u. Prefontaine 1994, Scheinman et al. 1995). Für diesen Effekt werden 2 unterschiedliche Mechanismen verantwortlich gemacht:

1. Zum einen direkte Protein-Protein-Interaktionen zwischen GR$\alpha$ und der p65-Untereinheit von NF-$\kappa$B (Brostjan et al. 1996, Van der Burg et al. 1997, Van der Stolpe et al. 1994),
2. zum anderen eine glukokortikoidinduzierte Produktion von IkB, dem intrazellulären Inhibitor von NF-$\kappa$B (Auphan et al. 1995, Van der Burg et al. 1997).

Eine Sonderform der Transrepression beinhaltet die Bindung des Rezeptors an die DNA über so genannte *negative Glukokortikoid-response-Elemente* (nGRE). Dieser Mechanismus wurde u. a. für das POMC-Gen, für das Prolaktingen und für das Proliferingen beschrieben. Im Fall des POMC-Promotors binden 3 statt 2 aktivierte GR-Moleküle an das nGRE und inhibieren so auf eine bisher nicht geklärte Weise dessen transkriptionale Aktivität (Drouin et al. 1993). Im Prolaktinpromotor überlappt das nGRE mit Bindungsstellen für andere transkriptionale Aktivatoren. Die Bindung des GR an das nGRE verhindert, dass diese Aktivatoren ihrerseits an die DNA binden können (Sakai et al. 1988, Subramaniam et al. 1998). Im Proliferinpromotor überlappen das nGRE und die Bindungsstellen für andere Aktivatoren nicht, dennoch erschwert der DNA-gebundene GR die Interaktion der Aktivatoren mit dem basalen Transkriptionsapparat und führt so zu einer transkriptionalen Repression (Diamond et al. 1990). Schließlich wurden kürzlich auch so genannte Korepressoren identifiziert, die die transreprimierende Wirkung bestimmter nukleärer Rezeptoren (Schilddrüsenhormonrezeptor, Retinolsäurerezeptor) vermitteln können. Der Prototyp eines solchen Korepressors ist das SMRT (*silencing mediator for retinoid and thyroid hormone receptors*) (Chen u. Evans 1995). SMRT inhibiert die Transkription in Abwesenheit des Hormons und verliert seine Wirkung, nachdem der Rezeptor seinen spezifischen Liganden gebunden hat. Im Fall der Steroidhormonrezeptoren, die in Abwesenheit des Liganden weder transaktivierende noch transreprimierende Wirkung haben, könnten solche Korepressoren für den Effekt von antagonistisch wirkenden Liganden verantwortlich sein (Horwitz et al. 1996).

### 6.2.2 Mineralokortikoidrezeptor (MR)

Auch das wichtigste Mineralokortikoid des Menschen, das Aldosteron, wird in der Nebennierenrinde gebildet, allerdings ausschließlich in der äußeren Zona glomerulosa. Die Aldosteronproduktion wird hauptsächlich durch das (hypophysenunabhängige) Renin-Angiotensin-System gesteuert (Boon et al. 1997). Die entscheidenden Regelgrößen dieses Systems sind der in den Zellen des juxtaglomerulären Apparats aufgenommene renale Perfusionsdruck und die Natriumkonzentration im distalen Nierentubulus, welche von speziellen Chemosensoren in der Macula densa registriert wird. Eine Erniedrigung eines oder beider Parameter führt zur Freisetzung von Renin aus den Zellen des juxtaglomerulären Apparats. Renin bewirkt die Umwandlung des in der Leber gebildeten Angiotensinogens zu Angiotensin I, welches durch das endotheliale Enzym ACE (Angiotensin-converting-Enzym) zu Angiotensin II konvertiert wird. Angiotensin II bewirkt neben einer direkten Blutdrucksteigerung schließlich die Freisetzung von Aldosteron.

Die wichtigste Wirkung des Aldosterons besteht in einer Steigerung der Natrium- und (sekundär) auch der Wasserrückresorption im distalen Tubulus der Niere durch eine mechanistisch bisher nicht genau verstandene Aktivierung der aus 3 Untereinheiten ($\alpha$, $\beta$, $\gamma$) bestehenden amiloridsensitiven Natriumkanäle (*epithelial Na channel*: ENaC) (McDonald et al. 1994, Palmer u. Frindt 1986, Voilley et al. 1995). Die ENaC befinden sich auf der luminalen Seite der Nierentubuli und gestatten, je nach Öffnungszustand, den passiven Einstrom von $Na^+$-Ionen. Basal wird das Natrium dann durch Wirkung der teilweise mineralokortikoidregulierten Na-K-ATPase in das Interstitium gepumpt und damit quantitativ rückresorbiert.

Die Effekte von Aldosteron werden auf molekularer Ebene vom Mineralokortikoidrezeptor (MR) mediiert, der dem GR eng verwandt ist (94% Homologie in der DNA-Bindungsdomäne, etwa 50% Homologie in der Hormonbindungsdomäne) (Arriza et al. 1987). Der MR besteht aus 984 Aminosäuren (MG = 107 000) und ist, wie der GR, in seiner unligierten Form an einen HSP-Komplex gebunden, der ebenfalls für seine Hormonbindungsfähigkeit essenziell zu sein scheint (Bamberger et al. 1997, Caamano et al. 1993). Die Aktivierungskaskade des MR gleicht der des GR weitgehend und wie der GR vermittelt auch der aktivierte MR seine transaktivierenden Effekte über GRE (Alnemri et al. 1991, Caamano et al. 1993, Funder 1996, Lombes et al. 1994, Lombes et al. 1993, Robertson et al. 1993). Spezifische *Mineralokortikoid-response-Elemente* (MRE) wurden bisher nicht identifiziert (Funder 1996). Der MR besitzt in allen untersuchten Systemen eine schwächere transaktivierende Wirkung als der GR und zudem einen vernachlässigbar geringen transreprimierenden Effekt (Heck et al. 1994). Die vermuteten Zielgene des MR, nämlich die Gene für die Untereinheiten von ENaC, wurden in einigen Studien tatsächlich durch Aldosterongabe induziert (Champigny et al. 1994, Denault et al. 1996). MR-Knockout-Mäuse zeigen jedoch kaum veränderte ENaC-mRNA-Spiegel (Berger et al. 1998). Es wird daher angenommen, dass der ligandenaktivierte MR außerdem bisher nicht identifizierte Gene aktiviert, deren Produkte dann die Aktivität der ENaC modulieren.

Das Problem der Spezifität der Mineralokortikoidwirkung ist inzwischen weitgehend geklärt. Es besteht zum einen darin, dass Aldosteron neben dem MR auch den GR binden kann, wenngleich mit niedrigerer Affinität als Kortisol. Aufgrund dessen und wegen der gegenüber Kortisol deutlich geringeren Serumaldosteronkonzentration dominiert auf dem GR jedoch immer die Kortisolwirkung und erzeugt so eine relative Spezifität. Auf der anderen Seite bindet jedoch auch Kortisol mit hoher Affinität an den MR. Es bestand daher die Frage, wie Aldosteron bei dieser Konstellation noch eigene, spezifische Effekte hervorrufen kann? Sie wurde erst mit der Entdeckung der 11$\beta$-Hydroxysteroiddehydrogenase 2 (11$\beta$-HSD2) beantwortet (Albiston et al. 1994, Funder 1996, Funder et al. 1988, Warriar et al. 1994). Durch dieses Enzym wird in Mineralokortikoidzielgeweben die Umwandlung von Kortisol zu Kortison katalysiert. Kortison besitzt gegenüber Kortisol eine weitaus geringere Affinität für den MR. Insofern werden Mineralokortikoidzielgewebe durch die 11$\beta$-HSD2 vor der mineralokortikoiden Wirkung des Kortisols geschützt. In nicht durch Expression der 11$\beta$-HSD2 geschützten Geweben, wie z. B. in weiten Abschnitten des Gehirns, fungiert der MR wegen der höheren Glukokortikoidspiegel v. a. als ein 2. GR.

### 6.2.3 Östrogenrezeptor (ER)

17$\beta$-Östradiol ist das Hauptprodukt der Granulosazellen im Ovar und das wichtigste Östrogen beim Menschen. Östrogene können bei beiden Geschlechtern außerdem in der Peripherie durch die Wirkung des Enzyms Aromatase aus Androgenen gebildet werden. Im Ovar unterliegt die Östrogensynthese dem regulatorischem Einfluss der hypophysären Peptidhormone LH (Luteinisierendes Hormon) und FSH (Follikelstimulierendes Hormon), wobei LH v. a. die ersten Schritte der Steroidbiosynthese in den Thekazellen stimuliert. Das in den Thekazellen gebildete Androstendion wird dann unter dem stimulatorischen Einfluss des FSH in den benachbarten Granulosazellen zu 17$\beta$-Östradiol umgewandelt.

Die Effekte von Östrogenen sind äußerst vielfältig und umfassen neben den reproduktiven Wirkungen (Ausbildung der sekundären weiblichen Geschlechtsmerkmale, Wachstum des Uterus, Entwicklung des Milchgangsystems in der Mamma) auch Wirkungen auf das Gehirn, den Knochen (antiosteoporotische Wirkung) und das kardiovaskuläre System (kardioprotektive Effekte). Entscheidend ist die proliferationsfördernde Wirkung der Östrogene auf das Endometrium (1. Zyklushälfte) und auf die Epithelzellen der Mamma. In allen Östrogenzielgeweben wird entsprechend eine Expression des Östrogenrezeptors gefunden (ER: *estrogen receptor*), der inzwischen genauer als ER$\alpha$ bezeichnet werden muss. Im Gegensatz zu den anderen hier besprochenen Rezeptoren, die nach gegenwärtigem Kenntnisstand nur durch ein Gen kodiert werden, entdeckten Enmark et al. (1997), Kuiper et al. (1996) und Mosselman et al. (1996) im Jahr 1996 einen 2., von einem vollkommen unabhängigen Gen kodierten ER, der entsprechend als ER$\beta$ bezeichnet wurde (Enmark et al. 1997, Kuiper et al. 1996, Mosselman et al. 1996).

Die cDNA für den menschlichen ER$\alpha$ wurde 1986 kloniert (Green et al. 1986), und das daraus abgeleitete Protein besteht aus 595 Aminosäuren (MG etwa 67 000). Das Gen für ER$\alpha$ ist auf dem langen Arm von Chromosom 6 lokalisiert. ER$\alpha$ ist auch im unligierten Zustand überwiegend im Zellkern lokalisiert (Picard et al. 1990). Nach der Bindung des Liganden bindet der Rezeptor an spezifische *Östrogen-response-Elemente* (ERE) in Östrogenzielgenen. ERE haben die Konsensussequenz AGGTCA-NNN-TGACCT und unterscheiden sich somit von dem gemeinsamen responsiven Element für die anderen Steroidhormonrezeptoren (Zilliacus et al. 1995). Die Aktivierung des ER$\alpha$ kann auch in Abwesenheit eines spezifischen Liganden erfolgen, z. B. durch die vom *Epidermal-growth-Faktor* (EGF) angestoßene Signalkaskade, die eine Phosphorylierung des ER$\alpha$-Moleküls bewirkt (Bunone et al. 1996). Die Transaktivierung beinhaltet wie beim GR die Interaktion mit zahlreichen Koaktivatoren, wie SRC-1/NCoA1, TIF2/GRIP1, p/CIP, CBP/p300 (Parker et al. 1998). ER$\alpha$ hat auch transreprimierende Eigenschaften, wie am Beispiel von NF-$\kappa$B gezeigt werden konnte (Ray et al. 1994, Stein u. Yang 1995). Auf die AP-1-Aktivität wirkt ER$\alpha$ allerdings in den meisten Fällen stimulierend (Gaub et al. 1990, Philips et al. 1993), was mit seiner proliferationsfördernden Wirkung in den wichtigsten Zielgeweben (Uterus, Mamma) vereinbar ist.

Erst 10 Jahre nach Entdeckung des ER$\alpha$ konnte mit ER$\beta$ ein 2. Rezeptor für Östrogene identifiziert werden (Enmark et al. 1997, Kuiper et al. 1996, Mosselman et al. 1996), dessen Existenz zuvor von vielen Autoren postuliert worden war, u. a. wegen der auch in der ER$\alpha$-Knockout-Maus weiterhin nachweisbaren Östrogenbindung in einigen Geweben (s. Kapitel 6.4.3.1 „ER-Knockout-Mäuse"). ER$\beta$ wird von einem eigenen, auf Chromosom 14 gelegenen Gen kodiert (Enmark et al. 1997). Die cDNA des menschlichen ER$\alpha$ und ER$\beta$ weisen eine 47%ige Homologie auf, wobei die Übereinstimmung in der DNA-Bindungsdomäne und in der Ligandenbindungsdomäne höher ist. Das ER$\beta$-Protein besteht aus 485 Aminosäuren und hat ein MG von etwa 54 000. ER$\beta$ bindet 17$\beta$-Östradiol mit einer vergleichbaren Affinität wie ER$\alpha$ und stimuliert die Transkription ebenfalls über ERE. ER$\alpha$ und ER$\beta$ können sowohl homo- als auch miteinander heterodimerisieren (Petterson et al. 1997). ER$\alpha$-Homodimere, ER$\beta$-Homodimere und ER$\alpha$-ER$\beta$-Heterodimere können ein ERE-abhängiges Reportergen aktivieren, im Gegensatz zu ER$\alpha$-Homodimeren inhibieren ER$\beta$-Homodimere jedoch die AP-1-abhängige Transkription (Paech et al. 1997). Bei Frauen ist ER$\beta$ wie ER$\alpha$ in allen reproduktiven Geweben exprimiert (Enmark et al. 1997). Die Granulosazellen im Ovar scheinen sogar nur ER$\beta$ zu exprimieren. Beim Mann findet sich ER$\beta$, nicht jedoch ER$\alpha$, in den Spermatiden. Die Leydig-Zellen exprimieren hingegen nur ER$\alpha$. Weiterhin wird ER$\beta$ in der Prostata exprimiert. Bei beiden Geschlechtern findet sich ER$\beta$ in vielen nichtreproduktiven Geweben wie Knochen, Gefäßendothel und ZNS (Enmark u. Gustafsson 1998).

### 6.2.4 Progesteronrezeptor (PR)

Progesteron wird in der 2. Hälfte des Menstruationszyklus und in den ersten 3 Monaten der Schwangerschaft vom Corpus luteum im Ovar gebildet, im 2. und 3. Trimenon der Schwangerschaft ist die Plazenta der Hauptproduktionsort. Die Progesteronsynthese wird im Ovar v. a. durch LH stimuliert, aber auch FSH, Prolaktin, Prostaglandine und $\beta$-adrenerge Substanzen spielen in der Regulation der Progesteronfreisetzung eine Rolle (Graham u. Clarke 1997). Progesteron und die synthetischen Gestagene wirken wie alle Steroidhormone durch Bindung an einen spezifischen intrazellulären Rezeptor, den Progesteronrezeptor (PR). Progesteronzielgewebe sind durch die Expression dieses Rezeptors charakterisiert und umfassen neben dem Endometrium, den Ovarien und der Mamma auch nichtreproduktive Gewebe wie den Knochen und das Gehirn (Graham u. Clarke 1997). Im Gegensatz zu den Östrogenen wirkt Progesteron am Endometrium v. a. antiproliferativ und differenzierungsfördernd, während seine Rolle in der Mamma noch nicht eindeutig geklärt ist (s. Kapitel 6.4.4.2 „Veränderte Progesteronsensitivität beim Mammakarzinom").

Die cDNA für den menschlichen PR wurde 1987 von Misrahi et al. kloniert. Das menschliche PR-Gen kodiert für mindestens 9 mRNA, mit einem MG zwischen 2,5 und 11,4 kB (Wei et al. 1988). Aus diesen mRNA werden mindestens 2 strukturell verwandte Proteine synthetisiert, die als PR-B und PR-A bezeichnet werden und ursprünglich von Sherman et al. (1970) im Ovidukt des Huhns beschrieben wurden. Beim Menschen werden

- die PR-B-Form mit 933 Aminosäuren und einem MG von 116000 und
- die N-terminal trunkierte PR-A-Form mit 768 Aminosäuren und einem MG von 94000, unterschieden (Horwitz u. Alexander 1983, Kastner et al. 1990, Lessey et al. 1983).

Die mRNA für PR-A entsteht durch Nutzung einer alternativen internen Promotorregion im beiden Isoformen gemeinsamen PR-Gen. Beide Promotoren enthalten ERE, über die sie möglicherweise durch den ER reguliert werden können (Kastner et al. 1990). In den meisten untersuchten Progesteronzielgeweben liegen PR-B und PR-A in etwa äquimolarem Verhältnis vor (Lessey et al. 1983).

Der PR ist im unligierten Zustand im Zellkern lokalisiert und dort an einen HSP-Komplex gebunden (McDonnell 1995). Die Bindung des Hormons führt wie beim GR zur Dissoziation des Komplexes und zur Bindung an hormonresponsive Elemente, die mit den GRE identisch sind. Ähnlich dem ER kann auch der PR in Abwesenheit des Liganden durch Phosphorylierung aktiviert werden (Power et al. 1991). Die beiden PR-Isoformen können sowohl Homo- als auch Heterodimere bilden, sodass 3 mögliche Klassen von Rezeptordimeren (A:A, A:B, B:B) an die GRE binden können, jede mit einer potenziell anderen regulatorischen Kapazität, abhängig auch vom Promotor- und Zellkontext. In einigen Systemen wurde z.B. eine dominant-negative Wirkung von PR-A auf die PR-B-Form beschrieben (Vegeto et al. 1993). Andererseits kann PR-A auch stimulatorisch wirken, wenn PR-B einen inhibitorischen Effekt auf die Transkription hat. Beide Rezeptorisoformen binden sowohl Gestagene als auch die gängigen Antagonisten (z.B. RU 486) mit ähnlicher Affinität. In Transfektionexperimenten mit HeLa-Zellen konnte gezeigt werden, dass PR-B in Anwesenheit sowohl von Gestagenen als auch von Antigestagenen (RU 486) die Transkription von GRE-abhängigen Genen stimulierte, während PR-A nur in Anwesenheit von RU 486 stimulatorisch wirkte (Horwitz et al. 1995). Wenn beide Isoformen koexprimiert wurden, resultierte nach Behandlung mit Agonist eine starke Stimulation, unabhängig vom Verhältnis zwischen A und B; nach Behandlung mit RU 486 überwog jedoch der inhibitorische Effekt von PR-A.

Der PR kann, wie alle anderen Steroidhormonrezeptoren, auf bestimmten Genpromotoren transreprimierend wirken, wobei die Unterschiede zwischen PR-B und PR-A in diesem Kontext noch der genaueren Untersuchung bedürfen. Bamberger et al. (1996) konnten zeigen, dass der hormonaktivierte PR-B die AP-1-Aktivität in endometrialen Karzinomzellen inhibieren kann, was wiederum die antiproliferativen, tumorsuppressiven Wirkungen von Progesteron in diesem Gewebe erklärt. Auch die transkriptionale Aktivität von NF-$\kappa$B kann durch den PR antagonisiert werden (Kalkhofen et al. 1996).

### 6.2.5 Androgenrezeptor (AR)

Bereits 1849 konnte Berthold zeigen, dass die Effekte der Kastration bei Hähnen durch Transplantation von Hodengewebe in das Abdomen aufgehoben wurden. Die Identifikation des Testosterons als des wichtigsten androgenen Prinzips des Hodens erfolgte jedoch erst im folgenden Jahrhundert. Testosteron wird in den Leydig-Zellen des Testis unter dem stimulatorischen Einfluss des hypophysären LH synthetisiert (Eik-Nes 1975). Neben LH spielen auch zahlreiche intratestikuläre, parakrin wirkende Faktoren eine Rolle. So wird die Testosteronsynthese z.B. durch IGF-1 stimuliert (Kasson u. Hsueh 1987) und durch Angiotensin II inhibiert (Khanum u. Dufau 1988). Im Blut ist Testosteron zu über 98% an Sexhormon-binding-Globulin (SHBG) gebunden, und nur die freie Fraktion ist in der Lage, Zellmembranen zu durchdringen und seine Wirkung zu entfalten. Intrazellulär wird Testosteron in den meisten Zielgeweben durch das Enzym 5$\alpha$-Reduktase teilweise zu Dihydrotestosteron (DHT) umgewandelt und erlangt erst so sein volles Wirkungsspektrum (Anderson u. Liao 1968, Bruchovsky u. Wilson 1968, Russel u. Wilson 1994). Zu den entscheidenden Wirkungen des Testosterons und des DHT gehören die Ausbildung des männlichen Phänotyps während der Geschlechtsdifferenzierung, die Entwicklung der sekundären männlichen Geschlechtsmerkmale während der Pubertät, die Steuerung der Spermatogenese, die Aufrechterhaltung von Libido und Potenz und die Hemmung der Gonadotropinsekretion im Hypophysenvorderlappen im Sinn einer Feedback-Regulation (Griffin u. Wilson 1998).

Die Wirkung des Testosterons, wie auch die aller anderen gonadalen und adrenalen Androgene, wird über den Androgenrezeptor (AR) vermittelt (Cato u. Peterziel 1998, Hiipakka u. Liao 1998), dessen cDNA- und Aminosäuresequenz 1988 aufgeklärt werden konnten (Chang et al. 1988, Lubahn et al. 1988). Das Gen für den AR ist auf dem X-Chromosom lokalisiert und umfasst etwa 90 kb (Brown et al. 1989). Es besteht aus 8 Exons, die alle an der Kodierung für die AR-mRNA partizipieren. Die Intron-Exon-Grenzen stimmen weitgehend mit denen der anderen nukleären Rezeptoren überein. Das Gen wird von einem einzigen Promotor reguliert, der keine TATA-Box enthält. Transkriptionsfaktorbindungsstellen, die für eine gewebespezifische Expression des AR verantwortlich sein könnten, wurden bisher nicht identifiziert. Die vom AR-Gen transkribierte mRNA ist etwa 11 kb groß, und wird - nach entsprechendem Spleißen - zu einem 900–920 Aminosäuren langen Protein mit einem MG von ungefähr 98 000 translatiert. Die Ungenauigkeit hinsichtlich der Zahl der Aminosäuren ergibt sich aus einem Polymorphismus mit unterschiedlich langen Polyglutamin- und Polyglyzin-Repeats am N-terminalen Ende des Moleküls. Dieser ausgeprägte Polymorphismus findet sich nur beim Androgenrezeptor und hat auch klinische Bedeutung (s. Kapitel 6.4.5 „Störungen der Androgensensitivität"). Die einzige bekannte posttranslationale Modifikation des AR-Proteins besteht in Serinphosphorylierungen im N-terminalen Abschnitt des Moleküls und in der so genannten Hinge-Region (Verbindung zwischen der DNA- und der Hormonbindungsdomäne). Letztere ist für die volle transkriptionale Aktivität des Rezeptors relevant (Zhou et al. 1995). Im unligierten Zustand ist der AR wie der GR an einen HSP-Komplex gebunden. Nach der ligandeninduzierten Aktivierung bindet der AR an hormonresponsive DNA-Elemente, deren Sequenz mit denen von GRE identisch ist [s. Kapitel 6.2.1 „Glukokortikoidrezeptor (GR)"]. Kürzlich wurde jedoch mit der Basensequenz 5′-GGTTCTTGGAGTACT-3′, die Teil des Probasinpromotors ist, erstmals eine responsives Element identifiziert, das selektiv AR-reguliert ist (Claessens et al. 1996). Auch für den AR wurde inzwischen nachgewiesen, dass er seine transaktivierende Wirkung durch Interaktion mit zahlreichen Koaktivatoren (SRC-1, CBP/P300, TIF2, RAP6/BAG–1, RIP140) entfaltet (Cato u. Peterziel 1998, Froesch et al. 1998, Ikonen et al. 1997, Yeh et al. 1998). Der AR ist bisher der einzige Steroidhormonrezeptor, für den mit ARA70 (*androgen receptor associated protein 70*) außerdem ein spezifischer Koaktivator identifiziert werden konnte (Yeh u. Chang 1996). Darüber hinaus kann der AR direkt mit Komponenten der basalen Transkriptionsmaschinerie interagieren (McEwan u. Gustafsson 1997).

Die durch den AR bewirkte Transrepression beruht überwiegend auf der Interaktion mit anderen Transkriptionsfaktoren, und hier v.a. mit Proteinen der Ets-Familie (Schneikert et al. 1996). Ähnlich wie der GR kann der AR allerdings auch NF-$\kappa$B-abhängig regulierte Gene transreprimieren, ein Beispiel ist das Interleukin-6-Gen (Bellido et al. 1995). Ein über DNA-Bindung, d.h. durch ein negatives *Androgen-response-Element* vermittelter transreprimierender Effekt des AR wurde bisher nur in 1 Fall, nämlich für den Promotor des Maspingens, beschrieben (Zahng et al. 1997).

## 6.3 Molekulare Determinanten der Sensitivität und Insensitivität gegenüber Steroidhormonen

Die Amplitude der steroidstimulierten Gentranskription wird durch 3 Parameter bestimmt:

- die freie Hormonkonzentration,
- die relative Wirkstärke des jeweiligen Steroidhormons (im Wesentlichen determiniert durch seine Affinität zum Rezeptor) und
- die Steroidsensitivität der Zelle, d.h. der Fähigkeit ihres Steroidhormonrezeptorsystems, das Steroidsignal zu empfangen und zu transduzieren (Bamberger u. Schulte 1997, Bamberger et al. 1996).

Jeder Schritt in der oben beschriebenen Aktivierungskaskade kann in seiner Effizienz moduliert werden. Entsprechend ändert sich die Sensitivität der Zielzelle gegenüber dem hormonellen Stimulus.

An dieser Stelle erscheint es zunächst sinnvoll, die Konzepte der Steroidresponsivität und der -sensitivität voneinander abzugrenzen. Ein experimentelles System, das durch einen bestimmten Zelltyp und durch ein spezifisches Zielgen definiert ist, wird als steroidresponsiv bezeichnet, wenn die Administration von Steroiden in ihm messbare Veränderungen hervorruft, die durch eine Dosis-Wirkungs-Kurve ausgedrückt werden können. Im Gegensatz dazu bezieht sich der Terminus Steroidsensitivität auf das Ausmaß der Steroidantwort in einem *a priori* steroidresponsiven System, d.h. auf die Position, die Steigung und das Plateau der Dosis-Wirkungs-Kurve. Bei einer Verschiebung der Dosis-Wirkungs-Kurve nach links handelt es sich um eine Steroidhypersensitivität, bei einer Verschiebung nach rechts von Steroidhyposensitivität oder partieller Steroidresistenz. Eine komplette Steroidresistenz ist gleichbedeutend mit fehlender Steroidresponsivität.

Um steroidresponsiv zu sein, muss ein durch Zelltyp und Zielgen definiertes System die folgenden Kriterien erfüllen: Zunächst muss das betreffende Steroidhormon in die Zelle und an den Rezeptor gelangen können, der Steroidhormonrezeptor selbst und seine assoziierten Faktoren müssen exprimiert werden und das Zielgen muss grundsätzlich aktivierbar sein, d.h. es darf z.B. nicht durch Euchromatisierung permanent abgeschaltet sein. Fehlt eine dieser Voraussetzungen, kann die Zelle keine Antwort auf den hormonellen Stimulus generieren. Beispielsweise sind die Epithelien des distalen Nierentubulus nicht glukokortikoidresponsiv, obgleich sie den GR exprimieren und aktive GRE-gesteuerte Gene enthalten: In diesen Zellen wird Kortisol durch die 11$\beta$-HSD2 metabolisiert und gelangt nicht an den Rezeptor (s. oben) (Albiston et al. 1994, Funder 1996, Funder et al. 1988, Warriar et al. 1994).

Die molekularen Determinanten der Steroidsensitivität sollen im Folgenden wiederum am Beispiel des GR besprochen werden. Sie gelten jedoch im Prinzip für alle Steroidhormonrezeptoren. Auf rezeptorspezifische Determinanten wird im Einzelfall gesondert eingegangen. Es ist zu beachten, dass in den meisten Untersuchungen zu diesem Thema keine Dosis-Wirkungs-Kurve etabliert wurde. Entsprechend wurde der Einfluss der einzelnen Faktoren auf die Steroidsensitivität nur bei einer einzigen Hormonkonzentration gemessen und als „stimulatorisch" bzw. „inhibitorisch" bezeichnet. Weiterhin wurden bisher überwiegend Systeme untersucht, in denen die Steroidhormonrezeptoren transaktivierend wirken. Die so erhaltenen Daten können sicher nicht ohne weiteres auf Transrepressionssysteme übertragen werden. Schließlich wurde der Einfluss der genannten Faktoren auf die Steroidsensitivität häufig nur in Zellkultursystemen analysiert. Untersuchungen zu ihrer physiologischen und pathophysiologischen Bedeutung *in vivo* stehen daher in den meisten Fällen noch aus. Die Besprechung der molekularen Determinanten der Steroidsensitivität folgt der oben beschriebenen Aktivierungskaskade.

### 6.3.1 Intrazelluläre Verfügbarkeit des Steroidhormons

Glukokortikoide, die die Zellmembran passiert haben, müssen Zugang zum GR erhalten, um ihre Effekte bewirken zu können. Wie oben erwähnt, wird dieser Schritt im Nierenepithel durch das Enzym 11$\beta$-HSD2 verhindert, wodurch diese Zellen resistent gegenüber physiologischen Kortisolkonzentrationen werden (Albiston et al. 1994, Funder 1996, Funder et al. 1988, Warriar et al. 1994). 11$\beta$-HSD2 wird allerdings auch in Nicht-Mineralokortikoidzielgeweben, wie z.B. in einigen Abschnitten des ZNS (Roland et al. 1995), exprimiert, wobei die Expressionslevel nicht auszureichen scheinen, um die Glukokortikoidantwort vollständig zu blockieren. In diesen Geweben könnte 11$\beta$-HSD2 daher die Glukokortikoidsensitivität regulieren.

Ein weiterer Mechanismus, durch den Zellen den intrazellulären Glukokortikoidspiegel regulieren können, wurde kürzlich von Kralli et al. (1995) beschrieben. Diese Autoren isolierten und klonierten ein von Hefezellen gebildetes Transportprotein (LEM1: *ligand effect modulator 1*), das spezifisch Glukokortikoide aus der Zelle exportieren kann. Ein homologes humanes Protein könnte in der Regulation des intrazellulären Glukokortikoidangebots und damit der Glukokortikoidsensitivität eine wichtige Rolle spielen.

Durch das Enzym 5$\alpha$-Reduktase wird das Androgen Testosteron in das wirksamere DHT umgewandelt (Anderson u. Liao 1968, Bruchovsky u. Wilson 1968, Hiipakka u. Liao 1998, Russel u. Wilson 1994). Durch eine Änderung des Expressionslevels und/oder der Aktivität dieses Enzyms kann daher die Androgensensitivität von Zielgeweben moduliert werden.

Die in 3 Isoformen vorkommende 17$\beta$-Hydroxysteroid-Dehydrogenase (17$\beta$-HSD) ist ein weiteres Beispiel für ein Enzym, welches durch Modifikation von Steroidmolekülen die Sensitivität des Zielgewebes beeinflussen kann. Während z.B. 17$\beta$-HSD3 die Konversion von Androstendion in das potentere Testosteron katalysiert, hat 17$\beta$-HSD2 den umgekehrten Effekt. Zudem kann 17$\beta$-HSD2 auch die Östrogensensitivität reduzieren, indem es die Umwandlung von Östradiol in das schwächer wirksame Östron bewirkt (Moghrabi u. Andersson 1998).

### 6.3.2 Rezeptorexpression

Es ist seit langem bekannt, dass die *Hormonbindungskapazität*, d.h. die Zahl der pro Zelle exprimierten Steroidhormonrezeptoren, mit der Steroidsensitivität korreliert (Vanderbilt et al. 1987). Diese Korrelation ist u.a. durch klinische Untersuchungen belegt, in denen nachgewiesen werden konnte, dass eine Unterexpression des GR zu einer partiellen Glukokortikoidresistenz führte (Karl et al. 1993) (s. auch Kapitel 6.4.1 „Störungen der Glukokortikoidsensitivität"). Die Expression des GR variiert in gewebespezifischer Weise und ist nach gegenwärtigem Kenntnisstand im Thymus am höchsten (Miller et al. 1990). Glukokortikoide selbst scheinen der wichtigste Regulator der intrazellulären GR-Konzentration zu sein und führen in den meisten untersuchten Geweben zu einer verminderten Expression des Rezeptors (Burnstein et al. 1991, Burnstein u. Cidlowski 1992, Burnstein et al. 1994, Silva et al. 1994). Diese glukokortikoidabhängige GR-Regulation könnte einen ultrakurzen Feedback-Mechanismus repräsentieren, der die Zelle vor exzessiven Glukokortikoiddosen schützen könnte. Die folgenden 3 Mechanismen scheinen die wichtigste Rolle für diese Autoregulation zu spielen:

- Der aktivierte GR inhibiert die Transkription seines eigenen, AP-1- und AP2-abhängig regulierten Gens (Nobukuni et al. 1995, Vig et al. 1994).
- Der GR kann an Sequenzen innerhalb der kodierenden Region seines Gens und/oder an die GR-mRNA binden und so die Transkriptionsrate, die mRNA-Stabilität und die Translation inhibieren (Burnstein et al. 1990, Burnstein et al. 1994).
- Die Halbwertszeit des GR-Proteins ist in Gegenwart von Glukokortikoiden vermindert (McIntyre u. Samuels 1985).

Ein wichtiges Beispiel für die Regulation der Hormonsensitivität durch veränderte Rezeptorexpression ist auch der PR. Seine Expression unterliegt in den meisten Zielgeweben, und hier v. a. im Endometrium, der Kontrolle durch den hormonaktivierten ER (Graham u. Clarke 1997, Leavitt et al. 1977). Entsprechend finden sich in der Promotorregion des PR-Gens Bindungsstellen für den ER (Kastner et al. 1990).

### 6.3.3 Hormonbindungsaffinität

Die Effizienz, mit der ein durch Steroidhormone vermitteltes Signal transduziert wird, korreliert auch mit der Hormonbindungsaffinität des jeweiligen Rezeptors. So kann eine, z. B. durch eine Mutation im Rezeptorgen hervorgerufene Veränderung der Rezeptorstruktur zu einer reduzierten Hormonbindungsaffinität führen (Hurley et al. 1991). Mutationen, die eine erhöhte Hormonbindungsaffinität zur Folge haben, wurden bisher nur artifiziell erzeugt, jedoch nicht in vivo beobachtet (Chakraborti et al. 1991, Warriar et al. 1994).

Wie in Kapitel 6.2.1 „Glukokortikoidrezeptor (GR)“ besprochen, konnte für den GR gezeigt werden, dass seine Assoziation mit dem HSP-Komplex entscheidend zu seiner Fähigkeit, den Liganden zu binden, beiträgt. Dies gilt auch für den MR (Bamberger et al. 1997, Caamano et al. 1993), vermutlich auch für den PR (Smith et al. 1995) und den AR (Smith u. Toft 1993), nicht jedoch für den ER.

Die Formation des GR-HSP-Heterokomplexes ist ATP-abhängig. In künstlich ATP-depletierten Zellen existiert der GR daher als so genannter Nullrezeptor, der unfähig zur Hormonbindung ist (Hu et al. 1994, Orti et al. 1992). Ältere Untersuchungen hatten bereits gezeigt, dass die Hormonbindungsaffinität des GR in Thymuszellen mit dem zellulären ATP-Gehalt korreliert (Munck u. Brinck-Johnsen 1968). Die Expression von HSP 90, dem wichtigsten Protein des HSP-Komplexes, spielt ebenfalls in der Regulation der Hormonbindungsaffinität eine Rolle: Picard (1990) konnte nachweisen, dass die GR-Funktion in Hefezellen, die niedrige Spiegel von HSP 90 exprimieren, erheblich gestört ist. Eine kompensatorisch gesteigerte Expression von HSP 90 findet sich dagegen in Geweben, die (aus anderen Gründen) glukokortikoidresistent sind (Bronnegard et al. 1995, Vamvakopoulos 1993). Auch die strukturelle Integrität des HSP 90-Moleküls stellt eine Voraussetzung für die richtige Faltung der GR-Hormonbindungsdomäne dar. So können bestimmte, artifiziell erzeugte HSP 90-Mutanten das GR-Molekül zwar noch binden, führen jedoch zu einer herabgesetzten oder aufgehobenen Hormonbindungsaffinität (Cadepond et al. 1993, 1994).

### 6.3.4 Konformationsänderung und Dissoziation vom HSP-Komplex

Die Induktion einer *spezifischen Konformationsänderung* ist die wichtigste Konsequenz der Bindung des Hormons an den Rezeptor (Tsai u. O'Malley 1994, Wurtz et al. 1996). Anders als reine Agonisten bewirken partielle und reine Rezeptorantagonisten eine strukturell abweichende Konformationsänderung, die z. B. im Fall des Glukokortikoid- und Progesteronantagonisten RU486 die nachfolgende Aktivierungskaskade nur unvollständig ermöglicht (Bamberger u. Chrousos 1995, Chrousos et al. 1988, Mao et al. 1992). Zwar führt die Bindung von RU486 zur Dissoziation des GR vom HSP-Komplex, die nachfolgende Bindung an die DNA und die Interaktion mit der Transkriptionsmaschinerie werden jedoch inhibitorisch beeinflusst (Mao et al. 1992). Interessanterweise kann der GR-RU486-Komplex in einigen Zelltypen noch transreprimierend wirken (Heck et al. 1994, Liu et al. 1995, Scheinman et al. 1995), wohingegen in anderen Zelltypen auch dieser Effekt antagonisiert wird (Caldenhoven et al. 1995, Jonat et al. 1990). Diese scheinbar widersprüchlichen Resultate könnten auf der zelltypspezifischen Expression von Koaktivatoren beruhen.

Ein Hinweis darauf, dass die strukturellen Bedingungen für die Transaktivierung und die Transrepression nicht notwendigerweise übereinstimmen, ergibt sich auch aus der Arbeit von de Lange et al. (1997). Diese Autoren fanden eine natürlicherweise vorkommende GR-Mutante (D641V), die hinsichtlich der Transaktivierung inaktiv ist, die Transrepression jedoch in vollem Umfang mediieren kann.

Von mehreren Autoren wurden Faktoren beschrieben, die die ligandeninduzierte Dissoziation des GR vom HSP-Komplex fördern oder inhibieren können. So identifizierten Schmidt et al. (1985) ein hitzestabiles Protein („Stimulator"), in dessen Gegenwart die glukokortikoidinduzierte Dissoziation des GR-HSP-Komplexes effizienter vonstatten geht. Die genaue cDNA- oder Aminosäuresequenz dieses Faktors sind bisher jedoch nicht bekannt. „Modulator", ein Phosphoglyzerid mit einem MG von 1500, stellt das inhibitorisch wirksame Gegenstück zum Stimulator dar und könnte selbst Bestandteil des GR-HSP-Komplexes sein (Bodine u. Litwack 1988, Bodine u. Litwack 1990, Robertson et al. 1995).

### 6.3.5 Rezeptorphosphorylierung

Kurz nach der Dissoziation vom HSP-Komplex wird der hormongebundene GR – v.a. an Serinresten – hyperphosphoryliert (Bodwell et al. 1993, Hu et al. 1994, Orti et al. 1992). Es ist jedoch nicht eindeutig bewiesen, dass diese Phosphorylierung für den GR funktionell bedeutsam ist. Vivanco et al. (1995) konnten kürzlich zeigen, dass die transkriptionale Aktivität des Ratten-GR im Rahmen der Tumorprogression zunimmt, und führten diesen Effekt auf eine zunehmende Rezeptorphosphorylierung zurück. Die Tatsache, dass Zellen in der $G_2$- und in der M-Phase des Zellzyklus weitgehend glukokortikoidresistent sind und dass die Hormongabe zu diesen Zeitpunkten nicht zur Rezeptorphosphorylierung führt, ist ebenfalls ein indirekter Hinweise auf deren funktionelle Relevanz (Hsu u. DeFranco 1995, Hu et al. 1994). Selektiv eingeführte Mutationen der Phosphorylierungstellen im GR hatten jedoch nur einen unwesentlichen Einfluss auf die transkriptionale Aktivität (Amlof et al. 1995, Mason u. Housley 1993).

Im Gegensatz zum GR ist die Bedeutung der Rezeptorphosphorylierung für den PR eindeutig belegt (Bagchi et al. 1992). Der PR kann sogar ligandenunabhängig aktiviert werden, und es wird angenommen, dass dieser Prozess durch kinasevermittelte Rezeptorphosphorylierung initiiert wird (Mani et al. 1994, Power et al. 1991). Ähnliche Ergebnisse liegen für den ER$\alpha$ vor [s. Kapitel 6.2.3 „Östrogenrezeptor (ER)"].

### 6.3.6 Translokation in den Zellkern

In Abhängigkeit von der vorherrschenden Richtung des ständig stattfindenden intrazellulären GR-*Shuttlings* erscheint der (unligierte) Rezeptor entweder als ein zytosolisches oder als ein nukleäres Protein (Akner et al. 1994, 1995, Brink et al. 1992, Cidlowski et al. 1990, Lukola et al. 1985, Rossini u. Malaguti 1994). Die genaue Zusammensetzung des HSP-Komplexes und der Phosphorylierungsstatus des (unligierten) Rezeptors sind diesbezüglich vermutlich die wichtigsten Einflussgrößen (Borror et al. 1995, Czar et al. 1994, 1995, Orti et al. 1993, Pratt 1993). Die Bindung des Hormons führt in jedem Fall zu einer verstärkten Translokation in den Zellkern (Akner et al. 1994). Dieser Prozess kann durch Hitzestress noch verstärkt werden (Sanchez et al. 1994). Auch die Gabe der Immunsuppressiva FK506 und Cyclosporin, die beide an Proteine des HSP-Komplexes binden, führt zu einer verstärkten nukleären Translokation des hormonaktivierten GR und zu einer Stimulation seiner transkriptionalen Aktivität (Hutchison et al. 1993, Ning u. Sanchez 1993, Renoir et al. 1995).

### 6.3.7 DNA-Bindung

Im Zellkern nehmen die hormonaktivierten Steroidhormonrezeptormoleküle Kontakt mit Komponenten des Chromatins auf und binden spezifisch an ihre jeweiligen DNA-Sequenzen. Für den GR und den AR konnte gezeigt werden, dass aus verschiedenen Zelllinien gewonnene nukleäre Extrakte diesen Prozess unterstützen können (Cavanaugh u. Simons 1994, De Vos et al. 1994). Aus solchen Extrakten wurden inzwischen mehrere Proteine isoliert, die die DNA-Bindungsfähigkeit des GR erhöhen können. Der am besten charakterisierte Faktor ist ein Protein mit einem MG von 700–3000, welches in nukleären Extrakten aus humanen HeLa-Zellen und MCF-7-Mammakarzinom-Zellen vorkommt und *in vitro* zu etwa 40% für die

DNA-Bindungsfähigkeit des hormongebundenen GR verantwortlich ist (Cavanaugh u. Simons 1994, De Vos et al. 1994). Ein anderer Faktor mit vergleichbarer Funktion wurde in Rattenhepatozyten nachgewiesen und von den Autoren ASTP (*ATP-stimulated glucocorticoid-receptor translocation promotor*) genannt. Es handelt sich um ein Protein mit einem MG von 93000, das die Bindungsfähigkeit von GR zu chromatinisierter, nicht jedoch zu „nackter" DNA erhöht. Für dieses Protein liegt inzwischen auch die cDNA-Sequenz vor (Okamoto et al. 1993).

Eine wichtige Rolle für die Interaktion zwischen Rezeptor und DNA scheinen auch die erst kürzlich klonierten menschlichen Homologe der ursprünglich in Hefezellen nachgewiesenen SWI-SNF- und brm-Proteine zu spielen (Chiba et al. 1994, Khavari et al. 1993, Muchardt u. Yaniv 1993). Diese Proteine besitzen Helikaseaktivität und könnten so den Zugang der Steroidhormonrezeptoren zur nukleosomal verpackten DNA erleichtern. Die Transfektion dieser Faktoren in glukokortikoidresponsive Zellen potenziert entsprechend die GR-abhängige Transaktivierung, allerdings nur, wenn sie nicht bereits endogen exprimiert werden (Muchardt u. Yaniv 1993) und – eine bisher unverstandene Tatsache – nur in Gegenwart des Retinoblastomgenprodukts (Sing et al. 1995).

Die Stimulation des cAMP-Proteinkinase A(PKA)-Signaltransduktionswegs kann ebenfalls die DNA-Bindungsfähigkeit und damit die transkriptionale Aktivität des GR erhöhen (Espinas et al. 1995, Moyer et al. 1993, Rangarajan et al. 1992, Reisfeld u. Vardimon 1994). Dieser Effekt ist auch in embryonalen F9-Karzinomzellen, die kein *cAMP response element binding protein* (CREB) exprimieren, nachweisbar. Der Phosphorylierungsstatus des GR wird durch die PKA-Aktivierung nicht verändert, sodass diesem Effekt am ehesten eine Phosphorylierung von anderen, mit dem Rezeptor interagierenden Proteinen zugrunde liegt.

*High mobility group* (HMG)-Proteine sind nukleäre Faktoren, denen eine DNA-relaxierende und damit eine allgemein transkriptionssteigernde Wirkung zugeschrieben wird (Ogawa et al. 1995). Unter den Steroidhormonrezeptoren wurde für den PR gezeigt, dass seine DNA-Bindungsfähigkeit und seine transkriptionale Aktivität durch HMG-1 gesteigert werden können (Onate et al. 1994).

Im Gegensatz zu den bisher genannten Proteinen können einige Faktoren die DNA-Bindungsfähigkeit von Steroidhormonrezeptoren auch herabsetzen. Dahmer et al. (1985) zeigten diesen Effekt für ein Protein mit einem MG von 37000, das als *Translocation-Inhibitor* bezeichnet wird und aus Rattenhepatozyten isoliert wurde. Auch Pyridoxalphosphat, die aktive Form des Vitamin B6, kann die Bindung des aktivierten GR an die DNA inhibieren und auf diese Weise seine transkriptionale Aktivität um etwa 50% reduzieren (Allgood et al. 1993, Tully et al. 1994). Auch der reziproke Effekt lässt sich nachweisen: Die Behandlung von Zellen mit 4-Deoxypyridoxin, einem Inhibitor der Pyridoxalphosphatsynthese, verstärkt die transaktivierende Wirkung des GR (Allgood et al. 1993, Tully et al. 1994). Da die intrazellulären Pyridoxalphosphatspiegel von Gewebe zu Gewebe z.T. erhebliche Unterschiede aufweisen, könnten sie an der Regulation der gewebespezifischen Glukokortikoidsensitivität beteiligt sein (Tully et al. 1994).

### 6.3.8 Interaktion mit anderen Transkriptionsfaktoren

Der letzte Schritt in der steroidhormonrezeptormediierten Transaktivierung besteht in einer komplexen Interaktion des DNA-gebundenen Rezeptors mit Komponenten des basalen Transkriptionsapparats [s. Kapitel 6.2.1 „Glukokortikoidrezeptor (GR)"]. In Abhängigkeit vom genauen Promotorkontext, der An- oder Abwesenheit von Koaktivatoren und der Anordnung des Chromatins (Bamberger et al. 1996, Beato u. Sanchez-Pacheco 1996, Horwitz et al. 1996, Pennie et al. 1995, Ponta u. Herrlich 1994) können andere Transkriptionsfaktoren die Transaktivierung synergistisch oder antagonistisch beeinflussen. Im Prinzip sind die folgenden 4 Konstellationen vorstellbar, die hier am Beispiel der Interaktion zwischen dem GR und AP-1 aufgezeigt werden sollen:

1. Auf Promotoren, die AP-1-Bindungsstellen, jedoch keine GRE enthalten, wird die AP-1-abhängige Transkription in den meisten Fällen inhibiert [Transrepression, s. Kapitel 6.2.1 „Glukokortikoidrezeptor (GR)"]) (Heck et al. 1994, Jonat et al. 1990, Lucibello et al. 1990, Pfahl 1993, Ponta u. Herrlich 1994, Saatcioglu et al. 1994, Schüle et al. 1990).
2. GRE-regulierte Promotoren, die keine AP-1-Bindungsstellen enthalten, werden meist durch AP-1-Protein inhibiert (Jonat et al. 1990, Lucibello et al. 1990, Pfahl 1993, Ponta u. Herrlich 1994, Saatcioglu et al. 1994, Schüle et al. 1990).
3. Auf Promotoren, die sowohl Bindungsstellen für den GR als auch für AP-1 enthalten, kann ein Synergismus zwischen beiden Signalwegen ent-

stehen (Harrison et al. 1995, Ponta u. Herrlich 1994).

4. Die Bindungsstellen für den GR und für AP-1 können - wie im Proliferingen - überlappen, sodass ein komplexes nGRE gebildet wird [s. Kapitel 6.2.1 „Glukokortikoidrezeptor (GR)"] (Diamond et al. 1990).

Vor diesem Hintergrund wurde für folgende Transkriptionsfaktoren ein *Synergismus* mit dem GR beschrieben:

- NF-1 (Miksicek et al. 1987, Strähle et al. 1988, Toohey et al. 1990),
- *CCAAT box binding factor* (Schüle et al. 1988, Strähle et al. 1988), SP-1 (Strähle et al. 1988),
- Oct-1/OTF-1 (Brüggemeier et al. 1991),
- CREB (Imai et al. 1993),
- die leberspezifischen Faktoren HNF3 und
- HNF4 (Hall et al. 1995, Roux et al. 1995),
- den *Orphan*-Rezeptor COUP-TF (Hall et al. 1995),
- das 14-3-3-eta-Protein (Wakui et al. 1997),
- den hormonaktivierten Schilddrüsenhormonrezeptor (Leers et al. 1994) und
- das GR-Homodimer selbst, das die Bindung eines anderen Homodimers an ein benachbartes GRE fördern kann (Müller u. Renkawitz 1991).

Darüber hinaus wurde von Simons et al. (1992) und Szapary et al. (1992) ein so genanntes GME (*glucocorticoid modulatory element*) im 5'-Bereich des Ratten-Tyrosin-Aminotransferase-Gens beschrieben, an das ein putativer, synergistisch wirkender Transkriptionsfaktor binden könnte.

Transkriptionsfaktoren, die - teilweise in substöchiometrischen Konzentrationen - die Aktivität anderer transaktivierender Protein hemmen können, werden als dominant-negative Inhibitoren bezeichnet. Diese Inhibitoren können die Wirkung hormonaktivierter Steroidhormonrezeptoren auf folgende Arten hemmen (Yen u. Chin 1994): Zunächst können wiederum überlappende Bindungssequenzen zu einer gegenseitigen Inhibition führen. In einigen Fällen können die Inhibitoren auch direkt an ein GRE oder ERE binden und so die Bindung des Steroidhormonrezeptors kompetitiv hemmen. Weiterhin können die dominant-negativen Inhibitoren transkriptional weniger aktive Komplexe mit dem Rezeptor bilden. Der wichtigste Mechanismus der dominant negativen Wirkung ist schließlich die Titration (*Squelching*) von Koaktivatoren, die für die Steroidhormonrezeptorwirkung benötigt werden. AP-1 ist der bekannteste und am besten charakterisierte Inhibitor von Steroidhormonrezeptoren und hier insbesondere des GR (s. oben). Auch die p65-Untereinheit des Transkriptionsfaktors NF-$\kappa$B kann die GR-Wirkung im Sinn einer gegenseitigen Hemmung durch direkte Protein-Protein-Wechselwirkung supprimieren (Caldenhoven et al. 1995, Ray u. Prefontaine 1994, Scheinman et al. 1995). Calreticulin, ein v.a. im endoplasmatischen Retikulum lokalisiertes kalziumbindendes Protein (Michalak et al. 1992), wurde auch im Zellkern nachgewiesen, wo es direkten Protein-Protein-Kontakt mit dem GR aufnehmen und seine transkriptionale Aktivität hemmen kann (Burns et al. 1994). Als dominant-negative Inhibitoren des GR können weiterhin das Spi-1/Pu.1-Onkoprotein (Guathier et al. 1993) und das p53-Tumorsuppressorprotein (Maiyar et al. 1997) fungieren. Die Überexpression anderer Steroidrezeptoren kann - wahrscheinlich durch *Squelching* - zu einer gegenseitigen Inhibition der transkriptionalen Aktivität führen (Meyer et al. 1989). Eine besondere Rolle spielt hier die A-Form des PR, die die Aktivität anderer Steroidrezeptoren (PR-B, GR) bereits in substöchiometrischen Konzentrationen hemmen kann (Vegeto et al. 1993). Kürzlich wurde auch die Bildung von Heterodimeren zwischen GR und AR berichtet, die wiederum zu einer gegenseitigen Inhibition führen kann (Chen et al. 1997).

In den bisher aufgeführten Studien wurde nicht zwischen der $\alpha$- und der $\beta$-Form des menschlichen GR unterschieden. Wie in Kapitel 6.2.1 „Glukokortikoidrezeptor (GR)" erwähnt, konnten gezeigt werden, dass GR$\beta$ nicht nur selbst transkriptional inaktiv ist, sondern zudem die transaktivierende Wirkung von GR$\alpha$ antagonisieren, also als ein dominant negativer Inhibitor fungieren kann (Abb. 6.4) (Bamberger et al. 1995). Da GR$\beta$ ebenfalls an GRE binden (Bamberger et al. 1995) und außerdem mit GR$\alpha$ heterodimerisieren kann (de Castro et al. 1996), ist anzunehmen, dass GR$\alpha$-GR$\alpha$-Homodimere durch transkriptional inaktive GR$\alpha$-GR$\beta$-Heterodimere von diesen Bindungsstellen verdrängt werden. Es resultiert eine verminderte Transkriptionsrate des betreffenden Gens. Weiterhin konnten wir zeigen, dass die mRNA und das Protein für GR$\alpha$ und GR$\beta$ gleichermaßen ubiquitär exprimiert werden (Bamberger et al. 1995, de Castro et al. 1996), was auf eine physiologische Bedeutung des GR$\alpha$-GR$\beta$-Gleichgewichts hinweist (s. auch Kapitel 6.4.1 „Störungen der Glukokortikoidsensitivität"). Die Wirkung des MR wird in noch stärkerem Maß und in weit niedrigeren Konzentrationen durch GR$\beta$ gehemmt, sodass die Regulation der Mineralokortikoidsensitivität eine weitere wichtige Funktion dieser Isoform sein könnte (Bamberger et al. 1997). Diesem Effekt liegt vermutlich ebenfalls eine Heterodimerisierung zugrunde (Liu et al. 1995, Trapp et al. 1994).

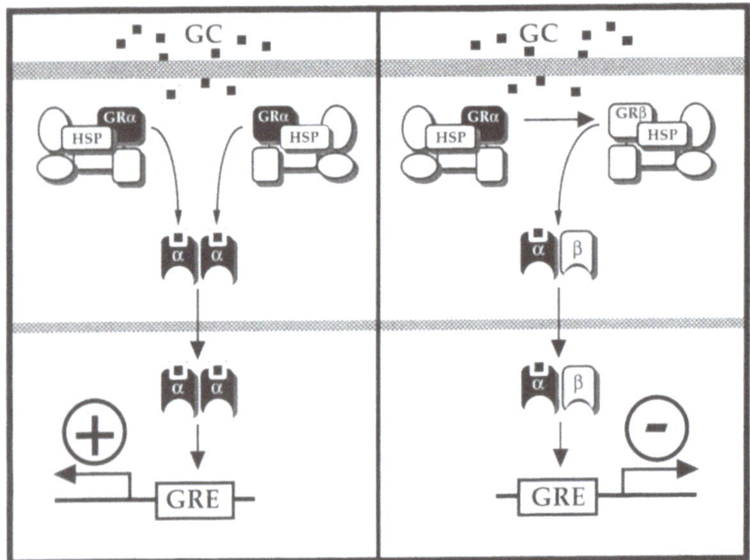


**Abb. 6.4.** Modell der *GRβ*-vermittelten Inhibition der *GRα*-Aktivität. Das aktivierte *GRα*-Molekül bildet ein Heterodimer mit *GRβ*, welches in den Zellkern transloziert. Wegen einer gestörten Interaktion mit der basalen Transkriptionsmaschinerie kann dieses Heterodimer die Transkription nicht oder nur suboptimal aktivieren, modifiziert nach Bamberger u. Schulte (1997) und Bamberger et al. (1996)

## 6.4 Tiermodelle und Krankheitsbilder mit gestörter Steroidhormonsensitivität

Die Pathophysiologie endokriner Systeme wurde über viele Jahre nur mit Blick auf die Konzentrationen des jeweils interessierenden Hormons betrachtet. Das liegt daran, dass Störungen der Hormonproduktion zum einen sehr häufig sind und zum anderen sehr leicht durch Messungen der Hormonkonzentration nachgewiesen werden können. Seltener und auch ungleich schwerer zu untersuchen sind Störungen der Hormonsensitivität des rezeptiven Gewebes. Diese manifestieren sich am häufigsten als partielle oder komplette Hormonresistenz, weniger häufig als Hormonhypersensitivität. Die Resistenzen zeichnen sich oft durch (kompensatorisch) erhöhte Hormonspiegel bei gleichzeitig verminderter Hormonwirkung aus. In diesem Abschnitt sollen die molekularen Mechanismen und das klinische Erscheinungsbild bei gestörter Steroidhormonsensitivität besprochen werden. Dabei wird jeweils zwischen partiellen und kompletten sowie zwischen generalisierten und gewebespezifischen Störungen der Steroidhormonsensitivität unterschieden. Der Übersicht halber beschränken wir uns auf solche Krankheitsbilder, bei denen die Expression und/oder die Struktur der Steroidhormonrezeptoren selbst gestört ist (Tabelle 6.1). Pathologische Zustände, die durch ein verändertes Hormonangebot am Rezeptor gekennzeichnet sind (z.B. 5*α*-Reduktase-Defizienz), sollen nicht Gegenstand dieses Abschnitts sein.

### 6.4.1 Störungen der Glukokortikoidsensitivität

Wie bei allen anderen Steroidhormonrezeptoren findet sich auch beim GR häufiger eine Verminderung seiner Aktivität und damit eine Glukokortikoidresistenz. Eine molekularbiologisch eindeutig fassbare Glukokortikoidhypersensitivität wurde bisher nicht beschrieben, wird aber für zahlreiche Krankheitsbilder diskutiert. Im Folgenden sollen die Störungen der Glukokortikoidsensitivität zunächst anhand von Tiermodellen (Knockout-Mäusen) diskutiert werden. Anschließend sollen die wichtigsten, mit einer gestörten Glukokortikoidsensitivität einhergehenden Krankheitsbilder besprochen werden.

#### 6.4.1.1 GR-Knockout-Mäuse

Die Erzeugung von Knockout-Mäusen stellt auch im Bereich der Steroidhormonrezeptorforschung einen entscheidenden Fortschritt sowohl zur Klärung der physiologischen Funktion als auch zum Verständnis von Steroidhormonresistenzen dar. Inzwischen liegen mehrere Arbeiten vor, in denen die Auswirkungen einer generalisierten oder gewebespezifischen Inaktivierung des GR-Gens untersucht wurden.

Cole et al. (1995) gelang kürzlich die komplette Ausschaltung des GR-Gens durch homologe Rekombination. Erwartungsgemäß sterben diese GR-Knockout-Mäuse kurz nach der Geburt an respiratorischer Insuffizienz auf dem Boden einer schweren Atelektasenbildung in beiden Lungen. Dies unterstreicht die zentrale Rolle von Glukokortikoiden

**Tabelle 6.1.** Übersicht über die mit generalisierter Steroidhormonresistenz einhergehenden Krankheitsbilder, die auf molekularer Ebene charakterisiert wurden

| Rezeptor | Resistenztyp | Resistenzmechanismus | Molekularer Defekt | Zitat |
|---|---|---|---|---|
| GR | Partielle Glukokortikoidresistenz (autosomal-rezessiv) | Herabgesetzte Hormonbindungsaffinität | Homozygote Punktmutation mit Aminosäureaustausch in der Hormonbindungsdomäne (Asp-641-Val) | Hurley et al. (1991) |
| | | Verminderte Expression des GR | Heterozygote Mikrodeletion im Bereich einer Spleißstelle (Exon 6) | Karl et al. (1993) |
| MR | Partielle Mineralokortikoidresistenz (autosomal-rezessiv) | Fehlende Wirkung des strukturell intakten MR bei hypoaktiven ENaC | Homozygote Punktmutation in den Genen für die $\alpha$-, $\beta$- oder $\gamma$-Untereinheit von ENaC | Chang et al. (1996), Strautnieks et al. (1996) |
| | Partielle Mineralokortikoidresistenz (autosomal-dominant) | Verminderte Expression des MR | Heterozygote prämature Stoppkodons, Spleißstellenmutationen oder Frameshift-Mutationen im MR-Gen | Geller et al. (1998) |
| ER | Komplette Östrogenresistenz (autosomal-rezessiv) | Fehlende ER-Expression | Homozygotes prämatures Stoppkodon im ER-Gen | Smith et al. (1994) |
| PR | Bisher nicht bekannt | – | – | – |
| AR | Partielle und komplette Androgenresistenz (X-chromosomal) | Fehlende Expression des AR | Hemizygote Deletionen oder prämature Stoppkodons im AR-Gen | Die insgesamt etwa 200 beschriebenen Deletionen und Mutationen im AR-Gen sind in Quigley et al. (1995) zusammengefasst |
| | | Gestörte Hormonbindung, DNA-Bindung oder Transaktivierung | Hemizygote Punktmutationen im AR-Gen | |

für die Lungenreifung und insbesondere für die Bildung des *Surfactants*. Weiterhin ist bei diesen Mäusen eine Unterexpression von hepatischen Enzymen festzustellen, die eine Schlüsselfunktion in der Glukoneogenese innehaben. Als Ausdruck der fehlenden Feedback-Funktion sind bei GR-Knockout-Mäusen die ACTH- und Kortikosteronspiegel erhöht. Auffällig ist auch eine Differenzierungsstörung der Nebenniere: GR-Knockout-Mäuse besitzen kein Nebennierenmark, was weniger auf ein gestörte Differenzierung als auf eine fehlende Immigration der chromaffinen Zellen zurückzuführen ist.

Zwei andere Arbeitsgruppen berichteten über die Effekte einer gewebespezifischen Unterexpression des GR mit Hilfe der Antisense-Technik. Im Gegensatz zu den Knockout-Mäusen zeigen die Antisense-Mäuse eine Restexpression des Rezeptors und sind damit ein Modell für eine partielle Glukokortikoidresistenz. Bei Mäusen, die eine GR-Antisense-RNA unter der Kontrolle des Neurofilamentpromotors exprimieren, ist der GR im ZNS und in der Hypophyse unterexprimiert (Pepin et al. 1992). Die hypothalamische und hypophysäre Glukokortikoidresistenz und die dadurch gestörte Feedback-Regulation äußern sich in erhöhten ACTH- und Kortikosteronspiegeln. Letztere verursachen in den peripheren, nichtresistenten Geweben das Vollbild eines Cushing-Syndroms.

King et al. (1995) untersuchten die Effekte einer selektiven und partiellen Inaktivierung der GR-Expression in Thymozyten. Überraschenderweise war die Thymusgröße bei diesen Mäusen stark reduziert, v.a. durch eine Abnahme der reifen T-Zellen. Grundsätzlich können Glukokortikoide in T-Lymphozyten sowohl apoptotisch als auch antiapoptotisch wirken (in Abhängigkeit von der Besetzung des T-Zell-Rezeptors). Während der Ontogenese ist aber offensichtlich v.a. der antiapoptotische Effekt relevant.

#### 6.4.1.2 Generalisierte (familiäre) Glukokortikoidresistenz

Die generalisierte Glukokortikoidresistenz ist definiert als eine Hyposensitivität gegenüber Kortisol in allen Geweben, einschließlich des Hypothalamus und der Hypophyse (Bamberger et al. 1996,

Chrousos et al. 1993). Eine generalisierte Glukokortikoidresistenz ist immer partiell, da ein vollständiges Fehlen der Glukokortikoidwirkung im Sinn einer kompletten Resistenz nicht mit dem Leben vereinbar ist.

Die generalisierte familiäre Glukokortikoidresistenz wurde 1976 erstmals als Krankheitsbild beschrieben (Vingerhoeds et al. 1976). Bis heute wurden etwa 40 Fälle publiziert (Brönnegard u. Carlstedt-Duke 1995, Chrousos et al. 1993). Die betroffenen Patienten sind häufig asymptomatisch und fallen nur durch zufällig oder aufgrund der Familienanamnese gemessene erhöhte ACTH- und Kortisolwerte auf. Diese erklären sich durch die zentrale Glukokortikoidresistenz und die dadurch gestörte Feedback-Wirkung des Kortisols. Gleichzeitig überkommen die erhöhten Kortisolwerte die periphere Resistenz, sodass keine Zeichen eines Hypokortisolismus auftreten. Das System ist also gleichsam auf einem höheren Niveau im Gleichgewicht. Die erhöhten ACTH-Werte bewirken jedoch eine vermehrte Freisetzung von adrenalen Androgenen und Mineralokortikoiden (Deoxykortisol), die bei einigen Patienten zu einer klinisch manifesten Hyperandrogenämie (Zyklusstörungen und Hirsutismus bei Frauen, Pubertas praecox bei Männern) bzw. zu einer mineralokortikoidabhängigen Hypertonie führen können. Im Jahr 1982 konnten Chrousos et al. erstmals zeigen, dass in der von ihnen untersuchten Familie mit generalisierter Glukokortikoidresistenz ein GR-Defekt zugrunde lag, der zu einer etwa 3fach niedrigeren Hormonbindungsaffinität des Rezeptors führte. Die molekulare Grundlage dieses Defekts konnte 1991 von der gleichen Arbeitsgruppe aufgeklärt werden: Hurley et al. (1991) konnten zeigen, dass eine Punktmutation im für die Ligandenbindungsdomäne kodierenden Abschnitt des GR-Gens (Asp-641-Val) die erniedrigte Affinität und damit das Krankheitsbild verursachte. In anderen Familien fand sich statt einer reduzierten Hormonbindungsfähigkeit eine reduzierte Expression des GR. Karl et al. (1993) konnten für eine solche Familie zeigen, dass eine heterozygote Mikrodeletion von 4 Basen innerhalb einer Spleißstelle des GR-Gens zu einer Nichtexpression des betreffenden Allels und damit zu einer etwa 50%igen Unterexpression des GR führte. Das therapeutische Ziel bei allen Patienten mit familiärer Glukokortikoidresistenz ist die Suppression des ACTH, dessen Wirkungen auf die adrenale Androgen- und Mineralokortikoidproduktion unerwünscht sind. Dieses gelingt durch die lebenslange Gabe des synthetischen Glukokortikoids Dexamethason.

#### 6.4.1.3 Gewebespezifische Glukokortikoidresistenz

Eine gewebespezifische Glukokortikoidresistenz wird meist klinisch manifest, da sie nicht durch erhöhte Kortisolspiegel ausgeglichen wird.

Zahlreiche, durch erhöhte inflammatorische Aktivität gekennzeichnete Zustände wurden mit einer gewebespezifischen Glukokortikoidresistenz in Verbindung gebracht, ohne dass der zugrunde liegende molekulare Mechanismus eindeutig definiert werden konnte. Zu diesen Erkrankungen zählt u.a. die rheumatoide Arthritis, für die eine Unterexpression des GR in den beteiligten Immunzellen beschrieben wurde (Schlaghecke et al. 1992). Erhöhte Aufmerksamkeit wurde in den letzten Jahren dem so genannten steroidresistenten Asthma bronchiale gewidmet. Auch die Gabe hoher Glukokortikoiddosen bleibt bei den betroffenen Patienten hinsichtlich ihrer bronchialen Obstruktion wirkungslos. Eine Untersuchung der Expression von GR$\alpha$ und seiner inhibitorischen Isoform, GR$\beta$, ergab ein deutlich zugunsten von GR$\beta$ verschobenes Verhältnis bei Patienten mit steroidresistentem Asthma, nicht jedoch bei Normalpersonen und bei Patienten mit steroidsensitivem Asthma (Leung et al. 1997). Möglicherweise spielt eine solche Verschiebung des GR$\alpha$-GR$\beta$-Verhältnisses auch bei anderen inflammatorischen Erkrankungen eine pathogenetisch Rolle.

Auch ACTH-produzierende Hypophysentumoren sind partiell glukokortikoidresistent, andernfalls würden die massiv erhöhten Kortisolspiegel sofort zu einer Suppression der ACTH-Werte führen. Somatische Mutationen im GR-Gen sind bei diesen Tumoren eher die Ausnahme (Karl et al. 1996). Auch ein pathologisch verschobenes Verhältnis von GR$\alpha$/GR$\beta$ konnte in diesen Tumoren nicht nachgewiesen werden (Bamberger et al. 1998, Dahia et al. 1997). Somit ist zu vermuten, dass die partielle Glukokortikoidresistenz von ACTH-produzierenden Hypophysentumoren auf einer gestörten Funktion anderer Komponenten des GR-Signaltransduktionssystems beruht.

#### 6.4.1.4 Glukokortikoidhypersensitivität

Krankheitsbilder, die mit einer Glukokortikoidhypersensitivität einhergehen, sind nur ansatzweise charakterisiert. So gibt es nur einen einzigen publizierten Fall einer generalisierten Glukokortikoidhypersensitivität. Der betreffende Patient zeigte die Symptome eines Cushing-Syndroms bei erniedrigten Kortisolspiegeln (Ilda et al. 1990). Eine molekularbiologische Analyse wurde bei diesem Patienten nicht durchgeführt, denkbar wären jedoch Mutationen, die einen „Super"-GR hervorbringen. Solche GR-Mutanten wurden bereits artifiziell erzeugt und wiesen bei gleichen Hormonkonzentrationen eine deutliche höhere transkriptionale Aktivität auf (Chakraborti et al. 1991, Warriar et al. 1994).

Milde Formen einer generalisierten Glukokortikoidhypersensitivität könnten sich dagegen selektiv in Systemen auswirken, die ohnehin schon eine höhere Sensitivität gegenüber physiologischen Kortisolspiegeln aufweisen. So könnte eine gewebespezifische Hypersensitivität vorgetäuscht werden. Die Regulation des arteriellen Blutdrucks und der Fettgewebeverteilung gehören zu diesen relativ glukokortikoidhypersensitiven Systemen (Panarelli u. Fraser 1994, Pedersen et al. 1994, Walker et al. 1996). Die höhere Frequenz bestimmter RFLP (*restriction fragment length polymorphisms*) im GR-Gen von Hypertonikern (Watt et al. 1992) und von Patienten mit stammbetonter Adipositas (Buermann et al. 1997, Weaver et al. 1992) könnte mit einer gesteigerten Glukokortikoidwirkung in diesen Geweben assoziiert sein. Auch in diesem Zusammenhang wird die Untersuchung des GR$\alpha$-GR$\beta$-Verhältnisses hinsichtlich einer möglicherweise vorliegenden relativen Unterexpression von GR$\beta$ von besonderem Interesse sein.

### 6.4.2 Störungen der Mineralokortikoidsensitivität

Das äußerst seltene Krankheitsbild des Pseudohypoaldosteronismus, auch Mineralokortikoidresistenz genannt, wurde erstmals 1958 beschrieben (Cheek u. Perry 1958) und zeichnet sich durch das Vorliegen von Aldosteronmangelsymptomen (Hypotonie, Hyponatriämie, Hyperkaliämie und renaler Salzverlust) bei gleichzeitig erhöhten Renin- und Aldosteronwerten aus (Orth u. Kovacs 1998). Ein ähnliches, wenngleich deutlich schwerer verlaufendes Krankheitsbild findet sich bei MR-Knockout-Mäusen (Berger et al. 1998): Diese Mäuse sterben etwa 10 Tage post partum an einem schweren renalen Salzverlustsyndrom, wobei die Aktivität der ENaC nur leicht und ihre mRNA-Spiegel überhaupt nicht reduziert waren. Diese Befunde weisen auf bisher nicht identifizierte MR-Zielgene hin.

Beim Menschen werden eine autosomal-rezessive und eine autosomal-dominante Form des Pseudohypoaldosteronismus unterschieden. Die autosomal-rezessive Form betrifft meist alle Mineralokortikoidzielgewebe, v. a. auch die Lunge (Dyspnoe durch gestörte alveoläre Flüssigkeitsresorption), während bei der autosomal-dominanten Form nur die Nierentubuli betroffen sind. Aufgrund der suggestiven hormonellen Konstellation wurde lange Zeit postuliert, dass beiden Formen ein Defekt im MR-Gen zugrunde liegen müsse. Von mehreren Arbeitsgruppen konnte allerdings gezeigt werden, dass die Mineralokortikoidresistenz bei der autosomal-rezessiven Form in keinem der untersuchten Fälle auf Rearrangements oder pathophysiologisch relevante Punktmutationen in der MR-Coding-Region zurückzuführen war (Arai et al. 1994, 1995, Komesaroff et al. 1994, Zennaro et al. 1994). Auch die Untersuchung der Promotorregion des Mineralokortikoidrezeptorgens zeigte keine Differenz zur normalen DNA-Sequenz (Arai et al. 1995). Alle hier zitierten Autoren kamen daher übereinstimmend zu dem Schluss, dass die autosomal-rezessiv vererbte familiäre Mineralokortikoidresistenz nicht, wie andere Steroidresistenzphänomene, durch einen primären Rezeptordefekt verursacht wird. Inzwischen konnten bei mehreren Familien mit autosomal-rezessiver Mineralokortikoidresistenz funktionell relevante Mutationen in der $\alpha$-, $\beta$- und $\gamma$-Untereinheit des amiloridsensitiven Natriumkanals nachgewiesen werden (Chang et al. 1996, Strautnieks et al. 1996). ENaC befindet sich in der apikalen Membran der Nierenepithelzellen im distalen Tubulus und ermöglicht den passiven $Na^+$-Einstrom und damit die Erhöhung des intravasalen Volumens und schließlich des arteriellen Blutdrucks [s. Kapitel 6.2.2 „Mineralokortikoidrezeptor (MR)" und Palmer u. Frindt (1986)]. Durch einen vorwiegend indirekten Effekt verursacht der MR eine Aktivitätssteigerung dieser Natriumkanäle, die bei der Mineralokortikoidresistenz entsprechend ausbleibt. Interessanterweise betrifft der Defekt beim so genannten Liddle-Syndrom, einer der wenigen monogenen Hypertonieformen, ebenfalls die $\beta$-Untereinheit des ENaC (Hansson et al. 1995, Snyder et al. 1995). Im Sinn einer *Gain-of-function*-Mutation ist hier die Aktivität des Kanals gesteigert und führt zu einer dem Pseudohypoaldosteronismus spiegelbildlichen Erkrankung.

Erst vor kurzem konnte auch die molekulare Ursache der dominanten (sporadischen) Form des Pseudohypoaldosteronismus in einigen Fällen geklärt werden (Geller et al. 1998). Anders als bei der rezessiven Form wurden hier prämature Stoppkodons, Frameshift-Mutationen und Mutationen in Spleißregionen im MR-Gen nachgewiesen. Dadurch kommt es zu einer fehlenden Expression des MR auf dem betroffenen Allel und somit zu einer Unterexpression des MR in den Zellen der Nierentubuli.

### 6.4.3 Störungen der Östrogensensitivität

Östrogene gelten als die entscheidenden proliferationsfördernden Hormone sowohl im Endometrium als auch in der weiblichen Brust. Eine Änderung der Sensitivität gegenüber Östrogenen kann daher in beiden Organen Differenzierungsstörungen bis hin zur malignen Entartung zur Folge haben. Das Problem der Östrogensensitivität hat durch die Entdeckung eines zweiten ER besondere Komplexität und bedarf weiterer Forschungen.

#### 6.4.3.1 ER-Knockout-Mäuse

Bis zur Entdeckung des ER$\beta$ durch Kuiper et al. (1996) war das heute als ER$\alpha$ bezeichnete Protein der einzige bekannte Rezeptor für Östrogene. Es wurde daher angenommen, dass eine Ausschaltung des ER$\alpha$-Gens eine komplette Östrogenresistenz bedeuten würde. Tatsächlich scheint ER$\alpha$ eine essenzielle und nicht durch ER$\beta$ abgesicherte funktionelle Bedeutung zuzukommen, wie die von Lindzey u. Korach (1997) und Lubahn et al. (1993) an der ER$\alpha$-Knockout-Maus erhobenen Befunde zeigten: Im Gegensatz zu GR-Knockout-Mäusen sind Mäuse mit einer homozygoten Inaktivierung des ER$\alpha$-Gens lebensfähig, was angesichts der frühen embryonalen Expression des ER$\alpha$ und der Seltenheit natürlich vorkommender Keimbahndefekte im ER$\alpha$-Gen (s. Kapitel 6.4.3.2 „Generalisierte Störungen der Östrogensensitivität beim Menschen") überraschen mag. Wie angesichts der entscheidenden Rolle der Östrogene für die Reproduktionsfunktion erwartet, sind weibliche ER$\alpha$-Knockout-Mäuse infertil. Obwohl die embryonale Geschlechtsdifferenzierung weitgehend ungestört verläuft, ist die sexuelle Reifung bei weiblichen ER$\alpha$-Knockout-Mäusen erheblich beeinträchtigt: Die Ovarien sind zystisch verändert und anovulatorisch, alle Schichten des Uterus sind deutlich verkleinert, und die Mäuse sind azyklisch. Die Entwicklung der Mamma ist vollständig inhibiert. Die LH-Spiegel sind um das 3Fache, die Östradiol- und Testosteronspiegel auf das 10Fache erhöht. Weitgehend unerwartet waren hingegen die Effekte der ER$\alpha$-Inaktivierung bei männlichen Mäusen: Auch männliche ER$\alpha$-Knockout-Mäuse sind infertil, was im Wesentlichen auf einer gestörten Spermienreifung beruht. Bei beiden Geschlechtern ist die Knochendichte gegenüber dem Wildtyp leicht vermindert. Insofern scheint den Östrogenen bei beiden Geschlechtern eine essenzielle funktionelle Bedeutung sowohl in reproduktiven als auch in extrareproduktiven Geweben zuzukommen (s. auch Kapitel 4.3.2 „Generalisierte Störungen der Östrogensensitivität beim Menschen").

Es stellt sich die Frage, welche Bedeutung die ER$\beta$-Isoform, deren Existenz wegen der verbleibenden Östrogenbindungsfähigkeit einiger Gewebe bei der ER$\alpha$-Knockout-Maus schon vor ihrer Entdeckung postuliert wurde (Lubahn et al. 1993), vor diesem Hintergrund hat. Die Inaktivierung von ER$\beta$ hat – wie kürzlich berichtet – keine tiefgreifenden Störungen der reproduktiven Funktion zur Folge (Krege et al. 1998). Weibliche und männliche ER$\beta$-Knockout-Mäuse sind fertil. Die Weibchen haben eine normale Mammaentwicklung und eine ungestörte Laktationsfunktion. Die Ovarfunktion ist allenfalls leicht eingeschränkt. Eine genauere Analyse der extrareproduktive Gewebe von ER$\beta$-Knockout-Mäusen steht allerdings noch aus.

#### 6.4.3.2 Generalisierte Störungen der Östrogensensitivität beim Menschen

Etwa zeitgleich mit der Veröffentlichung der an der ER$\alpha$-Knockout-Maus erhobenen Befunde beschrieben Smith et al. (1994) einen männlichen Patienten mit einer inaktivierenden Mutation im ER$\alpha$-Gen. Dieser Mann war trotz einer anscheinend normalen Geschlechtsreifung ebenfalls infertil. Der auffälligste Befund war jedoch ein ausgeprägter Hochwuchs bei nicht geschlossenen Epiphysenfugen in Kombination mit einer deutlich reduzierten Knochendichte. Damit müssen heute einige wesentliche, zuvor allein dem Testosteron zugeschriebene Wirkungen zumindest teilweise als ER$\alpha$- und damit als östrogenvermittelt angesehen werden. Die physiologische Bedeutung der Östrogenwirkung beim Mann wird auch dadurch unterstrichen, dass männliche Patienten mit inaktivierenden Mutationen im Aromatasegen sehr ähnliche Symptome wie der „ER$\alpha$-Knockout-Patient" aufwiesen (Carani et al. 1997, Morishima et al. 1995).

#### 6.4.3.3 Veränderte Östrogensensitivität beim Mammakarzinom

Das Mammakarzinom ist eines der wichtigsten aktuellen Gesundheitsprobleme überhaupt. Es ist die häufigste Krebstodesursache der Frau in der westlichen Welt und die häufigste Todesursache überhaupt bei Frauen zwischen 35 und 55 Jahren (Kaiser et al. 1993). Die Inzidenz hat eine steigende Tendenz, und mit zunehmender Häufigkeit sind auch junge Frauen betroffen. Die normale Entwicklung der Brustdrüse, die Kanzerogenese des Brustepithels und die Progression des Mammakarzinoms befinden sich unter hormonellem Einfluss (Dickson u. Lippman 1987). Die wichtigsten Hormone für die Entwicklung und Differenzierung der Mamma sind die ovarialen Steroidhormone 17$\beta$-Östradiol und Progesteron (Dickson u. Lippman 1987). Es konnte kürzlich gezeigt werden, dass Östrogene die Proliferation von normalen menschlichen Mammaepithelzellen fördern (Laidlaw et al. 1995). Im Gegensatz zu den Epithelzellen des Endometriums, welche eine hohe ER-Expression während der follikulären Phase des Zyklus zeigen, haben die normalen Mammaepithelzellen eine niedrige ER-Expression, welche nur in relativ wenigen Zellen vorhanden ist (nur etwa 15–30% der Zellen zeigen eine schwache oder mäßige Immunpositivität) und keine Zyklusabhängigkeit zeigt (Ciocca u. Fanelli 1997, Ciocca et al. 1994).

Beim Mammakarzinom finden sich vielfältige Störungen der Sensitivität gegenüber Östrogenen und auch gegenüber den therapeutisch eingesetzten Antiöstrogenen. In ER$\alpha$-positiven Mammakarzinomzellen führt die Gabe von Östrogenen wie in der normalen Mamma zu einer Steigerung der Proliferationsrate (Brunner et al. 1989, Ciocca u. Fanelli 1997). Die Expression des ER$\alpha$ gilt als prognostisch (Krankheitsverlauf) und v.a. prädiktiv (Ansprechen auf eine endokrine Therapie) günstiger Faktor, zum einen wegen der besseren therapeutischen Beeinflussbarkeit durch Antiöstrogene, zum anderen wegen des häufig aggressiveren Verhaltens der östrogenunabhängig wachsenden ER$\alpha$-negativen Tumoren (Ciocca u. Fanelli 1997, Katzenellenbogen 1991). Etwa die Hälfte aller Mammakarzinome exprimiert im Gegensatz zu den normalen Mammaepithelzellen hohe Mengen an ER$\alpha$ (Tang et al. 1997), wodurch die Östrogensensitivität dieser Tumoren erhöht sein könnte. Die ER$\alpha$-Überexpression in Mammakarzinomen könnte das Resultat einer alternativen Promotorverwendung sein (Ciocca u. Fanelli 1997). Wichtig für die Expression von ER$\alpha$ ist auch ein etwa 3700 bp stromaufwärts der Transkriptionsstartstelle des ER$\alpha$-Gens gelegenes Enhancerelement, welches Transkriptionsfaktoren aus der AP-1-Familie bindet (Tang et al. 1997). Bisher unveröffentlichte Ergebnisse aus unserem Labor weisen darauf hin, dass die Expression der AP-1-Proteine FosB und Fra-1 in diesem Zusammenhang von besonderer Bedeutung sein könnte.

Obwohl die ER$\alpha$-Positivität eines Tumors von prognostischem Wert ist, kann sie dennoch nicht die volle Breite der möglichen Antworten auf Östrogene oder Antiöstrogene vorhersagen. Unterschiede in der Östrogensensitivität von Mammakarzinomen lassen sich, neben der Rezeptorexpression, auch durch eine Änderung der Rezeptorstruktur erklären. So wurde in Mammakarzinomzellen ein großes Spektrum von Mutationen, Deletionen und Rearrangements im ER$\alpha$-Gen beschrieben (Ciocca u. Fanelli 1997). Die daraus resultierenden „neuen" ER$\alpha$-Proteine können z.T. erhebliche Veränderungen in ihrer transkriptionalen Aktivität aufweisen. So wurden z.B. dominant-positive Varianten des ER$\alpha$ beschrieben, die auch in Abwesenheit von Östrogenen transkriptional aktiv sind. Ein solches Molekül entsteht z.B. bei einer Deletion des Exons 5, wodurch für die Ligandenbindung verantwortliche Regionen verloren gehen (Fuqua et al. 1991). Eine solche Form könnte zudem von solchen Detektionstests unerkannt bleiben, die Antikörper gegen die deletierten Epitope verwendet. Auch die Expression dominant-negativer ER$\alpha$-Isoformen wurde in Mammakarzinomen beschrieben. Bestimmte Mutationen in der Ligandenbindungsdomäne (McInerney et al. 1996) oder Deletionen von Exon 7 generieren ER-Isoformen, die selbst transkriptional inaktiv sind, gleichzeitig aber die Aktivität des Wildtyprezeptors inhibieren können (Fuqua et al. 1992). Interessanterweise konnte gezeigt werden, dass die Exon-7-Deletion insbesondere in Mammakarzinomen vorkommt, die zwar ER-positiv, jedoch PR-negativ sind (Fuqua et al. 1992). Schließlich existieren auch zahlreiche Mutanten und Varianten des ER$\alpha$, die eine komplette Resistenz gegenüber therapeutisch eingesetzten Antiöstrogenen verursachen, obwohl immunhistochemisch ER-Positivität vorliegt (Chan u. Dowsett 1998).

Das Bild wird durch die Entdeckung der ER$\beta$-Isoform weiter kompliziert. So konnte kürzlich gezeigt werden, dass menschliche Mammaepithelzellen, die der Wirkung von chemischen Kanzerogenen ausgesetzt wurden, vermehrt ER$\beta$ exprimieren (Hu et al. 1998). Von einer anderen Arbeitsgruppe wurde eine Variante des ER$\beta$ beschrieben, die zusammen mit der normalen ER$\beta$-Form in ER$\alpha$-negativen, östrogenunabhängigen MDA-MB231-Mammakarzinomzellen und Mammakarzinomen exprimiert wird, nicht jedoch in normalem Mammagewebe (Vladusic et al. 1998). Weiterführende Studien der Expression und der strukturellen Integrität von ER$\beta$ beim Mammakarzinom werden das Verständnis seiner Pathogenese und damit auch die diagnostischen und therapeutischen Optionen in Zukunft entscheidend bereichern.

### 6.4.4 Störungen der Progesteronsensitivität

#### 6.4.4.1 PR-Knockout-Maus

Eine komplette generalisierte Progesteronresistenz ist mit dem Überleben des Säugerorganismus vereinbar, wie die von Lydon et al. (1995) durchgeführten Knockout-Experimente zeigten. Eine generalisierte Progesteronresistenz, z.B. aufgrund einer Mutation im PR-Gen, wurde allerdings beim Menschen bisher nicht beschrieben. Weibliche und männliche PR-Knockout-Mäuse entwickeln sich bis zur Geschlechtsreife normal, danach zeigen sich jedoch bei den Weibchen schwerwiegende, zur Infertilität führende Störungen in allen reproduktiven Geweben (Lydon et al. 1995): Die Mäuse sind anovulatorisch, der Uterus ist hyperplastisch (ungehemmte Östrogenwirkung) und von Entzündungszellen infiltriert (was die antiinflammatorische Wirkung von Gestagenen unterstreicht), die Entwicklung der Mammae ist massiv reduziert, und die Tiere zeigen keinerlei Sexualverhalten. Insgesamt konnte durch diese Untersuchungen die essenzielle Bedeutung einer normalen Progesteronwirkung für die weibliche Reproduktionsfunktion bestätigt werden.

#### 6.4.4.2 Veränderte Progesteronsensitivität beim Mammakarzinom

Es wird häufig von der Annahme ausgegangen, dass die Mechanismen, durch die Östrogene und Gestagene die Proliferation bzw. Differenzierung des uterinen Epithels regulieren, auch für das Epithel der weiblichen Brust gelten. Die Wirkung von Progesteron auf die Epithelien der Mamma sind jedoch komplexerer Natur und weitaus weniger verstanden als die Rolle der Östrogene. Im Endometrium besitzen Östrogene eine eindeutig proliferationsfördernde Wirkung, während Progesteron nach vorausgegangener Östrogenisierung in der 2. Zyklushälfte die sekretorische Umwandlung, d.h. die Differenzierung des Endometriums bewirkt. In der Mamma weist die überwiegende Zahl der veröffentlichten Studien den Östrogenen eine eindeutig proliferationsfördernde Rolle zu, die experimentellen Daten zu den Effekten von Progesteron sind diesbezüglich allerdings widersprüchlich (Clarke u. Sutherland 1991). Insofern ist auch bis heute nicht eindeutig geklärt, ob die Expression von PR in Mammatumoren eine prognostische und/oder prädiktive Bedeutung hat.

Ergebnisse aus verschiedenen Laboratorien weisen darauf hin, dass Progesteron in der Brust, anders als im Endometrium, auch proliferationsfördernd wirken kann (Clarke u. Sutherland 1991). Studien über die mitotische Frequenz von Mammaepithelzellen während des menstruellen Zyklus bei Frauen, die orale Kontrazeptiva einnahmen, zeigten, dass die maximale Thymidininkorporation, die der maximalen zellulären Proliferation entspricht, in der von Progesteron dominierten sekretorischen Phase des Zyklus stattfindet. Sowohl die Östrogene als auch die gestagene Komponente dieser Präparate erhöhten den Thymidinmarkierungsindex, und auch „Nur-Gestagen"-Präparate haben eine hohe Aktivität (Anderson et al. 1987, 1989, Going et al. 1988). Außerdem wurde gezeigt, dass Schwangerschaft das Wachstum von Dimethylbenzantracen(DMBA)-induzierten Mammatumoren bei der Ratte fördert und dass die Gabe von Gestagenen zusammen mit einem Kanzerogen die Anzahl und die Wachstumsrate von Mammatumoren erhöht (Horwitz 1992, Kordon et al. 1990). Im Gegensatz dazu konnte nachgewiesen werden, dass die Gabe von Progesteron *vor* der Gabe eines Kanzerogens die Tumorgenese inhibieren kann (Horwitz 1992). Aufgrund dieser Daten ist es nicht verwunderlich, dass zur Therapie des Mammakarzinoms beim Menschen in der Vergangenheit sowohl Gestagene als auch Antigestagene eingesetzt wurden. Möglicherweise definiert das Expressionsverhältnis von PR-B und PR-A das unterschiedliche Ansprechen und die unterschiedliche Sensitivität verschiedener Mammatumoren gegenüber den therapeutisch verwendeten Gestagenen und Antigestagenen. Studien zur Klärung dieser Fragen werden zurzeit in unserem Labor durchgeführt.

### 6.4.5 Störungen der Androgensensitivität

Keimbahnmutationen im AR-Gen sind wesentlich häufiger als in allen anderen Steroidhormonrezeptorgenen (Inzidenz etwa 1:10000). Sie bringen zum einen klinisch auffällige Phänotypen hervor und beeinträchtigen zum anderen das Überleben des Individuums nicht (Hiipakka u. Liao 1998). Somatische Mutationen finden sich in einigen Fällen von Antiandrogenresistenz beim Prostatakarzinom. Beide Phänomene sollen im Folgenden besprochen werden.

#### 6.4.5.1 Generalisierte Störungen der Androgensensitivität

Eine Veränderung der AR-Genstruktur in den Keimzellen führt bei männlichen Nachkommen zur einer Störung der Androgensensitivität in allen androgenabhängigen Geweben, also zu einer generalisierten Androgenresistenz oder – seltener – Androgenhypersensitivität (Hiipakka u. Liao 1998, Patterson et al. 1994). Das phänotypische Erscheinungsbild von Patienten mit *generalisierter Androgenresistenz* hängt entscheidend davon ab, ob eine partielle oder eine komplette Androgenresistenz vorliegt (Grumbach u. Conte 1998, Patterson et al. 1994).

1. Partielle Androgenresistenz
   Patienten mit einer partiellen Androgenresistenz weisen – je nach deren Ausmaß – unterschiedliche Grade von Hypovirilisierung auf. Ist der Phänotyp männlich, wird auch vom Reifenstein-Syndrom gesprochen. Der subtilste Phänotyp betrifft fertile Männer mit normalen bis leicht unterentwickelten Genitalien und einer postpubertär auftretenden Gynäkomastie. Bei der nächst schwereren Form tritt eine Infertilität auf dem Boden einer Oligospermie oder Azoospermie hinzu. Schließlich kann eine partielle Androgenresistenz auch zu ausgeprägten Störungen der Genitalentwicklung führen, wie Hypospadie, Mikropenis, inkomplette Fusion der Labien mit blind endender Vagina und Kryptorchismus.
2. Komplette Androgenresistenz
   Eine komplette Androgenresistenz führt zur testikulären Feminisierung, d.h. zur Ausbildung eines weiblichen Phänotyps bei männlichem Karyotyp. Vor der Pubertät sind eine Inguinalhernie oder eine tastbare Raumforderung in den Labien (Maldescensus testis) meist der einzige und häufig übersehene Hinweis auf das Syndrom. Während der Pubertät werden die Patienten durch eine primäre Amenorrhö und eine fehlende oder unterentwickelte Achsel- und Schambehaarung (*hairless woman*) auffällig. Die gynäkologische Untersuchung zeigt eine blind endende Vagina.

Allen Formen der Androgenresistenz gemeinsam und diagnostisch wegweisend sind der männliche Karyotyp (46, XY) und die erhöhten Serumwerte für Testosteron, 17$\beta$-Östradiol und LH. Die bei einem entsprechenden Verdacht indizierte molekulare Analyse des Androgenrezeptors bzw. seiner cDNA kann bis heute nur in spezialisierten Zentren erfolgen. Einfachere biochemische Test, mit deren Hilfe die Diagnose eindeutig gestellt und von der wichtigsten Differenzialdiagnose, nämlich dem 5$\alpha$-Reduktase-Mangel (s. oben), abgegrenzt werden könnte, existieren nicht (Grumbach u. Conte 1998). Inzwischen wurden etwa 200 verschiedene Mutationen und Deletionen im AR-Gen als Ursache einer partiellen oder kompletten Androgenresistenz beschrieben (Hiipakka u. Liao 1998, Patterson et al. 1994, Quigley et al. 1995). Dabei handelt es sich um Missense-Mutationen (einschließlich prämature Stoppkodons), Spleißdefekte und Deletionen von einer oder mehreren Basen, von Exons oder des gesamten Gens [für eine genaue Übersicht siehe Quigley et al. (1995)]. Der überwiegende Teil der Mutationen findet sich in der Ligandenbindungsdomäne (v.a. in Exon 5 und Exon 7) und in der DNA-Bindungsdomäne. Die Folge ist eine suboptimale Liganden- bzw. DNA-Bindungsfähigkeit des Rezeptors. Im Allgemeinen verursachen die gleichen Mutationen auch den gleichen Phänotyp. So führt der Austausch eines Arginins in Position 855 durch ein Cystin immer zur kompletten Androgenresistenz, während die Substitution durch ein Histidin an gleicher Stelle konstant nur eine partielle Androgenresistenz verursacht (Quigley et al. 1995). In Ausnahmefällen wurde jedoch auch ein inkonstanter Phänotyp bei identischen Mutationen gefunden (McPhaul et al. 1992). Dies legt einen zusätzlichen Defekt bisher nicht charakterisierter Faktoren im AR-mediierten Signaltransduktionsweg nahe.

Die therapeutischen Optionen bei partieller und kompletter Androgenresistenz sind begrenzt. Einige Patienten mit partieller Androgenresistenz reagieren auf hohe Androgendosen mit den erwünschten Virilisierungserscheinungen. Bei ausgeprägter partieller Androgenresistenz kann es demgegenüber angezeigt sein, die Patienten als Mädchen zu erziehen. In diesem Fall sollten die Entfernung der Hoden und die notwendigen genitalen Korrekturoperationen in den ersten 6 Monaten nach der Geburt erfolgen. In der Pubertät sollten diese Patientinnen eine Östrogensubstitutionstherapie erhalten. Patienten mit kompletter Androgenresistenz haben grundsätzlich eine weibliche Identität. Intraabdominal liegende Hoden sollten bei diesen Patientinnen bis nach der Pubertät belassen werden, um eine ausreichende Testosteron- und damit (über die Aromatasewirkung) auch Östrogenproduktion sicherzustellen. Ein regelmäßiges sonografisches Monitoring ist angezeigt (Gefahr der malignen Entartung!). Im Leistenkanal und in den Labien liegende Hoden sollten in jedem Fall frühzeitig entfernt werden. Nach der Entfernung der Hoden benötigen die Patientinnen ab dem Pubertätsalter eine Östrogensubstitutionstherapie. Unabhängig vom primären AR-Defekt und vom Ausmaß der Androgenresistenz kann die Geschlechtsidentifikation bei diesen Patienten erhebliche psychische Probleme nach sich ziehen. Alle oben geschilderten Maßnahmen müssen daher von einer psychologischen Betreuung begleitet werden.

Eine besondere Rolle für die transkriptionale Aktivität des AR scheinen die Polyglutamin-Repeats am N-terminalen Ende des Rezeptormoleküls zu spielen [s. Kapitel 6.2.5 „Androgenrezeptor (AR)"]. Veränderungen dieser Struktur können daher ebenfalls zu Störungen der Androgensensitivität führen. Eine Verlängerung des normalerweise 16–39 Glutaminreste umfassenden Bereichs auf 40–65 Glutaminreste vermindert die transkriptionale Aktivität des AR. Aus bisher nicht geklärten Gründen wirkt sich diese Veränderung v.a. in Nervenzellen aus und verursacht das Bild der X-chromosomal vererbten spinalen/bulbären Muskelatrophie (SBMA, *Kennedy's disease*) (LaSpada et al. 1991, Warner et al. 1992). Patienten mit SBMA leiden erwartungsgemäß auch unter einer partiellen Androgenresistenz. Im Gegensatz dazu haben epidemiologische Studien gezeigt, dass eine Verkürzung der Polyglutamin-Repeats auf weniger als 16 Reste das Risiko, an einem Prostatakarzimom zu erkranken, erhöht (Giovannucci et al. 1997, Stanford et al. 1997). Diesem Effekt liegt vermutlich eine erhöhte transkriptionale Aktivität des AR und damit eine Androgenhypersensitivität zugrunde.

#### 6.4.5.2 Störungen der Androgen- und Antiandrogensensitivität beim Prostatakarzinom

Die Prostata und die von ihr ausgehenden Tumoren gehören zu den klassischen Androgenzielgeweben (Cunha et al. 1987). Bereits 1941 konnten Huggins et al. in ihren mit dem Nobelpreis ausgezeichneten Studien zeigen, dass die Kastration von Männern mit Prostatakarzinom zu einer eindeutigen Regression des Tumors führte. Die unter Kapitel 6.4.4.1 „R-Knockout-Maus" beschriebene Assoziation von Karzinomrisiko und Polymorphismen im AR-Gen unterstreicht ebenfalls die Rolle der Androgenwirkung in diesem Organ. Auch heute ist eine Verminderung der androgenen Stimulation durch Antiandrogene oder GnRH-Superagonisten ein integraler Bestandteil der Therapie des Prostatakarzinoms. Initial kommt es meist zu einem guten Ansprechen auf die Therapie, im Verlauf kommt es jedoch bei vielen Patienten zu einer Resistenz gegenüber dem Antiandrogen und zu einem therapeutisch unbeeinflussbaren Tumorwachstum (Gittes 1991). In einigen Fällen konnten somatische Mutationen im AR-Gen identifiziert werden, die zu einer Änderung der Ligandenbindungsspezifität führten, sodass das Antiandrogen als Agonist fungierte (Kokontis et al. 1991, Taplin et al. 1995, Vedscholte et al. 1990). Bei den meisten Patienten sind jedoch sowohl die Expression als auch die Struktur des AR unverändert und können daher nicht zur Erklärung der Antiandrogenresistenz herangezogen werden (Hiipakka u. Liao 1998). Kürzlich konnte anhand eines Zellkulturmodells gezeigt werden, dass langfristig androgendeprivierte Prostatakarzinomzellen durch Androgene in ihrem Wachstum gehemmt werden, ein Effekt der durch Gabe eines Antiandrogens aufgehoben werden konnte (Kokontis et al. 1994). Wiederum ließ sich dafür keine Mutation im AR-Gen verantwortlich machen. Die Mechanismen der gestörten Androgen- und Antiandrogensensitivität beim Prostatakarzinom bleiben damit weitgehend ungeklärt und stellen somit eine Herausforderung für zukünftige wissenschaftliche Untersuchungen dar.

## 6.5 Resümee

Es wurden die grundlegenden molekularen Mechanismen der Steroidhormonrezeptorwirkung sowie der normalen und gestörten Steroidhormonsensitivität besprochen. Im Zentrum standen entsprechend die Steroidhormonrezeptoren und die von ihnen nach Hormonbindung ausgelöste Signalkaskade. Während die Rezeptoren selbst in den letzten 10 Jahren eine recht genaue Charakterisierung erfahren haben, bleiben folgende, für die Steroidhormonspezifität und -sensitivität bedeutsamen Fragen zu klären:

- Welche der *in vitro* charakterisierten Determinanten der Steroidsensitivität sind *in vivo* physiologisch und pathophysiologisch relevant?
- Welche Rolle spielen die natürlicherweise vorkommenden Isoformen der einzelnen Rezeptoren (GR$\beta$, ER$\beta$, PR-A)?
- Haben die bisher entdeckten Polymorphismen, z.B. im GR-Gen und im AR-Gen, eine Bedeutung für die Steroidhormonsensitivität?
- Existieren außer ARA70 noch weitere rezeptorspezifische Koaktivatoren?
- Gibt es gewebespezifisch wirksame Steroidhormonagonisten und -antagonisten, mit denen sich eine gewebespezifische Störung der Steroidhormonsensitivität behandeln ließe?

## 6.6 Literatur

Akner G, Wikstrom A-C, Gustafsson J-A (1995) Subcellular distribution of the glucocorticoid receptor and evidence for its association with microtubules. J Steroid Biochem Mol Biol 52:1–16

Akner G, Wikstrom AC, Mossberg K, Sundqvist KG, Gustafsson J-A (1994) Morphometric studies of the localization of the glucocorticoid receptor in mammalian cells and of glucocorticoid hormone-induced effects. J Histochem Cytochem 42:645–657

Albiston AL, Obeyesekere VR, Smith RE, Krozowski ZS (1994) Cloning and tissue distribution of the human beta-hydroxysteroid dehydrogenase type 2 enzyme. Mol Cell Endocrinol 105:R11–17

Allgood VE, Oakley RH, Cidlowski JA (1993) Modulation by vitamin B6 of glucocorticoid receptor-mediated gene expression requires transcription factors in addition to the glucocorticoid receptor. J Biol Chem 268:20 870–20 876

Almlof T, Wright AP, Gustafsson J-A (1995) Role of acidic and phosphorylated residues in gene activation by the glucocorticoid receptor. J Biol Chem 270:17 535–17 540

Alnemri ES, Maksymowych AB, Robertson NM, Litwack G (1991) Overexpression and characterization of the human mineralocorticoid receptor. J Biol Chem 266:18 072–18 081

Anderson KM, Liao S (1968) Selective retention of dihydrotestosterone by prostatic nuclei. Nature 219:277–279

Anderson TJ, Howell A, King RJB (1987) Comment on progesterone effects in breast tissue. Breast Cancer Res Treat 10:65

Anderson TJ, Battersby S, King SJB, McPherson K, Going JJ (1989) Oral contraceptive use influences resting breast proliferation. Hum Pathol 20:1139

Angel P, Karin M (1991) The role of Jun, Fos and the AP-1 complex in cell proliferation and transformation. Biochim Biophys Acta 1072:129–157

Arai K, Tsigos C, Suzuki Y et al. (1994) Physiological and molecular aspects of mineralocorticoid receptor action in pseudohypoaldosteronism: a responsiveness test and therapy. J Clin Endocrinol Metab 79:1019–1023

Arai K, Tsigos C, Suzuki Y et al. (1995) No apparent mineralocorticoid receptor defect in a series of sporadic cases of pseudohypoaldosteronism. J Clin Endocrinol Metab 80:814–817

Archer TK, Deroo BJ, Fryer CJ (1998) Chromatin modulation of glucocorticoid and progesterone receptor activity. Trends Endocrinol Metab 8:384–390

Arriza JL, Weinberger C, Cerelli G et al. (1987) Cloning of human mineralocorticoid receptor complementary DNA: structural and functional kinship with the glucocorticoid receptor. Science 237:268–275

Auphan N, DiDonato JA, Rosette C, Helmberg A, Karin M (1995) Immunosupression by glucocorticoids: inhibition of NF-$\kappa$B activity through induction of IkB synthesis. Science 270:286–290

Baeuerle PA, Henkel T (1994) Function and activation of NF-$\kappa$B in the immune system. Annu Rev Immunol 12:141–179

Bagchi MK, Tsai SY, Tsai MJ, O'Malley BW (1992) Ligand and DNA-dependent phosphorylation of human progesterone receptor in vitro. Proc Natl Acad Sci USA 89:2664–2668

Bamberger CM, Chrousos GP (1995) The glucocorticoid receptor and RU 486 in man. Ann NY Acad Sci 761:296–311

Bamberger CM, Schulte HM (1997) Wirkungsmechanismus der Glukokortikoide. Internist 38:366–370

Bamberger CM, Bamberger AM, Castro M de, Chrousos GP (1995) Glucocorticoid receptor beta, a potential endogenous inhibitor of glucocorticoid action in humans. J Clin Invest 95:2435–2441

Bamberger AM, Bamberger CM, Gellersen B, Schulte HM (1996) Modulation of AP-1 activity by the human progesterone receptor in endometrial adenocarcinoma cells. Proc Natl Acad Sci USA 93:6169–6174

Bamberger CM, Schulte HM, Chrousos GP (1996) Molecular determinants of glucocorticoid receptor function and tissue sensitivity to glucocorticoids. Endocr Rev 17:245–261

Bamberger CM, Bamberger AM, Wald M, Chrousos GP, Schulte HM (1997) Inhibition of mineralocorticoid activity by the beta-isoform of the human glucocorticoid receptor. J Steroid Biochem Mol Biol 60:43–50

Bamberger CM, Else T, Bamberger AM, Beil FU, Schulte HM (1997) Regulation of the human interleukin-2 gene by the alpha and beta isoforms of the glucocorticoid receptor. Mol Cell Endocrinol 136:23–28

Bamberger CM, Wald M, Bamberger AM, Schulte HM (1997) Inhibition of mineralocorticoid and glucocorticoid receptor function by the heat shock protein 90-binding agent geldanamycin. Mol Cell Endocrinol 131:233–240

Bamberger CM, De Castro M, Schulte HM, Chrousos GP (1998) Normal expression of the human glucocorticoid receptor $\beta$-isoform in ACTH-producing pituitary adenomas. Jahrestagung der Deutschen Gesellschaft für Endokrinologie, Freiburg

Beato M, Sanchez-Pacheco A (1996) Interaction of steroid hormone receptors with the transcription initiation complex. Endocr Rev 17:587–609

Bellido T, Jilka RL, Brendan FB et al. (1995) Regulation of interleukin-6, osteoclastogenesis, and bone mass by androgen. The role of the androgen receptor. J Clin Invest 95:2886–2895

Berger S, Bleich M, Schmid W et al. (1998) Mineralocorticoid receptor knock-out mice: pathophysiology of $Na^+$ metabolism. Proc Natl Acad Sci USA 95:9424–9429

Berthold AA (1849) Transplantation der Hoden. Arch Anat Physiol Wiss Med 16:42–46

Bodine PV, Litwack G (1988) Evidence that the modulator of the glucocorticoid-receptor complex is the endogenous molybdate factor. Proc Natl Acad Sci USA 85:1462–1466

Bodine PV, Litwack G (1988) Purification and structural analysis of the modulator of the glucocorticoid-receptor complex. Evidence that modulator is a novel phosphoglyceride. J Biol Chem 263:3501–3512

Bodine PV, Litwack G (1990) The glucocorticoid receptor and its endogenous regulators. Receptors 1:83–119

Bodwell JE, Hu L-M, Hu J-M, Orti E, Munck A (1993) Glucocorticoid receptors: ATP-dependent cycling and hormone-dependent hyperphosphorylation. J Steroid Biochem Mol Biol 47:31–38

Boon WC, Coghlan JP, Curnow KM, McDougall JG (1997) Aldosterone secretion – a molecular perspective. Trends Endocrinol Metab 8:346–354

Borror KC, Garabedian MJ, DeFranco DB (1995) Glucocorticoid receptor phosphorylation in v-mos-transformed cells. Steroids 60:375–382

Boumpas DT, Paliogianni F, Anastassiou ED, Balow JE (1991) Glucocorticosteroid action on the immune system: molecular and cellular aspects. Clin Exp Rheumatol 9:413–23

Brann DW, Hendry LB, Mahesh VB (1995) Emerging diversities in the mechanism of action of steroid hormones. J Steroid Biochem Mol Biol 52:113–133

Bresnick EH, Dalman FC, Sanchez ER, Pratt WB (1989) Evidence that the 90-kDa heat shock protein is necessary for the steroid binding conformation of the L cell glucocorticoid receptor. J Biol Chem 264:4992–4997

Brink M, Humbel BM, De Kloet ER, Van Driel R (1992) The unliganded glucocorticoid receptor is localized in the nucleus, not in the cytoplasm. Endocrinology 130:3575–3581

Bronnegard M, Boos J, Marcus C, McGuire J, Werner S, Gustafsson J-A (1995) Expression of hsp90beta messenger ribonucleic acid in patients with familial glucocorticoid resistance – correlation to receptor status. J Steroid Biochem Mol Biol 52:345–349

Brönnegard M, Carlstedt-Duke J (1995) The genetic basis of glucocorticoid resistance. Trends Endocrinol Metab 6:160–164

Brostjan C, Anrather J, Csizmadia V et al. (1996) Glucocorticoid-mediated repression of NF-$\kappa$B activity in endothelial cells does not involve induction of IkBa synthesis. J Biol Chem 271:19612–19616

Brown CJ, Goss SJ, Lubahn DB et al. (1989) Androgen receptor locus on the human X chromosome: regional localization to Xq11–12 and description of a DNA polymorphism. Am J Hum Genet 44:264–269

Bruchovsky N, Wilson JD (1968) The conversion of testosterone to 5$\alpha$-androstan-17$\beta$-ol-3-one by rat prostate in vivo and in vitro. J Biol Chem 243:2012–2021

Brüggemeier U, Kalff M, Franke S, Scheidereit C, Beato M (1991) Ubiquitous transcription factor OTF-1 mediates induction of the mouse mammary tumor virus promoter through synergistic interaction with hormone receptors. Cell 64:565–572

Brunner N, Bronzert D, Vindelov LL, Rygaard K, Spang-Thomsen M, Lippman ME (1989) Effect on growth and cell cycle kinetics of estradiol and tamoxifen on MCF-7 human breast cancer cells grown in vitro and in nude mice. Cancer Res 49:1515–1520

Buermann B, Vohl MC, Chagnon M et al. (1997) Abdominal visceral fat is associated with a BclI restriction fragment length polymorphism at the glucocorticoid receptor gene locus. Obes Res 5:186–192

Bunone G, Briand P-A, Miksicek RJ, Picard D (1996) Activation of the unliganded estrogen receptor by EGF involves the MAP kinase pathway and direct phosphorylation. EMBO J 15:2174–2183

Burns K, Duggan B, Atkinson EA et al. (1994) Modulation of gene expression by calreticulin binding to the glucocorticoid receptor. Nature 367:476–480

Burnstein KL, Cidlowski JA (1992) The down side of glucocorticoid receptor regulation. Mol Cell Endocrinol 83:C1–8

Burnstein KL, Jewell CM, Cidlowski JA (1990) Human glucocorticoid receptor cDNA contains sequences sufficient for receptor down-regulation. J Biol Chem 265:7284–7291

Burnstein KL, Bellingham DL, Jewell CM, Powell-Oliver FE, Cidlowski JA (1991) Autoregulation of glucocorticoid receptor gene expression. Steroids 56:52–58

Burnstein KL, Jewell CM, Sar M, Cidlowski JA (1994) Intragenic sequences of the human glucocorticoid receptor complementary DNA mediate hormone-inducible receptor messenger RNA down-regulation through multiple mechanisms. Mol Endocrinol 8:1764–1773

Caamano CA, Morano MI, Patel PD, Watson SJ, Akil H (1993) A bacterially expressed mineralocorticoid receptor is associated in vitro with the 90-kilodalton heat shock protein and shows typical hormone- and DNA-binding characteristics. Biochemistry 32:8589–8595

Cadepond F, Binart N, Chambraud B et al. (1993) Interaction of glucocorticosteroid receptor and wild-type or mutated 90-kDa heat shock protein coexpressed in baculovirus-infected Sf9 cells. Proc Natl Acad Sci USA 90:10434–10438

Cadepond F, Jibard N, Binart N, Schweizer-Groyer G, Segard-Maurel I, Baulieu EE (1994) Selective deletions in the 90 kDa heat shock protein (hsp90) impede hetero-oligomeric complex formation with the glucocorticosteroid receptor (GR) or hormone binding by GR. J Steroid Biochem Mol Biol 48:361–367

Caldenhoven E, Liden J, Wissink S et al. (1995) Negative cross-talk between RelA and the glucocorticoid receptor: a possible mechanism for the antiinflammatory action of glucocorticoids. Mol Endocrinol 9:401–412

Carani C, Qin K, Simoni M et al. (1997) Effect of testosterone and estradiol in a man with aromatase deficiency. N Engl J Med 337:91–95

Cato ACB, Peterziel H (1998) The androgen receptor as mediator of gene expression and signal transduction pathways. Trends Endocrinol Metab 9:150–154

Cavanaugh AH, Simons SSJ (1994) Factor-assisted DNA binding as a possible general mechanism for steroid receptors. Functional heterogeneity among activated receptor-steroid complexes. J Steroid Biochem Mol Biol 48:433–446

Chakraborti PK, Garabedian MJ, Yamamoto KR, Simons SSJ (1991) Creation of super glucocorticoid receptors by point mutations in the steroid binding domain. J Biol Chem 266:22075–22078

Champigny G, Voilley N, Lingueglia E, Friend V, Barbry P, Lazdunski M (1994) Regulation of expression of lung amiloride-sensitive Na channel by steroid hormones. EMBO J 13:2177–2181

Chan CMW, Dowsett M (1998) Oestrogen receptor expression mutants and variants in tamoxifen-resistant breast cancer. In: Gronemeyer H, Fuhrmann U, Parczyk K (Hrsg) Molecular basis of sex hormone receptor function. Springer, Berlin Heidelberg New York, pp 203–215

Chang C, Kokontis J, Liao S (1988) Structural analysis of complementary DNA and amino acid sequences of human and rat androgen receptors. Proc Natl Acad Sci USA 85:7211–7215

Chang SS, Grunder S, Hanukoglu A et al. (1996) Mutations in subunits of the epithelial sodium channel cause salt wasting with hyperkalaemic acidosis, pseudohypoaldosteronism type 1. Nat Genet 12:248–253

Cheek DB, Perry JB (1958) A salt wasting syndrome in infancy. Arch Dis Child 33:252–256

Chen JD, Evans RM (1995) A transcriptional co-repressor that interacts with nuclear hormone receptors. Nature 377:454–457

Chen SY, Wang J, Yu G, Liu W, Pearce D (1997) Androgen and glucocorticoid receptor heterodimer formation. A possible mechanism for mutual inhibition of transcriptional activity. J Biol Chem 272:14087–14092

Chiba H, Muramatsu M, Nomoto A, Kato H (1994) Two human homologues of *Saccharomyces cerevisiae* SWI2/SNF2 and *Drosophila brahma* are transcriptional coactivators cooperating with the estrogen receptor and the retinoic acid receptor. Nucleic Acids Res 22:1815–1820

Chrousos GP (1995) The hypothalamic-pituitary-adrenal axis and immune-mediated inflammation. N Engl J Med 332:1351–1362

Chrousos GP, Gold PW (1992) The concepts of stress and stress system disorders. JAMA 267:1244–1252

Chrousos GP, Vingerhoeds A, Brandon D et al. (1982) Primary cortisol resistance in man. J Clin Invest 69:1261–1269

Chrousos GP, Laue L, Nieman LK et al. (1988) Glucocorticoids and glucocorticoid antagonists: lessons from RU486. Kidney Int 34:18–23

Chrousos GP, Detera-Wadleigh SD, Karl M (1993) Syndromes of glucocorticoid resistance. Ann Intern Med 119:1113–1124

Cidlowski JA, Bellingham DL, Powell-Oliver FE, Lubahn DB, Sar M (1990) Novel antipeptide antibodies to the human glucocorticoid receptor: recognition of multiple receptor forms in vitro and distinct localization of cytoplasmic and nuclear receptors. Mol Endocrinol 4:1427–1437

Ciocca DR, Fanelli MA (1997) Estrogen receptors and cell proliferation in breast cancer. Trends Endocrinol Metab 8:313–321

Ciocca DR, Vargas Roik LM, Fanelli MA (1994) Estrogen receptors in the female genital tract in normal and pathological conditions. Biocell 18:1–21

Claessens F, Alen P, Devos A, Peeters B, Verhoeven G, Rombauts W (1996) The androgen-specific probasin response element 2 interacts differentially with androgen and glucocorticoid receptors. J Biol Chem 271:19.013–19.016

Clarke CL, Sutherland RL (1991) Progestin regulation of cellular proliferation. Endocr Rev 11:266–301

Cole TJ, Blendy JA, Monaghan AP et al. (1995) Targeted disruption of the glucocorticoid receptor gene blocks adrenergic chromaffin cell development and severely retards lung maturation. Genes Dev 9:1608–1621

Cunha GR, Donjacour AA, Cooke PS et al. (1987) The endocrinology and developmental biology of the prostate. Endocr Rev 8:338–362

Czar MJ, Owens-Grillo JK, Yem AW et al. (1994) The hsp56 immunophilin component of untransformed steroid receptor complexes is localized both to microtubules in the cytoplasm and to the same nonrandom regions within the nucleus as the steroid receptor. Mol Endocrinol 8:1731–1741

Czar MJ, Lyons RH, Welsh MJ, Renoir J-M, Pratt WB (1995) Evidence that the FK506-binding immunophilin heat shock protein 56 is required for trafficking of the glucocorticoid receptor from the cytoplasm to the nucleus. Mol Endocrinol 9:1549–1560

Dahia LMP, Honegger J, Reincke M et al. (1997) Expression of glucocorticoid receptor gene isoforms in corticotropin-secreting tumors. J Clin Endocrinol Metab 82:1088–1093

Dahlman-Wright K, Wright APH, Gustafsson J-A (1992) Determinants of high-affinity DNA binding by the glucocorticoid receptor: evaluation of receptor domains outside the DNA-binding domain. Biochemistry 31:9040–9044

Dahlman-Wright K, Almlof T, McEwan IJ, Gustafsson JA, Wright APH (1994) Delineation of a small region within the major transactivation domain of the human glucocorticoid receptor that mediates transactivation of gene expression. Proc Natl Acad Sci USA 91:1619–1623

Dahmer MK, Tienrungroj W, Pratt WB (1985) Purification and preliminary characterization of a macromolecular inhibitor of glucocorticoid receptor binding to DNA. J Biol Chem 260:7705–7715

Dalman FC, Scherrer LC, Taylor LP, Akil H, Pratt WB (1991) Localization of the 90-kDa heat shock protein binding site within the hormone-binding domain of the glucocorticoid receptor by peptide competition. J Biol Chem 266:3482–3490

De Castro M, Elliot S, Kino T et al. (1996) The non-ligand binding β-isoform of the human glucocorticoid receptor (hGRβ):tissue levels, mechanism of action, and potential physiological role. Mol Med 2:597–607

De Lange P, Koper JW, Huizenga NA et al. (1997) Differential hormone-dependent transcriptional activation and -repression by naturally occuring human glucocorticoid receptor variants. Mol Endocrinol 11:1156–1164

De Vos P, Claessens F, Celis L et al. (1994) Nuclear extracts enhance the interaction of fusion proteins containing the DNA-binding domain of the androgen and glucocorticoid receptor with androgen and glucocorticoid response elements. J Steroid Biochem Mol Biol 48:317–323

Denault DL, Fejestoth G, Narayfejestoth A (1996) Aldosterone regulation of sodium channel gamma-subunit mRNA in cortical collecting duct cells. Am J Physiol 40:C423-C428

Diamond MI, Miner JN, Yoshinaga SK, Yamamoto KR (1990) Transcription factor interactions: selectors of positive or negative regulation from a single DNA element. Science 249:1266–1272

Dickson RB, Lippman ME (1987) Estrogenic regulation of growth and polypeptide growth factor secretion in human breast carcinoma. Endocr Rev 8:29–43

Drouin J, Sun YL, Chamberland M et al. (1993) Novel glucocorticoid receptor complex with DNA element of the hormone-repressed POMC gene. EMBO J 12:145–156

Eik-Nes KB (1975) Biosynthesis and secretion of testicular steroids. In: Greep RO, Astwood EB (eds) Handbook of Physiology, Section 7, vol V. American Physiological Society, Washington, DC, pp 95–116

Encio IJ, Detera-Wadleigh SD (1991) The genomic structure of the human glucocorticoid receptor. J Biol Chem 266:7182–7188

Enmark E, Gustafsson J-A (1998) Characterization of human estrogen receptor β. In: Gronemeyer H, Fuhrmann U, Parczyk K (eds) Molecular basis of sex hormone receptor function. Springer, Berlin Heidelberg New York, pp 161–177

Enmark E, Pelto-Huikko M, Grandien L et al. (1997) Human estrogen receptor β-gene structure, chromosomal localization, and expression pattern. J Clin Endocrinol Metab 82:4258–4265

Espinas ML, Roux J, Pictet R, Grange T (1995) Glucocorticoids and protein kinase A coordinately modulate transcription factor recruitment at a glucocorticoid-responsive unit. Mol Cell Biol 15:5346–5354

Evans RM (1988) The steroid and thyroid hormone receptor superfamily. Science 240:889–895

Freedman LP, Luisi BF, Korszun ZR, Basavappa R, Sigler PB, Yamamoto KR (1988) The function and structure of the metal coordination sites within the glucocorticoid receptor DNA binding domain. Nature 334:543–546

Friedman JE, Yun JS, Patel YM, McGrane MM, Hanson RW (1993) Glucocorticoids regulate the induction of phosphoenolpyruvate carboxykinase (GTP) gene transcription during diabetes. J Biol Chem 268:12952–12957

Froesch BA, Takayama S, Reed JC (1998) BAG-1 protein enhances androgen receptor function. J Biol Chem 273:11660–11666

Funder JW (1996) Mineralocorticoid receptors and glucocorticoid receptors. Clin Mol Endocrinol 45:651–656

Funder JW, Pearce PT, Smith R, Smith AI (1988) Mineralocorticoid action: target tissue specificity is enzyme, not receptor, mediated. Science 242:583–585

Fuqua SAW, Fitzgerald SD, Chamness GC et al. (1991) Variant human breast cancer tumor estrogen receptor with constitutive transcriptional activity. Cancer Res 51:105–109

Fuqua SAW, Fitzgerald SD, Allred DC et al. (1992) Inhibition of estrogen receptor action by a naturally occurring variant in human breast tumors. Cancer Res 52:483–486

Gaub MP, Bellard M, Scheuer I, Chambon P, Sassone-Corsi P (1990) Activation of the ovalbumin gene by the estrogen receptor involves the for-jun complex. Cell 6:1267–1276

Geller DS, Rodriguez-Soriano J, Boado J et al. (1998) Mutations in the mineralocorticoid receptor gene cause autosomal dominant pseudohypoaldosteronism type I. Nat Genet 19:279

Giguere V, Hollenberg SM, Rosenfeld MG, Evans RM (1986) Functional domains of the human glucocorticoid receptor. Cell 46:645–652

Giovannucci E, Stampfer MJ, Krithivas K et al. (1997) The CAG repeat within the androgen receptor gene and its relationship to prostate cancer. Proc Natl Acad Sci USA 94:3320–3323

Gittes RF (1991) Carcinoma of the prostate. N Engl J Med 324:236–245

Glass CK (1994) Differential recognition of target genes by nuclear receptor monomers, dimers, and heterodimers. Endocr Rev 15:391–407

Going JJ, Anderson TJ, Battersby S, MacIntyre CCA (1988) Proliferative and secretory activity in human breast during natural and artificial menstrual cycles. Am J Pathol 130:193

Graham JD, Clarke CL (1997) Physiological action of progesterone in target tissues. Endocr Rev 18:502–519

Green S, Wlater P, Kumar V et al. (1986) Human oestrogen receptor cDNA: sequence, expression and homology to v-erbA. Nature 320:134–139

Griffin JE, Wilson JD (1998) Disorders of the testis and the male reproductive tract. In: Wilson JD, Foster DW, Kronenberg HM, Larsen PR (eds) Williams textbook of endocrinology, 9th edn. Saunders, Philadelphia, pp 819–875

Grumbach MM, Conte FA (1998) Disorders of sex differentiation. In: Wilson JD, Foster DW, Kronenberg HM, Larsen PR (eds) Williams textbook of endocrinology, 9th edn. Saunders, Philadelphia, pp 1303–1425

Guathier JM, Bourachot B, Doucas V, Yaniv M, Moreau-Gachelin F (1993) Functional interference between the Spi-1/PU.1 oncoprotein and steroid hormone or vitamin receptors. EMBO J 12:5089–5096

Hall RK, Sladek FM, Granner DK (1995) The orphan receptors COUP-TF and HNF-4 serve as accessory factors required for induction of phosphoenolpyruvate carboxykinase gene transcription by glucocorticoids. Proc Natl Acad Sci USA 92:412–416

Hammond GL, Smith CL, Goping IS (1987) Primary structure of human corticosteroid binding globulin, deduced from hepatic and pulmonary cDNAs, exhibits homology with serine protease inhibitors. Proc Natl Acad Sci USA 84:5153–5157

Hansson JA, Schild L, Lu Y et al. (1995) A de novo missense mutation of the beta subunit of the epithelial sodium channel causes hypertension and Liddle syndrome, identifying a proline-rich segment critical for regulation of channel activity. Proc Natl Acad Sci USA 92:11495–11499

Harrison RJ, McNeil GP, Dobner PR (1995) Synergistic activation of neurotensin/neuromedin N gene expression by c-Jun and glucocorticoids: novel effects of Fos family proteins. Mol Endocrinol 9:981–993

Heck S, Kullmann M, Gast A et al. (1994) A distinct modulating domain in glucocorticoid receptor monomers in the repression of activity of the transcription factor AP-1. EMBO J 13:4087–4095

Hiipakka RA, Liao S (1998) Molecular mechanism of androgen action. Trends Endocrinol Metab 9:317–324

Hollenberg SM, Weinberger C, Ong ES et al. (1985) Primary structure and expression of a functional human glucocorticoid receptor cDNA. Nature 318:635–641

Horwitz KB (1992) The molecular biology of RU486: is there a role for antiprogestins in the treatment of breast cancer? Endocr Rev 13:146–163

Horwitz KB, Alexander PS (1983) In situ photolinked nuclear progesterone receptors of human breast cancer cells: subunit molecular weights after transformation and translocation. Endocrinology 113:2195–2201

Horwitz KB, Tung L, Takimoto GS (1995) Novel mechanisms of antiprogestin action. J Steroid Biochem Mol Biol 53:9–17

Horwitz KB, Jackson TA, Bain DL et al. (1996) Nuclear receptor coactivators and corepressors. Mol Endocrinol 10:1167–1177

Hsu SC, DeFranco DB (1995) Selectivity of cell cycle regulation of glucocorticoid receptor function. J Biol Chem 270:3359–3364

Hu J-M, Bodwell JE, Munck A (1994) Cell cycle-dependent glucocorticoid receptor phosphorylation and activity. Mol Endocrinol 8:1709–1713

Hu L-M, Bodwell J, Hu J-M, Orti E, Munck A (1994) Glucocorticoid receptors in ATP-depleted cells. J Biol Chem 269:6571–6577

Hu YF, Lau KM, Ho S-M, Russo J (1998) Increased expression of estrogen receptor bin chemically transformed human breast epithelial cells. Int J Oncol 12:1225–1228

Huggins C, Steven RE, Hodges CV (1941) Studies on prostate cancer. II. The effects of castration on advanced carcinoma of the prostate gland. Arch Surg 43:209–223

Hurley DM, Accili D, Stratakis CA et al. (1991) Point mutation causing a single amino acid substitution in the hormone binding domain of the glucocorticoid receptor in familial glucocorticoid resistance. J Clin Invest 87:680–686

Hutchison KA, Scherrer LC, Czar MJ et al. (1993) FK506 binding to the 56-kilodalton immunophilin (Hsp56) in the glucocorticoid receptor heterocomplex has no effect on receptor folding or function. Biochemistry 32:3953–3957

Hutchison KA, Dittmar KD, Pratt WB (1994) All of the factors required for assembly of the glucocorticoid receptor into a functional heterocomplex with heat shock protein 90 are preassociated in a self-sufficient protein folding structure, a „foldosome". J Biol Chem 269:27894–27899

IIda S, Nakamura Y, Fugii H et al. (1990) A patient with hypocorticolism and Cushing's syndrome-like manifestations: cortisol hyperreactive syndrome. J Clin Endocrinol Metab 70:729–737

Ikonen T, Palvimo JJ, Jänne OA (1997) Interaction between the amino- and carboxy-terminal regions of the rat androgen receptor modulates transcriptional activity and is influenced by nuclear receptor coactivators. J Biol Chem 272:29821–29828

Imai E, Miner JN, Mitchell JA, Yamamoto KR, Granner DK (1993) Glucocorticoid receptor-cAMP response element-binding protein interaction and the response of the phosphoenolpyruvate carboxykinase gene to glucocorticoids. J Biol Chem 268:5353–5356

Jensen EV, Jacobson HI (1962) Basic guides to the mechanism of estrogen action. Recent Prog Horm Res 18:387–414

Jensen EV, Suzuki T, Kawashima T, Stumpf WE, Jungblut PW, DeSombre ER (1968) A two-step mechanism for the interaction of estradiol with rat uterus. Proc Natl Acad Sci USA 59:632–638

Jonat C, Rahmsdorf HJ, Park KK et al. (1990) Antitumor promotion and antiinflammation: down-modulation of AP-1 (Fos/Jun) activity by glucocorticoid hormone. Cell 62:1189–1204

Kaiser WA, Diedrich K, Reiser M, Krebs D (1993) Moderne Diagnostik der Mamma. Geburtshilfe Frauenheilkd 53:1–14

Kalkhofen E, Wissink S, Van der Saag PT, Van der Burg B (1996) Negative interaction between the RelA(p65) subunit of NF-$\kappa$B and the progesterone receptor. J Biol Chem 27:6217–6224

Kamei Y, Xu L, Heinzel T et al. (1996) A CBP integrator complex mediates transcriptional activation and AP-1 inhibition by nuclear receptors. Cell 85:403–414

Karin M (1995) The regulation of AP-1 activity by mitogen-activated protein kinases. J Biol Chem 270:16483–16486

Karl M, Lamberts SW, Detera-Wadleigh SD et al. (1993) Familial glucocorticoid resistance caused by a splice site deletion in the human glucocorticoid receptor gene. J Clin Endocrinol Metab 76:683–689

Karl M, Wichert G von, Kempter E et al. (1996) Nelson's syndrome associated with a somatic frame shift mutation in the glucocorticoid receptor gene. J Clin Endocrinol Metab 81:124–129

Kasson BG, Hsueh AJW (1987) Insulin-like growth factor-1 augments gonadotropin-stimulated androgen biosynthesis by cultured rat testicular cells. Mol Cell Endocrinol 52:27–34

Kastner P, Krust A, Turcotte B et al. (1990) Two distinct estrogen-regulated promoters generate transcripts encoding the two functionally different human progesterone receptor forms A and B. EMBO J 9:1603–1614

Katzenellenbogen BS (1991) Antiestrogen resistance: mechanisms by which breast cancer cells undermine the effectiveness of endocrine therapy. J Natl Cancer Inst 83:1434–1435

Khanum A, Dufau ML (1988) Angiotensin II receptors and inhibitory actions in the Leydig cells. J Biol Chem 263:5070–5074

Khavari PA, Peterson CL, Tamkun JW, Mendel DB, Crabtree GR (1993) BRG1 contains a conserved domain of the SWI2/SNF2 family necessary for normal growth and transcription. Nature 366:170–174

King LB, Vacchio MS, Dixon K, Hunziker R, Margulies DH, Ashwell JD (1995) A targeted glucocorticoid receptor antisense transgene increases thymocyte apoptosis and alters thymocyte development. Immunity 3:647–656

Kokontis JM, Ito K, Hiipakka RA, Liao S (1991) Expression and function of normal and LNCaP androgen receptors in androgen-insensitive human prostatic cancer cells: altered hormone and antihormone specificity in gene transactivation. Receptor 54:271–279

Kokontis J, Takakura K, Hay N, Liao S (1994) Increased androgen receptor activity and altered c-myc expression in prostate cancer cells after long-term androgen deprivation. Cancer Res 54:1566–1573

Komesaroff PA, Verity K, Fuller PJ (1994) Pseudohypoaldosteronism: molecular characterization of the mineralocorticoid receptor. J Clin Endocrinol Metab 79:27–31

König H, Ponta H, Rahmsdorf HJ, Herrlich P (1992) Interference between pathway-specific transcription factors: glucocorticoids antagonize phorbol ester-induced AP-1 activity without altering AP-1 site occupation in vivo. EMBO J 11:2241–2246

Kordon E, Lanari C, Meiss R, Elizalde P, Charreau E, Pasqualini CD (1990) Hormone dependence of a mouse mammary tumor line induced in vivo by medroxyprogesterone acetate. Breast Cancer Res Treat 17:33

Kralli A, Bohen SP, Yamamoto KR (1995) LEM1, an ATP-binding-cassette transporter, selectively modulates the biological potency of steroid hormones. Proc Natl Acad Sci USA 92:4701–4705

Krege JH, Hodgin JB, Couse JF et al. (1998) Generation and reproductive phenotypes of mice lacking estrogen receptor $\beta$. Proc Natl Acad Sci USA 95:15677–15682

Kuiper GGJM, Enmark E, Pelto-Hukko M, Nilsson S, Gustafsson J-A (1996) Cloning of a novel estrogen receptor expressed in rat prostate. Proc Natl Acad Sci USA 93:5925–5930

Laidlaw IJ, Clarke RB, Howell A, Owen AWMC, Potten CS, Anderson E (1995) The proliferation of normal human breast tissue implanted into athymic nude mice is stimulated by estrogen but not progesterone. Endocrinology 136:164–171

LaSpada AR, Wilson EM, Lubahn DB, Harding AE, Fischbeck KH (1991) Androgen receptor gene mutations in X-linked spinal and bulbar muscular atrophy. Nature 352:77–79

Leavitt WW, Chen TJ, Allen TC (1977) Regulation of progesterone receptor formation by estrogen action. Ann NY Acad Sci 286:210–225

Leers J, Steiner C, Renkawitz R, Müller M (1994) A thyroid hormone receptor-dependent glucocorticoid induction. Mol Endocrinol 8:440–447

Lessey BA, Alexander PS, Horwitz KB (1983) The subunit structure of human breast cancer progesterone receptors: characterization by chromatography and photoaffinity labeling. Endocrinology 112:1267–1274

Leung DYM, Hamid Q, Vottero A et al. (1997) Association of glucocorticoid insensitivity with increased expression of glucocorticoid receptor beta. J Exp Med 186:1567–1574

Li H, Gomes PJ, Chen JD (1997) RAC3, a steroid/nuclear receptor-associated coactivator that is related to SRC-1 and TIF2. Proc Natl Acad Sci USA 94:8479–8484

Lindzey J, Korach KS (1997) Developmental and physiological effects of estrogen receptor gene disruption in mice. Trends Endocrinol Metab 8:137–145

Liu W, Hillmann AG, Harmon JM (1995) Hormone-independent repression of AP-1-inducible collagenase promoter activity by glucocorticoid receptors. Mol Cell Biol 15:1005–1013

Liu W, Wang J, Sauter NK, Pearce D (1995) Steroid receptor heterodimerization in vitro and in vivo. Proc Natl Acad Sci USA 92:12 480–12 848

Lombes M, Binart N, Oblin M-E, Joulin V, Baulieu EE (1993) Characterization of the interaction of the human mineralocorticosteroid receptor with hormone response elements. Biochem J 292:577–583

Lombes M, Binart N, Delahaye F, Baulieu E-E, Rafestin-Oblin ME (1994) Differential intracellular localization of human mineralocorticosteroid receptor on binding of agonists and antagonists. Biochem J 302:191–197

Lubahn DB, Joseph DR, Sar M et al. (1988) The human androgen receptor: complementary deoxyribonucleic acid cloning, sequence analysis, and gene expression in the prostate. Mol Endocrinol 2:1265–1275

Lubahn DB, Moyer JS, Golding TS, Couse JF, Korach KS, Smithies O (1993) Alteration of reproductive function but not prenatal sexual development after insertional disruption of the mouse estrogen receptor gene. Proc Natl Acad Sci USA 90:11 162–11 166

Lucibello FC, Slater EP, Jooss KU, Beato M, Müller R (1990) Mutual transrepression of Fos and the glucocorticoid receptor: involvement of a functional domain in Fos which is absent in FosB. EMBO J 9:2827–2834

Lukola A, Akerman K, Pseea T (1985) Human lymphocyte glucocorticoid receptors reside mainly in the cytoplasm. Biochem Biophys Res Commun 131:877

Lydon JP, DeMayo FJ, Funk CR et al. (1995) Mice lacking progesterone receptor exhibit pleiotropic reproductive abnormalities. Genes Dev 9:2266–2278

Maiyar AC, Phu PT, Huang AJ, Firestone GL (1997) Repression of glucocorticoid receptor transactivation and DNA binding of a glucocorticoid response element within the serum/glucocorticoid-inducible protein kinase (sgk) gene promoter by the p53 tumor suppressor protein. Mol Endocrinol 11:312–329

Mangelsdorf DJ, Thummel C, Beato M et al. (1995) The nuclear receptor superfamily: the second decade. Cell 83:835–839

Mani SK, Allen JM, Clark JH, Blaustein JD, O'Malley BW (1994) Convergent pathways for steroid hormone- and neurotransmitter-induced rat sexual behavior. Science 265:1246–1249

Mao J, Regelson W, Kalimi M (1992) Molecular mechanism of RU 486 action: a review. Mol Cell Biochem 109:1–8

Mason SA, Housley PR (1993) Site-directed mutagenesis of the phosphorylation sites in the mouse glucocorticoid receptor. J Biol Chem 268:21.501–21.504

McDonald FJ, Snyder P, McCray PB, Welsh MJ (1994) Cloning, expression, and tissue distribution of a human amiloride-sensitive $Na^+$ channel. Am J Physiol 266:L728–L734

McDonnell DP (1995) Unraveling the human progesterone receptor signal transduction pathway: insights into antiprogestin action. Trends Endocrinol Metab 6:133–138

McEwan IJ, Gustafsson J-A (1997) Interaction of the human androgen receptor transactivation function with the general transcription factor TFIIF. Proc Natl Acad Sci USA 94:8485–8490

McInerney EM, Ince BA, Shapiro DJ, Katzenellenbogen BS (1996) A transcriptionally active estrogen receptor mutant is a novel type of dominant negative inhibitor of estrogen action. Mol Endocrinol 10:1519–1526

McIntyre WR, Samuels HH (1985) Triamcinolone acetonide regulates glucocorticoid-receptor levels by decreasing the half-life of the activated nuclear-receptor form. J Biol Chem 260:418–427

McPhaul MJ, Marcelli M, Zoppi S et al. (1992) Mutations in the ligand-binding domain of the androgen receptor cluster in two regions of the gene. J Clin Invest 90:2097–2101

Meyer ME, Gronemeyer H, Turcotte B, Bocquel MT, Tasset D, Chambon P (1989) Steroid hormone receptors compete for factors that mediate their enhancer function. Cell 57:433–442

Michalak M, Milner RE, Burns K, Opas M (1992) Calreticulin. Biochem J 285:681–692

Miksicek R, Borgmeyer U, Nowock J (1987) Interaction of the TGGCA-binding protein with upstream sequences is required for efficient transcription of mouse mammary tumor virus. EMBO J 6:1355–1360

Miller AH, Spencer RL, Stein M, McEwen BS (1990) Adrenal steroid receptor binding in spleen and thymus after stress or dexamethasone. Am J Physiol 259:E405–412

Misrahi M, Atger M, d'Auriol L et al. (1987) Complete amino acid sequence of the human progesterone receptor deduced from cloned cDNA. Biochem Biophy Res Commun 143:740–748

Moghrabi N, Andersson S (1998) 17$\beta$-Hydroxysteroid dehydrogenases: physiological roles in health and disease. Trends Endocrinol Metab 9:265–270

Morishima A, Grumbach MM, Simpson ER, Fisher C, Qin K (1995) Aromatase deficiency in male and female siblings caused by a novel mutation and the physiological role of estrogens. J Clin Endocrinol Metab 80:3689–3698

Mosselman S, Polman J, DijKema R (1996) ERbeta: identification and characterization of a novel human estrogen receptor. FEBS Lett 392:49–53

Moyer ML, Borror KC, Bona BJ, DeFranco DB, Nordeen SK (1993) Modulation of cell signaling pathways can enhance or impair glucocorticoid-induced gene expression without altering the state of receptor phosphorylation. J Biol Chem 268:22 933–22 940

Muchardt C, Yaniv M (1993) A human homologue of *Saccharomyces cerevisiae* SNF2/SWI2 and *Drosophila* brm genes potentiates transcriptional activation by the glucocorticoid receptor. EMBO J 12:4279–4290

Müller M, Renkawitz R (1991) The glucocorticoid receptor. Biochim Biophys Acta 1088:171–182

Munck A, Brinck-Johnsen T (1968) Specific and nonspecific physiochemical interactions of glucocorticoids and related steroids with rat thymus cells. J Biol Chem 243:5556–5565

Ning YM, Sanchez ER (1993) Potentiation of glucocorticoid receptor-mediated gene expression by the immunophilin ligands FK506 and rapamycin. J Biol Chem 268:6073–6076

Nobukuni Y, Smith CL, Hager GL, Detera-Wadleigh SD (1995) Characterization of the human glucocorticoid receptor promoter. Biochemistry 34:8207–8214

Northrop JP, Crabtree GR, Mattila PS (1992) Negative regulation of interleukin 2 transcription by the glucocorticoid receptor. J Exp Med 175:1235–1245

Oakley RH, Sar M, Cidlowski JA (1996) The human glucocorticoid receptor beta isoform. Expression, biochemical properties, and putative function. J Biol Chem 271:9550-9559

Ogawa Y, Aizawa S, Shirakawa H, Yoshida M (1995) Stimulation of transcription accompanying relaxation of chromatin structure in cells overexpressing high mobility group 1 protein. J Biol Chem 270:9272–9280

Okamoto K, Hirano H, Isohashi F (1993) Molecular cloning of rat liver glucocorticoid-receptor translocation promoter. Biochem Biophys Res Commun 193:848–854

Onate SA, Prendergast P, Wagner JP et al. (1994) The DNA-binding protein HMG-1 enhances progesterone receptor binding to its target DNA sequences. Mol Cell Biol 14:3376–3391

Orth DN, Kovacs WJ (1998) The adrenal cortex. In: Wilson JD, Foster DW, Kronenberg HM, Larsen PR (eds) Williams textbook of endocrinology, 9th edn. Saunders, Philadelphia, pp 517–664

Orti E, Bodwell JE, Munck A (1992) Phosphorylation of steroid hormone receptors. Endocr Rev 13:105–128

Orti E, Hu LM, Munck A (1993) Kinetics of glucocorticoid receptor phosphorylation in intact cells. Evidence for hormone-induced hyperphosphorylation after activation and recycling of hyperphosphorylated receptors. J Biol Chem 268:7779–7784

Paech K, Webb P, Kuiper GGJM et al. (1997) Differential ligand activation of estrogen receptors ER alpha and ER beta at AP1 sites. Science 277:1508–1510

Paliogianni F, Raptis A, Ahuja SS, Najjar SM, Boumpas DT (1993) Negative transcriptional regulation of human interleukin 2 (IL-2) gene by glucocorticoids through interference with nuclear transciption factors AP-1 and NF-AT. J Clin Invest 91:1481–1489

Palmer LG, Frindt G (1986) Amiloride-sensitive Na channels from the apical membrane of the rat cortical collecting tubule. Proc Natl Acad Sci USA 83:2767–2770

Panarelli M, Fraser R (1994) The glucocorticoid receptor and hypertension. Endocr Res 20:101–116

Parker MG, Heery D, Kalkhoven E, Valentine J (1998) Role of coactivators in transcriptional activation by estrogen receptors. In: Gronemeyer H, Fuhrmann U, Parczyk K (eds) Molecular basis of sex hormone receptor function. Springer, Berlin Heidelberg New York, pp 53–61

Patterson MN, McPhaul MJ, Hughes IA (1994) Androgen insensitivity syndrome. Baillieres Clin Endocrinol Metab 8:379–404

Pedersen SB, Jonler M, Richelsen B (1994) Characterization of regional and gender differences in glucocorticoid receptors and lipoprotein lipase activity in human adipose tissue. J Clin Endocrinol Metab 78:1354–1359

Pennie WD, Hager GL, Smith CL (1995) Nucleoprotein structure influences the response of the mouse mammary tumor virus promoter to activation of the cyclic AMP signalling pathway. Mol Cell Biol 15:2125–2134

Pepin MC, Pothier F, Barden N (1992) Impaired type II glucocorticoid-receptor function in mice bearing antisense RNA transgene. Nature 355:725–728

Petterson K, Grandien K, Kuiper GGJM, Gustafsson J-A (1997) Mouse estrogen receptor beta forms estrogen response element-binding heterodimers with estrogen receptor alpha. Mol Endocrinol 11:1486–1496

Pfahl M (1993) Nuclear receptor/AP-1 interaction. Endocr Rev 14:651–658

Philips A, Chalbos D, Rochefort H (1993) Estradiol increases and anti-estrogens antagonize the growth factor-induced activator protein-1 activity in MCF7 breast cancer cells without affecting c-fos and c-jun synthesis. J Biol Chem 268:14103–14108

Picard D (1990) Reduced levels of hsp90 compromise steroid receptor action in vivo. Nature 348:166–168

Picard D, Yamamoto KR (1987) Two signals mediate hormone-dependent nuclear localization of the glucocorticoid receptor. EMBO J 6:3333–3340

Picard D, Kumar V, Chambon P, Yamamoto KR (1990) Signal transduction by steroid hormones: nuclear localization is differentially regulated in estrogen and glucocorticoid receptors. Cell Regul 1:291–299

Ponta H, Herrlich P (1994) Mutual cross-modulation of steroid/retinoic acid receptor and AP-1 transcription factor activities. Trends Endocrinol Metab 5:341–346

Power RF, Mani SK, Codina J, Conneely OM, O'Malley BW (1991) Dopaminergic and ligand-independent activation of steroid hormone receptors. Science 254:1636–1639

Pratt WB (1993) The role of heat shock proteins in regulating the function, folding, and trafficking of the glucocorticoid receptor. J Biol Chem 268:21455–21458

Pratt WB, Dittmar KD (1998) Studies with purified chaperones advance the understanding of the mechanism of glucocorticoid receptor-hsp90 heterocomplex assembly. Trends Endocrinol Metab 9:244–252

Quigley CA, De Bellis A, Marschke KB, El-Awad MK, Wilson EM, French FS (1995) Androgen receptor defects: historical, clinical and molecular perspectives. Endocr Rev 16:271–321

Rangarajan PN, Umesono K, Evans RM (1992) Modulation of glucocorticoid receptor function by protein kinase A. Mol Endocrinol 6:1451–1457

Ransone LJ, Verma IM (1990) Nuclear proto-oncogenes fos and jun. Annu Rev Cell Biol 6:539–557

Ray A, Prefontaine KE (1994) Physical association and functional antagonism between the p65 subunit of transcription factor NF-$\kappa$B and the glucocorticoid receptor. Proc Natl Acad Sci USA 91:752–756

Ray A, Prefontaine KE, Ray P (1994) Down-modulation of interleukin-6 gene expression by 17$\beta$-estradiol in the absence of high affinity DNA binding by the estrogen receptor. J Biol Chem 269:12940–12946

Reisfeld S, Vardimon L (1994) Cell to cell contacts control the transcription activity of the glucocorticoid receptor. Mol Endocrinol 8:1224–1233

Renoir J-M, Mercier-Bodard C, Hoffmann K et al. (1995) Cyclosporin A potentiates the dexamethasone-induced mouse mammary tumor virus-chloramphenicol acetyltransferase activity in LMCAT cells: a possible role for different heat shock protein-binding immunophilins in glucocorticoid receptor-mediated gene expression. Proc Natl Acad Sci USA 92:4977–4981

Robertson NM, Schulman G, Karnik S, Alnemri E, Litwack G (1993) Demonstration of nuclear translocation of the mineralocorticoid receptor (MR) using an anti-MR antibody and confocal laser scanning microscopy. Mol Endocrinol 7:1226–1239

Robertson NM, Bodine PV, Hsu TC, Alnemri ES, Litwack G (1995) Modulator inhibits nuclear translocation of the glucocorticoid receptor in the human leukemic cell line CEM C-7. Cancer Res 55:548–556

Roland BL, Li KXZ, Funder JW (1995) Hybridization histochemical localization of 11$\beta$-hydroxysteroid dehydrogenase type 2 in rat brain. Endocrinology 136:4697–4699

Rossini GP, Malaguti C (1994) Nanomolar concentrations of untransformed glucocorticoid receptor in nuclei of intact cells. J Steroid Biochem Mol Biol 51:291-298

Roux J, Pictet R, Grange T (1995) Hepatocyte nuclear factor 3 determines the amplitude of the glucocorticoid response of the rat tyrosine aminotransferase gene. DNA Cell Biol 14:385-396

Russell DW, Wilson JD (1994) Steroid 5$\alpha$-reductase: two genes/two enzymes. Annu Rev Biochem 63:25-61

Saatcioglu F, Helmberg A, Karin M (1994) Modulation of immune function through interference between nuclear receptors and AP-1. Fundam Clin Immunol 2:27-36

Sakai DD, Helms S, Carlstedt-Duke J, Gustafsson J-A, Rottman FM, Yamamoto KR (1988) Hormone-mediated repression: a negative glucocorticoid response element from the bovine prolactin gene. Genes Dev 2:1144-1154

Sanchez ER, Hu J-L, Zhong S, Shen P, Greene MJ, Housley PR (1994) Potentiation of glucocorticoid receptor-mediated gene expression by heat and chemical shock. Mol Endocrinol 8:408-421

Scheinman RI, Gualberto A, Jewell CM, Cidlowski JA, Baldwin ASJ (1995) Characterization of mechanisms involved in transrepression of NF-$\kappa$B by activated glucocorticoid receptors. Mol Cell Biol 15:943-953

Schlaghecke R, Kornely E, Wollenhaupt J, Specker C (1992) Glucocorticoid receptors in rheumatoid arthritis. Arthritis Rheum 35:740-744

Schmidt TJ, Miller-Diener A, Webb ML, Litwack G (1985) Thermal activation of the purified rat hepatic glucocorticoid receptor. Evidence for a two step mechanism. J Biol Chem 260:16255-16262

Schneikert J, Peterziel H, Defossez P-A, Klocker H, De Launoit Y, Cato ACB (1996) Androgen receptor-Ets protein interaction is a novel mechanism for steroid-mediated down-modulation of matrix metalloproteinase expression. J Biol Chem 271:23907-23913

Schüle R, Müller M, Otsuka-Murakami H, Renkawitz R (1988) Cooperativity of the glucocorticoid receptor and the CACCC-box binding factor. Nature 332:87-90

Schüle R, Rangarajan P, Kliewer S et al. (1990) Functional antagonism between oncoprotein c-jun and the glucocorticoid receptor. Cell 62:1217-1226

Schulte HM (1989) Corticotropin-Releasing Faktor: Experimentelle und klinische Untersuchungen. Thieme, Stuttgart New York

Schulte HM, Chrousos GP, Oldfield EH et al. (1984) Corticotropin releasing factor: pharmacokinetics in man. J Clin Endocrinol Metab 58:192-196

Schulte HM, Bamberger CM, Mönig H, Allolio B (1993) Prävention und Therapie der Nebenwirkungen einer systemischen Therapie mit Glukokoritkoiden. In: Schulte HM, Benker G, Allolio B (Hrsg) Therapie mit Glukokortikoiden - Molekularbiologische, pharmakologische und klinische Aspekte. Schattauer, Stuttgart, New York

Sherman MR, Corvol PL, O'Malley BW (1970) Progesterone-binding components of chick oviduct. J Biol Chem 245:6085-6096

Silva CM, Powell-Oliver FE, Jewell CM, Sar M, Allgood VE, Cidlowski JA (1994) Regulation of the human glucocorticoid receptor by long-term and chronic treatment with glucocorticoid. Steroids 59:436-442

Simons SSJ, Oshima H, Szapary D (1992) Higher levels of control: modulation of steroid hormone-regulated gene transcription. Mol Endocrinol 6:995-1002

Singh P, Coe J, Hong W (1995) A role for retinoblastoma protein in potentiating transcriptional activation by the glucocorticoid receptor. Nature 374:562-565

Smith DF, Toft DO (1993) Steroid receptors and their associated proteins. Mol Endocrinol 7:4-11

Smith EP, Boyd J, Frank GR et al. (1994) Estrogen resistance caused by a mutation in the estrogen-receptor gene in a man. N Engl J Med 331:1056-1061

Smith DF, Whitesell L, Nair SC, Chen S, Prapananich V, Rimerman RA (1995) Progesterone receptor structure and function altered by geldanamycin, an hsp90-binding agent. Mol Cell Biol 15:6804-6812

Snyder PM, Price MP, McDonald FJ et al. (1995) Mechanism by which Liddle's syndrome mutations increase activity of a human epithelial Na channel. Cell 83:969-978

Stanford JL, Just JJ, Gibbs M et al. (1997) Polymorphic repeats in the androgen receptor gene: molecular markers of prostate cancer risk. Cancer Res 57:1194-1198

Stein B, Yang MX (1995) Repression of the interleukin-6 promoter by estrogen receptor is mediated by NF-$\kappa$B and C/EBP. Mol Cell Biol 15:4971-4979

Strähle U, Schmid W, Schütz G (1988) Synergistic action of the glucocorticoid receptor with transcription factors. EMBO J 7:3389-3395

Strautnieks SS, Thompson RJ, Gardiner RM, Chung E (1996) A novel splice-site mutation in the gamma subunit of the epithelial sodium channel gene in three pseudohypoaldosteronism type 1 families. Nat Genet 13:248-250

Subramaniam N, Cairns W, Okret S (1998) Glucocorticoids repress transcription from a negative glucocorticoid response element recognized by two homeodomain-containing proteins, Pbx and Oct-1. J Biol Chem 273:23567-23574

Szapary D, Oshima H, Simons SSJ (1992) Modulation of glucocorticoid induction of stably transfected tyrosine aminotransferase gene constructs involves elements upstream of the glucocorticoid-responsive element. Endocrinology 130:3492-3502

Tang Z, Treilleux I, Brown M (1997) A transcriptional enhancer required for the differential expression of the human estrogen receptor in breast cancers. Mol Cell Biol 17:1274-1280

Taplin ME, Bubley GJ, Shuster TD et al. (1995) Mutation of the androgen receptor gene in metastatic androgen-dependent prostate cancer. N Engl J Med 332:1393-1398

Toohey MG, Lee JW, Huang M, Peterson DO (1990) Functional elements of the steroid hormone-responsive promoter of mouse mammary tumor virus. J Virol 64:4477-4488

Torchia J, Rose DW, Inostroza J et al. (1997) The transcriptional co-activator p/CIP binds CBP and mediates nuclear-receptor function. Nature 387:677-684

Trapp T, Rupprecht R, Castren M, Reul JM, Holsboer F (1994) Heterodimerization between mineralocorticoid and glucocorticoid receptor: a new principle of glucocorticoid action in the CNS. Neuron 13:1457-1462

Truss M, Beato M (1993) Steroid hormone receptors: interaction with deoxyribonucleic acid and transcription factors. Endocr Rev 14:459-479

Tsai M-J, O'Malley BW (1994) Molecular mechanisms of action of steroid/thyroid receptor superfamily members. Annu Rev Biochem 63:451-486

Tully DB, Allgood VE, Cidlowski JA (1994) Modulation of steroid receptor-mediated gene expression by vitamin B6. Faseb J 8:343-349

Vacca A, Felli MP, Farina AR et al. (1992) Glucocorticoid receptor-mediated suppression of the interleukin 2 gene expression through impairment of the cooperativity between nuclear factor of activated T cells and AP-1 enhancer elements. J Exp Med 175:637–646

Vamvakopoulos NO (1993) Tissue-specific expression of heat shock proteins 70 and 90: potential implication for differential sensitivity of tissues to glucocorticoids. Mol Cell Endocrinol 98:49–54

Van der Burg B, Liden J, Okret S et al. (1997) Nuclear factor-$\kappa$B repression in antiinflammation and immunosuppression by glucocorticoids. Trends Endocrinol Metab 8:152–157

Van der Stolpe A, Caldenhoven E, Stade BG et al. (1994) 12-O-Tetradecanoyl-13-acetate- and tumor necrosis factor a-mediated induction of intercellular adhesion molecule-1 is inhibited by dexamethasone. J Biol Chem 269:6185–6192

Vanderbilt JN, Miesfeld R, Maler BA, Yamamoto KR (1987) Intracellular receptor concentration limits glucocorticoid-dependent enhancer activity. Mol Endocrinol 1:68–74

Vedscholte J, Ris-Stalpers C, Kuiper GGJM et al. (1990) A mutation in ligand binding domain of the androgen receptor of human LNCaP cells affects steroid binding characteristics and response to antiandrogens. Biochem Biophys Res Commun 173:534–540

Vegeto E, Shahbaz MM, Wen DX, Goldman ME, O'Malley BW, McDonnell DP (1993) Human progesterone receptor A form is a cell- and promoter-specific repressor of human progesterone receptor B function. Mol Endocrinol 7:1244–1255

Vig E, Barrett TJ, Vedeckis WV (1994) Coordinate regulation of glucocorticoid receptor and c-jun mRNA levels: evidence for cross-talk between two signaling pathways at the transcriptional level. Mol Endocinol 8:1336–1346

Vingerhoeds ACM, Thijssen JHH, Schwarz F (1976) Spontaneous hypercortisolism without Cushing's syndrome. J Clin Endocrinol Metab 43:1128–1133

Vivanco MdM, Johnson R, Galante PE, Hanahan D, Yamamoto KR (1995) A transition in transcriptional activation by the glucocorticoid and retinoic acid receptors at the tumor stage of dermal fibrosarcoma development. EMBO J 14:2217–2228

Vladusic EA, Hornby AE, Guerra-Vladusic FK, Lupu R (1998) Expression of estrogen receptor $\beta$ messenger RNA variant in breast cancer. Cancer Res 58:210–214

Voilley N, Bassilana F, Mignon C et al. (1995) Cloning, chromosomal localization, and physical linkage of the beta and gamma subunits (SCNN1B and SCNN1G) of the human epithelial amiloride-sensitive sodium channel. Genomics 28:560–565

Wakui H, Wright AP, Gustafsson J-A, Zilliacus J (1997) Interaction of the ligand-activated glucocorticoid receptor with the 14-3-3 eta protein. J Biol Chem 272:8153–8156

Walker BR, Best R, Shackleton CH, Padfield PL, Edwards CR (1996) Increased vasoconstrictor sensitivity to glucocorticoids in essential hypertension. Hypertension 27:190–196

Warner CL, Griffin JE, Wilson JD et al. (1992) X-linked spinomuscular atrophy: a kindred with associated abnormal androgen receptor binding. Neurology 42:2181–2184

Warriar N, Page N, Govindan MV (1994) Transcription activation of mouse mammary tumor virus-chloramphenicol acetyltransferase: a model to study the metabolism of cortisol. Biochemistry 33:12 837–12 843

Warriar N, Yu C, Govindan MV (1994) Hormone binding domain of the human glucocorticoid receptor. J Biol Chem 269:29 010–29 015

Watt GC, Harrap SB, Foy CJ et al. (1992) Abnormalities of glucocorticoid metabolism and the renin-angiotensin system: a four-corners approach to the identification of genetic determinants of blood pressure. J Hypertens 10:473–482

Weaver JU, Hitman GA, Kopelman PG (1992) An association between a Bcl1 restriction length polymorphism of the glucocorticoid receptor locus and hyperinsulinaemia in obese women. J Mol Endocrinol 9:295–300

Wehling M (1994) Rapid effects of aldosterone: a novel concept of non-genomic steroid action evolves. In: Wehling M (ed) Genomic and non-genomic effects of aldosterone. CRC Press, Florida, pp 109–149

Wei LL, Krett NL, Francis MD et al. (1988) Multiple human progesterone receptor messenger ribonucleic acids and their autoregulation by progestin agonists and antagonists in breast cancer cells. Mol Endocrinol 2:62

Wurtz J-M, Bourguet W, Renaud J-P et al. (1996) A canonical structure for the ligand-binding domain of nuclear receptors. Nat Struct Biol 3:87–94

Yang-Yen H-F, Chambard JC, Sun YL et al. (1990) Transcriptional interference between c-Jun and the glucocorticoid receptor: mutual inhibition of DNA binding due to direct protein-protein interaction. Cell 62:1205–1215

Yeh S, Chang C (1996) Cloning and characterization of a specific coactivator, ARA70, for the androgen receptor in human prostate cells. Proc Natl Acad Sci USA 93:5517–5521

Yeh S, Miyamoto H, Shima H, Chang C (1998) From estrogen to androgen receptor: a new pathway for sex hormones in prostate. Proc Natl Acad Sci USA 95:5527–5532

Yen PM, Chin WW (1994) Molecular mechanisms of dominant negative activity by nuclear hormone receptors. Mol Endocrinol 8:1450–1454

Zennaro MC, Borensztein P, Jeunemaitre X, Armanini D, Soubrier F (1994) No alteration in the primary structure of the mineralocorticoid receptor in a family with pseudohypoaldosteronism. J Clin Endocrinol Metab 79:32–38

Zhang M, Magit D, Sager R (1997) Expression of maspin in prostate cells is regulated by a positive Ets element and a negative hormone responsive element site recognized by androgen receptor. Proc Natl Acad Sci USA 94:5673–5678

Zhou Z, Kemppainen JA, Wilson EM (1995) Identification fo three proline-directed phosphorylation sites in the human androgen receptor. Mol Endocrinol 9:605–615

Zilliacus J, Wright APH, Carlstedt-Duke J, Gustafsson J-A (1995) Structural determinants of DNA-binding specificity by steroid receptors. Mol Endocrinol 9:389–400

# 7 Diabetes mellitus

DIRK MÜLLER-WIELAND und HANS-ULRICH HÄRING

**Inhaltsverzeichnis**



## 7.1 Einleitung

Der Diabetes mellitus ist die häufigste endokrin-metabolische Erkrankung und betrifft etwa 5% der westlichen Bevölkerung. Spätkomplikationen in Form der Mikro- und Makroangiopathie stellen ein großes gesundheitspolitisches Problem dar. Der Diabetes ist einer der häufigsten Ursachen in Deutschland für die Erblindung, den Einsatz des Nierenersatzverfahrens sowie für die Amputation der unteren Gliedmaßen. Patienten mit Diabetes mellitus entwickeln aber nicht nur mikroangiopathische Gefäßkomplikationen, sondern haben auch ein etwa 3- bis 5fach erhöhtes kardiovaskuläres Risiko. Ziel dieses Beitrages ist es u.a., Beispiele einiger molekularer Prinzipien zu geben, die zurzeit Gegenstand der klinischen Grundlagenforschung sind und wahrscheinlich auch in der Zukunft von klinischer Bedeutung für die Pathophysiologie, Diagnostik und Therapie der häufigsten Diabetesformen sind.

### 7.1.1 Historischer Rückblick

Der Diabetes mellitus war im Altertum bis hin zum etwa 17. Jahrhundert durch die Beschreibung seiner Leitsymptome wie z.B. Polyurie, Polydipsie und süßlichem Urin (Diabetes mellitus) charakterisiert, und wurde später durch die Bestimmung des erhöhten Zuckers, z.B. im Harn, verifiziert. In der kürzeren Vergangenheit hat die genaue klinische Beobachtung dazu geführt, dass verschiedene Diabetestypen unterschieden wurden, denen z.T. unterschiedliche genetische Ursachen zugeordnet werden konnten. Die molekular-genetische Diagnostik wird wiederum dazu führen, dass genetisch definierten Kollektiven klinisch unterschiedliche Charakteristika zugeordnet werden können.

Endokrinopathien
D. Ganten / K. Ruckpaul (Hrsg.)

Ein Paradebeispiel hierfür waren die Identifizierung unterschiedlicher genetischer Defekte bei Patienten mit MODY und ihre konsekutive klinische Subklassifikation (s. unten). Künftig werden eine Vielfalt von Krankheitsentitäten definiert werden, die unter dem „Leitsymptom" Diabetes mellitus subsumiert werden können.

Die wahrscheinlich ersten pathophysiologischen Beobachtungen im engeren Sinn wurden von Minkowski et al. gemacht, die an einem pankreatektomierten Hund die typischen Symptome eines Diabetes mellitus nachwiesen, die durch Implantation von Pankreasgewebe unter die Haut reversibel waren. Diese und andere Untersuchungen führten dann zur Isolierung von Insulin durch Banting u. Best 1921 („Isletin") und zur direkten klinischen Anwendung. Am 11. Januar 1922 erhielt der erste Patient, Leonard Thompson, Insulin mit deutlicher klinischer Besserung. Dies sind Beispiele, wie aus einer pathophysiologischen Beobachtung nicht nur die Pathogenese einer Erkrankung besser verstanden wurde, sondern sie auch rasch zum klinischen Einsatz einer neuen Therapieform führte.

Beim Diabetes mellitus Typ 1 führte die weitere autoimmunologische Forschung zu einem besseren pathogenetischen Verständnis und hat insbesondere auch das Ziel, durch eine Frühdiagnostik möglicherweise eines Tages die klinische Manifestation dieser Erkrankung zu verhindern.

Die molekularen Analysen des insulinresistenten Typ-2-Diabetes ergaben pathophysiologisch neue Zusammenhänge, wie z.B. für die bereits klinisch lange Zeit zuvor beobachtete Assoziation mit anderen kardiovaskulären Risikofaktoren (metabolisches Syndrom oder Syndrom X), und identifizierten neue Wirkmechanismen von Insulin, z.B. der Insulinrezeptor als Tyrosinkinase, insulinstimulierte Glukoseaufnahme durch vesikelvermittelten Glukosetransport und Mechanismen der insulinvermittelten Genregulation, die wiederum eine Bedeutung nicht nur für den Kohlenhydrat-, sondern auch für den Fettstoffwechsel, das Fettgewebe und Gefäßsystem hat. Ein besseres Verständnis dieser molekularen Grundlagen wird neue Wege für die Diagnostik, Therapie und Prävention des metabolischen Syndroms bzw. Diabetes mellitus Typ 2 eröffnen.

## 7.2 Beschreibung des Krankheitsbilds

Der Diabetes mellitus ist eine heterogene Gruppe endokrin-metabolischer Erkrankungen, die in der klinischen Diagnostik durch ein bestimmtes Ausmaß der Blutglukoseerhöhung definiert wird. Diese Hyperglykämie ist durch einen Mangel an Insulin, einer gestörten Wirkung von Insulin oder beidem bedingt.

Die ersten allgemein akzeptierten Kriterien zur Diagnostik und Klassifikation des Diabetes mellitus wurden 1979 von der National Diabetes Data Group publiziert und u.a. 1985 von der Studiengruppe Diabetes mellitus der WHO modifiziert. Entsprechend wurde der Diabetes mellitus definiert, wenn die Nüchternglukose $\geqslant$140 mg/dl betrug oder im oralen Glukosetoleranztest $\geqslant$200 mg/dl Anstieg (WHO). Eine pathologische Glukosetoleranz lag vor, wenn der 2-h-Wert zwischen 140 und 200 mg/dl lag. Klinisch wurden im Wesentlichen 2 grundsätzliche Formen des Diabetes klassifiziert, nämlich

- der insulinabhängige (insulin-dependent) Diabetes mellitus (IDDM) und
- der nichtinsulinabhängige (non-insulin-dependent) Diabetes mellitus (NIDDM).

Die Unterscheidung zwischen insulinabhängig bzw. nichtinsulinabhängigem Diabetes mellitus beruhte auf einer klinischen Definition, die zugrunde legt, dass bei Insulinabhängigkeit eine Insulintherapie zur Vermeidung einer Ketoazidose und damit Lebenserhaltung absolut notwendig ist. Hingegen reflektierten die Begriffe Typ-I- oder Typ-II-Diabetes eher einen pathophysiologischen Ansatz, d.h. dem Diabetes mellitus liegt entweder eine autoimmune Zerstörung der $\beta$-Zelle zugrunde, oder eine verminderte Insulinwirkung ist das pathogenetisch führende Charakteristikum. Dementsprechend ist ein Patient mit Typ-II-Diabetes, der zur Kontrolle des Blutzuckers Insulin benutzen muss, nicht ein insulinabhängiger Diabetiker, sondern ein Patient mit insulinbedürftigem (insulin-requiring, *nicht* „insulinpflichtig") nichtinsulinabhängigem (NIDDM) bzw. Typ-II-Diabetes.

1997 schlug die amerikanische Diabetesgesellschaft (ADA) (Expert Committee on the Diagnosis and Classification of Diabetes Mellitus 1997) eine neue Definition und Klassifikation des Diabetes mellitus vor, die im Wesentlichen von der WHO angenommen wurde (Alberti u. Zimmet 1998). Diese beinhaltet unterschiedliche diagnostische Kriterien zur Diagnose des Diabetes mellitus bzw. der pathologischen Glukosetoleranz und eine neue, im Wesentlichen ätiologisch orientierte Klassifikation.

**Tabelle 7.1.** Diagnostische Richtwerte zur Feststellung eines Diabetes mellitus nach Empfehlungen der amerikanischen Diabetesgesellschaft (Expert Committee on the Diagnosis and Classification of Diabetes Mellitus 1997) und der WHO (Alberti u. Zimmet 1998). Es werden die Nüchternwerte sowie die Werte im Rahmen eines oralen Glukosetoleranztests (75 g) für Plasma dargestellt. Für kapillares Vollblut beträgt der Nüchternwert 110 mg/dl statt 126 mg/dl und der normale Grenzwert <100 mg/dl

| Stadium | Nüchternplasmaglukose | Oraler Glukosetoleranztest 2-h-Wert im oGTT |
|---|---|---|
| Diabetes mellitus | ≥126 mg/dl (7,0 mmol/l) | 2-h-Wert ≥200 mg/dl (11,1 mmol/l) |
| Gestörte Glukosehomöostase | ≥110<126 mg/dl (6,1–7,0 mmol/l)<br>Gestörte Nüchternglukose | ≥140–<200 mg/dl (7,8 mmol/l)<br>Gestörte Glukosetoleranz |
| Normal | <110 mg/dl (6,1 mmol/l) | <140 mg/dl (7,8 mmol/l) |

### 7.2.1 Klassifikation

Die neuen diagnostischen Kriterien für den Blutzucker sind in Tabelle 7.1 dargestellt. Ein Diabetes mellitus besteht, wenn die klassischen Symptome wie Polyurie, Polydipsie und Gewichtsverlust mit einem Gelegenheitsblutzuckerwert >200 mg/dl bestehen. Bei einem Gelegenheitsblutzuckerwert >200 mg/dl ohne Symptome sollte zunächst zur Diagnosebestätigung ein Nüchternwert abgenommen werden. Ein Nüchternplasmaglukosewert >126 mg/dl (7,0 mmol/l) bestätigt die Diagnose.

Neu ist u.a., dass die „pathologische Glukosetoleranz" nicht nur über den oralen Glukosetoleranztest definiert wird, sondern auch durch den Blutzuckerspiegel im Nüchternzustand, d.h. „impaired fasting glucose". Für diesen Bereich wird die Nüchternglukose zwischen 110 und 126 mg/dl angegeben. Dementsprechend bekommt der Nüchternwert eine größere Gewichtung für die Diagnosestellung, und sein diagnostischer Grenzwert ist von 140 auf 126 mg/dl abgesenkt worden. Ferner ist neu, das Fenster zwischen 110 und 126 mg/dl als „impaired fasting glucose" zu bezeichnen.

Zum reinen „Screenen" des Diabetes mellitus bzw. für epidemiologische Untersuchungen empfiehlt die amerikanische Diabetesgesellschaft, sich auf die Nüchternglukose zu beschränken, wohingegen die WHO auch weiterhin den oralen Glukosetoleranztest berücksichtigt.

Beide Tests sind in ihrer diagnostischen Wertigkeit überlappend, aber nicht identisch. Die Erniedrigung der Nüchternglukose wurde u.a. vorgenommen, da bereits bei Nüchternplasmakonzentrationen von 126 mg/dl und höher häufig bereits mikroangiopathische Spätkomplikationen vorliegen. Der orale Glukosetoleranztest hingegen scheint insbesondere bei Individuen mit erhöhtem Risiko für das „Metabolische Syndrom" oder Diabetes mellitus Typ 2 ein sensitiverer Parameter als der alleinige Nüchternblutzucker für die Diagnosestellung und das damit einhergehende kardiovaskuläre Risiko zu sein. So empfehlen beide Gesellschaften in dieser Situation beides, nämlich die Nüchternbestimmung sowie den oralen Glukosetoleranztest (s. Kapitel 7.5 „Klassische Diagnostik und Therapie").

Die neue ätiologisch orientierte Klassifikation des Diabetes mellitus besteht aus 4 Kategorien:

1. Typ-1-Diabetes, bedingt durch eine Zerstörung der Insulin produzierenden $\beta$-Zellen, die immunologisch oder idiopathisch bedingt sein kann,
2. Typ-2-Diabetes, bei dem überwiegend eine Insulinresistenz und/oder relativer Insulinmangel vorliegen,
3. andere spezifische Typen und
4. der Gestationsdiabetes.

Die Klassifikation bezieht sich auf den Zeitpunkt der Diagnosestellung. Das bedeutet, dass eine Patientin zu einem Zeitpunkt einen Gestationsdiabetes haben und später einen Typ-2-Diabetes bekommen kann.

### 7.2.2 Pathogenese

Im Folgenden wird auf die Pathogenese des Typ-1- und Typ-2-Diabetes eingegangen. Andere spezifische Typen (z.B. MODY) bzw. seltene Formen (z.B. genetisches Syndrom der Insulinresistenz) werden z.T. in Kapitel 7.4 „Genetik" dargestellt. Der Gestationsdiabetes wird kurz in Kapitel 7.5 „Klassische Diagnostik und Therapie" besprochen.

Diabetes mellitus Typ 1 und Typ 2 gehören pathophysiologisch zu 2 völlig unterschiedlichen Krankheitsformen, d.h. die erstere Form ist eine *Autoimmunerkrankung* und die Letztere ist Folge einer *Hormonresistenz*. Unterschiedliche klinische Charakteristika sind in Tabelle 7.2 zusammengefasst.

**Tabelle 7.2.** Charakteristika des Typ-1- und Typ-2-Diabetes mellitus

| Charakteristika | Typ-1-Diabetes | Typ-2-Diabetes |
|---|---|---|
| Genetik | HLA-Allel | Unbekannt |
| Typisches Alter bei Erstmanifestation | <40 Jahre bzw. 15.–24. Lebensjahr | >40 Jahre |
| Körpergewicht | Normalgewicht, Untergewicht | Übergewicht |
| Manifestation | Meist rasch | Langsam |
| Plasmainsulin | Niedrig oder nicht messbar | Normal oder hoch |
| Immunphänomene (Autoantikörper) | Häufig positiv | Negativ |
| Glukosestoffwechsel | Labil | Stabil |
| Neigung zu Ketose | Stark | Sehr gering |
| Akutkomplikationen, Entgleisung | Ketoazidose | Hyperosmolar |
| Insulintherapie | Absolut indiziert | Wenn Diät und orale Antidiabetika nicht ausreichen |

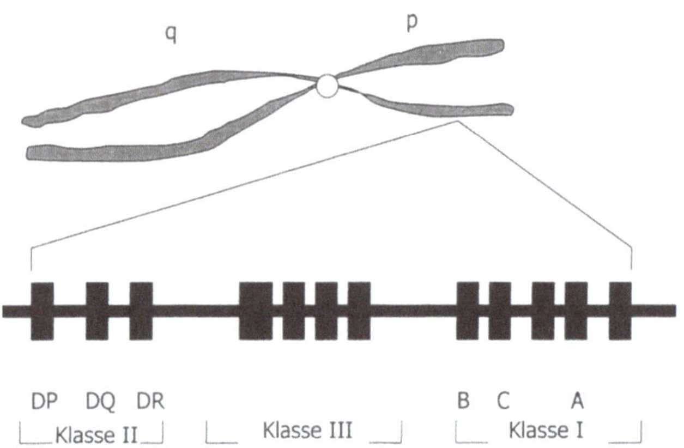


**Abb. 7.1.** Chromosomale Lokalisation und Subklassifikation der Gene, die für die humanen Leukozytenantigene (HLA) kodieren. Antigene der HLA-Klasse II spielen eine entscheidende Rolle bei der Präsentation von Antigenen gegenüber T-Lymphozyten und damit bei der Initiierung der Autoimmunantwort

### 7.2.2.1 Diabetes mellitus Typ 1

Nach der neuen Klassifikation ist der Diabetes mellitus Typ 1 durch einen absoluten Insulinmangel, der durch eine Zerstörung der $\beta$-Zellen bedingt ist, definiert. Die Zerstörung der $\beta$-Zellen kann immunvermittelt oder idiopathisch sein. Die letztere Form ist selten und wird hier nicht weiter besprochen werden.

Die *immunmediierte Form des Typ-1-Diabetes* wurde bei den früheren Klassifikationen als insulinabhängiger (insulin-dependent) Diabetes mellitus (IDDM) oder auch als Typ-I-Diabetes bezeichnet. Die meisten Patienten haben ihre klinische Erstmanifestation im Kindesalter. Bei der autoimmunen Destruktion der $\beta$-Zellen spielen die genetische Prädisposition, Umweltfaktoren sowie zahlreiche Immunphänomene eine Rolle (Kolb 1999, Wong u. Janeway 1999, Walter et al. 2000).

Die genetische Prädisposition macht etwa 30% der Suszeptibilität für einen Typ-1-Diabetes aus. Zahlreiche unterschiedliche Regionen im humanen Genom zeigen eine Verbindung (linkage) mit der Erkrankung. Die stärkste Verbindung besteht mit den HLA-Genen (HLA: humanes Leukozytenantigen) in der Region des Histokompatibilitätskomplexes (MHC), der auf dem kurzen Arm des Chromosoms 6 liegt (Abb. 7.1). Dieser Locus wird als IDDM-1 bezeichnet. HLA-Klasse-II-Antigene spielen bei der Präsentation von Antigenen gegenüber T-Lymphozyten und damit bei der Initiierung der Autoimmunantwort eine entscheidende Rolle. Wesentliche genetische Loci der HLA-Klasse-II-Antigene werden als DP, DQ und DR bezeichnet. Die HLA-Haplotypen scheinen Marker für bisher unbekannte Suszeptibilitätsorte zu sein. Die Haplotypen DR3 und/oder DR4 prädisponieren für die Entstehung eines Typ-1-Diabetes. Bestimmte Polymorphismen des DQB-1-Gens führen zu spezifischen Aminosäurenveränderungen in der $\beta$-Kette der Klasse-II-Antigene, die möglicherweise hierdurch in ihrer Fähigkeit, Autoantigene zu erkennen, verändert sind. Dementsprechend ist es interessant, dass bestimmte DQB-1-Allele Varianten der $\beta$-Kette kodieren, die an Position 57 unbeladene Aminosäuren besitzen und wahrscheinlich dia-

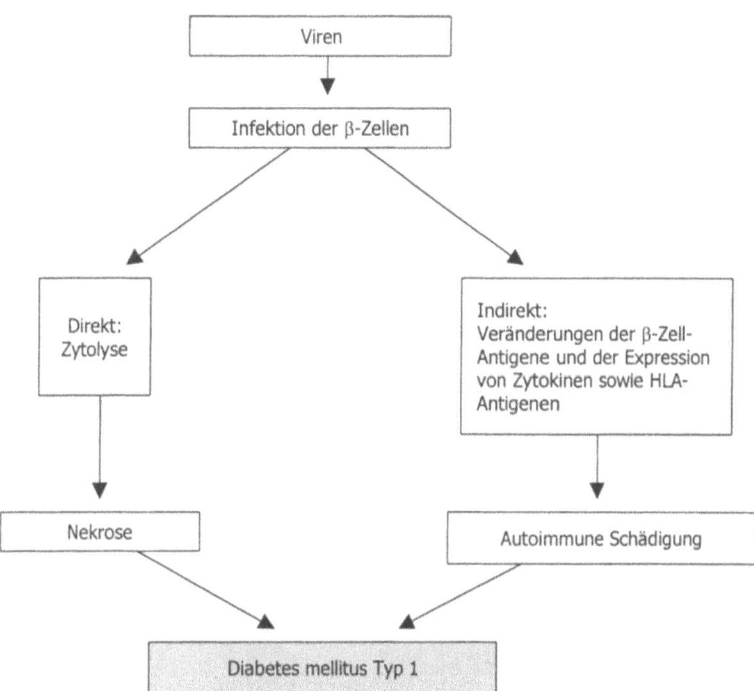


**Abb. 7.2.** Prinzipielle Mechanismen, wie potenziell diabetogene Viren möglicherweise die Entstehung eines Diabetes mellitus Typ 1 mitverursachen können

betogen sind. Demgegenüber scheint die Variante, die Aspartat an der Position 57 kodiert, eine protektive Wirkung für die Entwicklung des Typ-1-Diabetes zu besitzen. Andere Suszeptibilitätsregionen sind das Insulingen auf Chromosom 11p (IDDM-2) sowie IDDM-3 (Chromosom 15q), IDDM-4 (Chromosom 11q) und IDDM-5 (Chromosom 6q) usw. In Tiermodellen, z. B. der NOD-Maus, sind bisher mehr als 10 potenzielle Suszeptibilitätsorte identifiziert worden.

Wesentliche Umweltfaktoren sind Viren, Nahrungsbestandteile und möglicherweise Stress. Es wird diskutiert, ob bestimmte Nahrungsbestandteile und bestimmte Stressformen immunregulatorische Mechanismen modulieren, die zur Entwicklung und Manifestation eines autoimmunen Diabetes beitragen. Die Hypothese, dass Viren bei der Entstehung des immunmediierten Typ-1-Diabetes beteiligt sind, beruht u. a. auf tierexperimentellen Untersuchungen sowie auf epidemiologischen bzw. geografischen Beobachtungen, die Assoziationen zwischen der Diabetesinzidenz und dem Auftreten von viralen Infektionen bei neumanifestierten Patienten beschreiben. Die am meisten diskutierten Viren sind das Rötelnvirus, Coxsackie-B-Viren (insbesondere B4), aber auch Echoviren, das Zytomegalievirus und Herpesviren. Eine intrauterine Rötelninfektion ist bei bis zu 50% der betroffenen Kinder mit der Entwicklung eines Typ-1-Diabetes verbunden. Mehrere epidemiologische Studien haben eine erhöhte Frequenz von virologischen Markern einer frischen Coxsackie-B-Infektion in neu diagnostizierten Kindern mit Typ-1-Diabetes berichtet. Prinzipiell können potenziell diabetogene Viren eine Zerstörung der $\beta$-Zellen durch 2 Mechanismen mitverursachen (Abb. 7.2). Die Viren könnten

1. durch Infektion der $\beta$-Zellen zu ihrer Nekrose und
2. durch eine virusinduzierte Veränderung der Antigene auf den $\beta$-Zellen sowie Expression von Zytokinen oder HLA-Antigenen zu einer autoimmunen Zerstörung der $\beta$-Zellen führen.

Systemische Immunreaktionen auf die Virusinfektion induzieren möglicherweise eine Kreuzreaktion mit Strukturen der $\beta$-Zelle – ein Mechanismus, der als „molecular mimicry" bezeichnet wird.

Autoantikörper gegen Strukturen der Inselzelle sind klinisch relevante Marker der immunen Zerstörung von $\beta$-Zellen. Mindestens einer von diesen Antikörpern ist in etwa 85–90% aller Patienten zum Zeitpunkt der Erstdiagnose vorhanden. Inselzellspezifische Antikörper (ICA) sind in 60–90% der neu diagnostizierten Patienten mit Typ-1-Diabetes im Serum nachweisbar, hingegen nur bei etwa 0,5% nichtdiabetischer Kontrollpersonen. Das Antigen dieser Antikörper ist noch nicht bekannt und wahrscheinlich heterogen. Bei den meisten Patienten verschwinden die ICA innerhalb von 2–3 Jahren. In 10–15% der Patienten sind diese

Antikörper länger als 2–3 Jahre im Serum nachzuweisen und dann auch mit einem erhöhten Risiko für andere autoimmunbedingte Endokrinopathien assoziiert. Antikörper gegen die Glutamatdekarboxylase (GAD) sind zunächst bei Patienten mit „stiff man syndrome“ beobachtet worden, bei denen ein Typ-1-Diabetes gelegentlich auftritt. Antikörper gegen GAD könnten einen hohen Wert für das Screening haben, da sie weniger schwanken, bereits bis zu 10 Jahre vor dem klinischen Beginn des Diabetes mellitus vorhanden sein können und nicht so schnell abfallen. Insulinautoantikörper (IAA) sind in bis zu 50% der Patienten mit neu diagnostiziertem Typ-1-Diabetes im Alter <5 Jahren zu finden. Die IAA-Titer fallen im Gegensatz zu den ICA-Titern im Alter ab. Es gibt noch zahlreiche andere beschriebene Autoantikörper gegen potenzielle Autoantigene (z.B. gegen die Karboxypeptidase H, Heat-shock-Protein 65, Peripherin, Glut2, P69). Bei diesen letzteren Autoantikörpern sind zurzeit aber weder ihre klinische Bedeutung noch der prädiktive Wert bekannt. Ob spezifische Antikörper bzw. eine bestimmte Titerhöhe einen prädiktiven Wert für die Entwicklung eines Typ-1-Diabetes hat, wird zurzeit in wissenschaftlichen Studien geprüft. Ziel ist es, z.B. bei Verwandten von Patienten mit klinisch-manifestem Typ-1-Diabetes, Hochrisikoindividuen durch einen Antikörperstatus zu identifizieren (z.B. ICA- und IAA-positiv), um eines Tages evtl. eine präventive Therapie (z.B. Insulin, Immunsuppression, Impfung?) durchzuführen.

Zahlreiche Befunde weisen darauf hin, dass der immunvermittelte Typ-1-Diabetes aber eine im Wesentlichen T-Zell-mediierte Autoimmunerkrankung ist. Hierfür sprechen u.a. die oben angeführten Assoziationen mit HLA-Markern und die beobachtete inflammatorische Zellinfiltration von Langerhans-Inseln, genannt Insulinitis, die im Wesentlichen zytotoxische und Suppressor-T-Lymphozyten zeigt. Nicht jede Entzündung der Langerhans-Inseln im Pankreas geht aber mit einer Zerstörung der Insulin produzierenden $\beta$-Zellen einher. So wird eine „benigne“ von einer „destruktiven“ Insulinitis unterschieden. Es konnte gezeigt werden, dass bestimmte T-Zellen (CD4- oder T-Helfer-Zellen) wiederum durch die Art der Zytokine, die sie freisetzen, unterschieden werden können. So genannte Th1-Zellen produzieren vornehmlich Interferon $\gamma$ (IFN-$\gamma$) und Interleukin-12 (IL-12), Th2-Zellen IL-4 und -10. Die Th1-Zytokine scheinen im Wesentlichen eine destruktive und die Th2-Zytokine eine benigne Insulinitis zu vermitteln. Dies könnte ein pathophysiologischer Ansatz sein, unterschiedliche Manifestations- sowie Krankeitsverläufe eines Typ-1-Diabetes besser zu verstehen und neue Therapie- bzw. Präventionsstrategien zu entwickeln.

#### 7.2.2.2 Diabetes mellitus Typ 2

Auch wenn der Typ-2-Diabetes meist erst im Alter >40 Jahren auftritt und mit einem körperlichen Übergewicht assoziiert ist, spielen bei der klinischen Manifestation des Typ-2-Diabetes genetische Faktoren eine ganz entscheidende Rolle. Es ist gezeigt worden, dass die Konkordanzrate eineiiger Zwillinge fast 100% beträgt (Medici et al. 1999). Das heißt, dass eineiige Zwillinge, die in unterschiedlichen Elternhäusern und sozialen Umgebungen aufwachsen, mit hoher Wahrscheinlichkeit später einen klinisch manifesten Typ-2-Diabetes entwickeln. Dies bedeutet, dass Umweltfaktoren nur eine modulierende Funktion haben, wohingegen eine genetische Disposition die entscheidende pathophysiologische Rolle spielt. Der klinisch manifeste Typ-2-Diabetes ist durch 3 pathophysiologische Phänomene charakterisiert:

1. erhöhte hepatische Glukoneogenese,
2. Funktionsstörung der $\beta$-Zelle mit relativem Insulinmangel und
3. verminderte Insulinsensitivität bzw. Insulinresistenz (DeFronzo 1997, Groop et al. 1993, Häring u. Mehnert 1993).

Zahlreiche epidemiologische Studien verschiedenster Kollektive zeigen, dass die erhöhte *hepatische Glukoneogenese* mit erhöhten Nüchternblutzuckerwerten das späteste Phänomen und damit ein Charakteristikum des bereits klinisch manifesten Typ-2-Diabetes ist. Ihre Ursache liegt höchstwahrscheinlich in einem veränderten Insulin-Glukagon-Quotienten, der entscheidend den Leberstoffwechsel reguliert, begründet. Hierdurch ist die Glukoneogenese gegenüber der Glykolyse deutlich gesteigert.

Normalerweise ist die *Insulinsekretion* der $\beta$-Zelle nach Glukosereiz durch 2 Phasen charakterisiert, nämlich

- einer schnellen Freisetzung von Insulin, die dann von
- einer langsameren und kontinuierlichen Insulinfreisetzung

gefolgt wird. Die Art der Insulinfreisetzung erfolgt „pulsatil“. Das Fehlen des ersten Peaks der Insulinsekretion sowie eine Veränderung der Pulsatilität sind früheste Zeichen einer Funktionsstörung der $\beta$-Zelle. So konnte gezeigt werden, dass bereits vor der klinischen Manifestation des Typ-2-Diabetes

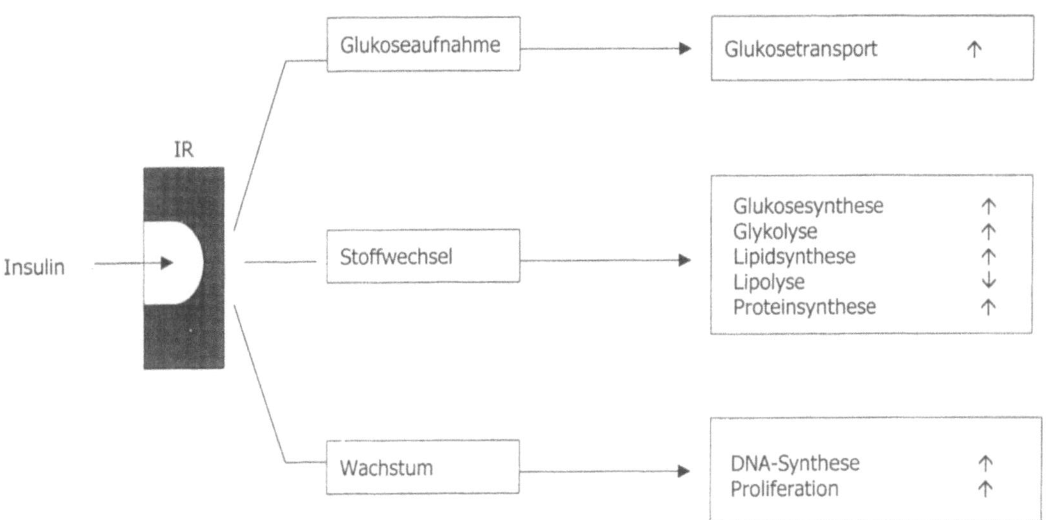


**Abb. 7.3.** Schematische Darstellung der zellulären Insulinwirkung. Insulin bindet an den Insulinrezeptor und/oder Rezeptor für den Insulin-like-growth-Faktor (IGF) 1 an der Zelloberfläche. Die Aktivierung des Insulinrezeptors führt zu einer Stimulation der Glukoseaufnahme sowie zur Regulation des Stoffwechsels und des Wachstums. Diese pleiotropen zellbiologischen Effekte von Insulin werden durch ein Netzwerk von intrazellulären Signalkaskaden vermittelt. Dementsprechend können genetische und regulative Störungen in diesen Netzwerken zu unterschiedlichen zellulären sowie klinischen Formen der Insulinresistenz führen

eine unterschiedliche Frequenz und Amplitude der Insulinfreisetzung bestehen. Ein Charakteristikum der Funktionsstörung der $\beta$-Zelle ist das Entstehen eines relativen Insulinmangels. Wie bei der Herzinsuffizienz wird auch hier von einer „Starling"-Kurve der Bauchspeicheldrüse gesprochen. Bei steigenden Blutzuckerwerten, z. B. in Folge einer verminderten Insulinwirkung (s. unten), kommt es kompensatorisch zu einer vermehrten Insulinsekretion. Dieser vermehrten Insulinsekretion sind aber bei Patienten mit Typ-2-Diabetes „Grenzen" gesetzt (Ferrannini 1998). Dementsprechend kann die Bauchspeicheldrüse nicht weiter kompensieren und der Blutzucker steigt an. Die steigenden Blutzuckerwerte tragen zur verminderten Insulinsekretion bei, was als „Glukosetoxizität" für die $\beta$-Zelle bezeichnet wird.

Eine verminderte *Insulinempfindlichkeit bzw. Insulinresistenz* ist die von den 3 oben angeführten pathophysiologischen Mechanismen früheste detektierbare Störung in der Entwicklung eines Typ-2-Diabetes. In einer prospektiven Untersuchung wurden alle 5 Jahre die Insulinsekretion und -sensitivität bei Kindern von Familien untersucht, in denen beide Elternteile einen klinisch manifesten Typ-2-Diabetes hatten (Martin et al. 1992). Es zeigte sich, dass eine verminderte Insulinwirkung bereits 20 Jahre vor der klinischen Manifestation des Diabetes nachweisbar war, wohingegen Störungen der Insulinsekretion erst relativ spät auftraten. Beides, eine reduzierte Insulinresistenz und eine verminderte Insulinsekretion, muss aber vorliegen, damit ein Diabetes mellitus Typ 2 klinisch manifest wird (Polonsky et al. 1996).

Zahlreiche Studien haben gezeigt, dass die Insulinresistenz nicht nur ein Schlüsselphänomen bei der Entwicklung einer Glukosetoleranz bzw. bei zusätzlicher Störung der $\beta$-Zelle eines Diabetes mellitus Typ 2 ist, sondern auch bei anderen kardiovaskulären Risikofaktoren, wie z. B. Adipositas, Fettstoffwechselstörungen und essenzieller Hypertonie (s. Kapitel 7.5.3.2 „Spätkomplikationen", Unterkapitel „Metabolisches Syndrom"). Eine reduzierte Insulinsensitivität wird klinisch meist durch eine verminderte insulinstimulierte Glukoseaufnahme nachgewiesen. Zellbiologisch ist eine Insulinresistenz allerdings durch eine verminderte zelluläre Antwort auf Insulin definiert, die nicht nur die insulinstimulierte Glukoseaufnahme, sondern jeden intrazellulären Signalweg betreffen kann (Abb. 7.3). Unterschiedliche Defekte bzw. Störungsmuster dieser Signalwege in verschiedenen Zellen bzw. Geweben können sich wahrscheinlich zeitlich und klinisch different manifestieren und tragen zu dem heterogenen klinischen Phänotyp des Typ-2-Diabetes bzw. metabolischen Syndroms bei. Die zellbiologische Identifizierung und klinische Charakterisierung dieser unterschiedlichen Störungen werden zu neuen Subklassifikationen sowie diagnostischen und therapeutischen Ansätzen führen.

Gibt es eine *insulinresistenzinduzierte Sekretionsstörung*? Transgene Tiermodelle (s. Kapitel 7.3.3 „Transgene Tiermodelle") haben gezeigt, dass eine genetisch bedingte Insulinresistenz, wenn sie z.B. auch die $\beta$-Zelle der Pankreasinseln mitbetrifft, nicht nur eine verminderte insulinstimulierte Glukoseaufnahme zur Folge hat, sondern auch eine Sekretionsstörung.

Interessanterweise zeigen neueste Hinweise und Diskussionen, dass eine Insulinresistenz, die durch eine Erhöhung der Fettmasse (Übergewicht/Adipositas) verstärkt und/oder verursacht wird, mit erhöhten Spiegeln von freien Fettsäuren assoziiert ist. Die reduzierte Insulinsensitivität korreliert am besten mit einer abdominal betonten bzw. intramyozellulären Fettanreicherung (Montagne u. O'Rahilly 2000, Kelley u. Mandarino 2000). Tiermodelle haben gezeigt, dass diese Anreicherung von Fetten in der Skelettmuskulatur mit einer Fettablagerung und konsekutiven Funktionsstörung der $\beta$-Zellen assoziiert sein kann. Dies würde bedeuten, dass dies ebenfalls ein Mechanismus sein könnte, wie eine Insulinresistenz mit einer Sekretionsstörung einhergehen kann. Entsprechend dieses Konzepts ist evtl. die Lipidablagerung *außerhalb* des Fettgewebes das pathophysiologisch Relevante. Entsprechend haben Personen mit kongenitaler Lipoatrophie (kein Fettgewebe!) eine Insulinresistenz, die mit einer Lipidablagerung in der Muskulatur korrespondiert und transgene Mäuse, die kein Fettgewebe haben, sind insulinresistent und haben eine deutliche Fettablagerung in der Skelettmuskulatur (Kim et al. 2000). Diese Insulinresistenz und Lipidablagerung im Muskel sind durch Transplantation von Fettgewebe reversibel! Dies spricht dafür, dass das Fettgewebe nicht ein passives Reservoir ist, sondern auch eine regulative Rolle (z.B. durch Leptin) bei der systemischen Lipidablagerung außerhalb des Fettgewebes spielt (Zhou et al. 1999, Unger et al. 1999).

## 7.3 Molekulare Grundlagen

Das Verständnis der Insulinsignalwege und ihre Veränderungen bei Insulinresistenz setzen die Kenntnis über die molekularen Wechselwirkungen des Insulinrezeptors mit Substraten und Effektorsystemen voraus, die letztlich die multiplen, insulinspezifischen physiologischen Antworten bewirken. Jedes an der Signalübertragung von Insulin beteiligte Protein stellt einen potenziellen Kandidaten für regulatorische und genetische Defekte bei verschiedenen Formen der Insulinresistenz dar. Dementsprechend wird im Folgenden ausführlich auf die molekularen Grundlagen der Insulinwirkung und ihre genetischen sowie regulativen Veränderungen eingegangen, d.h. auf

- den Insulinrezeptor,
- die Insulinrezeptorsubstrate (IRS),
- die Interaktion der IRS mit nachgeschalteten Signalproteinen und der insulinstimulierten Glukoseaufnahme sowie
- die Genregulation.

### 7.3.1 Molekulare Mechanismen der Insulinwirkung und Insulinresistenz

In der letzten Zeit mehren sich die Hinweise dafür, dass die prinzipiellen Wirkmechanismen der Signalübertragung von Insulin und Wachstumsfaktoren ähnlich sind (Abb. 7.4) (Avruch 1998). Ihre Rezeptoren an der Zelloberfläche, die selbst Enzyme, so genannte Rezeptortyrosinkinasen sind, aktivieren nach Autophosphorylierung an Tyrosinresten verschiedene intrazelluläre Signalkaskaden durch Bindung unterschiedlicher Substrate und Bildung von Signalkomplexen. Diese Protein-Protein-Wechselwirkungen werden durch Tyrosinphosphorylierung und bestimmten Erkennungsdomänen (z.B. SH-2/SH-3-Domänen) reguliert. Dementsprechend wird die Signalübertragung nicht nur durch die kovalente Modifikation von intrazellulären Signalproteinen, sondern auch durch ihre intrazelluläre Lokalisation sowie Abundanz, d.h. durch ihr stöchiometrisches Verhältnis innerhalb von Signalkomplexen, moduliert.

#### 7.3.1.1 Insulinrezeptor

Der Insulinrezeptor gehört zur Familie der rezeptorassoziierten Tyrosinkinasen (RTK), die alle einen ähnlichen molekularen Aufbau besitzen. Sie setzen sich aus einer großen, glykosylierten, extrazellulären Ligandenbindungsdomäne, einer die Membran einfach durchspannenden, hydrophoben Transmembranregion und einer intrazellulären Domäne zusammen. Die intrazelluläre Domäne kann weiter in die Juxtamembranregion, die Tyrosinkinasedomäne mit katalytischer Aktivität und den C-terminalen Teil unterteilt werden (Ullrich u. Schlessinger, 1990).

**Struktur des Insulinrezeptors.** Der Insulinrezeptor (IR) besitzt eine heterotetramere Struktur und

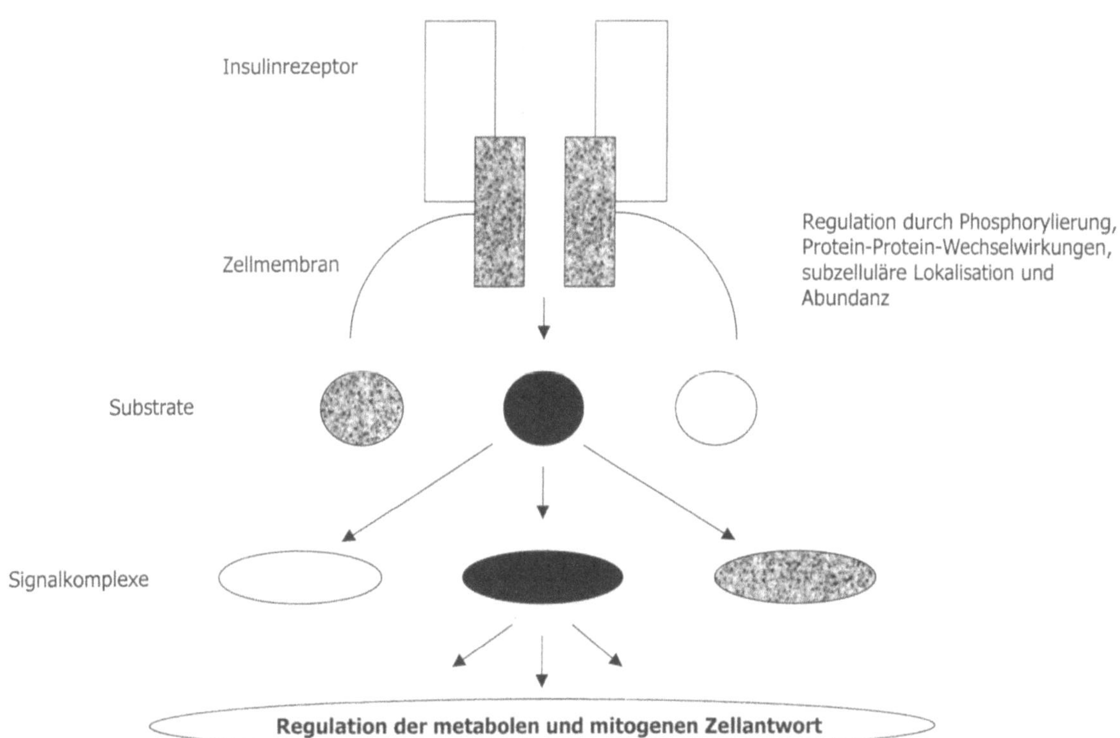


**Abb. 7.4.** Prinzipielle Mechanismen der Signalübertragung durch den Insulinrezeptor. Der Insulinrezeptor gehört zur Familie der rezeptorassoziierten Tyrosinkinasen, die nach Bindung durch das Hormon intrazellulär autophosphoryliert werden und hierdurch ihre intrinsische Tyrosinkinaseaktivität stimulieren. Hierdurch kommt es zu einer Interaktion mit unterschiedlichen Insulinrezeptorsubstraten (IRS), die wiederum nachgeschaltete Signalproteine binden können. Es entstehen verschiedene Signalkomplexe, die die metabolischen und mitogenen Effekte in der Zelle vermitteln. Dieses Signalnetzwerk wird z.B. durch posttranslationale Modifikationen (z.B. Phosphorylierung), Protein-Protein-Wechselwirkungen, subzelluläre Lokalisation der Proteine sowie durch ihr stöchiometrisches Verhältnis zueinander (Abundanz) reguliert

setzt sich in der Regel aus 2 $\alpha$- (je 723 AS) und 2 $\beta$-Untereinheiten (je 620 AS) zusammen ($\alpha_2\beta_2$), die über Disulfidbrücken miteinander verbunden sind und durch proteolytische Prozessierung aus einem Prorezeptor hervorgehen. Durch alternatives Spleißen könne 2 verschiedene IR-Isotypen entstehen, die sich in 12 Aminosäuren nahe dem C-terminalen Ende der $\alpha$-Untereinheit unterscheiden. Die $\alpha$-Untereinheiten stellen die extrazelluläre Region des Rezeptors dar und beinhalten die Insulinbindungsstellen, wohingegen die Tyrosinkinaseaktivität im intrazellulären Bereich der $\beta$-Untereinheiten lokalisiert ist.

Die Bindung des Liganden an den dimeren Rezeptor führt zu einer Konformationsänderung der $\alpha$-Untereinheiten und initiiert die *trans*-Autophosphorylierung an 7 Tyrosinresten (Y953, Y960, 1146, Y1150, Y1151, Y1316, Y1322) des zytoplasmatischen Teils der $\beta$-Untereinheit. Tyrosinrest 960 (NPXY-Motiv) der Juxtamembranregion spielt eine wichtige Rolle in der Signalweiterleitung über nachgeschaltete Signalproteine, wie z.B. die Insulinrezeptorsubstrate (IRS) und Shc. Diese Docking-Proteine binden über ihre Phosphotyrosin bindende (PTB) Domäne an das phosphorylierte NPXY-Motiv (Sun et al. 1993) des IR. Die Phosphorylierung von Y1146, Y1150 und Y1151 führt zur Aktivierung der intrinsischen Tyrosinkinaseaktivität des Rezeptors (White et al. 1988). Die Bedeutung der C-terminalen Tyrosinreste Y1316 und Y1322 ist noch unklar. Nach Insulinstimulation werden in vivo zusätzlich zur Tyrosinphosphorylierung auch eine Phosphorylierung an Serin- und Threoninresten gefunden. Die Serinphosphorylierung der $\beta$-Untereinheit wird verschiedenen Serinkinasen zugeschrieben. Die Arbeitsgruppe um Klein et al. konnte zusätzlich zeigen, dass die konstitutiv aktive Insulinrezeptorkinasedomäne (AS 947–1343) sowie der hochgereinigte native IR eine Kinase mit dualer Spezifität sind und zusätzlich zur Tyrosinkinaseaktivität eine intrinsische Serinkinaseaktivität besitzen (Al-Hasani et al. 1997). Die Bedeutung der Serin-Threonin-Phosphorylierung für die Kinaseaktivität des Insulinrezeptors und der Interaktion mit Insulinrezeptorsubstraten ist noch unklar. Evtl. modulieren sie, z.B. inhibitorisch das Netzwerk der Proteinwechselwirkungen.

**Regulation der IR-Kinase.** Verschiedene Bedingungen können die Aktivität des Insulinrezeptors ändern. Hierzu zählen u.a. Veränderungen der Tyrosinkinaseaktivität, Dephosphorylierung des Insulinrezeptors durch Tyrosinphosphatasen und eine Regulation der Tyrosinkinase durch Proteine mit Serin- oder Threoninkinaseaktivität.

Viele Arbeitsgruppen haben sich mit dem Studium der Insulinrezeptorautoaktivierung im Skelettmuskel von Typ-2-Diabetikern befasst. Hierbei zeigte sich eine verminderte Autophosphorylierung des Insulinrezeptors, die zu Störungen der zellulären Signalübertragung und zur Insulinresistenzverstärkung beim Typ-2-Diabetes führen kann. Die Ursache für die verminderte Aktivität der Insulinrezeptorkinase ist noch nicht vollständig geklärt, vieles deutet jedoch darauf hin, dass metabolische Veränderungen, wie sie bei Adipositas vorkommen, daran beteiligt sind (s. 7.2.2.2 „Diabetes mellitus Typ 2"). Zur Frage, ob die Insulinrezeptorkinasestörung bereits in der prädiabetischen Situation bei Personen, die der Definition des metabolischen Syndroms entsprechen, vorliegt, existieren bisher nur wenige Daten, die allerdings darauf hinweisen, dass hier eine normale Aktivierbarkeit der Tyrosinkinase vorliegt (Krützfeld et al. 2000). Zusammengefasst sprechen diese Daten dafür, dass die Insulinrezeptorkinasestörung eher ein sekundäres Resistenz vermehrendes Phänomen ist. Eine regulatorische Kinasehemmung kann im Wesentlichen durch 3 Mechanismen zustande kommen:

- inhibitorische Proteine,
- Serinkinasen und
- Tyrosinphosphatasen.

Zell- und Tiermodellstudien zeigen, dass eine Hemmung des Insulinsignals auf Rezeptorebene durch spezifische *Tyrosinphosphatasen* möglich ist. Hierunter wären die Tyrosinphosphatasen SHP1, SHP 2, P5TP$\alpha$ und LAR zu erwähnen (Goldstein et al. 2000). Eine direkte Dephosphorylierung des Insulinrezeptors konnte in vitro für die Phosphatasen SHP1, PTP$\alpha$ und LAR gezeigt werden. Von Zellstudien ist daneben auch bekannt, dass die Tyrosinphosphatase PTP1B(Syp) mit dem Insulinrezeptor assoziiert sein kann, was zur Hemmung der Tyrosinkinaseaktivität führt. Interessant sind auch neuere Ergebnisse, die auf eine Rolle von PTP1B auf die adipositasinduzierte Insulinresistenz hinweisen. PTP1B-defiziente Mäuse zeigen eine erhöhte Insulinsensitivität und auch eine relative Resistenz gegenüber einer Gewichtszunahme. Inwieweit diese in vitro und kürzlich im Tiermodell gewonnenen Ergebnisse auch für die Insulinresistenz des Menschen übertragbar sind, ist gegenwärtig jedoch noch nicht bekannt.

Ein Beispiel für Insulinresistenz durch *Serinphosphorylierung* des Insulinrezeptors findet sich bei Patientinnen mit polyzystischem Ovarsyndrom (PCO). Hierbei wurde eine stark erhöhte basale Serinphosphorylierung des Insulinrezeptors als Ursache der verminderten Rezeptoraktivität nachgewiesen. Die molekularen Mechanismen, die zu dieser Serinphosphorylierung am Insulinrezeptor führen, sind bislang ungeklärt. Zum einen kann sich der Rezeptor als duale Kinase selber an Serinresten phosphorylieren, zum anderen wäre die Identifizierung von anderen Serin-Threonin-Kinasen interessant. Im Gegensatz zu Patientinnen mit PCO-Syndrom konnte eine ähnlich starke Serinphosphorylierung bei der Insulinresistenz des Typ-2-Diabetes nicht nachgewiesen werden. Allerdings ist es möglicherweise klinisch bedeutsam, dass erhöhte Glukosespiegel über eine Aktivierung der Proteinkinase C zu einer Phosphorylierung des Insulinrezeptors an Serinresten und somit zu einer Hemmung des Insulinsignalflusses führen. Dieser glukoseabhängige Resistenzmechanismus dürfte in der Praxis beim schlecht eingestellten Patienten eine Rolle spielen und könnte z.T. das wohl bekannte klinische Phänomen der verbesserten Insulinempfindlichkeit nach Rekompensation der Stoffwechsellage mit erklären.

Neben den oben erwähnten Modulatoren der Insulinrezeptorkinase sind von In-vitro-Untersuchungen auch eine Reihe weiterer *regulatorischer Proteine*, wie beispielsweise Grb-10 (auch Grb-IR genannt) und PC-1, bekannt. Die genaue Funktion dieser Proteine auf die Modulation des Insulinrezeptors im Skelettmuskel von Typ-2-Diabetikern muss jedoch noch näher untersucht werden. Interessant dürfte hierbei sicherlich sein, dass PC-1 vermehrt im Skelettmuskel von Typ-2-Diabetikern und möglicherweise auch insulinresistenten Personen gebildet wird und auf verschiedenen Ebenen in die Insulinsignalübertragung eingreift, und zwar über einen Mechanismus, der noch nicht geklärt werden konnte.

#### 7.3.1.2 Insulinrezeptorsubstrate

Der aktivierte Insulinrezeptor phosphoryliert Insulinrezeptorsubstrate (IRS), die als so genannte Docking-Proteine mit nachgeschalteten Signalproteinen, z.B. via SH2-Domänen, Signalkomplexe bilden.

Die Mitglieder der IRS-Familie (IRS-1–4, Gab-1) sind Schaltstellen, die verschiedene Rezeptorsysteme mit intrazellulären Signalkaskaden koppeln (Yenush u. White 1997). Erste Hinweise deuten darauf hin, dass die zellulären bzw. gewebespezifischen Expressionsmuster der IRS-Proteine sowie ihrer Signalkomplexe unterschiedlich sind und damit wahrscheinlich auch eine entscheidende Rolle bei der gewebespezifischen Determinierung der Insulinsensitivität spielen. Zudem konnte gezeigt werden, dass sie teils gemeinsame, aber auch unterschiedliche nachgeschaltete Signalproteine binden können. Ein RTK-spezifisches Phosphorylierungsmuster der IRS-Proteine könnte u.a. die molekulare Basis für Signalselektivität darstellen.

Die IRS-Proteine werden aufgrund ihrer strukturellen und funktionalen Homologien zu einer Familie zusammengefasst (White 1995). Die Proteine dieser Familie wurden zuerst als Substrate des IR beschrieben, sie können aber auch durch die Stimulation von Zellen mit verschiedenen Zytokinen, Wachstumsfaktoren, Interferonen und Interleukinen phosphoryliert werden sowie inhibitorische Signale von Tumornekrosefaktor $\alpha$ (TNF-$\alpha$) und Angiotensin II vermitteln. Sie spielen so nicht nur eine wichtige Rolle in der Kontrolle des Metabolismus, sondern auch in der Steuerung des normalen Zellwachstums. Die IRS besitzen als zwischengeschaltete Adapterproteine wichtige Eigenschaften für die Signalweiterleitung von RTKs. Einerseits bietet die Verwendung identischer IRS durch verschiedene Rezeptoren die Möglichkeit zum Cross-talk zwischen den Rezeptorsystemen, andererseits wird durch die Interaktion einzelner RTKs mit verschiedenen IRS, die spezifische Signalcharakteristika aufweisen, die Anzahl der regulierbaren Signalwege erhöht. So kann eine koordinierte zelluläre Antwort geschaffen werden.

Nach Insulinstimulation von Rattenhepatomazellen wird die Phosphorylierung zellulärer Proteine mit einem apparenten Molekulargewicht (MG) von 185000 katalysiert (White et al. 1985). Durch Klonierung und Sequenzierung konnte ein Protein identifiziert werden, das als *IRS-1* (1243 AS) bezeichnet wurde (Sun et al. 1991, 1993). Weitere Untersuchungen ergaben, dass ein zweites phosphoryliertes Protein in der SDS-Polyacrylamid-Gelelektrophorese (SDS-PAGE) mit IRS-1 komigrierte, jedoch nicht mit Antikörpern gegen IRS-1 immunopräzipitiert werden konnte. Im IRS-1-defizienten [IRS-1(–/–)] Mausmodell gelang ebenfalls der Nachweis eines phosphorylierten Proteins mit einem MG von 190000 (Araki et al. 1994), das nach Klonierung und Sequenzierung aufgrund seiner großen strukturellen Ähnlichkeit zu IRS-1 als *IRS-2* (1322 AS) benannt wurde (Sun et al. 1995).

Ein Vergleich der Aminosäuresequenzen der IRS-Proteine zeigt 2 konservierte Bereiche bzw. im N-Terminus die Pleckstrin-homolge (PH) und Phosphotyrosin bindende (PTB) Domäne. Eine PH-Domäne wird in einer Vielzahl intrazellulärer Signalproteine gefunden und kann mit verschiedenen Inositolpolyphosphaten, z.B. der $\beta\gamma$-Untereinheit trimärer G-Proteine oder phosphorylierter Zellmembranbestandteile, interagieren (Salim et al. 1996). Die PH-Domäne scheint für die Interaktion mit dem IR eine entscheidende Rolle zu spielen. Von einer Arbeitsgruppe wurde ein Modell vorgeschlagen, nach dem die Bindung von IRS-1 an den IR nicht direkt über die PH-Domäne, sondern über ein drittes Molekül vermittelt werden könnte (Rocchi et al. 1998). Die PTB-Domäne befindet sich C-terminal der PH-Domäne und interagiert mit phosphorylierten Tyrosinresten in NPXY-Motiven. Die Substitution von Y960 im NPEY-Motiv des IR durch andere Aminosäuren führt zu einem Verlust der insulininduzierten Signalweiterleitung. Die Anwesenheit sowohl einer PH- als auch einer PTB-Domäne in IRS-Proteinen könnte die Effizienz der Kopplung zwischen IRS-Proteinen und IR erhöhen. IRS-2 besitzt zusätzlich noch eine Kinase-regulatory-loop-binding(KRLB)-Domäne, die an die *tris*-phosphorylierte regulatorische Schleife des IR binden soll (Sawka-Verhelle et al. 1996). Sind die Tyrosinreste Y624 und Y628 der KRLB-Region phosphoryliert, wird eine Bindung an den IR verhindert (Sawka-Verhelle et al. 1997). Die Modulation der IRS-2-IR-Interaktion über die KRLB-Domäne könnte eine der Grundlagen für die Substratspezifität des IR nach Insulinstimulation darstellen.

Die IRS-Proteine enthalten zahlreiche Tyrosinphosphorylierungsmotive in Nachbarschaft zu den Aminosäureresten Glutamat oder Aspartat, von denen sich einige in möglichen Erkennungssequenzen für SH2-Signalproteine befinden. Von den 21 potenziellen IRS-1-Tyrosinphosphorylierungsstellen sind in IRS-2, das 22 Tyrosinphosphorylierungsstellen besitzt, 14 konserviert. Für IRS-1 konnten 8 IR-spezifische Phosphorylierungsstellen nachgewiesen werden (Sun et al. 1993), von denen sich 4 (Y608, Y628, Y939, Y987) in YMXM-Motiven befinden (Bindungsmotiv für die PI-3-Kinase). Die Tyrosinreste in den Motiven Y460ICM und Y895VNI (Bindungsmotiv für Grb2) sowie Y1172IDL und Y1222ASI (Syp-Bindungsmotive) konnten ebenfalls identifiziert werden (Skolnik et al. 1993, Songyang et al. 1993).

Zusätzlich besitzen einige IRS-Proteine über 30 potenzielle Serin- und Threoninphosphorylierungsstellen in Erkennungssequenzen für verschiedene Kinasen wie z. B. für die Kaseinkinase, die Mitogen-activated-protein(MAP)-Kinasen, die Proteinkinase C (PKC), die Cell-division-cycle(CDc)2-Kinase und c-Jun-Kinase (Aguirre et al. 2000). Es wird vermutet, dass die durch Insulinstimulation verstärkte hohe basale Phosphorylierung an Serin- und Threoninresten zu einer teilweisen Abschaltung der IRS-abhängigen Signalweiterleitung sowie Hemmung der IRS-Tyrosinphosphorylierung führt (Tanti et al. 1994). Nach Austausch von Serin gegen Alanin in einer MAP-Kinase-Konsensussequenz, proximal zu einem YMXM-Motiv, konnten sowohl eine verstärkte IRS-1-Tyrosinphosphorylierung als auch eine verstärkte PI-3-Kinase-Aktivität beobachtet werden. Dies könnte bedeuten, dass die Phosphorylierung von bestimmten Serinresten die Bindung nachgeschalteter Signalproteine moduliert.

Kürzlich wurden weitere Proteine beschrieben, die aufgrund ihrer strukturellen Ähnlichkeiten der IRS-Familie zugeordnet werden können, u. a. IRS-3, IRS-4 und Gab1.

*IRS-3* (Lavan et al. 1997 a) ist ein nach Insulinstimulation von Rattenadipozyten unmittelbar tyrosinphosphoryliertes Protein mit einem MG von 60 000, das an die PI-3-Kinase bindet (Smith-Hall et al. 1997). N-terminal besitzt das Protein eine PH- sowie PTB-Domäne. Die Aminosäuresequenz zeigt darüber hinaus verschiedene potenzielle Tyrosinphosphorylierungsstellen in SH2-Bindungsmotiven, die eine Interaktion mit der PI-3-Kinase, Syp und Grb2 (Ross et al. 1998) ermöglichen.

*IRS-4* (Lavan et al. 1997 b), das die Strukturmerkmale der IRS-Familie aufweist, konnte in embryonalen Nierenzellen (HEK 293) als 160 000-Protein identifiziert werden. Dieses nach Insulinstimulation tyrosinphosphorylierte Protein interagiert mit Grb2 und der PI-3-Kinase (Fantin et al. 1998).

Grb2-associated-binder-1 *(Gab-1)* ist ein neues Protein der IRS-Familie, das in fast allen menschlichen Geweben exprimiert wird. Es ist durch Bindung an rekombinantes Grb2 aus einer cDNA-Expressionsbibliothek von glialen und medulloblastären Tumoren isoliert und identifiziert worden (Holgado-Madruga et al. 1996/1997). Das humane Gab-1 (hGab-1) wird nach Stimulation von Zellen mit Insulin und verschiedenen Wachstumsfaktoren wie z. B. NGF (nerve growth factor), bFGF (basic fibroblast growth factor), HGF (hepatocyte growth factor), EGF sowie Interleukin-6/3$\alpha$- und $\beta$-Interferon phosphoryliert. Interessanterweise fehlt Gab-1 die PTB-Domäne. Von Weidner et al. (1996) wurden in Gab-1 eine neue Phosphotyrosin bindende Domäne (AS 450–532) identifiziert, die hochspezifisch an den Hepatozytenwachstumsfaktorrezeptor c-Met bindet (c-Met bindende Domäne: MBD). Eine stabile Gab-1-c-Met-Interaktion benötigt zusätzlich eine Komplexbildung mit Grb2. Des Weiteren wurden 2 IRS-homologe Proteine in *Drosophila* und in *Xenopus* beschrieben (Ohan et al. 1998). Dies zeigt, dass das Prinzip der multifunktionalen Docking-Proteine ebenfalls bis hin zu Nichtvertebraten vorhanden ist.

Obwohl die IRS-Proteine strukturell einen ähnlichen Aufbau und funktional vergleichbare Domänen besitzen, regulieren sie gleiche (evtl. z. T. mit unterschiedlicher Effizienzen), aber auch unterschiedliche Signalwege (Yenush u. White 1997). Das Expressionsmuster der verschiedenen IRS-Proteine unterscheidet sich. Zudem werden sie von verschiedenen RTK in spezifischen Mustern phosphoryliert und binden z. T. unterschiedliche nachgeschaltete Signalproteine. Dies könnte die komplexe Grundlage der Signalspezifität und Selektivität dieser multifunktionalen Adaptermoleküle darstellen.

Die IRS-Proteine interagieren nach Tyrosinphosphorylierung direkt mit verschiedenen Enzymen und Adapterproteinen, wie z. B. mit der PI-3-Kinase, Syp, Fyn, Grb2, Nck und Crk.

Die PI-3-Kinase stellt das am besten charakterisierte Signalprotein dar, das durch IRS-1 aktiviert wird. Es spielt eine entscheidende Rolle bei der Zellproliferation und der Glukoseaufnahme. Die PI-3-Kinase besteht aus einer katalytischen Untereinheit mit einem MG von 100 000 (p110$\alpha$, p110$\beta$) und einer regulatorischen Untereinheit (p85$\alpha$, p85$\beta$, p55PIK, p55$\alpha$, p50$\alpha$), die 2 SH2-Domänen besitzt. Während der Insulinstimulation wird die PI-3-Kinase durch Bindung an IRS-1 maximal aktiviert, wenn beide SH2-Domänen der regulatorischen Untereinheit an Phosphotyrosine in IRS-YMXM-Motiven gebunden sind (Rordorf-Nikolic et al. 1995). Studien mit verschiedenen Inhibitoren ergaben, dass das Signal nach initialer PI-3-Kinase-Aktivierung über verschiedene Enzyme, wie z. B. die Protein-S6-Kinase (p70$^{s6k}$), Akt [Proteinkinase B (PKB)], Rac und PKC$\xi$, weitergeleitet wird.

Diese Serin-Threonin-Kinasen sind an der Regulation der Genexpression sowie des Zellwachstums beteiligt. Die Glukoseaufnahme aus dem Blut erfolgt über Proteine der Glukosetransporter(GLUT)-Familie. Nach Insulinstimulation transloziert GLUT4 aus dem Zytoplasma an die Zellmembran, wodurch die Glukoseaufnahme ermöglicht wird. Eines der für die Translokation erforderlichen Signale stellt die Aktivierung der PI-3-Kinase durch IRS-Proteine dar (Hara et al. 1994). Zusätzlich zum Glukosetransport über einen IRS-1-PI-3-Kinase-Akt vermittelten Signalweg werden auch die Glykogensynthese im Skelettmuskel und die Synthese von Proteinen, die an der Wachstumskontrolle beteiligt sind, gesteuert (Yamauchi et al. 1996).

Die durch IRS-Proteine vermittelten Signalwege sind von der Stöchiometrie der Tyrosinphosphorylierung abhängig, die je nach Umgebungsbedingungen in der Zelle variieren kann. Dies spiegelt das Verhältnis und die Spezifität von Kinasen und Phosphatasen wider, die in einem definierten räumlichen Segment aktiviert sind. Das Muster der gebundenen SH2-Signalproteine in einem IRS-Protein-Komplex reflektiert so die verschiedenen Ebenen der Interaktion:

- die initiale Interaktion der IRS-Proteine als Substrate der RTK,
- die selektive Phosphorylierung spezifischer Tyrosine und letztlich
- die Verfügbarkeit der SH2-Signalproteine.

#### 7.3.1.3 Glukosetransport

Ein krankheitsdefinierendes Phänomen des Diabetes mellitus Typ 2 ist eine gestörte Glukoseaufnahme und Glukoseverwertung in Muskel- und Fettgewebe (Kahn 1996). In Muskel- und Fettzellen spielt der insulinregulierte Glukosetransporter GLUT4 die entscheidende Rolle bei der Glukoseaufnahme. Die proximale Schnittstelle zwischen den Insulinrezeptorsignalwegen und dem GLUT4-Glukosetransport ist bisher unbekannt. Der molekulare Mechanismus des GLUT4-Glukosetransports ist ebenfalls weitgehend ungeklärt.

Der Transport von Glukose in die Zelle stellt einen essenziellen Schritt im Kohlenhydratstoffwechsel aller prokaryoten und eukaryoten Zellen dar. Durch die Impermeabilität der lipophilen Plasmamembran für polare Substanzen muss Glukose durch spezifische Carrier-Proteine (Glukosetransporter, GLUT) in die Zelle transportiert werden. Dieser Transportvorgang wird durch eine Genfamilie von Glukosetransportern (GLUT) ermöglicht, die nach dem Prinzip der erleichterten Diffusion Glukose energieunabhängig entlang des Konzentrationsgradienten in die Zelle transportieren. Diese für das D-Enantiomere der Glukose spezifischen Proteine sind von einer 2. Genfamilie, den $Na^+$-abhängigen Kotransportern (SGLT) zu unterscheiden, die Glukose aktiv und energieabhängig entgegen einen Konzentrationsgradienten im Darm und in der Niere transportieren.

Der insulinabhängige Glukosetransport wird durch Glukosetransportproteine vom Typ GLUT vermittelt. Den Hauptbeitrag dafür liefert die Isoform GLUT4, die in Fett- und Muskelgewebe exprimiert wird. Die Regulation der Transportaktivität erfolgt über eine reversible Umverteilung von Glukosetransportproteinen vom Zellinnern zur Plasmamembran durch gesteuerten Vesikeltransport. In unstimulierten Adipozyten befinden sich >90% der GLUT4-Glukosetransporter in einem mit dem *trans*-Golgi-Netzwert (TGN) assoziierten intrazellulären Speicherkompartment. Die Insulinstimulation bewirkt eine Erhöhung der Exozytoserate der GLUT4-Vesikel. Als Folge kommt es zu einer effektiven Translokation von GLUT4 zur Plasmamembran. Die GLUT4-Transporter auf der Plasmamembran werden kontinuierlich und hormonunabhängig internalisiert und in ein endosomales Sortierkompartment dirigiert. Von dort aus gelangen die Transporter wieder zurück in das Speicherkompartment.

**PI3-Kinase und Glukosetransport.** Es ist allgemein akzeptiert, dass das Insulinsignal zur Stimulation des Glukosetransports über den Insulinrezeptor und die Insulinrezeptorsubstrate 1–4 (IRS-1–4) und weiter über die Phosphatidylinositol-3-Kinase (PI3-Kinase) transduziert wird. Experimentelle Hinweise auf eine Bedeutung der PI3-Kinase für den insulinstimulierten Glukosetransport ergeben Arbeiten von Hara et al. (1994) die eine p85*α*-PI3-Kinase-Untereinheit mit defekter Bindungsstelle für die katalytische p110-PI3-Kinase-Untereinheit in CHO-Zellen transfizierten, die den Insulinrezeptor überexprimieren. In diesen, auch Dp85*α* genannten Zellen, war der insulinstimulierte Glukosetransport deutlich vermindert. Darüber hinaus konnte gezeigt werden, dass die Mikroinjektion von Dp85*α* die Translokation von GLUT4 in 3T3-L1-Zellen inhibiert. Ein zusätzlicher Nachweis der Bedeutung der PI3-Kinase für den insulinstimulierten Glukosetransport konnte mit Hilfe des Pilzmetaboliten Wortmannin erbracht werden. Wortmannin ist ein Inhibitor der katalytischen Aktivität der PI3-Kinase. Es inhibiert den insulinstimulierten Glukosetransport und die Translokation von GLUT1 und GLUT4 in Adipozyten. Darüber hinaus konnte gezeigt werden, dass die Überexpression der katalytischen p110$\alpha$-Untereinheit der PI3-Kinase in Rattenadipozyten und 3T3-L1-Zellen zu einer 4- bis 6fachen Zunahme der GLUT1- und GLUT4-Glukosetransporter in der Plasmamembran im basalen Zustand führt. Somit ist die zentrale Rolle der PI3-Kinase für den molekularen Mechanismus des insulinstimulierten Glukosetransports gut belegt.

Die Frage, welche Bedeutung der PI3-Kinase bei der Exozytose sowie beim Prozess des Andockens und der Fusion von Glukosetransporter enthaltenden Membranvesikeln mit der Plasmamembran zukommt, ist gegenwärtig Gegenstand von Forschungsaktivitäten verschiedener Arbeitsgruppen.

Das physiologisch wohl wichtigste Produkt der PI3-Kinase ist das Phosphatidylinositol-3,4,5-Phosphat (PIP3). PIP3 leitet das PI3-Kinase-Signal weiter nach distal und interagiert mit der PH-Domäne der *Proteinkinase B (PKB)*, die daraufhin eine Konformationsänderung erfährt und nun durch 2 3′-Phosphatidylinositol-abhängige Kinasen (PDK1: Phosphorylierung an Thr308 sowie PDK2: Phosphorylierung an Ser473) aktiviert werden kann. Ob der PKB für den Mechanismus des insulinstimulierten Glukosetransports und seiner Defekte beim Typ-2-Diabetes eine Bedeutung zukommt, ist noch nicht abschließend geklärt. Einerseits konnte gezeigt werden, dass die Expression einer konstitutiv aktiven PKB in L6-Muskelzellen und 3T3-L1-Adipozyten zu einer Stimulation des Glukosetransports und Zunahme der Proteinsynthese führt. Andererseits gibt es Hinweise, dass die PKB nicht im Skelettmuskel bei Patienten mit Typ-2-Diabetes mellitus verändert ist, obgleich gleichzeitig eine 50%ige Reduktion der PI3-Kinase besteht. Im Gegensatz dazu scheint die Bedeutung der PKB für die insulininduzierte Glykogensynthese durch Studien belegt zu sein, die nachweisen, dass die insulininduzierte Glykogensynthese die direkte Phosphorylierung der Glykogensyntasekinase 3 durch PKB voraussetzt.

Interessanterweise konnte gezeigt werden, dass Insulin die Translokation sowohl der PI3-Kinase als auch der *Proteinkinase-C*-Isoformen $\xi$ und $\theta$ von einem intrazellulären Kompartment zur Plasmamembran bewirkt. Ob dabei PKC-Isoformen mit Glukosetransportermembranvesikeln assoziiert sind, ist bisher nicht untersucht. Welche Bedeutung den diversen PKC-Isoformen für den molekularen Mechanismus des insulinstimulierten Glukosetransport zukommt, ist im Einzelnen ebenfalls noch unklar. Diskutiert wird ein negativer Feedback-Mechanismus durch Reduktion der Insulinrezeptortyrosinkinaseaktivität, d.h. hyperglykämieinduzierte erhöhte PKC$\lambda$-Aktivität.

**Vesikeltranslokation und Glukosetransport.** Viele der Proteine, die beim intrazellulären Vesikeltransport sowie beim Prozess des Andockens und der Fusion der Glukosetransportermembranvesikel mit der Plasmamembran eine Rolle spielen, sind bekannt. Einen indirekten Nachweis, dass *GTP bindende Proteine* in den Mechanismus der Glukosetransportertranslokation involviert sind, lieferten Untersuchungen an permeabilisierten Rattenadipozyten. Dabei konnte gezeigt werden, dass die GLUT4-Translokation zur Plasmamembran durch GTP-$\gamma$-S und andere nichthydrolysierbare GTP-Analoga ähnlich dem insulininduzierten Mechanismus abläuft. Dabei scheinen diese Proteine sowohl an Exozytose- als auch an Endozytoseprozessen beteiligt zu sein. Weitere Untersuchungen zeigten, dass niedermolekulare GTP bindende Proteine, speziell die Rab-3- und Rab-4-Proteine, mit dem GLUT4-Vesikeltransport assoziiert sind, während Rab4 eine Bedeutung bei der endozytotischen GLUT4-Regulation zugemessen wird. Trotz vielfältiger Untersuchungen ist die Relevanz dieser Proteine für den Mechanismus der Translokation und das Recycling der Glukosetransportvesikel nicht geklärt.

Die molekularen Sequenzen der Andock- und Fusionsprozesse sind weitestgehend unklar. Unbestritten ist, dass das *N*-Ethylmaleimid-sensitive Fusionsprotein (NSF) im Rahmen des Andockens und der Fusion eine zentrale Rolle spielt. Diese NSF-Proteine interagieren mit SNAP (soluble NSF attachment proteins) und dieser NSF/SNAP-Komplex bindet an SNAP-Rezeptoren in der Plasmamembran, die abgekürzt t-SNARE genannt werden. Die Verbindung zum GLUT-Vesikel erfolgt nun über so genannte v-SNARE, vesikelassoziierte SNARE, die im Rahmen des Andockens mit den plasmamembranständigen t-SNARE interagieren. Diese v-SNARE bestehen aus Synaptobrevin-2 und Cellubrevin, während ein wesentlicher Bestandteil der plasmamembranständigen t-SNARE Syntaxin 4 ist. Der molekulare Mechanismus, durch den Insulin diesen Andock-Fusions-Prozess reguliert, ist ungeklärt.

**Defekte des Glukosetransports.** Ein hemmender Effekt auf den insulinstimulierten Glukosetransport konnte für die Hyperinsulinämie, die Hyperglykämie, die Erhöhung der freien Fettsäuren sowie für die Erhöhung des Tumornekrosefaktors $\alpha$ gezeigt werden.

Der verminderte Glukosetransport in den Skelettmuskeln von Patienten mit Insulinresistenz (z.B. Adipositas, Typ-2-Diabetes) ist nicht mit einer Verminderung der Anzahl der GLUT4-Glukosetransporter in diesem Gewebe assoziiert. Nahe liegende Erklärungen dieser scheinbaren Diskrepanz wären u.a. ein Defekt der Insulinsignaltransduktion vom Insulinrezeptor zum Glukosetransportsystem, ein Defekt des Translokationsprozesses per se oder ein defekter Andock-Fusions-Mechanismus der GLUT-Vesikel mit der Plasmamembran, wie kürzlich bei einem Patienten mit genetisch bedingter Insulinresistenz gezeigt werden konnte (Kausch et al. 2000).

*Mutationen* im GLUT1 bewirken das „GLUT1-Defizienz-Syndrom", welches klinisch durch rezidivierende frühkindliche zerebrale Krampfanfälle bei erniedrigter Liquorzuckerkonzentration imponiert. GLUT2-Mutationen führen zum Fanconi-Bickel-Syndrom, einer seltenen, autosomal-rezessiven Stoffwechselerkrankung, die durch hepatische und renale Akkumulation von Glykogen charakterisiert ist. GLUT4-Polymorphismen sind bei Patienten mit Typ-2-Diabetes sehr selten und weisen eine ähnliche Prävalenz auf wie bei Nichtdiabetikern.

#### 7.3.1.4 Insulinstimulierte Genregulation

Zahlreiche Gene sind bekannt, die durch Insulin in ihrer Transkription reguliert werden, aber bislang konnten keine eindeutigen *cis*-Elemente bzw. *trans*-Faktoren, die die Insulinwirkung auf einen Promotor vermitteln, identifiziert werden. Demzufolge ist ein Konzept, dass Insulin die Expression von Genen durch die Modulation bestehender Transkriptionsfaktoren und -komplexe beeinflusst. So werden zahlreiche unterschiedliche Gene in verschiedenen Zellen durch Insulin reguliert; dies ist abhängig von dem „Set" an vorliegenden Transkriptionsfaktoren. Dementsprechend könnte aber auch nur ein einziger genetischer Defekt in einem genregulatorischen Signalschritt, z.B. Transkriptionsfaktor, mit einer veränderten Expression zahlreicher Gene und demzufolge mit einem komplexen polygen erscheinenden Phänotyp assoziiert sein.

**MAP-Kinasen-Kaskade.** Die MAP-Kinasen-Kaskaden stellen die Verbindung der RTK zur Aktivierung der Genregulation dar. Die evolutionär konservierte Entwicklung von nebeneinander existierenden MAP-Kinasen-Kaskaden deutet auf eine spezifische Signalweiterleitung hin. So genannte Scaffold-Proteine, wie z.B. JKP-1 und MKP-1 (Whitmarsch et al. 1998), führen verschiedene Kinasen räumlich zusammen und sorgen damit für Spezifität. Möglicherweise können Mitglieder der MAP-Kinasen-Kaskaden aber auch im Sinn eines Cross-talks untereinander interagieren. So ist beschrieben, dass ein stressinduziertes Signal im Wesentlichen über die MAP-Kinasen p38 bzw. JNK vermittelt werden kann; in vitro ist auch eine Vermittlung über die MAP-Kinase ERK-1/-2 möglich. Die Signalwege interagieren wahrscheinlich auf der Ebene ihrer Aktivatoren Ras sowie Rac miteinander und phosphorylieren teilweise die gleichen Substrate z.B. den Transkriptionsfaktor Elk-1 sowohl in vitro als auch in vivo. Aktivierte ERK-1/-2 translozieren in den Zellkern und aktivieren via Phosphorylierung verschiedene Transkriptionsfaktoren wie z.B. Elk-1 (ets like protein-1), cMyc sowie cFos und wirken damit letztendlich regulativ auf die Genexpression. Kürzlich ist gezeigt worden, dass auch die Transkriptionsfaktoren PPAR$\gamma$ und SREBP Substrate der MAP-Kinasen sind. PPAR$\gamma$ spielt bei der Adipozytendifferenzierung und als „drug target" der Insulin sensibilisierenden Glitazone eine entscheidende Rolle. SREBP regulieren u.a. den zellulären Cholesterinstoffwechsel und die Adipozytendifferenzierung. PPAR$\gamma$ und SREBP könnten ein genregulatorisches Bindeglied für kardiovaskuläre Risikofaktoren sein.

**PPAR$\gamma$ und SREBP.** Der peroxisomproliferator-aktivierte Rezeptor $\gamma$ (PPAR$\gamma$) fand gerade in der Vergangenheit reges wissenschaftliches und klinisches Interesse. Nicht zuletzt gehört er auch heute zu den am besten charakterisierten Kernrezeptoren. Wesentliche Gründe für das starke Interesse an der Funktion und Regulation von PPAR$\gamma$ waren

1. Beteiligung des PPAR$\gamma$ an der Adipozytendifferenzierung neben anderen Transkriptionsfaktoren, wie dem RXR-Rezeptor (Retinoid-X-Rezeptor) und dem ADD-1/SREBP-1c (adipocyte differentiation determination factor 1-sterol regulatory element binding protein 1) (Flier u. Hollenberg 1999)
2. Die Feststellung, dass eine neue Substanzgruppe von Insulinsensibilisatoren, die Thiazolidindione, hochspezifisch an PPAR$\gamma$ binden und hierüber ihre sensitivierenden Eigenschaften über einen Mechanismus ausüben, der heute noch nicht vollkommen verstanden wird.

Neben der Rolle bei der Adipogenese und Insulinsensitivierung ist PPARγ an einer Vielzahl zellulärer Prozesse beteiligt. Hier scheinen insbesondere dessen Rolle bei der Zellzykluskontrolle, bei der Apoptose und bei der Karzinogenese von Bedeutung zu sein.

PPARγ gehört zur Familie der Kernrezeptoren, wobei bislang die Formen PPARα, PPARδ und PPARγ beschrieben wurden (Auwerx u. Mangelsdorf 2000). Sie werden von Fettsäuren und von verschiedenen Fettsäurederivaten aktiviert. Heute besteht folgende Vorstellung des Stimulationsmechanismus: Natürliche oder auch pharmakologische Liganden wie die Thiazolidindione, führen zur Aktivierung von PPARγ. PPARγ bildet anschließend Heterodimere mit dem Retinoid-X-Rezeptor und bindet in dieser Form an bestimmte Bereiche der DNA (response elements) und aktiviert hierdurch die Transkription verschiedener Gene.

Unter den oben angeführten PPAR-Formen scheint PPARγ die wichtigste Funktion für die Kontrolle und Expression der regulatorischen Proteine des Fettstoffwechsels zu haben. Beim Menschen wurden bislang 3 Isoformen von PPARγ beschrieben: PPARγ1, PPARγ2 und PPARγ3.

PPARγ1- und PPARγ3-RNA führen zum identischen Protein, wohingegen PPARγ2-mRNA für ein etwas größeres Protein kodiert. Insgesamt wird PPARγ1 in den verschiedenen Geweben stärker exprimiert als PPARγ2, das in nennenswertem Maß nur in Adipozyten vorkommt. Eine hohe PPARγ1-Expression findet sich ebenfalls in Adipozyten, daneben aber auch im Kolon und in hämatopoetischen Zellen. Die Expression von PPARγ-mRNA im Fettgewebe und möglicherweise auch im Skelettmuskel, wo es nur in geringem Maß vorkommt, unterliegt verschiedenen Faktoren. So wurde gefunden, dass längere Fastenkuren beim Menschen zu einer niedrigeren PPARγ-Expression führen. Daneben scheint sich bei schlanken und adipösen Individuen auch die PPARγ-Expression zwischen subkutanem und viszeralem Fettgewebe erheblich zu unterscheiden. Während schlanke Personen eine höhere Expression von PPARγ im subkutanen Fettgewebe aufweisen, findet sich bei Adipositas mehr PPARγ im viszeralen Fettgewebe. Eine Expression von PPARγ in der Skelettmuskulatur wurde, wenngleich auch in viel geringerem Maß, ebenfalls beschrieben, hier sind die regulatorischen Vorgänge jedoch noch nicht so genau untersucht.

Weiter gibt es Hinweise dafür, dass PPARγ eine Rolle in der Pathogenese der Adipositas und des Diabetes mellitus Typ 2 spielt. PPARγ-Aktivatoren, wie beispielsweise die Thiazolidindione, können die Insulinsensitivität deutlich verbessern. Aufgrund der besonders hohen Expression von PPARγ im Fettgewebe ist davon auszugehen, dass die Insulin sensitivierende Wirkung der Thiazolidindione wesentlich über das Fettgewebe vermittelt wird. Die Aktivität von PPARγ führt u. a. zu einer Remodellierung des Fettgewebes hin zur Bildung von mehr kleinen Adipozyten und zum Untergang von großen Fettzellen im Rahmen der von PPARγ induzierten Apoptose. Dies sind Effekte, die möglicherweise auch bei dem Insulin sensitivierenden Effekt der Thiazolidindione eine Rolle spielen können. Daneben kann eine Behandlung mit Thiazolidindionen auch zu einer veränderten Expression von PPARγ im Skelettmuskel führen. Neuere Untersuchungen, die sich mit der gegenseitigen Wechselwirkung zwischen Fettgewebe und Muskelzelle unter dem Einfluss von PPARγ-Agonisten befassen, werden mehr Aufschluss über den genauen Mechanismus der Insulinsensitivierung geben.

Verschiedene Arbeitsgruppen haben sich inzwischen auch mit dem Screening von Mutationen im PPARγ-Gen befasst. Dabei wurde eine Mutation Pro115Gln identifiziert, die offensichtlich extrem selten vorkommt und zu einer konstitutiven Aktivität von PPARγ und somit zu einer verstärkten Adipozytendifferenzierung führt (Ristow et al. 1998). Eine weitere, weit häufiger vorkommende Mutation, stellt die Pro12Ala-Mutation im PPARγ2-Gen dar (Stumvoll et al. 2001). Diese beim Menschen beschriebene Mutation scheint mit einem niedrigeren Body-mass-Index, einer verbesserten Insulinsensitivität sowie höheren Plasma-HDL-Cholesterol-Spiegeln einherzugehen. Funktionelle Untersuchungen zur Pro12Ala-Mutation von PPARγ2 ergaben eine verminderte Transkriptionsfaktoraktivität. Eine einheitliche Rolle der Pro12Ala-Mutation auf die Körperfettverteilung und das Körpergewicht ist aus den zur Verfügung stehenden Daten jedoch noch nicht abzusehen. Hier scheinen bei adipösen und schlanken Personen differenzielle Effekte aufzutreten, die möglicherweise noch von anderen Kofaktoren abhängen.

Ein Aktivator von PPARγ ist ein Transkriptionsfaktor, genannt ADD-1 (Adipozytendifferenzierungsdeterminationsfaktor 1). ADD-1 wurde von der Arbeitsgruppe um Bruce Spiegelman entdeckt, als sie nach genregulatorischen Proteinen, die bei der Adipozytendifferenzierung eine entscheidende Rolle spielen, suchten (Rosen et al. 2000). Überexpression von ADD-1 erhöht den Adipozyten differenzierenden Effekt von PPARγ am ehesten durch die Induktion bisher unbekannter endogener Liganden. Die Überexpression von ADD-1 im Fettgewebe transgener Mäuse führt interessanterweise zu einer Lipoatrophie, Hypertriglyzeridämie und ausgeprägten Insulinresistenz mit Diabetes mellitus. Insofern könnte ADD-1 ebenfalls ein Transkriptionsfaktor sein, der auf genregulatorischer Ebene eine Verbindung zwischen dem Stoffwechsel, der Insulinempfindlichkeit und anderen kardiovaskulären Risikofaktoren herstellt. Dementsprechend ist es interessant, dass unabhängig davon Brown u. Goldstein (1997, 1999) entdeckten, dass ADD-1 mit der Sequenz für SREBP-1c identisch ist. SREBP-1c gehört zu einer Familie cholesterinregulierter Transkriptionsfaktoren, die ebenfalls durch Insulin, Wachstumsfaktoren und Zytokine via MAP-Kinasen-Kaskaden reguliert werden (Kotzka et al. 2000, Roth et al. 2000).

## 7.3.2 Mechanismen der Insulinsekretion

Die Insulinsekretion erfolgt in den $\beta$-Zellen der Langerhans-Inseln. Jede Insel besteht aus den so genannten $\beta$-Zellen, die etwa 70–80% der Zellen im Zentrum der Insel ausmachen, und wird von anderen Zelltypen, insbesondere den Glukagon produzierenden $\alpha$-Zellen umgeben. Die Beeinflussung der Insulinsekretion durch die $\beta$-Zelle erfolgt außer über dem Blutweg auch auf parakrinem Weg und durch die Innervation der Langerhans-Inseln durch adrenerge, cholinerge und peptiderge Nervenfasern. Unter physiologischen Bedingungen wird die Insulinsekretion v. a. durch Glukose und andere Nährstoffe reguliert. Hierbei kommt es zunächst zur Aufnahme von Glukose durch die Glukosetransporterisoform 2 (GLUT2) in die $\beta$-Zelle. Anschließend wird die Glukose glykolytisch abgebaut, wobei eine Erhöhung der ATP-Konzentration bzw. des ATP-ADP-Quotienten in der Zelle hervorgerufen wird. Dadurch erfolgt die Schließung des Kalium-ATP-Kanals in der Zelle. Dies führt zur Depolarisation der $\beta$-Zelle und zur Zunahme des intrazellulären Kalziumeinstroms. Eine Steigerung des intrazellulären ionisierten Kalziums durch einen erhöhten Transport über die spannungsabhängigen Kalziumkanäle sowie durch die Freisetzung von ionisiertem Kalzium aus intrazellulären Kalziumspeichern aktivieren schließlich Proteinphosphorylierungskaskaden, u.a. Kalzium-Kalmodulin-Kinase, Proteinkinase C und Proteinkinase A. Durch diese noch nicht in ihrem genauen Zusammenhang vollständig verstandenen Proteinphosphorylierungsvorgänge kommt es schließlich zur Translokation der Insulingranula zur Plasmamembran und zur Exozytose von Insulin.

### 7.3.2.1 Regulation der Insulinsekretion

Neben der physiologischen Rolle von Glukose für die Freisetzung von Insulin gibt es Daten dafür, dass beim Typ-2-Diabetes unter Hyperglykämie die Insulinsekretion der der $\beta$-Zelle negativ beeinflusst wird. Dieser hemmende Effekt auf die Insulinsekretion durch chronische Hyperglykämie wurde auch mit dem Begriff der „Glukosetoxizität“ geprägt. Zu weiteren Modulatoren der Insulinsekretion zählen freie Fettsäuren, die bei Kurzzeitinkubation vielfach zu einer Steigerung der Sekretion geführt haben, bei chronischer Exposition ergab sich jedoch eine deutliche Verminderung der Insulinsekretion. Weiter wird die Insulinsekretion physiologischerweise auch durch Aminosäuren wie L-Leucin, L-Arginin und L-Lysin aktiviert. Daneben sind natürlich auch Glukagon und das Glukagon-like-Peptid 1 (GLP1) als physiologische Stimulatoren der Insulinfreisetzung zu erwähnen.

Neben Glukose und Fettsäuren als endogene Modulatoren der $\beta$-Zelle werden beim Typ-2-Diabetes auch schon seit vielen Jahren pharmakologische Substanzen, die die Insulinsekretion fördern, therapeutisch genutzt. Hier sind v. a. die Sulfonylharnstoffe zu erwähnen, die an den ATP-sensitiven Kaliumkanal spezifisch binden und hierdurch zur Depolarisation der $\beta$-Zelle, zum Anstieg des intrazellulären Kalziums und somit schließlich zur Insulinsekretion führen (Bryan u. Aguilar-Bryan 1999, MacFarlane et al. 2000, Meyer et al. 1999). Die Stimulation der Insulinsekretion scheint dabei in enger Beziehung zur Affinität des jeweiligen Sulfonylharnstoffs zum Kalium-ATP-Kanal zu stehen, es gibt auch solche, die eine Öffnung des Kalium-ATP-Kanals induzieren wie beispielsweise Diazoxit, das die Insulinsekretion hemmt.

Untersuchungen von verschiedenen Populationen, die ein erhöhtes Typ-2-Diabetes-Risiko aufweisen, haben gezeigt, dass neben der Insulinresistenz auch Insulinsekretionsdefekte eine wichtige Rolle für die Manifestation des Diabetes mellitus spielen. Longitudinalstudien in verschiedenen Bevölkerungsgruppen legen nahe, dass das Risiko, später im Leben einen Typ-2-Diabetes zu entwickeln, sowohl vom Grad der Insulinresistenz als auch vom Grad der Sekretionsanomalie bestimmt wird. Hier konnte z. B. an der Bevölkerungsgruppe der Pimaindianer gezeigt werden, dass insbesondere solche Personen mit hoher Insulinresistenz und einer niedrigen Early-Phase-Insulinantwort im oralen Glukosetoleranztest oder im i.-v.-Glukosetoleranztest das höchste Risiko für die Entwicklung eines Typ-2-Diabetes im späteren Leben tragen. Weiterhin gibt es auch Daten, die zeigen, dass in verschiedenen Typ-2-Diabetes-Familien insbesondere die Sekretionsanomalie vererbt wird und ganz wesentlich den Zeitpunkt der Diabetesmanifestation bestimmt. Für die Entwicklung des Typ-2-Diabetes wird häufig auch diskutiert, ob es zwischen Insulinresistenz und Sekretionsversagen ein zeitlich führendes Ereignis gibt. Da sich sowohl Insulinresistenz als auch Insulinsekretion gegenseitig beeinflussen, ist die Beantwortung einer solchen Frage sicherlich schwierig; verschiedene Studien legen jedoch nahe, dass sowohl die Insulinsekretion als auch die Insulinresistenz schon viele Jahre vor der Manifestation auftreten. Am konkreten Beispiel der Pimaindianerpopulation scheint der Zeitpunkt der klinischen Manifestation des Typ-2-Diabetes wesentlich vom Ausmaß der Sekretionsstörung in der Familie bestimmt zu sein. Dies ist aber möglicherweise nicht generell auf andere Diabetesfamilien übertragbar.

#### 7.3.2.2 Defekte der Insulinsekretion

Patienten mit Diabetes mellitus zeigen nicht nur eine Störung der Insulinwirkung, sondern auch der Insulinsekretionskinetik. Für die Aufklärung von genetischen Defekten bei Typ-2-Diabetes ist es sinnvoll, Patientengruppen mit einem erhöhten genetischen Risiko, aber noch ohne manifesten Diabetes, zu untersuchen. Dies ist deshalb wichtig, da nach Diabetesmanifestation im Rahmen der Hyperglykämie sekundär Störungen in der $\beta$-Zell-Funktion beobachtet werden und somit der primäre genetische Defekt maskiert werden kann. Bei der Suche nach Mutationen, die für eine gestörte Insulinsekretion verantwortlich sein könnten, konnte bislang für den allgemeinen Typ-2-Diabetes keine spezifische Mutation nachgewiesen werden. Hingegen wurden bei der Aufdeckung von monogenetischen Störungen als Ursache von $\beta$-Zell-Dysfunktionen beim MODY-Diabetes große Fortschritte erzielt (Bell et al. 1991, Froguel et al. 1992, Glaser et al. 1994, Herman et al. 1994, Horikawa et al. 1997, Humphreys et al. 1994, Yamagata et al. 1996 a, b, Stoffers et al. 1997, Illag et al. 2000). Der MODY-Diabetes (s. auch Kapitel 7.4 „Genetik") wird inzwischen in 5 Formen entsprechend seines genetischen Defekts eingeteilt.

Hierbei ist beim MODY-2 das Glukokinasegen betroffen, für das bereits mehr als 40 verschiedene Mutationen beschrieben wurden. Die Glukokinase wird sowohl in den $\beta$-Zellen als auch in der Leber exprimiert und stellt das geschwindigkeitsbestimmende Enzym für die Glukoseutilisation in den $\beta$-Zellen dar. Somit können Mutationen im Bereich der Glukokinase zu entsprechenden Veränderungen in der Insulinsekretion führen, wobei insbesondere die glukosestimulierte Insulinsekretion in der $\beta$-Zelle betroffen ist.

Bei den anderen MODY-Formen wurden Mutationen in bestimmten Transkriptionsfaktoren beschrieben. Hier wäre der HNF-1$\alpha$ (hepatocyte nuclear factor) für den MODY-3, HNF-4$\alpha$ für MODY-1, IPF-1 (insulin promotor factor) für MODY-4 und HNF-1$\beta$ für MODY-5 zu erwähnen. Bei den „hepatocyte nuclear factors" handelt es sich um eine heterogene Klasse von Transkriptionsfaktoren, die u. a. auch Differenzierungsgene kontrollieren. Im Zusammenspiel dieser verschiedenen Transkriptionsfaktoren liegt eine Hierarchie vor, bei der HNF-3$\alpha$ und HNF-3$\beta$ eine übergeordnete Funktion einnehmen und zur Kontrolle der Transkriptionsfaktoren HNF-4$\alpha$, HNF-1$\alpha$ und IPF-1 führen. Obwohl Mutationen in diesen Transkriptionsfaktoren dem MODY-Diabetes zugeordnet werden konnten, ist bislang immer noch ungeklärt, auf welche Weise diese zur Störung der Insulinsekretion in der $\beta$-Zelle führen. Hier wäre zu vermuten, dass die Expression verschiedener, an der Insulinsekretion beteiligter Proteine reguliert wird. Die Tatsache, dass eine homozygote Mutation am IPF-1-Gen zu einer Pankreasagenesie führt, deutet daneben auch darauf hin, dass die Pankreasentwicklung durch dieses Gen reguliert wird.

### 7.3.3 Transgene Tiermodelle

Die vitale Bedeutung von Insulin sowie die Tatsache, dass ein Insulinmangel mit der Entstehung einer Ketoazidose verbunden ist, wurde durch die transgenen Tiere bestätigt, bei denen der Insulinrezeptor im gesamten Körper ausgeschaltet wurde. Diese Tiere verstarben kurz nach der Geburt an einer schweren Ketoazidose. Die heterozygoten Tiere dagegen waren klinisch unauffällig. Dies entspricht u. a. den klinischen Beobachtungen bei Patienten mit genetischen Störungen des Insulinrezeptors (s. Kapitel 7.4 „Genetik"). Patienten mit 2 defekten Allelen des Insulinrezeptors haben ein schweres Syndrom der Insulinresistenz, wohingegen die Eltern, die nur einen heterozygoten Defekt des Insulinrezeptors aufweisen, klinisch meist unauffällig sind und/oder nur eine milde Glukoseintoleranz zeigen.

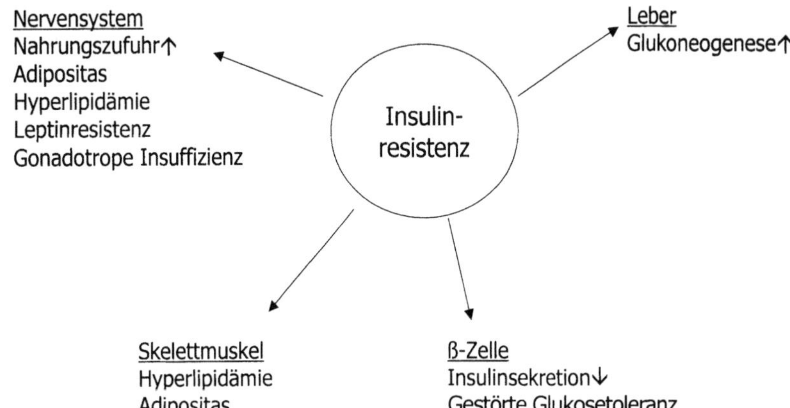


**Abb. 7.5.** Unterschiedliche Phänotypen gewebespezifischer Insulinrezeptor-Knockout-Mäuse. Weitere Einzelheiten s. Text

Transgene Tiermodelle tragen dazu bei, klinische Hypothesen zu überprüfen und neue pathophysiologische Zusammenhänge zu verstehen (Kadowaki 2000). Dementsprechend hat die technische Entwicklung, mit der bestimmte Gene, z.B. das Insulinrezeptorgen, zell- und/oder gewebespezifisch ausgeschaltet werden können (Abb. 7.5), eine enorme klinische Bedeutung. So werden Mäuse gezüchtet, bei denen das Zielgen durch 2 Erkennungssequenzen (lox P) flankiert ist, die das Enzym Cre-Rekombinase erkennen kann. Diese Tiere werden dann mit transgenen Tieren gekreuzt, die entsprechend des Interesses zell- oder gewebespezifisch die Cre-Rekombinase überexprimieren. So führt bei den gekreuzten Tieren die zell- und/oder gewebespezifische Expression der Cre-Rekombinase ausschließlich in diesem Organ zur Ausschaltung des Zielgens. Mit dieser Technologie konnte nun z.B. überprüft werden, welche pathophysiologische Bedeutung die Insulinwirkung bzw. Insulinresistenz in den einzelnen Geweben hat.

Es ist z.B. eine klinische Beobachtung, dass die Skelettmuskulatur für den größten Teil der postprandialen insulinstimulierten Glukoseaufnahme verantwortlich ist, und es war bisher immer eine Hypothese, dass die Insulinresistenz, die bei der Entstehung des Typ-2-Diabetes eine entscheidende Rolle spielt, in der Skelettmuskulatur beginnt. Überraschend war es daher, dass die transgenen Mäuse, bei denen das Insulinrezeptorgen spezifisch in der Skelettmuskulatur ausgeschaltet worden ist, keinen klinisch manifesten Diabetes entwickelten, keine Glukosetoleranzstörung haben, aber entsprechend einer milden Insulinresistenz eine Hypertriglyzeridämie und leichte Hyperinsulinämie aufweisen (Brüning et al. 1998). Weitere Analysen zeigten, dass die Glukose in das Fettgewebe umverteilt wird. Die Tiere zeigen dementsprechend eine leichte Erhöhung des weißen Fettgewebes. Zu einer neuen Hypothese über die Verbindung zwischen Insulinresistenz und Insulinsekretion kam es u.a., als das Insulinrezeptorgen spezifisch in den $\beta$-Zellen ausgeschaltet wurde (Kulkarni et al. 1999a). Diese Tiere zeigten eine Störung der Insulinsekretion, die für Patienten mit einem Typ-2-Diabetes typisch ist, d.h. die glukoseinduzierte Insulinsekretion ist vermindert, die argininstimulierte Insulinsekretion allerdings unbeeinträchtigt. Diese Tiere unterstrichen das Konzept, dass auch durch IRS-defiziente Mäuse erhalten wurde (s. unten), dass eine Insulinresistenz in der $\beta$-Zelle ebenfalls mit einer Insulinsekretionsstörung assoziiert sein kann. In Bezug auf die zerebrale Wirkung von Insulin wurde in der Vergangenheit eine Rolle bei der Appetitregulation diskutiert. Tiere, bei denen das Insulinrezeptorgen im zentralen Nervensystem ausgeschaltet worden ist, haben eine Hyperphagie und in diesem Zusammenhang eine Adipositas mit konsekutiver Insulinresistenz und Hypertriglyzeridämie (Brüning et al. 2000).

*IRS-1-defiziente Mäuse* (Abb. 7.6) haben entsprechend des metabolischen Syndroms (s. Kapitel 7.2.2.2 „Diabetes mellitus Typ 2" und Kapitel 7.5.3.2 „Spätkomplikationen", Unterkapitel „Metabolisches Syndrom") eine Insulinresistenz mit Glukoseintoleranz, Hypertriglyzeridämie, einen niedrigen HDL-Cholesterin-Spiegel sowie einen erhöhten Blutdruck (Abe et al. 1998, Ueki et al. 2000). Des Weiteren zeigen diese Knockout-Tiere gegenüber dem Wildtyp ein vermindertes embryonales und postnatales Wachstum und ein um 40–50% reduziertes Gewicht. Bei einer durch hochkalorische Ernährung bedingten Adipositas entwickeln diese Tiere einen Diabetes mellitus. Da nicht alle Insulinwirkungen in diesem Modell vollständig gestört wurden, konnte auf IRS-1-abhängige und unabhängige Signaltransduktionswege von Insulin ge-

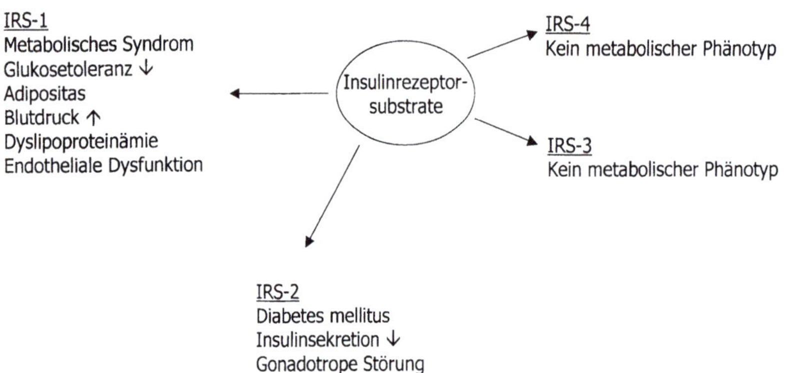


**Abb. 7.6.** Unterschiedliche Phänotypen der Insulinrezeptorsubstrat-Knockout-Mäuse. Weitere Einzelheiten s. Text

schlossen werden. Die verringerte Insulinantwort wird durch eine erhöhte Insulinproduktion der $\beta$-Zellen in diesen Tieren kompensiert. So kann der Insulinsignalweg in der Leber weitestgehend aufrecht erhalten werden. In den Muskelzellen der Mäuse wurde eine erhöhte Expression von IRS-2 beobachtet. *IRS-2-defiziente Mäuse* hingegen haben eine starke Insulinresistenz in Leber und Muskel. Eine erhöhte Insulinproduktion, -sekretion oder $\beta$-Zell-Proliferation kann den Verlust der Funktion von IRS-2 aber nicht ausgleichen. Damit werden die insulinstimulierte Glukose aus dem Blut herabgesetzt und die Glukoneogenese nicht gehemmt. Folglich steigt der Blutzuckerspiegel an. Es konnte gezeigt werden, dass IRS-2 und Insulin in den $\beta$-Inselzellen koexprimiert werden. IRS-2 scheint eine wichtige Rolle bei der $\beta$-Zell-Neogenese, der Entwicklung und Proliferation des duktalen Epitheliums, dem Ort der $\beta$-Zell-Neogenese, zu spielen. Die fortschreitende Entwicklung des Diabetes in diesen Tieren wird durch ein Zusammenwirken von Insulinresistenz und einer Störung der Insulinsekretion bedingt (Withers et al. 1999, Kido et al. 2000). Da eine Kombination dieser beiden Eigenschaften pathognomonisch für den humanen Diabetes mellitus Typ 2 ist, könnte dies ein Beispiel dafür sein, dass eine defekte Wirkung von Insulin nicht nur mit einer Insulinresistenz, sondern auch mit einer Sekretionsstörung der $\beta$-Zellen assoziiert sein kann (Eto et al. 2000, Kulkarni et al. 1999b). *IRS-3-* (Liu et al. 1999) sowie *IRS-4-defiziente Mäuse* zeigen keinen auffälligen metabolischen Phänotyp oder Diabetes mellitus, wohingegen der Doppelknockout eine Glukoseintoleranz aufweist (Curtis et al. 2000).

Diese Tiermodelle bestätigen die Hypothese, dass eine primär genetische Insulinresistenz zu dem klinischen Bild des metabolischen Syndroms (Dyslipidämie, Hypertonie, Adipositas) führen kann, aber ein Diabetes mellitus erst manifest wird, wenn zusätzlich eine Sekretionsstörung auftritt. Interessanterweise kann diese auch auftreten, wenn eine Insulinresistenz in der $\beta$-Zelle vorhanden ist. Somit kann eine Insulinresistenz nicht nur zu einer reduzierten peripheren Insulinwirkung führen, sondern auch zu einer Sekretionsstörung!

## 7.4 Genetik

Auf die Genetik des Typ-1-Diabetes ist in Kapitel 7.2.2.1 „Diabetes mellitus Typ 1" eingegangen worden. Der Typ-2-Diabetes ist genetisch eine außerordentlich heterogene bzw. polygene Erkrankung (Kahn 1994, Kahn et al. 1996). Dementsprechend ist die klinische Manifestation des Typ-2-Diabetes das Produkt von Genen, die primär defekt sind, aber auch von Genen, die sekundär in ihrer Expression durch die initiierten pathophysiologisch relevanten Mechanismen verändert werden. Interessanterweise ist beobachtet worden, dass ein reduziertes Geburtsgewicht mit einem erhöhten Risiko assoziiert ist, später im Leben eine Insulinresistenz mit ihren klinischen Konsequenzen für den Typ-2-Diabetes sowie kardiovaskulären Risikofaktoren (s. Kapitel 7.5.3.2 „Spätkomplikationen", Unterkapitel „Metabolisches Syndrom") zu entwickeln. Dies spricht dafür, dass intrauterin nutritive Komponenten evtl. auch das „genetische Programm" (z. B. Imprinting) beeinflussen (Lindsay et al. 1999, Barker et al. 1993). Steigt der Blutzucker über die oben angeführten kritischen Werte an, wird ein Typ-2-Diabetes diagnostiziert. Es ist jedoch wahrscheinlich, dass unterschiedliche genetische Störungen zu diesem diagnostische Kriterium, einer Blutzuckererhöhung, führen können. Die genaue genetische Charakterisierung wird eines Tages dazu führen, dass zahlreiche unterschiedliche klinische Verlaufsformen besser differenziert und damit verschiedene Subtypen des Typ-2-Diabetes klassifiziert werden können.

### 7.4.1 Identifizierung von Diabetesgenen

Bei Assoziationsstudien stellt sich das Problem, geeignete Proben in Zahl und Qualität zu erhalten, insbesondere ist die ethnische Definition der Proben eine Voraussetzung für Assoziationsstudien. Außerdem können als logische Konsequenz der genetischen Heterogenität in komplexen Krankheiten die bei einer Population identifizierten Genorte und Genvarianten nicht oder nicht in demselben Maß bei einer anderen Population relevant sein.

Seitdem komplette genetische Markerkarten verfügbar und auch die Methoden der Genotypisierung effizienter geworden sind, haben einige Genomsuchen mit Linkage-Analysen von Familien mit Typ-2-Diabetes begonnen. Diese Suche wird durch die Tatsache erschwert, dass vollständige Stammbäume kaum über mehrere Generationen hinweg vorhanden sind. Der Diabetes mellitus Typ 2 tritt spät und nach vielen Jahren stummer Symptome auf, daher sind Daten der älteren Geschwister von Typ-2-Diabetikern oft nur schwer erhältlich. Die bisherigen Studien sind in Bezug auf die untersuchte Population, das Studiendesign, die Markerdichte und Analysemethoden recht unterschiedlich (Hanis et al. 1996, Raffel et al. 1996, Valle et al. 1998, Elbein et al. 1998, Mahtani et al. 1996, Bell 1997, Chevre et al. 1998). Die meisten Linkage-Resultate erreichen, von sehr wenigen Ausnahmen abgesehen, keine statistische Signifikanz. Die Ergebnisse sind verständlicherweise auch sehr divergent. Die Resultate all dieser Studien unterstützen das Modell von mehreren Typ-2-Diabetes-Genorten und den eher geringen Effekt jedes einzelnen Locus. Die meisten Studien haben zahlreiche funktionell definierte Kandidatengene als Diabetesgenorte in den untersuchten Populationen ausgeschlossen.

Das direkte Screenen von Mutationen in Kandidatengenen kann bei Patienten mit pathophysiologischen Auffälligkeiten eine Strategie sein. Insgesamt sind sie selten, aber da der Diabetes mellitus Typ 2 bzw. eine Insulinresistenz so häufig sind, doch relativ frequent. Wenn z. B. 1% der Patienten mit Insulinresistenz einen genetischen Defekt des Insulinrezeptorgens haben, dann sind etwa 200 000 Menschen davon in Deutschland betroffen, wenn davon ausgegangen wird, dass 25% der 80 Mio. Einwohner eine Insulinresistenz haben.

### 7.4.2 Seltene Formen des Diabetes

Seltene genetische Erkrankungen, die mit einer Insulinresistenz assoziiert sind, sind gute Modelle, um potenziell neue Kandidatengene zu identifizieren. Im Folgenden wird daher beispielhaft auf genetische Syndrome der schweren Insulinresistenz, Mitochondropathien und genetische Defekte der Insulinsekretion (MODY) eingegangen.

#### 7.4.2.1 Genetische Syndrome schwerer Insulinresistenz

Wie weiter oben beschrieben wurde, können genetische Defekte in jedem Signalschritt der Insulinwirkung auftreten. Dementsprechend werden zurzeit Syndrome der Insulinresistenz, bei denen genetische Defekte des Insulinrezeptors beschrieben sind, von solchen, bei denen der Insulinrezeptor normal ist, d.h. Postrezeptordefekte vorliegen müssen, unterschieden. Kombinationen beider mögen aber zum klinischen Bild dieser Erkrankungen beitragen. Das klinische Bild der genetischen Insulinresistenz wird im Wesentlichen durch das Ausmaß der Störung der Insulinsignaltransduktion bestimmt, sodass wahrscheinlich auch andere Störungen neben dem Insulinrezeptor dazu beitragen. So haben z. B. Geschwister mit der gleichen genetischen Mutation im Insulinrezeptor ein unterschiedliches klinisches Bild. Patienten mit Typ-A-Syndrom der Insulinresistenz haben meist eine heterozygote Mutation in der Kinasedomäne des Insulinrezeptors und eine milde bis schwere Hyperinsulinämie bzw. Hyperglykämie. Die meisten dieser Patienten haben eine Acanthosis nigricans (Dunkelfärbung der Haut, insbesondere in den Achselhöhlen und des Nackens), die mit dem Ausmaß der Insulinresistenz korreliert. Weibliche Patientinnen sind meist virilisiert und haben zystische Ovarien. Patientinnen mit Leprechaunismus oder dem Rabson-Mendenhall-Syndrom sind sehr selten und erkranken im Kindesalter. Sie haben meist homozygote oder zusammengesetzt heterozygote Mutationen des Insulinrezeptorgens mit einer ausgeprägten Insulinresistenz. Diese Patienten haben auch Störungen des Wachstums, vermindertes subkutanes Fettgewebe sowie meist eine Hepatomegalie. Patienten mit Rabson-Mendenhall-Syndrom haben charakteristischerweise auch geänderte Gesichtszüge, mehrere Zahnreihen und Veränderungen der Nägel. Bis jetzt sind keine Insulinrezeptordefekte bei Patienten mit kongenitaler Lipoatrophie gefunden worden. Es gibt jedoch direkte zellbiologische Hinweise für Postrezeptorstörungen.

#### 7.4.2.2 Mitochondriale Mutationen

Bei einer Reihe von Patienten mit dem klinischen Bild eines Typ-2-Diabetes sind genetische Mitochondropathien gefunden worden (Beal 1998, Maassen u. Kadowaki 1996). Die häufigste ist eine Punktmutation (A zu G) der mitochondrialen DNA an der Stelle 3243, der tRNA für Leucin (MIDD: maternally in heredit diabetes and deafness). Da die mitochondriale DNA nur mütterlicherseits vererbt wird, haben diese Patienten einen charakteristischen Stammbaum. Ferner scheinen genetische Störungen der Mitochondrien überwiegend in den Zellen zu einem Funktionsverlust zu führen, in denen sie relativ zahlreich vorhanden sind, z. B. Nervenzellen. Charakteristischerweise haben diese Patienten eine verminderte Hörleistung. Welche direkte pathogenetische Bedeutung die mitochondrialen Mutationen für die Entwicklung des Diabetes haben, ist allerdings weiterhin völlig unbekannt.

Andere klinische Störungen, die mit einer identischen Veränderung der Mitochondrien assoziiert sind, wie z. B. das MELAS-Syndrom (mitochondriale Myopathie, Enzephalopathie, Laktatazidose und schlaganfallähnliches Syndrom) haben keinen klinisch manifesten Diabetes. Interessanterweise haben Patienten mit einer Friedreich-Ataxie, die häufig auch einen Typ-2-Diabetes haben, genetische Störungen des Frataxingens. Dieses Gen kodiert für ein Eiweißmolekül, das ebenfalls eine entscheidende Rolle im mitochondrialen Stoffwechsel spielt. Veränderungen dieses Gens sind auch mit einem erhöhten Risiko des Typ-2-Diabetes assoziiert.

#### 7.4.2.3 MODY

Seit vielen Jahren ist das klinische Bild eines Typ-2-Diabetes, der bereits bei Jugendlichen auftritt, bekannt. Diese Art des „Altersdiabetes“ bei Jugendlichen (MODY: maturity-onset diabetes of the young) wird autosomal-dominant vererbt und ist durch eine Störung der Insulinsekretion (s. Kapitel 7.3.2.2 „Defekte der Insulinsekretion“), nicht jedoch der Insulinwirkung charakterisiert (Fajans 1990, Fajans et al. 1994, Froguel et al. 1997). MODY ist selten.

Die häufigste Form des MODY beruht auf einer genetischen Störung der Glukokinase. Die Glukokinase scheint dem „Glukosesensor“ der $\beta$-Zelle zu entsprechen. Dementsprechend korreliert die Aktivität der Glukokinase mit der Insulinsekretion. Es sind zahlreiche Defekte der Glukokinase identifiziert worden, die zu einer veränderten Aktivität und Aktivierbarkeit der Glukokinase führen. Dementsprechend haben diese Patienten eine für die Blutzuckerwerte relativ verminderte Insulinsekretion. Diese Form des Diabetes ist meist diätetisch oder durch orale Antidiabetika führbar.

Andere MODY-Formen, die im klinischen Verlauf etwas schwer wiegender sind, bedürfen häufig auch Insulin zur optimalen Therapie. Letztere MODY-Formen sind durch genetische Defekte von Transkriptionsfaktoren der $\beta$-Zelle verursacht, die z. B. bei der Entwicklung der $\beta$-Zelle eine entscheidende Rolle zu spielen scheint.

Der Verdacht der Kausalität zwischen diesen genetischen Defekten und den klinischen Manifestationsformen des MODY wurde durch entsprechende transgene Tiermodelle bestätigt. Die genetische Charakterisierung der verschiedenen MODY-Formen ist nicht nur von sehr entscheidender Bedeutung für unser Verständnis der $\beta$-Zell-Entwicklung und der Insulinfreisetzung, sondern auch ein Beispiel dafür, wie die genetische Charakterisierung des Krankheitsbildes wiederum dazu führt, dass klinische Charakteristika neu gewichtet und damit unterschiedliche klinische Verlaufsformen des Diabetes mellitus erkannt werden.

## 7.5 Klassische Diagnostik und Therapie

Hier wird nur auf einige Prinzipien der klassischen Diagnostik und Therapie eingegangen, da für nähere Angaben auf „klassische“ Lehrbücher für Innere Medizin oder Diabetologie verwiesen wird. Die klinische Symptomatik und der Verlauf des Diabetes mellitus werden im Wesentlichen durch den Diabetestyp bzw. die zugrunde liegende Pathophysiologie bestimmt. In Tabelle 7.2 sind die unterschiedlichen klinischen Charakteristika der Patienten mit Diabetes mellitus Typ 1 oder Typ 2 einander gegenübergestellt.

### 7.5.1 Diagnostik

Der Diabetes mellitus Typ 1 manifestiert sich akut bei schlanken Kindern, Jugendlichen und jungen Erwachsenen, sodass die Leitsymptome wie Polydipsie, Polyurie, allgemeine Leistungsminderung mit Schwäche und Gewichtsverlust sind. Häufig lässt sich anamnestisch ein vorheriger Infekt eruieren. Patienten mit Diabetes mellitus Typ 2 hingegen sind meist adipös und älter als 40 Jahre. Hier ist die klinische Manifestation schleichend. Häufig ist die Diagnose ein Zufallsbefund; erhöhte Blutzuckerwerte fallen im Rahmen anderer ärztlicher Untersuchungen auf. Aufgrund dieses schleichenden Beginns und der Tatsache, dass meist eine verminderte Insulinempfindlichkeit und/oder pathologische Glukosetoleranz bereits viele Jahre vor der Erstdiagnose der Erkrankung besteht, liegen zum Zeitpunkt der Diagnosestellung bereits bei etwa 1/3 aller Patienten Spätschäden, wie z. B. Retino-, Nephro- oder Neuropathie vor. So sind häufig klinische Komplikationen der Mikro- und Makroangiopathie die eigentliche Hauptbeschwerde, die den Patienten zum Arzt oder in das Krankenhaus führt.

Die Diagnostik umfasst die genaue Diagnosestellung, Verlaufskontrollen der Blutzuckereinstellung und das Fahnden nach anderen kardiovaskulären Risikofaktoren sowie mikro- und makroangiopathischen Veränderungen. Auf die Kriterien der Blutzuckerwerte zur Diagnosestellung eines Diabetes mellitus ist bereits im Kapitel 7.2.1 „Klassifikation" eingegangen worden. Kriterien zur Untersuchung asymptomatischer Patienten mit erhöhtem Risiko für eine Insulinresistenz mit begleitender Störung des Glukosestoffwechsels oder Typ-2-Diabetes sind in Tabelle 7.3 aufgeführt. Zur Verlaufskontrolle der Stoffwechseleinstellung eignen sich die Selbstkontrolle des Blutzuckers sowie die Bestimmung der Glukose und der Ketonkörper im Urin. Zur längerfristigen Überprüfung der Einstellung sollte das Ausmaß der Glykosylierung des Hämoglobins analysiert werden. Die chromatografische Auftrennung der Hämoglobine zeigt, dass etwa 5–7% durch Zuckerreste modifiziert sind ($HbA_1$). Das $HbA_{1c}$ (normalerweise etwa 4–6%) repräsentiert den Anteil, der Glukose gebunden hat, und reflektiert die Qualität der Blutzuckereinstellung über die letzten 6–8 Wochen vor der Blutentnahme. Auf Empfehlungen zur weiteren klinischen und laborchemischen Diagnostik kardiovaskulärer Risikofaktoren sowie mikro- und makroangiopathischer Veränderungen wird in den folgenden Abschnitten eingegangen.

**Tabelle 7.3.** Menschen mit erhöhtem Risiko, einen Diabetes mellitus Typ 2 zu entwickeln, bei denen z. B. ein oraler Glukosetoleranztest durchgeführt werden sollte, nach Empfehlungen des Expert Committee on the Diagnosis and Classification of Diabetes Mellitus (1997) und der WHO (Alberti u. Zimmet 1998)

| Zitat | Empfehlungen |
|---|---|
| ADA (Expert Committee) | • Übergewicht (≥120% des Idealgewichts oder BMI >27 kg/m²)<br>• Verwandte I. Grads mit Diabetes mellitus<br>• Angehörige ethnischer Populationen mit hohem Risiko<br>• GDM oder Kind mit Geburtsgewicht >4500 g<br>• Bluthochdruck >140/90 mmHg<br>• TG 250 mg/dl und/oder HDL-Cholesterin <35 mg/dl<br>• IGT oder IFG in der Anamnese |
| WHO | • Verminderte Glukoseregulation oder Diabetes mellitus<br>• Insulinresistenz (hyperinsulinämischer euglykämischer Clamp)<br>• Erhöhter arterieller Blutdruck >160/90 mmHg<br>• Adipositas BMI >30 kg/m² und/oder WHR Männer >0,90; Frauen >0,85<br>• Mikroalbuminurie |

*GDM* Gestationsdiabetes *TG* Triglyzeride, *IGT* Impaired glucose tolerance, *IGF* Impaired fasting glucose, *HDL* High-density-Lipoprotein, *WHR* Waist to hip ratio, *BMI* Body-mass-Index.

### 7.5.2 Therapie

Zu den allgemeinen grundlegenden Maßnahmen in der ärztlichen Betreuung von Patienten mit Diabetes mellitus gehören eine strukturierte Schulung, die Selbstkontrolle des Patienten, eine individuelle und ausführliche Ernährungsberatung inklusive dem Anstreben von Änderungen des Lebensstils (Gewichtsreduktion, regelmäßige körperliche Aktivität, kein Rauchen, usw.) sowie eine adäquate Therapie der Stoffwechselstörungen und des kardiovaskulären Risikoprofils. Hierzu gibt es regelmäßig von der Deutschen Diabetesgesellschaft (DDG) sowie von der europäischen (EASD)- und amerikanischen Diabetesgesellschaft (ADA) allgemein akzeptierte Empfehlungen bzw. Richtlinien.

#### 7.5.2.1 Ziele

Ziel der Diabetestherapie ist die Vermeidung von diabetesspezifischen Spätkomplikationen sowie kardiovaskulärer Komplikationen. Hierzu müssen die Blutzuckereinstellung optimiert und das koronare Risikoprofil gesenkt werden (Kapitel 7.5.3

„Komplikationen"). Das Ziel der Blutzuckereinstellung muss mit dem Patienten gemeinsam und individuell festgelegt werden. Hierbei sind u. a. das Alter, der Allgemeinzustand und Begleiterkrankungen des Patienten, die Durchführbarkeit Blutzucker senkender Maßnahmen einschließlich ihrer Nebenwirkungen zu berücksichtigen.

### 7.5.2.2 Diät

Es müssen eine ausführliche und individuelle Ernährungsberatung, am besten mit den Familienangehörigen, sowie intensive Schulungen im selbstständigen Umgang mit den verschiedenen Ernährungsbestandteilen erfolgen. Die Brot- (BE-) bzw. Kohlenhydrateinheiten (KHE) sind eine Schätzgröße, die einen Bereich von 10–12 g von verdaulichen Kohlenhydraten bezeichnen und vornehmlich das Ziel haben, dass der Kohlenhydratanteil einer Nahrung besser bestimmt oder abgeschätzt werden kann. Die Gewichtsreduktion ist das erste Ziel bei Übergewichtigen, insbesondere Patienten mit Typ-2-Diabetes. Hierzu sollten selbstverständlich die Energiebilanz berechnet werden und eine Gewichtsreduktion von etwa 500 g/Woche angestrebt werden.

### 7.5.2.3 Orale Antidiabetika

Bei den oralen Antidiabetika zur Therapie des Typ-2-Diabetes stehen zurzeit 4 Substanzgruppen zur Verfügung:

1. $\alpha$-Glukosidase-Hemmer,
2. Biguanide,
3. Sulfonylharnstoffe und
4. Glitazone,

wobei hier nur auf ihren grundsätzlichen molekularen Wirkmechanismus eingegangen wird.

Die $\alpha$-Glukosidase-Hemmer Acarbose und Miglitol verzögern den Abbau von Disacchariden bzw. Polysacchariden sowie anderer komplexer Kohlenhydrate in Monosaccharide im Bürstensaum des Dünndarms, durch Hemmung ihrer enzymatischen Spaltung via $\alpha$-Glukosidasen.

Bei den Biguaniden ist in Deutschland nur Metformin zugelassen. Metformin supprimiert die hepatische Glukoseproduktion und erhöht die insulinstimulierte Glukoseaufnahme in peripheren Geweben. Möglicherweise reduziert es auch die intestinale Glukoseabsorption im Darm.

Sulfonylharnstoffe erhöhen die Insulinfreisetzung aus der $\beta$-Zelle (s. Kapitel 7.3.2 „Mechanismen der Insulinsekretion"). Diese Medikamente binden an eine Untereinheit des ATP-sensitiven K7-Kanals, dem ATP- und ADP-„Sensor" der glukoseinduzierten Insulinsekretion (Aguilar-Bryan et al. 1998, Seino et al. 1999, 2000).

Thiazolidindione bzw. Glitazone (Schopjans u. Auwerx 2000) sind eine völlig neue Klasse antidiabetischer Medikamente. Diese scheinen die Insulinwirkung in der Leber, der Skelettmuskulatur und im Fettgewebe zu stimulieren sowie möglicherweise auch die Insulinsekretion zu modulieren, indem sie ein neues „drug target", nämlich bestimmte intrazelluläre Rezeptoren, genannt PPAR$\gamma$, aktivieren (s. auch Kapitel 7.3.1.4 „Insulinstimulierte Genregulation"). Die Bindung von diesen Substanzen (z. B. Troglitazon, Rosiglitazon, Pioglitazon) an diese intrazellulären Kernrezeptoren ist mit einer Verbesserung der insulinstimulierten Glukoseaufnahme bzw. Insulinsensitivität assoziiert.

### 7.5.2.4 Insulin

In Deutschland werden verschiedene Insuline angeboten, die entweder dem Insulin des Rinds, des Schweins oder dem Menschen entsprechen. Bei Neueinstellungen sollten Humaninsuline verwendet werden. Bezüglich des Wirkprofils lassen sich grundsätzlich 5 Arten von Insulin unterscheiden:

1. Normalinsulin (auch als Altinsulin, Bolusinsulin, schnell oder rasch wirksames Insulin bezeichnet),
2. ultrakurz wirkendes Insulin,
3. Verzögerungsinsuline (auch als Basal- oder Basisinsulin, Depotinsulin, Intermediärinsulin oder langsam resorbierbares Insulin bekannt),
4. ultralang wirkende Insuline sowie
5. die Kombinations- bzw. Mischinsuline.

Ziel einer guten Insulintherapie ist es, den Blutzucker möglichst normoglykämisch einzustellen. Grundlage hierfür ist die physiologische Insulinsekretion. Diese läuft biphasisch, d. h. es erfolgen eine kontinuierliche basale Insulinsekretion über den gesamten Tag und zusätzlich eine prandiale Insulinsekretion bei der Zufuhr von blutzuckerwirksamen Kohlenhydraten. Morgens wird relativ viel Insulin pro Broteinheit benötigt, mittags wird eher wenig Insulin gebraucht, und die benötigte Insulinmenge für das Abendessen pendelt sich dann ein. Grund hierfür ist eine zirkardiane Rhythmik der Insulinempfindlichkeit. Der Insulinbedarf wird bei Bewegung vermindert und z. B. bei Krankheiten mit Fieber erhöht. Es gibt grundsätzlich verschiedene Möglichkeiten, um die physiologische Insulinsekretion nachzuahmen (hierzu sei, wie oben angegeben, auf klassische Lehrbücher verwiesen), wobei meist eine intensivierte Insulintherapie nötig ist.

Bei einer intensivierten Insulintherapie handelt es sich in der Regel um eine Therapie mit mehr als 2 Insulininjektionen pro Tag. Bevorzugt dafür werden Normalinsulin (oder ultrakurz wirkendes Insulin) und keine feste Insulindosis. Die Diabetiker injizieren sich präprandial vor den 3 Hauptmahlzeiten kurz wirkendes Insulin, die Zwischenmahlzeiten sollten dabei berücksichtigt werden, und 1-, 2- oder seltener auch 3-mal täglich intermediär wirksames Verzögerungsinsulin. Bei der intensivierten Insulintherapie kann der Diabetiker selber entscheiden, wann und wie viel er isst, daher ist sein Tagesablauf flexibler. Dieses Insulinregime hat sich bei jüngeren Typ-2-Diabetikern und im Prinzip bei allen Typ-1-Diabetikern bewährt. Diese Therapie ist auch als Basisbolustherapie bekannt. Klinische Implikationen molekularer Grundlagen sind, durch molekular-strukturelle Veränderungen des Insulinmoleküls (z. B. durch Austausch oder Zusatz von Aminosäuren) Insuline zu entwickeln, die ein besonders rasches oder langes Wirkprofil haben.

Bei der Insulinpumpenbehandlung wird ein kurz wirkendes Insulin kontinuierlich subkutan abgegeben, wobei eine höhere Dosis (Bolus) zu den Mahlzeiten abgerufen werden kann. Die kontinuierliche intraperitoneale Insulinpumpenbehandlung ist zurzeit ein experimentelles Therapieverfahren. Ziel solcher technischen Entwicklungen ist, eines Tages einen „closed loop" zu erhalten, d. h. ein selbstgesteuertes System zu haben, z. B. vergleichbar mit den Herzschrittmachern, wenn auch entsprechende Glukosesensoren vorliegen.

#### 7.5.2.5 Transplantation

Zur Therapie des Diabetes mellitus, d. h. möglichst Normalisierung des Blutzuckers, Freiheit von der Zufuhr exogenen Insulins und Vermeidung diabetischer Spätkomplikationen stehen hier zurzeit 2 Prinzipien zur Verfügung,

- die Transplantation des gesamten Pankreas oder
- die Transplantation der Inseln.

Die Pankreastransplantation bei Patienten mit Diabetes mellitus Typ 1 ist im Gegensatz zur Transplantation z. B. des Herzens oder der Leber keine direkt vital indizierte Therapie, auch wenn bei den meisten Patienten damit die Hoffnung verbunden ist, die Stoffwechseleinstellung langfristig zu optimieren und damit die Entwicklung oder das Fortschreiten der diabetischen Komplikationen zu reduzieren. Zurzeit ist die Transplantation des Pankreas bei Patienten mit Typ-1-Diabetes mit begleitender terminaler Niereninsuffizienz allgemein akzeptiert. Hier besteht dann die Möglichkeit der Kotransplantation mit der Niere, was auch die besseren 1-Jahres-Überlebensraten ergibt. Alle anderen möglichen Indikationen bedürfen der sorgfältigen Prüfung (z. B. „Brittle-Diabetes", reduzierte Hypoglykämiewahrnehmung, subkutane Insulinresistenz, schwere Polyneuropathie usw.). Die Transplantation wird von einer langfristigen, immunsuppressiven, in der Regel Triple-Therapie begleitet. Es ist gezeigt worden, dass es nach einer erfolgreichen Pankreastransplantation zu einer Normalisierung der diabetischen Stoffwechsellage und zu einer günstigen Beeinflussung von Spätkomplikationen sowie der Lebensqualität kommen kann.

Unter anderem wegen des kleineren operativen Eingriffs und potenziell geringeren Immunsuppression besteht das Bestreben, nicht das gesamte Organ, sondern nur die Inseln (Inselzelltransplantation) zu übertragen. Die tierexperimentellen Grundlagen hierfür wurden gelegt und die ersten Patienten behandelt. Die Zukunft wird zeigen, ob durch Modulationen des Konzepts (z. B. Veränderung der Immunsuppressiva, Verkapselung der transplantierten Inseln usw.) die Überlebensfähigkeit der transplantierten Inseln und die Nebenwirkungsrate der Therapie reduziert werden können (Efrat 1998, Giannoukakis et al. 1999). Dann ist es vorstellbar, dass dies eines Tages eine Therapieform für viele Patienten mit Typ-1-Diabetes werden wird.

### 7.5.3 Komplikationen

Es werden akute Komplikationen des Stoffwechsels von späten Komplikationen, z. B. der Gefäße, unterschieden.

#### 7.5.3.1 Akute Stoffwechselkomplikationen

Die häufigsten lebensbedrohlichen akuten Stoffwechselkomplikationen des Diabetikers sind

- die Hypoglykämie mit Bewusstseinsverlust,
- die diabetische Ketoazidose und
- das hyperosmolare Koma.

In allen Fällen handelt es sich um einen Notfall, bei dem die Zeit zur Vermeidung von Komplikationen oder Dauerschäden eine entscheidende Rolle spielt.

Die *diabetische Ketoazidose* ist durch

- Hyperglykämie,
- Ketonämie,
- metabolische Azidose und
- erhöhte Anionenlücke

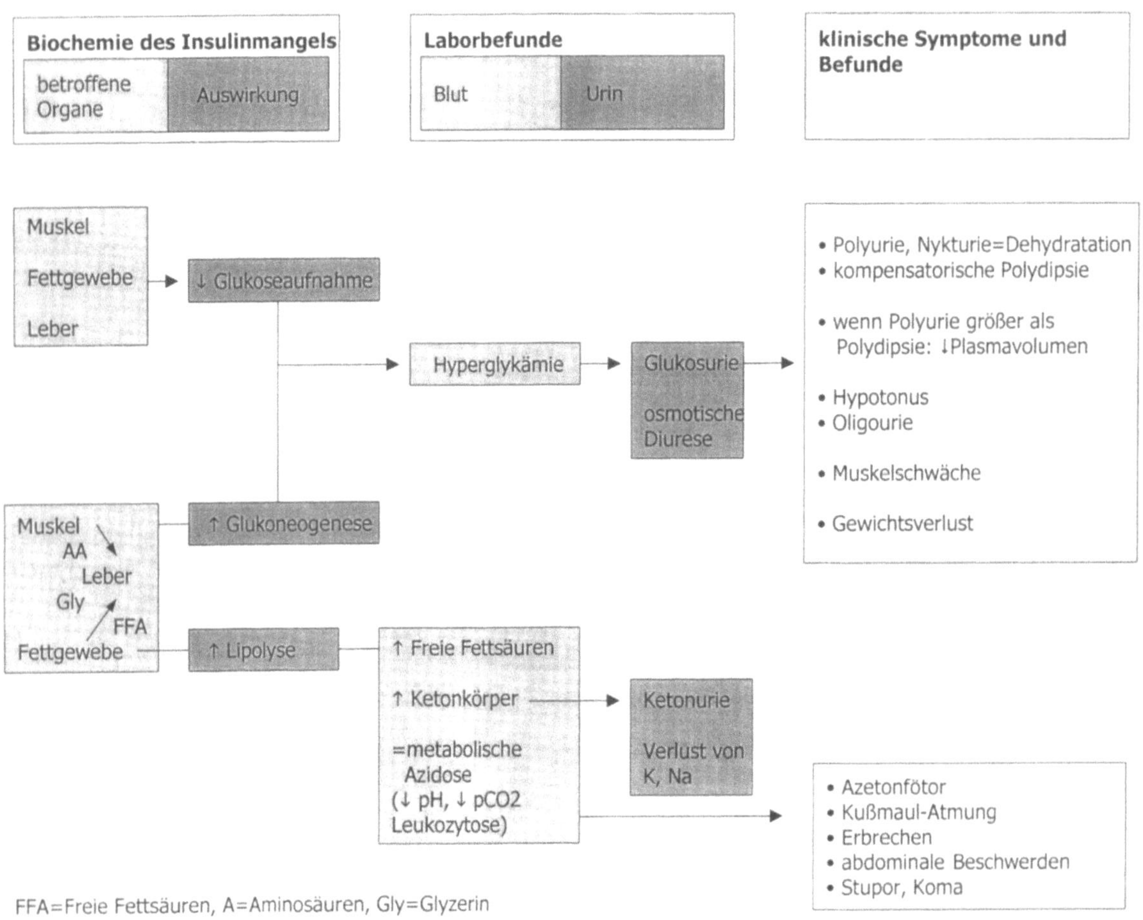


**Abb. 7.7.** Prinzipien der Pathogenese der diabetischen Ketoazidose, weitere Einzelheiten s. Text, *FFA* freie Fettsäuren, *A* Aminosäuren, *Gly* Glyzerin, modifiziert nach Steinke u. Soldner (1977)

charakterisiert und muss von einer Laktatazidose (beim Diabetiker insbesondere durch eine Biguanidintoxikation und/oder Alkohol bedingt) differenzialdiagnostisch abgegrenzt werden. Die Ursache einer diabetischen Ketoazidose ist ein absoluter Insulinmangel (Abb. 7.7). Durch den Insulinmangel kommt es zu einer gesteigerten Lipolyse und damit zu einem Anstieg freier Fettsäuren im Blut. Die freien Fettsäuren gehen konzentrationsabhängig in die Leber, wo der Stoffwechsel durch einen reduzierten Insulin-Glukagon-Quotienten auf Ketogenese umgestellt ist. Glukagon bei absolutem Insulinmangel führt zu einer Erhöhung der intrazellulären cAMP-Spiegel und damit u.a. zu einer Hemmung der Glykolyse mit verminderter ATP-Bildung und reduzierter Fettsäuresynthese aus Azetyl-CoA. Hierdurch wird auch weniger Malonyl-CoA gebildet, welches ein konstitutiver Inhibitor der Carnitin-Acyl-Transferase I an der inneren Mitochondrienmembran ist. Somit sind der Transport der freien Fettsäuren in die Mitochondrien und die Ketonkörperbildung und -sekretion ins Blut gesteigert. Hierdurch kommt es zu einem pH-Abfall bzw. zur metabolischen Azidose und respiratorischen Kompensation, die klinisch als Kußmaul-Atmung imponiert. Der absolute Insulinmangel führt auch zu einem Abbau der Proteine (Muskelabbau) aus denen über den Cori-Zyklus glukoplastische Aminosäuren als Substrate für die Glukoneogenese bereitgestellt werden.

Die *Hyperglykämie* entsteht durch verminderte Glukoseaufnahme in die Organe und gesteigerte hepatische Glukoneogenese. Sie ist in der Regel ausgeprägt, und die Blutglukosewerte betragen durchschnittlich um 500 mg/dl. Die Streuung ist jedoch groß.

Die Ketonämie ist durch die Ketonkörper Azeton, $\beta$-Hydroxybuttersäure und Azetessigsäure bedingt, deren Konzentration in der diabetischen Ketoazidose definitionsgemäß >5 mmol/l beträgt. Die *metabolische Azidose* kann durch das gleichzeitige Vorliegen einer Hyperchlorämie verstärkt werden.

Die Hyperglykämie und die Ketonämie, die für die Azidose ausschlaggebend ist, führen zu der für die diabetische Ketoazidose charakteristischen osmotischen Diurese. Zusammen mit Glukose und Ketonkörpern werden große Mengen an Flüssigkeit und Elektrolyten, wie Natrium, Kalium und Phosphat, im Urin ausgeschieden. Die Behandlung der diabetischen Ketoazidose umfasst daher die Gabe von Insulin, Flüssigkeit, Elektrolyten und Bikarbonat sowie Allgemeinmaßnahmen.

#### 7.5.3.2 Spätkomplikationen

Seit der breiten Anwendung von Insulinen sowie der Verbesserung der medizinischen Versorgungsmöglichkeiten akuter Komplikationen ist das Ziel der Behandlung des Diabetes mellitus heute daher, die Folgeschäden zu verhindern. Prinzipiell werden 2 Formen von Folgeerkrankungen unterschieden:

- diabetesspezifische Folgeerkrankungen bzw. Mikroangiopathien und
- nichtdiabetesspezifische Folgeerkrankungen, d.h. die Komplikationen der Makroangiopathie.

**Mikroangiopathie.** Die genauen Mechanismen, wie es zur Entstehung der diabetesspezifischen Folgeerkrankungen kommt, sind noch weitgehend ungeklärt, doch scheint allen hiermit assoziierten Erkrankungen die Schädigung kleinster Gefäße, nämlich Mikroangiopathie, zugrunde zu liegen. Pathogenetische Faktoren, die diskutiert werden, sind u.a. eine endotheliale Dysfunktion (erhöhte Permeabilität, Adhäsivität, Thrombogenität mit reduzierter endothelabhängiger Vasodilatation), eine Struktur- und Funktionsänderung von Proteinen (z.B. im Serum und/oder der Basalmembran) durch gesteigerte Glykosylierung mit der Bildung von irreversiblen „advanced glycosylation end products" (AGE), eine Aktivierung der intrazellulären Aldosereduktase mit Akkumulation von Sorbit, eine veränderte Hämostase, erhöhter oxidativer Stress und eine vermehrte lokale Freisetzung verschiedener Wachstumsfaktoren.

Das Ausmaß und die Dauer der Hyperglykämie spielen bei der Entstehung der Mikroangiopathie eine entscheidende Rolle. Aufgrund großer epidemiologischer, aber nicht prospektiver Untersuchungen wurde vermutet, dass das Auftreten von Folgeerkrankungen in einem engen Zusammenhang mit der Qualität der Stoffwechseleinstellung bzw. Blutzuckerkontrolle steht. Diese Vermutung konnte jedoch erst vor kurzem anhand von großen Studien bewiesen werden. Für den Diabetes Typ 1 ist dies die DCCT-Studie (The Diabetes Control and Complications Trial 1993) und für Patienten mit Typ-2-Diabetes die UKPDS (United Kingdom Prevention Diabetes Study 1998a, b).

**Retinopathie.** Als Folge eines Diabetes mellitus kann es zu Veränderungen der Retinagefäße kommen. Die Entwicklung der diabetischen Retinopathie ist im Gegensatz zur Nephropathie (s. unten) sehr eng mit der Qualität der Stoffwechseleinstellung assoziiert. Veränderungen der Netzhaut haben nach etwa 15 Jahren Diabetesdauer >90% der Patienten mit Diabetesbeginn vor dem 30. Lebensjahr.

**Neuropathie.** Störungen des peripheren Nervensystems sind häufig (Prävalenz in Querschnittsstudien 25–60%) und mit der Dauer und Qualität der Stoffwechseleinstellung verbunden. Bei noch undiagnostiziertem Typ-2-Diabetes können sie das initiale, zum Arzt führende Symptom sein. Die distalsymmetrischen Störungen mit und ohne autonomen Störungen stehen im Vordergrund des allgemein-klinischen Alltags.

**Diabetischer Fuß.** Das diabetische Fußsyndrom ist u.a. die Ursache für die häufig durchgeführten Amputationen der unteren Extremität, und es werden grundsätzlich 2 verschiedene Formen unterschieden. Auf der einen Seite kommt es zu ulzeraähnlichen gangränösen Läsionen der Füße, die im Wesentlichen durch eine periphere arterielle Verschlusskrankheit bzw. Makroangiopathie bedingt sind und zum anderen zum neuropathischen Fuß, der insbesondere durch eine veränderte Sensomotorik bedingt ist und durch entsprechende konservative Therapie eigentlich immer abheilt.

**Nephropathie.** Etwa 30–40% aller Diabetiker entwickeln in ihrem Leben eine diabetische Nephropathie nach 20–30 Jahren Diabetesdauer. Die Patienten mit Diabetes mellitus stellen zurzeit in Deutschland den Hauptanteil von Patienten mit Nierenersatzverfahren dar – bis zu >50% des Patientenkollektivs eines Dialysezentrums. Bei der Entwicklung und Progression der diabetischen Nephropathie spielt nicht nur die Qualität der Blutzuckereinstellung eine Rolle, sondern auch eine genetische Prädisposition.

Die erste klinisch fassbare, teils reversible Funktionsstörung der Niere und damit diagnostischer Marker einer (beginnenden) diabetischen Nephropathie ist die Mikroalbuminurie (Stadium III) der diabetischen Nephropathie. Durch eine Reduktion der negativen Ladung an der Basalmembran des Glomerulums (z.B. durch Verminderung negativ geladener Heparanproteoglykane) und einer konsekutiven Zunahme der glomerulären Porengröße bei gleichzeitig gesteigertem intraglomerulärem Druck sowie Hyperperfusion kommt es zunächst zu einer relativ selektiven Ausscheidung von Albumin (normalerweise auch retiniert durch negative Ladung und damit elektrostatische Abstoßung an der negativ geladenen Basalmembran) und dann größerer Proteine (Proteinurie). Damit ist der Nachweis einer Mikroalbuminurie (30–300 mg/24 h oder 20–200 µg/min bzw. >20–200 mg/l im 1. Morgenurin) der früheste klinische Nachweis einer diabetischen Nephropathie. Da mit einer Mikroalbuminurie häufig zumindest ein intraindividueller Anstieg des arteriellen Blutdrucks assoziiert und die Blutdrucksenkung für die Progressionshemmung der Nephropathie essenziell ist, sollte eine 24-h-Blutdruckmessung erfolgen.

Bei der Pathogenese wird eine genetische Prädisposition zur Hypertonie, z.B. positive Familienanamnese, erhöhte Natrium-Lithium-Gegentransportrate und Rolle einer Insulinresistenz, diskutiert.

Die Identifizierung eines solchen genetischen Markers wäre von besonderer klinischer Bedeutung, da dann Patienten mit hohem Risiko frühzeitig erkannt und behandelt werden könnten. Kürzlich ist postuliert worden, dass die Aktivität des Natrium-Lithium-Gegentransports der Erythrozyten solch ein Marker für die essenzielle Hypertonie und diabetische Nephropathie sein könnte. Die Aktivität des Natrium-Lithium-Gegentransports der Erythrozyten repräsentiert die Rate der Natriumrückresorption der Niere sowie der glatten Gefäßmuskelzelle und scheint im Wesentlichen genetisch determiniert zu sein. Die prognostische Bedeutung dieses Markers für die Entwicklung einer diabetischen Nephropathie bei Patienten mit Diabetes mellitus wird in weiteren prospektiven Studien untersucht, und es gibt auch einen interessanten Hinweis, dass die Höhe der Natrium-Lithium-Gegentransportrate mit dem Ausmaß der verminderten Insulinempfindlichkeit assoziiert ist. Dementsprechend kann möglicherweise auch die Insulinresistenz bei Patienten mit Typ-1-Diabetes ein Marker für ein erhöhtes Risiko der Hypertonie und/oder diabetischen Nephropathie sein.

Unbehandelt nimmt die glomeruläre Filtrationsrate um etwa 10 ml/Jahr ab, sodass Patienten nach etwa 10–15 Jahren nach Diagnose einer Proteinurie niereninsuffizient sind. Dementsprechend ist das Ziel jeder Therapie, das weitere Fortschreiten des Nierenfunktionsverlusts zu verzögern. Hierzu gehören neben der Blutzuckereinstellung das Aufhören von Zigarettenrauchen, ggf. eine eiweißreduzierte Kost (<0,8 g/kg KG) sowie insbesondere die engmaschig kontrollierte Blutdruckeinstellung. Zielwerte sind systolisch <130 mmHg (besser noch 120) und unter 80 mmHg diastolisch. Bei Mikroalbuminurie und Progression der Nierenfunktionsstörung und/oder intraindividuellen Zunahme des Blutdrucks auch noch innerhalb des Normalbereichs kann eine Indikation zur Therapie mit ACE-Hemmern gestellt werden. ACE-Hemmern wird neben der reinen Blutdrucksenkung ein „nephroprotektiver" Effekt zugesprochen, da die Mikroalbuminurie bei gleicher Drucksenkung abnimmt. Hierbei spielen mehrere Faktoren eine Rolle, z.B. Reduktion des intraglomerulären Drucks durch Dilatation des Vas efferens und ggf. eine direkte günstige Beeinflussung der Permeabilität (z.B. durch Verbesserung der endothelialen Dysfunktion), ein Effekt, der dann nicht nur die Niere zu betreffen scheint.

**Makroangiopathie.** Früher war die Haupttodesursache der Patienten mit Diabetes mellitus die metabolische Entgleisung. Mit Einführung der Insulintherapie und Zunahme des Diabetes mellitus Typ 2 versterben die meisten Patienten an den Komplikationen kardiovaskulärer Erkrankungen. Patienten mit Diabetes mellitus haben per se ein etwa 3- bis 5fach erhöhtes Risiko der kardiovaskulären Mortalität. Kürzlich hat eine prospektive Studie gezeigt, dass Nichtdiabetiker ohne Myokardinfarkt das gleiche kardiovaskuläre Mortalitätsrisiko haben wie Nichtdiabetiker mit Infarkt. Demzufolge muss bei der Prävention und Therapie des kardiovaskulären Risikos neben der Blutzuckereinstellung ein besonderer Wert auf die Kontrolle der „klassischen" koronaren Risikofaktoren gelegt werden, wie z.B. die Fettstoffwechselstörungen und die Hypertonie, die meist im Zusammenhang mit dem mit der Insulinresistenz assoziierten metabolischen Syndrom stehen.

**Fettstoffwechselstörungen bei Diabetes mellitus.** Bis zu 50% aller Patienten mit Diabetes mellitus leiden an einer Hyper- bzw. Dyslipoproteinämie. Patienten mit Diabetes mellitus haben verschiedene Arten von Fettstoffwechselstörungen, die u.a. von der Qualität der Stoffwechseleinstellung beeinflusst werden. Typische Veränderungen der Plasmalipide sind meistens eine Hypertriglyzeridämie, assoziiert mit einer Erniedrigung des HDL-Cholesterins (Dyslipoproteinämie) und – insbesondere bei

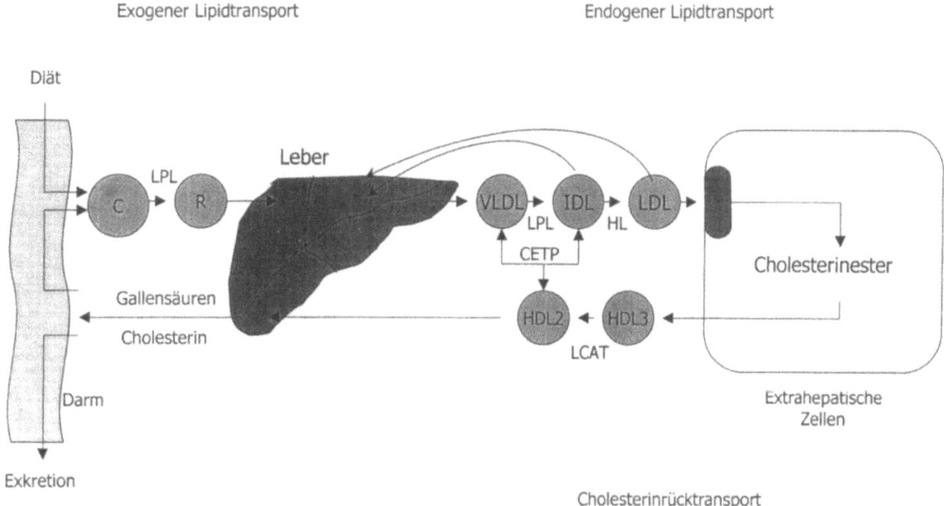


**Abb. 7.8.** Molekulare Grundlagen des Fettstoffwechsels, weitere Einzelheiten s. Text. *C* Chylomikronen, *R* Remnant-Partikel, *VLDL* Very-low-density-Lipoproteine, *IDL* Intermediate-density-Lipoproteine, *LDL* Low-density-Lipoproteine, *HDL* High-density-Lipoproteine, *LPL* Lipoproteinlipase, *HL* hepatische Triglyzeridlipase, *CEPT* Cholesterylestertransferprotein, *LCAT* Lecitin-Cholesteryl-Acyltransferase

schlechter Stoffwechseleinstellung - eine Hypercholesterinämie (Abb. 7.8).

Eine Hypertriglyzeridämie bei Diabetes mellitus ist häufig durch eine Erhöhung der VLDL verursacht. Eine Erhöhung der Plasmakonzentration von VLDL bei Patienten mit Diabetes mellitus scheint ein kardiovaskulärer Risikofaktor zu sein, insbesondere wenn die HDL-Cholesterin-Spiegel erniedrigt sind. Sie kann prinzipiell durch eine Synthese der VLDL in der Leber sowie durch einen verminderten Abbau bedingt sein. Eine Erhöhung der VLDL-Syntheserate in der Leber und ein verminderter nicht-hepatischer Abbau der VLDL durch eine Reduktion der Lipoproteinlipaseaktivität sind bei Insulinmangel und/oder Insulinresistenz nachgewiesen. Dies ist auch mit einer ausgeprägten verlängerten postprandialen Hyperlipid ämie assoziiert.

Die Hypercholesterinämie ist durch eine erhöhte Plasmakonzentration der LDL bedingt und mit einem erhöhten Arterioskleroserisiko assoziiert. Erhöhte Plasmakonzentrationen von LDL-Cholesterin bei Patienten mit Diabetes mellitus könnten u.a. durch einen verminderten Abbau, z.B. durch den LDL-Rezeptor, bedingt sein. Insulin stimuliert die Aktivität des LDL-Rezeptors in vivo und in vitro. Diese insulininduzierte Erhöhung der LDL-Rezeptor-Aktivität beruht auf einer in vitro nachgewiesenen Aktivierung der Genexpression des LDL-Rezeptors, am ehesten via der SREBP (s. auch Kapitel 7.3.1.4 „Insulinstimulierte Genregulation"). Demzufolge können ein Insulinmangel oder eine verminderte Insulinwirkung zu einer erniedrigten LDL-Rezeptor-Aktivität führen. Der verminderte LDL-Abbau bedingt ein Ansteigen der LDL-Cholesterin-Spiegel im Blut und führt damit zu einem erhöhten Arterioskleroserisiko.

Eine erhöhte Konzentration von LDL im Plasma kann nicht nur durch eine Verminderung der Aktivität des LDL-Rezeptors bedingt sein, sondern auch durch eine Modifikation der Rezeptorliganden. Beim Diabetes mellitus können die LDL durch Glykosylierung, Oxidierung und Triglyzeridanreichung verändert sein. Aus den triglyzeridreichen Partikeln entstehen LDL niedriger Dichte (Phänotyp B), die stärker Arteriosklerose fördernd wirken als die normalen LDL-Partikel. Triglyzeridreiche LDL-Partikel zeigen eine geringere Rezeptoranbindung in Fibroblasten. Eine Glykosylierung der LDL wird durch eine Hyperglykämie verursacht, die wiederum zu einer reduzierten zellulären Aufnahme der LDL über LDL-Rezeptoren führt. Auf der anderen Seite werden glykolysierte und bei Diabetes mellitus vermehrt oxidierte LDL von Makrophagen aufgenommen und stimulieren die Veresterungen und Ablagerungen von Cholesterin.

Bei erniedrigten HDL-Cholesterin-Spiegeln ist zu berücksichtigen, dass die Bildung des HDL eng mit dem enzymatischen Abbau triglyzeridreicher Lipoproteine assoziiert ist und damit auch mit dem Ausmaß der Insulinisierung bzw. dem Grad der Insulinresistenz. Bei schlechter diabetischer Stoffwechseleinstellung und damit vermindertem

Abbau der VLDL finden sich reduzierte HDL-Konzentrationen im Plasma, was evtl. mit einem erhöhten „Turnover“ der HDL-Partikel bei Hyperinsulinämie im Zusammenhang steht.

Zielwerte sind für die Plasmatriglyzeride Werte <200 mg/dl nach Vorschlag der amerikanischen Diabetesgesellschaft und <150 mg/dl nach Vorschlag der europäischen und Deutschen Diabetesgesellschaft. Bei den LDL-Cholesterin-Werten werden von der amerikanischen Diabetesgesellschaft LDL-Spiegel <100 mg/dl angestrebt.

Dementsprechend sollte sich darauf konzentriert werden, das LDL-Cholesterin im Plasma adäquat einzustellen. Mittel der Wahl sind hierbei die HMG-CoA-Reduktase-Hemmer bzw. Cholesterinsynthesehemmer oder Statine. Die Hypertriglyzeridämie sollte durch nichtmedikamentöse Maßnahmen, wie z. B. Gewichtsreduktion und Optimierung der Blutzuckereinstellung, reduziert werden. Ist die Hypertriglyzeridämie nichtmedikamentös nicht zu beherrschen, sollte bei Werten >200 mg/dl evtl., bei Werten >400 mg/dl durchaus eine pharmakologische Intervention erwogen werden. Hierbei sind Fibrate Mittel der Wahl.

**Hypertonie bei Diabetes mellitus.** Patienten mit Diabetes mellitus leiden etwa 2-mal so häufig an einem Hypertonus wie nichtdiabetische Individuen, d. h. bis zu 70% der Patienten sind betroffen. Eine arterielle Hypertonie erhöht noch zusätzlich das Risiko der Patienten mit Diabetes mellitus, mikro- und makrovaskuläre Komplikationen zu erleiden. Die UKPDS-Studie hat bei Patienten mit Diabetes mellitus Typ 2 gezeigt, dass die Senkung des arteriellen Blutdrucks die Mortalität reduziert (UKPDS Group 1998). Diese Senkung kann auch die Progression der diabetischen Mikroangiopathie wie Retinopathie und Nephropathie effektiv vermindern.

Ziele der antihypertensiven Therapie sind die Senkung der arteriellen Blutdruckwerte auf systolisch mindestens <140 mmHg (wenn möglich <130 mmHg) und diastolisch <85 mmHg (wenn möglich <80 mmHg) bei diabetischer Nephropathie, s. S. 250. Ob eine frühe Intervention bzw. eine stärkere Senkung des arteriellen Blutdrucks die mikrovaskuläre Komplikationsrate diabetischer Patienten weiter vermindern, ist denkbar, aber es liegen zurzeit keine kontrollierten klinischen Studien vor, die eine weitergehende allgemeine Therapieempfehlung in diesem Sinn rechtfertigen würden.

**Metabolisches Syndrom.** Zahlreiche Studien haben gezeigt, dass der Typ-2-Diabetes, die arterielle Hypertonie, Fettstoffwechselstörungen sowie die viszeral betonte Adipositas koronare Risikofaktoren sind, die möglicherweise Teil eines Syndroms sind, welches durch einen verminderte Insulinsensitivität mit kompensatorischer Hyperinsulinämie charakterisiert ist (s. Kapitel 7.2.2.2 „Diabetes mellitus Typ 2“). Mehr als 50% aller Patienten mit essenzieller Hypertonie haben eine verminderte Insulinempfindlichkeit. Im Gegensatz zur Dyslipoproteinämie und Glukoseintoleranz, auf die weiter oben eingegangen worden ist, ist die kausale Beziehung zwischen einer Insulinresistenz und erhöhten Blutdruckwerten scheinbar nicht so evident. Die Beziehung zwischen Insulinresistenz und arterieller Hypertonie ist am offensichtlichsten bei Patienten mit Adipositas (Müller-Wieland et al. 1998). Dementsprechend scheint die klinische Manifestation der arteriellen Hypertonie bei Patienten mit Insulinresistenz zum großen Teil durch zusätzliche hämodynamische und pathogenetische Faktoren beeinflusst zu sein, die zu einem bestimmten Ausmaß mit der Verteilung des Fettgewebes in Beziehung stehen.

Bei Patienten mit Adipositas stimuliert Insulin die Natriumretention in der Niere. Im Gegensatz dazu scheinen das Plasma- und Blutvolumen in Beziehung zur Körperoberfläche bei Patienten mit und ohne Hypertonie allerdings nicht erhöht zu sein. Das Gleiche gilt für das austauschbare Körpernatrium, welches die Konzentration des extrazellulären Natriums reflektiert. Dementsprechend mögen andere Faktoren eine dominierende Rolle in der Pathogenese der arteriellen Hypertonie bei insulinresistenten Patienten spielen, wie z. B. eine erhöhte Sensitivität für Natrium oder Vasokonstriktoren, welches u. a. die Folge einer veränderten intrazellulären Elektrolytkonzentration sein könnte. Interessanterweise ist gefunden worden, dass Plasmaspiegel des Vasokonstriktors Endothelin-1 bei Patienten mit Adipositas erhöht sind und dass die endothelabhängige NO-vermittelte Vasodilatation von Insulin hochsignifikant bei adipösen Patienten reduziert ist. Dementsprechend zeigte sich durch eine akute Hyperinsulinämie auch ein leichter Anstieg des Blutdrucks bei adipösen insulinresistenten hypertensiven Patienten. Dies ist ein Hinweis auf die Bedeutung eines adipositasassoziierten Effekts bei der insulinmediierten Vasoregulation.

Die Aktivität des sympathischen adrenergen Systems scheint in verschiedenen insulinresistenten Situationen unterschiedlich zu sein. Kürzlich konnte eine Metaanalyse zeigen, dass die Plasmaspiegel für Adrenalin und Noradrenalin in Patienten mit Adipositas erhöht sind. Dies gilt insbesondere bei adipösen Patienten, die noch zusätzlich eine arterielle Hypertonie haben. Die Adipositas scheint einen aktivierenden Einfluss auf das sympathische Nervensystem zu haben. Es gibt Spekulationen, dass eine hyperinsulinämiemediierte Stimulation des sympathischen Nervensystems möglicherweise ein gegenregulatorisches System der Adipositas darstellt, um z.B. für die Thermogenese und Energiebilanz zu adjustieren bzw. zu kompensieren. Dementsprechend könnte die adipositasassoziierte Drucksteigerung eine „Nebenwirkung" dieses regulatorischen Systems sein. Ferner gibt es vermehrt Hinweise dafür, dass die Aktivierung des sympathischen Nervensystems bei der Adipositas nicht nur durch Insulin stimuliert wird, sondern auch durch verschiedene andere Faktoren, die möglicherweise durch Fettzellen synthetisiert und freigesetzt werden.

Kürzlich ist es zu einem grundsätzlichen Umdenken in unserem Verständnis der Pathogenese von Übergewicht und seiner klinischen Bedeutung gekommen. Das neue Verständnis der Fettzelle ist, dass diese Zellen scheinbar nicht nur ein passives Reservoir für Triglyzeride zu sein scheinen, sondern möglicherweise auch bei der Synthese und Freisetzung endokrin aktiver Peptide eine entscheidende Rolle spielen. Das beste Beispiel ist das kürzlich identifizierte Hormon Leptin. Veränderungen in der Sekretion und Wirkung von Leptin werden in verschiedenen Tiermodellen der Adipositas mit und ohne Diabetes beobachtet. Leptin scheint in bestimmten Gebieten des Hypothalamus zu wirken und die Synthese von Neuropeptid Y zu stimulieren. Dies führt zu einer verminderten Nahrungsaufnahme. Die Sekretion von Leptin scheint bei den meisten Patienten mit Adipositas erhöht zu sein. Dies könnte Folge einer zugrunde liegenden Resistenz sein. Es mehren sich die Hinweise dafür, dass Leptin zusätzlich noch zahlreiche andere Vorgänge außer der Nahrungsaufnahme reguliert. Verschiedene Studien werden zurzeit durchgeführt, die die Beziehung zwischen Leptin- und Insulinresistenz sowie ihrer Beziehung zur Aktivierung des sympathischen adrenergen Systems, der Nebennierenrindenaktivität und der hämodynamischen vasoregulatorischen Effekte untersuchen. Jedoch scheint Leptin nicht das einzige Produkt von Fettzellen zu sein. Fettzellen können auch andere Peptide sezernieren, z.B. auch den Tumornekrosefaktor $\alpha$ oder das neue Hormon Resistin (Steppan et al. 2001), die die Insulinwirkung vermindern können. Das Fettgewebe kann auch z.B. Angiotensinogen freisetzen, welches als eine vasokonstriktorische Substanz den arteriellen Blutdruck bei Adipositas und Diabetes beeinflussen kann.

## 7.6 Molekulare Diagnostik und Therapie

Die molekulare Diagnostik beim Diabetes mellitus ist noch begrenzt. Grundsätzlich können verschiedene Ebenen der molekularen Diagnostik unterschieden werden. Ein endokrines Krankheitsbild, dessen frühzeitige Diagnose sofort eine klinisch-therapeutische Konsequenz hat, ist die Identifizierung von Mutationen im Ret-Onkogen bei Angehörigen oder Kindern von Patienten mit einem medullären Schilddrüsenkarzinom.

Eine weitere Ebene ist dort zu sehen, wo die Diagnostik von Mutationen in klinisch-relevanten Kandidatengenen dazu beiträgt, dass die Patienten besser subklassifiziert werden können. Dies hat bisher meist noch keine spezifische Therapie zur Folge, aber es können doch Aussagen zur klinischen Prognose gemacht werden. Beispiel hierfür bei Patienten mit Diabetes mellitus ist die Diagnose des MODY und/oder mitochondrialer Mutationen.

Die größte Ebene ist zurzeit noch die Identifizierung von bekannten (oder, in der Zukunft, bisher noch unbekannten) Kandidatengenen. Hierbei wird weiterhin danach gesucht, ob bestimmte Mutationen in Kandidatengenen eine entscheidende Aussage zur Risikostratifizierung erlauben. Dies ist bisher nicht der Fall, und die Zukunft wird wahrscheinlich darin liegen, dass ein ganzes Spektrum und/oder spezifisches „Set" von Mutationen in Kandidatengenen eine ausreichende Aussagekraft haben, um das klinische Risiko besser einschätzen zu können. Bei Patienten mit klinischem Anhalt auf ein schweres genetisches Insulinresistenzsyndrom sollte nach Mutationen des Insulinrezeptorgens und/oder nach Postrezeptordefekte gefahndet werden. Dies hat evtl. Implikationen für die humangenetische Beratung. Auf Perspektiven der molekularen Therapie wird in Kapitel 7.7 „Ausblick" eingegangen. Diese Perspektiven gründen auf dem molekularen Verständnis der Insulinwirkung und Insulinsekretion, die deswegen ausführlich in Kapitel 7.3 „Molekulare Grundlagen" dargestellt wurden.

## 7.7 Ausblick

Das ultimative Ziel jeglicher pathophysiologischer Forschung ist die eigentliche Prävention der Erkrankung. Hierzu gehören bevölkerungsstrategische Konzepte wie die Vermeidung auslösender Faktoren (z. B. Übergewicht bei Patienten mit Typ-2-Diabetes) und individuelle Strategien. Bei individuellen Strategien besteht die Hoffnung, eines Tages möglichst durch frühe immunologische (Typ-1-Diabetes) und/oder genetische (Typ-2-Diabetes) Marker das individuelle Risiko eines Patienten präzise abschätzen zu können. Solche Ansätze werden sicherlich durch das humane Genomprojekt (HUGO) begünstigt. Es muss allerdings verstanden werden, wie die verschiedenen genetischen Marker in der Interaktion mit Umweltfaktoren das Risiko abschätzen lassen. Erst dann werden individuelle Vermeidungsstrategien möglich werden.

Ferner wird das Genomprojekt derzeitige Therapiemaßnahmen dadurch verbessern, indem die individuellen Responderraten zu bestimmten medikamentösen Therapiestrategien besser abgeschätzt werden können (pharmacogenomics). Durch die neueren proteinchemischen, zell- und molekularbiologischen Untersuchungen zur Insulinwirkung wird es in naher Zukunft möglich sein, nicht nur die Pathogenese der Insulinresistenz und/oder des Typ-2-Diabetes besser zu verstehen, sondern auch die Insulinwirkung. Hiermit werden dann möglicherweise auch neue spezifische „drug-targets" definiert und beeinflusst, aber auch hormonunabhängige „Insulinanaloga" entwickelt werden können, die z. B. bestimmte Insulinwirkungen simulieren können.

Neben der Pankreas- und Inselzelltransplantation erwünschen sich viele Patienten mit Diabetes natürlich die „blutlose" Selbstkontrolle und eines Tages das „geschlossene" System. Dann wäre es möglich, eine glukosesensitive Insulinpumpe zu implantieren. Eine gentechnische Alternative mit potenzieller Breitenanwendung ist die Aktivierung des Insulingens in bestimmten Körperzellen. Dies ist molekularbiologisch und in vitro möglich und bedarf z. B. eines glukoseempfindlichen genregulatorischen Elements, welches an das Insulingen gekoppelt wird, und z. B. in die Blutzellen eines Patienten eingeschleust werden könnte. Dies wäre ein „einfaches" gentherapeutisches Verfahren. Eine andere Perspektive ist die Möglichkeit, dass geschädigte $\beta$-Zellen regeneriert werden (Efrat 1998) oder dass nicht-$\beta$-Zellen zu insulinproduzierenden Zellen transformiert werden (Ferber et al. 2000). Die $\beta$-Zell-Regenerationsforschung steht allerdings noch am Anfang.

Allen Ansätzen gemeinsam ist, dass durch eine präzise klinische Diagnostik und pathophysiologische Zuordnung neue Mechanismen und ihre klinische Bedeutung erkannt werden, die dann künftig auf molekularer Ebene therapeutisch moduliert werden.

## 7.8 Literatur


Abe H, Yamada N, Kamata K et al. (1998) Hypertension, hypertriglyceridemia and impaired endothelium-dependent vascular relaxation in mice lacking insulin receptor substrate-1. J Clin Invest 101:1784–1788

Aguilar-Bryan L, Clement JPIV, Gonzalez G, Kunjilwar K, Babenko A, Bryan J (1998) Toward understanding the assembly and structure of $K_{ATP}$ channels. Physiol Rev 78:227–245

Aguirre V, Uchida T, Yenush L, Davis R, White MF (2000) The c-Jun Nfl(2)-terminal kinase promotes insulin resistance during association with insulin receptor substrate-1 and phosphorylation of Ser(307). J Biol Chem 275:9047–9054

Alberti KGMM, Zimmet PZ (1998) Definition, diagnosis and classification of diabetes mellitus and its complications. Part 1: Diagnosis and classification of diabetes mellitus. Provisional report of a WHO Consultation. Diabet Med 15:539–553

Al-Hasani H, Eisermann B, Tennagels N, Magg C, Passlack W, Koenen M, Müller-Wieland D, Meyer HE, Klein HW (1997) Identification of Ser-1275 and Ser-1309 as autophosphorylation sites of the insulin receptor. FEBS Lett 400(1):65–70

American Diabetes Association (1999) Clinical practice recommendations 1999. Diabetes Care [Suppl 1] 22

Araki E, Lipes MA, Patti ME et al. (1994) Alternative pathways of insulin signalling in mice with targeted disruption of the IRS-1 gene. Nature 372:186–190

Auwerx J, Mangelsdorf D (2000) X-ceptors, nuclear receptors for metabolism. Atherosclerosis XII. In: Stemme S, Olsson AG (eds) Elsevier Science B.V. pp 21–39

Avruch J (1998) Insulin signal transduction through protein kinase cascades. Mol Cell Biochem 182:31–48

Barker DJ, Hales CN, Fall CH, Osmond C, Phipps K, Clark PM (1993) Type 2 (non-insulin-dependent) diabetes mellitus, hypertension, and hyperlipidaemia (syndrome X): relation to reduced fetal growth. Diabetologia 36:62–67

Beal MF (1998) Mitochondrial dysfunction in neurodegenerative disorders. Biochem Biophys Acta 1366:211–223

Bell GI, Cox NJ, Lindner T et al. (1997) Genetics of NIDDM in the Mexican-Americans of Starr County, Texas: an update. Diabetes Rev 5:277–283

Bell GI, Xiang K, Newman MV et al. (1991) Gene for non-insulin-dependent diabetes mellitus (maturity-onset diabetes of the young subtype) is linked to DNA polymorphism on human chromosome 20q. Proc Natl Acad Sci USA 88:1484–1488

Brown MS, Goldstein JL (1997) The SREBP pathway: regulation of cholesterol metabolism by proteolysis of a membrane-bound transcription factor. Cell 89:331–340

Brown MS, Goldstein JL (1999) A proteolytic pathway that controls the cholesterol content of membranes, cells, and blood. Proc Natl Acad Sci USA 96:11041–11048

Brüning JC, Michael MD, Winnay JN et al. (1998) A muscle-specific insulin receptor knockout exhibits features of the metabolic syndrome of NIDDM without altering glucose tolerance. Mol Cell 2:559–569

Brüning JC, Gautam D, Burks DJ, Gilette J, Schubert M, Orban PC, Klein R, Krone W, Müller-Wieland D, Kahn CR (2000) Role of brain insulin receptor in control of body weight and reproduction. Science 289:2122–2125

Bryan J, Aguilar-Bryan L (1999) Sulfonylurea receptors: ABC transporters that regulate ATP-sensitive K(+) channels. Biochim Biophys Acta 1461:285–303

Chevre JA, Hani EH, Boutin P et al. (1998) Mutation screening in 18 Caucasian families suggest the existence of other MODY genes. Diabetologia 41:1017–1023

Curtis SE, Michael MD, Crute BE, Keller SR, Lienhard GE (2000) Double knockout of IRS proteins reveals critical roles of IRS-4 and IRS-3 in the maintenance of glucose homeostasis. Diabetes [Suppl 1] 49:19

De Fronzo RA (1997) Pathogenesis of type 2 diabetes: metabolic and molecular implications for identifying diabetes genes. Diabetes Rev 5:177–269

Efrat S (1998) Prospects for gene therapy of insulin-dependent diabetes mellitus. Diabetologia 41:1401–1409

Elbein SC, Yount PA, Teng K, Hasstedt SJ (1998) Genome-wide search for type 2 diabetes susceptibility genes in Caucasians: evidence for a recessive locus on chromosome 1. Diabetes [Suppl 1] 47:A15

Eto K, Tsubamoto Y, Terauchi Y et al. (2000) Role of IRSA/2 and PI-3 kinase pathway in the regulation of P-cell mass and glucose stimulated insulin secretion. Diabetes [Suppl 1] 49:182

Expert Committee on the Diagnosis and Classification of Diabetes Mellitus (1997) Report of the Expert Committee on the Diagnosis and Classification of Diabetes Mellitus. Diabetes Care 20:1183–1197

Fajans SS (1990) Scope and heterogeneous nature of maturity-onset diabetes of the young (MODY). Diabetes Care 13:49–64

Fajans SS, Bel G, Bowden DW, Halter JB, Plonsky KS (1994) Maturity-onset diabetes of the young. Life Sci 55:413–422

Fantin VR, Sparling JD, Slot JW, Keller SR, Lienhard GE, Lavan BE (1998) Characterization of insulin receptor substrate 4 in human embryonic kidney 293 cells. J Biol Chem 273:10726–10732

Ferber S, Halkin A, Cohen H, Ber I, Einav Y, Goldberg I, Barshack I, Seijffers R, Kopolovic J, Kaiser N, Karasik A (2000) Pancreatic and duodenal homebox gene 1 induces expression of insulin genes in liver and ameliorates streptozotocin-induced hyperglycemia. Nat Med 6:568–572

Ferrannini E (1998) Insulin resistance versus insulin deficiency in non-insulin-dependent diabetes mellitus: problems and prospects. Endocrine Rev 19:477–490

Flier JS, Hollenberg AN (1999) ADD-1 provides major new insight into the mechanism of insulin action. Proc Natl Acad Sci USA 96:14191–14192

Froguel P, Vaxillaire M, Sun F et al. (1992) Close linkage of glucokinase locus on chromosome 7p to early onset non-insulin dependent diabetes mellitus. Nature 356:162–164

Froguel P, Vaxillaire M, Velho G (1997) Genetic and metabolic heterogeneity of maturity-onset diabetes of the young. Diabetes Rev 5:123–130

Giannoukakis N, Rudert WA, Robbins PD, Trucco M (1999) Targeting autoimmune diabetes with gene therapy. Diabetes 48:2107–2121

Glaser B, Chiti KC, Anker R et al. (1994) Familial hyperinsulinism maps to chromosome 11p14–15.1,30 cM centromeric to the insulin gene. Nat Genet 7:185–188

Goldstein BJ, Bittrier-Kowalczyk A, White MF, Harbeck M (2000) Tyrosine dephosphorylation and deactivation of insulin receptor substrate-1B. Possible facilitation by the formation of a ternary complex with the Grb2 adaptor protein. J Biol Chem 275:4283–4289

Groop LC, Widen E, Ferrannini E (1993) Insulin resistance and insulin deficiency in the pathogenesis of type 2 (non-insulin dependent) diabetes mellitus: errors of metabolism or methods? Diabetologia 36:1326–1331

Hara K, Yonezawa K, Sakaue H et al. (1994) 1-Phosphatidylinositol 3-kinase activity is required for insulin-stimulated glucose transport but not for RAS activation in CHO cells. Proc Natl Acad Sci USA 91:7415–7419

Hanis CL, Boerwinkle E, Chakraborty R et al. (1996) A genome-wide search for human non-insulin-dependent (type 2) diabetes genes reveals a major susceptibility locus on chromosome 2. Nat Genet 13:161–166

Häring HU, Mehnert H (1993) Pathogenesis of type 2 (non-insulin-dependent) diabetes mellitus: candidates for a signal transmitter defect causing insulin resistance of the sceletal muscle. Diabetologia 36:176–182

Herman WH, Fajans SS, Ortiz H et al. (1994) Abnormal insulin secretion, not insulin resistance is the genetic or primary defect of MODY in the RW pedigree. Diabetes 43:40–46

Holgado-Madruga M, Emlet DR, Moscatello DK, Godwin AK, Wong AJ (1996) A Grb2-associated docking protein in EGF- and insulin-receptor signalling. Nature 379:560–564

Holgado-Madruga M, Moscatello DK, Emlet DR, Dieterich R, Wong AJ (1997) Grb2-associated binder-1 mediates phosphatidylinositol 3-kinase activation and the promotion of cell survival by nerve growth factor. Proc Natl Acad Sci USA 94:12419–12424

Horikawa Y, Iwasaki N, Hara M, Furuta H, Hinokio Y, Cockburn BN (1997) Mutation in hepatocyte nuclear factor-1 P gene (TGF2) associated with MODY. Nat Genet 17:384–385

Humphreys P, McCarthy M, Tuemilelito J et al. (1994) Chromosome 4q locus associated with insulin resistance in Pima Indians. Studies in three European NIDDM populations. Diabetes 43:800–804

Ilag LL, Tabaei BP, Herman W et al. (2000) Reduced pancreatic polypeptide response to hypoglycemia and amylin response to arginine in subjects with a mutation in the HNI74*a*/MODY1 gene. Diabetes 49:961–968

Kadowaki T (2000) Insights into insulin resistance and type 2 diabetes from knockout mouse models. J Clin Invest 106:459–465

Kahn CR (1994) Insulin action, diabetogenes and the cause of type II diabetes. Diabetes 43:1066–1084

Kahn BB (1996) Lilly lecture 1995. Glucose transport: pivotal step in insulin action. Diabetes 45:1644–1654

Kalm CR, Vicent D, Doria A (1996) Genetics of non-insulin-dependent (type II) diabetes mellitus. Annu Rev Med 47:509–531

Kausch C, Hamann A, Uphues I, Niendorf A, Müller-Wieland D, Joost HG, Algenstaedt P, Dreyer M, Rüdiger HW, Häring HU, Eckel J, Matthaei S (2000) Association of impaired phosphatidylinositol 3-kinase activity in GLUT1-containing vesicles with malinsertion of glucose transporters into the plasma membrane of fibroblasts from a patient with severe insulin resistance and clinical features of Werner syndrome. J Clin Endocrinol Metab 85:905–918

Kelley DE, Mandarino U (2000) Fuel selection in human skeletal muscle in insulin resistance. A reexamination. Diabetes 49:677–683

Kido Y, Burks DJ, Withers D et al. (2000) Tissue-specific insulin resistance in mice with mutations in the insulin receptor, IRS-1, and IRS-2. J Clin Invest 105:199–205

Kim JK, Gavrilova O, Chen Y, Reitman ML, Shulman G (2000) Mechanism of insulin resistance in A-ZIP/17-1 fatless mice. J Biol Chem 276:8456–8460

Kolb H (1999) Pathophysiology of type 1 diabetes mellitus. Exp Clin Endocrinol Diabetes [Suppl 3] 107:S88

Kotzka J, Müller-Wieland D, Roth G, Kremer L, Munck M, Schurmann S, Knebel B, Krone W (2000) Sterol regulatory element binding proteins (SREBP)-1 and SREBP-2 are linked to the MAP-kinase cascade. J Lipid Res 41:99–108

Krützfeldt J, Katisch C, Volk A et al. (2000) Insulin signaling and action in cultured skeletal muscle cells from lean healthy humans with high and low insulin sensitivity. Diabetes 49:992–998

Kulkarni RN, Mining JC, Winnay JN, Postic C, Magnuson MA, Kahn CR (1999a) Tissue-specific knockout of the insulin receptor in pancreatic beta cells creates an insulin secretory defect similar to that in type 2 diabetes. Cell 96:329–339

Kulkarni RN, Winnay JN, Daniels M et al. (1999b) Altered function of insulin receptor substrate-1-deficient mouse islets and cultured beta-cell lines. J Clin Invest 104:R69–75

Lavan BE, Lane WS, Lienhard GE (1997a) The 60-kDa phosphotyrosine protein in insulin-treated adipocytes is a new member of the insulin receptor substrate family. J Biol Chem 272:11439–11443

Lavan BE, Fantin VR, Chang ET, Lane WS, Keller SR, Lienhard GE (1997b) A novel 160-kDa phosphotyrosine protein in insulin-treated embryonic kidney cells is a new member of the insulin receptor substrate family. J Biol Chem 272:21403–21407

Lindsay RS, Dabelea D, Rournan J, Hanson RL, Bennett PH, Knowler WC (2000) Type 2 diabetes and low birth weight. The role of paternal inheritance in the association of low birth weight and diabetes. Diabetes 49:445–449

Liu SC, Wang Q, Lienhard GE, Keller RR (1999) Insulin receptor substrate 3 is not essential for growth or glucose homeostasis. J Biol Chem 274:18093–18099

Maassen JA, Kadowaki T (1996) Maternally inherited diabetes and deafness: a new diabetes subtype. Diabetologia 39:375–382

MacFarlane WM, O'Brien RE, Barnes PD et al. (2000) Sulfonylurea receptor 1 and Kir6.2 Expression in the novel human insulin-secretin cell line NES2Y. Diabetes 49:953–960

Mahtani MM, Widen E, Lehto M et al. (1996) Mapping of a gene for type 2 diabetes associated with an insulin secretion defect by a genome scan in Finnish families. Nat Genet 14:90–94

Martin BC, Warram JH, Krolewski AS, Bergmann RN, Soeldner JS, Kahn CR (1992) Role of glucose and insulin resistance in development of type 2 diabetes mellitus: results of a 25-year follow-up study. Lancet 340:925–929

Medici F, Hawa M, Ianari A, Leslie RDG (1999) Concordance rate for type II diabetes mellitus in monozygotic twins: actuarial analysis. Diabetologia 42:146–150

Meyer M, Chudziak F, Schwanstecher C, Schwanstecher M, Panten U (1999) Structural requirements of sulphonylureas and analogues for interaction with sulphonylurea receptor subtypes. Br J Pharmacol 128:27–34

Montague CT, O'Rahilly S (2000) Perspectives in diabetes. The perils of portliness. Causes and consequences of visceral adiposity. Diabetes 49:883–888

Müller-Wieland D, Kotzka J, Knebel B, Krone W (1998) Metabolic syndrome and hypertension: pathophysiology and molecular basis of insulin resistance. Basic Res Cardiol 93:131–134

Ohan N, Bayaa M, Kumar P, Zhu L, Litt M (1998) A novel insulin receptor substrate protein, xIRS-u, potentiates insulin signaling: functional importance of its pleckstrin homology domain. Mol Endocrinol 12:1086–1098

Polonsky KS, Sturis J, Bell GI (1996) Non-insulin dependent diabetes mellitus – a genetically programmed failure of the beta cell to compensate for insulin resistance. N Engl J Med 334:777–783

Raffel LJ, Robbins DC, Norris M et al. (1996) The GENNID study. A resource for mapping the genes that cause NIDDIA. Diabetes Care 19:864–872

Ristow M, Müller-Wieland D, Pfeiffer A, Krone W, Kahn CR (1998) Obesity associated with a mutation in a genetic regulator of adipocyte differentiation. N Engl J Med 339: 953–959

Rocchi S, Tartare-Deckert S, Murdaca J, Holgado-Madruga M, Wong AJ, Van Obberghen E (1998) Determination of Gab I (Grb2-associated binder-1) interaction with insulin receptor-signaling molecules. Mol Endocrinol 12:914–923

Rordorf-Nikolic T, Van Horn DJ, Chen D, White MF, Backer JM (1995) Regulation of phosphatidylinositol Y-kinase by tyrosyl phosphoproteins. Full activation requires occupancy of both SH2 domains in the 85-kDa regulatory subunit. J Biol Chem 270:3662–3666

Rosen ED, Walkey CJ, Puigserver P, Spiegelman BM (2000) Transcriptional regulation of adipogenesis. Genes Dev 14:1293–1307

Ross SA, Lienhard GE, Lavan BE (1998) Association of insulin receptor substrate 3 with SH2 domain-containing proteins in rat adipocytes. Biochem Biophys Res Commun 247:487–492

Roth G, Kotzka J, Kremer L, Lehr S, Lohaus C, Meyer HE, Krone W, Müller-Wieland D (2000) MAP kinases Erkl/2 phosphorylate sterol regulatory element-binding protein (SREBP)-1a at serine 117 in vitro. J Biol Chem 275: 33302–33307

Salim K, Bottomley MJ, Querflirth E et al. (1996) Distinct specificity in the recognition of phosphoinositides by the pleckstrin homology domains of dynamin and Bruton's tyrosine kinase. EMBO J 15:6241–6250

Sawka-Verhelle D, Tartare-Deckert S, White MF, Van Obberghen E (1996) Insulin receptor substrate-2 binds to the insulin receptor through its phosphotyrosine-binding domain and through a newly identified domain comprising amino acids 591–786. J Biol Chem 271:5980–5983

Sawka-Verhelle D, Baron V, Mothe I, Filloux C, White M, Van Obberghen E (1997) Tyr624 and Tyr628 in insulin receptor substrate-2 mediate its association with the insulin receptor. J Biol Chem 272:16414–16420

Schopjans C, Auwerx J (2000) Thiazolidinediones: an update. Lancet 355:1008–1010

Seino S (1999) ATP-sensitive potassium channels: a model of heteromultimeric potassium channel/receptor assemblies. Annu Rev Physiol 621:337–362

Seino S, Twanaga T, Nagashima K, Miki T (2000) Diverse roles of $K_{ATP}$ channels learned from Kir6.2 genetically engineered mice. Diabetes 49:311–318

Skolnik EY, Lee CH, Batzer A et al. (1993a) The SH2/SH3 domain-containing protein GRB2 interacts with tyrosine-phosphorylated IRS1 and Shc: implications for insulin control of ras signalling. EMBO J 12:1929–1936

Smith-Hall J, Pons S, Patti ME et al. (1997) The 60 kDa insulin receptor substrate functions like an IRS protein (pp601RS3) in adipose cells. Biochemistry 36:8304–8310

Songyang Z, Shoelson SE, Chaudhuri M et al. (1993) SH2 domains recognize specific phosphopeptide sequences. Cell 72:767–778

Steinke J, Soeldner JS (1977) Diabetes mellitus, 8th edn. McGraw-Hill, New York, pp 563–583

Steppan CM, Bailey ST, Bhat S, Brown EJ, Banerjee RR, Wright CM, Patel HR, Ahima RS, Lazar MA (2001) The hormone resistin links obesity to diabetes. Nature 409: 307–312

Stoffers DA, Ferrer J, Clarke WL, Habener JF (1997) Early-onset type-11 diabetes mellitus (MODY4) linked to IPF I. Nature 384:455–458

Stumvoll M, Wahl HG, Löblein K, Becker R, Machicao F, Jacob S, Häring H (2001) Pro12Ala polymorphism in the peroxisome proliferator-activated receptor-$\gamma_2$-gene is associated with increased antilipolytic insulin sensitivity. Diabetes 50:876

Sun XJ, Rothenberg P, Kahn CR et al. (1991) Structure of the insulin receptor substrate IRS-1 defines a unique signal transduction protein. Nature 352:73–77

Sun XJ, Crimmins DL, Myers MG Jr, Miralpeix M, White MF (1993) Pleiotropic insulin signals are engaged by multisite phosphorylation of IRS-1. Mol Cell Biol 13:7418–7428

Sun XJ, Wang LM, Zliang Y et al. (1995) Role of IRS-2 in insulin and cytokine signalling. Nature 377:173–177

Tanti JF, Gremeaux T, Obberghen E van, Le Marchand-Brustel Y (1994) Serine/threonine phosphorylation of insulin receptor substrate 1 modulates insulin receptor signaling. J Biol Chem 269:6051–6057

Ueki K, Yamauchi Tamamemoto H et al. (2000) Restored insulin-sensitivity in IRS-I-deficient mice treated by adenovirus-mediated gene therapy. J Clin Invest 105:1437–1445

UKPDS Group (1998a) Intensive blood glucose control with sulphonylureas or insulin compared with conventional treatment and risk of complications in patients with type 2 diabetes (UKIDS 33). Lancet 352:837–853

UKPDS Group (1998b) Effect of intensive blood glucose control with metformin on complications in overweight patients with type 2 diabetes (UKPDS 34). Lancet 352: 854–865

Ullrich A, Schlessinger J (1990) Signal transduction by receptors with tyrosine kinase activity. Cell 20:203–212

Unger RH, Zliou YT, Orci L (1999) Regulation of fatty acid homeostasis in cells: novel role of leptin. Proc Natl Acad Sci USA 96:2327–2332

Valle T, Tuorniffieto J, Berginan RN et al. (1998) Mapping genes for NIDDM. Design of the Finland-United States Investigation of NIDDM Genetics (FUSION) Study. Diabetes Care 21:949–958

Walter U, Frantzke A, Sarukhan A et al. (2000) Monitoring gene expression of TNFR family members by beta-cells during development of autoimmune diabetes. Eur J Immunol 30:1224–1232

Weidner KM, Di Cesare S, Sachs M, Brinkmann V, Behrens J, Birchmeier W (1996) Interaction between Gab1 and the c-Met receptor tyrosine kinase is responsible for epithelial morphogenesis. Nature 384:173–176

White MF (1995) The IRS-signalling system in insulin action. Diabetic Annual 9:71–89

White MF, Maron R, Kahn CR (1985) Insulin rapidly stimulates tyrosine phosphorylation of a Mr-185,000 protein in intact cells. Nature 318:183–186

White MF, Shoelson SE, Kcutmann H, Kahn CR (1988) A cascade of tyrosine autophosphorylation in the beta-subunit activates the phosphotransferase of the insulin receptor. J Biol Chem 263:2969–2980

Withers DJ, Burks DJ, Towery HH, Altamuro SL, Flint CL, White MF (1999) Irs-2 coordinates Igf-1 receptor-mediated P-cell development and peripheral insulin signalling. Nat Genet 23:32

Wong FS, Janeway CA Jr (1999) Insulin-dependent diabetes mellitus and its animal models. Curr Opin Immunol 11:643–647

Yamagata K, Furuta H, Oda N et al. (1996a) Mutations in the hepatocyte factor-4$\alpha$ gene in maturity-onset diabetes of the young (MODY1). Nature 384:458–460

Yamagata K, Oda N, Kaisake P et al. (1996b) Mutations in the hepatocyte nuclear factor-1$\alpha$ gene in maturity-onset diabetes of the young (MODY 3). Nature 384:455–458

Yamauchi T, Tobe K, Tamemoto H et al. (1996) Insulin signalling and insulin actions in the muscles and livers of insulin-resistant, insulin receptor substrate 1-deficient mice. Mol Cell Biol 16:3074–3084

Yenush L, White MF (1997) The IRS-signalling system during insulin and cytokine action. Bioessays 19:491–500

Zhou YT, Wang ZW, Higa M, Newgard CB, Unger RH (1999) Reversing adipocyte differentiation: implications for treatment of obesity. Proc Natl Acad Sci USA 96:2391–2395

# 8 Molekulare Pathophysiologie der angeborenen Salzverlusttubulopathien mit Hypokaliämie

HANNSJÖRG W. SEYBERTH, MARTIN KONRAD und NIKOLA JECK

Inhaltsverzeichnis



## 8.1 Einführung und historischer Abriss

Für die Beschreibung von einer Gruppe von autosomal-rezessiv vererbbaren Tubulopathien mit hypokaliämischer Alkalose, Hyperreninismus und Hyperaldosteronismus bei normalem Blutdruck wird heute noch häufig der Begriff „Bartter-Syndrom“ verwendet. Nachdem nun aber teilweise recht unterschiedliche Entitäten des renalen Salzverlusts mit Hypokaliämie beschrieben worden sind und die molekulargenetischen Resultate der letzten Jahre diese Heterogenität auch bestätigten, ist es an der Zeit, die Terminologie zu aktualisieren. Die hier verwendete Terminologie versucht, dem gegenwärtigen Erkenntnisstand über diese Erkrankungen bestmöglich gerecht zu werden (Tabelle 8.1).

Die amerikanischen Pädiater Rosenbaum und Hughes berichteten als Erste über einen 2 Monate alten Patienten mit persistierender, hypokaliämischer Alkalose, Diarrhö, Hyposthenurie, Dehydratation und therapieresistenter Gedeihstörung. Der Junge verstarb in extremer Dystrophie mit 7 1/2 Monaten (Rosenbaum u. Hughes 1957). Wenige Jahre später veröffentlichten Bartter et al. (1962) 2 weitere Fallbeschreibungen mit hypokaliämischem Salzverlust und mit der zusätzlichen Beobachtung, dass diese therapieresistente Hypokaliämie mit einer vermehrten Aldosteronbildung und einer Hypertrophie des juxtaglomerulären Apparats in der Niere einhergeht. Seit dieser ausführlichen Fallbeschreibung wurde bei der Kombination von hypokaliämischer Alkalose und Hyperaldosteronismus mit Normotension vom Bartter-Syndrom gesprochen.

Die bereits bei der Fallbeschreibung von Bartter et al. beobachtete Tetanieanfälligkeit wurde initial nicht weiter verfolgt. Dieses Phänomen wurde von Gitelman et al. (1966) wieder aufgegriffen, nachdem diese bei den von ihnen beschriebenen Patienten neben der hypokaliämischen Alkalose eine ausgeprägte Hypomagnesiämie mit Hypokalzurie diagnostizieren konnten. Die pathophysiologische Homogenität der hypokaliämischen Tubulopathie wurde in den folgenden Jahren bereits in Frage gestellt, nachdem es offensichtlich auch Varianten gab, die mit einer ausgeprägten Hyperkalzurie mit

Endokrinopathien
D. Ganten / K. Ruckpaul (Hrsg.)

**Tabelle 8.1.** Neue Klassifikation der hereditären Salzverlusttubulopathien (SLT) mit hypokaliämischer Alkalose

| Klassifikation | Synonym | Transportdefekt | Mutiertes Gen |
|---|---|---|---|
| Thiazid-SLT (TSLT) | Gitelman-Syndrom | NCCT | *SLC12A3* |
| Bartter-SLT (BSLT) | Klassisches Bartter-Syndrom | ClC-Kb | *CLCNKB* |
| Furosemid-SLT (FSLT) | Hyperprostaglandin-E-Syndrom/antenatales Bartter-Syndrom | NKCC2<br>ROMK | *SLC12A1*<br>*KCNJ1* |

Neigung zur Nephrokalzinose einhergingen (Fanconi et al. 1971, McCredie et al. 1971, 1974). Diese hyperkalzurische Variante war mit einer ausgeprägten hyposthenurischen Polyurie und lebensbedrohlichem Salzverlust assoziiert (Ohlsen et al. 1984). Da dieses Krankheitsbild mit einer erhöhten Prostaglandin-E2(PGE2)-Aktivität einhergeht und langfristig von Geburt an bis ins Erwachsenenalter am wirkungsvollsten mit dem Prostaglandinsynthese-Inhibitor Indometacin behandelt werden kann, wurde diese Salzverlusttubulopathie mit systemischen PGE2-Auswirkungen Hyperprostaglandin-E-Syndrom genannt (Seyberth et al. 1985, 1987).

Allen 3 Varianten

- der klassischen Variante des Bartter-Syndroms mit isolierter hypokaliämischer Alkalose,
- der hypokalzurischen und hypomagnesiämischen Variante (Gitelman-Syndrom) und
- der antenatalen, hyperkalzurischen Variante (Hyperprostaglandin-E-Syndrom)

gemeinsam ist die deutlich aktivierte Renin-Angiotensin-Aldosteron-Achse mit entsprechender Entwicklung einer hypokaliämischen Alkalose bei normalem Blutdruck. Die fehlende pressorische Wirkung des Angiotensins wurde initial mit einer verminderten Angiotensinansprechbarkeit des Gefäßsystems interpretiert (Bartter et al. 1962). Die ausgeprägte Hypertrophie des juxtaglomerulären Apparats sprachen ebenfalls für die zentrale pathophysiologische Bedeutung des Renin-Angiotensin-Systems. Da aber sowohl chirurgische als auch pharmakologische Interventionen an diesem System keinen überzeugenden therapeutischen Effekt aufwiesen (Trygstad et al. 1969) und auch bei anderen, z.B. gastrointestinalen und perkutanen Salzverlustsyndromen sekundär eine Aktivierung des Renin-Angiotensin-Systems beobachtet wurde, wurde bereits sehr bald ein Defekt weiter proximal in der pathophysiologischen Kaskade postuliert (Bartter et al. 1976). Über einige Zeit hinweg wurde den Prostaglandinen eine zentrale pathophysiologische Bedeutung eingeräumt (Fichmann et al. 1976, Verberckmoes et al. 1976, Gill et al. 1976, Seyberth et al. 1985). Da aber auch bei optimaler Therapieeinstellung mit Indometacin der Salzverlust, die Hyperkalzurie und die Hyposthenurie nicht vollständig normalisiert werden konnten und die beiden anderen Varianten (klassisches Bartter-Syndrom und Gitelman-Syndrom) teilweise nur recht unzureichend mit Indometacin therapierbar waren, wurde weiter nach dem primären pathophysiologischen Ereignis im Nierentubulus gesucht.

Mit aufwendigen und belastenden Clearancestudien wurden zunächst Patienten mit klinisch allerdings unzureichend charakterisierten hypokaliämischen Salzverlusttubulopathien untersucht, um den Defekt am Tubulus zu lokalisieren (Chaimowitz et al. 1976, Sutton et al. 1988). Trotz entsprechender Vorbereitung der Patienten gelang es jedoch nicht, mit diesen Clearanceuntersuchungen die Funktion einzelner Tubulusabschnitte isoliert zu betrachten, da beim Defekt eines Tubulusabschnitts ein anderer kompensierend einspringt, sodass es der Nettoeffekt nicht erlaubt, die Funktion des proximalen Tubulus, der aufsteigenden Henle-Schleife oder des distalen Tubulus mit Sammelrohr separat zu betrachten.

Erfolgreicher als die klassische Nierenphysiologie war die klinische Nierenpharmakologie. Durch sorgfältige klinische Beobachtung und pharmakologische Untersuchung wurde es immer offenkundiger, dass das Gitelman- und das Hyperprostaglandin-E-Syndrom große Ähnlichkeiten mit dem Wirkprofil der Thiazide (Hypokaliämie, Hypomagnesämie, Hypokalzurie) bzw. der Schleifendiuretika (Polyurie, Hypokaliämie, Hyperkalzurie) aufwiesen (s. Tabelle 8.1). Ganz analog zu dieser Beobachtung reagierten die Patienten mit Gitelman-Syndrom nach Applikation von Thiaziddiuretika mit keiner nennenswerten Steigerung der Diurese (Puschett et al. 1988, Sutton et al. 1992), während Patienten mit Hyperprostaglandin-E-Syndrom nur minimal oder überhaupt keine diuretische Wirkung auf Furosemid erkennen ließen (Köckerling et al. 1996). Offensichtlich lag eine Endorganresistenz vor.

## 8.2 Beschreibung der Krankheitsbilder

### 8.2.1 Thiazid-ähnliche Salzverlusttubulopathie (thiazide-like-salt-losing tubulopathy, TSLT)

Die Thiazid-ähnliche Salzverlusttubulopathie ist bisher unter den Bezeichnungen Gitelman-Syndrom, hypokalzurisches Bartter-Syndrom oder familiäre hypokaliämische Hypomagnesiämie bekannt (Gitelman et al. 1966, Rudin et al. 1984, Sutton et al. 1992). Die Diagnose wird in der Regel im späten Kindesalter oder frühen Erwachsenenalter gestellt, da der renale Salz- und Flüssigkeitsverlust relativ mild ist. Die Patienten fallen durch Müdigkeit, abdominale Schmerzen, Obstipation, Muskelschwäche, Tetanien, Gelenkbeschwerden (Chondrokalzinose) und gelegentlich durch Minderwuchs auf (Seyberth et al. 1998, Bettinelli et al. 1999). In anderen Fällen wird die Diagnose zufällig bei einer präoperativen Elektrolytbestimmung oder im Rahmen einer Enuresisabklärung gestellt. Die typische Konstellation von Laborparametern liegt häufig bereits im frühen Kindesalter vor.

### 8.2.2 Furosemid-ähnliche Salzverlusttubulopathie (furosemide-like-salt-losing tubulopathy, FSLT)

Die Furosemid-ähnliche Salzverlusttubulopathie wird bisher als Hyperprostaglandin-E-Syndrom oder hyperkalzurisches antenatales Bartter-Syndrom bezeichnet (Fanconi et al. 1971, Seyberth et al. 1987, Deschenes et al. 1993, McCredie et al. 1974). Es handelt sich typischerweise um ein schweres Krankheitsbild, das sich bereits pränatal manifestiert. Die fetale Polyurie führt gegen Ende des 2. Trimenons zur Ausbildung eines Polyhydramnions und damit zur Frühgeburtlichkeit. Postnatal zeigt sich ein exzessiver renaler Salzverlust mit Iso- oder Hyposthenurie und einer lebensbedrohlichen Polyurie. In dieser ersten Phase steht eine hyponatriämische Dehydratation im Vordergrund, sodass differenzialdiagnostisch auch eine Salzverlusttubulopathie vom Amiloridtyp (Pseudohypoaldosteronismus Typ I) erwogen werden muss. Im weiteren Verlauf tritt jedoch regelmäßig eine Hyperkaliurie mit unterschiedlich stark ausgeprägter hypokaliämischer Alkalose auf. Charakteristisch für die FSLT ist eine Hyperkalzurie, die zumeist schon innerhalb der ersten Lebenswochen zur Nephrokalzinose führt (Seyberth et al. 1985, Shoemaker et al. 1993).

Polyurie und Salzverlust korrelieren mit einer deutlich erhöhten renalen Ausscheidung von PGE2 und dessen Hauptmetaboliten PGE-M (Seyberth et al. 1987). Häufig treten - vermutlich durch PGE2 vermittelt - systemische Symptome wie Fieber, Erbrechen, sekretorische Diarrhö und Osteopenie auf (Seyberth et al. 1998). In der Folge werden bei nicht adäquater Behandlung eine ausgeprägte Dystrophie und Wachstumsretardierung beobachtet (Seidel et al. 1995).

Eine wahrscheinlich ganz neue Entität stellt die Koinzidenz von einem FSLT-ähnlichem Phänotyp und Innenohrtaubheit dar, die bisher einmalig in einer israelischen Beduinensippe beschrieben worden ist (Landau et al. 1995). Das kombinierte Auftreten von Nierenerkrankungen und Taubheit ist von der Beschreibung der autosomal-rezessiven renalen tubulären Azidose bekannt. Die Manifestation in Niere und Innenohr spiegelt wider, dass Funktionen in beiden Organen über dieselben Mechanismen gesteuert werden können (Karet et al. 1999).

### 8.2.3 Bartter-ähnliche Salzverlusttubulopathie (Bartter-like-salt-losing tubulopathy, BSLT)

Die Bartter-ähnliche Salzverlusttubulopathie wird bisher auch als klassisches Bartter-Syndrom oder isolierte hypokaliämische Salzverlusttubulopathie bezeichnet (Clive 1995, Schwartz u. Alon 1996, Karolyi et al. 1998, Scheinman et al. 1999). Diese Variante mit isolierter hypokaliämischer Alkalose ohne nennenswerte Imbalanz im Kalzium-Magnesium-Stoffwechsel präsentiert sich nicht mit einem so einheitlichen Bild, wie die beiden zuerst genannten Salzverlusttubulopathien. Nur im Ausnahmefall kommt es bereits in der Neonatalperiode zu einem massiven renalen Salzverlust, der einer intensivmedizinischen Behandlung bedarf. Nahezu ebenso selten ist die Entwicklung einer Nephrokalzinose zu beobachten. Phänomenologisch unterscheidet sich die BSLT nur geringgradig von der TSLT. Dies mag auch dazu geführt haben, dass in der Vergangenheit gerade die Terminologie Bartter-Syndrom und Gitelman-Syndrom als Synonym benutzt wurden. Von der klinischen Präsentation sind das Chvostek-Zeichen oder Karpopedalspasmen bisher ausschließlich bei der TSLT beobachtet worden.

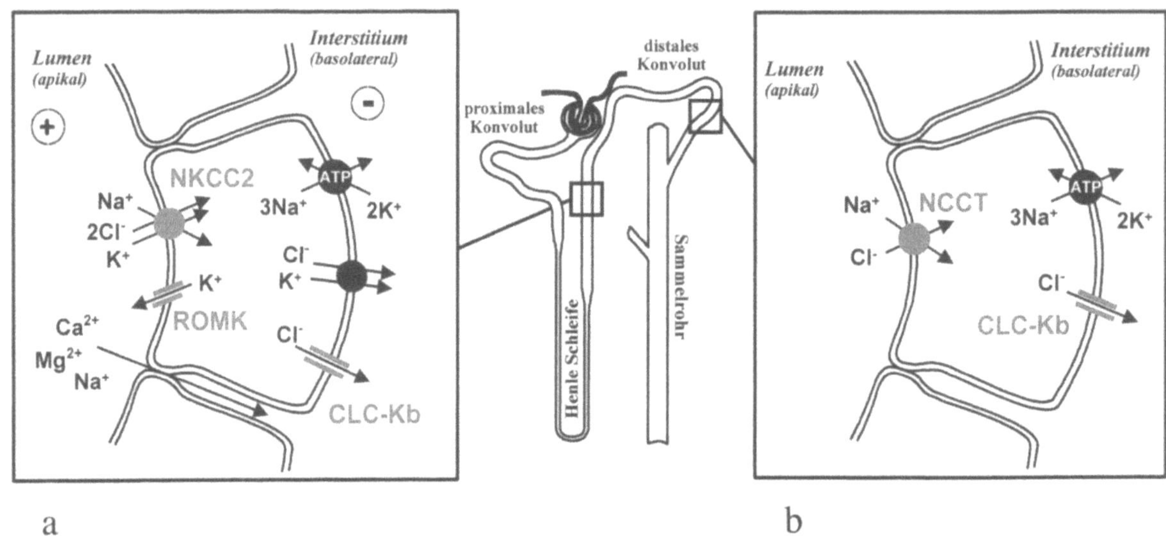


**Abb. 8.1 a, b.** Transepitheliale Chloridreabsorption im TAL und distalen Konvolut. **a** Mechanismus der Furosemid-sensitiven Elektrolytreabsorption in der Henle-Schleife: die basolaterale $Na^+$-$K^+$-ATPase erzeugt einen elektrochemischen Gradienten für den Einstrom von $Na^+$ in die Zelle. Angetrieben durch diesen Gradienten, erfolgt die $Na^+$-Aufnahme aus dem Tubuluslumen zusammen mit $K^+$ und 2 $Cl^-$ durch den Furosemid-sensiblen Kotransporter NKCC2. Die Funktion des NKCC2 ist an ein $K^+$-Recycling durch den apikalen Kaliumkanal ROMK gekoppelt. $Cl^-$ verlässt die Zelle basolateral durch einen Chloridkanal oder den $K^+$-$Cl^-$-Kotransporter. Apikale Kaliumsekretion und basolateraler Chloridefflux generieren eine transepitheliale Potenzialdifferenz, die für die parazelluläre Resorption von $Ca^{2+}$ und $Mg^{2+}$ sowie $Na^+$ durch das kationenselektive Schlussleistennetz notwendig ist. **b** Mechanismus der Thiazid-sensitiven Elektrolytreabsorption im distalen Konvolut: Antriebsmoment ist wieder ein elektrochemischer Gradient, der durch die energieverbrauchende $Na^+$-$K^+$-ATPase aufrechterhalten wird. Der apikale $Na^+$-$Cl^-$-Einstrom erfolgt über den thiazidsensitiven Kotransporter NCCT. Für den Chloridausstrom über die basolaterale Membran stehen wieder Chloridkanäle zur Verfügung. Ob es sich hier um die gleichen Chloridkanäle wie im TAL handelt, ist noch nicht endgültig geklärt

## 8.3 Molekularbiologische Grundlage: Kandidatengenansatz

Die abnorme Antwort der FSLT-Patienten auf Schleifendiuretika und der TSLT-Patienten auf Thiazide war Hinweis auf eine ursächliche Störung der NaCl-Reabsorption in der aufsteigenden Henle-Schleife (thick ascending limb, TAL) bzw. im distalen Konvolut (Sutton et al. 1992, Köckerling et al. 1996, Colussi et al. 1997). Die molekularen Komponenten der NaCl-Reabsorption in beiden Tubulusabschnitten waren schon vor der Ära der Molekulargenetik aus Perfusionsstudien an dissezierten Nephronsegmenten und elektrophysiologischen Untersuchungen gut bekannt (Murer u. Greger 1982, Burg u. Good 1983, Greger 1985, Stokes 1989).

Im TAL werden 30% des glomerulär filtrierten Natriums rückresorbiert. Der Natriumtransfer folgt dabei einem Konzentrationsgradienten zwischen Lumen und Tubulusepithel. Durch die Wirkung der energieverbrauchenden basolateralen $Na^+$-$K^+$-ATPase wird die intrazelluläre Natriumkonzentration niedrig gehalten. Der Furosemid-sensible Kotransporter NKCC2 kann dadurch passiv Natriumchlorid im Symport mit Kalium über die apikale Membran in das Zytosol transferrieren (Abb. 8.1 a). Da die Kaliumkonzentration im Tubuluslumen wesentlich geringer ist als die Natriumkonzentration, ist zur Aufrechterhaltung des Symports eine permanente Rückführung von Kaliumionen aus der Tubulusepithelzelle in das Lumen notwendig. Dieses Kaliumrecycling geschieht via luminalem Kaliumkanal ROMK (*renal outer medullary $K^+$ channel*). Da positiv geladene Kaliumionen solitär sezerniert werden, bildet sich über dem Tubulusepithel ein elektrochemischer Gradient aus, der Triebkraft für die parazelluläre Absorption der divalenten Kationen Kalzium und Magnesium ist. Auch Natrium wird über diesen Weg zusätzlich parazellulär rückresorbiert. Der Chloridefflux ins Interstitium geschieht entweder über den basolateralen Chloridkanal oder den K-Cl-Kotransporter. Welcher Weg quantitativ überwiegt, ist bisher nicht geklärt.

Im distalen Konvolut, in dem etwa 7% des filtrierten Natriums rückresorbiert werden, folgt die Natriumreabsorption ebenfalls einem Konzentrationsgefälle, das durch die basolaterale $Na^+$-$K^+$-

ATPase erzeugt wird (Abb. 8.1b). Die Natriumpassage erfolgt hier elektroneutral über den Thiazid-sensiblen Na-Cl-Kotransporter NCCT. Basolateral verlassen die Chloridionen die Epithelzelle wieder durch einen Chloridkanal.

Bei dem Versuch, die Ätiologie der angeborenen hypokaliämischen Salzverlusttubulopathien zu klären, waren die Kanäle bzw. Kotransporter viel versprechende Kandidaten. Einen zusätzlichen Impuls erhielten die Untersuchungen, nachdem *Loss-of-function*-Mutationen im Amilorid-sensiblen epithelialen Natriumkanal ENaC als Ursache des Pseudohypoaldosteronismus Typ I entdeckt worden waren, ebenfalls einer Salzverlusttubulopathie, die aber typischerweise mit Hyperkaliämie und metabolischer Azidose einhergeht (Chang et al. 1996).

### 8.3.1 Thiazid-sensibler Na-Cl-Kotransporter (NCCT)

Schon frühe Mikroperfusionsuntersuchungen an dissezierten Nephronen ließen einen natriumabhängigen, durch Thiazide inhibierbaren Chloridtransport im distalen Tubulus postulieren (Ellison et al. 1987). Zunächst wurde ein entsprechender Na-Cl-Kotransporter aus der Blase der Flunder kloniert (Gamba et al. 1993). Bald darauf gelangen auch die Klonierung des humanen NCCT und die Aufklärung der Struktur des den NCCT kodierenden *SLC12A3*-Gens (Simon et al. 1996c). Das Gen besteht aus 26 Exons und liegt auf Chromosom 16q13. Der humane NCCT (hNCCT) besitzt 1021 Aminosäuren mit 12 putativen Transmembrandomänen und einem langen zytosolischen C-Terminus. Diese Struktur ist charakteristisch für die Familie der *elektroneutralen Kationen-Chlorid-Kotransporter* (Mount et al. 1997). Die Proteinsequenz des hNCCT ist zu 89% identisch mit der Sequenz des Rattenproteins und zu 63% dem Flunderprotein homolog. Im Unterschied zum NCCT der Ratte besitzt der hNCCT im C-terminalen Anteil ein 17 Aminosäuren einschließendes Segment, das eine potenzielle PKA-Phosphorylierungsstelle bildet und damit regulative Funktionen wahrnehmen könnte. Da dieser Abschnitt durch ein separates Exon in dem humanen *SLC12A3*-Gen kodiert wird, ist denkbar, dass durch alternatives Spleißen eine NCCT-Isoform synthetisiert werden könnte, der diese Sequenz fehlte und die dadurch dem NCCT der Ratte noch ähnlicher wäre (Gamba 1999). Der hNCCT wird in der Niere exklusiv im distalen Konvolut des Nephrons exprimiert (Obermuller 1995, Mastroianni 1996b). NCCT-Transkripte wurden allerdings auch in Milzparenchym, glatter Gefäßmuskulatur, Myokard, Gallenblase, Ileum, Prostata und Plazenta sowie in einer Osteoblasten-Zelllinie nachgewiesen (Chang et al. 1996, Barry et al. 1997, Gamba 1999).

Der Knockout des NCCT in der Maus führt zu einer Hypomagnesiämie und Hypokalzurie, hingegen bleiben die Elektrolytspiegel im Serum und das Säure-Basen-Gleichgewicht der Maus unverändert (Schultheis et al. 1998). Allerdings ließ sich eine Stimulation der Reninproduktion nachweisen. Durch natriumarme Diät ließ sich eine arterielle Hypotension induzieren.

### 8.3.2 Furosemid-sensibler $Na^+$-$K^+$-$2Cl^-$-Kotransporter Typ 2 (NKCC2)

Wie der NCCT gehören auch die Furosemid-sensiblen $Na^+$-$K^+$-$2Cl^-$-Kotransporter zur Familie der elektroneutralen Kationen-Chlorid-Kotransporter. Es werden 2 Typen von $Na^+$-$K^+$-$2Cl^-$-Kotransportern unterschieden:

1. der ubiquitär exprimierte, sekretorische Typ 1 (NKCC1) und
2. der nierenspezifische, absorptive Typ 2 (NKCC2).

Die Gene, die die beiden Kotransporter kodieren, sind auf unterschiedlichen Chromosomen lokalisiert, weisen aber über 60% homologe Sequenzen auf.

Bereits vor der Klonierung des NKCC2 waren der Mechanismus der kaliumabhängigen NaCl-Reabsorption im TAL verstanden und die Stöchiometrie dieses Symports aufgeklärt (Greger 1985). Noch viel früher datiert die pharmakologische Blockade des $Na^+$-$K^+$-$2Cl^-$-Kotransports durch Schleifendiuretika vom Furosemidtyp (Muschaweck u. Hadju 1964, Burg et al. 1973).

Der Furosemid-sensible $Na^+$-$K^+$-$2Cl^-$-Kotransporter wurde Mitte der 90er Jahre zunächst aus dem Nierenparenchym von Ratte, Maus und Kaninchen kloniert (Gamba et al. 1994, Payne u. Forbush III 1994, Igarashi et al. 1995). Wenig später folgte die Klonierung des humanen NKCC2 (Simon et al. 1996a). Das den hNKCC2 kodierende *SLC12A1*-Gen liegt auf dem langen Am des Chromosoms 15 und schließt 26 Exons ein. Unter ihnen existiert Exon 4 in 3 Varianten, die im Gen sequenziell aufeinander folgen (Vargas-Poussou 1998). Die Variabilität von Exon 4, das überwiegend die 2. Transmembrandomäne kodiert, ist auch in Ratte, Maus und Kaninchen konserviert. Alternatives Spleißen mit Einschluss jeweils einer

Exon-4-Variante führt zur Translation von 3 NKCC2-Isoformen

- NKCC2 A,
- NKCC2 B und
- NKCC2 F.

Sie unterscheiden sich in ihrem Expressionsmuster im Nierentubulus und in ihren funktionellen Charakteristika (Payne u. Forbush III 1995, Yang et al. 1996). Im medullären TAL der Ratte werden nur die Isoformen A und F exprimiert, während im kortikalen Anteil des aufsteigenden Schenkels der Henle-Schleife und in dem der Macula densa anliegenden Tubulussegment die Isoformen A und B dominieren. Noch weiter distal, im äußeren medullären Sammelrohr, wird wieder die Isoform F exprimiert. Da die 3 Isoformen auch in ihrer Affinität gegenüber Kationen und in ihrer Transportkapazität differieren, wird ihnen eine jeweils eigenständige physiologische Bedeutung zugeschrieben. Das hNKCC2-Protein besteht aus 1099 Aminosäuren und durchzieht wie der Thiazid-sensible Na-Cl-Kotransporter die Zellmembran 12-mal. Mutagenesestudien zeigten, dass die 2. Transmembrandomäne die Affinität gegenüber Natriumionen beeinflusst (Isenring et al. 1998b). Darüber hinaus konstituiert sie gemeinsam mit den Transmembrandomänen 3–7, 11 und 12 die Furosemid-Bindungsstelle. Wichtige Positionen, die die Affinität zu Chloridionen modulieren, sind in den Domänen 4 und 7 identifiziert worden (Isenring et al. 1998a).

Der Knockout des NKCC2 in der Maus manifestiert sich in einem letalen Krankheitsbild mit den typischen Symptome einer TAL-Läsion und bemerkenswerten Parallelen zur FSLT (Takahashi et al. 1999). Die Diurese ist um das 6-fache gegenüber der Norm gesteigert, und selbst bei deutlicher Volumendepletion ist die Niere nicht in der Lage, den Urin auf ein adäquates Niveau zu konzentrieren. Weitere Merkmale sind eine Hyperkalzurie und eine gesteigerte Plasmareninaktivität. Die Tiere entwickeln eine schwere Gedeihstörung und versterben unbehandelt innerhalb von 2 Wochen. Die Behandlung mit Indometacin führte zu einer Abmilderung der Symptomatik mit positivem Effekt auf das Überleben dieser Tiere.

### 8.3.3 Luminaler Kaliumkanal ROMK

Der luminale Kaliumkanal ROMK gehört in die Familie der einwärts gleichrichtenden Kaliumkanäle (*inwardly rectifying $K^+$ channels,* $K_{ir}$) (Doupnik et al. 1995). Gemeinsames Strukturmerkmal der Mitglieder der $K_{ir}$-Familie sind 2 Transmembranhelices, die über 2 extrazelluläre Schleifen mit der porenbildenden H5-Region verbunden sind. N- und C-Terminus liegen im Zytoplasma und sind weniger konserviert. Einwärts gleichrichtende Eigenschaften bedeuten, dass der Ionenstrom nur unidirektional aus dem Interstitium in die Zelle möglich ist. Da der ROMK allerdings nur schwach einwärts gleichrichtende Eigenschaften hat, können bei dem in der Henle-Schleife und im kortikalen Sammelrohr bestehenden elektrochemischen Gradienten dennoch Kaliumionen über diesen Kanal in das Interstitium bzw. in das Tubuluslumen sezerniert werden (Giebisch 1998).

Der ROMK ist Anfang der 90er Jahre aus Rattenniere (Ho et al. 1993) und wenig später aus der humanen Niere (Shuck et al. 1994) kloniert worden. ROMK-Transkripte sind aber auch in einigen Gehirnregionen (Kenna et al. 1994) und in den Haarzellen des Corti-Organs (Glowatzki et al. 1995) nachgewiesen worden. Das den humanen ROMK kodierende *KCNJ1*-Gen liegt auf Chromosom 11q24 und besitzt 5 Exons. Nur die Exons 2, 4 und 5 enthalten direkt Informationen für die Proteinsequenz. Die Funktion der Exons 1 und 3 ist nicht bekannt. Durch alternatives Spleißen der Exons entstehen 5 *KCNJ1*-Transkripte, die aufgrund des Einschlusses der nicht-kodierenden Exons allerdings nur 3 verschiedene Proteinisoformen kodieren, ROMK 1–3 (Abb. 8.2) Die Isoproteine unterscheiden sich lediglich in der Länge und Aminosäurenfolge des N-Terminus (Shuck et al. 1994). Die Kenntnisse über funktionelle Unterschiede der Isoproteine sind bisher gering, allerdings ist eine selektive Expression entlang des Tubulus nachgewiesen worden. ROMK1 wird exklusiv in der apikalen Membran des kortikalen Sammelrohrs exprimiert, ROMK2 hingegen ubiquitär vom mTAL bis in das Sammelrohr hinein synthetisiert. ROMK3 ist auf die aufsteigende Henle-Schleife und das distale Konvolut beschränkt (Boim et al. 1995).

Die einzelne, aus 372–391 Aminosäuren bestehende ROMK-Isoform weist für sich allein noch keine Kaliumleitfähigkeit auf, sondern stellt nur eine Untereinheit dar. Erst durch die Assoziation von 4 Untereinheiten entsteht ein Kaliumkanal. Dabei ist es möglich, dass sich nur gleiche Untereinheiten zu einem Kaliumkanal konstituieren (Homotetramer) oder dass Untereinheiten verschiedener $K_{ir}$-Kanäle sich zu heterogenen Kaliumkanälen formieren (Heterotetramer) (Duprat et al. 1995). Kürzlich gelang es, die Kristallstruktur eines strukturverwandten, prokaryotischen Kaliumkanals aufzuklären (Doyle et al. 1998). Hier sind

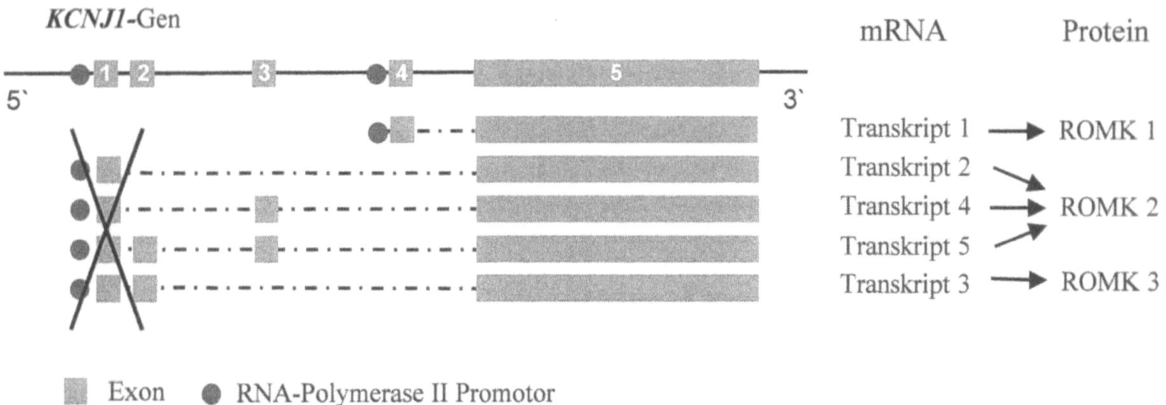


**Abb. 8.2.** Genomische Organisation von *KCNJ1* und Illustration eines seltenen molekulargenetischen Befunds in einer konsanguinen FSLT-Familie; das Gen besitzt 2 Promotorregionen. Das ROMK1-Transkript benutzt den Promotor 5′ von Exon 4. Alle übrigen Transkripte benötigen den Promotor 5′ von Exon 1. In einer FSLT-Familie ist die Deletion dieses Promotors zusammen mit den Exons 1 und 2 nachgewiesen worden (Feldmann et al. 1998). Gerade diese Transkripte sind aber für die Translation der im TAL exprimierten ROMK-Isoformen 2 und 3 notwendig

in Zukunft wichtige Einblicke in die Struktur-Funktions-Beziehung, wie z.B. die Mechanismen der selektiven Ionenleitfähigkeit, zu erwarten. Bereits bekannt ist das vom intrazellulären pH abhängige Öffnungsverhalten des ROMK-Kanals, das auf der Anlagerung eines Wasserstoffions an Lysin80 unterhalb der ersten Transmembrandomänen beruht (Fakler et al. 1996). Die Protonierung des Lysinrests führt zum Verschließen des Kanals; Abdiffusion des Protons öffnet die Kanalpore. Neben Lysin80 sind auch Anteile der zytosolischen N- und C-Termini an der Konstruktion des so genannten pH-Sensors beteiligt (Schulte et al. 1998).

## 8.3.4 Basolateraler Chloridkanal ClC-Kb

Der nierenspezifische Chloridkanal ClC-Kb wird der Familie der spannungsabhängigen Chloridkanäle zugerechnet. Typisches strukturelles Merkmal dieser Proteinfamilie sind 13 hydrophobe Domänen. Als Prototyp der spannungsabhängigen Chloridkanäle wurde der ClC-0 aus dem Torpedofisch kloniert (Jentsch et al. 1990). Bis heute sind beim Menschen 9 spannungsabhängige Chloridkanäle bekannt, unter ihnen die gewebespezifischen ClC-1 und ClC-5, deren genetische Veränderungen zur Myotonie vom Becker- oder Thomsen-Typ (Koch et al. 1992, Steinmeyer et al. 1994) bzw. zur X-chromosomal vererbten Dent's disease (Lloyd et al. 1996) führen.

Das den ClC-Kb kodierende *CLCNKB*-Gen umfasst 19 Exons und liegt auf Chromosom 1p36. Annähernd 11 kb in 5′-Richtung entfernt liegt das *CLCNKA*-Gen, das einen zweiten nierenspezifischen Chloridkanal, ClC-Ka, kodiert. Dieser Chloridkanal weist in der Proteinsequenz 90% Homologie zum ClC-Kb auf. Höchstwahrscheinlich ist im Lauf der Evolution durch Genduplikation der eine Chloridkanal aus dem anderen hervorgegangen. Kürzlich gelang es, eine ClC-Ka-*Knockout*-Maus zu generieren (Matsumura et al. 1999). Dieser *Knockout* führt phänotypisch zu einem renalen Diabetes insipidus.

Das ClC-Kb-Protein besteht aus 687 Aminosäuren (Kieferle et al. 1994). Die Topologie dieses Membranproteins lässt sich nur aus Untersuchungen an anderen spannungsabhängigen Chloridkanälen deduzieren, da die heterologe Expression und funktionelle Charakterisierung des CLC-Kb bisher nicht hinreichend gelungen sind (Jentsch et al. 1995). N- und C-Terminus sind ins Zellinnere orientiert. Von den 13 hydrophoben Domänen sind nur 11 in der Membran integriert, die D4-Domäne liegt extrazellulär, die D13-Domäne im Zytoplasma (Schmidt-Rose u. Jentsch 1997). Einiges weist darauf hin, dass erst durch die Assoziation von 2 oder mehr ClC-Kb-Proteinen ein funktioneller Chloridkanal entsteht (Steinmeyer et al. 1994, Middleton et al. 1996). Ob sich neben Homodimeren auch Heterodimere, z.B. aus ClC-Kb und ClC-Ka, konstituieren können, ist unklar.

Der ClC-Kb wird exklusiv in der Niere exprimiert. Hinsichtlich der Verteilung im Nephron liegen diskrepante Ergebnisse vor. Die bisher einzige an der humanen Niere durchgeführte Untersuchung deutet auf eine Expression in den Glomeruli, im proximalen Tubulus und im Sammelrohr hin (Takeuchi et al. 1995). Diesem Befund stehen Untersuchungen an der Ratte gegenüber, die das ClC-Kb-Homolog ausschließlich in den distalen Nephronabschnitten exprimiert fanden (Vandewalle et al. 1997). Der CLC-Kb war hier in der basolateralen Membran der Tubulusepithelien von mTAL bis zum kortikalen Sammelrohr lokalisiert. Eine Bestätigung der einen oder anderen Befunde ließe sich vielleicht durch die klinische Evaluation der Patienten gewinnen, die *Loss-of-function*-Mutationen im *CLCNKB*-Gen tragen.

## 8.4 Genetik

Die hypokaliämischen Salzverlusttubulopathien folgen einem autosomal-rezessiven Vererbungsgang.

Die Inzidenz jeder einzelnen Entität schätzen wir auf 1–2 pro 100 000 Neugeborene.

### 8.4.1 Kopplungsanalysen

Grundsätzlich können bei der Planung von Kopplungsanalysen 2 Strategien verfolgt werden:
1. ein genomweites Screening oder
2. ein selektives, kandidatenbezogenes Vorgehen.

Da aus den eingangs erwähnten pharmakologischen Untersuchungen bereits konkrete Vorstellungen zur Pathophysiologie des tubulären Salzverlusts vorhanden waren, die den Kreis der potenziellen Kandidaten auf ein überschaubares Maß reduzierten, ist primär das kandidatenbezogene Vorgehen favorisiert worden. Bei der Rekrutierung der Familien bewährte sich eine sorgfältige klinische Charakterisierung, denn bald stellte sich heraus, dass die angeborenen hypokaliämischen Salzverlusttubulopathien keine gemeinsame genetische Basis hatten (Simon u. Lifton 1996, Karolyi et al. 1996).

Die Familien mit TSLT-Phänotyp koppelten beinahe ausnahmslos an den NCCT-Locus (16q13). Hingegen passten die Haplotypen in FSLT- und BSLT-Familien nicht zu einer Kopplung der Erkrankung an diesen Genort. Darüber hinaus kristallisierte sich auch innerhalb der FSLT-Klientel eine genetische Heterogenität heraus. Ein Teil der Familien koppelte an den Genort des NKCC2 (15q15–21). Die Haplotypen der übrigen FSLT-Familien schlossen eine Beteiligung des NKCC2 aus, waren aber mit der Kopplung an den ROMK-Locus (11q24) vereinbar. Für die BSLT-Familien ließ sich schließlich eine Kopplung an den Genort des ClC-Kb (1p36) nachweisen.

Erst kürzlich ist bei 7 Mitgliedern einer großen Beduinensippe die Koinzidenz von einer Salzverlusttubulopathie vom FSLT-Typ und Innenohrtaubheit beschrieben worden (Landau et al. 1995). Da die Erkrankung mit keinem der oben genannten Genorte kosegregierte, ist in dieser Familie ein genomweites Screening durchgeführt worden. Hier zeigte sich eine Kopplung der Erkrankung an Chromosom 1p31 (Brennan et al. 1998). Ein pathogenetisch relevantes Gen ist bisher nicht identifiziert worden. Bis dahin bleibt ebenfalls offen, ob es sich bei der gemeinsamen Schädigung von Niere und Innenohr um den pleiotropen Effekt einer Genmutation handelt oder ob 2 (oder mehr) eng benachbarte Gene verändert bzw. deletiert sind, von denen eines für die renale Tubulusfunktion und das andere für den Innenohrapparat essenziell ist.

Da im Übrigen die Analysen der Haplotypen in großen Patientenpopulationen mit angeborenen hypokaliämischen Salzverlusttubulopathien kaum noch informative Familien detektieren, bei denen die Erkrankung nicht mit einem der heute bekannten Genorte kosegregierte, kann mit einiger Sicherheit davon ausgegangen werden, dass mit Ausnahme des auf 1p31 kodierenden Proteins alle für die hypokaliämischen Salzverlusttubulopathien relevanten Kandidaten identifiziert worden sind.

### 8.4.2 Mutationsanalysen

#### 8.4.2.1 Mutationen im *SLC12A3*-Gen

Der NCCT war das erste tubuläre Membranprotein, in dem Mutationen bei Patienten mit hypokaliämischer Salzverlusttubulopathie identifiziert worden sind (Simon et al. 1996c). Bis heute sind über 120 verschiedene Punktmutationen im *SLC12A3*-Gen bekannt (Abb. 8.3) (Mastroianni et al. 1996a, Lemmink et al. 1998, Simon et al. 1998). In der Mehrzahl handelt es sich um Mutationen, die zu einem singulären Aminosäureaustausch in hochkonservierten Regionen des Kotransporters führen, so genannte *Missense*-Mutationen. Seltener sind Deletionen oder Insertionen einzelner Basen, die zu einer Verschiebung des Leserahmens (*Frameshift*) und vorzeitigem Abbruch der Translation führen, oder *Spleißstellen*mutationen, die eine fehlerhafte Prozessierung der mRNA zur Folge haben. Eine bisher singuläre Beobachtung blieb, dass die Mutationen im zytoplasmatischen C-Terminus akkumulieren (Lemmink et al. 1998).

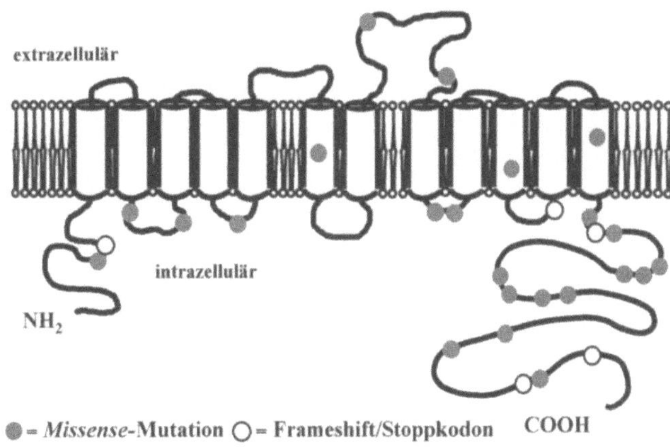


**Abb. 8.3.** Strukturmodell des NCCT und Verteilung der Mutationen; die 12 Transmembrandomänen sind typisches Strukturmerkmal der elektroneutralen Kationen-Chlorid-Kotransporter. Der Eintrag der Mutationen ist nicht vollständig, da er allein auf den publizierten Arbeiten von Simon et al. (1996), Mastroianni et al. (1996) und Lemmink et al. (1998) basiert

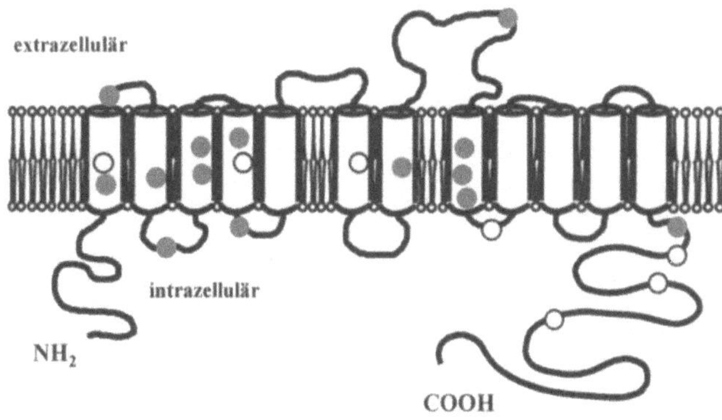


**Abb. 8.4.** Strukturmodell des NKCC2 mit Lokalisation sämtlicher bisher identifizierter Mutationen; die Transmembrandomänen scheinen bevorzugt betroffen

Die funktionellen Analysen von NCCT-Mutationen in heterologen Expressionssystemen stehen gerade am Anfang. Die erste Untersuchung dieser Art zeigte auf, dass, unabhängig davon, ob die Punktmutation in einer intra- oder extrazellulären Schleife, in einer Transmembrandomänen oder im zytosolischen C-Terminus lag, stets die Glykosylierung des Proteins im Endoplasmatischen Retikulum ausblieb und die Mutanten die Oozytenoberfläche gar nicht erreichten (Kunchaparty et al. 1999). Als Ursache für diesen universellen Mechanismus werden Fehlfaltungen der Mutanten diskutiert, die die Qualitätskontrolle im Endoplasmatischen Retikulum nicht bestehen und an der weiteren Prozessierung gehindert werden.

#### 8.4.2.2 Mutationen im *SLC12A1*-Gen

Auch in dem *SLC12A1*-Gen dominieren die *Missense*-Mutationen (Abb. 8.4) (Simon et al. 1996a, Vargas-Poussou et al. 1998). Ganz im Gegensatz zu dem NCCT sind bisher keine Missense-Mutationen im zytoplasmatischen C-Terminus beschrieben. Lediglich Spleißstellen- oder trunkierende Mutationen sind im C-Terminus des NKCC2 identifiziert worden. Dies ist verwunderlich, da beide Proteine zu derselben Transporterfamilie gehören und damit wesentliche strukturelle und wahrscheinlich auch funktionelle Merkmale teilen (Gamba 1999). Denn während die häufigen C-terminalen Missense-Mutationen im NCCT eine essenzielle Rolle dieses Rests für die Funktion des Kotransporters implizieren, scheint die einzelne Aminosäure im C-Terminus des NKCC2 keine vergleichbar kritische Position zu besetzten - eine zufällige Verteilung der Punktmutationen im Lauf der Evolution einmal angenommen. Hierbei muss allerdings berücksichtigt werden, dass im NKCC2 generell weit weniger Mutationen identifiziert worden sind als im NCCT. Die funktionelle Charakterisierung von NKCC2-Mutanten im Expressionssystem steht noch aus. Wegen der strukturellen Ähnlichkeit zum NCCT ist der Transfer von an NCCT-Mutanten gewonnenen Erkenntnissen aber durchaus legitim.

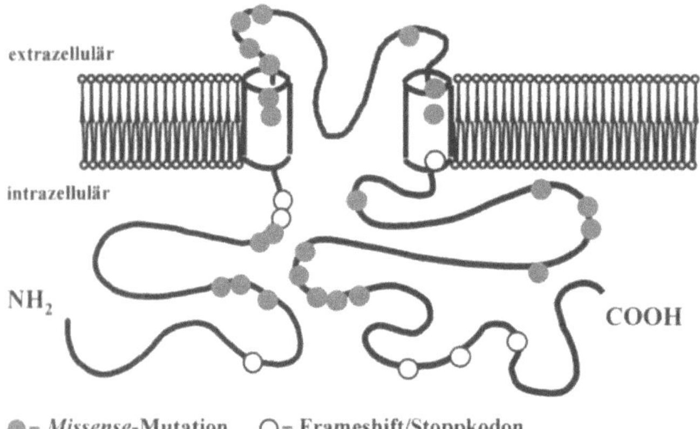


**Abb. 8.5.** Strukturmodell einer ROMK-Untereinheit; durch Assoziation von 4 Untereinheiten entsteht ein Kaliumkanal. Das Segment zwischen den beiden Transmembrandomänen ragt in die Pore hinein und formt dort den Selektivitätsfilter für Kaliumionen. Die Mutationen lassen sich in solche, die im Zytosol liegen und in der Mehrzahl die pH-Regulation des Kanals beeinflussen, und in solche, die die Pore direkt angreifen, einteilen

### 8.4.2.3 Mutationen im *KCNJ1*-Gen

Die Mutationen im *KCNJ1*-Gen betreffen fast ausschließlich Exon 5, das den größten Teil der Kanaluntereinheit aller 3 ROMK-Isoformen kodiert (Abb. 8.5) (Simon et al. 1996b, Karolyi et al. 1997, Vollmer et al. 1998). Wie bei den beiden Kotransportern zuvor dominieren auch im Kaliumkanal die *Missense*-Mutationen. Hier gelang es bereits recht früh, den Funktionsverlust der Mutanten in vitro nachzuweisen und auch verschiedene molekulare Mechanismen aufzuklären, die ihrem Funktionsverlust zugrunde liegen (Derst et al. 1998, Schwalbe et al. 1998).

Die Lokalisation der ROMK-Mutationen ließ sich nämlich gut mit funktionell relevanten Bereichen im Kanalprotein zur Deckung bringen. Die Missense-Mutationen in den zytosolischen N- und C-Termini gruppieren sich entweder um die molekularen Komponenten des pH-Sensors oder um ein Bindungsmotiv der Proteinkinase A. Im Oozytenexpressionssystem ließen sich bei der Mehrzahl dieser Mutationen unter Standardbedingungen keine Kaliumströme registrieren. Alkalisierung des Zytosols führte allerdings bei einigen Mutanten zu einer Wiederherstellung der Kanalfunktion mit normaler Kaliumleitfähigkeit (Schulte et al. 1999). Einige zytosolische Mutanten sind also keineswegs funktionsuntüchtige Proteine, sondern sie haben ihre Kanaleigenschaften wie das pH-abhängige Öffnungsverhalten durchaus konserviert, allein ihr pH-Arbeitsbereich ist in das alkalische Milieu verschoben, beispielsweise bei der I51T-Mutante um 0,6 pH-Einheiten, bei der D74Y-Mutante um 2 pH-Einheiten. Andere zytosolische ROMK-Mutationen wiesen wieder einen Prozessierungsdefekt auf, der sich in fehlender Glykosylierung und ausbleibender Integration des Kanalproteins in der Zellmembran widerspiegelte.

Neben den zytosolischen Mutationen sind bisher 7 Missense-Mutationen in der Porenregion und der extrazellulären Schleife beschrieben worden. Die Expression dieser Mutanten führte zu deutlich reduzierten Kaliumströmen (Derst et al. 1997). Die Mechanismen, die der reduzierten Kaliumleitfähigkeit zugrunde liegen, sind noch im Detail zu klären. Nahe liegend sind negative sterische Einflüsse, die die Porenarchitektur verändern. Es liegen bereits einige Daten über die strukturellen Voraussetzungen für die Ionenpassage durch die $K_{ir}$-Kanäle vor (Minor et al. 1999). Beispielsweise ist nunmehr gut gesichert, dass die 1. Transmembrandomäne von dem Lumen der Pore abgewandt ist, während die 2. Membrandomäne die Pore des Kanals auskleidet. Für die Verteilung der Mutationen bei FSLT-Patienten macht dies aber offenbar keinen Unterschied. Sowohl die 1. als auch die 2. Transmembrandomäne sind gleichermaßen betroffen. Es bleibt noch zu zeigen, auf welchem Weg die eher „peripheren" Mutationen der 1. Domäne die Kanalfunktion stören. Denkbar ist ein Einfluss auf die Stabilität der Porenkonstruktion. Für die am Porenrand lokalisierte N124K-Mutanten konnten normale Einzelkanalströme und eine normale Öffnungswahrscheinlichkeit gezeigt werden. Der pathogene Effekt resultiert hier wahrscheinlich aus einer gestörten Assoziation der Kaliumkanaluntereinheiten (Derst et al. 1998).

Einzigartig ist bisher die Beschreibung einer homozygoten Deletion der *KCNJ1*-Exons 1 und 2 in einer konsanguinen indischen Familie (Feldmann et al. 1998). Der daraus resultierende Verlust von Transkriptions- und Translationsmotiven ist der wahrscheinliche pathogenetische Auslöser. Besonders interessant ist diese molekulare Veränderung des *KCNJ1*-Gens, da trotz des Verlusts der Exons 1 und 2 noch immer die Transkription der ROMK1-Isoform denkbar wäre (Abb. 8.2). Hinter-

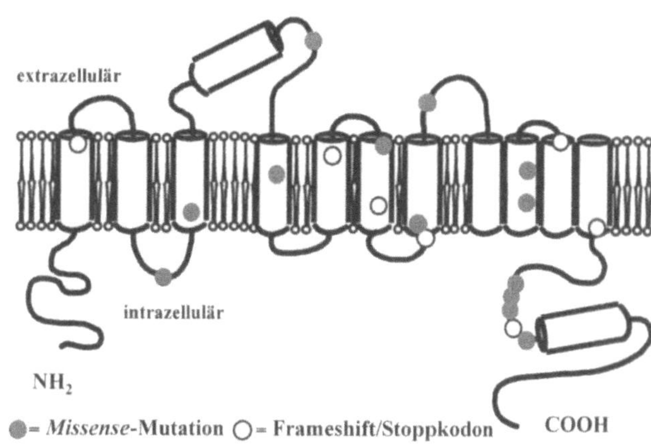


**Abb. 8.6.** Strukturmodell des ClC-Kb und Verteilung der bisher beschriebenen Mutationen; die Topologie des Chloridkanals ist noch Gegenstand der Diskussion. Wahrscheinlich sind von den 13 hydrophoben Domänen nur 11 in der Membran integriert. Domäne 4 liegt extrazellulär und die letzte C-terminale Domäne im Zytosol. Möglicherweise bilden auch die Domänen 9–12 einen zusammenhängenden hydrophoben Komplex, der die Membran gar nicht verlässt. Neben den Punktmutationen sind Deletionen des gesamten *CLCNKB*-Gens beschrieben worden

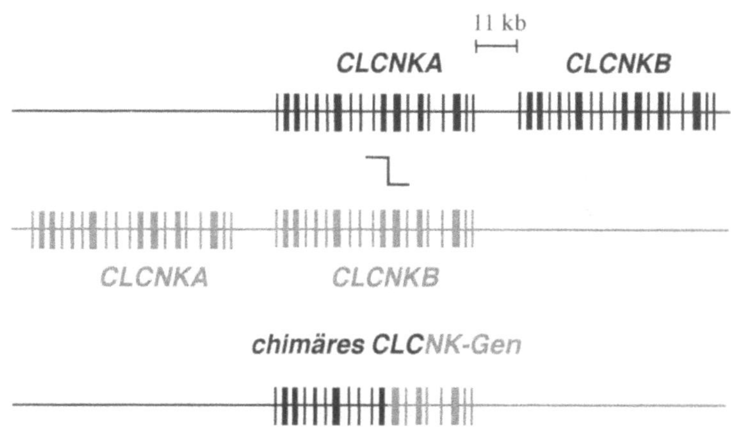


**Abb. 8.7.** Ungleiches Cross-over zwischen *CLCNKA* und *CLCNKB* führte in einer BSLT-Familie zum Auftreten eines chimären $CLCNK_{chim}$-Gens (Konrad et al. 1998). Die räumliche Nähe der beiden fast identischen Gene prädisponiert zu inhomologen Rekombinationen. Der Verlust der ersten Hälfte des *CLCNKB*-Gens schließt auch etwaige Promotorelemente mit ein. Dies könnte als Erklärung herangezogen werden, warum sich der Phänotyp dieses Patienten, der theoretisch in der Lage wäre, einen chimären Chloridkanal zu synthetisieren, nicht wesentlich von dem Phänotyp der Patienten mit kompletten *CLCNKB*-Deletionen unterscheidet

grund sind die alternativen Transkriptions- und *Spleiß*vorgänge. Die Präsenz der Exons 4 und 5 sowie des zugehörigen Promotors 5′ von Exon 4 sollte ausreichen, um das *KCNJ1*-Transkript 1 zu generieren. Dieses Produkt kodiert für die ROMK-Isoform 1. Da diese Isoform allerdings exklusiv im kortikalen Sammelrohr exprimiert wird, kann sie nicht für das Kaliumrecycling im TAL rekrutiert werden. Für die Transkription der in diesem Tubulussegment relevanten Isoformen sind aber die Präsenz von Exon 1 und des zugehörigen Promotors notwendig. So erklärt sich in diesem Fall das Auftreten des typischen FSLT-Phänotyps.

#### 8.4.2.4 Mutationen im *CLCNKB*-Gen

Im *CLCNKB*-Gen sind bis heute etwa 15 Missense-Mutationen beschrieben, die sich diffus über das Kanalprotein verteilen (Abb. 8.6) (Simon et al. 1997, Konrad et al. 1998). Darüber hinaus sind Spleißstellen- und Frameshiftmutationen bekannt. Bemerkenswert ist eine hohe Anzahl an Deletionen des kompletten *CLCNKB*-Gens. Ursache ist die enge Nachbarschaft dieses Gens zum *CLCNKA*-Gen, die zu inhomologen Rekombinationen prädisponiert. Liegen die Bruchpunkte in den die kodierende Region flankierenden Sequenzen, kann es zu einem Verlust des kompletten Gens kommen. In seltenen Fällen ist aber auch ein ungleiches Cross-over mit Bruchpunkten innerhalb der beiden Gene beschrieben worden, sodass hypothetisch ein chimärer Chloridkanal generiert werden könnte, der mit N-terminalen Sequenzen des ClC-Ka beginnt und mit C-terminalen Sequenzen des ClC-Kb endet (Abb. 8.7).

## 8.5 Genotyp-Phänotyp-Korrelation

Voraussetzung einer soliden Genotyp-Phänotyp-Korrelation ist neben einer repräsentativen Größe der Patientenkohorte eine sorgfältige klinische Evaluation der Patienten. Hier besteht allerdings ein Dilemma. Denn angesichts der relativ niedrigen Inzidenz der angeborenen hypokaliämischen Salzverlusttubulopathien konzentriert sich die molekulare Diagnostik auf wenige Labors. Hier werden die genetischen Daten generiert. In der Regel fehlen jedoch der direkte Patientenkontakt und damit die Möglichkeit, die genotypisierten Patienten nach einem standardisiertem Protokoll klinisch zu charakterisieren. Häufig wird in diesem Fall die Möglichkeit genutzt, retrospektiv mit Hilfe eines Fragebogens die wichtigsten Kenndaten der Patienten von den auswärtigen Kliniken abzufragen. Ein standardisiertes Vorgehen ist dadurch aber kaum zu erreichen, da das diagnostische und therapeutische Prozedere von Klinik zu Klinik erheblich variieren. Diese nicht optimale Situation sollte bei den zu diesem Thema erschienen Arbeiten immer im Bewusstsein sein. Auch die im Folgenden gezeigte orientierende Genotyp-Phänotyp-Korrelation basiert auf Daten, die in mehreren klinischen Zentren erhoben worden sind. Eingeschlossen wurden nur solche Patienten, bei denen entweder eine homozygote Mutation oder 2 heterozygote Mutationen (*compound heterozygous*) identifiziert worden sind.

Insgesamt gehen in diese Betrachtung 98 genotypisierte Patienten ein. Mutationen im NCCT wiesen 24 Patienten auf, im NKCC2 14, im ROMK 33 und im ClC-Kb 27. Patienten mit NCCT-Mutationen zeigten, von wenigen Ausnahmen abgesehen, die für die TSLT pathognomonische Koinzidenz von Hypomagnesiämie und Hypokalzurie. Die Dissoziation von renaler Magnesium- und Kalziumausscheidung ist damit ein klinisch leicht anwendbarer Indikator für eine gestörte NaCl-Reabsorption im distalen Konvolut. Patienten mit NKCC2- oder ROMK-Mutationen waren beinahe durchweg durch die Trias Polyhydramnion, Iso-/Hyposthenurie und Nephrokalzinose gekennzeichnet. Molekulare Veränderungen der im mTAL exprimierten NKCC2 oder ROMK manifestierten sich also homogen als FSLT. In Übereinstimmung mit der zusätzlichen physiologischen Bedeutung des ROMK für die $K^+$-Sekretion im kortikalen Sammelrohr war die Ausprägung der Hypokaliämie bei den ROMK-Patienten allerdings signifikant geringer, sodass dieser Phänotyp auch als Furosemid-Amilorid-Mischtyp beschrieben werden könnte. Patienten mit Mutationen im ClC-Kb zeichneten sich durch ein variables klinisches Bild aus. Insgesamt entsprechen die Symptome aber am ehesten der Originalbeschreibung von Bartter mit Manifestation im Säuglings- und frühen Kleinkindalter und isolierter hypokaliämischer Alkalose. Iso-/Hyposthenurie und Hyperkalzurie mit konsekutiver Nephrokalzinose bestehen typischerweise nicht. Eher dem TSLT-Phänotyp ähnelten 3 der 27 ClC-Kb-Patienten, nur 1 Patient entwickelte die klinischen Charakteristika der FSLT. Unter Berücksichtigung der 4 Kriterien, Manifestationsalter, Urinosmolalität, renale Kalziumexkretion und Serummagnesiumspiegel, verhielten sich 4 von 5 betroffenen Geschwisterpärchen aus Multiplexfamilien in wenigstens einem Merkmal diskordant. Die Ursache für das Spektrum der durch *CLCNKB*-Mutationen ausgelösten phänotypischen Bilder könnte in der interindividuell unterschiedlichen Fähigkeit liegen, Kompensationsmechanismen für den Chloridauswärtsstrom über die basolaterale Membran der Tubulusepithelien auszubilden.

Zusammenfassend lässt sich sagen, dass der durch NCCT-Mutationen ausgelöste Phänotyp klar eine Dysfunktion des distalen tubulären Konvoluts widerspiegelt und genetische Veränderungen von NKCC2 und ROMK im Wesentlichen die TAL-Funktion beeinträchtigen. Hingegen lässt sich der Ort des tubulären Defekts durch ClC-Kb-Mutationen wegen der phänotypischen Heterogenität nicht einheitlich festlegen. Diese Beobachtung deckt sich mit dem weiten Verteilungsmuster des ClC-Kb im Tubulusapparat. So kann die Dysfunktion des TAL oder des distalen Tubulus den Phänotyp individuell unterschiedlich prägen.

## 8.6 Diagnostik

Allen 3 Salzverlusttubulopathien mit Hypokaliämie gemeinsam ist definitionsgemäß als Folge des sekundären Hyperaldosteronismus die hypokaliämische Alkalose mit Serumkaliumwerten, die zwischen 1,8 und 3,3 mM variieren. Die metabolische Alkalose spiegelt sich in einer erhöhten Serumkonzentration von Bikarbonat in einem Bereich von 26–33 mM, entsprechend einem positiven BE von 5–15 mM, wider. Auf den primären Defekt im distalen Tubulus weisen der deutlich erhöhte renale Natrium- und Chloridverlust mit entsprechend hohen Exkretionsraten von 5–10 mmol/kg und Tag

**Tabelle 8.2.** Klinische und biochemische Merkmale der Diuretika- bzw. Bartter-ähnlichen „Salzverlusttubulopathien" (SLT)

| Merkmale | Thiazid-SLT (Gitelman-Syndrom) | Bartter-SLT (klassisches Bartter-Syndrom) | Furosemid-SLT (Hyperprostaglandin-E-Syndrom) | |
|---|---|---|---|---|
| | | | NKCC2-Typ | ROMK-Typ |
| Serum-$K^+$ [mM] | ↓ (1,9–3,2) | ↓ (1,7–3,4) | ↓ (1,8–3,2) | ↓ (2,0–3,5) |
| Polyhydramnion mit Frühgeburtlichkeit (SSW) | – 39–41 | – (+) 33–41 | + 27–36 | + 28–36 |
| Polyurie | – | – (+) | + | + |
| Urinosmolalität [mmol/kg] | 500–900 | 500–900 | 100–350 | 100–350 |
| Kalzurese [mg/kg und Tag] | ↓ 0,1–2 | ↔ 0,5–6 | ↑ 10–25 | ↑ 10–25 |
| Nephrokalzinose | – | – (+) | + | + |
| Serum-$Mg^{2+}$ [mM] | ↓ 0,3–0,75 | ↔/↓ 0,4–0,8 | ↔ (↓) 0,6–0,8 | ↔ (↓) 0,5–1,1 |
| PGE2/PGE-M | ↔ (↑) | ↑ | ↑ | ↑ |

() in Einzelfällen beobachtet

hin; bei bereits neonataler Manifestation können auch deutlich höhere Exkretionsraten bis zu 50 mmol/kg und Tag beobachtet werden (Konrad et al. 1999). Demgegenüber pendeln sich bei älteren Patienten mit über längere Zeit anhaltender negativer Kochsalzbilanz Exkretionsraten von 4–6 mmol/kg und Tag ein. Üblicherweise ist die fraktionelle Exkretion von Natrium >1% und die von Kalium >13%. Die Serumkonzentrationen von Natrium und Chlorid tendieren zu niedrignormalen Werten. Dies bedeutet nicht, dass in der Neonatalperiode mit extrem hohem renalem Salzverlust auch deutlich niedrigere Konzentrationen gemessen werden können.

Ein deutlich empfindlicherer Parameter für das Ausmaß der Kochsalzverarmung sind die Plasmakonzentrationen von Renin und Aldosteron, die bei unbehandelten Patienten um das Mehrfache der oberen Normalwerte erhöht sind. Der histologische Nachweis eines hypertrophierten juxtaglomerulären Apparats, dem hauptsächlichem Bildungsort des Renins in der Niere, bringt heute kaum eine neue Erkenntnis für die Diagnose, da hierdurch lediglich der gesteigerte Kochsalzverlust des Organismus angezeigt wird. Demgegenüber hat die Bestimmung der renalen Exkretionsraten von Prostaglandin $E_2$ ($PGE_2$) und seinem Hauptmetaboliten PGE-M direkte therapeutische Konsequenzen (s. unten), obwohl die gesteigerte renale ($PGE_2$) und die systemische (PGE-M) Prostaglandinbildung nicht das primäre pathophysiologische Ereignis darstellen. $PGE_2$ bestimmt das klinische Erscheinungsbild bei der FSLT im besonderen Maß. Der bzw. die Mechanismen, die zur gesteigerten $PGE_2$-Bildung führen, sind jedoch bisher nicht bekannt. Die Hypokaliämie konnte als auslösendes Ereignis für die Aktivierung der $PGE_2$-Synthese ausgeschlossen werden (Konrad et al. 1999, Übersicht in Seyberth et al. 1998).

Die Salzverlusttubulopathien mit Hypokaliämie unterscheiden sich in der Anamnese bzw. dem Zeitpunkt der Erstmanifestation, durch das Ausmaß der Polyurie, das durch den Ort des molekularen Defekts im Tubulus festgelegt ist, und durch das renale Kalzium- und Magnesium-Handling. In der Tabelle 8.2 sind die wesentlichen klinischen und laborchemischen Merkmale der Diuretika- bzw. Bartter-ähnlichen Salzverlusttubulopathien einander gegenübergestellt. Bei der TSLT fehlt die Entwicklung des Polyhydramnions, und die Kinder werden termingerecht geboren. Der renale Salzverlust ist so blande, dass erst im Schulkindalter unter Einbeziehung der Labordiagnostik die Diagnose gestellt werden kann. Nicht unwesentlich für die blande Klinik dieser Erkrankung ist, dass die Niere weitgehend normal konzentrieren kann. Markant für die Diagnostik der TSLT ist die symptomatische Hypomagnesiämie, die sich in Tetanien und Karpopedalspasmen widerspiegelt. Dadurch unterscheidet sich diese Tubulopathie ganz wesentlich von der BSLT und der FSLT.

Die FSLT zeichnet sich durch die ausgeprägte, bereits pränatal einsetzende Polyurie und Saliurese aus. Die Urinosmolalität weist meist hyposthenurische bis höchstens isosthenurische Werte auf. Unbehandelt ist weiterhin besonders die massive Hyperkalzurie beeindruckend, die in kürzester Zeit postnatal zur Entwicklung einer Nephrokalzinose (innerhalb weniger Wochen) führt.

Die BSLT nimmt eine Intermediärstellung zwischen der TSLT und der FSLT ein. Meist wird die Diagnose nach termingerechter Geburt im Lauf des 1. Lebensjahrs durch die persistierende hypokaliämische Alkalose und Hyponatriämie mit Hypochlorämie gestellt. Die Polyurie steht nicht so im Vordergrund wie bei der FSLT. Jedoch ist bei den meisten Kindern eine Einschränkung der Konzentrationsfähigkeit der Niere im Durstversuch bzw. im Minirintest nachweisbar. Laborchemisch sind, ebenso wie bei der TSLT, nicht selten eine Hypomagnesiämie und Hypokalzurie nachweisbar; entsprechend ist die Nephrokalzinose bei dieser Tubulopathie ein seltener Befund.

Die fraktionellen Exkretionsraten für Elektrolyte (FeK), berechnet aus dem Quotienten von Elektrolyt- und Kreatininclearance multipliziert mit 100, können als zusätzlicher Hinweis für den renalen Verlust verwendet werden. Üblicherweise wird für alle SLT mit Hypokaliämie eine FeK>13% erwartet. Die Hyperkalzurie lässt sich auch aus dem Morgenurin erfassen, wenn eine 24-h-Sammelperiode zu aufwendig erscheint oder nicht praktikabel ist. Hierbei wird der Quotient aus den Urinkonzentrationen von Kalzium und Kreatinin gebildet. Eine eindeutig pathologische Hyperkalzurie zeigen Werte von 1,6 mol/mol Kreatinin oder 0,6 mg/mg Kreatinin an, die einer absoluten Tagesausscheidung von etwa 7 mg/kg und Tag oder 175 µmol/kg und Tag entsprechen. Eine Hypomagnesiämie ist bei einer Serumkonzentration <0,65 mM definiert.

## 8.7 Therapie und Prognose

Bei frühkindlicher Manifestation, v.a. in der Neonatalperiode, müssen reichlich Flüssigkeit und Elektrolyte, entsprechend den hohen renalen Exkretionsraten (bis zu 30 mmol/kg und Tag), substituiert werden. Die Kaliumsubstitution, am besten als Kaliumchlorid, ist bei dem neonatal auftretenden Salzverlust erst dann gegeben, wenn sich sekundär ein Hyperaldosteronismus mit der sich daraus entwickelnden hypokaliämischen Alkalose eingestellt hat (Reinalter et al. 1998a, Konrad et al. 1999). Der hierdurch gewonnene Einspareffekt bei der Natriumsubstitution muss durch zunehmende Kaliumsubstitution ausgeglichen werden. Bei nicht engmaschiger Ein- und Ausfuhrkontrolle kann es sehr rasch zu Imbalanzen im Wasser- und Elektrolythaushalt kommen. Bei extremer Volumenkontraktion besteht die Gefahr für ein prärenales Nierenversagen, für Durstfieber und Krampfanfälle mit nachfolgender Hirnatrophie.

Bei der TSLT können die negative Kaliumbilanz und die Hypokaliämie teilweise durch das Diuretikum Amilorid, welches elektiv den aldosterongesteuerten, apikal gelegenen Natriumkanal (ENaC) hemmt, korrigiert werden. Ein größeres therapeutisches Problem stellt die Hypomagnesiämie dar, die zurzeit durch kein therapeutisches Konzept befriedigend beeinflusst werden kann, obwohl sie an der klinischen Symptomatik (Karpopedalspasmen, Tetanien, abdominale und Gelenkbeschwerden) wesentlich beteiligt ist. Es kann lediglich versucht werden, dieses Defizit durch bis an die Toleranzgrenze gehende orale Magnesiumsubstitution wenigstens teilweise auszugleichen.

Für die FSLT und BSLT ergibt sich durch die obligatorisch gesteigerte renale und häufig auch systemische Prostaglandin-$E_2$-Synthese ein direkter therapeutischer Ansatz, da $PGE_2$ durch seine hemmende Wirkung auf den transepithelialen Elektrolyttransport in der aufsteigenden Henle-Schleife für eine zusätzliche Steigerung des renalen Salzverlusts verantwortlich ist (Fernandez-Llama et al. 1999). Weiterhin prägt die gesteigerte systemische Aktivität des $PGE_2$ das klinische Bild, besonders bei frühkindlicher Manifestation mit Erbrechen, Diarrhö und unklaren Fieberzuständen. Durch die Suppression der gesteigerten $PGE_2$-Synthese mit dem unspezifischen Cyclooxygenase-Inhibitor Indometacin werden bei der FSLT beeindruckende therapeutische Erfolge erzielt. Üblicherweise reduziert sich der renale Verlust von Kochsalz und Wasser um etwa 50%, von Kalzium um 30%. Nach dem Sistieren der systemischen Effekte des $PGE_2$ wird eine rasche Gewichtszunahme beobachtet. Diese Vorteile sind aber nur mit einer sorgfältig kontrollierten Indometacinbehandlung zu erreichen. Dies beinhaltet v.a. bei den Früh- und Neugeborenen eine engmaschige Überwachung des Indometacinserumspiegels; der therapeutische Bereich liegt bei den Frühgeborenen 10 h nach der letzten Gabe und bei den Kindern jenseits des Neugeborenenalters 4 h nach der letzten Gabe zwischen 0,5 und 1,5 µg/ml. Die parallel gemessene renale Exkretion von $PGE_2$ und PGE-M sowie die Plasmareninaktivität sollten sich hierunter weitgehend normalisieren. Die individuelle Dosis für das einzelne Kind kann zwischen 0,2 und 6 mg/kg und Tag schwanken.

Insgesamt kann das Nutzen-Risiko-Verhältnis der Langzeitbehandlung mit Indometacin (10–20 Jahre) als sehr günstig betrachtet werden. Andere unspezifische Cyclooxygenase-Inhibitoren wie Azetylsalizylsäure, Ibuprofen und Naproxen haben sich bisher nicht so bewährt. Sie haben entweder stärkere gastrointestinale Nebenwirkungen oder eine geringere suppressive Wirkung auf die renale und systemische $PGE_2$-Synthese. Da die renale Prostaglandinsynthese, hier insbesondere das $PGE_2$, aber auch das $PGI_2$, eine wichtige protektive Wirkung auf die renale Perfusion, v.a. bei Volumenkontraktion, haben, ist darauf zu achten, dass zu jeder Zeit eine ausreichende Kochsalz-, Kalium- und Wasserzufuhr sichergestellt sind. Dies trifft v.a. bei zusätzlichen extrarenalen Verlusten wie z.B. bei Diarrhö und bei gesteigerter Perspiration zu. Weiterhin ist darauf zu achten, dass die Indometacineinnahme regelmäßig erfolgt, weil bereits nach 1- bis 2-tägiger Behandlungspause der renale Salzverlust gravierend zunimmt und zur Volumenkontraktion führt. Die dann aufgrund des Leidensdrucks wieder angesetzte Indometacinbehandlung bei nicht vorgenommenem Ausgleich des Salz- und Flüssigkeitsdefizits kann u.U. ein akutes prärenales Nierenversagen induzieren.

Eine auch unter sorgfältiger Beobachtung kaum zu vermeidende Nebenwirkung des Indometacins ist eine reversible Einschränkung der GFR um durchschnittlich 15%. Die Reversibilität dieser Wirkung ist durch Nachuntersuchungen, die neben der Evaluation der glomerulären Funktion auch die Nierenhistologie einschlossen, an über 15 Jahre kontinuierlich mit Indometacin behandelten Patienten unterstrichen worden (Reinalter et al. 1998b).

Da die Indometacinbehandlung keine primäre kausale Therapie darstellt, wird die Anwendung weiterer adjuvanter Behandlungsformen geprüft. In diesem Zusammenhang ist der Einsatz des Hydrochlorothiazids bei der FSLT zu erwähnen. Hierdurch wird sicherlich die renale Kalziumexkretion zusätzlich zum Effekt des Indometacins vermindert, gleichzeitig werden aber renaler Salzverlust, Hypokaliämie und Hyperurikämie sowie die Nierenfiltration ungünstig beeinflusst. Bei der BSLT ist die Indometacinbehandlung nur partiell effektiv, hier muss, wie z.B. beim NKCC2-Typ der FSLT, eine zusätzliche Kaliumsubstitution vorgenommen werden. Der renale Kaliumverlust kann durch Kalium-sparende Diuretika (Amilarid, Spironolakton) weiter vermindert werden. Im Einzelfall haben sich auch ACE-Hemmer bewährt (Meyburg et al. 1999). Die Erfahrung mit dieser Substanzgruppe ist jedoch sicherlich noch deutlich geringer als beim Indometacin.

## 8.8 Ausblick

Bezüglich der Perspektiven für die Zukunft steht die Frage nach einer kurativen Therapie im Vordergrund. Da es sich um angeborene, genetisch bedingte Erkrankungen handelt, stellt die somatische Gentherapie die attraktivste Lösung dar. Diese Option ist allerdings auch noch am weitesten von ihrer praktischen Realisierung entfernt, wie die Beispiele auf dem Gebiet der Mukoviszidoseforschung zeigen (Übersichten bei Davies et al. 1998, Rosenecker et al. 1998, Riordan 1999). Die stabile Implementation des „gesunden" Gens in den Zielzellen konnte hier bisher nicht erreicht werden. Bei den renalen Tubulopathien besteht zusätzlich die Schwierigkeit, dass ein geeigneter Vektor gefunden werden muss, der nicht nur spezifisch die Nieren ansteuert, sondern hier selektiv die Epithelien einzelner Tubulussegmente, beispielsweise von TAL oder distalem Konvolut, „infiziert". Darüber hinaus muss die korrekte Orientierung des Proteinmoleküls in der apikalen oder basolateralen Membran der Tubuluszelle gewährleistet sein.

Der isolierte Befall nur eines Organsystems könnte an eine heute bereits praktikable Alternative mit dem Ziel der vollständigen Heilung denken lassen, nämlich die der Nierentransplantation. Sie ist allerdings auch die invasivste Maßnahme, verbunden mit Operationsrisiko und lebenslanger Immunsuppression. Da es sich bei den angeborenen Salzverlusttubulopathien – abgesehen von der problematischen Neonatalperiode der FSLT-Patienten – um keine lebensbedrohlichen Erkrankungen handelt, ist der Weg der Transplantation kaum gerechtfertigt. In Einzelfällen führte die Salzverlusttubulopathie allerdings zu einem chronischen Nierenversagen, damit war die Indikation für einen Organersatz klar gegeben (Arant et al. 1970, Rudin 1988, Takahashi et al. 1996).

Eine elegante, in absehbarer Zeit auch realistische und für den Patienten verträgliche Therapie stellt die 3. kurative Behandlungsform dar: die „Reparatur" der Mutationen. Auch hier sind die Erkenntnisse, die in der Mukoviszidoseforschung gewonnen worden sind, richtungsweisend. Ausgehend von der Aufklärung der molekularen Pathophysiologie, d. h. den Mechanismen, die dem Funktionsverlust der individuellen Mutationen zugrunde liegen, werden hier Therapeutika gesucht, die die pathogenen Faktoren aufheben oder kompensieren und damit die Mutante „revitalisieren". Beispielsweise konnte in In-vitro-Experimenten für einige Stoppmutationen im CFTR-Gen, das bei der Mukoviszidose betroffen ist, gezeigt werden, dass Aminoglykoside in der Lage sind, den durch das Stoppkodon normalerweise induzierten vorzeitigen Abbruch der Translation zu verhindern (Howard et al. 1996). Bei der häufigsten CFTR-Mutanten, delF508, die eine gestörte Faltung des CFTR-Proteins im Golgi-Apparat zur Folge hat, wurde erkannt, dass Butyrat eine korrekte Prozessierung von delF508-CFTR förderten (Rubinstein et al. 1997). Eine klinische Pilotstudie ergab, dass die Applikation von Phenylbutyrat (20 g pro Tag) zu zuvor nicht ableitbaren Chloridströmen im Nasenschleimhautepithel von Mukoviszidose(delF508)-Patienten führte (Rubinstein u. Zeitlin 1998). Dass diese Ergebnisse auch für andere monogene Erkrankungen relevant sind, zeigen Untersuchungen z. B. beim renalen Diabetes insipidus. Hier ist der Prozessierungsdefekt einiger Aquaporin-2-Mutanten in vergleichbarer Weise korrigiert worden (Tamarappoo u. Verkman 1998).

Auch bei den angeborenen Salzverlusttubulopathien könnte die pharmakologische Beeinflussung einzelner Mutationen ein Erfolg versprechender Ansatz sein. Eine Prämisse ist allerdings die sorgfältige funktionelle Charakterisierung der Mutationen. Bisher ist dies nur bei einigen NCCT- und ROMK-Mutationen realisiert. Aber auch in diesen wenigen Untersuchungen kristallisierte sich bereits der Prozessierungsdefekt als ein pathogenetisch relevanter Mechanismus heraus (Schwalbe et al. 1998, Kunchaparty et al. 1999). Der wahrscheinliche Pathomechanismus vieler zytosolischer ROMK-Mutationen beruht auf einer Störung der Regulation der Öffnungswahrscheinlichkeit des Kanals durch den intrazellulären pH (Schulte et al. 1999). Da hier ein Ausblick gegeben werden soll, sei es erlaubt, an dieser Stelle einmal zu spekulieren, ob nicht durch eine therapeutische Alkalinisierung des Urins der pH-Arbeitsbereich der Mutanten und dadurch eine Restauration der Kanalfunktion erreicht werden könnten.

Bei den übrigen an den hypokaliämischen Salzverlusttubulopathien beteiligten Membranproteinen, NKCC2 und ClC-Kb, stehen die funktionellen Untersuchungen der Mutationen noch aus. Die Analysen der NCCT- und ROMK-Mutanten und die sich abzeichnenden therapeutischen Möglichkeiten geben aber sicherlich einen neuen Impuls, die Untersuchungen auf diesem Gebiet zu intensivieren.

## 8.9 Literatur


Arant B, Brackett N, Young R, Still W (1970) Case studies of siblings with juxtaglomerular hyperplasia and secondary aldosteronism associated with severe azotemia and renal rickets – Bartter's syndrome or disease. Pediatrics 46:344–361

Barry EL, Gesek FA, Kaplan MR et al. (1997) Expression of the sodium-chloride cotransporter in osteoblast-like cells: effect of thiazide diuretics. Am J Physiol 272:C109–116

Bartter FC, Pronove P, Gill JR et al. (1962) Hyperplasia of the juxtaglomerular complex with hyperaldosteronism and hypokalemic alkalosis – a new syndrom. Am J Med 33:811–828

Bartter FC, Gill JR, Frölich JC et al. (1976) Prostaglandins are overproduced by the kidneys and mediate hyperreninemia in Bartter's syndrome. Trans Assoc Am Physicians 89:77–91

Bettinelli A, Rusconi R, Ciarmatori S et al. (1999) Gitelman disease associated with growth hormone deficiency, disturbances in vasopressin secretion and empty sella: a new hereditary renal tubular-pituitary syndrome? Pediatr Res 46:232–238

Boim MA, Ho K, Shuck ME et al. (1995) ROMK inwardly rectifying ATP-sensitive $K^+$ channel. II. Cloning and distribution of alternative forms. Am J Physiol 268:1132–1140

Brennan TM, Landau D, Shalev H et al. (1998) Linkage of infantile Bartter syndrome with sensorineural deafness to chromosome 1p. Am J Hum Genet 62:355–361

Burg M, Good D (1983) Sodium chloride coupled transport in mammalian nephrons. Annu Rev Physiol 45:533–547

Burg M, Stoner J, Cardinal N, Green N (1973) Furosemide effect on isolated perfused tubules. Am J Physiol 225: 119–124

Chaimovitz C, Levi J, Better OS et al. (1973) Studies on the site of renal salt loss in a patient with Bartter's syndrome. Pediatr Res 7:89–94

Chang H, Tashiro K, Hirai M et al. (1996) Identification of a cDNA encoding a thiazide-sensitive sodium-chloride cotransporter from the human and its mRNA expression in various tissues. Biochem Biophys Res Commun 223:324–328

Chang SS, Grunder S, HanukoglunA et al. (1996) Mutations in the epithelial sodium channel cause salt wasting with hyperkalaemic acidosis, pseudohypoaldosteronism type 1. Nat Genet 12:248–253

Clive DM (1995) Bartter's syndrome: the unsolved puzzle. Am J Kidney Dis 25:813–823

Colussi G, Rombola G, Brunati C, De Ferrari ME (1997) Abnormal reabsorption of $Na^+/Cl^-$ by the thiazide-inhibitable transporter of the distal convoluted tubule in Gitelman's syndrome. Am J Nephrol 17:103–111

Davies JC, Geddes DM, Alton EW (1998) Prospects for gene therapy for cystic fibrosis. Mol Med Today 4:292–299

Derst C, Konrad M, Köckerling A et al. (1997) Mutations in the ROMK gene in antenatal Bartter syndrome are associated with impaired $K^+$ channel function. Biochem Biophys Res Commun 230:641–645

Derst C, Wischmeyer E, Preisig-Müller R et al. (1998) A hyperprostaglandin E syndrome mutation in $K_{ir}1.1$ (renal outer medullary potassium) channels reveals a crucial residue for channel function in $K_{ir}1.3$ channels. J Biol Chem 273:23884–23891

Deschenes G, Burguet A, Guyot C et al. (1993) Forme anténatale du syndrome de Bartter. Ann Pediatr (Paris) 40:95–101

Doupnik CA, Davidson N, Lester HA (1995) The inward rectifier potassium channel family. Curr Opin Neurobiol 5:268–277

Doyle DA, Morais Cabral J, Pfuetzner RA et al. (1998) The structure of the potassium channel: molecular basis of $K^+$ conduction and selectivity. Science 280:69–76

Duprat F, Lesage F, Guillemare E et al. (1995) Heterologous multimeric assembly is essential for $K^+$ channel activity of neuronal and cardiac G-protein-activated inward rectifiers. Biochem Biophys Res Commun 212:657–663

Ellison DH, Velazquez H, Wright FS (1987) Thiazide-sensitive sodium chloride cotransport in early distal tubule. Am J Physiol 253:F546–554

Fakler B, Schultz JH, Yang J et al. (1996) Identification of a titratable lysine residus that determines sensitivity of kidney potassium channels (ROMK) to intracellular pH. EMBO J 15:4093–4099

Fanconi A, Schachenmann G, Nüssli R, Prader A (1971) Chronic hypokalaemia with growth retardation, normotensive hyperrenin-hyperaldosteronism („Bartter's syndrome"), and hypercalciuria. Helv Paediatr Acta 2:144–163

Feldmann D, Alessandri JL, Deschenes G (1998) Large deletion of the 5'end of the ROMK1 gene causes antenatal Bartter syndrome. J Am Soc Nephrol 9:2357–2359

Fernandez-Llama P, Ecelbarger CA, Ware JA et al. (1999) Cyclooxygenase inhibitors increase Na-K-2Cl cotransporter abundance in thick ascending limb of Henle's loop. Am J Physiol 277:F219–226

Fichman MP, Telfer N, Zia P et al. (1976) Role of prostaglandins in the pathogenesis of Bartter's syndrome. Am J Med 60:785–797

Gamba G (1999) Molecular biology of distal nephron sodium transport mechanisms. Kidney Int 56:1606–1622

Gamba G, Saltzberg SN, Lombardi M et al. (1993) Primary structure and functional expression of a cDNA encoding the thiazide-sensitive, electroneutral sodium-chloride cotransporter. Proc Natl Acad Sci USA 90:2749–2753

Gamba G, Miyanoshita A, Lombardi J et al. (1994) Molecular cloning, primary structure, and characterization of two members of the mammalian electroneutral sodium-(potassium)-chloride cotransporter family expressed in kidney. J Biol Chem 269:17713–17722

Giebisch G (1998) Renal potassium transport: mechanism and regulation. Am J Physiol 274:F817–F833

Gill JR, Frölich JC, Bowden RE et al. (1976) Bartter's syndrome: a disorder characterized by high urinary prostaglandins and a dependence of hyperreninemia on prostaglandin synthesis. Am J Med 61:43–51

Gitelman HJ, Graham JB, Welt LG (1966) A new familial disorder characterized by hypokalemia and hypomagnesemia. Trans Assoc Am Physicians 79:221–223

Glowatzki, E, Fakler G, Brandle U et al. (1995) Subunit-dependent assembly of inward-recifier $K^+$ channels. Proc R Soc Lond B Biol Sci 261:251–261

Greger R (1985) Ion transport mechanisms in thick ascending limb of Henle's loop of mammalian nephron. Physiol Rev 65:760–797

Ho K, Nichols CG, Lederer WJ et al. (1993) Cloning and expression of an inwardly rectifying ATP-regulated potassium channel. Nature 362:31–38

Howard M, Frizzel RA, Bedwell DM (1996) Aminoglycoside antibiotics restore CFTR function by overcoming premature stop mutations. Nat Med 2:467–469

Igarashi P, Heuvel GB van den, Payne JA, Forbush III B (1995) Cloning, embryonic expression, and alternative splicing of a murine kidney-specific $Na^+$-$K^+$-$Cl^-$ cotransporter. Am J Physiol 269:F405–F418

Isenring P, Jacoby SC, Chang J, Forbush III B (1998a) Mutagenic mapping of the Na-K-Cl cotransporter for domains involved in ion transport and bumetanide binding. J Gen Physiol 112:549–558

Isenring P, Jacoby SC, Forbush III B (1998b) The role of transmembrane domain 2 in cation transport by the Na-K-Cl cotransporter. Proc Natl Acad Sci USA 95:7179–7184

Jentsch, TJ, Steinmeyer K, Schwarz G (1990) Primary structure of *Torpedo marmorata* chloride channel isolated by expression cloning in *Xenopus* oocytes. Nature 348:510–514

Jentsch TJ, Günther W, Pusch M, Schwappach B (1995) Properties of voltage-gated chloride channels of the ClC gene family. J Physiol (Lond) 482:19S–25S

Karet FE, Finberg KE, Nelson RD et al. (1999) Mutations in the gene encoding B1 subunit of $H^+$-ATPase cause renal tubular acidosis with sensorineural deafness. Nat Genet 21:84–90

Károlyi L, Ziegler A, Pollak M et al. (1996) Gitelman's syndrome is genetically distinct from other forms of Bartter's syndrome. Pediatr Nephrol 10:551–554

Károlyi L, Konrad M, Köckerling A et al. (1997) Mutations in the gene encoding the inwardly-rectifying renal potassium channel, ROMK, cause the antenatal variant of Bartter syndrome: evidence for genetic heterogeneity. Hum Mol Genet 6:17–26

Károlyi L, Koch MC, Grzeschik KH, Seyberth HW (1998) The molecular approach to „Bartter's syndrome". J Mol Med 76:317–325

Kenna S, Roper J, Ho K et al. (1994) Differential expression of the inwardly rectifying $K^+$ channel ROMK1 in rat brain. Mol Brain Res 24:353–356

Kieferle S, Fong P, Bens M et al. (1994) Two highly homologous members of the ClC chloride family in both rat and human kidney. Proc Natl Acad Sci USA 91:6943–6947

Koch MC, Steinmeyer K, Lorenz C et al. (1992) The skeletal muscle chloride channel in dominant and recessive human myotonia. Science 257:797–800

Köckerling A, Reinalter SC, Seyberth HW (1996) Impaired response to furosemide in hyperprostaglandin E syndrome: evidence for a tubular defect in the loop of Henle. J Pediatr 129:519–528

Konrad M, Vollmer M, Lemmink H et al. (1998) Mutations in the chloride channel gene, *CLCNKB*, cause Bartter syndrome (abstract). J Am Soc Nephrol 9:A390

Konrad M, Leonhardt A, Hensen P et al. (1999) Prenatal and postnatal management of hyperprostaglandin E syndrome after genetic diagnosis from amniocytes. Pediatrics 103:678–683

Kunchaparty S, Palcso M, Berkman J et al. (1999) Defective processing and expression of thiazide-sensitive Na-Cl cotransporter as a cause of Gitelman's syndrome. Am J Physiol 277:F643–F649

Landau D, Shalev H, Ohaly M, Carmi R (1995) Infantile variant of Bartter syndrome and senorineural deafness: a new autosomal recessive disorder. Am J Med Genet 59:454–459

Lemmink HH, Knoers N, Karolyi L et al. (1998) Novel mutations in the thiazide-sensitive NaCl cotransporter gene in patients with Giteman's syndrome with predominant localization to the C-terminal domain. Kidney Int 54:720–730

Lloyd SE, Pearce SHS, Fisher et al. (1996) A common molecular basis for three inherited kidney stone diseases. Nature 379:445–449

Mastroianni N, Bettinelli A, Bianchetti M et al. (1996a) Novel molecular variants of the Na-Cl cotransporter gene are responsible for Giteman's syndrome. Am J Hum Genet 59:1019–1026

Mastroianni N, De Fusco M, Zollo M et al. (1996b) Molecular cloning, expression pattern, and chromosomal localization of the human Na-Cl thiazide-sensitive cotransporter (SLC12A3) Genomics 35:486–493

Matsumura Y, Uchida S, Kondo Y et al. (1999) Overt nephrogenic diabetes insipidus in mice lacking the ClC-K1 chloride channel. Nat Genet 21:95–98

McCrediee DA, Blair-West JR, Scoggins BA, Shipman R, Chir B (1971) Potassium-losing nephropathy of childhood. Med J Aust 1:129–135

McCrediee DA, Rotenberg E, Williams AL (1974) Hypercalciuria in potassium-losing nephropathy: a variant of Bartter's syndrome. Aust Paediatr J 10:286–295

Meyburg J, Mayatepek E, Riester U et al. (1999) Clinical symptoms, biochemical studies and therapeutic approaches in a sibship with a new congenital tubulopathy. Eur J Pediatr 158:673–678

Middleton RE, Pheasant DJ, Miller C (1996) Homodimeric architecture of a ClC-type chloride ion channel. Nature 383:337–343

Minor DL Jr, Masseling SJ, Jan YN, Jan LY (1999) Transmembrane structure of an inwardly rectifying potassium channel. Cell 96:879–891

Mount DB, Hoover RS, Hebert SC (1997) The molecular physiology of electroneutral cation-chloride cotransport. J Membr Biol 158:177–186

Murer H, Greger R (1982) Membrane transport in the proximal tubule and thick ascending limb of Henle's loop: mechanisms and their alterations. Klin Wochenschr 60:1103–1113

Muschaweck R, Hadju P (1964) Die salidiuretische Wirksamkeit der chlor-N-(2-furylmethyl)-5-sulfamyl-anthranilsäure. Arzneimittelforschung 14:44–47

Obermuller N, Bernstein P, Velazquez H et al. (1995) Expression of the thiazide-sensitive Na-Cl-cotransporter in rat and human kidney. Am J Physiol 269:F900–910

Ohlsson A, Sieck U, Cumming W et al. (1984) Case report: a variant of Bartter's syndrome. Acta Paediatr Scand 73: 868–874

Payne JA, Forbush III B (1994) Alternatively spliced isoforms of the putative renal $Na^+$-$K^+$-$Cl^-$ cotransporter are differentially distributed within the rabbit kidney. Proc Natl Acad Sci USA 91:4544–4548

Payne JA, Forbush III B (1995) Molecular characterization of the epithelial Na-K-Cl cotransporter isoforms. Current Opin Cell Biol 7:493–503

Puschett JB, Greenberg A, Mitro R et al. (1988) Variant of Bartter's syndrome with a distal tubular rather than loop of Henle defect. Nephron 50:205–211

Reinalter S, Devlieger H, Proesmans W (1998a) Neonatal Bartter syndrome: spontaneous resolution of all signs and symptoms. Pediatr Nephrol 12:186–188

Reinalter SC, Schmitt J, Groene HJ et al. (1998b) Reversible renal impairment and mild histologic alterations in patients with hereditary salt-wasting tubulopathies under long-term treatment with indomethacin (abstract). J Am Soc Nephrol 9:A501

Riordan JR (1999) Therapeutic strategies for treatment of CF based on knowledge of CFTR. Pediatr Pulmonol Suppl 18:83–87

Rosenbaum P, Hughes M (1957) Persistent, probably congenital, hypokalemic metabolic alkalosis with hyaline degeneration of renal tubules and normal urinary aldosteron. Am J Dis Child 94:560

Rosenecker J, Schmalix WA, Schindelhauer D et al. (1999) Towards gene therapy of cystic fibrosis. Eur J Med Res 3:149–156

Rubinstein RC, Zeitlin PL (1998) A pilot clinical trial of sodium 4-phenylbutyrate (buphenyl) in delta F508-homozygous cystic fibrosis patients: evidence of restoration of nasal epithelial CFTR function. Am J Respir Crit Care Med 157:484–490

Rubinstein RC, Egan ME, Zeitlin PL (1997) In vitro pharmacological restoration of CFTR-mediated chloride transport with sodium 4-phenylbutyrate in cystic fibrosis epithelial cells containing delta F508-CFTR. J Clin Invest 100:2457–2465

Rudin A (1988) Bartter's syndrome: a review of 28 patients followed for 10 years. Acta Med Scand 224:165–171

Rudin A, Sjögren B, Aurell M (1984) Low urinary calcium excretion in Bartter's syndrome. N Engl J Med 310:1190

Scheinman SJ, Guay-Woodford LM, Thakker RV, Warnock DG (1999) Genetic disorders of renal electrolyte transport. N Engl J Med 340:1177–1187

Schmidt-Rose T, Jentsch TJ (1997) Transmembrane topology of a ClC chloride channel. Proc Natl Acad Sci USA 94:7633–7638

Schulte U, Hahn H, Wiesinger H et al. (1998) PH-dependent gating of ROMK ($K_{ir}1.1$) channels involves conformational changes in both N and C termini. J Biol Chem 273:34575–34579

Schulte U, Ludwig J, Hahn H et al. (1999) PH-gating of ROMK ($K_{ir}1.1$) channels: control by an Arg-Lys-Arg-triade disrupted in antenatal Bartter syndrome (abstract). Physiologist 42:A-15

Schultheis PJ, Lorenz JN, Meneto P et al. (1998) Phenotype resembling Gitelman's syndrome in mice lacking the apical $Na^+$-$Cl^-$ cotransporter of the distal convoluted tubule. J Biol Chem 273:29150–29155

Schwalbe R, Bianchi L, Accili EA, Brown A (1998) Functional consequences of ROMK mutants linked to antenatal Bartter's syndrome and implications for treatment. Hum Mol Genet 7:975–980

Schwartz ID, Alon US (1996) Bartter syndrome revisited. J Nephrol 9:81–87

Seidel C, Reinalter S, Seyberth HW, Schärer K (1995) Prepubertal growth in the hyperprostaglandin E syndrome. Pediatr Nephrol 9:723–728

Seyberth HW, Rascher W, Schweer H et al. (1985) Congenital hypokalemia with hypercalciuria in preterm infants: a hyperprostaglandinuric tubular syndrome different from Bartter syndrome. J Pediatr 107:694–701

Seyberth HW, Königer SJ, Rascher W et al. (1987) Role of postaglandins in hyperprostaglandin E syndrome and in selected tubular disorders. Pediatr Nephrol 1:491–497

Seyberth HW, Soergel M, Köckerling A (1998) Hypokalemic tubular disorders: the hyperprostaglandin E syndrome and the Bartter-Gitelman syndrome. In: Davison AM, Cameron JS, Grünfeld J-P et al. (eds) Oxford textbook of clinical nephrology. Oxford Medical Publications 1998, Oxford, pp 1085–1094

Shoemaker L, Welch TR, Bergstrom W et al. (1993) Calcium kinetics in the hyperprostaglandin E syndrom. Pediatr Res 33:92–96

Shuck ME, Bock JH, Benjamin CW et al. (1994) Cloning and characterization of multiple forms of the human kidney ROMK potassium channel. J Biol Chem 269:24261–24270

Simon DB, Lifton RP (1996) The molecular basis of inherited hypokalemic alkalosis: Bartter's and Gitelman's syndromes. Am J Physiol 40:F961–F966

Simon DB, Karet FE, Hamdan JM et al. (1996a) Bartter's syndrome, hypokalemic alkalosis with hypercalciuria, is caused by mutations in the Na-K-2Cl cotransporter *NKCC2*. Nat Genet 13:183–188

Simon DB, Karet FE, Rodriguez-Soriano J et al. (1996b) Genetic heterogeneity of Bartter's syndrome revealed by mutations in the $K^+$ channel, ROMK. Nat Genet 14:152–156

Simon DB, Nelson-Williams C, Bia MJ et al. (1996c) Gitelman's variant of Bartter syndrome, inherited hypokalemic alkalosis, is caused by mutations in the thiazide-sensitive Na-Cl cotransporter. Nat Genet 12:24–30

Simon DB, Bindra RS, Mansfield TA et al. (1997) Mutations in the chloride channel gene, CLCNKB, cause Bartter's syndrome type III. Nat Genet 17:171–178

Simon DB, Crut DN, Lu Y, Lifton RP (1998) Genotype-phenotype correlation of the NCCT and Giteman's syndrome (abstract). J Am Soc Nephrol 9:A0573

Steinmeyer KC, Pusch LM, Koch MC, Jentsch TJ (1994) Multimeric structure of ClC-1 chloride channel revealed by mutations in dominant myotonia congenita (Thomsen). EMBO J 13:737–743

Stokes JB (1989) Electroneutral NaCl transport in the distal tubule. Kidney Int 36:427–433

Sutton RAL, Mavichak V, Wilkins GE (1988) Bartter's syndrome with hypocalciuria – a distal tubule defect? Clin Res 33:85A

Sutton RAL, Mavichak V, Halabe A, Wilkins GE (1992) Bartter's syndrome: evidence suggesting a distal tubular defect in a hypocalciuric variant of the syndrome. Miner Electrolyte Metab 18:43–51

Takahashi M, Yanagida N, Okano M et al. (1996) A first report: living related kidney transplantation on a patient with Bartter's syndrome. Transplant Proc 28:1588

Takahashi N, Igarashi P, Smithies O (1999) A mouse model of neonatal Bartter's syndrome (abstract). J Am Soc Nephrol 10:A230

Takeuchi Y, Uchida S, Marumo F, Sasaki S (1995) Cloning, tissue distribution, and intrarenal localization of ClC chloride channels in human kidney. Kidney Int 48:1497–1503

Tamarappoo BK, Verkman AS (1998) Defective aquaporin 2 trafficking in nephrogenic diabetes insipidus and correction by chemical chaperones. J Clin Invest 101:2257–2267

Trygstad CW, Mangos JA, Bloodworth JMB, Lobeck CC (1969) A sibship with Bartter's syndrome: failure of total adrenalectomy to correct the potassium wasting. Pediatrics 44:234

Vandewalle A, Cluzeaud F, Bens M et al. (1997) Localization and induction by dehydration of ClC-K chloride channels in the rat kidney. Am J Physiol 272:F678–688

Vargas-Poussou R, Feldmann D, Vollmer M et al. (1998) Novel molecular variants of the Na-K-2Cl cotransporter gene are responsible for antenatal Bartter syndrome. Am J Hum Genet 62:1332–1340

Verberckmoes R, Damme B van, Clement J et al. (1976) Bartter's syndrome with hyperplasia of renomedullary cells: successful treatment with indomthacin. Kidey Int 9:302–307

Vollmer M, Koehrer M, Topaloglu R et al. (1998) Two novel mutations of the gene for $K_{ir}$ 1.1 (ROMK) in neonatal Bartter syndrome. Pediatr Nephrol 12:69–71

Yang T, Huang YG, Singh I et al. (1996) Localization of bumetanide- and thiazide-sensitive Na-K-Cl cotransporters along the rat nephron. Am J Physiol 271:F931–939

# 9 Molekulare Grundlagen des Diabetes insipidus centralis und renalis

Alexander Oksche und Walter Rosenthal

**Inhaltsverzeichnis**



## 9.1 Einführung

Der Wasserhaushalt aller Primaten und Säugetiere unterliegt einer strengen Kontrolle: Eine Erhöhung der Plasmaosmolarität um >2% oder eine Verminderung des Plasmavolumens um >10% führen zu einer vermehrten Freisetzung des antidiuretischen Hormons (ADH). Da es bei Säugetieren zudem eine Gefäßverengung hervorruft, wird es auch als Vasopressin (AVP) bezeichnet. Diese Bezeichnung hat sich international durchgesetzt. AVP ist ein zyklisches Nonapeptid (Abb. 9.1), dessen Aminosäuresequenz bei fast allen Säugetieren identisch ist. Lediglich beim Schwein findet sich an Position 8 anstelle eines Arginin- ein Lysinrest (Tabelle 9.1). Bei den Reptilien, Amphibien und Wirbellosen wird der Wasserhaushalt ebenfalls über vasopressinähnliche Peptide reguliert.

AVP wird als Vorläufermolekül (Präprohormon) von magnozellulären Neuronen der paraventrikulären und supraoptischen Kerne des Hypothalamus

Endokrinopathien
D. Ganten / K. Ruckpaul (Hrsg.)

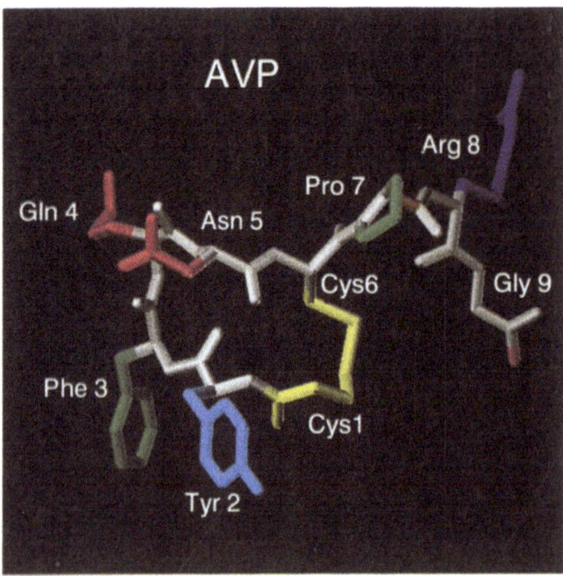


**Abb. 9.1.** Homologiemodell des 8-Arginin-Vasopressin basierend auf der Kristallstruktur von Oxytocin (Brookhaven 3D Protein Datenbank Eintrag: 1XY1; Wood et al. 1986). Die Aminosäuren sind im 3-Buchstaben-Kode angegeben, die Zahlen geben die Position im AVP-Molekül an. Das Modell wurde von Gerd Krause, FMP Berlin, erstellt

gebildet. Die Vorläufermoleküle, die in neurosekretorischen Vesikeln verpackt werden, gelangen über den axonalen Transport an die Nervenendigungen in der Neurohypophyse. Während dieses Transports erfolgt auch ihre enzymatische Prozessierung zum AVP, dem Trägerprotein Neurophysin II (NPII) sowie einem Glykoprotein mit unbekannter Funktion (Abb. 9.2; Acher 1979, Richter 1988).

Nach der Prozessierung ist das AVP-Molekül in den Vesikeln über reversible, nichtkovalente Interaktionen an das NPII-Molekül gebunden (AVP-NPII-Komplex). Die AVP-NPII-Komplexe assoziieren auch untereinander zu Dimeren und möglicherweise auch Oligomeren (Abb. 9.3). Der Inhalt der Vesikel wird auf osmotische Stimuli hin durch Exozytose in den neurohypophysären Portalkreislauf abgegeben, wobei das AVP rasch vom NPII dissoziiert und mit dem Blutstrom in die Niere gelangt.

Hauptwirkort des Hormons sind Epithelzellen der renalen Sammelrohre (Hauptzellen) und des aufsteigenden Teils der Henle-Schleife (Rosenthal et al. 1992, Kim et al. 1999; Abb. 9.4). AVP bindet hier an den Vasopressin-V2-Rezeptor (V2-Rezeptor; Birnbaumer 1992), der v.a. an der blutzugewandten Seite (basolaterale Membran) der Epithelzellen lokalisiert ist (Nonoguchi et al. 1995, Schülein et al. 1998b, Andersen-Beckh et al. 1999). Die Bindung von AVP an den V2-Rezeptor führt zur Aktivierung einer intrazellulären Signalkaskade (Abb. 9.5), an deren Ende der Einbau von selektiven Wasserkanälen - Aquaporin 2 (AQP2) - in die dem Urin zugewandten Seite (apikale Membran) der Hauptzelle steht (Shuttle-Hypothese, Kurzzeitregulation; Wade et al. 1986, Breyer u. Ando 1994). Darüber hinaus wird auch die Transkription des AQP2-Gens durch die V2-Rezeptor-vermittelte Signalkaskade stimuliert (Langzeitregulation). In nicht stimulierten Zellen liegt AQP2 hauptsächlich in intrazellulären Vesikeln vor. Durch den Einbau des AQP2 in die apikale Membran nimmt die Wasserpermeabilität drastisch zu. Freies Wasser strömt nun aus dem Lumen des Sammelrohrs in die Hauptzellen; über die selektiven Wasserkanäle Aquaporin 3 und 4 (AQP3, AQP4), die in der basolateralen Membran der Hauptzellen vorliegen, strömt das Wasser in das Interstitium (Inase et al. 1995, Jung et al. 1994, Terris et al. 1995). Die Folge ist eine Konzentrierung des Harns.

Bei Patienten mit angeborenem Diabetes insipidus sind inaktivierende Mutationen der Gene identifiziert worden, die für das Präprohormon des AVP, den V2-Rezeptor oder das AQP2 kodieren.

**Tabelle 9.1.** Vasopressin und vasopressinähnliche Peptide. Die Primärsequenz von 8-Arginin-Vasopressin (AVP) ist vollständig dargestellt: Ziffern in der 1. Zeile: Positionen der Aminosäuren im Nonapeptid, kursiv: Unterschiede in der Aminosäuresequenz der vasopressinähnlichen Peptide bzw. in dem strukturell verwandten Oxytocin. 1-Deamino-8-D-Arg-Vasopressin (DDAVP) ist ein synthetisches Analogon des AVP mit hoher Selektivität für den V2-Rezeptor. Zwischen den Cysteinresten an Position 1 und 6 der Nonapeptide ist eine Disulfidbrücke ausgebildet, an Position 9 liegt ein Glyzinamid vor

| Substanz | 1 | 2 | 3 | 4 | 5 | 6 | 7 | 8 | 9 |
|---|---|---|---|---|---|---|---|---|---|
| Arginin-VP | Cys | Tyr | Phe | Gln | Asn | Cys | Pro | Arg | Gly ($NH_2$) |
| Lysin-VP | Cys | Tyr | Phe | Gln | Asn | Cys | Pro | *Lys* | Gly ($NH_2$) |
| Vasotocin | Cys | Tyr | *Ile* | Gln | Asn | Cys | Pro | Arg | Gly ($NH_2$) |
| DDAVP | *Deamino-Cys* | Tyr | Phe | Gln | Asn | Cys | Pro | *D-Arg* | Gly ($NH_2$) |
| Oxytozin | Cys | Tyr | *Ile* | Gln | Asn | Cys | Pro | *Leu* | Gly ($NH_2$) |

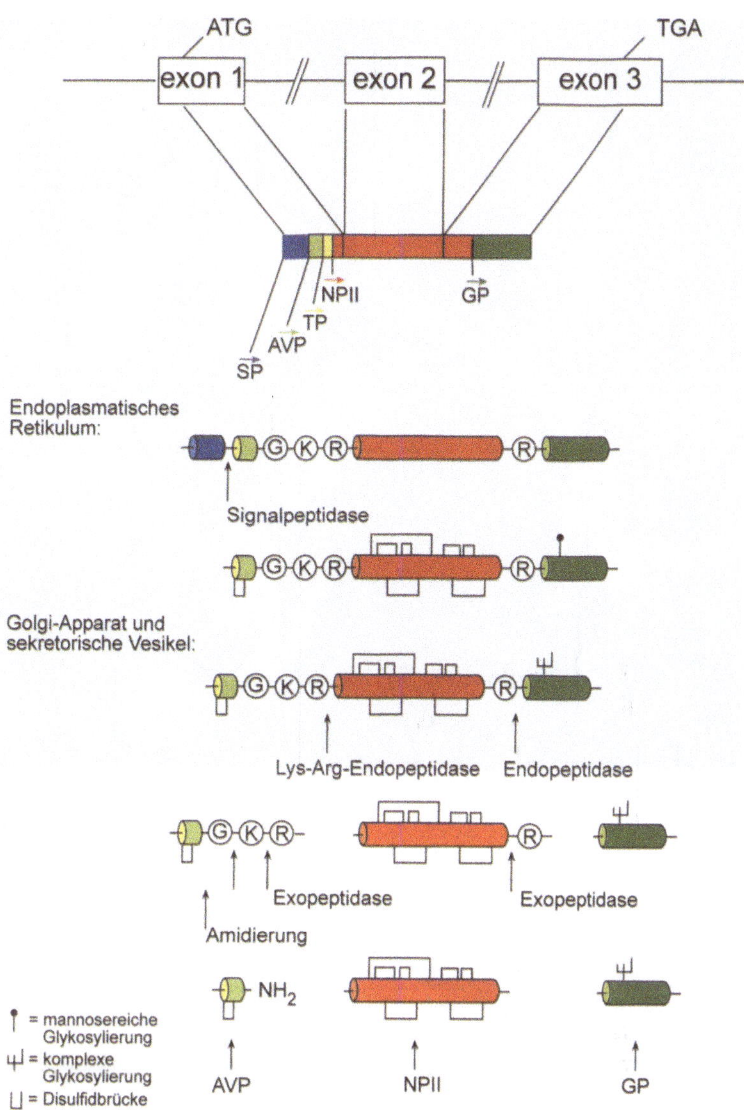


**Abb. 9.2.** Im oberen Bildteil ist die Struktur des AVP-NPII-Gens gezeigt, *Rechtecke* Exons, *durch Linien markiert* Bereiche im AVP-NPII-Präprohormon, die durch die 3 Exons kodiert werden. Darunter ist die Prozessierung des AVP-NPII-Präprohormons gezeigt. Im Endoplasmatischen Retikulum wird das Signalpeptid des Präprohormons durch die Signalpeptidase entfernt. Hier erfolgen auch eine mannosereiche Glykosylierung des Glykoproteins sowie die Ausbildung der Disulfidbrücken in den AVP- und Neurophysin-II-Domänen des Prohormons. Im Golgi-Apparat und den neurosekretorischen Vesikeln wird das Prohormon durch Endo- und Exopeptidasen enzymatisch prozessiert, das AVP am N-Terminus amidiert und das Glykoprotein komplex glykosyliert. SP - Signalpeptid, TP - Tripeptid, NPII - Neurophysin II, GP - Glykoprotein

Unbehandelt weisen diese Patienten, die große Mengen verdünnten Harns ausscheiden, schwere Störungen des Wasserhaushalts auf.

Auch für zahlreiche erworbene Veränderungen sind Störungen der Regulation, Expression oder Funktion der 3 Gene bzw. ihrer Genprodukte bekannt, die einen Diabetes insipidus zu Folge haben. Die Analysen zu den Ursachen der krankheitsauslösenden Mutationen und der erworbenen Störungen haben zum molekularen Verständnis der AVP-Freisetzung und -Wirkung beigetragen. In Zukunft geht es darum, auf der Basis der neu gewonnenen Kenntnisse therapeutische Konzepte zur verbesserten Behandlung von Patienten mit erworbenen und angeborenen Störungen des Wasserhaushalts zu entwickeln.

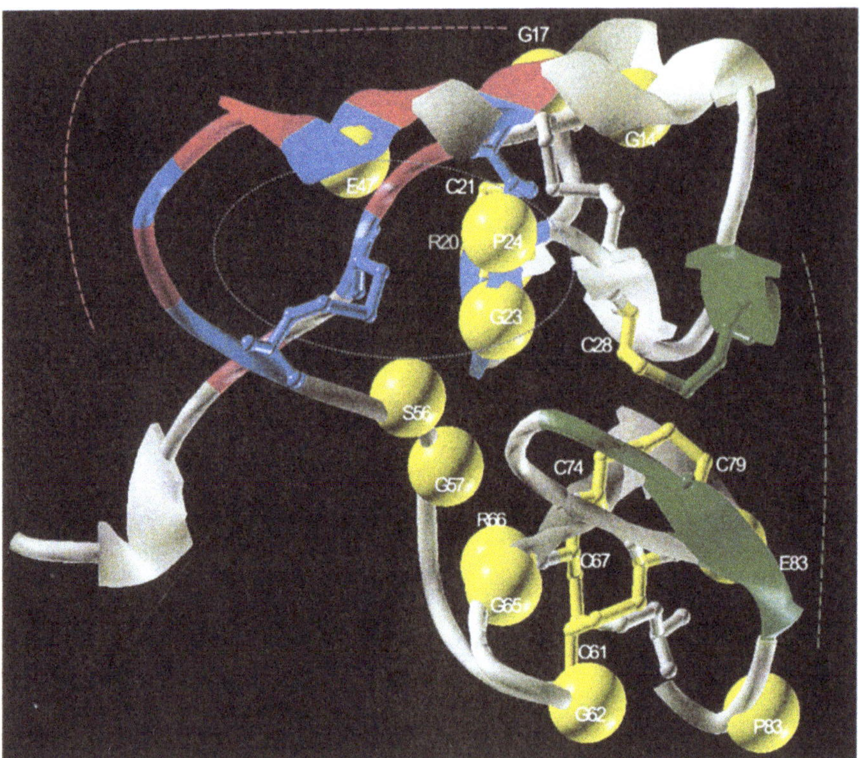


**Abb. 9.3.** Darstellung der Kristallstruktur von Neurophysin II (Brookhaven 3D Protein Datenbank Eintrag: 2BN2; Chen 1991). *Blau* Aminosäuren, die die Bindung mit dem AVP vermitteln, *blauer Kreis* Bindungstasche des AVP, *gelbe Kugeln* Aminosäuren, die bei dominant-negativen Mutanten ausgetauscht sind. Bei den mutierten Cysteinen sind die entsprechenden Anteile der Disulfidbrücke in *gelb* dargestellt. Angegeben sind die natürlicherweise vorkommende Aminosäure (1-Buchstaben-Kode) sowie die Position im NPII, *grün* Aminosäuren, über die eine Dimerisierung der NPII-Moleküle erfolgt, *grün gestrichelte Linien* Kontaktfläche im Dimer. In der Kristallstruktur fand sich auch eine Assoziation der NPII-Moleküle zu einem Tetramer, wobei nicht geklärt ist, ob das Tetramer auch *in vivo* vorliegt. *Rot* Aminosäuren, die an der Tetramerisierung beteiligt sind, *rot gestrichelte Linie* Kontaktflächen im Tetramer. Das Modell wurde von Gerd Krause, FMP Berlin, erstellt

## 9.2 Ätiologie und Genetik

### 9.2.1 Ursachen des Diabetes insipidus centralis

Störungen der Synthese des AVP-NPII-Präprohormons oder Störungen des Transports und der Sekretion des AVP-NPII-Komplexes führen zum Diabetes insipidus centralis. Die Ursachen des Diabetes insipidus centralis sind vielfältig und können sowohl angeboren als auch erworben sein.

#### 9.2.1.1 Angeborene Formen

Beim angeborenen Diabetes insipidus centralis sind ein *autosomal-dominanter* und ein *autosomal-rezessiver* Erbgang bekannt. Für beide Erbgänge wurden inaktivierende Mutationen im AVP-NPII-Gen identifiziert. Das AVP-NPII-Gen liegt beim Menschen auf dem kurzen Arm des Chromosom 20 (Ridell et al. 1985). Das Gen weist 3 Exons und 2 Introns auf und umfasst 2,5 kb (Sausville et al. 1985). Das 1. Exon kodiert für ein Signalpeptid, AVP, ein Zwischenstück von 3 Aminosäuren und die 9 N-terminalen Aminosäuren des NPII. Das 2. Exon kodiert für den zentralen Teil des NPII und das 3. Exon für den C-terminalen Abschnitt des NPII sowie ein Glykoprotein (Land et al. 1982, Schmale et al. 1983, Schmale et al. 1993; Abb. 9.4). Bislang sind 40 verschiedene Mutationen identifiziert worden, die in dem Bereich lokalisiert sind, die für das Signalpeptid des Präprohormons, AVP oder NPII, kodieren (Tabelle 9.2, 9.3).

#### 9.2.1.2 Erworbene Formen

Die erworbenen Formen des Diabetes insipidus centralis sind häufiger als die angeborenen For-

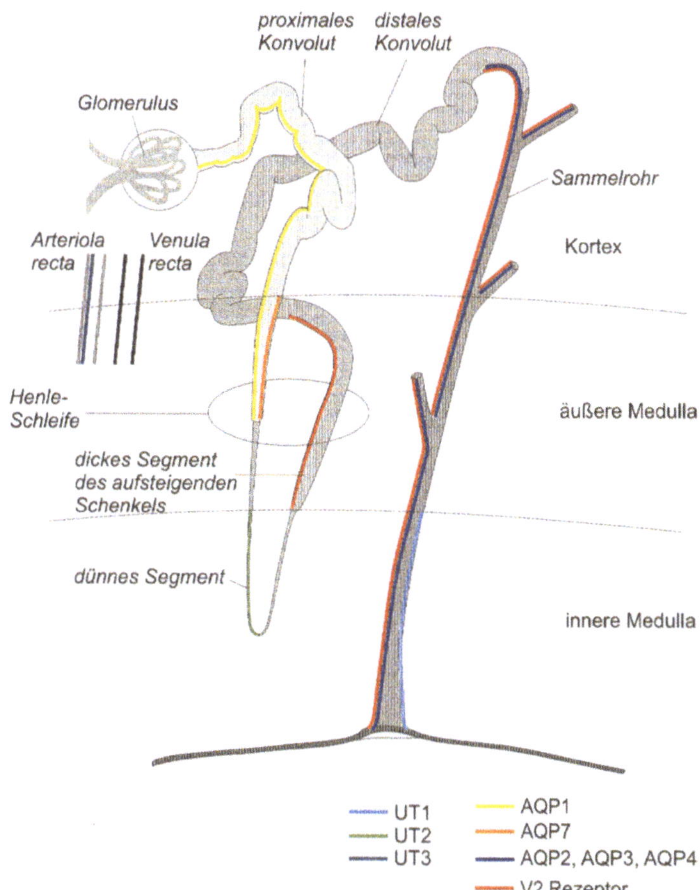


**Abb. 9.4.** Darstellung der unterschiedlichen Abschnitte von Nephron und Sammelrohr in Nierenrinde (Kortex) und Nierenmark (äußere und innere Medulla). Die unterschiedliche Expression von Aquaporinen (AQP1–4, AQP7), Harnstofftransportern (UT1–3) und des V2-Rezeptors im Nephron und Sammelrohr ist mit Farben kodiert

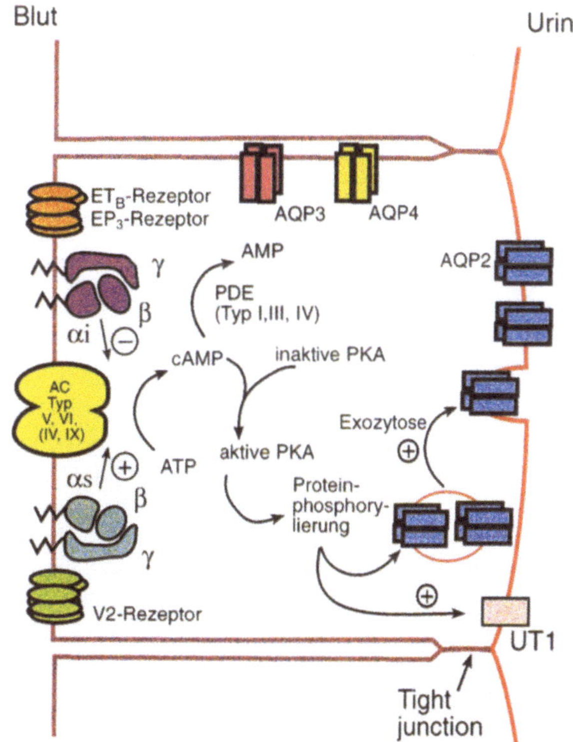


**Abb. 9.5.** Modell einer Hauptzelle im renalen Sammelrohr. Dargestellt ist die vasopressinvermittelte Signalkaskade, die letztlich zur Umverteilung von AQP2 in die apikale Membran führt. Nach der Stimulation des V2-Rezeptors wird das G-Protein $G_s$ aktiviert. Die Untereinheit $G_{\alpha s}$ stimuliert die membranständige Adenylylzyklase (*AC*), die große Mengen des Botenstoffs *cAMP* bildet. Die Erhöhung intrazellulärer *cAMP*-Spiegel führt zur Aktivierung der *cAMP*-abhängigen Proteinkinase (*PKA*). Die aktivierte *PKA* phosphoryliert nun unterschiedliche Proteine, u.a. auch *AQP2*. In Folge der Phosphorylierungen und weiterer nicht genau bekannter Schritte werden *AQP2*-haltige Vesikel in die apikale Membran transloziert. Intrazelluläre Phosphodiesterasen (*PDE*), die *cAMP* zu *AMP* hydrolysieren, vermindern oder beenden die V2-Rezeptor-vermittelte Signaltransduktion. Der hemmende Einfluss des Endothelin-B-Rezeptors ($ET_B$) und des Prostaglandinrezeptors ($EP_3$) auf die Signaltransduktion ist noch nicht sicher belegt. Weitere Einzelheiten s. Abschn. 9.6.3

**Tabelle 9.2.** Mutationen im AVP-NPII-Gen (beim autosomal-dominanten Erbgang). Die Mutationen sind nach den Veränderungen auf der Aminosäureebene bezeichnet (1-Buchstaben-Kode für die wildtypische Aminosäure, Position der Aminosäure im Signalpeptid, AVP oder NPII, 1-Buchstaben-Kode für die eingeführte Aminosäure)

| Mutation | Lokalisation im AVP-NPII-Gen | Auswirkung der Mutation auf | Referenz |
|---|---|---|---|
| ΔG227[a] (Veränderung in der cDNA) | SP | Abspaltung des Signalpeptids | Rutishauser et al. 1996 |
| $\Delta M_{-19}P_{-18}D_{-17}T_{-16}$ | SP | Abspaltung des Signalpeptids | Rutishauser et al. 1994 |
| A-1V | SP | Abspaltung des Signalpeptids | Rittig et al. 1996, Repaske et al. 1997 |
| A-1T | SP | Abspaltung des Signalpeptids | Ito et al. 1993, McLeod et al. 93, Rittig et al. 93 |
| S-3F | SP | Abspaltung des Signalpeptids | Rittig et al. 1996 |
| Y2H | AVP | Bindung an NPII | Rittig et al. 1996b |
| G14R | NPII | Flexibilität | Rittig et al. 1996 |
| G17V | NPII | Flexibilität | Bahnsen et al. 1992 |
| R20C | NPII | Disulfidbrücken | Heppner et al. 1998 |
| C21R | NPII | Disulfidbrücken | Rutishauser et al. 1999 |
| G23R | NPII | Flexibilität | Rittig et al. 1996 |
| G23V | NPII | Flexibilität | Gagliardi et al. 1997 |
| P24L | NPII | Verminderte Rigidität, AVP-Bindung | Ito et al. 1991, Repaske et al. 1994 |
| C28Y | NPII | Disulfidbrücken | Skordis et al. 2000 |
| C28R | NPII | Disulfidbrücken | Hansen et al. 1997 |
| ΔE47 | NPII | AVP-Bindung | Rittig et al. 1996 |
| E47G | NPII | AVP-Bindung | Yuasa et al. 1993, Rittig et al. 1996 |
| L50P | NPII | Erhöhte Rigidität, AVP-Bindung | Rittig et al. 1996 |
| S56F | NPII | - | Grant et al. 1998 |
| G57S | NPII | Flexibilität | Rittig et al. 1996, Repaske et al. 1996 |
| G57R | NPII | Flexibilität | Rittig et al. 1996 |
| C61X | NPII | Disulfidbrücken | Rittig et al. 1996 |
| C61S | NPII | Disulfidbrücken | Rittig et al. 1996 |
| C61Y | NPII | Disulfidbrücken | Grant et al. 1998 |
| G62W | NPII | Flexibilität | Nagasaki et al. 1995 |
| G65C | NPII | Disulfidbrücken | Rittig et al. 1996 |
| G65V | NPII | Flexibilität | Ueta et al. 1996, Rauch et al. 1996 |
| R66C | NPII | Disulfidbrücken | Rutishauser et al. 1999 |
| C67G | NPII | Disulfidbrücken | DiMeglio et al. 2001 |
| C67X | NPII | Disulfidbrücken | Nagasaki et al. 1995 |
| C74Y | NPII | Disulfidbrücken | Fujii et al. 2000 |
| C74X | NPII | Disulfidbrücken | Rutishauser et al. 1999 |
| C79X | NPII | Disulfidbrücken | Rittig et al. 1996 |
| E82X | NPII | Disulfidbrücken | Calvo et al. 1998 |
| P83X | NPII | Verminderte Rigidität, AVP-Bindung | Rittig et al. 1996 |
| C85G | NPII | Disulfidbrücken | van den Akker et al. 2000 |
| E87X | NPII | - | Rittig et al. 1996 |

[a] Veränderung auf der Ebene der cDNA angegeben, da hier eine komplexe Veränderung der Aminosäuresequenz folgt (die Deletion des einzelnen Nukleotids führt zum Verlust des ursprünglichen Startkodons; s. Abschn. 9.4.1.2). SP - Signalpeptid, NPII - Neurophysin II.

men. So führen neurochirurgische Eingriffe im Bereich der Hypophyse, Hirntraumen, Tumoren der Adenohypophyse oder Metastasen (u.a. Bronchialkarzinom, Mammakarzinom) zum Diabetes insipidus centralis. Seltenere Ursachen sind chronische Infektionen wie die Sarkoidose und die Histiozytose. Diese und weitere Ursachen des Diabetes insipidus centralis sind in Tabelle 9.4 zusammengestellt.

### 9.2.2 Ursachen des Diabetes insipidus renalis

Störungen der Synthese und Funktion des V2-Rezeptors oder des AQP2 führen zum Diabetes insipidus renalis. Als Ursache sind sowohl angeborene als auch erworbene Defekte bekannt (Tabelle 9.5).

**Tabelle 9.3.** Mutationen im AVP-NPII-Gen (beim autosomal-rezessiven Erbgang). Bei den Mutationen, die an den Spleißstellen der Introns lokalisiert sind, ist der entsprechende Intron-Exon-Übergang angegeben. Die anderen Mutationen sind nach den Veränderungen auf der Aminosäureebene bezeichnet. In der P7L-Mutation ist der Prolinrest an Position 7 im AVP durch Leucin ersetzt, in der X163G-Mutation kodiert das ursprüngliche Stoppkodon für einen Glyzinrest im AVP-NPII-Vorläufermolekül

| Mutationen im AVP-NPII-Gen | Auswirkung | Referenz |
|---|---|---|
| Homozygote Mutation | Fehlerhaftes Spleißen | Bichet et al. 1998 |
| Intron 1/Exon 2 | | |
| Intron 1/Exon 2 | | |
| Kombinierte Mutationen | | Bichet et al. 1998 |
| Intron 1/Exon 2 | Fehlerhaftes Spleißen | |
| X163G | Fehlendes Stoppkodon | |
| Kombinierte Mutationen | AVP mit 30fach reduzierter biologischer Aktivität | Willcutts et al. 1999 |
| P7L | | |
| P7L | | |

**Tabelle 9.4.** Ursachen des Diabetes insipidus centralis

| Ursache | Spezifische Ursache |
|---|---|
| *Erworben* | |
| Lokale Neoplasien | Chromophobes Adenom<br>Kraniopharyngeom<br>Pinealom |
| Infiltrative Neoplasien | Germinom<br>Metastasen<br>Leukämie<br>Lymphom |
| Idiopathisch | – |
| Operativ | Hypophysektomie<br>Transsphenoidale Operationen |
| Hirntrauma | In Kombination mit Schädelfrakturen |
| Nichttraumatische Enzephalopathie | Zustand nach Reanimation<br>Hypertensive Enzephalopathie<br>Intoxikation |
| Hirnblutung | Aneurysma |
| Chronisch-entzündliche Erkrankungen | Sarkoidose<br>Histiozytose<br>Eosinophiles Granulom<br>Morbus Hand-Schüler-Christian<br>Tuberkulose |
| Akut-entzündliche Erkrankungen | Meningitis<br>Enzephalitis<br>Guillain-Barré-Syndrom |
| *Angeboren* | |
| Autosomal-dominanter Erbgang | Mutationen im AVP-NPII-Gen |
| Autosomal-rezessiver Erbgang | Mutationen im AVP-NPII-Gen |
| Klinische Syndrome | Wolfram-Syndrom (entspricht dem DIDMOAD-Syndrom) |

*DIDMOAD* Diabetes *i*nsipidus renalis, Diabetes *m*ellitus, *O*ptikus*a*trophie und Taubheit (engl. *d*eafness).

**Tabelle 9.5.** Ursachen des Diabetes insipidus renalis

| Ursache | Spezifische Ursache |
|---|---|
| *Erworben* | |
| Metabolische Störungen | Hypokaliämie<br>Hyperkalzämie |
| Chronische Nierenerkrankung | Tubulointerstitielle Nierenerkrankungen<br>Polyzystische Nierenerkrankung |
| Anatomische Veränderungen | Postobstruktive Diurese |
| Systemerkrankungen | Sichelzellanämie<br>Amyloidose<br>Sarkoidose |
| Unerwünschte Arzneimittelwirkung (häufig) | Lithium<br>Demeclocyclin |
| Unerwünschte Arzneimittelwirkung (selten) | Amphotericin B<br>Aminoglykoside<br>Methoxyfluran |
| *Angeboren* | |
| X-chromosomal-rezessiver Erbgang | Mutationen im V2-Rezeptor-Gen |
| Autosomal-rezessiver Erbgang | Mutationen im AQP2-Gen |
| Autosomal-dominanter Erbgang | Mutationen im AQP2-Gen |
| Klinische Syndrome | ARC-NDI |
| *Sonderformen* | |
| Schwangerschaft | Erhöhte Vasopressinaseaktivität |

*ARC-NDI-Syndrom* *A*rthrogryposis, *r*enales Fanconi-Syndrom, *C*holestase und *n*ephrogener *D*iabetes *i*nsipidus (Diabetes insipidus renalis).

#### 9.2.2.1 Angeborene Formen

Für den angeborenen Diabetes insipidus renalis sind 3 verschiedene Erbgänge bekannt. Es werden

1. ein *X-chromosomal-rezessiver* (Mutationen im V2-Rezeptor-Gen; Rosenthal et al. 1992),
2. ein *autosomal-rezessiver* (Mutationen im AQP2-Gen; Deen et al. 1994) und
3. ein *autosomal-dominanter* (Mutationen im AQP2-Gen; Mulders et al. 1998) Erbgang unterschieden.

Das V2-Rezeptor-Gen befindet sich auf dem kurzen Arm des X-Chromosoms (Xq28, Seibold 1992 et al.), das AQP2-Gen auf dem langen Arm des Chromosom 12 (12q13, Deen et al. 1994).

Die Häufigkeit für den X-chromosomalen Diabetes insipidus renalis beträgt etwa 8,8 auf 1 000 000 männliche Personen (Arthus et al. 1993). Genaue Angaben zur Prävalenz und Trägerfrequenz des autosomal-rezessiven Diabetes insipidus renalis sind nicht bekannt. In den bisher durchgeführten Mutationsanalysen bei Patienten mit angeborenem Diabetes insipidus renalis wurden im V2-Rezeptor-Gen etwa 10-mal häufiger krankheitsauslösende Mutationen gefunden als im AQP2-Gen. Für den autosomal-dominanten Diabetes insipidus renalis gibt es bislang überhaupt nur 3 publizierte Fälle (Mulders et al. 1997, Bichet et al. 1997).

#### 9.2.2.2 Erworbene Formen

Bei den erworbenen Formen des Diabetes insipidus renalis finden sich zahlreiche Ursachen. Hierzu zählen metabolische Störungen wie die Hyperkalzämie und die Hypokaliämie, chronische Nierenerkrankungen, unerwünschte Arzneimittelwirkungen sowie bestimmte Systemerkrankungen (Tabelle 9.5). Besonders häufig wird der Diabetes insipidus renalis unter der Therapie mit Lithium beobachtet, das v. a. bei der uni- und bipolaren Psychose eingesetzt wird. Bei etwa 20–50% der mit Lithium behandelten Patienten sind deutliche Störungen der Harnkonzentrierung nachweisbar. Diese können auch nach Absetzen der Lithiummedikation persistieren (Markowitz et al. 2000).

## 9.3 Krankheitsbilder

Der Diabetes insipidus fasst alle Erkrankungen zusammen, bei denen große Mengen eines verdünnten Urins ausgeschieden werden. Die Patienten weisen als typische Symptome eine Trias aus

- *Polyurie*,
- *Polydipsie* und
- *Asthenurie*

auf. Die Urinmengen übersteigen 50 ml/kg Körpergewicht in 24 h, das spezifische Gewicht des Urins ist <1010 g/l und die Osmolalität <300 mosmol/kg.

### 9.3.1 Klinik und Verlauf des Diabetes insipidus centralis

#### 9.3.1.1 Angeborene Formen

Klinik und Verlauf der beiden Formen des angeborenen Diabetes insipidus centralis können sich erheblich unterscheiden. Patienten mit der *autosomal-dominanten* Form sind als Neugeborene und Säuglinge häufig unauffällig. Die Erkrankung manifestiert sich erst im Kleinkindes- oder Kindesalter zwischen dem 1. und 6. Lebensjahr. Der Konzentrierungsdefekt entwickelt sich progredient, sodass akut bedrohliche Situationen selten sind. Bei voller Ausprägung des Diabetes insipidus können Urinmengen von bis zu 25 l am Tag ausgeschieden werden (sofern keine Hormonsubstitution erfolgt), und häufige nächtliche Miktionen sind typisch.

Bei Patienten mit einem *autosomal-rezessiven* Erbgang kann die Erkrankung einen unterschiedlichen Verlauf nehmen. Liegt durch die Mutation in beiden Allelen ein kompletter Defekt der AVP-NPII-Produktion und/oder -Sekretion vor (keine nachweisbaren AVP-Spiegel), wird der Diabetes insipidus bereits kurz nach der Geburt manifest. Ähnlich wie beim Diabetes insipidus renalis (s. Abschn. 9.3.2.1) können sich eine schwere Hypernatriämie und Hypovolämie entwickeln, die unbehandelt zum Tod führen. Bei bestehender Restfunktion des mutierten AVP-NPII und erhaltener Prozessierung und Sekretion liegt ein weniger stark ausgeprägter Diabetes insipidus vor (s. Abschn. 9.4.1.2). Für beide Formen gilt, dass die körperliche und geistige Entwicklung der Patienten normal ist, sofern diese ausreichend Flüssigkeit zu sich nehmen bzw. rechtzeitig eine Substitutionstherapie mit einem AVP-Analogon erhalten (s. Abschn. 9.6.2).

Autopsien an Patienten mit autosomal-dominantem Diabetes insipidus centralis zeigen eine Verminderung von magnozellulären Neuronen und eine assoziierte Gliose (Braverman et al. 1965, Green et al. 1967). Immunhistochemische Untersuchungen belegen den spezifischen Verlust der AVP-produzierenden magnozellulären Neuronen. So zeigen die AVP-produzierenden parvozellulären Neuronen (sind nicht an der Kontrolle des Wasserhaushalts beteiligt) der paraventrikulären und suprachiasmatischen Kerne keine Veränderungen (s. Abschn. 9.4.1.2; Bergeron et al. 1991).

In der bildgebenden Diagnostik des zentralen Nervensystems mittels Kernspinresonanztomografie lassen sich bei Patienten mit einem angeborenen Diabetes insipidus centralis Veränderungen nachweisen: In T1-gewichteten Aufnahmen zeigen Gesunde einen hellen weißen Fleck im Bereich der hinteren Hypophyse, nicht aber Patienten mit autosomal-dominantem Diabetes insipidus centralis (Maghnie et al. 1992). Der Verlust des weißen Flecks könnte Folge des selektiven Untergangs AVP-produzierender, magnozellulärer Neuronen sein. Hierfür spricht auch die Beobachtung, dass bei Kaninchen die Signalstärke des weißen Flecks im Bereich der Neurohypophyse mit dem AVP-Gehalt der Neurohypophyse korreliert (Kurokawa et al. 1998). Ob auch Patienten mit einem autosomal-rezessiven Diabetes insipidus centralis diese Veränderungen im Bereich der Neurohypophyse zeigen, wurde bisher nicht untersucht.

#### 9.3.1.2 Erworbene Formen

Bei der erworbenen Form des Diabetes insipidus centralis liegt häufig ein plötzlicher Beginn der Symptomatik vor. Der Harn ist hypoton; das Harnvolumen kann in Extremfällen bis zu 25 l am Tag betragen. Die Miktionsfrequenz ist hoch und erfordert stündliche Harnentleerungen, auch während der Nacht. Es sind aber auch milde Verlaufsformen mit Urinmengen von 3–6 l/Tag möglich. Die Ausprägung des Diabetes insipidus wird durch das Ausmaß (z.B. Trauma oder Durchtrennung des Hypophysenstiels) und den Ort der Schädigung (Höhe der Verletzung im Hypophysenstiel) bestimmt. So führen hoch gelegene Verletzungen des Hypophysenstiels zu einer retrograden Degeneration der magnozellulären Neuronen mit einer persistierenden Klinik. Eine Regeneration der Neuronen ist dann, im Gegensatz zu tiefergelegenen Verletzungen des Hypophysenstiels, nicht mehr möglich. Die Folge ist ein persistierender Diabetes insipidus centralis.

Der *operativ bedingte* Diabetes insipidus centralis entwickelt sich typischerweise zwischen dem 1. und 6. postoperativen Tag und ist häufig mit einem anterioren Hypopituitarismus assoziiert. Die Symptomatik kann hierbei

1. passager für nur etwa 5 Tage bestehen,
2. triphasisch verlaufen (initialer Diabetes, passagere Besserung, nachfolgende persistierende Klinik) oder
3. von Beginn an persistieren.

Der *traumatische* Diabetes insipidus centralis (z.B. Unfall) kommt bei schweren Schädelverletzungen, v.a. in Verbindung mit Schädelfrakturen, vor. Ein anteriorer Hypopituitarismus wird selten beobachtet. Remissionen sind beim traumatischen Diabetes insipidus centralis möglich und können noch nach bis zu 6 Monaten eintreten.

Der *idiopathische* Diabetes insipidus centralis, dessen Ätiologie unbekannt ist, kann erst nach Ausschluss anderer Ursachen (entzündliche oder maligne Infiltrationen, s. Tabelle 9.4) diagnostiziert werden und erfordert Verlaufsbeobachtungen über mehrere Jahre (Charmandari u. Brook 1999). Eine Kombination des idiopathischen Diabetes insipidus centralis mit dem anterioren Hypopituitarismus ist selten.

### 9.3.2 Klinik und Verlauf des Diabetes insipidus renalis

#### 9.3.2.1 Angeborene Formen

Patienten mit angeborenem Diabetes insipidus renalis können bereits 1–2 Wochen nach der Geburt ausgeprägte klinische Symptome zeigen. Typisch sind wiederkehrendes Fieber unbekannter Ursache, Erbrechen, Trinkschwäche und Störungen der körperlichen und geistigen Entwicklung. Hingegen ist die typische Trias des Diabetes insipidus, bestehend aus Polyurie, Polydipsie und Asthenurie, bei Säuglingen nur bedingt zu beobachten. Es bestehen laborchemisch eine Hypernatriämie (Na>150 mM) und eine erhöhte Plasmaosmolarität. Die Osmolalität des Urins liegt unter der des Plasmas ($Urin_{osm}$<300 mosmol/kg), das spezifische Gewicht ist <1003 g/l (Asthenurie). Wird die Diagnose rechtzeitig gestellt und erhält das Kind eine ausreichende Flüssigkeitszufuhr, können ernste Komplikationen, wie körperliche und geistige Entwicklungsstörungen. vermieden werden. Im weiteren Verlauf ist die Kontrolle der Urinmengen wichtig, da anhaltend hohe Urinvolumina zur Balkenblase, Hydronephrose und schließlich zur terminalen Niereninsuffizienz führen können. Obwohl der Diabetes insipidus renalis in den meisten Fällen durch eine ausgeprägte Klinik gekennzeichnet ist, wurden mittlerweile für drei Patienten mit V2-Rezeptor-Mutation (D85N, G201D, P322S) und ein Patient mit zwei unterschiedlichen AQP2-Mutationen in beiden Allelen (L22V/R187C) auch milde Verlaufsformen beschrieben (s. Abschn. 9.4.2.2 und 9.4.3.2; Sadeghi et al. 1997b, Ala et al. 1998, Canfield et al. 1997).

#### 9.3.2.2 Erworbene Formen

Der erworbene Diabetes insipidus renalis ist sehr viel häufiger als der angeborene. Unter den zahlreichen Ursachen sind metabolische Störungen (Hypokaliämie, Hyperkalzämie), anatomische Veränderungen (Uretherobstruktion) und unerwünschte Arzneimittelwirkungen (Lithium, Demeclocyclin) zu nennen. In der Schwangerschaft kann ebenfalls ein Diabetes insipidus auftreten, der durch die Bildung großer Mengen plazentarer Vasopressinase bedingt ist, die zu einem raschen Abbau des AVP führt (Iwasaki et al. 1991). Das Spektrum der klinischen Symptomatik ist entsprechend der Ätiologie sehr unterschiedlich. So sind akute Verläufe mit einer massiven Polyurie von 10–20 l/Tag sowie sich langsam entwickelnde Verläufe mit geringeren Urinvolumina von 3–5 l/Tag beschrieben. In den meisten Fällen lässt sich nach Korrektur der zugrunde liegenden Störung eine Normalisierung der Nierenfunktion erreichen. Beim lithiuminduzierten Diabetes insipidus sind jedoch auch irreversible Verlaufsformen bekannt (Hwang u. Tuason 1980, Boton et al. 1987, Bendz et al. 1994, 1996, Markowitz et al. 2000).

## 9.4 Molekularbiologische Grundlagen

### 9.4.1 Vasopressin

#### 9.4.1.1 Synthese und enzymatische Prozessierung des AVP-NPII-Präprohormons

AVP wird als AVP-NPII-Präprohormon in magnozellulären Neuronen der Nuclei supraopticus et paraventricularis im Hypothalamus gebildet. Die mRNA kodiert zunächst für ein Signalpeptid von 19 Aminosäuren. Das Signalpeptid ist für die Bindung des aus dem Ribosom und der wachsenden Polypeptidkette bestehenden Komplexes an die Membran des rauen Endoplasmatischen Retikulums (rER) und den Übertritt der Polypeptidkette in das Lumen des rER verantwortlich. Die unmittelbar auf das Signalpeptid folgende Sequenz kodiert für AVP (9 Aminosäuren). Es schließen sich ein Verbindungsstück von 3 Aminosäuren (Gly-Lys-Arg) und das Trägerprotein NPII mit 93 Aminosäuren an. Schließlich folgt ein Glykoprotein von 39 Aminosäuren (Abb. 9.2; Land et al. 1982, Schmale et al. 1983). Im Lumen des ER wird das Signalpeptid vom Präprohormon durch eine Signalpeptidase entfernt. In den neurosekretorischen Vesikeln erfolgt dann die enzymatische Prozessierung des Prohormons zu AVP, NPII und Glykoprotein (Archer 1979).

Während die Bedeutung des Glykoproteins unbekannt ist, ist die Funktion des NPII durch die Aufklärung seiner Raumstruktur (Abb. 9.3, Chen et al. 1991) und durch Mutationsanalysen gut verstanden. NPII ist nicht nur Trägerprotein für AVP, sondern fungiert auch als Schutzprotein vor dessen proteolytischem Abbau und ist für die enzymatische Prozessierung des Prohormons von großer Bedeutung. Die NPII-Domäne bildet bereits im Prohormon die richtige Konformation aus. So kann die AVP-Domäne schon intramolekular im Prohormon an die NPII-Domäne binden (Kanmera u. Chaiken 1985). Auch eine Assoziation der NPII-Domänen untereinander (Dimerisierung) erfolgt bereits im Prohormon (Abb. 9.3, Rholam 1985, Breslow u. Burman 1990). Diese Dimerisierung wird durch die intramolekulare Bindung der AVP-Domäne an die NPII-Domäne begünstigt (Fassina u. Chaiken 1988, Kanmera u. Chaiken 1985). Ob auch Tetramere bzw. größere Oligomere gebildet werden, wie sie bei der Aufklärung der Kristallstruktur gefunden wurden, ist bislang nicht geklärt (Chen et al. 1991). Die Ausbildung der richtigen Raumstruktur ist auch für die enzymatische Prozessierung des Prohormons von Bedeutung, die schließlich zum reifen AVP und NPII führt (Kanmera u. Chaiken 1985, Brakch et al. 1993). So sind insbesondere die Erkennung und Spaltung der Lys-Arg-Sequenz (Übergang AVP-Domäne und NPII-Domäne) durch die Lys-Arg-Endopeptidase an bestimmte Raumstrukturen gebunden (Brakch et al. 1989, 1993). Dies erklärt auch, warum synthetische Peptide, die aus dem AVP-Nonapeptid, dem Gly-Lys-Arg-Verbindungsstück und den ersten 5 Aminosäuren des NPII bestehen, nur ein schlechtes Substrat der Lys-Arg-Endopeptidase darstellen (Abb. 9.2; Michel 1994). In den neurosekretorischen Granula liegt AVP über nichtkovalente Interaktionen mit NPII in einem Komplex vor. Nach der Freisetzung aus den Granula dissoziiert es jedoch rasch.

#### 9.4.1.2 Krankheitsauslösende Mutationen im AVP-NPII-Gen

Mittlerweile wurden 40 krankheitsauslösende Mutationen des AVP-NPII-Gens identifiziert (Tabelle 9.2, 9.3). Bei dem größten Teil (37 von 40) der Mutationen ruft bereits das Vorliegen eines defekten Allels die Erkrankung hervor (autosomal-dominanter Erbgang). Lediglich bei drei der identifizierten Mutationen im AVP-NPII-Gen manifestiert sich die Erkrankung nur dann, wenn die Mutation in beiden Allelen vorliegt (autosomal-rezessiver Erbgang).

Im Folgenden werden die Ergebnisse der funktionellen Analysen, die an den unterschiedlichen Mutanten durchgeführt wurden, dargestellt.

**Signalpeptidmutationen.** In dem für das Signalpeptid kodierenden Bereich sind 5 verschiedene Mutationen beschrieben worden (Tabelle 9.2). Bei 2 Mutationen (A-1T und ΔG227) konnte gezeigt werden, dass durch die Mutationen die Abspaltung des Signalpeptids durch die Signalpeptidase gestört ist (Ito et al. 1993, Beuret et al. 1999).

Der Aminosäureaustausch der A-1T-Mutante liegt unmittelbar am Übergang des Signalpeptids zum AVP. An einem künstlichen Translationssystem wurde bei der A-1T-Mutante das Signalpeptid in weniger als 25% der neu gebildeten Proteine abgespalten, beim wildtypischen Protein hingegen zu fast 100% (Ito et al. 1993). Die Expression der A-1T-Mutante in Neuro2A-Neuroblastomazellen, die neuronalen Ursprungs sind, führte ebenfalls zu einer gestörten Abspaltung des Signalpeptids (Ito 1997). Diese Befunde werden auch durch statistische Analysen gestützt, die an den Aminosäuresequenzen unterschiedlicher Signalpeptide durchgeführt wurden (von Heijne 1983, 1984, 1986). Signalpeptide weisen hydrophobe Abschnitte von 15–30 Aminosäuren auf, in denen selten geladene Reste vorkommen. An den Positionen -1 und -3 der Signalpeptide finden sich häufig kleine, nicht geladene Aminosäuren. Die Einführung des Threoninrests an Position -1 des Signalpeptids (anstelle des kleineren Alanins) stört offenbar die Erkennung und/oder die Abspaltung des Signalpeptids durch die Signalpeptidase. Auch in der A-1V-Mutante wird mit Valin ein größerer Aminosäurerest eingeführt. Es ist denkbar, dass die A-1V-Mutante analog der A-1T-Mutante zu einer gestörten Abspaltung des Signalpeptids führt. Auch bei der S-3F-Mutante dürfte eine ähnliche Störung der Abspaltung des Signalpeptids vorliegen, da der kleine Serin- durch einen größeren Phenylalaninrest ersetzt wird.

Zum Verlust des Startkodons des AVP-NPII-Präprohormons führen 2 Mutationen (ΔG227, ΔMPDT; Tabelle 9.2). Für die ΔG227-Mutation wurde gezeigt, dass durch die Verwendung eines alternativen Startkodons (12 Nukleotide vom ursprünglichen Start entfernt), ein um 4 Aminosäuren verkürztes AVP-NPII-Vorläufermolekül gebildet wird (Beuret et al. 1999). Die Verkürzung des Signalpeptids um 4 Aminosäuren beeinträchtigt weder die Synthese des AVP-NPII-Vorläufermoleküls am rER noch die Translokation in das ER-Lumen. Vielmehr ist auch bei dieser Mutante die Abspaltung des Signalpeptids gestört. Das im AVP-NPII-Vorläufermolekül verbleibende Signalpeptid verhindert die Zyklisierung des AVP (zwischen den Cysteinen an Position 1 und 6). In der Folge kommt es durch die freien SH-Gruppen der Cysteinreste zu intermolekularen kovalenten Bindungen zwischen den Präprohormonen und zur Aggregatbildung (Beuret et al. 1999).

**NPII-Mutationen.** Die meisten Mutationen liegen in dem Abschnitt, der für NPII kodiert (Abb. 9.6, Tabelle 9.2). Von den 37 Mutationen beim autosomal-dominanten Diabetes insipidus centralis führen 23 zum Austausch einer einzelnen Aminosäure (Missense-Mutanten). Eine weitere Mutation führt zum Verlust einer Aminosäure im zentralen Teil des NPII (Deletion). In 7 Mutationen wird ein zusätzliches Stoppkodon eingeführt, sodass ein vorzeitiger Kettenabbruch erfolgt (Nonsense-Mutante, Abb. 9.6, Tabelle 9.2).

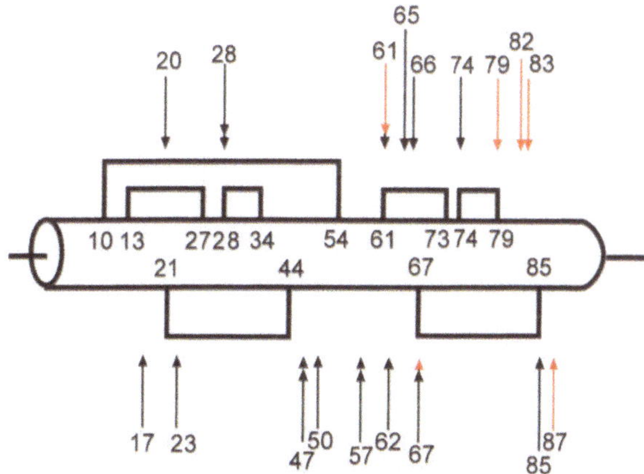


**Abb. 9.6.** Schema von Neurophysin II (*NPII*) mit Darstellung der Disulfidbrücken. *Pfeile* Mutationen (*schwarz* Missense-Mutationen, *rot* Nonsense-Mutationen) im *NPII*, *Doppelpfeile* 2 unterschiedliche Mutationen an einer Position, *Zahlen* Position der mutierten Aminosäuren im NPII-Molekül

NPII weist mit 7 intramolekularen Disulfidbrücken eine äußerst komplexe Struktur auf (Abb. 9.3). Somit wird verständlich, dass Veränderungen der Aminosäuresequenz die Ausbildung der korrekten Raumstruktur behindern. Dies gilt insbesondere für die Mutationen, in denen brückenbildende Cysteine durch andere Aminosäuren ersetzt werden (C21R, C28Y, C28R, C61S, C61Y, C67G, C74Y, C85G; Rutishauser et al. 1999, Hansen et al. 1997, Rittig et al. 1996, Grant et al. 1998, Skordis et al. 2000, DiMeglio et al. 2001, Fujii et al. 2000, van den Akker et al. 2000) oder die zusätzliche Cysteine einführen (R20C, G65C, R66C; Heppner et al. 1998, Rittig et al. 1996, Rutishauser et al. 1999). Bei Mutationen, die für einen vorzeitigen Kettenabbruch des Proteins kodieren, fehlen wichtige Abschnitte des NPII, so auch brückenbildende Cysteinreste (C61X, C67X, C74X, C79X, Q82X, P83X; Rittig et al. 1996, Nagasaki et al. 1995, Rutishauser et al. 1999; s. Abb. 9.6). Aber auch die Substitutionen von Glyzinresten, die im Bereich von $\beta$-Faltblatt-Strukturen liegen und für eine Rückfaltung der Polypeptidkette wichtig sind, stören die Ausbildung der korrekten Struktur (G14V, G17V, G23R, G57S, G57R, G65C, G65V; Rittig et al. 1996, Bahnsen et al. 1992, Ito et al. 1997, Nijenhuis et al. 1999, Ueta et al. 1996, Rauch et al. 1996).

Die Mutationen können auch zu Störungen der Bindung von AVP an NPII führen, die über Salzbrücken erfolgt. Hieran ist u.a. das Glutamat 47 im NPII beteiligt, das in den NPII-Mutanten ΔE47 und E47G fehlt bzw. durch einen Glyzinrest ausgetauscht ist (Yuasa et al. 1993, Nagasaki et al. 1995). Es ist aber anzunehmen, dass diese Mutationen auch Auswirkungen auf die Tertiärstruktur des Neurophysins haben. Glutamat 47 befindet sich in einem $\alpha$-helikalen Abschnitt des NPII, und der Verlust des Aminosäurerests bzw. die Substitution durch das flexible Glyzin könnten die Stabilität dieser Struktur erheblich beeinflussen.

Bisher ist noch nicht geklärt, wie beim autosomal-dominanten Diabetes insipidus centralis die Synthese eines mutierten AVP-NPII-Präprohormons die Prozessierung und die Sekretion des wildtypischen Präprohormons stört. Es ist aber wahrscheinlich, dass von den AVP-NPII-Mutanten zytotoxische Effekte ausgehen, die zu einer Degeneration der AVP-produzierenden magnozellulären Neuronen führen. Diese These wird durch folgende Beobachtungen gestützt: Das klinische Bild des familiären Diabetes insipidus entwickelt sich progredient. Nach einer zunächst unauffälligen Phase über Monate bis Jahre weisen die Betroffenen langsam abnehmende AVP-Plasmaspiegel auf. Demzufolge könnte in der frühen Kindheit zunächst durch das gesunde Allel eine normale AVP-Synthese erfolgt sein. Mit zunehmendem Krankheitsverlauf könnten sich die AVP-NPII-Mutanten in intrazellulären Kompartmenten anreichern und schließlich zur Degeneration der magnozellulären Neuronen führen, wie sie in histologischen Untersuchungen des Hypothalamus auch beschrieben worden sind (s. Abschn. 9.3.1.1). Da degenerierte Neuronen des zentralen Nervensystems nicht ersetzt werden können und die Synthese des AVP-NPII-Präprohormons nicht durch andere magnozelluläre Neuronen (z.B. oxytocinproduzierende Neuronen) übernommen werden kann, käme die AVP-Synthese schließlich zum Erliegen.

Tatsächlich gelang es *in vitro*, an Neuro2A-Neuroblastomazellen, die neuronaler Herkunft sind, zytotoxische Eigenschaften der mutierten AVP-NPII-Präprohormone nachzuweisen. Neuro2A-Zellen wurden für diese Untersuchungen gewählt, da sie durch die Gabe des Antiepileptikums Valproinsäure zu Neuronen differenziert werden können, die nicht mehr teilungsfähig sind – eine Eigenschaft, die auch die Neuronen des zentralen Nervensystems aufweisen. Die Expression wildtypischer oder mutierter AVP-NPII-Moleküle (A-1T, Δ47E, G57S, C67X) in teilungsfähigen Neuro2A-Zellen (ohne Valproinsäure) erbrachte zunächst keinen Hinweis auf eine Zellschädigung. An differenzierten, nicht mehr teilungsfähigen Neuro2A-Zellen (mit Valproinsäure) führte die Expression der AVP-NPII-Mutanten zu einem fortschreitenden Absterben der Zellen, nicht aber die Expression des wildtypischen AVP-NPII. Immunzytologische Analysen zeigten, dass die AVP-NPII-Mutanten im ER zu großen Aggregaten zusammengelagert waren. Hingegen wiesen Zellen, die das wildtypische AVP-NPII exprimierten, keine Aggregate im ER auf (Ito et al. 1997). Die Ausbildung solcher Aggregate wird durch die Synthese großer Mengen der AVP-NPII-Mutanten begünstigt, die über Veränderungen der Struktur und Funktion des ER und anderer Zellorganellen schließlich zum Zelltod führen (Nijenhuis et al. 1999). In den AVP-produzierenden magnozellulären Neuronen dürfte der Zelluntergang nach einem ähnlichen Mechanismus ablaufen, da gerade in diesen Zellen große Mengen des AVP-NPII bzw. der AVP-NPII-Mutanten gebildet werden. Dies könnte auch erklären, weshalb zwar eine Degeneration der AVP-produzierenden magnozellulären Neuronen zu beobachten ist, nicht aber der AVP-produzierenden parvozellulären Neuronen (Nijenhuis et al. 1999; s. Abschn. 9.3.1.1).

Ein ähnlicher Mechanismus liegt auch einer Form der autosomal-dominanten Retinitis pigmentosa zugrunde, die durch Mutationen im Licht-

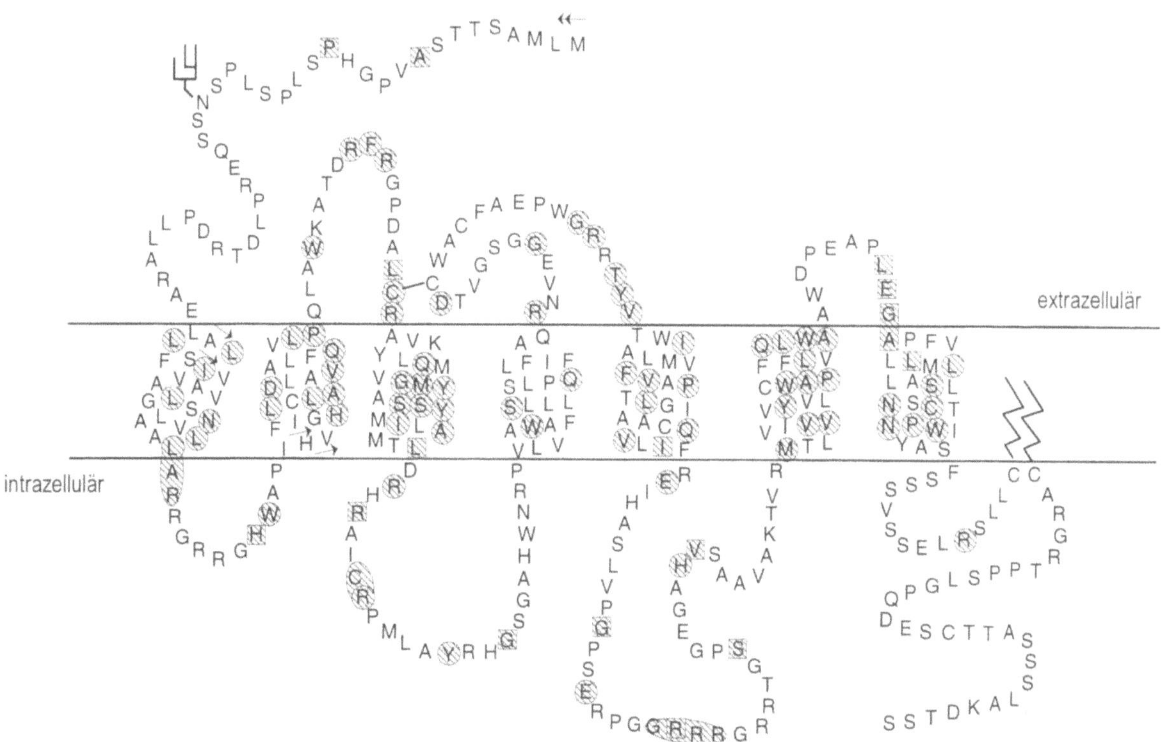


**Abb. 9.7.** Modell des Vasopressin-V2-Rezeptors. Die Darstellung der Aminosäuren ist im 1-Buchstaben-Kode. *Doppelpfeil* Beginn der Aminosäuresequenz, *Pfeile* Abfolge der Aminosäuren in den potenziellen Transmembrandomänen. Ferner sind gezeigt: Glykosylierung am Asparagin 12, Disulfidbrücke zwischen den Cysteinresten 112 und 192 und die Palmitoylierung an den Cysteinresten 341 und 342. *Symbole* krankheitsauslösende Mutationen im V2-Rezeptor

rezeptor Rhodopsin, einem G-Protein-gekoppelten Rezeptor, hervorgerufen wird. Auch hier wird vermutet, dass die Rhodopsinmutanten zunächst in intrazellulären Kompartmenten der nichtteilungsfähigen Stäbchen akkumulieren und dadurch im Verlauf von Jahrzehnten zu einer Degeneration der Stäbchen führen. Das mittlere Erkrankungsalter liegt zwischen dem 40. und 60. Lebensjahr.

**AVP-NPII-Mutationen beim autosomal-rezessiven Diabetes insipidus centralis.** Erst kürzlich wurde in 3 Familien ein autosomal-rezessiver Diabetes insipidus centralis beschrieben (Tabelle 9.3; Bichet et al. 1998, Willcutts et al. 1999). In einer Familie konnte eine Mutation identifiziert werden, die zu einem Austausch des Prolinrests an Position 7 im AVP durch einen Leucinrest führt (Willcutts et al. 1999); beide Allele wiesen die Mutation auf. 7-Leu-AVP, das sich im Plasma der betroffenen Patienten nachweisen lässt, zeigt eine 30-mal niedrigere Affinität zum V2-Rezeptor als das wildtypische AVP. Die 7-Leu-AVP-Spiegel waren bei allen 3 Patienten aus dieser Familie erhöht, und unter Dursten stiegen die Plasmakonzentrationen auf das bis zu 30fache des Normalwerts an (Willcutts et al. 1999).

Bei dem Patienten der zweiten Familie lag eine Mutation der Akzeptorspleißstelle am Intron-1-Exon-2-Übergang vor; auch hier waren beide Allele betroffen. Bei dem Patienten der dritten Familie wurden 2 unterschiedliche Mutationen gefunden: ein Allel wies die oben beschriebene Mutation der Akzeptorspleißstelle am Intron-1-Exon-2-Übergang auf, das zweite Allel eine Mutation des Stoppkodons (X163G). Es handelt sich also um einen so genannten Compound heterozygous. Die zellbiologischen Auswirkungen der beiden letztgenannten Mutationen auf die Synthese und das Prozessieren des AVP-NPII-Präprohormons sind noch nicht untersucht worden (Bichet et al. 1998).

### 9.4.2 Vasopressin-V2-Rezeptor

#### 9.4.2.1 Vasopressin-V2-Rezeptor-Gen kodiert für einen G-Protein-gekoppelten Rezeptor

Das Gen, das für den V2-Rezeptor kodiert, liegt auf dem kurzen Arm des X-Chromosoms (Xq28; Seibold et al. 1992). Es umfasst etwa 2 kb und weist 3 Exons und 2 Introns auf. Es kodiert für ein

Protein von 371 Aminosäuren, das zur Familie der G-Protein-gekoppelten Rezeptoren gehört (Birnbaumer et al. 1992, Lolait et al. 1992; Abb. 9.7). Diese umfasst beim Menschen über 1000 verschiedene Mitglieder (Genprodukte). Gemeinsame strukturelle Merkmale dieser Proteine sind ein extrazellulärer N-Terminus, ein intrazellulärer C-Terminus sowie 7 Transmembrandomänen (Abb. 9.7). Der V2-Rezeptor wird im ER und im Golgi-Apparat posttranslational modifiziert. Im ER wird vermutlich eine Disulfidbrücke zwischen Cysteinresten der 1. (Cysteinrest 112) und 2. (Cysteinrest 192) extrazellulären Schleife ausgebildet. Fettsäurereste werden kovalent an die Cysteinreste 341 und 342 (Palmitoylierung; Schülein et al. 1996, Sadeghi et al. 1997a) sowie Zuckerreste (Mannose) kovalent an Asparagin 12 (*N*-Glykosylierung) gebunden. Im Golgi-Apparat werden dann an Serin- und Threoninresten des N-Terminus weitere Zuckerreste gebunden (*O*-Glykosylierung, Sadeghi et al. 1999). Außerdem wird im Golgi-Apparat das mannosereiche Glykan am Asparagin 12 durch ein komplexes Glykan ersetzt.

Die Bindung des natürlichen Liganden AVP an den V2-Rezeptor führt zur Aktivierung des G-Proteins $G_s$, welches zur Stimulation einer membranständigen Adenylylzyklase führt (in der Niere werden v.a. die Adenylylzyklasesubtypen V und VI exprimiert, in geringen Mengen auch die Subtypen IV und IX, Shen et al. 1997; Abb. 9.5). In der Folge wird aus ATP der Botenstoff zyklisches Adenosinmonophosphat (cAMP) gebildet. Durch den Anstieg von cAMP kommt es zur Aktivierung der cAMP-abhängigen Proteinkinase (PKA). Nach der Phosphorylierung von AQP2 durch die PKA wird der Wasserkanal AQP2 aus intrazellulären Vesikeln in die apikale Membran der Prinzipalzellen transloziert (s. auch Abschn. 9.4.4.1). Dieser Prozess ist bisher auf molekularer Ebene kaum verstanden.

#### 9.4.2.2 Krankheitsauslösende Mutationen des Vasopressin-V2-Rezeptor-Gens

Im V2-Rezeptor-Gen sind mittlerweile mehr als 150 verschiedene Mutationen bei Patienten mit einem X-chromosomal vererbten Diabetes insipidus renalis identifiziert worden (Übersichten in Rosenthal et al. 1996, Bichet 1997, Oksche u. Rosenthal 1998). Etwa die Hälfte aller Mutationen führt zu einem Austausch einzelner Aminosäuren. In etwa 25% der Fälle führen Deletionen von 1–35 Nukleotiden zu einer Verschiebung des Leserasters, und 10% aller Mutationen führen vorzeitige Stoppkodons ein, die einen frühzeitigen Abbruch der Synthese der Polypeptidkette zur Folge haben (Bichet et al. 1999). In 5% fehlen große Abschnitte des V2-Rezeptor-Gens, in 4% liegen kleine Deletionen von 3–12 Nukleotiden vor, bei denen das Leseraster erhalten bleibt, und in 2% liegen Mutationen an den Spleißstellen vor. Die Mutationen sind über das ganze Gen verteilt, wobei eine Häufung im Bereich der Transmembrandomänen vorliegt. In einer Untersuchung, die 243 Familien mit X-chromosomal vererbtem Diabetes insipidus renalis umfasst, wurde für keinen Genotypen eine Häufigkeit >4% beobachtet (Tabelle 9.6; Bichet et al. 1999).

Die identifizierten Mutationen des V2-Rezeptors lassen sich entsprechend ihres Phänotyps in Gruppen untergliedern. Diese Klassifikation wurde zuerst für Mutanten des LDL-Rezeptors aufgestellt und später für Mutanten des V2-Rezeptors modifiziert (Tsukaguchi et al. 1995). Entsprechend dieser Klassifikation können die beschriebenen Mutanten des V2-Rezeptors in 3 Gruppen untergliedert werden.

1. Der *Gruppe I* werden Mutanten zugeordnet, die an die Plasmamembran transportiert werden, aber einen Defekt in der Ligandenbindung und/oder in der G-Protein-Aktivierung zeigen.
2. Zur *Gruppe II* gehören die Mutanten, die einen Transportdefekt aufweisen.
3. Zur *Gruppe III* werden Mutationen gezählt, die zu einer verminderten Synthese oder Stabilität der mRNA führen.

**Tabelle 9.6.** Wiederholt auftretende Mutationen im V2-Rezeptor-Gen, untersucht wurden die V2-Rezeptor-Genotypen von 243 Familien, die einen X-chromosomal-rezessiv vererbten Diabetes insipidus renalis aufweisen. Die Mutationen sind nach den Veränderungen auf Aminosäureebene bezeichnet (1-Buchstaben-Kode für die wildtypische Aminosäure, Position im V2-Rezeptor, 1-Buchstaben-Kode für die eingeführte Aminosäure)

| Mutation | Vorkommen in 243 Familien |
|---|---|
| R137H | 8-mal |
| R337X | 8-mal |
| R113W | 7-mal |
| R202C | 6-mal |
| S167L | 6-mal |
| V88M | 6-mal |
| ΔV278 | 6-mal |
| Y128C | 5-mal |
| D85N | 4-mal |
| Y205C | 4-mal |
| 803insG[a] | 3-mal |
| R181C | 3-mal |

[a] Angegeben: Veränderung auf der Ebene der cDNA, da hier eine komplexe Veränderung der Aminosäuresequenz vorliegt (Insertion eines einzelnen Nukleotids führt zur Verschiebung des Leserasters).

**Tabelle 9.7.** Funktionelle Eigenschaften von V2-Rezeptor-Mutanten. Dargestellt sind V2-Rezeptor-Mutanten mit Missense-Mutationen, die funktionell analysiert wurden. Die Mutanten sind entsprechend ihrer Veränderungen auf der Aminosäureebene bezeichnet (1-Buchstaben-Kode für die wildtypische Aminosäure, Position im V2-Rezeptor, 1-Buchstaben-Kode für die eingeführte Aminosäure). Die Angaben zur Einteilung der Mutanten in Gruppen I, II oder I/II richten sich nach Störungen der Funktion (Gruppe I), des Transports (Gruppe II) oder einer kombinierten Störung von Transport und Funktion (Gruppe I/II, s. Abschn. 9.4.2.1)

| Aminosäureveränderung | Gruppe | Funktioneller Defekt | Referenz |
|---|---|---|---|
| L44P | II | Keine [$^3$H]AVP-Bindung | Oksche et al. 1996 |
| L44F | I | Keine [$^3$H]AVP-Bindung | Oksche et al. 1996 |
| I46K | II | Keine [$^3$H]AVP-Bindung, geringe Stimulation der AC | Pasel et al. 2000 |
| L53R | n. b. | Keine Restfunktion | Wildin et al. 1998 |
| N55H | II | Keine [$^3$H]AVP-Bindung | Ala et al. 1998 |
| N55D | n. b. | Keine Restfunktion | Wildin et al. 1998 |
| L59P | II | Keine [$^3$H]AVP-Bindung | Ala et al. 1998 |
| L62P | II | Keine [$^3$H]AVP-Bindung, keine Stimulation der AC | Krause et al. 2000 |
| Δ62–64 | II | Keine [$^3$H]AVP-Bindung, keine Stimulation der AC | Krause et al. 2000 |
| L81F | n. b. | Restfunktion bei sehr hoher AVP-Konzentration | Wildin et al. 1998 |
| L83Q | II | Keine [$^3$H]AVP-Bindung | Ala et al. 1998 |
| A84D | II | Keine [$^3$H]AVP-Bindung | Albertazzi et al. 2000 |
| D85N | I | 6fach verminderte Affinität für [$^3$H]AVP, $EC_{50}$ für die AVP-vermittelte Stimulation der AC 50fach reduziert | Sadeghi et al. 1997b |
| V88M | II | Keine [$^3$H]AVP-Bindung | Ala et al. 1998 |
| P95L | n. b. | Keine Restfunktion | Wildin et al. 1998 |
| W99F | I | Keine [$^3$H]AVP-Bindung | Albertazzi et al. 2000 |
| R104C | II | $B_{max}$ 10fach vermindert, $EC_{50}$ für die AVP-vermittelte Stimulation der AC 1,5fach vermindert | Inabe et al. 2000 |
| F105V | I | Keine [$^3$H]AVP-Bindung, $EC_{50}$ für die AVP-vermittelte Stimulation der AC etwa 700fach reduziert | Pasel et al. 2000 |
| R106C | I | Keine [$^3$H]AVP-Bindung, geringe Stimulation der AC | Pasel et al. 2000 |
| R113W | I>II | 20fach verminderte Affinität für [$^3$H]AVP, $B_{max}$ 10fach vermindert | Birnbaumer et al. 1994 |
| G122R | n. b. | Keine Restfunktion | Wildin et al. 1998 |
| Y128S | I | Keine [$^3$H]AVP-Bindung | Pan et al. 1994 |
| I130F | II | Keine [$^3$H]AVP-Bindung, geringe Stimulation der AC | Pasel et al. 2000 |
| R137H | I>II | Keine Aktivierung der AC, $B_{max}$ 10fach vermindert, ligandunabhängige Internalisierung durch konstitutive $\beta$-Arrestin-2-Bindung | Rosenthal et al. 1993, Barak 2001 |
| R143P | II>I | $B_{max}$ 10fach vermindert, $EC_{50}$ für die AVP-vermittelte Stimulation der AC 2fach vermindert | Tsukaguchi et al. 1995 |
| C142W/R143G | II | Keine [$^3$H]AVP-Bindung | Ala et al. 1998 |
| W164S | II | Keine [$^3$H]AVP-Bindung | Oksche et al. 1996 |
| S167L | II | Keine [$^3$H]AVP-Bindung | Oksche et al. 1996 |
| S167T | II | Keine [$^3$H]AVP-Bindung | Oksche et al. 1996 |
| R181C | I | 26fach verminderte Affinität für [$^3$H]AVP | Pan et al. 1994 |
| G185C | I | Keine [$^3$H]AVP-Bindung, keine AC-Aktivierung | Schülein et al. 2000 |
| G201D | II>I | $B_{max}$ 5fach vermindert, $EC_{50}$ für die AVP-vermittelte Stimulation der AC 50fach vermindert | Sadeghi et al. 1997b |
| R202C | I | Keine [$^3$H]AVP-Bindung, $EC_{50}$ für die AVP-vermittelte Stimulation der AC 35fach vermindert | Schülein et al. 2000 |
| ΔR202 | I | Keine [$^3$H]AVP-Bindung | Ala et al. 1998 |
| T204N | II>I | $K_D$ für [$^3$H]AVP 10fach vermindert, $B_{max}$ 24fach vermindert | Postina et al. 2000 |
| Y205C | II | Keine [$^3$H]AVP-Bindung | Postina et al. 2000 |
| V206D | II | Keine [$^3$H]AVP-Bindung | Postina et al. 2000 |
| I209F | II | Keine [$^3$H]AVP-Bindung | Ala et al. 1998 |
| L219P | n. b. | Keine Restfunktion | Wildin et al. 1998 |
| M272K | n. b. | Keine Restfunktion | Wildin et al. 1998 |
| V277A | I | Verminderte Stimulation der AC, normale $K_D$ für AVP | Wenkert et al. 1996 |
| ΔV278/279 | II | Keine [$^3$H]AVP-Bindung | Tsukaguchi et al. 1995 |
| Y280C | II | Keine [$^3$H]AVP-Bindung | Wenkert et al. 1996 |
| P286R | I | Keine [$^3$H]AVP-Bindung | Pan et al. 1994 |
| L292P | II | Keine [$^3$H]AVP-Bindung | Wenkert et al. 1996 |
| A294P | II | Keine [$^3$H]AVP-Bindung | Ala et al. 1998 |
| S315R | n. b. | Keine Restfunktion | Wildin et al. 1998 |
| N317K | n. b. | Restfunktion bei sehr hoher AVP-Konzentration | Wildin et al. 1998 |
| N321Y | n. b. | Restfunktion bei sehr hoher AVP-Konzentration | Wildin et al. 1998 |
| P322S | I | 200fach verminderte Affinität für [$^3$H]AVP, verminderte AC-Aktivierung | Ala et al. 1998 |
| P322H | I | 600fach verminderte Affinität für [$^3$H]AVP, keine Stimulation der AC | Ala et al. 1998 |
| R337X | II | Keine [$^3$H]AVP-Bindung, keine Stimulation der AC | Sadeghi et al. 1997c, Wenkert et al.1997, Oksche et al. 1998 |

**Gruppe I.** Zur Gruppe I gehören die Mutanten D85N, W99R, F105V, R106C, R181C, R202C, ΔR202, G185C, P322S, P322H (Sadeghi 1997b, Albertazzi et al. 2000, Pasel et al. 2000, Pan 1994, Ala 1998, Schülein et al. 2000; Tabelle 9.7).

In 4 der 7 Mutanten treten die Veränderungen der Aminosäuresequenz in der 2. extrazellulären Schleife auf. Dies ist von Bedeutung, da die 1. und die 2. extrazelluläre Schleife wesentlich an der Ausbildung der AVP-Bindungsstelle beteiligt sind. So konnte durch Photoaffinitätsmarkierung für 2 Aminosäuren der 1. extrazellulären Schleife (Threoninrest 102, Argininrest 106) eine Beteiligung an der Ligandenbindung nachgewiesen werden (Kjoro et al. 1993). Darüber hinaus wurde auch für den Aspartatrest 103 der 1. extrazellulären Schleife sowie den Argininrest 202 der 2. extrazellulären Schleife eine Beteiligung an der Bindung des V2-selektiven Agonisten dDAVP gezeigt (Ufer et al. 1995, Cotte et al. 1998). Es ist daher wahrscheinlich, dass die Aminosäureaustausche in den 4 oben genannten Mutanten die Ausbildung der AVP-Bindungsdomäne oder den Zugang des AVP zu den Resten stören, die an der direkten Bindung beteiligt sind.

In der D85N-Mutante, in der ein Aspartatrest der 2. Transmembrandomäne durch einen Asparaginrest ausgetauscht wird, ist v.a. die Aktivierung des G-Proteins vermindert; es findet sich jedoch auch eine leicht verminderte Affinität der Mutante für AVP (Sadeghi et al. 1997b).

Die Mutanten P322S und P322H führen zum Austausch eines bei vielen G-Protein-gekoppelten Rezeptoren konservierten Prolinrests der 7. Transmembrandomäne. Wie durch diesen Austausch eine Änderung der Affinität für AVP resultiert, ist unklar (Ala et al. 1998).

**Gruppe II.** Der größte Teil der bisher analysierten V2-Rezeptor-Mutanten ist der Gruppe II (Transportdefekt) zuzuordnen. Beim Transport neu synthetisierter V2-Rezeptoren zur Membranoberfläche werden mehrere, voneinander abgrenzbare Stationen durchlaufen. Somit sind Störungen des Transports an unterschiedlicher Stelle möglich.

Zu Beginn wird die entstehende Polypeptidkette in die Membran des rER eingefädelt. Hierbei bildet sich die richtige Orientierung und Faltung des Proteins aus. Im ER erfolgen auch die meisten posttranslationalen Modifikationen (s. Abschn. 9.4.2.1), die z.T. auch für die richtige Rezeptorfaltung von Bedeutung sind (z.B. Ausbildung der Disulfidbrücken, Schülein et al. 2000). Vom ER aus werden dann nur solche Rezeptoren in den Golgi-Apparat transportiert, die die richtige Faltung aufweisen.

Die meisten Gruppe-II-Mutanten werden bereits im ER zurückgehalten (Tabelle 9.7). An diesem Prozess sind vermutlich Chaperone beteiligt, die an die fehlgefalteten Proteine binden und dadurch den Export aus dem ER verhindern. Zu der Gruppe der Chaperone gehören u.a. die kalziumbindenden Proteine Calnexin (ER-Membran), Calreticulin (ER-Lumen) und BiP (ER-Lumen). Welche Chaperone bei der Retention der fehlgefalteten V2-Rezeptor-Mutanten eine Rolle spielen, ist unbekannt. So ist auch nicht untersucht, wo die fehlgefalteten V2-Rezeptor-Mutanten schließlich abgebaut werden (z.B. Lysosom, Proteasom).

Die strukturellen Voraussetzungen für die Bildung eines transportkompetenten und funktionell aktiven Rezeptors werden gegenwärtig charakterisiert. Hierbei kommt dem membrannahen Abschnitt des intrazellulären C-Terminus, der sich zwischen der 7. Transmembrandomäne und der Palmitoylierung (Cysteinreste 341, 342) befindet (Abb. 9.7), eine besondere Rolle zu:

Bei der krankheitsauslösenden R337X-Mutante liegt eine Verkürzung des C-Terminus (umfasst im wildtypischen Rezeptor 44 Aminosäuren) um 35 Aminosäuren vor, sodass der V2-Rezeptor bereits 9 Aminosäuren nach der 7. Transmembrandomäne endet. Biochemische und mikroskopische Analysen haben gezeigt, dass die R337X-Mutante im ER akkumuliert und keine funktionelle Restaktivität hat (Sadeghi et al. 1997c, Oksche et al. 1998). Auch ein chimärer V2-Rezeptor, der anstelle des eigenen C-Terminus den C-Terminus des $\beta$2-adrenergen Rezeptors aufwies, wurde wie die R337X-Mutante im ER zurückgehalten und zeigte keine funktionelle Aktivität (Oksche et al. 1998). Hingegen wird ein um 30 Aminosäuren verkürzter V2-Rezeptor (C342X) an die Plasmamembran transportiert und weist funktionelle Aktivität auf (Sadeghi et al. 1997c). Weitere Analysen zeigten, dass im membrannahen Abschnitt des C-Terminus ein Motiv vorliegt, das aus einem sauren (Glutamat 335) und 2 hydrophoben Aminosäureresten (Leucin 339, Leucin 340; *EXXXLL*) besteht (Schülein et al. 1998a). Dieses Motiv konnte auch in einer großen Zahl anderer G-Protein-gekoppelter Rezeptoren gefunden werden (Schülein et al. 1998a). Der Austausch des Glutamatrests durch einen Glutaminrest führte, wie auch der Austausch des Leucinrests 339 durch einen Threoninrest, zur Retention des V2-Rezeptors im ER. Der Austausch von Leucin 340 durch einen Threoninrest hatte zwar eine Verminderung des Transports zur Oberfläche des

V2-Rezeptors zu Folge, jedoch keinen Verlust der Funktion (Schülein et al. 1998a). Computergestützte Modellierungen des V2-Rezeptors deuten an, dass das Motiv Teil einer U-förmigen Schlaufe ist, die durch hydrophobe Wechselwirkungen stabilisiert wird. Diese Schlaufe bindet wahrscheinlich an die 1. intrazelluläre Schleife und ermöglicht so eine transportkompetente Faltung des Rezeptormoleküls (Krause et al. 2000).

**Gruppe I/II.** Zahlreiche Mutationen weisen kombinierte Defekte auf, d.h. neben Störungen des Oberflächentransports liegen auch funktionelle Defekte vor (Gruppe I/II). Hierzu zählen die Mutanten R137H, R113W, R143P, G201D (Rosenthal 1993, Birnbaumer 1994, Tsukaguchi 1995, Sadeghi 1997b, Tabelle 9.7). Von besonderer Bedeutung ist der Austausch von Arginin 137 durch einen Histidinrest (R137H). Der Austausch liegt in einem Motiv vor (D/E-R-Y/H; befindet sich am Übergang der 3. Transmembrandomäne zur 2. intrazelluläre Schleife), das in G-Protein-gekoppelten Rezeptoren konserviert ist (Abb. 9.7). Es wird vermutet, dass dieser Argininrest an der direkten Aktivierung der G-Proteine beteiligt sein könnte. In Übereinstimmung mit dieser Hypothese zeigen *in vitro*-Untersuchungen, dass bei der R137H-Mutante keine AVP-vermittelte Aktivierung der Adenylylzyklase erfolgt (Rosenthal et al. 1993). Jedoch führte die Substitution des konservierten Argininrests im D/E-R-Y/H-Motiv des $\beta 2$-adrenergen Rezeptor durch Histidin zu keiner Störung der G-Protein-Aktivierung (Seibold et al. 1998). Bislang ist nicht geklärt wieso die Mutationen im D/E-R-Y/H-Motiv des V2- und des $\beta 2$-adrenergen Rezeptors unterschiedliche Auswirkungen haben. Es wird damit aber deutlich, dass experimentelle Befunde, die an den einzelnen G-Protein-gekoppelten Rezeptoren gefunden wurden, nicht generell auf andere Rezeptoren übertragen werden können. Neben dem kompletten Defekt der G-Protein-Aktivierung liegt bei der R137H-Mutante auch eine gegenüber dem wildtypischen Rezeptor auf 10% verminderte Oberflächenexpression vor. Die Ursache für den Transportdefekt ist nicht bekannt (Rosenthal et al. 1993).

Für drei Mutanten (D85N, G201D und P322S), die der Gruppe I und/oder II zugeordnet werden, konnte eine Restaktivität gezeigt werden. Diese *in vitro*-Befunde stehen mit dem nur gering ausgeprägten Diabetes insipidus der Patienten in Einklang (Tabelle 9.7). Ob auch andere Mutanten, die eine Restfunktion aufweisen (z.B. R202C, Schülein et al. 2000), durch hohe Dosen von dDAVP behandelt werden können, muss in klinischen Studien überprüft werden.

**Gruppe III.** Mutationen, die mit einer verminderten Bildung von mRNA einhergehen oder eine verminderte Stabilität der mRNA aufweisen und damit der Gruppe III zuzuordnen sind, sind schwer nachzuweisen. Dies ist v.a. darauf zurückzuführen, dass Untersuchungen zur Stabilität der mRNA, die für den V2-Rezeptor kodiert, in den betroffenen Patienten nur selten möglich sind. Der V2-Rezeptor wird fast ausschließlich in den Hauptzellen der renalen Sammelrohre exprimiert. Somit sind die Zellen, in denen die mRNA und das Protein natürlicherweise gebildet werden, nur schwer zu isolieren. Hingegen sind solche Untersuchungen bei Patienten mit familiärer Hypercholesterinämie und defektem LDL-Rezeptor relativ einfach durchzuführen (der LDL-Rezeptor wird u.a. in leicht zugänglichen Bindegewebezellen gebildet).

Eine Möglichkeit, *in vitro* den Einfluss von V2-Rezeptor-Gen-Mutationen auf die Synthese und Stabilität von mRNA zu untersuchen, wurde kürzlich vorgestellt (Oksche et al. 1997). So kann genomische DNA, die für wildtypische oder mutierte V2-Rezeptoren kodiert, durch Transfektion in Zelllinien eingebracht werden. Wird anschließend die RNA der transfizierten Zellen isoliert, kann die Menge der spezifischen V2-Rezeptor-mRNA in Northern-Blot-Analysen bestimmt werden. So fanden sich für die meisten Mutationen, die ein vorzeitiges Stoppkodon in der mRNA einführen (Y124X, W193X, W284X, L312X), deutlich verminderte V2-Rezeptor-mRNA-Mengen (Oksche et al. 1997).

### 9.4.3 Aquaporin-2

#### 9.4.3.1 Aquaporin-2-Gen

Das Gen, das für den AVP-regulierten Wasserkanal AQP2 kodiert, liegt auf dem kurzen Arm des Chromosoms 12 (12q13; Deen et al. 1994). Es umfasst etwa 5,5 kb und weist 4 Exons und 3 Introns auf. Das Gen kodiert für ein Protein von 271 Aminosäuren (Abb. 9.8).

Ein Vergleich aller Wasserkanäle, die bisher aus Säugetieren, Pflanzen und Bakterien kloniert wurden, zeigt, dass der Aufbau mit 6 Transmembrandomänen und den intrazellulären C- und N-Termini konserviert ist. Von großer struktureller Bedeutung ist ein Motiv von 3 Aminosäuren (Asparagin, Prolin und Alanin: NPA), das in der 1. intrazellulären und der 3. extrazellulären Schleife aller Wasserkanalproteine vorliegt. Durch die Zusammenlagerung der beiden NPA-Motive bildet sich die selektive Wasserpore aus (Uhrglasmodell). Strukturuntersuchungen am AQP1 zeigen, dass die Wasserpore innerhalb der dicht gepackten 6 Transmembrandomänen liegt (Ren et al. 2000). Jeweils 4 AQP1-Moleküle lagern sich so zu einem Homotetramer zusammen (Ren et al. 2000). Die Bildung der AQP-Tetramere erfolgt im Golgi-Apparat (Kamsteeg et al. 1999) und ist Voraussetzung für den vesikulären Transport vom Golgi-Apparat in subapikale Zytoplasmaregionen bzw. an die Plasmamembran.

Die intrazellulären Vesikel dienen als Reservoir für AQP2-Proteine in den unstimulierten Zellen. Erst unter AVP-Stimulation wird AQP2 in die apikale Membran transloziert (Wade et al. 1986, Breyer u. Ando 1994, Nielsen et al. 1993). Für diesen regulierten Transport ist die Phosphorylierung des Serins 256 im intrazellulären C-Terminus des AQP2 durch die PKA von entscheidender Bedeutung (Abb. 9.8). Wird die Aktivität der PKA durch einen Inhibitor gehemmt oder Serin 256 im AQP2 durch Alanin substituiert, findet der Transport nicht mehr statt (Fushimi 1997).

Neue Befunde deuten darauf hin, dass die PKA über PKA-Ankerproteine (AKAP) an den Vesikeln oder anderen Kompartmenten lokalisiert ist (Klußmann et al. 1999). Wird die Verankerung der PKA an die AKAP durch Peptide verhindert, die die Bindungsstelle der AKAP für die PKA blockieren, ist der Transport von AQP2 an die Plasmamembran vollständig unterdrückt (Klußmann et al. 1999).

Den letzten Schritt der Translokation der AQP2-haltigen Vesikel bilden das Docking und die Fusion der Vesikel mit der apikalen Membran. Dieser Prozess ist vermutlich mit der neuronalen Exozytose vergleichbar. Tatsächlich konnten mit Synaptobrevin-2 (Liebenhoff u. Rosenthal 1995, Nielsen et al. 1995), Syntaxin-4 (Mandon et al. 1996) und SNAP-23 (Inoue et al. 1998) Proteine identifiziert werden, die identisch oder homolog zu Proteinen der neuronalen Exozytose sind. In Analogie zur neuronalen Exozytose könnten sich Synaptobrevin-2 (in der Vesikelmembran) sowie Syntaxin-4 und SNAP-23 (beide in der Plasmamembran) zu einem Komplex zusammenlagern.

#### 9.4.3.2 Krankheitsauslösende Mutationen des Aquaporin-2-Gens

Für das AQP2-Gen sind 20 verschiedene Mutationen beschrieben (Abb. 9.8, Tabelle 9.8). 19 Mutationen wurden beim autosomal-rezessiven Diabetes insipidus gefunden. Für eine Mutation ist ein autosomal-dominanter Erbgang nachgewiesen. Für zwei weitere Mutationen (nicht in Tabelle 9.8 bzw. Abb. 9.8 aufgeführt) ist ein autosomal-dominanter Erbgang wahrscheinlich, da bei den Patienten lediglich eine Mutation in einem Allel identifiziert werden konnte (Bichet et al. 1998).

Funktionsanalysen zu den Mutanten sind nur schwierig zu erheben, da das AQP2-Protein, wie der V2-Rezeptor, fast ausschließlich in den Sammelrohren der Niere exprimiert wird. Somit steht Gewebe z.B. für biochemische und mikroskopische Analysen nicht zur Verfügung. Oozyten von *Xenopus laevis* stellen ein geeignetes Expressionssystem zur Analyse der AQP2-Mutanten dar. Hierzu wird *in vitro* synthetisierte mRNA, die für wildtypisches oder mutiertes AQP2 kodiert, in Oozyten injiziert. Nach 1–3 Tagen, d.h. nach erfolgter Synthese der Proteine, können Messungen zur Wasserpermeabilität der Oozytenmembran durchgeführt werden. Oozyten, die das wildtypische AQP2 produzieren, schwellen in einer hypotonen Nährlösung rasch an und platzen schließlich, Oozyten, die nur mit Puffer injiziert wurden, dagegen nicht (Sasaki 1992, Deen 1994). Aus der Geschwindigkeit, mit der die Oozyten anschwellen, kann die Wasserpermeabilität berechnet werden. In gleicher Weise werden die AQP2-Mutanten untersucht und dann mit dem wildtypischen AQP2 verglichen. Mit diesem Versuchsansatz wurden bisher die meisten AQP2-Mutanten auf ihre funktionellen Eigenschaften hin untersucht. Die Ergebnisse aus diesen Untersuchungen werden im Folgenden beschrieben.

Die meisten AQP2-Mutanten, die bei dem autosomal-rezessiven Diabetes insipidus gefunden wurden, werden bereits im ER zurückgehalten und gelangen nicht zur Plasmamembran (van Lieburg et al. 1994, Deen et al. 1995, Mulders et al. 1997, Yamachi et al. 1999, Goji et al. 1998, Canfield et al. 1997, Kuwahara et al. 1998). Für viele Mutanten liegt neben einem umschriebenen Transportdefekt auch ein Verlust der wasserleitenden Eigenschaften vor (Tabelle 9.8). Für die Mutanten T126M und A147T (die ebenfalls im ER zurückgehalten werden), wurde eine erhaltene Wasserpermeabilität – wenn auch geringer als beim wildtypischen AQP2 – gefunden (Deen et al. 1995, Mulders et al. 1997, Tamarappoo et al. 1998). Bei diesen Mutanten sind weitergehende Untersuchungen sinnvoll, inwieweit der Transportdefekt durch pharmakologische Intervention überwunden werden kann. Tatsächlich ließen sich an den AQP2-Mutanten T126M und A147T, die in Gegenwart chemischer Chaperone wie Glyzerol und Trimethylaminoxid exprimiert wurden (in Oozyten

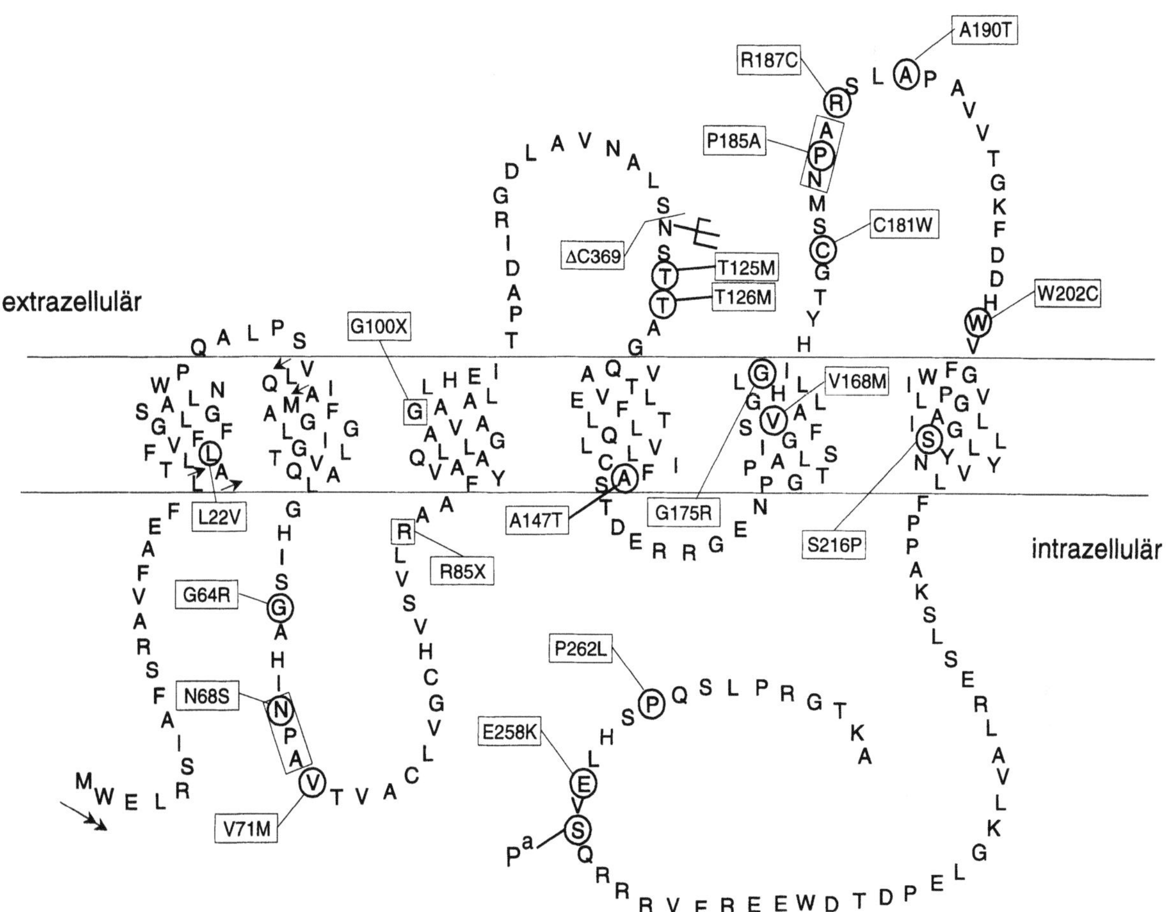


**Abb. 9.8.** Modell von Aquaporin-2. Die Darstellung der Aminosäuren ist im 1-Buchstaben-Kode gehalten. *Doppelpfeil* Beginn der Aminosäuresequenz, *Pfeile* Abfolge der Aminosäuren in den potenziellen Transmembrandomänen. Die Glykosylierung am Asparagin 123 ist dargestellt. *Rechtecke* hochkonservierte NPA-Motive der 1. intrazellulären und der 3. extrazellulären Schleife. Die Phosphorylierungsstelle durch die Proteinkinase A ist dargestellt ($P^a$). *Kreise* krankheitsauslösende Mutationen, in den *Rechtecken* beschrieben. Im Fall der einen Basendeletion ist die Veränderung auf der Ebene der cDNA angegeben

und tierischen Zelllinien), eine Rekonstitution sowohl des Transports als auch der Wasserpermeabilität erzielen (Tamarappoo et al. 1998).

Auch der Einfluss der dominant-negativen E258K-Mutante auf wildtypisches AQP2 wurde an Oozyten aufgeklärt (Kamsteeg et al. 1999). Wurde die AQP2-Mutante E258K in Oozyten exprimiert, so war eine Akkumulation der Mutante im Golgi-Apparat zu erkennen. In der Plasmamembran waren hingegen nur sehr geringe Mengen des mutierten Proteins nachzuweisen. Im Gegensatz dazu war wildtypisches AQP2 v.a. in der Plasmamembran nachweisbar. Bei gleichzeitiger Expression der E258K-Mutante und des wildtypischen AQP2 wurde auch wildtypisches AQP2 im Golgi-Apparat zurückgehalten. Entsprechend mathematischer Modelle genügt bereits ein E258K-Molekül in einem Tetramer, um die Translokation in die Plasmamembran zu verhindern (Kamsteeg et al. 1999, Deen 1999). Im Gegensatz dazu führt die Koexpression des wildtypischen AQP2 und der AQP2-Mutante R187C, die bereits im ER zurückgehalten wird und dort als Monomer vorliegt, nicht zu einer Beeinträchtigung des Oberflächentransports von wildtypischem AQP2 (Mulders et al. 1998, Kamsteeg et al. 1999).

Ähnlich wie beim X-chromosomal-rezessiven Diabetes insipidus wurde auch für die autosomal-rezessive Form ein milder Phänotyp beschrieben. Bei einem Patienten mit 2 unterschiedlichen Mutationen auf beiden Allelen (L22V und R187C; „compound heterozygous") konnte durch hohe Dosen des V2-selektiven Agonisten dDAVP die Urinausscheidung von 10 auf 4 l drastisch reduziert werden (Canfield et al. 1997). Die L22V-Mutante weist normale Transporteigenschaften auf und hat gegenüber dem wildtypischen AQP2 eine um 40% verminderte Wasserpermeabilität. Vermutlich wird

**Tabelle 9.8.** Liste der krankheitsauslösenden Mutationen im AQP2-Gen (autosomal-rezessiver und autosomal-dominanter Erbgang). Die Mutationen sind nach den Veränderungen auf Aminosäureebene bezeichnet. (Die Bezeichnung der Mutation beinhaltet den 1-Buchstaben-Kode für die wildtypische Aminosäure, die Position im AQP2 und den 1-Buchstaben-Kode für die eingeführte Aminosäure

| Mutation | Erbgang | Lokalisation | Wasserkanalpermeabilität | Referenz |
|---|---|---|---|---|
| L22V | Autosomal-rezessiv | PM | Vermindert | Canfield et al. 1997 |
| G64R | Autosomal-rezessiv | ER | Keine | Deen et al. 1995 |
| N68S | Autosomal-rezessiv | ER | Keine | Mulders et al. 1997 |
| V71M | Autosomal-rezessiv | n. b. | n. b. | Bichet et al. 1998 |
| R85X | Autosomal-rezessiv | n. b. | n. b. | Vargas-Poussou et al. 1998 |
| G100X | Autosomal-rezessiv | n. b. | n. b. | Hochberg et al. 1999 |
| ΔC369[a] | Autosomal-rezessiv | n. b. | n. b. | Lieburg et al. 1994 |
| T125M | Autosomal-rezessiv | PM | Keine | Goji et al. 1998 |
| T126M | Autosomal-rezessiv | ER | Vermindert | Deen et al. 1995, Mulders et al. 1997, Yamachi et al. 1999 |
| A147T | Autosomal-rezessiv | ER | Vermindert | Mulders et al. 1997 |
| V168M | Autosomal-rezessiv | n. b. | n. b. | Vargas-Poussou et al. 1998 |
| G175R | Autosomal-rezessiv | PM | Keine | Goji et al. 1998 |
| C181W | Autosomal-rezessiv | ER | Keine | Canfield et al. 1997 |
| P185A | Autosomal-rezessiv | n. b. | n. b. | Bichet et al. 1998 |
| R187C | Autosomal-rezessiv | ER | Keine | Deen et al. 1995, Yamachi et al. 1999 |
| A190T | Autosomal-rezessiv | ER | Vermindert | Kuwahara et al. 1998 |
| W202C | Autosomal-rezessiv | n. b. | n. b. | Oksche et al. 1997 |
| S216P | Autosomal-rezessiv | ER | Keine | Deen et al. 1995, Yamachi et al. 1999 |
| E258K | Autosomal-dominant | Golgi | n. b. | Mulders et al. 1998 |
| P262L | Autosomal-rezessiv | ER | Vermindert | Bichet et al. 1998, Kuwahara et al. 1998 |

[a] Angegeben: Veränderung auf der Ebene der cDNA, da hier eine komplexe Veränderung der Aminosäuresequenz vorliegt (Deletion eines einzelnen Nukleotids führt zur Verschiebung des Leserasters), *ER* Endoplasmatisches Retikulum, *Golgi* Golgi-Apparat, *PM* Plasmamembran, *n. b.* nicht bekannt.

durch die hochdosierte dDAVP-Gabe und damit erhöhte cAMP-Spiegel die L22V-Mutante vermehrt synthetisiert und in die Membran transportiert, sodass der funktionelle Defekt kompensiert werden kann.

### 9.4.4 Molekulare Mechanismen bei erworbenen Erkrankungen

Die Aufklärung der V2-Rezeptor-vermittelten Signaltransduktion in den Hauptzellen der renalen Sammelrohre hat zum besseren Verständnis der molekularen Mechanismen bei den erworbenen Formen des Diabetes insipidus renalis beigetragen. Viele der durchgeführten Studien haben sich mit der Expression des AVP-regulierten Wasserkanals AQP2 befasst. So konnte sowohl für metabolische Störungen (Hyperkalzämie, Hypokaliämie) und anatomische Veränderungen (Uretherstriktur) sowie für den lithiuminduzierten Diabetes insipidus eine Verminderung der AQP2-Expression gezeigt werden. Die Mechanismen, die zu einer verminderten Proteinexpression führen, sind hingegen nicht gut charakterisiert.

#### 9.4.4.1 Lithium

Von großer klinischer Bedeutung ist der Lithium-induzierte Diabetes insipidus renalis. Lithium wurde vor etwa 45 Jahren in die Behandlung der uni- und bipolaren Psychosen eingeführt. Es vermindert die Häufigkeit manisch-depressiver Episoden. Der therapeutische Spiegel im Plasma reicht von 0,8–1,2 mM, wobei einige Autoren auch niedrigere Lithiumspiegel von 0,4–0,8 mM für wirksam halten (Übersicht in Boton 1987). Im Harn liegen Konzentrationen von 5–10 mM Lithium vor. Glomerulär filtriertes Lithium wird zu 70–90% über Natriumtransporter v.a. im proximalen Nephron resorbiert und verhält sich kompetitiv zu Natrium (Übersicht in Boton 1987). Bei einem Natriumverlust (z.B. durch natriumarme Diät, Erbrechen, Diarrhö, Schleifen- und Thiaziddiuretika, verstärkte Transpiration) wird neben Natrium auch vermehrt Lithium reabsorbiert, was zu einer akuten Vergiftung führen kann. Die Reabsorption von Lithium erfolgt insbesondere über den amiloridsensitiven Natriumkanal, der v.a. im luminalen Abschnitt des distalen Tubulus und des Sammelrohrs exprimiert wird. Dieser Kanal ist für Lithium relativ gut permeabel. Die $Na^{+}$-$K^{+}$-ATPase in der basolateralen Membran aber eine geringe Transportkapazität für Lithium aufweist, kommt es zur intrazellulären Akkumulation (Goldberg et al. 1988).

In einer Studie mit 1000 Patienten wurde gezeigt, dass bei 54% der mit Lithium behandelten Patienten eine milde bis moderate Störung der Urinkonzentrierung (nach 24-stündigem Dursten $Urin_{osm}$<800 mosmol/kg) vorliegt. In 19% der Fälle wurde eine Polyurie (>3 l/Tag) beobachtet. Die glomeruläre Filtrationsrate ist nicht verändert (Übersicht in Boton 1987). Die Auswirkungen von Lithium auf die Niere sind bereits wenige Wochen nach Therapiebeginn nachweisbar. Das Ausmaß der renalen Funktionsstörung korreliert mit der Dauer der Lithiumtherapie. Histopathologische Untersuchungen an den Nieren zeigen tubuläre Atrophie, eine kortikale und medulläre Sklerose, tubuläre Dilatation und die Ausbildung von Mikrozysten. Auffallend sind auch Zellschwellungen mit Glykogeneinlagerungen und Ablösungen von Zellen von der Basalmembran, v.a. in den kortikalen und medullären Sammelrohren (Walker et al. 1982a,b, Walker 1993, Hetmar et al. 1987). Solange keine fibrotischen Veränderungen vorliegen, sind die Lithium-induzierten Störungen reversibel. Die Wahrscheinlichkeit für das Auftreten tubulointerstitieller fibrotischer Veränderungen nimmt mit der Dauer der Lithiumgabe zu und ist bei kurzen Dosierungsintervallen erhöht (Plenge et al. 1982, Boton et al. 1987, Hetmar et al. 1989).

Lithium beeinflusst die G-Protein-vermittelte Signaltransduktion in vielfältiger Weise. Auch beim lithiuminduzierten Diabetes insipidus renalis müssen mehrere Mechanismen in Betracht gezogen werden. Wird die Aktivität der Adenylylzyklase direkt an Membranpräparationen von Nierenzellen des Schweins untersucht, die endogen den V2-Rezeptor exprimieren (LLC-PK1-Zellen), so führt Lithium zu einer Hemmung der AVP-vermittelten Aktivierung der Adenylylzyklase (Goldberg et al. 1988). Da auch die Wirkungen von Choleratoxin und Natriumfluorid (aktivieren das G-Protein $G_s$) sowie des Diterpens Forskolin (stimuliert direkt die Adenylylzyklase) durch Lithium vermindert werden, ist ein direkter Einfluss von Lithium auf die Aktivierung der Adenylylzyklase wahrscheinlich. Vermutlich verhält sich Lithium kompetitiv zu Magnesium, welches für die Aktivität der Adenylylzyklase von großer Bedeutung ist. Dafür spricht, dass Magnesium, in hohen Konzentrationen eingesetzt, den inhibitorischen Lithiumeffekt vermindert (Goldberg et al. 1988). An isolierten Sammelrohren von Lithium-behandelten Ratten wurde ebenfalls eine Verminderung der Aktivierung der Adenylylzyklase durch AVP, Forskolin und Natriumfluorid beschrieben, was die an der Zellkultur erhobenen Befunde bestätigt (Christensen 1985).

Lithium beeinflusst auch die AQP2-Expression. Eine 3-wöchige Gabe von Lithium an Ratten führt zu einer drastischen Verminderung (um 95%) der AQP2-Expression (Langzeitregulation) in den medullären Sammelrohren. Darüber hinaus ist auch der AVP-vermittelte Transport des AQP2 in die luminale Membran gestört (Kurzzeitregulation; Marples et al. 1995). Die AQP2-Expression ist auch 7 Tage nach Beenden der Lithiumgabe erheblich vermindert. Hierbei sind transkriptionale Mechanismen von Bedeutung, die u.a. auch durch cAMP beeinflusst werden. So liegen in den regulatorischen Abschnitten (Promotor) des AQP2-Gens ein cAMP-responsives Element (CRE; Uchida et al. 1994) sowie eine AP-1 Bindungsstelle vor (Yasui et al. 1997). Die Stimulation des V2-Rezeptors führt über den cAMP-PKA-Signalweg zur Phosphorylierung des CRE-Bindeproteins CREB (*c*AMP *r*esponsive *e*lement *b*inding protein) sowie zur vermehrten Expression des Transkriptionsfaktors Fos. Die Bindung des phosphorylierten CREB an CRE und von Fos (als Heterodimer mit dem Transkriptionsfaktor Jun) an das AP-1-Element im AQP2-Promotor stimuliert die Transkription des AQP2-Gens. Dieser Mechanismus bildet eine wesentliche Grundlage für die vermehrte AQP2-Expression (Langzeitregulation) nach Stimulation des V2-Rezeptors (Matsumura et al. 1997, Hozawa et al. 1996, Yasui et al. 1997).

#### 9.4.4.2 Hypokaliämie und Hyperkalzämie

Der Diabetes insipidus renalis kann auch durch Veränderungen der Plasmakonzentrationen von Kalium (Hypokaliämie) und Kalzium (Hyperkalzämie) hervorgerufen werden.

Ähnlich der Gabe von Lithium ist bei hypokaliämischen Ratten die Expression von AQP2 gegenüber der von Kontrolltieren auf 27% vermindert (Marples 1996). Die verminderte Expression ist vermutlich Folge einer gestörten AVP-vermittelten Signaltransduktion. An isolierten medullären Sammelrohren hypokaliämischer Ratten fand sich im Vergleich zu Sammelrohren normokaliämischer Ratten eine deutliche Verminderung der AVP-vermittelten Aktivierung der Adenylylzyklase (Kim et al. 1984). Keine Unterschiede fanden sich in der Aktivierung der Adenylylzyklase durch Natriumfluorid (aktiviert das G-Protein $G_s$). Die Aktivität von cAMP-abbauenden Phosphodiesterasen war unter Hypokaliämie nicht erhöht (Kim et al. 1984). Bei hypokaliämischen Kaninchen wurde eine vermehrte Prostaglandinbildung als Ursache der verminderten AVP-vermittelten Aktivierung der Adenylylzyklase nachgewiesen, die sich auch durch Hemmstoffe der Prostaglandinsynthese normalisieren ließ (Raymond et al. 1987). Hingegen wurde bei Ratten kein Effekt der Hypokaliämie auf die Prostaglandinbildung gefunden (Berl et al. 1980). Untersuchungen zu hypokaliämischen Patienten mit Polyurie, die klären, ob die Hypokaliämie zu einer vermehrten Prostaglandinbildung führt, sind bisher nicht durchgeführt worden. In keiner der genannten Untersuchungen wurde der Einfluss der Hypokaliämie auf die V2-Rezeptor-Expression untersucht.

Die Untersuchungen zum Hyperkalzämie-induzierten Diabetes insipidus renalis weisen auf zahlreiche Störungen der zellulären Funktion hin. Bei der Hyperkalzämie ist die AQP2-Expression auf 46% der Expression von Kontrolltieren vermindert. Zusätzlich liegt auch eine erhebliche Störung des Transports von AQP2 an die Plasmamembran vor (Earm et al. 1998). Ursachen der verminderten AQP2-Expression könnten die bei der Hyperkalzämie verminderte Aktivierung der Adenylylzyklase durch AVP (s. Abschn. 9.4.3.1; Marumo 1971, Beck 1974) sowie eine reduzierte Aktivität der PKA sein (Kuo et al. 1970). Darüber hinaus ist auch die Struktur der Mikrotubuli verändert (Barnes 1975). Die Mikrotubuli sind vermutlich für den Transport der AQP2-haltigen Vesikel zur apikalen Membran von großer Bedeutung, da hierüber die Bereitstellung von AQP2-haltigen Vesikeln für die AVP-induzierte Translokation erfolgt (Übersicht in Klußmann et al. 2000). Darüber hinaus könnten erhöhte Kalziumspiegel auch direkt über den Kalzium-Polykation-Rezeptor auf die renalen Prinzipalzellen wirken (Sands et al. 1997). Welche zellulären Effekte in den Hauptzellen durch den Kalzium-Polykation-Rezeptor vermittelt werden, ist bislang nicht bekannt.

#### 9.4.4.3 Postobstruktiver nephrogener Diabetes insipidus (NDI)

Nach der Korrektur anatomischer Veränderungen, die zur Verlegung der harnableitenden Wege führen (z.B. Prostatahyperplasie oder Uretherstrikturen), wird ebenfalls ein transienter Diabetes insipidus renalis beobachtet. An Versuchstieren mit einer 24-stündigen Ligatur beider Uretheren wurde 48 h nach Entfernen der Uretherligatur eine auf 25% verminderte Expression des AQP2 beobachtet (Frokiaer et al. 1996). Die verminderte Expression des AQP2 ließ sich auch einen Monat später nachweisen. Die Mechanismen, die dieser langzeitig verminderten AQP2-Expression zugrunde liegen, sind noch nicht aufgeklärt. Auch die Ligatur eines Urethers hatte die Abnahme der AQP2-Expression in der betroffenen Niere auf 25%, in der kontralateralen Niere auf 75% zu Folge (Frokiaer et al. 1997). Jedoch war die Abnahme der AQP2-Expression bei der einseitigen Uretherligatur nur für 24 h nachweisbar.

## 9.5 Tiermodelle

### 9.5.1 Brattleboro-Ratte als Modell für den Diabetes insipidus centralis

Die Entdeckung der Brattleboro-Ratte geht auf Valtin et al. (1965) zurück. Der genetische Defekt, der der Brattleboro-Ratte zugrunde liegt, ist durch die grundlegenden Arbeiten von Richter (1988), Bahnsen et al. (1992) und Schmale et al. (1993) aufgeklärt worden. Sie konnten zeigen, dass im 2. Exon des AVP-NPII-Gens eine Nukleotiddeletion vorliegt, die zu einem autosomal-rezessiven Diabetes insipidus centralis führt.

Durch die Deletion des einzelnen Nukleotids wird das Leseraster verschoben. Jenseits der Mutation weist das Genprodukt eine andere Aminosäuresequenz auf als das wildtypische Protein. Das natürliche Stoppkodon wird überlesen. Als Folge davon kodiert der polyA(+)-Schwanz, der an allen eukaryotischen mRNA-Formen gefunden wird und u.a. für die Stabilität der mRNA von Bedeutung ist, nun für eine Polylysinsequenz im mutierten Protein. Der Nachweis der AVP-NPII-Mutante mittels Antikörpern, die gegen den veränderten Anteil des Proteins gerichtet waren, erlaubte die Lokalisation im ER und z.T. auch im Trans-Golgi-Netzwerk der AVP-produzierenden magnozellulären Neuronen. Hingegen wurde das Protein nicht in den neurosekretorischen Granula gefunden (Krisch et al. 1986). Die Mutante hat offenbar keinen Effekt auf die Expression und den intrazellulären Transport des wildtypischen Proteins. Das Modell eignet sich daher nicht zum Verständnis der Transportdefekte, wie sie durch die Mutationen beim autosomal-dominanten Diabetes insipidus centralis hervorgerufen werden.

Die Versuche an der Brattleboro-Ratte haben in entscheidender Weise dazu beigetragen, die zellulären Effekte von AVP zu verstehen. Sie ist auch heute noch ein vielseitig genutztes Modell für die Kurz- und Langzeitregulation renaler Proteine (Aquaporine, V2-Rezeptor, Adenylylzyklasen, Phosphodiesterasen, Harnstofftransporter) sowie zur Charakterisierung von V2-Rezeptor-Liganden.

### 9.5.2 Modelle für den Diabetes insipidus renalis

#### 9.5.2.1 Tiermodelle des X-chromosomal-rezessiven (V2-Rezeptor) und des autosomal-rezessiven (AQP2) Diabetes insipidus renalis

**E242X-V2-Rezeptor-Knockin-Modell.** Die E242X-Mutation wurde bei Patienten mit einem X-chromosomal-rezessiven Diabetes insipidus renalis identifiziert. Durch die Mutation erfolgt ein vorzeitiger Stopp der Rezeptorneusynthese nach 241 Aminosäuren (der wildtypische V2-Rezeptor weist 371 Aminosäuren auf), so dass ein nicht-funktionelles Protein resultiert.

Um ein Krankheitsmodell des X-chromosomal-rezessiven Diabetes insipidus renalis zu etablieren, wurde bei der Maus mittels homologer Rekombination die E242X-Mutation in das V2-Rezeptor-Gen eingeführt (E242X-V2-Rezeptor-Knockin-Maus, Yun et al. 2000). Da sich das V2-Rezeptor-Gen der Maus, wie das des Menschen, auf dem X-Chromosom befindet, wird die E242X-Mutation nach einem X-chromosomal-rezessiven Modus vererbt.

Männliche Mäuse, die die E242X-Mutation tragen, sterben innerhalb der ersten Woche nach der Geburt. Auch bei Behandlungen der Mäuse mit dem Diuretikum Hydrochlorothiazid oder mit dem PGE-Inhibitor Indomethacin, wie sie beim Menschen in der Therapie des Diabetes insipidus renalis üblich sind (s. Abschn. 9.6.3), sterben die Mäuse innerhalb von drei Wochen. Weibliche Mäuse, die heterozygot für die E242X-Mutation sind, zeigen eine Polyurie und eine verminderte Urinosmolalität (Yun et al. 2000).

**T126M-AQP2-Knockin-Modell.** Auch für den autosomal-rezessiven Diabetes insipidus wurde ein Tiermodell etabliert (Yang et al. 2000). Hierzu wurde bei der Maus mittels homologer Rekombination eine Mutation in das AQP2-Gen eingeführt (T126M). Die Mutation T126M wurde beim Menschen als ursächlich für den autosomal-rezessiven Diabetes insipidus renalis identifiziert. Diese Mutation führt zu einem Austausch einer Aminosäure in der zweiten extrazellulären Schleife (s. Abb. 9.8). In Expressionsstudien an Oozyten konnte gezeigt werden, dass das mutierte AQP2-Protein im ER zurückgehalten wird, trotz einer erhaltenen Restfunktion der wasserleitenden Eigenschaften (Mulders et al. 1997). Jedoch trägt das in die Maus eingeführte AQP2-Gen noch zusätzliche Mutationen, die zu weiteren Austauschen von Aminosäuren führen (H122S, N124S, A125T). Durch diese zusätzlichen Mutationen wird, analog zum humanen Protein, in die zweite extrazelluläre Schleife eine Konsensus-Sequenz für eine N-Glykosylierung eingeführt (vgl. Abb. 9.8). Ob diese zusätzlichen Veränderungen der Aminosäure-Sequenz des AQP2 der Maus bereits die Proteinfaltung stören, wurde nicht untersucht.

Mäuse, die homozygot für die T126M-Mutation sind, sterben innerhalb einer Woche nach Geburt, solche die heterozygot für die Mutation sind, weisen keine Auffälligkeiten auf (Yang et al. 2000).

Die Symptome bzw. Auswirkungen, die durch inaktivierende Mutationen des V2-Rezeptor-Gens bzw. des AQP2-Gens verursacht werden, sind beim Menschen bzw. der Maus unterschiedlich: Beim Menschen ist, im Gegensatz zu der Maus, der X-chromosomal-rezessive und der autosomal-rezessive Diabetes insipidus renalis nicht lebensbedrohlich, sofern ausreichend Flüssigkeit verabreicht wird. Desweiteren weisen Frauen, die Trägerinnen des X-chromosomal-rezessiven Diabetes insipidus renalis sind, nur in seltenen Fällen Symptome auf. Wie die Unterschiede zwischen Maus und Mensch zustande kommen ist nicht bekannt. U.a. könnten Unterschiede in der Nierenanatomie oder beim Abbau der mutierten Proteine ursächlich sein:

1. Anatomische Unterschiede im Aufbau der Niere von Mensch und Maus könnten dazu beitragen, dass die menschliche Niere die Ausscheidung größerer Urinmengen besser toleriert. Die Nieren der T126M-AQP2- und der E242X-V2-Rezeptor-Knockin-Mäuse weisen eine massive Aussackung der Sammelrohre sowie eine hochgradige Atrophie der übrigen medullären Abschnitte auf (Yun et al. 2000, Yang et al. 2000). Diese massiven Veränderungen wurden bei Patienten mit angeborenem Diabetes insipidus renalis bisher nicht beobachtet.
2. Proteine, die eine fehlerhafte Struktur aufweisen, werden im ER zurückgehalten (Qualitätskontrolle des ER). Möglicherweise ist der Abbau der fehlgefalteten Proteine in der Mausniere weniger effektiv als in der humanen Niere. Durch eine Akkumulation der mutierten Proteine kann eine Schädigung der sie exprimierenden Zellen folgen.

#### 9.5.2.2 Modell der DI+/+-Maus mit einem AVP-resistenten Diabetes insipidus renalis

Die so genannte DI+/+-Maus scheidet erhöhte Mengen eines hypotonen Urins aus, die auch unter Behandlung mit DDAVP nicht vermindert werden können (Naik u. Valtin 1969). Bei diesem Mausstamm sind die Aktivitäten der Phosphodiesteraseisoformen Typ III und IV gegenüber Kontrollmäusen 4fach erhöht (Valtin et al. 1990).

An isolierten Abschnitten des inneren medullären Sammelrohrs ließ sich - im Gegensatz zu Kontrolltieren - unter AVP kein cAMP-Anstieg nachweisen. Erst bei Behandlung der Zellen mit Rolipram, einem Typ-IV-Phosphodiesterase-Inhibitor, kam es zu einem AVP-vermittelten Anstieg von cAMP. Cilostamid, ein Typ-III-Phosphodiesterase-Inhibitor führte allein zu keiner Erhöhung des cAMP-Anstiegs (Homma et al. 1991, Coffey et al. 1991). In Übereinstimmung mit der Beobachtung, dass cAMP die Expression von AQP2 und auch von AQP3 stimuliert (Ecelbarger et al. 1995), war an diesen Mäusen eine deutlich verminderte Expression von AQP2 und AQP3 nachweisbar. Die AQP3-Expression war auf 26% im Vergleich zu wildtypischen Mäusen vermindert.

Die Abnahme der AQP2-Expression in DI+/+-Mäusen wies geschlechtsabhängige Unterschiede auf. So war die AQP2-Expression bei weiblichen DI+/+-Mäusen im Vergleich zu weiblichen Kontrolltieren auf 36%, bei männlichen DI+/+-Mäusen sogar auf 13% im Vergleich zu männlichen Kontrolltieren vermindert (Frokiaer et al. 1999). Ein Vergleich männlicher und weiblicher DI+/+-Mäuse zeigte, dass die AQP2-Expression in männlichen DI+/+-Mäuse nur etwa 36% der AQP2-Expression weiblicher DI+/+-Mäuse beträgt. Die Ursachen für den beobachtete Unterschied in der AQP2-Expression zwischen männlichen und weiblichen DI+/+-Mäusen ist bislang unbekannt (Frokiaer et al. 1999). Auch der genaue molekulare Defekt der DI+/+-Maus konnte bisher nicht aufgeklärt werden.

#### 9.5.2.3 AQP1-Knockout

Mäuse, bei denen das AQP1-Gen ausgeschaltet wurde (AQP1-Knockout-Mäuse), scheiden vermehrte Mengen eines hypotonen Urins aus (Ma et al. 1998, Chou et al. 1999). AQP1 wird v.a. in den basolateralen und apikalen Membranen der Epithelzellen des proximalen Nephrons (proximaler Tubulus und dünne absteigende Schleife) exprimiert. An isolierten proximalen Nephronen der Knockout-Tiere können in der Tat auch eine dramatische Abnahme der Wasserpermeabilität um 78% im proximalen Nephron sowie eine um 50% verminderte Flüssigkeitsaufnahme nachgewiesen werden. Jedoch ist die Flüssigkeitsmenge, die das distale Nephron erreicht, nicht erhöht. Dies kann mit einer verminderten glomerulären Filtrationsrate (GFR) erklärt werden, die wiederum Folge eines tubuloglomerulären Rückkopplungsmechanismus (TGR) ist: Für die isosmolare Flüssigkeitsaufnahme im proximalen Tubulus ist die effiziente Kopplung des NaCl- und Wassertransports von großer Bedeutung, die durch die hohe Wasserpermeabilität des proximalen Tubulus gewährleistet wird. Die erheblich verminderte Wasserpermeabilität des proximalen Tubulus in den AQP1-Knockout-Tieren stört jedoch die isosmolare Flüssigkeitsresorption und damit auch die NaCl-Resorption. NaCl flutet nun vermehrt an der Macula densa an und führt zur Freisetzung von Renin. In der Folge kommt es zur vermehrten Bildung von Angiotensin (Renin-Angiotensin-Aldosteron-System), das zu einer Engstellung der afferenten Arteriolen und damit zu einer Verminderung der GFR führt (Schnermann et al. 1998).

Entscheidend für die beobachteten renalen Konzentrationsdefekte ist die unzureichende Ausbildung des hyperosmolaren medullären Interstitiums (verminderte Resorption von NaCl im proximalen Tubulus, s. oben). Die Urinosmolarität bei den AQP1-Knockout-Mäusen wird auch nicht durch dDAVP gesteigert, was ebenfalls durch die fehlende Tonizität des Nierenmarks erklärt werden kann.

Die Beobachtungen an den AQP1-Knockout-Mäusen sind unerwartet, da beim Menschen in 3 Familien, die eine AQP1-Mutation (A45V) aufweisen, keine Defekte in der Harnkonzentrierung beobachtet wurden (Preston et al. 1994). Da AQP1 das Colton-Antigen bildet, ist eine groß angelegte Suche nach Trägern der AQP1-Mutation relativ leicht möglich (Smith et al. 1994). Bisher wurden jedoch nur fünf Familien mit dieser Mutation identifiziert. Es ist nun erforderlich, bei diesen Patienten mittels einer eingehenden Funktionsanalyse nach möglichen renalen Kompensationsmechanismen zu suchen, die die Diskrepanz zu den Beobachtungen an der AQP1-Knockout-Maus erklären können.

#### 9.5.2.4 Weitere Tiermodelle

**AQP3-Knockout.** Das Fehlen des AQP3-Proteins (wird in vielen Geweben exprimiert, u.a. in der basolateralen Membran der renalen Hauptzellen) in der Maus führt zu einer mehr als dreifachen Abnahme der Wasserpermeabilität der kortikalen Sammelrohre (Ma et al. 2000). Die Mäuse weisen eine Polyurie und eine zehnmal größere Flüssigkeitsaufnahme als die Kontrolltiere auf. Die Urinosmolarität ist beim AQP3-Knockout-Tieren erheblich reduziert, jedoch ist bei DDAVP-Gabe und Dursten eine partielle Konzentrierung des Harns möglich (Ma et al., 2000).

**AQP4-Knockout.** Das Fehlen des AQP4-Proteins (wird v.a. im ZNS, aber auch in der basolateralen Membran der renalen Hauptzellen exprimiert) in der Maus führt zu einer vierfachen Abnahme der Wasserpermeabilität der Sammelrohre in der inneren Medulla (Ma et al. 1997). Die Tiere weisen keine Polyurie auf, zeigen aber unter Dursten eine geringere Konzentrierfähigkeit des Harns als die Kontrolltiere. Die geringe Symptomatik der AQP4-Knockout-Mäuse wird damit erklärt, dass eine verstärkte Wasser-Resorption kompensatorisch in den kortikalen Abschnitten des Sammelrohrs erfolgt (hier wird v.a. AQP3 exprimiert), während AQP4 überwiegend in Sammelrohrabschnitten der inneren Medulla exprimiert wird.

**Clcnk1(-/-)-Knockout.** In der Maus führt das Fehlen des CLC-K1-Proteins, einem Chlorid-Kanal der in der apikalen und basolateralen Membran der Epithelzellen der dünnen aufsteigenden Henleschen Schleife (tAL) exprimiert wird, zu einer Polyurie. Das CLC-K1-Protein ist wesentlich an der Ausbildung der papillären Hypertonizität beteiligt, die für die Harnkonzentrierung benötigt wird (Gegenstrom-Multiplikations-System der Niere). Fehlt es, ist die Harnkonzentrierung der Tiere erheblich gestört. Sie kann durch Dursten bzw. DDAVP-Gabe nicht gesteigert werden (Matsumura et al. 1999).

## 9.6 Diagnostik und Therapie

### 9.6.1 Diagnostik des Diabetes insipidus centralis und renalis

Bei der Unterscheidung der zentralen Form des Diabetes insipidus von der renalen Form sowie der Abgrenzung von Störungen der Durstregulation (primäre Polydipsie) kann diagnostisch der Durstversuch mit einem anschließenden Vasopressintest genutzt werden (Tabelle 9.9). Bei den Patienten werden v.a. Trinkmenge und Urinvolumen (24 h) bestimmt sowie Plasma und Urin auf Osmolalität, Natrium- und Chloridgehalt hin untersucht. Um andere angeborene oder erworbene Störungen des Wasserhaushaltes (z.B. Tubulopathien) auszuschließen, sollten auch Kalium, Phosphat, Kalzium sowie Harnstoff und Kreatinin (Kreatininclearance) bestimmt sowie das Vorliegen eines Diabetes mellitus ausgeschlossen werden.

Beim Durstversuch wird durch eine Verminderung des Plasmavolumens und die dadurch hervorgerufene Erhöhung der Plasmaosmolalität die hypophysäre Freisetzung von AVP stimuliert. Als Folge wird die ausgeschiedene Urinmenge vermindert und die Urinosmolarität erhöht. Der Durstversuch ist zum Nachweis und zur Erkennung des voll ausgeprägten Diabetes insipidus centralis und renalis geeignet. In beiden Fällen bleibt der Anstieg der Urinosmolarität aus. Bei einem milden Diabetes insipidus und bei der primären Polydipsie muss zusätzlich der Vasopressintest durchgeführt werden. Das Vorgehen beim Durstversuch und beim Vasopressintest sowie die Interpretation der Befunde sind in Tabelle 9.10 beschrieben.

Mittels eines relativ aufwendigen Testverfahrens können auch die angeborenen Formen des Diabetes insipidus renalis unterschieden werden (X-chromosomal-rezessiv, autosomal-rezessiv, autosomal-dominant). Der Test basiert auf der Tatsache, dass bei der Infusion des selektiven V2-Agonisten DDAVP (0,3–0,4 μg/kg KG), erhöhte Plasmaspiegel von Gewebeplasminogenaktivator (tPA), von-Willebrand-Faktor (vWF) und Faktor VIII:c nachweisbar sind (Koagulationsantwort; Bichet et al. 1988). Bei bestimmten Formen der Hämophilie wird durch die Gabe von DDAVP eine ausreichende Normalisierung der Blutungszeit erreicht, sodass auf eine Substitution von Gerinnungsfaktoren verzichtet werden kann. Lange Zeit war die Identität der Rezeptoren nicht geklärt, die an der Ausschüttung der Gerinnungsfaktoren beteiligt sind. Es konnte kürzlich an isolierten mikrovaskulären Endothelzellen der menschlichen Lunge gezeigt werden, das DDAVP über den V2-Rezeptor zu einer cAMP-vermittelten Freisetzung des vWF führt. Patienten mit V2-Rezeptor-Defekt weisen bei DDAVP-Gabe (X-chromosomale Form) keine Koagulationsantwort auf (Bichet et al. 1988), bei Patienten mit einem AQP2-Defekt (autosomale Formen; van Lieburg et al. 1996) oder mit einem Lithium-induzierten Diabetes insipidus (Hober et al. 1992) ist sie dagegen erhalten.

**Tabelle 9.9.** Durchführung des Durstversuchs mit anschließendem AVP-Test

| Zeitplan | Medikamente | Parameter | Abbruchkriterien |
|---|---|---|---|
| 6:00 | | Entleerung der Blase<br>Körpergewicht<br>Blutdruck<br>*Urin*: Volumen, Osmolalität<br>*Plasma*: Osmolalität, Natrium, AVP | *Cave bei folgenden Basiswerten*<br>Hypernatriämie >145 mM<br>Plasmaosmolarität >300 mosmol/kg<br>Polyurie >4 l/24 h<br>Verlust von 3–4% des Körpergewichts |
| Alle 2 h | | Entleerung der Blase<br>Körpergewicht<br>Blutdruck<br>*Urin*: Volumen, Osmolalität | Fieber<br>Blutdruckabfall |
| Ende Durstversuch (bei Normalpersonen nach 12–16 h $U_{osm}$ zwischen 800 und 1200 mosmol/kg, bei Werten <800 mosmol/kg Vasopressintest) | | Körpergewicht<br><br>Blutdruck<br>*Urin*: Volumen, Osmolalität<br>*Plasma*: Osmolalität, Natrium, AVP | |
| Vasopressintest<br>Jede Stunde über 6 h (dDAVP) oder 2 h (AVP, LVP) | dDAVP 20 µg/p.n.<br>(2 mU/kg KG AVP i.v.) | Urin: Volumen, Osmolalität | |

**Tabelle 9.10.** Interpretation des Durstversuchs mit anschließendem AVP-Test nach Rascher (1993)

| Parameter | Basal | Nach Dursten | Nach dDAVP oder AVP-Gabe |
|---|---|---|---|
| *Normale Hypophysenhinterlappenfunktion* | | | |
| Urinvolumen [l/24 h] | 2 | <1 | Unverändert |
| $U_{osm}$ [mosmol/kg] | 300–600 | 800–1200 | Unverändert |
| $P_{osm}$ [mosmol/kg] | 285–295 | 290–300 | Unverändert |
| P ADH [pg/ml] | 2–4 | 6–12 | – |
| *Diabetes insipidus centralis* | | | |
| Urinvolumen [l/24 h] | 6–12 | 6–12 | Abnahme |
| $U_{osm}$ [mosmol/kg] | <200 | <200 | 400–600 |
| $P_{osm}$ [mosmol/kg] | 285–290 | >300 | Unverändert |
| P ADH [pg/ml] | <1,5 | <1,5 | – |
| *Diabetes insipidus centralis* | | | |
| Urinvolumen [l/24 h] | 6–12 | 6–12 | Unverändert |
| $U_{osm}$ [mosmol/kg] | <200 | <200 | Unverändert |
| $P_{osm}$ [mosmol/kg] | 285–295 | >300 | Unverändert |
| P ADH [pg/ml] | 2–6 | >10 | – |
| *Primäre Polydipsie* | | | |
| Urinvolumen [l/24 h] | Variabel nach Zufuhr | Abnahme | Keine weitere Abnahme |
| $U_{osm}$ [mosmol/kg] | <300 | >600 | Unverändert |
| $P_{osm}$ [mosmol/kg] | 285–295 | 290–300 | Unverändert |
| P ADH [pg/ml] | 1–3 | >10 | – |

Ist eine klinische Unterscheidung zwischen Diabetes insipidus centralis und renalis erfolgt, sollte in jedem Fall auch eine exakte molekulare Analyse des zugrunde liegenden Gendefekts durchgeführt werden. Dies ist insbesondere für Eltern mit einem erkrankten Kind oder für Verwandte von Patienten hilfreich. So kann nach der Identifizierung des Gendefekts bei den Patienten relativ leicht der Trägerstatus bei den Verwandten geprüft werden und damit eine genetische Beratung bei Schwangerschaftswunsch erfolgen.

### 9.6.2 Therapie des Diabetes insipidus centralis

Die Behandlung des Diabetes insipidus centralis besteht in einer Substitutionstherapie mit dem V2-selektiven Rezeptoragonisten DDAVP (Minirin). Gegenüber AVP bietet DDAVP wichtige Vorteile: Es verfügt über eine lange Halbwertszeit im Plasma und hat keine gefäßverengende (stimuliert nicht den $V_{1a}$-Rezeptor) Wirkung. Die Substitution von 10–20 µg erfolgt mittels Nasenspray alle 12–24 h. Allerdings ist die Gabe von wässrigen AVP-Lösungen zur Akutbehandlung eines schweren Volumenmangels beim Diabetes insipidus centralis von Vorteil. Die kürzere Wirkdauer des AVP (5–10 Einheiten alle 4–6 h) erlaubt eine bessere Anpassung der Therapie, um Komplikationen wie eine Wasserintoxikation zu vermeiden.

### 9.6.3 Therapie des angeborenen Diabetes insipidus renalis

Im Gegensatz zur Therapie des Diabetes insipidus centralis ist die Behandlung des Diabetes insipidus renalis kompliziert und häufig von begrenzter Effektivität. Für den angeborenen Diabetes insipidus renalis hat sich eine Kombinationstherapie aus salzarmer Kost, der Gabe des Thiaziddiuretikums Hydrochlorothiazid (Alon 1985) und eines Hemmstoffs der Prostaglandinsynthese (Indomethacin) durchgesetzt (Rascher 1987, Allen 1989, Delaney 1987, Hohler 1994, Martinez 1993, Weinstock 1990). Die Reduktion des Urinvolumens mit Hydrochlorothiazid (paradoxe Wirkung) kommt vermutlich durch eine Verarmung des Körpers an Natrium zustande. Dadurch wird die Resorption von Natrium und damit auch Wasser im Bereich des proximalen Nephrons gesteigert, sodass im Sammelrohr eine geringere Flüssigkeitsmenge anfällt. Problematisch an den Thiaziden ist jedoch, dass sie zu einer Kaliumverarmung führen. Deshalb ist eine Kombination mit dem kaliumsparenden Diuretikum Amilorid günstig (Batlle 1985, Alon 1985, Koston 1986).

Indomethacin ist ein Inhibitor der Prostaglandin-synthetisierenden Enzyme (Zyklooxygenasen). Da Prostaglandine lokale Mediatoren der Nierendurchblutung sind, führt die Hemmung ihrer Bildung zu einer Verminderung der glomerulären Filtrationsrate und damit zu einer Verminderung der Primärharnmenge. Ob auch die Hemmung der diuresevermittelnden Prostaglandin- (Subtyp: $EP_3$) oder Endothelinrezeptoren (Subtyp: $ET_B$) therapeutisch nutzbar ist, ist unklar (Abb. 9.5).

Eine mögliche Therapie wäre auch die direkte Beeinflussung intrazellulärer cAMP-Spiegel in Hauptzellen. Durch die Gabe von Hemmstoffen der Phosphodiesterasen (PDE) ließe sich z.B. der Abbau von cAMP hemmen, was sowohl den Transport von AQP2 in die Plasmamembran (Kurzzeitregulation) als auch die Expression von AQP2 (Langzeitregulation) stimuliert. Untersuchungen an Sammelrohren der Ratte zeigten, dass die PDE-Isoformen I, III und IV exprimiert werden (Yamaki et al. 1992, Takeda et al. 1991). An der Hydrolyse des AVP-vermittelten cAMP-Anstiegs sind v.a. die Subtypen I und IV beteiligt (Yoshida et al. 1997). Ein Behandlungsversuch mit Rolipram (hemmt spezifisch die PDE vom Typ IV, Abb. 9.5) an zwei Patienten mit angeborenem Diabetes insipidus renalis war jedoch erfolglos (Bichet 1990). Weitere Studien müssen zeigen, ob Patienten mit Diabetes insipidus renalis von einer solchen Behandlung profitieren würden, wenn sie entweder für einen längeren Zeitraum behandelt werden (Genexpression) oder aber eine Kombination von Inhibitoren der PDE vom Typ I und IV erhalten.

### 9.6.4 Therapie des erworbenen Diabetes insipidus renalis

#### 9.6.4.1 Lithium-induzierter Diabetes insipidus renalis

Tritt ein Diabetes insipidus renalis unter einer Lithiumtherapie auf, kann die Behandlung zunächst fortgesetzt werden, sofern nicht der Verdacht auf irreversible Nierenveränderungen besteht (v.a. bei langjähriger, hochdosierter Therapie). Eine Optimierung der Lithiumgabe (Menge und Dosierungsintervalle) sowie die Kontrolle des Elektrolythaushalts sind von großer Bedeutung. Die Natriumspiegel im Serum müssen im Normbereich liegen, da erniedrigte Spiegel zu einer vermehrten Reabsorption von Lithium führen (Kumulationsgefahr, s. Abschn. 9.4.3.1). Der Patient muss auf Zustände hingewiesen werden, die mit einem vermehrten Salzverlust einhergehen (Erbrechen, Durchfall, Fieber, Schwitzen, Sauna) und ggf. diätetisch geschult werden. Sofern dies möglich ist, sollte bei den Patienten keine Monotherapie mit Diuretika erfolgen, die einen Natrium- und Kaliumverlust begünstigen (Schleifendiuretika, Thiazide). Möglich ist eine Kombination von Thiaziden mit Amilorid (Feuerstein at al. 1981, Batlle et al. 1985, Alon et al. 1985, Koston et al. 1986). Amilorid ist ein kaliumsparendes Diuretikum, das seine Wirkung durch die Blockade amiloridsensitiver Natriumkanäle entfaltet, über den Lithium im distalen Nephron und Sammelrohr aufgenommen wird (s. Abschn. 9.4.4.1). Die Gabe von Hemmstoffen der Prostaglandinsynthese kann bei Lithium-induzierter Polyurie zur Akutbehandlung angewendet werden. Soll die Lithiumtherapie jedoch fortgesetzt werden, ist die Gabe von Hemmstoffen der Prostaglandinsynthese nicht zu empfehlen, da die Verminderung der renalen Blutzirkulation die zytotoxischen Effekte von Lithium verstärken kann. Die Gabe von Lithium sollte nur einmal täglich erfolgen. Gehäufte Tagesgaben sind mit einem erhöhten Risiko tubulointerstitieller Veränderungen verbunden (Plenge et al. 1982, Boton et al. 1987, Hetmar et al. 1989).

#### 9.6.4.2 Diabetes insipidus durch Hypokaliämie und Hyperkalzämie

Bei der Hypokaliämie und der Hyperkalzämie ist die Polyurie nicht sehr stark ausgeprägt, sodass in der Regel keine Akutbehandlung erforderlich ist. Die Ursachen für die Hypokaliämie (z.B. Diuretika) und die Hyperkalzämie (z.B. Diuretika, Knochenmetastasen) müssen geklärt werden. Entscheidend ist, dass eine Normalisierung der Werte für Kalium und Kalzium erreicht wird.

## 9.7 Ausblick

Die Identifizierung der Krankheitsgene des *Diabetes insipidus renalis und centralis* sowie die Identifizierung von Proteinen, die an der Konzentrierung des Harns beteiligt sind (V2-Rezeptor, Harnstofftransporter, Wasserkanäle, $Na^+$-$K^+2Cl^-$-Transporter), erlauben einen immer detaillierteren Einblick in die Mechanismen der Synthese und des Transports von AVP sowie der vasopressinabhängigen und -unabhängigen Wasserreabsorption. Dieser Erkenntnisfortschritt ermöglicht die gezielte Entwicklung neuer Therapien zur Behandlung von polyurischen sowie auch ödematösen Erkrankungen. Eine selektive Modulation der V2-Rezeptor-vermittelten Signalkaskade würde eine gute Wirksamkeit bei gleichzeitig geringen unerwünschten Wirkungen versprechen, wie dies bereits bei der Behandlung des Diabetes insipidus centralis mit DDAVP der Fall ist. Bei ödematösen Erkrankungen könnte z.B. durch die spezifische Blockade des V2-Rezeptors freies Wasser ohne den gleichzeitigen Verlust von Elektrolyten, wie er von Diuretika bekannt ist, ausgeschieden werden. Gegenwärtig werden erste Studien zur Verträglichkeit und Sicherheit selektiver V2-Rezeptor-Antagonisten durchgeführt.

Die pharmakologische Blockade oder Aktivierung einzelner Zielmoleküle in der V2-Rezeptor-vermittelten Signalkaskade sind v.a. für die Behandlung des X-chromosomal vererbten Diabetes insipidus renalis (Mutationen des V2-Rezeptor-Gens) von großer Bedeutung, zumal die gegenwärtig verfügbaren Therapien unbefriedigend sind. Hier bieten sich für die Zukunft folgende Therapieansätze:

1. *V2-Rezeptor-unabhängige Modulation der cAMP-Spiegel*
   Untersuchungen an Tier- und Zellmodellen zeigen, dass die Aktivierung des V2-Rezeptor-cAMP-PKA-Signalwegs kurzfristige und langfristige Effekte induziert. Zu den kurzfristigen Effekten gehören der Anstieg der Wasserpermeabilität und die Zunahme der Harnstoffreabsorption im Sammelrohr sowie die vermehrte Natriumresorption im dicken Teil der aufsteigenden Henle-Schleife. Zu den langfristigen Effekten gehören die vermehrte Expression von AQP2, AQP3 und des AVP-regulierten Harnstofftransporters UT1. Bei der Unterbrechung der Signalkaskade auf Rezeptorebene ist damit nicht nur die akute Regulation der Wasserpermeabilität, sondern vermutlich u.a. die Expression von AQP2 und UT1 gestört. Somit erscheint bei Patienten mit Diabetes insipidus renalis eine über mehrere Wochen angelegte pharmakologische Modulation der intrazellulären cAMP-Spiegel sinnvoll. Solche Therapieansätze müssen daher zunächst in Tierversuchen, später auch in klinischen Studien auf ihre Wirksamkeit untersucht werden. Hierbei kommen sowohl eine rezeptorunabhängige Stimulation der Adenylylzyklase, z.B. durch Diterpenderivate (Abkömmlinge des Forskolins) oder Hemmstoffe der Phosphodiesterasen in Frage. Für die angesprochenen Substanzgruppen liegen z.T. bereits klinische Erfahrungen vor, die bei anderen Erkrankungen (v.a. Herzinsuffizienz) gewonnen wurden.
2. *Identifizierung weiterer Moleküle, die an der AVP-vermittelten Signaltransduktion beteiligt sind*
   Die frühen Abschnitte in der Signalkette des aktivierten V2-Rezeptors sind recht gut charakterisiert. Hingegen ist bislang unklar, welche Proteine die Translokation von AQP2 in die apikale Plasmamembran und von dort die Wiederaufnahme in die Zelle vermitteln. Von besonderem

Interesse ist hierbei die Identifizierung der Moleküle, die an der cAMP- und PKA-vermittelten Exozytose beteiligt sind. Hier könnten andere Proteine eine Rolle spielen als bei der $Ca^{2+}$-vermittelten Exozytose. Die cAMP-PKA-vermittelte Exozytose ist im Gegensatz zur $Ca^{2+}$-vermittelten Exozytose nicht weit verbreitet (Übersicht in Klußmann et al. 2000). Die Zellspezifität des Signalwegs ist daher für die Entwicklung neuer Therapieansätze beim Diabetes insipidus renalis von großer Bedeutung.

3. *Einsatz chemischer Chaperone oder von Hemmstoffen zellulärer Chaperone*
   Ein großer Teil der AQP2- und V2-Rezeptor-Mutanten wird im ER zurückgehalten (Qualitätskontrollsystem; s. Abschn. 9.4.2.2). Hierbei werden z.T. auch solche Mutanten zurückgehalten, die noch eine Restfunktion haben. Die Chaperone des ER sind vermutlich für die beobachteten Transportstörungen verantwortlich. Durch die feste Bindung der Chaperone an die mutierten Proteine können Letztere nicht aus dem ER in den Golgi-Apparat transportiert werden. Untersuchungen, ob eine Hemmung der zellulären Chaperone zur Überwindung des Transportdefekts führt, stehen noch aus. Hingegen ist es *in vitro* bereits gelungen, durch den Einsatz chemischer Chaperone (Glyzerol, Trimethylaminoxid) den Transport und damit die Funktion von drei AQP2-Mutanten (T126M, A147T, R187C) wiederherzustellen (Tamarappoo 1998). Weitere Untersuchungen müssen nun zeigen, ob chemische Chaperone am Ganztier angewendet werden können.
4. *Somatische Gentherapie*
   Eine kausale Therapie des Diabetes insipidus renalis wäre der Transfer wildtypischer V2-Rezeptor-cDNA (beim X-chromosomal-rezessiven Erbgang) bzw. AQP2-cDNA (beim autosomal-rezessiven Erbgang) in die renalen Hauptzellen. Dass durch eine Katheterisierung des Ureter (retrograd) bzw. der A. renalis (anterograd) eine relativ selektive Applikation der Genvehikel in Nierentubuluszellen oder Sammelrohrzellen möglich ist, wurde bereits an der Ratte gezeigt (Moullier 1994). Bevor jedoch an eine Therapie beim Menschen gedacht werden kann, müssen zunächst die grundsätzlichen Schwierigkeiten der Gentherapie überwunden werden. Hierzu gehört v.a. das Erreichen einer lang anhaltenden Expression des Proteins (V2-Rezeptor, AQP2) in den Zielzellen.

In den kommenden Jahren wird es v.a. darum gehen, die Wirksamkeit und Verträglichkeit neuer Therapieansätze an bestehenden Tiermodellen zu evaluieren. Es erscheint aber wahrscheinlich, dass eine Verbesserung der Therapie des angeborenen Diabetes insipidus renalis mit konventionellen Pharmaka rascher erreicht werden kann als eine Heilung der Erkrankung durch die somatische Gentherapie.

## Danksagung

Die Ergebnisse der eigenen Arbeiten, die hier enthalten sind, wurden durch die Deutsche Forschungsgemeinschaft (SFB 249, SFB 366, Ro 597/6), die Thyssen-Stiftung, den Verbund Klinische Pharmakologie Berlin-Brandenburg und den Fonds der Chemischen Industrie gefördert.

## 9.8 Literatur

Acher R (1979) Neurophysine – molekulare und zelluläre Aspekte. Angew Chemie 91:905–919

Ala Y, Morin D, Mouillac B et al. (1998) Functional studies of twelve mutant V2 vasopressin receptors related to nephrogenic diabetes insipidus: molecular basis of a mild clinical phenotype. J Am Soc Nephrol 9:1861–1872

Albertazzi E, Zanchetta D, Barbier P et al. (2000) Nephrogenic diabetes insipidus: functional analysis of new AVPR2 mutations identified in Italian families. J Am Soc Nephrol 11:1033–1043

Allen HM, Jackson RL, Winchester MD, Deck LV, Allon M (1989) Indomethacin in the treatment of lithium-induced nephrogenic diabetes insipidus. Arch Intern Med 149:1123–1126

Alon U, Chan JC (1985) Hydrochlorothiazide-amiloride in the treatment of congenital nephrogenic diabetes insipidus. Am J Nephrol 5:9–13

Andersen-Beckh B, Dehe M, Schülein R et al. (1999) Polarized expression of the vasopressin V2 receptor in Madin-Darby canine kidney cells. Kidney Int 56:517–527

Arthus MF, Lonergan M, Crumley MJ et al. (2000) Report of 33 novel AVPR2 mutations and analysis of 117 families with X-linked nephrogenic diabetes insipidus. J Am Soc Nephrol 11:1044–1054

Bahnsen U, Oosting P, Swaab DF, Nahke P, Richter D, Schmale H (1992) A missense mutation in the vasopressin-neurophysin precursor gene cosegregates with human autosomal dominant neurohypophyseal diabetes insipidus. EMBO J 11:19–23

Barak LS, Oakley RH, Laporte SA, Caron MG (2001) Constitutive arrestin-mediated desensitization of a human vasopressin receptor mutant associated with nephrogenic diabetes insipidus. Proc Natl Acad Sci USA 98:93–98

Barnes LD, Engel AG, Dousa TP (1975) Studies on in vitro polymerization of tubulin from renal medullary extracts. Biochim Biophys Acta 405:422–433

Batlle DC, Riotte AB von, Gaviria M, Grupp M (1985) Amelioration of polyuria by amiloride in patients receiving long-term lithium therapy. N Engl J Med 312:408–414

Beck N, Singh H, Reed SW, Murdaugh HV, Davis BB (1974) Pathogenic role of cyclic AMP in the impairment of urinary concentrating ability in acute hypercalcemia. J Clin Invest 54:1049–1055

Bendz H, Aurell M, Balldin J, Mathe AA, Sjodin I (1994) Kidney damage in long-term lithium patients: a cross-sectional study of patients with 15 years or more on lithium. Nephrol Dial Transplant 9:1250–1254

Bendz H, Sjodin I, Aurell M (1996) Renal function on and off lithium in patients treated with lithium for 15 years or more. A controlled, prospective lithium-withdrawal study. Nephrol Dial Transplant 11:457–460

Bergeron C, Kovacs K, Ezrin C, Mizzen C (1991) Hereditary diabetes insipidus: an immunohistochemical study of the hypothalamus and pituitary gland. Acta Neuropathol (Berl) 81:345–348

Berl T, Aisenbrey GA, Linas SL (1980) Renal concentrating defect in the hypokalemic rat is prostaglandin independent. Am J Physiol 238:F37–41

Beuret N, Rutishauser J, Bider MD, Spiess M (1999) Mechanism of endoplasmic reticulum retention of mutant vasopressin precursor caused by a signal peptide truncation associated with diabetes insipidus. J Biol Chem 274: 18965–18972

Bichet DG (1997) Autosomal dominant and autosomal recessive nephrogenic diabetes insipidus: novel mutations in the AQP2 gene. Annual Meeting of the American Society of Nephrology, Philadelphia, USA

Bichet DG (1999) Congenital severe diabetes insipidus. Most patients have nephrogenic diabetes insipidus, but some patients have autosomal-recessive diabetes insipidus. NDI European Conference, Amsterdam

Bichet DG, Razi M, Lonergan M et al. (1988) Hemodynamic and coagulation responses to 1-desamino[8-D-arginine] vasopressin in patients with congenital nephrogenic diabetes insipidus. N Engl J Med 318:881–887

Bichet DG, Ruel N, Arthus MF, Lonergan M, Hendy GN, Bichet DG (1990) Rolipram, a phosphodiesterase inhibitor, in the treatment of two male patients with congenital nephrogenic diabetes insipidus. Nephron 56:449–450

Bichet DG, Arthus MF, Lonergan M et al. (1993) X-linked nephrogenic diabetes insipidus mutations in North America and the Hopewell hypothesis. J Clin Invest 92: 1262–1268

Bichet DG, Birnbaumer M, Lonergan M et al. (1994) Nature and recurrence of AVPR2 mutations in X-linked nephrogenic diabetes insipidus. Am J Hum Genet 55:278–286

Bichet DG, Oksche A, Rosenthal W (1997) Congenital nephrogenic diabetes insipidus. J Am Soc Nephrol 8: 1951–1958

Bichet DG, Arthus MF, Lonergan M, Morgan K, Fujiwara TM (1998) Hereditary central diabetes insipidus: autosomal dominant and autosomal recessive phenotypes due to mutations in the prepro-AVP-NPII gene. 31th Annual Meeting of the American Society of Nephrology, Pennsylvania, USA

Birnbaumer M, Seibold A, Gilbert S et al. (1992) Molecular cloning of the receptor for human antidiuretic hormone. Nature 357:333–335

Birnbaumer M, Gilbert S, Rosenthal W (1994) An extracellular congenital nephrogenic diabetes insipidus mutation of the vasopressin receptor reduces cell surface expression, affinity for ligand, and coupling to the Gs/adenylyl cyclase system. Mol Endocrinol 8:886–894

Boton R, Gaviria M, Batlle DC (1987) Prevalence, pathogenesis, and treatment of renal dysfunction associated with chronic lithium therapy. Am J Kidney Dis 10:329–345

Brakch N, Boussetta H, Rholam M, Cohen P (1989) Processing endoprotease recognizes a structural feature at the cleavage site of peptide prohormones. The pro-ocytocin/ neurophysin model. J Biol Chem 264:15912–15916

Brakch N, Rholam M, Boussetta H, Cohen P (1993) Role of beta-turn in proteolytic processing of peptide hormone precursors at dibasic sites. Biochemistry 32:4925–4930

Braverman LE, Mancini JP, McGoldrick DM (1965) Hereditary idiopathic diabetes insipidus: a case report with autopsy findings. Ann Intern Med 63:503–508

Breslow E, Burman S (1990) Molecular, thermodynamic, and biological aspects of recognition and function in neurophysin-hormone systems: a model system for the analysis of protein-peptide interactions. Adv Enzymol Relat Areas Mol Biol 63:1–67

Breyer MD, Ando Y (1994) Hormonal signaling and regulation of salt and water transport in the collecting duct. Annu Rev Physiol 56:711–739

Calvo B, Bilbao JR, Urrutia I, Eizaguirre J, Gaztambide S, Castano L (1998) Identification of a novel nonsense mutation and a missense substitution in the vasopressin-neurophysin II gene in two Spanish kindreds with familial neurohypophyseal diabetes insipidus. J Clin Endocrinol Metab 83:995–997

Canfield MC, Tamarappoo BK, Moses AM, Verkman AS, Holtzman EJ (1997) Identification and characterization of aquaporin-2 water channel mutations causing nephrogenic diabetes insipidus with partial vasopressin response. Hum Mol Genet 6:1865–1871

Charmandari E, Brook CGD (1999) 20 years of experience in idiopathic central diabetes insipidus. Lancet 353:2212–2213

Chen LQ, Rose JP, Breslow E et al. (1991) Crystal structure of a bovine neurophysin II dipeptide complex at 2.8 A determined from the single-wavelength anomalous scattering signal of an incorporated iodine atom. Proc Natl Acad Sci USA 88:4240–4244

Cheng A, Hoek AN van, Yeager M, Verkman AS, Mitra AK (1997) Three-dimensional organization of a human water channel. Nature 387:627–630

Chou CL, Ma T, Yang B, Knepper MA, Verkman AS (1998) Fourfold reduction of water permeability in inner medullary collecting duct of aquaporin-4 knockout mice. Am J Physiol 274:C549–C554

Chou CL, Knepper MA, Hoek AN et al. (1999) Reduced water permeability and altered ultrastructure in thin descending limb of Henle in aquaporin-1 null mice. J Clin Invest 103:491–496

Christensen S, Kusano E, Yusufi AN, Murayama N, Dousa TP (1985) Pathogenesis of nephrogenic diabetes insipidus due to chronic administration of lithium in rats. J Clin Invest 75:1869–1879

Coffey AK, O'Sullivan DJ, Homma S, Dousa TP, Valtin H (1991) Induction of intramembranous particle clusters in mice with nephrogenic diabetes insipidus. Am J Physiol 261:F640–666

Cotte N, Balestre MN, Phalipou S et al. (1998) Identification of residues responsible for the selective binding of peptide antagonists and agonists in the V2 vasopressin receptor. J Biol Chem 273:29462–29468

Deen PMT (1999) Routing and function of mutant AQP2 water channels in nephrogenic diabetes insipidus. NDI European Conference, Amsterdam

Deen PM, Verdijk MA, Knoers NV et al. (1994) Requirement of human renal water channel aquaporin-2 for vasopressin-dependent concentration of urine. Science 264:92–95

Deen PM, Weghuis DO, Sinke RJ, Geurts van Kessel A, Wieringa B, Os CH van (1994) Assignment of the human gene for the water channel of renal collecting duct aquaporin 2 (AQP2) to chromosome 12 region q12–q13. Cytogenet Cell Genet 66:260–262

Deen PM, Croes H, Aubel RA van, Ginsel LA, Os CH van (1995) Water channels encoded by mutant aquaporin-2 genes in nephrogenic diabetes insipidus are impaired in their cellular routing. J Clin Invest 95:2291–2296

DiMeglio LA, Gagliardi PC, Browning JE, Quigley CA, Repaske DR (2001) A missense mutation encoding cys67gly in neurophysin ii is associated with early onset autosomal dominant neurohypophyseal diabetes insipidus. Mol Genet Metab 72:39–44

Earm JH, Christensen BM, Frokiaer J et al. (1998) Decreased aquaporin-2 expression and apical plasma membrane delivery in kidney collecting ducts of polyuric hypercalcemic rats. J Am Soc Nephrol 9:2181–2193

Ecelbarger CA, Terris J, Frindt G et al. (1995) Aquaporin-3 water channel localization and regulation in rat kidney. Am J Physiol 269:F663–672

Fassina G, Chaiken IM (1988) Structural requirements of peptide hormone binding for peptide-potentiated self-association of bovine neurophysin II. J Biol Chem 263: 13539–13543

Faust CJ, Gonzales JC, Seibold A, Birnbaumer M, Herman GE (1993) Comparative mapping on the mouse and human X chromosomes of a human cDNA clone encoding the vasopressin renal-type receptor (AVP2R). Genomics 15:439–441

Feuerstein G, Zilberman Y, Hemmendinger R, Lichtenberg D (1981) Attenuation of the lithium-induced diabetes-insipidus-like syndrome by amiloride in rats. Neuropsychobiology 7:67–73

Frokiaer J, Marples D, Knepper MA, Nielsen S (1996) Bilateral ureteral obstruction downregulates expression of vasopressin-sensitive AQP-2 water channel in rat kidney. Am J Physiol 270:F657–668

Frokiaer J, Christensen BM, Marples D et al. (1997) Downregulation of aquaporin-2 parallels changes in renal water excretion in unilateral ureteral obstruction. Am J Physiol Renal Physiol 42:F213–F223

Frokiaer J, Marples D, Valtin H, Morris JF, Knepper MA, Nielsen S (1999) Low aquaporin-2 levels in polyuric DI+/+ severe mice with constitutively high cAMP-phosphodiesterase activity. Am J Physiol 276:F179–190

Fujii H, Iida S, Moriwaki K (2000) Familial neurohypophyseal diabetes insipidus associated with a novel mutation in the vasopressin-neurophysin II gene. Int J Mol Med 5:229–234

Fushimi K, Sasaki S, Marumo F (1997) Phosphorylation of serine 256 is required for cAMP-dependent regulatory exocytosis of the aquaporin-2 water channel. J Biol Chem 272:14800–14804

Gagliardi PC, Bernasconi S, Repaske DR (1997) Autosomal dominant neurohypophyseal diabetes insipidus associated with a missense mutation encoding Gly23→Val in neurophysin II. J Clin Endocrinol Metab 82:3643–3646

Goji K, Kuwahara M, Gu Y, Matsuo M, Marumo F, Sasaki S (1998) Novel mutations in aquaporin-2 gene in female siblings with nephrogenic diabetes insipidus: evidence of disrupted water channel function. J Clin Endocrinol Metab 83:3205–3209

Goldberg H, Clayman P, Skorecki K (1988) Mechanism of Li inhibition of vasopressin-sensitive adenylate cyclase in cultured renal epithelial cells. Am J Physiol 255:F995–1002

Grant FD, Ahmadi A, Hosley CM, Majzoub JA (1998) Two novel mutations of the vasopressin gene associated with familial diabetes insipidus and identification of an asymptomatic carrier infant. J Clin Endocrinol Metab 83:3958–3964

Green JR, Buchan GC, Alvord EC Jr, Swanson AG (1967) Hereditary and idiopathic types of diabetes insipidus. Brain 90:707–714

Hansen LK, Rittig S, Roberston GL (1997) Genetic basis of familial neurohypophyseal diabetes insipidus. Trends Endocrinol Metab 8:363–372

Heijne G (1983) Patterns of amino acids near signal-sequence cleavage sites. Eur J Biochem 133:17–21

Heijne G (1984) How signal sequences maintain cleavage specificity. J Mol Biol 173:243–251

Heijne G (1986) A new method for predicting signal sequence cleavage sites. Nucleic Acids Res 14:4683–4690

Heppner C, Kotzka J, Bullmann C, Krone W, Muller Wieland D (1998) Identification of mutations of the arginine vasopressin-neurophysin II gene in two kindreds with familial central diabetes insipidus. J Clin Endocrinol Metab 83:693–696

Hetmar O, Brun C, Clemmesen L, Ladefoged J, Larsen S, Rafaelsen OJ (1987) Lithium: long-term effects on the kidney. II. Structural changes. J Psychiatr Res 21:279–288

Hetmar O, Brun C, Ladefoged J, Larsen S, Bolwig TG (1989) Long-term effects of lithium on the kidney: functional-morphological correlations. J Psychiatr Res 23:285–297

Hober C, Vantyghem MC, Racadot A, Cappoen JP, Lefebvre J (1992) Normal hemodynamic and coagulation responses to 1-deamino-8-D-arginine vasopressin in a case of lithium-induced nephrogenic diabetes insipidus. Results of treatment by a prostaglandin synthesis inhibitor (indomethacin). Horm Res 37:190–195

Hochberg Z, VanLieburg A, Even L et al. (1997) Autosomal recessive nephrogenic diabetes insipidus caused by an aquaporin-2 mutation. J Clin Endocrinol Metab 82:686–689

Hohler T, Teuber G, Wanitschke R, Meyer zum Buschenfeld KH (1994) Indomethacin treatment in amphotericin B induced nephrogenic diabetes insipidus. Clin Invest 72:769–771

Holtzman EJ, Kolakowski LF, Geifman Holtzman O et al. (1994) Mutations in the vasopressin V2 receptor gene in two families with nephrogenic diabetes insipidus. J Am Soc Nephrol 5:169–176

Homma S, Gapstur SM, Coffey A, Valtin H, Dousa TP (1991) Role of cAMP-phosphodiesterase isozymes in pathogenesis of murine nephrogenic diabetes insipidus. Am J Physiol 261:F345–F353

Hozawa S, Holtzman EJ, Ausiello DA (1996) cAMP motifs regulating transcription in the aquaporin 2 gene. Am J Physiol 270:C1695–C1702

Hwang S, Tuason VB (1980) Long-term maintenance lithium therapy and possible irreversible renal damage. J Clin Psychiatry 41:11–19

Inaba S, Hatakeyama H, Taniguchi N, Miyamori I (2001) The property of a novel V2 receptor mutant in a patient with nephrogenic diabetes insipidus. J Clin Endocrinol Metab 86:381–385

Inase N, Fushimi K, Ishibashi K et al. (1995) Isolation of human aquaporin 3 gene. J Biol Chem 270:17913–17916

Inoue T, Nielsen S, Mandon B, Terris J, Kishore BK, Knepper MA (1998) SNAP-23 in rat kidney: colocalization with aquaporin-2 in collecting duct vesicles. Am J Physiol 275:F752–F760

Ishibashi K, Yamauchi K, Kageyama Y et al. (1998) Molecular characterization of human aquaporin-7 gene and its chromosomal mapping. Biochim Biophys Acta 1399:62–66

Ito M, Mori Y, Oiso Y, Saito H (1991) A single base substitution in the coding region for neurophysin II associated with familial central diabetes insipidus. J Clin Invest 87:725–728

Ito M, Oiso Y, Murase T et al. (1993) Possible involvement of inefficient cleavage of preprovasopressin by signal peptidase as a cause for familial central diabetes insipidus. J Clin Invest 91:2565–2571

Ito M, Jameson JL, Ito M (1997) Molecular basis of autosomal dominant neurohypophyseal diabetes insipidus. Cellular toxicity caused by the accumulation of mutant vasopressin precursors within the endoplasmic reticulum. J Clin Invest 99:1897–1905

Ito M, Yu RN, Jameson JL, Ito M (1999) Mutant vasopressin precursors that cause autosomal dominant neurohypophyseal diabetes insipidus retain dimerization and impair the secretion of wild-type proteins. J Biol Chem 274: 9029–9037

Iwasaki Y, Oiso Y, Kondo K et al. (1991) Aggravation of subclinical diabetes insipidus during pregnancy. N Engl J Med 324:522–526

Jap BK, Li H (1995) Structure of the osmo-regulated $H_2O$-channel, AQP-CHIP, in projection at 3.5 A resolution. J Mol Biol 251:413–420

Jung JS, Bhat RV, Preston GM, Guggino WB, Baraban JM, Agre P (1994) Molecular characterization of an aquaporin cDNA from brain: candidate osmoreceptor and regulator of water balance. Proc Natl Acad Sci USA 91:13052–13056

Kamsteeg EJ, Wormhoudt TAM, Rijss JPL, Os CH van, Deen PMT (1999) An impaired routing of wild-type aquaporin-2 after tetramerization with an aquaporin-2 mutant explains dominant nephrogenic diabetes insipidus. EMBO J 18:2394–2400

Kanmera T, Chaiken IM (1985) Molecular properties of the oxytocin/bovine neurophysin biosynthetic precursor. Studies using a semisynthetic precursor. J Biol Chem 260:8474–8482

Kim JK, Summer SN, Berl T (1984) The cyclic AMP system in the inner medullary collecting duct of the potassium-depleted rat. Kidney Int 26:384–391

Kim GH, Ecelbarger CA, Mitchell C, Packer RK, Wade JB, Knepper MA (1999) Vasopressin increases Na-K-2Cl cotransporter expression in thick ascending limb of Henle's loop. Am J Physiol 276:F96–F103

Klußmann E, Maric K, Wiesner B, Beyermann M, Rosenthal W (1999) Protein kinase A anchoring proteins are required for vasopressin-mediated translocation of aquaporin-2 into cell membranes of renal principal cells. J Biol Chem 274:4934–4938

Klußman E, Maric K, Rosenthal W (2000) The mechanisms of aquaporin control in the renal collecting duct. Rev Physiol Biochem Pharmacol 141:33–95

Kojro E, Eich P, Gimpl G, Fahrenholz F (1993) Direct identification of an extracellular agonist binding site in the renal V2 vasopressin receptor. Biochemistry 32:13537–13544

Kosten TR, Forrest JN (1986) Treatment of severe lithium-induced polyuria with amiloride. Am J Psychiatry 143: 1563–1568

Krause G, Hermosilla R, Oksche A, Rutz C, Rosenthal W, Schülein R (2000) Molecular and conformational features of a transport-relevant domain in the C-terminal tail of the vasopressin V2 receptor. Mol Pharmacol 57:232–242

Krisch B, Nahke P, Richter D (1986) Immunocytochemical staining of supraoptic neurons from homozygous Brattleboro rats by use of antibodies against two domains of the mutated vasopressin precursor. Cell Tissue Res 244: 351–358

Kuo JF, Krueger BK, Sanes JR, Greengard P (1970) Cyclic nucleotide-dependent protein kinases. V. Preparation and properties of adenosine 3′,5′-monophosphate-dependent protein kinase from various bovine tissues. Biochim Biophys Acta 212:79–91

Kurokawa H, Fujisawa I, Nakano Y et al. (1998) Posterior lobe of the pituitary gland: correlation between signal intensity on T1-weighted MR images and vasopressin concentration. Radiology 207:79–83

Kuwahara M (1998) Aquaporin-2, a vasopressin-sensitive water channel, and nephrogenic diabetes insipidus. Intern Med 37:215–217

Land H, Schutz G, Schmale H, Richter D (1982) Nucleotide sequence of cloned cDNA encoding bovine arginine vasopressin-neurophysin II precursor. Nature 295:299–303

Liebenhoff U, Rosenthal W (1995) Identification of Rab3-, Rab5a- and synaptobrevin II-like proteins in a preparation of rat kidney vesicles containing the vasopressin-regulated water channel. FEBS Lett 365:209–213

Lieburg AF van, Verdijk MA, Knoers VV et al. (1994) Patients with autosomal nephrogenic diabetes insipidus homozygous for mutations in the aquaporin 2 water-channel gene. Am J Hum Genet 55:648–652

Lieburg AF van, Knoers VV, Mallmann R, Proesmans W, Heuvel LP van den, Monnens LA (1996) Normal fibrinolytic responses to 1-desamino-8-D-arginine vasopressin in patients with nephrogenic diabetes insipidus caused by mutations in the aquaporin 2 gene. Nephron 72:544–546

Lolait SJ, O'Carroll AM, McBride OW, Konig M, Morel A, Brownstein MJ (1992) Cloning and characterization of a vasopressin V2 receptor and possible link to nephrogenic diabetes insipidus. Nature 357:336–339

Ma T, Yang B, Gillespie A, Carlson EJ, Epstein CJ, Verkman AS (1997) Generation and phenotype of a transgenic knockout mouse lacking the mercurial-insensitive water channel aquaporin-4. J Clin Invest 100:957–962

Ma T, Yang B, Gillespie A, Carlson EJ, Epstein CJ, Verkman AS (1998) Severely impaired urinary concentrating ability in transgenic mice lacking aquaporin-1 water channels. J Biol Chem 273:4296–4299

Maghnie M, Villa A, Arico M et al. (1992) Correlation between magnetic resonance imaging of posterior pituitary and neurohypophyseal function in children with diabetes insipidus. J Clin Endocrinol Metab 74:795–800

Mandon B, Chou CL, Nielsen S, Knepper MA (1996) Syntaxin-4 is localized to the apical plasma membrane of rat renal collecting duct cells: possible role in aquaporin-2 trafficking. J Clin Invest 98:906–913

Maric K, Oksche A, Rosenthal W (1998) Aquaporin-2 expression in primary cultured rat inner medullary collecting duct cells. Am J Physiol 275:F796–F801

Markowitz GS, Radhakrishnan J, Kambham N, Valeri AM, Hines WH, D'Agati VD (2000) Lithium nephrotoxicity: a progressive combined glomerular and tubulointerstitial nephropathy. J Am Soc Nephrol 11:1439–1448

Marples D, Christensen S, Christensen EI, Ottosen PD, Nielsen S (1995) Lithium-induced downregulation of aquaporin-2 water channel expression in rat kidney medulla. J Clin Invest 95:1838–1845

Marples D, Frokiaer J, Dorup J, Knepper MA, Nielsen S (1996) Hypocalemia-induced downregulation of aquaporin-2 water channel expression in rat kidney medulla and cortex. J Clin Invest 97:1960–1968

Martinez EJ, Sinnott JTt, Rodriguez Paz G, Oehler RL (1993) Lithium-induced nephrogenic diabetes insipidus treated with indomethacin. South Med J 86:971–973

Marumo F, Edelman IS (1971) Effects of $Ca^{++}$ and prostaglandin E1 on vasopressin activation of renal adenyl cyclase. J Clin Invest 50:1613–1620

Matsumura Y, Uchida S, Rai T, Sasaki S, Marumo F (1997) Transcriptional regulation of aquaporin-2 water channel gene by cAMP. J Am Soc Nephrol 8:861–867

Matsumura Y, Uchida S, Kondo Y, Miyazaki H, Ko SB, Hayama A, Morimoto T, Liu W, Arisawa M, Sasaki S, Marumo F (1999) Overt nephrogenic diabetes insipidus in mice lacking the CLC-K1 chloride channel. Nat Genet 21:95–98

McLeod JF, Kovacs L, Gaskill MB, Rittig S, Bradley GS, Robertson GL (1993) Familial neurohypophyseal diabetes insipidus associated with a signal peptide mutation. J Clin Endocrinol Metab 77:599a–599g

Michel G, Rouille Y, Chauvet J, Acher R (1994) Action of neurohypophysial granule Lys-Arg endopeptidase on synthetic polypeptides comprising the processing sequence of provasopressin-neurophysin. Biosci Rep 14:171–178

Moullier P, Friedlander G, Calise D, Ronco P, Perricaudet M, Ferry N (1994) Adenoviral-mediated gene transfer to renal tubular cells in vivo. Kidney Int 45:1220–1225

Mulders SM, Knoers NV, Van Lieburg AF et al. (1997) New mutations in the AQP2 gene in nephrogenic diabetes insipidus resulting in functional but misrouted water channels. J Am Soc Nephrol 8:242–248

Mulders SM, Bichet DG, Rijss JP et al. (1998) An aquaporin-2 water channel mutant which causes autosomal dominant nephrogenic diabetes insipidus is retained in the Golgi complex. J Clin Invest 102:57–66

Nagasaki H, Ito M, Yuasa H et al. (1995) Two novel mutations in the coding region for neurophysin-II associated with familial central diabetes insipidus. J Clin Endocrinol Metab 80:1352–1356

Naik DV, Valtin H (1969) Hereditary vasopressin-resistant urinary concentrating defects in mice. Am J Physiol 217: 1183–1190

Nielsen S, Muller J, Knepper MA (1993) Vasopressin- and cAMP-induced changes in ultrastructure of isolated perfused inner medullary collecting ducts. Am J Physiol 265:F225–F238

Nielsen S, Marples D, Birn H et al. (1995) Expression of VAMP-2-like protein in kidney collecting duct intracellular vesicles. Colocalization with aquaporin-2 water channels. J Clin Invest 96:1834–1844

Nielsen S, Terris J, Smith CP, Hediger MA, Ecelbarger CA, Knepper MA (1996) Cellular and subcellular localization of the vasopressin-regulated urea transporter in rat kidney. Proc Natl Acad Sci USA 93:5495–5500

Nijenhuis M, Zalm R, Burbach JP (1999) Mutations in the vasopressin prohormone involved in diabetes insipidus impair endoplasmic reticulum export but not sorting. J Biol Chem 274:21 200–21 208

Nonoguchi H, Owada A, Kobayashi N et al. (1995) Immunohistochemical localization of V2 vasopressin receptor along the nephron and functional role of luminal V2 receptor in terminal inner medullary collecting ducts. J Clin Invest 96:1768–1778

Oksche A, Rosenthal W (1998) The molecular basis of nephrogenic diabetes insipidus. J Mol Med 76:326–37

Oksche A, Schulein R, Rutz C et al. (1996) Vasopressin V2 receptor mutants that cause X-linked nephrogenic diabetes insipidus: analysis of expression, processing, and function. Mol Pharmacol 50:820–828

Oksche A, Kuhn R, Schülein R, Rosenthal W (1997) Analysis of effects of vasopressin V2 receptor mutations on mRNA turnover. 17th International Congress of Biochemistry and Molecular Biology, San Francisco, CA, 24.–29. August 1997. FASEB J A959

Oksche A, Dehe M, Schulein R, Wiesner B, Rosenthal W (1998) Folding and cell surface expression of the vasopressin V2 receptor: requirement of the intracellular C-terminus. FEBS Lett 424:57–62

Pan Y, Wilson P, Gitschier J (1994) The effect of eight V2 vasopressin receptor mutations on stimulation of adenylyl cyclase and binding to vasopressin. J Biol Chem 269: 31 933–31 937

Pasel K, Schulz A, Timmermann K et al. (2000) Functional characterization of the molecular defects causing nephrogenic diabetes insipidus in eight families. J Clin Endocrinol Metab 85:1703–1710

Plenge P, Mellerup ET, Bolwig TG et al. (1982) Lithium treatment: does the kidney prefer one daily dose instead of two? Acta Psychiatr Scand 66:121–128

Postina R, Ufer E, Pfeiffer R, Knoers NV, Fahrenholz F (2000) Misfolded vasopressin V2 receptors caused by extracellular point mutations entail congenital nephrogenic diabetes insipidus. Mol Cell Endocrinol 164:31–39

Preston GM, Smith BL, Zeidel ML, Moulds JJ, Agre P (1994) Mutations in aquaporin-1 in phenotypically normal humans without functional CHIP water channels. Science 265:1585–1587

Ramsey TA, Cox M (1982) Lithium and the kidney: a review. Am J Psychiatry 139:443–449

Rascher W (1993) Vasopressin (ADH) und seine Sekretionsstörungen. Biosci Ber 55

Rascher W, Rosendahl W, Henrichs IA, Maier R, Seyberth HW (1987) Congenital nephrogenic diabetes insipidus – vasopressin and prostaglandins in response to treatment with hydrochlorothiazide and indomethacin. Pediatr Nephrol 1:485–490

Rauch F, Lenzner C, Nurnberg P, Frommel C, Vetter U (1996) A novel mutation in the coding region for neurophysin-II is associated with autosomal dominant neurohypophyseal diabetes insipidus. Clin Endocrinol (Oxf) 44:45–51

Raymond KH, Lifschitz MD, McKinney TD (1987) Prostaglandins and the urinary concentrating defect in potassium-depleted rabbits. Am J Physiol 253:F1113–F1119

Ren G, Cheng A, Reddy V, Melnyk P, Mitra AK (2000) Three-dimensional fold of the human AQP1 water channel determined at 4 A resolution by electron crystallography of two-dimensional crystals embedded in ice. J Mol Biol 301:369–387

Repaske DR, Browning JE (1994) A de novo mutation in the coding sequence for neurophysin-II (Pro24→Leu) is associated with onset and transmission of autosomal dominant neurohypophyseal diabetes insipidus. J Clin Endocrinol Metab 79:421–427

Repaske DR, Summar ML, Krishnamani MR et al. (1996) Recurrent mutations in the vasopressin-neurophysin II gene cause autosomal dominant neurohypophyseal diabetes insipidus. J Clin Endocrinol Metab 81:2328–2334

Repaske DR, Medlej R, Gultekin EK et al. (1997) Heterogeneity in clinical manifestation of autosomal dominant neurohypophyseal diabetes insipidus caused by a mutation encoding Ala-1→Val in the signal peptide of the arginine vasopressin/neurophysin II/copeptin precursor. J Clin Endocrinol Metab 82:51–56

Rholam M, Nicolas P, Cohen P (1985) Salt-dependent structural changes of neurohormones: lithium ions induce conformational rearrangements of oxytocin to a vasopressin-like structure. Biochemistry 24:3345–3349

Richter D (1988) Molecular events in expression of vasopressin and oxytocin and their cognate receptors. Am J Physiol 255:F207–F219

Riddell DC, Mallonee R, Phillips JA, Parks JS, Sexton LA, Hamerton JL (1985) Chromosomal assignment of human sequences encoding arginine vasopressin-neurophysin II and growth hormone releasing factor. Somat Cell Mol Genet 11:189–195

Rittig S, Robertson GL, Siggaard C et al. (1996) Identification of 13 new mutations in the vasopressin-neurophysin II gene in 17 kindreds with familial autosomal dominant neurohypophyseal diabetes insipidus. Am J Hum Genet 58:107–117

Rosenthal W, Seibold A, Antaramian A et al. (1992) Molecular identification of the gene responsible for congenital nephrogenic diabetes insipidus. Nature 359:233–235

Rosenthal W, Antaramian A, Gilbert S, Birnbaumer M (1993) Nephrogenic diabetes insipidus. A V2 vasopressin receptor unable to stimulate adenylyl cyclase. J Biol Chem 268:13030–13033

Rosenthal W, Oksche A, Bichet DG (1998) Two genes – one disease: the molecular basis of congenital nephrogenic diabetes insipidus. Advances in Molecular and Cellular Endocrinology, vol 2. Jai Press, Greenwich London

Rutishauser J, Boni Schnetzler M, Boni J et al. (1996) A novel point mutation in the translation initiation codon of the pre-pro-vasopressin-neurophysin II gene: cosegregation with morphological abnormalities and clinical symptoms in autosomal dominant neurohypophyseal diabetes insipidus. J Clin Endocrinol Metab 81:192–198

Rutishauser J, Kopp P, Gaskill MB, Kotlar TJ, Robertson GL (1999) A novel mutation (R97 C) in the neurophysin moiety of prepro-vasopressin-neurophysin II associated with autosomal-dominant neurohypophyseal diabetes insipidus. Mol Genet Metab 67:89–92

Sadeghi H, Birnbaumer M (1999) O-glycosylation of the V2 vasopressin receptor. Glycobiology 9:731–737

Sadeghi HM, Innamorati G, Dagarag M, Birnbaumer M (1997a) Palmitoylation of the V2 vasopressin receptor. Mol Pharmacol 52:21–29

Sadeghi H, Robertson GL, Bichet DG, Innamorati G, Birnbaumer M (1997b) Biochemical basis of partial nephrogenic diabetes insipidus phenotypes. Mol Endocrinol 11:1806–1813

Sadeghi HM, Innamorati G, Birnbaumer M (1997c) An X-linked NDI mutation reveals a requirement for cell surface V2R expression. Mol Endocrinol 11:706–713

Sands JM, Naruse M, Baum M et al. (1997) Apical extracellular calcium/polyvalent cation-sensing receptor regulates vasopressin-elicited water permeability in rat kidney inner medullary collecting duct. J Clin Invest 99:1399–1405

Sausville E, Carney D, Battey J (1985) The human vasopressin gene is linked to the oxytocin gene and is selectively expressed in a cultured lung cancer cell line. J Biol Chem 260:10236–10241

Schmale H, Heinsohn S, Richter D (1983) Structural organization of the rat gene for the arginine vasopressin-neurophysin precursor. EMBO J 2:763–767

Schmale H, Bahnsen U, Richter D (1993) Structure and expression of the vasopressin precursor gene in central diabetes insipidus. Ann NY Acad Sci 689:74–82

Schnermann J, Chou CL, Ma T, Traynor T, Knepper MA, Verkman AS (1998) Defective proximal tubular fluid reabsorption in transgenic aquaporin-1 null mice. Proc Natl Acad Sci USA 95:9660–9664

Schülein R, Liebenhoff U, Muller H, Birnbaumer M, Rosenthal W (1996) Properties of the human arginine vasopressin V2 receptor after site-directed mutagenesis of its putative palmitoylation site. Biochem J 313:611–616

Schülein R, Hermosilla R, Oksche A et al. (1998a) A dileucine sequence and an upstream glutamate residue in the intracellular carboxyl terminus of the vasopressin V2 receptor are essential for cell surface transport in COS.M6 cells. Mol Pharmacol 54:525–535

Schülein R, Lorenz D, Oksche A et al. (1998b) Polarized cell surface expression of the green fluorescent protein-tagged vasopressin V2 receptor in Madin Darby canine kidney cells. FEBS Lett 441:170–176

Schülein R, Zuhlke K, Oksche A, Hermosilla R, Furkert J, Rosenthal W (2000) The role of conserved extracellular cysteine residues in vasopressin V2 receptor function and properties of two naturally occurring mutant receptors with additional extracellular cysteine residues. FEBS Lett 466:101–106

Seibold A, Brabet P, Rosenthal W, Birnbaumer M (1992) Structure and chromosomal localization of the human antidiuretic hormone receptor gene. Am J Hum Genet 51:1078–1083

Seibold A, Dagarag M, Birnbaumer M (1998) Mutations of the DRY motif that preserve beta 2-adrenoceptor coupling. Receptors Channels 5:375–385

Shen T, Suzuki Y, Poyard M, Miyamoto N, Defer N, Hanoune J (1997) Expression of adenylyl cyclase mRNAs in the adult, in developing, and in the Brattleboro rat kidney. Am J Physiol 273:C323–C330

Skordis N, Patsalis PC, Hettinger JA et al. (2000) A novel arginine vasopressin-neurophysin II mutation causes autosomal dominant neurohypophyseal diabetes insipidus and morphologic pituitary changes. Horm Res 53:239–245

Takeda S, Lin CT, Morgano PG, McIntyre SJ, Dousa TP (1991) High activity of low-Michaelis-Menten constant 3′,5′-cyclic adenosine monophosphate-phosphodiesterase isozymes in renal inner medulla of mice with hereditary nephrogenic diabetes insipidus. Endocrinology 129:287–294

Tamarappoo BK, Verkman AS (1998) Defective aquaporin-2 trafficking in nephrogenic diabetes insipidus and correction by chemical chaperones. J Clin Invest 101:2257–2267

Terris J, Ecelbarger CA, Marples D, Knepper MA, Nielsen S (1995) Distribution of aquaporin-4 water channel expression within rat kidney. Am J Physiol 269:F775–F785

Tsukaguchi H, Matsubara H, Taketani S, Mori Y, Seido T, Inada M (1995) Binding-, intracellular transport-, and biosynthesis-defective mutants of vasopressin type 2 receptor in patients with X-linked nephrogenic diabetes insipidus. J Clin Invest 96:2043–2050

Uchida S, Sasaki S, Fushimi K, Marumo F (1994) Isolation of human aquaporin-CD gene. J Biol Chem 269:23451–23455

Ueta Y, Taniguchi S, Yoshida A et al. (1996) A new type of familial central diabetes insipidus caused by a single base substitution in the neurophysin II coding region of the vasopressin gene. J Clin Endocrinol Metab 81:1787–1790

Ufer E, Postina R, Gorbulev V, Fahrenholz F (1995) An extracellular residue determines the agonist specificity of V2 vasopressin receptors [published erratum in FEBS Lett (1995) 369:353]. FEBS Lett 362:19–23

Valtin H, Sawyer WH, Sokol HW (1965) Neurohypophysial principles in rats homozygous and heterozygous for hypothalamic diabetes insipidus (Brattleboro strain). Endocrinology 77:701–706

Valtin H, Coffey AK, O'Sullivan DJ, Homma S, Dousa TP (1990) Causes of the urinary concentrating defect in mice with nephrogenic diabetes insipidus. Physiol Bohemoslov 39:103–111

van den Akker EL, de Groot MR, Abbes AP, Bruggeman EJ, Franken AA, Engel H (2000) Identification of a new mutation (Cys116Gly) in a family with neurogenic diabetes insipidus. Ned Tijdschr Geneeskd 144:941–945

VargasPoussou R, Forestier L, Dautzenberg MD, Niaudet P, Dechaux M, Antignac C (1997) Mutations in the vasopressin V2 receptor and aquaporin-2 genes in 12 families with congenital nephrogenic diabetes insipidus. J Am Soc Nephrol 8:1855–1862

Verkman AS, Lencer WI, Brown D, Ausiello DA (1988) Endosomes from kidney collecting tubule cells contain the vasopressin-sensitive water channel. Nature 333:268–269

Wade JB, McCusker C, Coleman RA (1986) Evaluation of granule exocytosis in toad urinary bladder. Am J Physiol 251:C380–C386

Walker RG (1993) Lithium nephrotoxicity. Kidney Int Suppl 42:S93–S98

Walker RG, Bennett WM, Davies BM, Kincaid Smith P (1982a) Structural and functional effects of long-term lithium therapy. Kidney Int Suppl 11:S13–S19

Walker RG, Davies BM, Holwill BJ, Dowling JP, Kincaid Smith P (1982b) A clinico-pathological study of lithium nephrotoxicity. J Chronic Dis 35:685–695

Weinstock RS, Moses AM (1990) Desmopressin and indomethacin therapy for nephrogenic diabetes insipidus in patients receiving lithium carbonate. South Med J 83:1475–1477

Wenkert D, Schoneberg T, Merendino JJ et al. (1996) Functional characterization of five V2 vasopressin receptor gene mutations. Mol Cell Endocrinol 124:43–50

Wess J (1999) A mouse model for X-linked nephrogenic diabetes insipidus. NDI European Conference, Amsterdam

Willcutts MD, Felner E, White PC (1999) Autosomal recessive familial neurohypophyseal diabetes insipidus with continued secretion of mutant weakly active vasopressin. Hum Mol Genet 8:1303–1307

Wood SP, Tickle IJ, Treharne AM et al. (1986) Crystal structure analysis of deamino-oxytocin: conformational flexibility and receptor binding. Science 232:633–636

Yamaki M, McIntyre S, Rassier ME, Schwartz JH, Dousa TP (1992) Cyclic 3′,5′-nucleotide diesterases in dynamics of cAMP and cGMP in rat collecting duct cells. Am J Physiol 262:F957–F964

Yang B, Gillespie A, Carlson EJ, Epstein CJ, Verkman AS (2001) Neonatal mortality in an aquaporin-2 knock-in mouse model of recessive nephrogenic diabetes insipidus. J Biol Chem 276:2775–2779

Yasui M, Zelenin SM, Celsi G, Aperia A (1997) Adenylate cyclase-coupled vasopressin receptor activates AQP2 promoter via a dual effect on CRE and AP1 elements. Am J Physiol 272:F443–F450

Yoshida I, Takeda S, Homma S, Kusano E, Asano Y (1997) Localization of low-KM cAMP phosphodiesterase in rat nephron segments. Kidney Blood Press Res 20:307–311

Yuasa H, Ito M, Nagasaki H et al. (1993) Glu-47, which forms a salt bridge between neurophysin-II and arginine vasopressin, is deleted in patients with familial central diabetes insipidus. J Clin Endocrinol Metab 77:600–604

Yun J, Schoneberg T, Liu J, Schulz A, Ecelbarger CA, Promeneur D, Nielsen S, Sheng H, Grinberg A, Deng C, Wess J (2000) Generation and phenotype of mice harboring a nonsense mutation in the V2 vasopressin receptor gene. J Clin Invest 106:1361–1371

# 10 Molekulare Grundlagen von Erkrankungen der Nebenniere

Martin Reincke, Michael Peter, Hartmut P. H. Neumann, Bernhard U. Bender und Oliver Gimm

**Inhaltsverzeichnis**



## 10.1 Einführung in das Thema

Martin Reincke

Die Nebennieren wurden das erste Mal von Eustachio, Professor der Anatomie in Rom, 1564 beschrieben. Es dauerte allerdings bis ins 19. Jahrhundert, bis durch Cuvier (1805) die Unterscheidung von Nebennierenrinde und Nebennierenmark folgte. 1866 beschrieb Arnold die verschiedenen histologischen Zonen der Nebennierenrinde. Die Bedeutung der Nebennierenrinde für das

Endokrinopathien
D. Ganten / K. Ruckpaul (Hrsg.)

**Tabelle 10.1.** Uber- und Unterfunktionszustände der Nebennieren

| Unterfunktion | Überfunktion |
|---|---|
| *Primäre Nebennierenrindeninsuffizienz* | *Cushing-Syndrom* |
| Immunologische Ursachen | Morbus Cushing |
| Infektiöse Ursachen | Ektopes Cushing-Syndrom |
| Adrenoleukodystrophie | Adrenales Cushing-Syndrom [a] |
| Metastasen | |
| Kongenitale Nebennierenhypoplasie [a] | |
| Familiärer Glukokortikoidmangel [a] | |
| *Adrenogenitales Syndrom* [a] | *Primärer Hyperaldosteronismus* |
| 21-Hydroxylase-Mangel | Bilaterale Nebennierenhyperplasie |
| 11$\beta$-Hydroxylase-Mangel | Aldosteron bildendes Adenom [a] |
| 3$\beta$-Hydroxylase-Mangel | Makronoduläre Nebennierenhyperplasie |
| Kongenitale Lipoidhyperplasie | Dexamethason suppressierbarer Hyperaldosteronismus |
| 17$\alpha$-Hydroxylase/17,20-Lyase-Mangel | |
| Aldosteronsynthasemangel | |
| | *Phäochromozytom* [a] |
| | Sporadisch |
| | MEN 2a und 2b |
| | Von-Hippel-Lindau-Erkrankung |
| | Bei Neurofibromatose |

[a] Erkrankungen, die im Rahmen dieses Kapitels abgehandelt werden

Überleben wurde von Thomas Addison 1855 erkannt. 1856/57 wies außerdem Edouard Braun-Séquard tierexperimentell die Lebensnotwendigkeit der Nebennieren nach. Beide Autoren fanden allerdings in der Folgezeit keine Anerkennung. So konnte es geschehen, dass Joseph Hyrtl, Professor der Anatomie in Wien, in seinem weit verbreiteten Lehrbuch noch um die Jahrhundertwende schrieb:

„Die unbekannte Funktion der Nebenniere sichert dieses Organ vor lästigen Nachfragen der Heilwissenschaft".

1894 gelang gleichzeitig Forschern in England und Polen die Reinextraktion von Adrenalin aus dem Nebennierenmark. Wieder dauerte es mehrere Jahrzehnte, bis die unterschiedlichen adrenalen Steroide aus Nebennierenextrakten gewonnen und charakterisiert wurden. Die aktiven Metaboliten wurden 1937 als Kortisol und 1952 als Aldosteron identifiziert. 1948 erfolgte der erste klinische Einsatz von Kortison durch Philip S. Hench bei einer Patientin mit rheumatoider Arthritis. Die an eine Wunderheilung erinnernde Erstbeschreibung führte zu einer deutlichen Intensivierung der Nebennierenforschung. Inzwischen sind 4 Jahrzehnte vergangen, in denen die Grundlagen für das heutige Verständnis der Nebennierenpathologie gelegt wurden. Nach der biochemischen Charakterisierung von Nebennierenerkrankungen in den 60er und 70er Jahren erfolgte in den 80er und 90er Jahren die molekulare Aufklärung der zugrunde liegenden genetischen Defekte. Nebennierenrindenerkrankungen können grundsätzlich in Über- und Unterfunktionszustände eingeteilt werden (Tabelle 10.1). Gegenstand dieser Darstellung sind diejenigen Funktionsstörungen der Nebenniere, bei denen nach heutigem Verständnis eine klare genetische Basis der Erkrankung besteht. Ausführlich werden die Unterfunktionszustände

- adrenogenitales Syndrom (Kapitel 10.2 „Kongenitale Nebennierenrindenhyperplasie"),
- kongenitale Nebennierenrindenhypoplasie (Kapitel 10.3 „Kongenitale Nebennierenrindenhypoplasie verursacht durch Mutationen im DAX-1-Gen") und
- die angeborene ACTH-Insensitivität (Kapitel 10.4 „Familiärer isolierter Glukokortikoidmangel (ACTH-Insensitivität")) behandelt.

Bei den Überfunktionszuständen der Nebennierenrinde beschränkt sich die Darstellung auf die tumoröse Veränderung der Nebennierenrinde (Kapitel 10.5 „Nebennierenrindentumoren"), während die genetische Basis der Mineralokortikoidhypertonie an anderer Stelle abgehandelt wird. Das letzte Unterkapitel (Kapitel 10.6 „Nebennierenmarktumoren") widmet sich den klinisch wichtigen genetischen Ursachen der Nebennierenmarküberfunktion. Da es sich bei der Multiplen Endokrinen Neoplasie Typ 2 (a und b), der Von-Hippel-Lindau-Erkrankung und der Neurofibromatose um Systemerkrankungen handelt, werden diese Entitäten auch in anderen Kapiteln behandelt. Die Unterfunktion des Nebennierenmarks hat klinisch keine Konsequenzen, auf eine entsprechende Darstellung wird an dieser Stelle verzichtet.

## 10.2 Kongenitale Nebennierenrindenhyperplasie

MICHAEL PETER

### 10.2.1 Einleitung

Das kongenitale adrenogenitale Syndrom (AGS) fasst eine Gruppe von autosomal-rezessiv vererbten Störungen der Kortisolbiosynthese der Nebennierenrinde zusammen (Dörr u. Sippell 1993a). Über eine vermehrte hypothalamo-hypophysäre Stimulation kommt es zu einer Hyperplasie der Nebennierenrinde und zu einer gesteigerten Produktion von Steroiden vor dem jeweiligen Enzymblock. In Abhängigkeit vom jeweiligen Enzymdefekt können diese Steroidvorstufen Symptome des Androgenexzesses oder Mineralokortikoidexzesses hervorrufen. Auf der anderen Seite ist ein Auftreten von Glukokortikoid-, Mineralokortikoid- und Geschlechtshormonmangelsyndromen möglich. Ein AGS mit Androgenüberproduktion findet sich beim 21-Hydroxylase-Mangel und beim $11\beta$-Hydroxylase-Mangel. Ein AGS ohne Androgenüberproduktion findet sich bei der Lipoidhyperplasie, beim $17\alpha$-Hydroxylase-Mangel und beim $3\beta$-Hydroxysteroid-Dehydrogenasemangel. Adrenale Enzymdefekte mit normaler Kortisolbiosynthese betreffen die Aldosteronsynthase und die 17,20-Lyase. Eine Übersicht über die bekannten angeborenen adrenalen Biosynthesedefekte ist in Tabelle 10.2 gegeben.

Sämtliche für die adrenale Steroidbiosynthese verantwortlichen Enzyme sind bekannt, die kodierenden Gene wurden in den letzten 10 Jahren kloniert sowie ihre genomische Struktur entschlüsselt. Daraufhin wurden Mutationen in diesen Genen bei Patienten mit kongenitalen Defekten der adrenalen Steroidbiosynthese nachgewiesen.

Die an der Steroidbiosynthese beteiligten Enzyme gehören in die Klasse der Oxidoreduktasen. Bei der größten Gruppe von Enzymen, den Monooxygenasen, handelt es sich um Cytochrom-P-450-abhängige Enzyme. Die Steroid hydroxylierenden Enzymsysteme weisen eine hohe Substrat- und Wirkungsspezifität auf.

**Tabelle 10.2.** Charakteristische klinische und laborchemische Befunde bei kongenitalen Stoffwechselstörungen der Nebennierenrinde

| Stoffwechsel-störung | Klinik | | | Labor | | | Genlocus |
|---|---|---|---|---|---|---|---|
| | Intersexuelles Genitale | Salzverlust | Postnatale Virilisierung | Plasmasteroide | | Urinsteroide | Chromosom |
| | | | | Erhöht | Erniedrigt | Erhöht | |
| Lipoidhyperplasie (StAR Protein) | Jungen | Ja | Nein | Nein | Alle Steroide | Nein | 8p |
| $3\beta$-HSD-Mangel | Jungen | Ja | Ja | DHEA, Pregnenolon, 17-OH-Pregnenolon | Aldo, Kortisol, Testo, $E_2$ | Pregnentriol, DHEA | 1q |
| 21-Hydroxylase-Mangel | | | | | | | |
| Mit Salzverlust | Mädchen | Ja | Ja | 17-OHP, Δ4, Testo | Aldo, Kortisol | Pregnantriol | 6p |
| Ohne Salzverlust | Mädchen | Nein | Ja | 17-OHP, Δ4, Testo | Kortisol | Pregnantriol | 6p |
| $11\beta$-Hydroxylase-Mangel | Mädchen | Nein | Ja | DOC, S | Aldo, Kortisol | TH-DOC, TH-S | 8q |
| $17\alpha$-Hydroxylase-Mangel | Jungen | Nein | Nein | DOC, B | Kortisol, Testo, $E_2$ | TH-DOC, TH-B | 10q |
| Aldosteronsynthase | | | | | | | |
| CMO-Mangel Typ I | Nein | Ja | Nein | DOC, B | Aldo, 18-OHB | TH-B | 8q |
| CMO-Mangel Typ II | Nein | Ja | Nein | DOC, B, 18-OHB | Aldo | TH-B, 18-OH-TH-B | 8q |

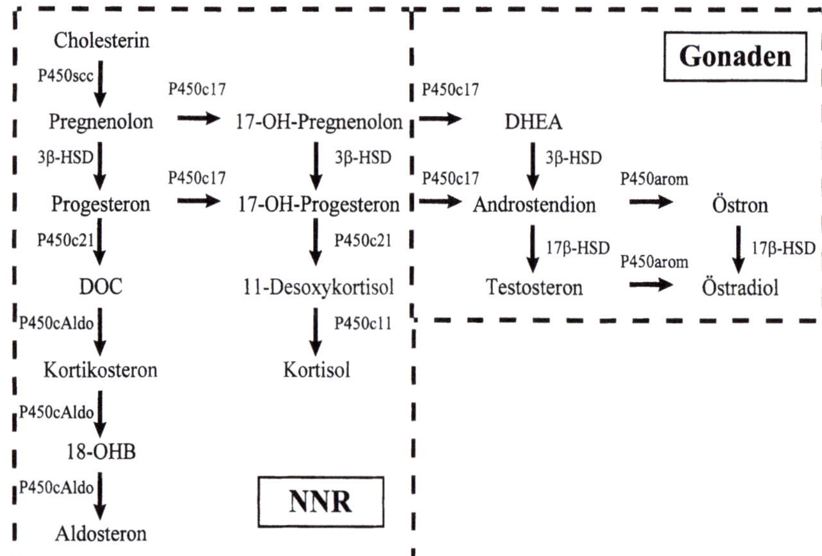


**Abb. 10.1.** Steroidbiosynthese in der Nebennierenrinde (*NNR*) und den Gonaden, *P450scc* Cholesterin-Desmolase; *3β-HSD* 3β-Hydroxysteroiddehydrogenase; *P450c17* 17α-Hydroxylase; *P450c21*, 21-Hydroxylase; *P450c11* 11β-Hydroxylase; *P450arom* P450-Aromatase; *P450c11Aldo* Aldosteronsynthase; *DOC* 11-Desoxykortikosteron; *18-OHB* 18-OH-Kortikosteron; *17β-HSD* 17β-Hydroxysteroid-dehydrogenase

**Tabelle 10.3.** Enzyme und Kofaktoren, die an der Steroidbiosynthese in der Nebennierenrindenzelle beteiligt sind

| Name des Enzyms | Kurzname | Protein (Aminosäuren) | Genlocus (Chromosom) |
|---|---|---|---|
| Desmolase (side chain cleavage enzyme) | P450scc | 521 | 15q23–q24 |
| 3β-Hydroxysteroid-Dehydrogenase | 3β-HSD | 372 | 1p13.1 |
| 17α-Hydroxylase | P450c17 | 508 | 10q24–q25 |
| 21-Hydroxylase | P450c21 | 494 | 6p21 |
| 11β-Hydroxylase | P450c11 | 503 | 8q22 |
| Aldosteronsynthase | P450c18 oder P450c11Aldo | 503 | 8q22 |
| Adrenodoxin | – | 180 | 11q22 |
| Adrenodoxinreduktase | – | 492 | 17q24–q25 |

## 10.2.2 Steroidbiosynthese in der Nebennierenrinde

Die beiden wichtigsten Steroide, die von der Nebennierenrinde (NNR) sezerniert werden, sind

- Kortisol, das wichtigste Glukokortikoid des Menschen, und
- Aldosteron, das potenteste Mineralokortikoid (Orth et al. 1992).

Ausgehend vom Cholesterin wird Kortisol in der Zona fasciculata synthetisiert. Die Synthese von Kortisol erfordert 5 enzymatische Reaktionen (Abb. 10.1, Tabelle 10.3):

- die Spaltung der Seitenkette des Cholesterins
- durch die Desmolase (P450scc) mit Bildung von
- Pregnenolon,
  3β-Dehydrogenisierung zu Progesteron und
- sukzessive Hydroxylierungen an den Positionen
  a 17α,
  b 21 und
  c 11β,

welche durch 3 unterschiedliche Cytochrom-P-450-Enzyme vermittelt werden, 17α-Hydroxylase, 21-Hydroxylase und 11β-Hydroxylase (Miller 1988; Dörr u. Sippell 1993a).

Ein 17-Desoxy-Stoffwechselweg, bei dem keine 17α-Hydroxylierung eintritt, ist ebenfalls in der Zona fasciculata aktiv. Hierbei ist das Endprodukt normalerweise Kortikosteron.

Der 17-Desoxy-Stoffwechselweg, bei dem keine 17α-Hydroxylierung eintritt, ist auch in der Zona glomerulosa aktiv. Kortikosteron ist jedoch nicht das Endprodukt der Steroidbiosynthese in der Zona glomerulosa. Kortikosteron wird nacheinander an Position C18 hydroxyliert und oxidiert, um Aldosteron zu bilden (Abb. 10.1, Tabelle 10.3). Die letzten 3 Schritte in der Aldosteronbiosynthese von 11-Desoxykortikosteron zu Aldosteron werden durch ein Isoenzym der 11β-Hydroxylase vermittelt, die Aldosteronsynthase (Kawamoto et al. 1992).

Von den an der adrenalen Steroidbiosynthese beteiligten Enzymen sind die 3β-Dehydrogenase,

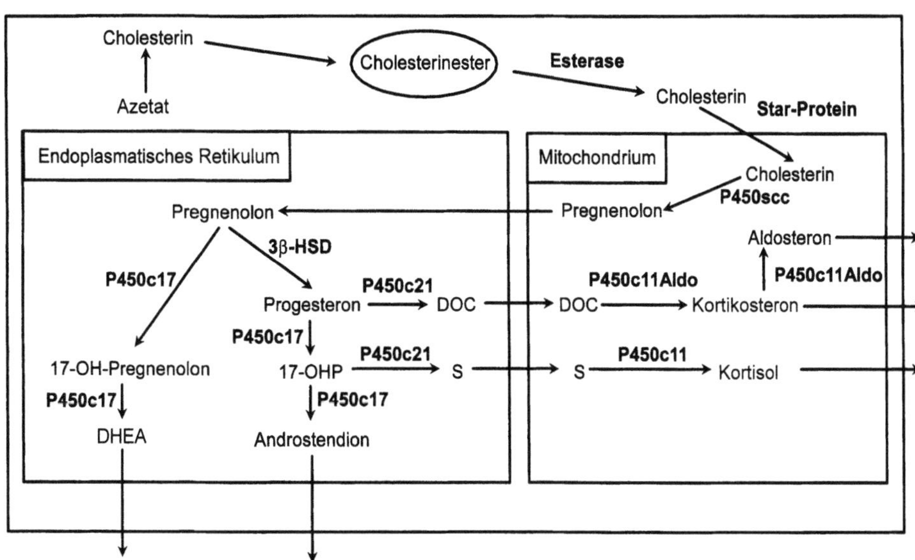


**Abb. 10.2.** Subzelluläre Organisation der an der Steroidbiosynthese in der Nebennierenrindenzelle beteiligten Faktoren, *17-OHP* 17-OH-Progesteron; *S* 11-Desoxykortisol; *DOC* 11-Desoxykortikosteron

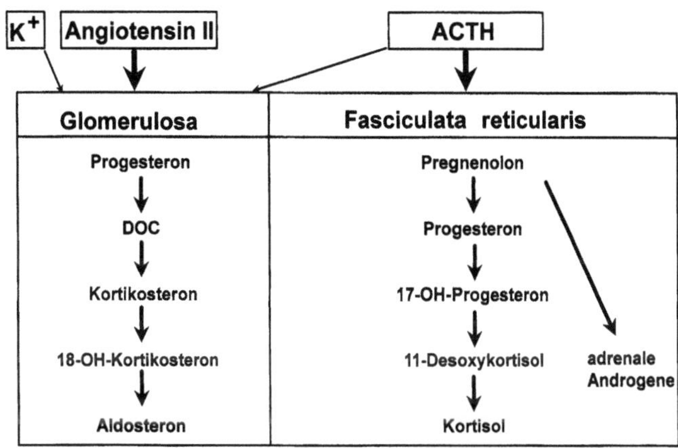


**Abb. 10.3.** Regulation der Aldosteron- und Kortisolsekretion

die 17$\alpha$-Hydroxylase/17,20-Lyase und die 21-Hydroxylase im endoplasmatischen Retikulum lokalisiert, während sich die Desmolase, die 11$\beta$-Hydroxylase und die Aldosteronsynthase in der Mitochondrienmembran befinden (Abb. 10.2). Neben dem Transport von Cholesterin in das Mitochondrium sind weitere Transportprozesse von Steroiden aus dem Mitochondrium in das endoplasmatische Retikulum und wieder zurück im Verlauf der Biosynthese von Kortisol und Aldosteron notwendig. Der Mechanismus dieser Transportprozesse ist noch unbekannt.

Die Zona glomerulosa und die Zona fasciculata werden unterschiedlich reguliert (Abb. 10.3). Die Kortisolbiosynthese wird hauptsächlich über das Kortikotropin-releasing-Hormon und Kortikotropin (ACTH) gesteuert (Antoni 1986). ACTH besetzt einen Rezeptor an der Oberfläche der Kortisol produzierenden Zelle und stimuliert die Synthese von cAMP. Dies führt über eine schnelle, jedoch kurzfristige Aktivierung des „steroidogenic acute regulatory protein“ (StAR-Protein) zu einer Beschleunigung des Transports von Cholesterin in das Mitochondrium (Stocco u. Clark 1996) und zu einer langfristigen Aktivierung der Transkription von Genen steroidmetabolisierender Enzyme (Miller 1988). Die hauptsächlichen Regulatoren der Aldosteronbiosynthese sind Kalium und Angiotensin II. Angiotensin II wirkt über einen Rezeptor an der Zelloberfläche, welcher intrazelluläres $Ca^{2+}$ mobilisiert und die Proteinkinase C aktiviert. Daraufhin kommt es zu einer Aktivierung der Transkription von Genen steroidmetabolisierender Enzyme (White 1994a).

## 10.2.3 Stoffwechseldefekte

### 10.2.3.1 Kongenitale Lipoidhyperplasie

Die kongenitale Lipoidhyperplasie ist eine seltene autosomal-rezessiv vererbte Erkrankung, die 1957 erstmals im Detail von Prader und Siebenmann beschrieben wurde (Prader u. Siebenmann 1957). Die Synthese aller adrenalen und gonadalen Steroide ist gestört. Der Defekt in der Androgenproduktion führt dazu, dass genetisch männliche Individuen mit vollständig weiblichem äußerem Genitale geboren werden. Bei der Geburt sind die Nebennieren massiv vergrößert. Die Nebennierenrinde ist mit Cholesterinestern gefüllt, was der Erkrankung ihren Namen gegeben hat. Die Mehrheit der erkrankten Kinder hat nach der Geburt noch im messbaren Bereich liegende Steroidplasmaspiegel. Bleiben die Neugeborenen unbehandelt, sterben sie jedoch früh in der Addison-Krise. Unter einer Substitutionstherapie mit Gluko- und Mineralokortikoiden entwickeln sich diese Kinder gut (Hauffa et al. 1985). Da Cholesterin in der NNR-Zelle akkumuliert, im Plasma der älteren Patienten keine endogenen Steroide nachweisbar sind und In-vitro-Experimente mit adrenalem Gewebe von Patienten keine Steroidproduktion zeigten, war die Hypothese aufgestellt worden, dass die Ursache der Lipoidhyperplasie im Verlust der Aktivität des Enzyms liegt, das für die Konversion von Cholesterin zu Pregnenolon verantwortlich ist. Jedoch zeigten molekulargenetische Untersuchungen des CYP11A-Gens, welches die Desmolase kodiert, dass Patienten mit Lipoidhyperplasie keinen Defekt in diesem Gen aufweisen (Lin et al. 1991). Ein weiterer Beweis, dass das P450scc-Enzym-System bei Patienten mit Lipoidhyperplasie aktiv ist, lieferte der Nachweis, dass der erkrankte Fetus während der Schwangerschaft Pregnenolon produziert (Saenger et al. 1995). Wahrscheinlich werden Mutationen im P450scc-System niemals gefunden werden, da hierdurch die plazentare Progesteronbiosynthese unterbrochen werden würde, und plazentares Progesteron ist zur Aufrechterhaltung der Schwangerschaft im 2. und 3. Trimester notwendig.

Das Rätsel der Ursache der Lipoidhyperplasie wurde 1995 durch den Nachweis von Mutationen im StAR-Gen gelöst (Lin et al. 1995). Das StAR-Protein wird für die akute ACTH-vermittelte Steroidproduktion sowie für die Steroidproduktion auf hohem Level benötigt. Daneben gibt es auch eine StAR-Protein-unabhängige Sekretion von Steroiden auf niedrigem Level (Stocco u. Clark 1996). Dieses Konzept ermöglicht die Erklärung der pathophysiologischen Vorgänge bei Lipoidhyperplasie. COS-1-Zellen, die mit einem Vektor transfiziert wurden, der sämtliche Komponenten des P450scc-Systems exprimiert, produzieren geringe Mengen von Pregnenolon, auch in Abwesenheit des StAR-Proteins. In diesem System beträgt der Level der StAR-Protein-unabhängigen Steroidogenese ungefähr 14% dessen in Anwesenheit vom StAR-Protein. Eine StAR-Protein-unabhängige Steroidogenese gibt es auch in der normalen Plazenta und im Gehirn, wo Steroide produziert werden, obwohl das StAR-Protein nicht exprimiert wird. Die Funktion des StAR-Proteins ist noch nicht im Detail bekannt. Es ist ein Cholesterintransportprotein und scheint diesen Transfer an der äußeren Mitochondrienmembran zu fördern. Der Transfer des StAR-Proteins in die Mitochondrienmembran

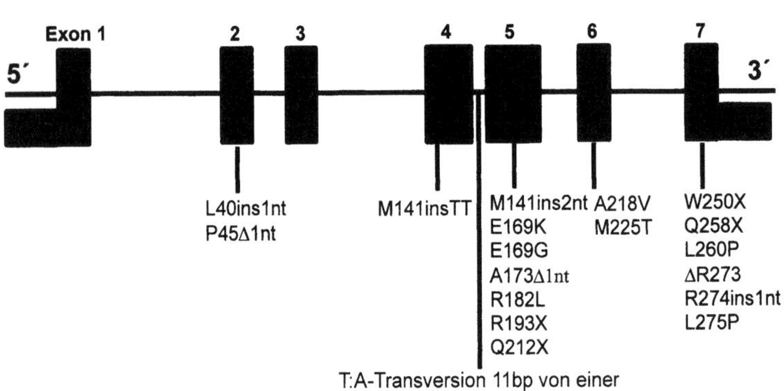


**Abb. 10.4.** Aufbau des StAR-Gens und Position der bisher beschriebenen Mutationen in diesem Gen bei Patienten mit kongenitaler Lipoidhyperplasie, *Kästen* Exons, *Abstand zwischen den einzelnen Exons* Länge der Intronsequenzen. Die Aminosäuren werden im so genannten „one letter code" angegeben. Der 1. Buchstabe entspricht der Wildtypsequenz, die Zahl nennt das betroffene Kodon, der 2. Buchstabe entspricht der mutierten Aminosäure, *D* Deletion; *ins* Insertion; *X* Stopp

ist nicht essenziell für seine Funktion, sondern eher ein Weg der Inaktivierung dieses Transportproteins (Kallen et al. 1998).

Das Gen für das StAR-Protein liegt auf dem kurzen Arm von Chromosom 8 (8p11.2). Ein Pseudogen befindet sich auf Chromosom 13. Das Gen besteht aus 7 Exons und 6 Introns und erstreckt sich über 8 kb (Sugawara et al. 1995). Bisher sind 19 verschiedene Mutationen auf dem StAR-Gen von Patienten mit Lipoidhyperplasie nachgewiesen worden (Abb. 10.4). Es handelt sich um Stoppmutationen, Leserastermutationen und Basensubstitutionen, die zum Aminosäureaustausch im StAR-Protein führen. Alle bekannten Aminosäuresubstitutionen liegen in der C-terminalen Domäne des Proteins. In vitro wurde eine verminderte Fähigkeit der mutierten Proteine, die Steroidogenese zu fördern, nachgewiesen (Lin et al. 1995, Bose et al. 1996, Nakae et al. 1997).

### 10.2.3.2 17α-Hydroxylase/17,20-Lyase-Mangel

Der 17α-Hydroxylase-Mangel ist selten und verursacht etwa 1% aller Fälle von adrenogenitalem Syndrom. Die Erstbeschreibung stammt von Biglieri (1966). Das Enzym ist im endoplasmatischen Retikulum lokalisiert. Die hormonellen Charakteristika bestehen in einem Kortisolmangel und erhöhten Plasmaspiegeln von 17-Desoxysteroiden wie z.B. 11-Desoxykortikosteron, das zusammen mit seinen 18-Hydroxy- und 19-Nor-Metaboliten als Mineralokortikoid wirkt. Aus diesem Grund haben Patienten mit 17α-Hydroxylase-Mangel häufig eine Hypertonie und andere Zeichen des Mineralokortikoidexzesses wie eine Hypokaliämie. Patienten mit 17α-Hydroxylase-Mangel können keine Geschlechtshormone bilden. Genetisch männliche Individuen werden mit einem weiblichen äußeren Phänotyp geboren. Bei genetisch weiblichen Individuen bleibt die spontane Pubertätsentwicklung aus, und es besteht eine primäre Amenorrhö (Peter et al. 1993). Einige Patienten haben einen milderen 17α-Hydroxylase-Mangel und können deshalb geringe Mengen von Geschlechtshormonen produzieren, weshalb es bei männlichen Karyotyp zu einem intersexuellen äußeren Genitale kommt. Darüber hinaus gibt es wenige Patienten mit isoliertem 17,20-Lyase-Mangel. Sie haben normale Kortisolplasmaspiegel (Zachmann et al. 1982).

Im Genom des Menschen gibt es ein einzelnes Gen für die 17α-Hydroxylase. Dieses Gen wird als CYP17 bezeichnet und liegt auf dem langen Arm von Chromosom 10 (10q24.3). Über 6,7 kb genomische DNA erstrecken sich 8 Exons. Das Enzym besteht aus 508 Aminosäuren (Picado-Leonard u. Miller 1987). In vitro hat es sowohl 17α-Hydroxylase- als auch 17,20-Lyase-Aktivität (Nakajin et al. 1981).

Mutationen im CYP17-Gen verursachen den 17α-Hydroxylase/17,20-Lyase-Mangel. Die Mehrzahl der bisher identifizierten 25 Mutationen im CYP17-Gen wurde bei Patienten mit klassischem 17α-Hydroxylase-Mangel beschrieben (Abb. 10.5). Die Mutationen sind zufällig über das gesamte Gen verteilt und scheinen nicht durch einen prädisponierenden Faktor verursacht zu sein. Es sind compound heterozygote sowie homozygote Mutationen beschrieben worden. Beim klassischen 17α-Hydroxylase-Mangel finden sich häufiger Stopp- und Leserastermutationen. Beim milden 17α-Hydroxylase-Mangel werden Aminosäuresubstitutionen gefunden (Yanase et al. 1991). Die Mutationen wurden in vitro exprimiert, wobei gezeigt werden konnte, dass einige der Mutationen die

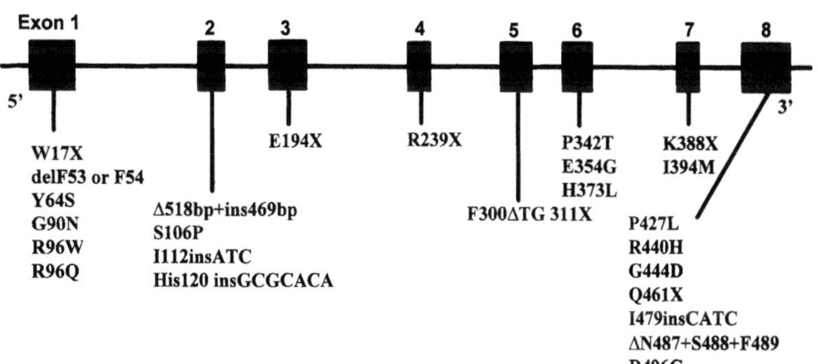


**Abb. 10.5.** Aufbau des CYP17-Gens und Position der bisher beschriebenen Mutationen in diesem Gen bei Patienten mit 17α-Hydroxylase-Mangel, *Kästen* Exons, *Abstand zwischen den einzelnen Exons* Länge der Intronsequenzen. Die Aminosäuren werden im so genannten „one letter code" angegeben. Der 1. Buchstabe entspricht der Wildtypsequenz, die Zahl nennt das betroffene Kodon, der 2. Buchstabe entspricht der mutierten Aminosäure, *D* Deletion; *ins* Insertion; *X* Stopp

17$\alpha$-Hydroxylase- bzw. 17,20-Lyase-Aktivität unterschiedlich beeinflussen (ΔF53), während andere beide Aktivitäten im gleichen Umfang vermindern (Yanase et al. 1989, Yanase et al. 1991). Für 2 der beim isolierten 17,20-Lyase-Mangel beschriebenen Punktmutationen (R347H und R358Q) konnte in Transfektionsexperimenten gezeigt werden, dass die Mutanten lediglich 5% der 17,20-Lyase-Aktivität, jedoch 65% der 17$\alpha$-Hydroxylase-Aktivität des Wildtypenzyms haben. Nach Computermodellen ist beim isolierten 17,20-Lyase-Mangel die Interaktion mit dem Redoxpartner, der Oxidoreduktase, gestört (Geller et al. 1997).

#### 10.2.3.3 3$\beta$-Hydroxysteroid-Dehydrogenase-Mangel

Die 3$\beta$-Hydroxysteroid-Dehydrogenase (3$\beta$-HSD) ist ein Schlüsselenzym in der Steroidbiosynthese, da sie sowohl in der Biosynthese der Mineralo- und Glukokortikoide als auch der Geschlechtshormone benötigt wird. Dieses Enzym ist im endoplasmatischen Retikulum lokalisiert und gehört zur Familie der kurzkettigen Dehydrogenasen, deren Elektronenakzeptor $NAD^+$ ist. Neben der 3$\beta$-Hydroxysteroid-Dehydrogenase-Aktivität hat dieses Enzym auch eine Isomeraseaktivität. Das Enzym kann auch die reverse Reaktion mit NADH als Elektronendonor katalysieren (Simard et al. 1995).

Der 3$\beta$-HSD-Mangel wurde 1962 erstmals von Bongiovanni beschrieben (Bongiovanni 1962). Patienten mit schwerem 3$\beta$-HSD-Mangel zeigen einen Mangel an Mineralo- und Glukokortikoiden sowie an Geschlechtshormonen, wobei häufig ein schweres Salzverlustsyndrom zur Diagnose führt. Wegen der gestörten Testosteronbiosynthese werden männliche Individuen mit intersexuellem Genitale geboren. Da größere Mengen Dehydroepiandrosteron produziert werden, das ein schwaches Androgen ist, können weibliche Individuen mit leichten Virilisierungserscheinungen geboren werden. Die inneren Genitalien entsprechen aber dem chromosomalen Geschlecht. Genauso wie beim klassischen 21-Hydroxylase-Mangel sind Patienten beschrieben worden, die keinen Salzverlust zeigten.

Der klassische 3$\beta$-HSD-Mangel ist für etwa 1% aller AGS-Fälle verantwortlich. Daneben wird eine wesentlich häufigere, milde oder nichtklassische Form des 3$\beta$-HSD-Mangels von verschiedenen Autoren postuliert, die Ursache von prämaturer Pubarche, Hirsutismus und Menstruationsstörungen (PCO-Syndrom) sein soll.

Im humanen Genom gibt es 6 verschiedene 3$\beta$-HSD-Gene auf dem kurzen Arm von Chromosom 1 (1p11–13), von denen nach heutigem Wissensstand aber nur 2 translatiert werden. Die im Detail untersuchten 2 3$\beta$-HSD-Isoenzyme werden gewebespezifisch exprimiert. Das HSD3B1-Gen kodiert die 3$\beta$-HSD Typ 1, die in der Plazenta, der Haut und dem Fettgewebe exprimiert wird, während das HSD3B2-Gen die 3$\beta$-HSD Typ 2 kodiert, die in den Nebennieren und den Gonaden exprimiert wird. HSD3B1 und HSD3B2 bestehen aus jeweils 4 Exons, wobei Exon 1 nicht exprimiert wird (Luu-The et al. 1989).

Bei Patienten mit klassischem 3$\beta$-HSD-Mangel sind bisher 23 verschiedene Mutationen im HSD3B2-Gen identifiziert worden, dem Gen, das in den Nebennieren und den Gonaden exprimiert

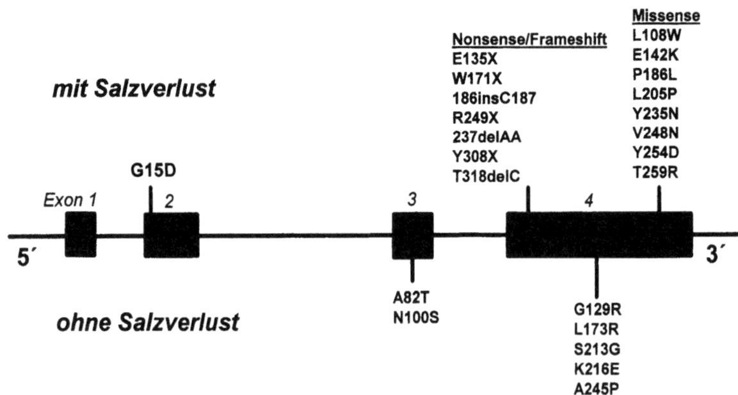


**Abb. 10.6.** Aufbau des HSD3B2-Gens und Position der bisher beschriebenen Mutationen in diesem Gen bei Patienten mit 3$\beta$-Hydroxysteroid-Dehydrogenasemangel, *Kästen* Exons, *Abstand zwischen den einzelnen Exons* Länge der Intronsequenzen. Die Aminosäuren werden im so genannten „one letter code“ angegeben. Der 1. Buchstabe entspricht der Wildtypsequenz, die Zahl nennt das betroffene Kodon, der 2. Buchstabe entspricht der mutierten Aminosäure, *D* Deletion; *ins* Insertion; *X* Stopp

wird (Abb. 10.6). Die Mutationen, die bei Patienten mit einer gestörten Aldosteronproduktion identifiziert worden sind, zerstören bei In-vitro-Transfektionsexperimenten die Enzymaktivität vollständig, während die Mutationen, die bei 3$\beta$-HSD-Mangel ohne Salzverlust gefunden werden, eine Restaktivität des Enzyms von 1–10% belassen (Simard et al. 1995). Ein Nachweis von Mutationen in der 3$\beta$-HSD Typ II bei Patienten mit prämaturer Pubarche und erhöhten Plasmaspiegeln von Δ5-Steroiden gelang bisher nicht (Sakkal-Alkaddour et al. 1996).

#### 10.2.3.4 21-Hydroxylase-Mangel

Mehr als 90% aller AGS-Erkrankungen werden durch einen 21-Hydroxylase-Mangel verursacht. Für die weiße Bevölkerung wird weltweit eine mittlere Inzidenz von 1:12000 für das klassische AGS mit 21-Hydroxylase-Defekt angegeben. Die 21-Hydroxylase ist ein mikrosomales P-450-Enzym, das 17-OH-Progesteron zu 11-Desoxykortisol und Progesteron zu 11-Desoxykortikosteron umwandelt. Beim 21-Hydroxylase-Mangel wird ein Teil der vor dem Enzymblock angestauten Steroidvorstufen (besonders das 17-OH-Progesteron) zu Androgenen umgewandelt, der andere Teil wird im Urin v.a. als Pregnantriol ausgeschieden. Der 21-Hydroxylase-Mangel tritt klinisch als klassisches AGS mit Salzverlustsyndrom oder als unkompliziertes (einfach virilisierendes) AGS und als nichtklassisches Late-onset-AGS auf. Bei der klassischen Form beträgt das Verhältnis AGS mit Salzverlust zu unkompliziertem AGS 3:1. Beim klassischen AGS mit oder ohne Salzverlust kommt es schon in utero zu einer Virilisierung bei weiblichen Feten. Die Veränderungen können von einer einfachen Klitorishypertrophie bis hin zur kompletten Fusion der Labioskrotalfalten mit einer penisartig vergrößerten Klitoris und Extension der Urethra auf die Glans Penis reichen. Das Genitale der männlichen AGS-Kinder ist bei der Geburt bis auf eine gelegentliche Hyperpigmentierung des Skrotums unauffällig. Die Knaben und die nicht erkannten Mädchen entwickeln ab dem Kleinkindesalter eine zunehmende Pseudopubertas praecox mit frühem Auftreten von Pubesbehaarung, Penis- bzw. Klitorishypertrophie, ein beschleunigtes Längenwachstum und eine Knochenalterakzeleration. Die klinischen Zeichen der Late-onset-Form sind bei beiden Geschlechtern durch die vermehrte Androgensekretion charakterisiert. Es existiert eine große Variabilität des klinischen Bilds (Dörr u. Sippell 1993a).

Der Genort für die 21-Hydroxylase liegt auf dem kurzen Arm von Chromosom 6 (6p21.3) (Abb. 10.7). Ein aktives (CYP21B) und ein inaktives (CYP21A) Gen befinden sich mitten im Genort für den HLA-Histokompatibilitätskomplex und den Komplementfaktor C4 (Carroll et al. 1985). Das aktive CYP21B und das Pseudogen CYP21A bestehen beide aus 10 Exons, die sich über 3,1 kb erstrecken (Abb. 10.8). Die beiden Gene weisen in ihren Exonsequenzen eine Homologie von 98% und in ihren Intronsequenzen von 96% auf. Das Pseudogen trägt einige Mutationen, die dazu führen, dass das Gen nicht translatiert wird (Higashi et al. 1986, White et al. 1986).

Der 21-Hydroxylase-Mangel wird autosomal-rezessiv vererbt. Es gibt Assoziationen zwischen bestimmten klinischen AGS-Formen und spezifischen HLA-Haplotypen. Die Haplotypen A3, Bw47, DR7 werden bei 10% der Fälle von klassischem 21-Hydroxylase-Mangel gefunden und die Haplotypen B14, DR1 bei 70% der Late-onset-Fälle.

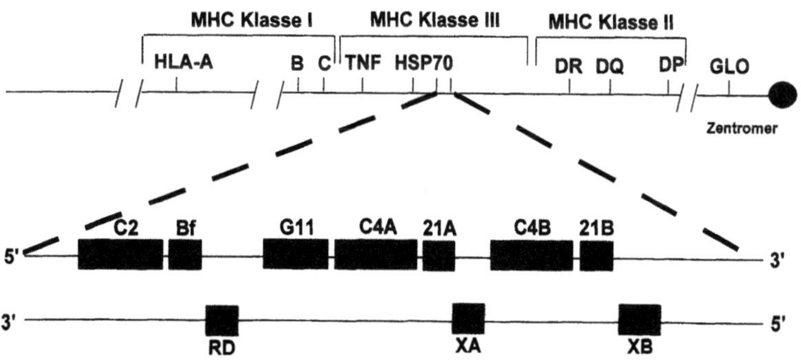


**Abb. 10.7.** Genkarte des kurzen Arms von Chromosom 6. Im *oberen Teil* ist der MHC-Locus (major histocompatibility locus) mit den Klassen I, III und II dargestellt, *A, C, B, DR, DQ/DX, DP* HLA-Loci; *GLO* Gen der Glyoxalase. Im *unteren Teil* sind 120 kb aus der MHC-Klasse-III-Region dargestellt, *C2* Komplementfaktor 2; *Bf* Properdinfaktor; *G11* bisher nicht genauer charakterisiertes Gen; *C4A* und *C4B* Gene für den Komplementfaktor 4; *21A* Pseudogen der 21-Hydroxylase; *21B* Gen der 21-Hydroxylase

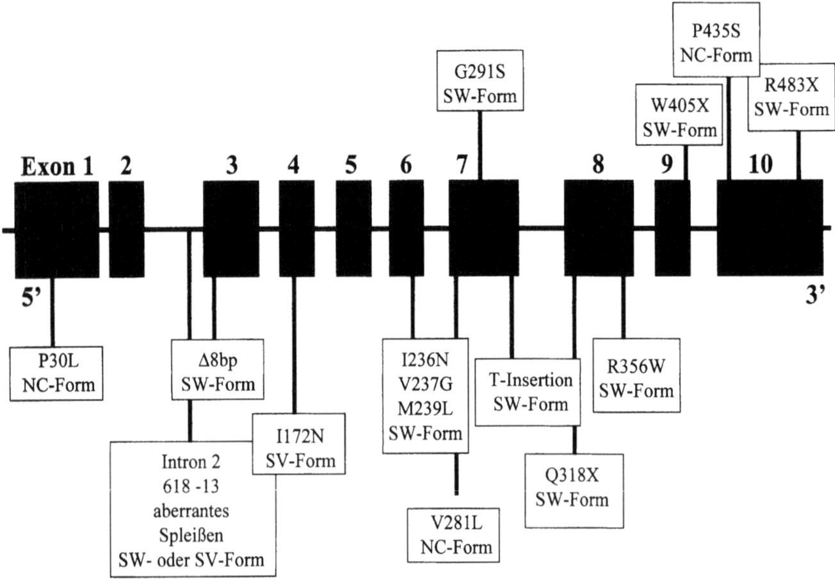


**Abb. 10.8.** Aufbau des CYP21B-Gens und Position der häufigsten Mutationen in diesem Gen bei Patienten mit 21-Hydroxylase-Mangel, *SW* AGS mit Salzverlust, *SV* einfach virilisierendes AGS, *NC* nichtklassisches AGS, *Kästen* Exons, *Abstand zwischen den einzelnen Exons* Länge der Intronsequenzen. Die Aminosäuren werden im so genannten „one letter code" angegeben. Der 1. Buchstabe entspricht der Wildtypsequenz, die Zahl nennt das betroffene Kodon, der 2. Buchstabe entspricht der mutierten Aminosäure, *D* Deletion; *ins* Insertion; *X* Stopp

Die Mutationen, die einen 21-Hydroxylase-Mangel verursachen, entstehen durch Rekombination zwischen dem aktiven CYP21B-Gen und dem Pseudogen CYP21A. Dies geschieht entweder durch ungleiches Crossing over, was zu einer Deletion des CYP21B-Gens und des Gens für den Komplementfaktor C4B führt, oder durch Genkonversion, wodurch Punktmutationen, die normalerweise im Pseudogen CYP21A vorhanden sind, auf das aktive CYP21B-Gen gelangen (Tusie-Luna u. White 1995).

Diese deletären Punktmutationen umfassen eine Substitution von Adenin durch Guanin 13 Nukleotide vor dem Ende von Intron 2 (Intron-2-Spleißmutation), eine 8-bp-Deletion in Exon 3, die Insertion einer Base (Thymin) in Exon 7 und eine vorzeitige Stoppmutation in Exon 8 (Q318X). 8 weitere Punktmutationen finden sich im Pseudogen, die zu einem Aminosäureaustausch führen und ebenfalls auf dem aktiven Gen von Patienten mit 21-Hydroxylase-Mangel identifiziert wurden.

Große Deletionen, die C4B und CYP21B umfassen, finden sich in 20–25% aller Allele von Patienten mit klassischem 21-Hydroxylase-Mangel (Morel et al. 1989, Mornet et al. 1991). Diese großen Deletionen erstrecken sich gewöhnlich von irgendwo zwischen Exon 3 und Exon 8 von CYP21B über C4B bis zu dem entsprechenden Punkt im Pseudogen. Auf einem solchen Allel bleibt nur ein CYP21-Gen, das im 5′-Ende dem Pseudogen und im 3′-Ende dem aktiven Gen entspricht (White et al. 1988). Die sich normalerweise im Pseudogen befindenden deletären Mutationen führen dazu, dass überhaupt kein Enzym translatiert wird. Alle Patienten mit dieser Form der homozygoten Deletion haben einen 21-Hydroxylase-Mangel mit Salzverlust. Deletionen können mit Southern-Blotting oder Pulsfeldgradientenelektrophorese nachgewiesen werden (Morel et al. 1989, Collier et al. 1989). Große Genkonversionen, die 5–10% der Allele beim 21-Hydroxylase-Mangel ausmachen und bei denen multiple Mutationen vom Pseudogen auf das aktive Gen übertragen werden, können ebenfalls durch Southern-Blotting nachgewiesen werden (Morel et al. 1989, Mornet et al. 1991).

Die 8-bp-Deletion in Exon 3, die Insertion einer Base (Thymin) in Exon 7 (T-Insertion) und die Stoppmutation Q318X in Exon 8 verhindern die Synthese eines aktiven Enzyms und verursachen einen 21-Hydroxylase-Mangel mit Salzverlust, sofern diese Mutationen auf dem aktiven Gen vorhanden sind (Globerman et al. 1988, Higashi et al. 1988).

Die Substitution von Adenin oder Cytosin durch Guanin, 13 bp vor dem Ende von Intron 2, ist die häufigste Punktmutation beim 21-Hydroxylase-Mangel. Diese Mutation verursacht ein falsches Spleißen von Intron 2 mit der Retention von 19 Nukleotiden, die normalerweise aus der mRNA geschnitten werden, und eine Änderung des Leserasters der Translation (Higashi et al. 1991). In vitro wird nahezu die gesamte mRNA falsch geschnitten. Ein kleiner Teil der RNA wird aber trotz der Mutation normal gespleißt, deshalb kann eine geringe Menge normales Enzym gebildet werden. Dieses Phänomen mag die klinische Variabilität unter Trägern der Intron-2-Spleißmutation erklären. Die so genannte Clustermutation in Exon 6 (I235N, V236E und M238K) und die Mutation R356W in Exon 8 löschen die Enzymaktivität ebenfalls vollständig aus und verursachen einen 21-Hydroxylase-Mangel mit Salzverlust (Chiou et al. 1990, Tusie-Luna et al. 1990). Die Mutation I172N hat eine Restaktivität von etwa 1% und ist mit der einfach virilisierenden Form assoziiert (Tusie-Luna et al. 1990). Die Mutationen V281L und P30L sind mit der nichtklassischen Form des 21-Hydroxylase-Mangels assoziiert (Tusie-Luna et al. 1990, 1991). Eine größere Zahl weiterer Mutationen, die nicht das Ereignis von Genkonversionen zwischen CYP21B und CYP21A sind, wurde in den letzten Jahren publiziert.

Für den Nachweis von Punktmutationen im CYP21B-Gen sind verschiedene Methoden publiziert worden. Eine Voraussetzung, die immer erfüllt sein muss, ist die, dass die Amplifikation des CYP21B-Gens spezifisch erfolgt, da sonst der Nachweis einer im CYP21A-Gen vorhandenen Mutation zu falschen Schlussfolgerungen führt. Die Selektion gegen das Pseudogen kann z. B. darüber erreicht werden, dass Primer für die PCR-Amplifikation eingesetzt werden, die im Bereich der 8 bp binden, die im Pseudogen deletiert sind. Verschiedenste Methoden werden für den direkten und indirekten Nachweis von Mutationen im CYP21B-Gen eingesetzt:

- direkte Sequenzierung von PCR-Produkten,
- RFLP,
- allelspezifische Oligonukleotidhybridisierung und
- allelspezifische PCR.

Der Phänotyp eines Patienten richtet sich im Wesentlichen nach der Restaktivität der mutierten 21-Hydroxylase, die in seinen Nebennieren exprimiert wird. Die Analyse und Vorhersage für den einzelnen Patienten werden dadurch erschwert, dass die häufig auftretenden Mutationen entweder homozygot, heterozygot (in Verbindung mit einer anderen Mutation auf dem 2. Allel) oder hemizygot (das 2. Allel ist deletiert) auftreten können. Generell gibt es aber eine gute Korrelation zwischen dem Genotyp und dem Phänotyp bei Patienten mit 21-Hydroxylase-Mangel (Jaaskelainen et al. 1997).

Einen wichtigen praktischen Stellenwert hat die direkte Gendiagnostik in der Pränataldiagnostik des 21-Hydroxylase-Mangels. Ursprünglich wurde die Pränataldiagnostik über Hormonbestimmungen im Fruchtwasser (17-OH-Progesteron und Androstendion) oder die HLA-Typisierung durchgeführt (David u. Forest 1984, Dörr u. Sippell 1993b). Risikofamilien wird die Pränataldiagnostik zur Steuerung einer pränatalen Therapie mit Dexamethason angeboten (Dörr et al. 1992). Die mütterliche Dexamethasontherapie hat das Ziel, über eine Suppression der fetalen Androgensekretion der Nebennierenrinde die pränatale Virilisierung weiblicher AGS-Feten zu verhindern. Die molekulargenetische Pränataldiagnostik kann über eine Chorionbiopsie oder Amniozentese vorgenommen werden. Neben dem Indexfall in der jeweiligen Familie sollten beide Eltern frühzeitig vor einer weiteren Schwangerschaft und gewünschter pränataler Therapie untersucht werden. Mit Hilfe der Pränataldiagnostik kann sichergestellt werden, dass nur erkrankte weibliche Feten bis zum Ende der Schwangerschaft behandelt werden (Speiser et al. 1994).

#### 10.2.3.5 11$\beta$-Hydroxylase-Mangel

Etwa 5% aller AGS-Erkrankungen werden durch einen 11$\beta$-Hydroxylase-Mangel verursacht. Im Gegensatz zur häufigsten AGS-Form, dem 21-Hydroxylase-Mangel, werden hier neben den Symptomen des Androgenexzesses Zeichen des Mineralokortikoidexzesses gefunden. Die erste exakte biochemische Beschreibung dieses adrenalen Enzymdefekts erfolgte 1956 durch Eberlein u. Bongiovanni. Die Häufigkeit wird weltweit mit 1:250 000 angegeben. In Israel liegt die Häufigkeit bei den aus Marokko eingewanderten Juden bei 1:7000 (Rösler et al. 1992). Patienten mit diesem Enzymdefekt können 11-Desoxykortisol nicht in Kortisol umwandeln. Wegen der fehlenden Feedbackkontrolle kommt es unter dem Einfluss vermehrter ACTH-Stimulation zur Akkumulation von Steroidvorstufen, welche zu Androgenen metabolisiert werden. Bei betroffenen weiblichen Feten kommt es in utero zur Virilisierung, sodass sie mit einem intersexuellen äußeren Genitale geboren werden. Bei betroffenen Jungen entwickelt sich eine Pseudopubertas praecox. Der Defekt der 11$\beta$-Hydroxylierung besteht gewöhnlich auch in der Biosynthese der 17-Desoxysteroide, sodass 11-Desoxykortikosteron nicht in Kortikosteron umgewandelt werden kann. Da 11-Desoxykortikosteron und einige seiner Metaboliten (z. B. 19-Nor-DOC) Mineralokortikoidaktivität besitzen, wird bei etwa 2/3 der unbehandelten Patienten eine arterielle Hypertonie be-

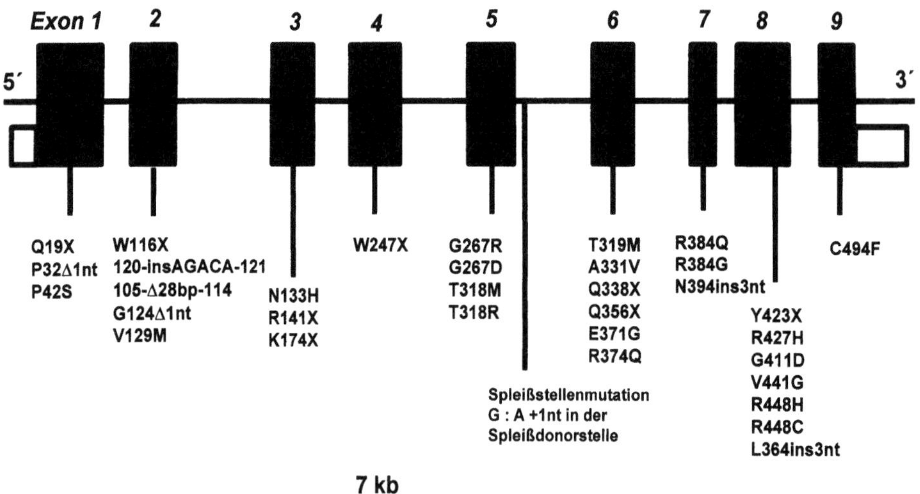


**Abb. 10.9.** Aufbau des CYP11B1-Gens und Position der bisher beschriebenen Mutationen in diesem Gen bei Patienten mit 11β-Hydroxylase-Mangel, *Kästen* Exons, *Abstand zwischen den einzelnen Exons* Länge der Intronsequenzen. Die Aminosäuren werden im so genannten „one letter code" angegeben. Der 1. Buchstabe entspricht der Wildtypsequenz, die Zahl nennt das betroffene Kodon, der 2. Buchstabe entspricht der mutierten Aminosäure, *D* Deletion; *ins* Insertion; *X* Stopp

obachtet (White et al. 1994b). Neben dieser klassischen Form des 11β-Hydroxylase-Mangels gibt es eine nichtklassische, mildere Form, bei der es ähnlich wie beim nichtklassischen 21-Hydroxylase-Mangel zu einer variablen Symptomausprägung kommt.

Beim Menschen wurde das Gen, welches für die 11β-Hydroxylase kodiert, zusammen mit einem 2. homologen Gen kloniert (Mornet et al. 1989). Das Gen für die 11β-Hydroxylase trägt die Bezeichnung CYP11B1. Es ist auf Chromosom 8q22 lokalisiert (Chua et al. 1987). Das 2. Gen, CYP11B2, wurde ursprünglich für ein Pseudogen gehalten. Beide Gene bestehen aus 9 Exons. Die 8 Introns zeigen die gleiche Lokalisation innerhalb des Gens wie die Introns im Gen der Desmolase, eines anderen mitochondrialen P-450-Enzyms, was dafür spricht, dass die 11β-Hydroxylase (CYP11B1) und die Desmolase (CYP11A) der gleichen Genfamilie innerhalb der P-450-Superfamilie angehören. Die Nukleotidsequenzen von CYP11B1 und CYP11B2 weisen eine Homologie von 95% in den kodierenden Regionen und von 90% in den Intronsequenzen auf. Das Protein beider Gene besteht aus 503 Aminosäuren einschließlich eines Signalpeptides von 24 Aminosäuren. Innerhalb des CYP11B2-Gens konnten keine Mutationen identifiziert werden, welche erklärt hätten, warum zunächst keine entsprechende mRNA in menschlichen NNR-Zellen nachgewiesen wurde (Mornet et al. 1989).

Der erste Nachweis einer Mutation im CYP11B1-Gen gelang bei einer Gruppe jüdischer Patienten mit 11β-Hydroxylase-Mangel, deren Vorfahren aus Marokko stammten. In dieser Bevölkerungsgruppe ist der 11β-Hydroxylase-Mangel infolge von Verwandtenehen häufig (Rösler 1992). Es wurde in allen untersuchten Allelen eine homozygote Punktmutation im Kodon 448 identifiziert. Durch diese Punktmutation wird Arginin im Kodon 448 durch Histidin ersetzt (White et al. 1991). Die Aminosäure 448 liegt in der Hämbindungsdomäne des Enzyms. Arginin 448 ist bei allen bisher untersuchten P-450-Enzymen von Eukaryoten vollständig konserviert (Nelson et al. 1993). In einem In-vitro-Transfektionsassay konnte später gezeigt werden, dass die R448H-Mutation wirklich die 11β-Hydroxylase-Enzymaktivität auslöscht (Curnow et al. 1993). Obwohl alle Patienten in dieser kleinen Population die gleiche homozygote Mutation tragen, wird unter den Patienten eine beträchtliche klinische Heterogenität hinsichtlich der Symptome des Androgenexzesses und des Mineralokortikoidexzesses beobachtet (Rösler et al. 1992). Bis heute sind insgesamt 34 Mutationen im CYP11B1-Gen bei Patienten mit 11β-Hydroxylase-Mangel publiziert worden (White et al. 1994, Geley et al. 1996) (Abb. 10.9). Für die Mehrzahl dieser Mutationen konnte bei In-vitro-Transfektionsexperimenten gezeigt werden, dass das Enzym keinerlei 11β-Hydroxylase-Aktivität mehr besitzt (Curnow et al. 1993, Geley et al. 1996). Bis heute ist nur eine Studie über Patienten mit nichtklassischem 11β-Hydroxylase-Mangel publiziert worden. Jöhrer et al. (1997) identifizierten bei 2 von 3 Patienten eine Mutation. Ein Patient war compound heterozygot für N133H und T319M, während der andere eine Nonsense-Mutation (Y423X) auf dem einen Allel und auf dem anderen die Missense-Mutation P42S trug. Die 3 Missense-Mutationen P42S, N133H und T319M reduzierten die 11β-Hydroxylase-Aktivität in vitro auf 15, 17 bzw. 37% der Aktivität des Wildtypenzyms (Joehrer et al. 1997).

Die pränatale Therapie und Diagnostik des 11β-Hydroxylase-Mangels werden auf gleicher theoretischer Grundlage und in der gleichen Form durchgeführt wie beim 21-Hydroxylase-Mangel (s. dort).

#### 10.2.3.6 Aldosteronsynthasemangel

Es gibt eine kleine Gruppe von Patienten, welche einen angeborenen Hypoaldosteronismus bei vollkommen normaler Kortisolbiosynthese und Androgensekretion zeigen. Die ersten Patienten mit isoliertem Hypoaldosteronismus wurden in den frühen 60er Jahren publiziert. Visser u. Cost (1964) waren die ersten, welche einen angeborenen Defekt mit autosomal-rezessiver Vererbung in der 18-Hydroxylierung von Kortikosteron postulierten (Visser u. Cost 1964, Degenhart et al. 1966). Nachfolgend wurden 2 Patienten mit einer eingeschränkten Aktivität der 18-Oxidase beschrieben (Ulick et al. 1964, Rappaport et al. 1968). Die Einteilung der Biosynthesedefekte der terminalen Aldosteronbiosynthese stammt von Ulick (1976). Diese ältere Nomenklatur benutzte die Bezeichnung Kortikosteronmethyloxidase (CMO) für die Enzyme, die an den letzten Schritten der Aldosteronbiosynthese beteiligt sind. Ursprünglich wurden 2 unterschiedliche Enzyme, die Kortikosteronmethyloxidase Typ I mit 18-Hydroxylase-Aktivität und die Kortikosteronmethyloxidase Typ II mit 18-Oxidase-Aktivität postuliert. Bei beiden biochemischen Formen des Kortikosteronmethyloxidasemangels ist die Aldosteronbiosynthese vermindert, während die Kortikosteronsekretion der Zona glomerulosa unter der Kontrolle des Renin-Angiotensin-Systems erhöht ist.

Die beiden Stoffwechseldefekte unterscheiden sich pathognomonisch hinsichtlich ihrer 18-Hydroxykortikosteron-Sekretion; beim CMO-Mangel Typ I ist auch das 18-Hydroxykortikosteron vermindert, während es beim CMO-Mangel Typ II vermehrt sezerniert wird. Neugeborene mit dieser Stoffwechselstörung erkranken in den ersten Lebenswochen lebensbedrohlich mit einer Salzverlustkrise, rezidivierendem Erbrechen und Gedeihstörung (Peter et al. 1996). Angaben über die Häufigkeit dieses adrenalen Enzymdefekts gibt es bisher nicht. Die Schwere des Krankheitsbilds nimmt mit zunehmendem Alter ab. Erwachsene sind in der Regel asymptomatisch, auch wenn sie nicht behandelt werden (Rösler 1984).

Als das Gen für die 11β-Hydroxylase (CYP11B1) kloniert wurde, war ein 2. homologes Gen (CYP11B2) identifiziert worden, welches jedoch nicht in der NNR-Zelle exprimiert zu werden schien, da keine entsprechende mRNA nachzuweisen war (Mornet et al. 1989). Eine Transkription von CYP11B2 konnte später in Aldosteron produzierenden Tumoren nachgewiesen werden (Kawamoto et al. 1990, Curnow et al. 1991). Dass das Transkriptionsprodukt des CYP11B2-Gens, die Aldosteronsynthase, die terminalen Schritte der Aldosteronbiosynthese beim Menschen katalysiert, konnte durch Expressionsuntersuchungen in COS-7-Zellen bewiesen werden. Die Aldosteronsynthase (CYP11B2) hat sowohl 11β- als auch 18-Hydroxylase-Aktivität und 18-Oxidase-Aktivität, während die 11β-Hydroxylase (CYP11B1) ausschließlich 11β-Hydroxylase-Aktivität zeigt (Kawamoto et al. 1992). Die frühere Nomenklatur mit der Annahme, dass es 2 Enzyme für die terminale Aldosteronbiosynthese gibt, CMO Typ I und CMO Typ II, ist somit nicht mehr gültig. Für die Bezeichnung der beiden unterschiedlichen biochemischen Typen des angeborenen Hypoaldosteronismus finden die Bezeichnungen CMO-Mangel Typ I (verminderte 18-Hydroxylase-Aktivität) und CMO-Mangel Typ II (verminderte 18-Oxidase-Aktivität) jedoch weiterhin Verwendung. Nach neuer Nomenklatur wird besser vom Aldosteronsynthasemangel Typ I und Typ II gesprochen.

Die Nukleotidsequenz der Promotorregion der beiden Gene CYP11B1 und CYP11B2 unterscheidet sich deutlich, während die Exonsequenzen beider Gene zu 95% identisch sind (Kawamoto et al. 1992). In Zellkulturen von humanen Zona-glomerulosa-Zellen vermehrt Angiotensin II die Anzahl von CYP11B1- und CYP11B2-Transkripten deutlich. ACTH hat einen stärkeren Einfluss auf die Transkription von CYP11B1 als Angiotensin II, aber keinen Einfluss auf die Transkription von CYP11B2 in vitro (Curnow et al. 1991).

Der erste Nachweis einer Mutation im CYP11B2-Gen gelang bei einer Gruppe von Patienten jüdischer Abstammung mit Aldosteronsynthasemangel, die ihren Ursprung im Iran hatten. In dieser Bevölkerungsgruppe ist der angeborene Hypoaldosteronismus (Aldosteronsynthasemangel Typ II) infolge von Verwandtenehen häufig (Rösler 1984). In allen untersuchten Allelen wurden 2 ho-

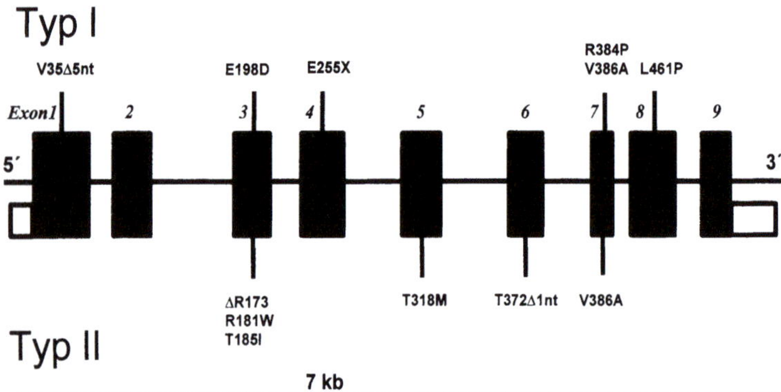


**Abb. 10.10.** Aufbau des CYP11B2-Gens und Position der bisher beschriebenen Mutationen in diesem Gen bei Patienten mit Aldosteronsynthasemangel, *Kästen* Exons, *Abstand zwischen den einzelnen Exons* Länge der Intronsequenzen. Die Aminosäuren werden im so genannten „one letter code" angegeben. Der 1. Buchstabe entspricht der Wildtypsequenz, die Zahl nennt das betroffene Kodon, der 2. Buchstabe entspricht der mutierten Aminosäure, *D* Deletion; *ins* Insertion; *X* Stopp. Mutationen beim Aldosteronsynthasemangel Typ I *oberhalb* der Exons, Mutationen beim Aldosteronsynthasemangel Typ II *unterhalb* der Exons

mozygote Punktmutation im CYP11B2-Gen identifiziert, die eine ersetzt im Kodon 181 Arginin durch Tryptophan, die andere im Kodon 386 Valin durch Alanin (Mitsuuchi et al. 1992, Pascoe et al. 1992).

Bisher wurden 12 verschiedene Mutationen im CYP11B2-Gen von Patienten mit Aldosteronsynthasemangel publiziert (Abb. 10.10). Bei Patienten mit Aldosteronsynthasemangel Typ I wurden in bisher allen publizierten Fällen Mutationen auf CYP11B2 nachgewiesen, die die Aktivität der Aldosteronsynthase in vitro vollständig auslöschen (Mitsuuchi et al. 1993, Geley et al. 1995, Peter et al. 1997). Patienten mit Aldosteronsynthasemangel Typ II zeigen bei der molekulargenetischen Untersuchung ein heterogenes Bild. Es sind Fälle mit Mutationen im CYP11B2-Gen berichtet worden, wobei in vitro eine Restaktivität des Enzyms nachgewiesen werden konnte (Mitsuuchi et al. 1992, Pascoe et al. 1992, Zhang et al. 1995, Peter et al. 1998b). Andere Patienten mit Aldosteronsynthasemangel Typ II haben keine Mutationen in der kodierenden Sequenz des CYP11B2-Gens (Fardella et al. 1996, Peter et al. 1998a). Der Biosynthesedefekt könnte in diesen Fällen durch Mutationen im Promotor oder am Spleißapparat des CYP11B2-Gens verursacht werden. Ein andere Möglichkeit wäre, dass andere Gene als die bisher bekannten an der terminalen Aldosteronbiosynthese beim Menschen beteiligt sind. Ratten haben 3 CYP11B-Gene (Mellon et al. 1995). Beim Menschen lassen sich aber nur die 2 bekannten CYP11B-Gene nachweisen (Zhang u. Miller 1996). Ein weiteres CYP11B-Gen ist also nicht an der Pathogenese des CMO-Mangels Typ II beteiligt.

Die Isoenzyme Aldosteronsynthase und 11$\beta$-Hydroxylase unterscheiden sich in ihrer Primärstruktur in 35 Aminosäuren. Durch Transfektionsexperimente mit Hybriden zwischen der 11$\beta$-Hydroxylase und der Aldosteronsynthase konnten Aminosäurereste identifiziert werden, welche die unterschiedlichen katalytischen Aktivitäten beider Enzyme determinieren. Effiziente 18-Hydroxylierung erfordert einen Glyzinrest an Position 288, und die folgende 18-Oxidation erfordert einen Alaninrest an Position 320 (Curnow et al. 1997).

## 10.3 Kongenitale Nebennierenrindenhypoplasie verursacht durch Mutationen im DAX-1-Gen

MICHAEL PETER

### 10.3.1 Einleitung

Die enorme Größe der Nebenniere des Fetus und des Neugeborenen im Verhältnis zu jener der Niere wurde von Morgagni schon zu Beginn des 18. Jahrhunderts beschrieben. Soemmering und Meckel beschrieben das Fehlen der Nebennierenrinde (NNR) bei Anenzephalie (Medvei 1993). Vor 50 Jahren wurde die primäre oder – wie sie auch genannt wird – zytomegale Form der kongenitalen NNR-Hypoplasie von dem Pathologen Šikl erstmals beschrieben (Šikl 1948). Mit der Entdeckung des DAX-1-Gens im Jahr 1994 gelang die Aufklärung der Ätiologie dieser seltenen, X-chromosomal vererbten Erkrankung. Die Pathogenese dieser Erkrankung liegt jedoch weiterhin im Dunkeln.

### 10.3.2 Embryologie der NNR-Rinde

Die Nebennierenrinde und die Gonaden stammen von einer gemeinsamen Zellpopulation im mesodermalen Epithel ab, dem adrenogenitalen Primordium (Morohashi 1997). Während der Fetalzeit lassen sich 2 Zonen in der Nebennierenrinde unterscheiden,

- die fetale Zone und
- die adulte Zone.

Die Fetalzone stellt während der Fetalzeit den größten Teil der Nebennierenrinde (80–90%) dar. Dort finden Wachstum und Steroidogenese statt. Die adulte Nebennierenrinde ist während dieses Zeitraums eine schmale Zone von dicht um die Fetalzone herum gepackten Zellen. Bald nach der Geburt ändert sich die Architektur der Nebennierenrinde deutlich. Die Fetalzone atrophiert und die Zona glomerulosa und fasciculata differenzieren sich.

### 10.3.3 Pathologie

Die kongenitale Hypoplasie der Nebennierenrinde, die auch in Verbindung mit anderen Fehlbildungen auftreten kann, ist eine seltene Ursache der angeborenen NNR-Insuffizienz. Es werden primäre oder sekundäre Formen der NNR-Hypoplasie unterschieden.

Die primäre Form der kongenitalen NNR-Hypoplasie ist durch das Auftreten von großen vakuolisierten Zellen in der Fetalzone und das Fehlen der adulten Zone charakterisiert. Sie wird auch als zytomegale Form bezeichnet und wurde 1948 erstmals durch den tschechischen Pathologen Šikl beschrieben (Šikl 1948). In den meisten berichteten Fällen liegt der Erkrankung ein X-chromosomaler Erbgang zugrunde.

Die sekundäre Form wird bei Anenzephalie beobachtet und ist die Folge eines Mangels an trophischen Stimuli (CRH-/ACTH-Mangel). Charakteristisch ist die schmale Fetalzone. Vom pathologisch-anatomischen Aspekt her wird die sekundäre Form der kongenitalen NNR-Hypoplasie auch als miniaturisierte Form bezeichnet (Branchaud u. Pearson Murphy 1992).

### 10.3.4 Klinisches Bild der kongenitalen NNR-Hypoplasie

Die Symptome von Neugeborenen und Säuglingen mit kongenitaler NNR-Hypoplasie umfassen Trinkschwäche, Gedeihstörung, Erbrechen, Dehydratation und Hyperpigmentierung. Die typischen Laborbefunde des Glukokortikoid- und Mineralokortikoidmangels wie Hyponatriämie, Hyperkaliämie, metabolische Azidose und Hypoglykämie werden beobachtet (Brook et al. 1973, Kletter et al. 1991).

Die meisten Jungen mit NNR-Hypoplasie entwickeln während der ersten Lebenswochen Symptome der NNR-Insuffizienz, wobei das durchschnittliche Alter 4 Wochen beträgt. Das erste Symptom ist in der Regel eine Salzverlustkrise. Es gibt jedoch eine beträchtliche phänotypische Variabilität, so wurden Patienten beschrieben, die bis zum Alter von 10 Jahren asymptomatisch waren (Sills et al. 1983, Kletter et al. 1991, Yanase et al. 1996). Ein zusätzliches, relativ häufig vorkommendes Symptom bei Jungen mit X-chromosomaler NNR-Hypoplasie ist ein unilateraler oder bilateraler Kryptorchismus (Kelch et al. 1984). Patienten mit kongenitaler NNR-Hypoplasie haben in der Regel einen hypogonadotropen Hypogonadismus, der klinisch durch ausbleibende spontane Pubertätsentwicklung in Erscheinung tritt (Prader et al. 1975, Golden et al. 1977, Kelly et al. 1977, Zachmann et al. 1980) und durch einen permanenten hypogonadotropen Hypogonadismus verursacht wird. Ob der hypogonadotrope Hypogonadismus hypophysären oder hypothalamischen Ursprungs ist, war in der Literatur lange umstritten (Gordon et al. 1984, Kruse et al. 1984, Kikuchi et al. 1987, Bovet et al. 1988, Partsch u. Sippell 1989). Nach neueren Untersuchungen ist die Gonadotropinsekretion sowohl auf hypothalamischer als auch auf hypophysärer Ebene gestört (Habiby et al. 1996, Guo et al. 1995 a).

Die Diagnose zytomegale NNR-Hypoplasie ist eine histopathologische Diagnose. Das Auftreten weiterer auf dem kurzen Arm des X-Chromosoms lokalisierter kongenitaler Erkrankungen kann die klinische Diagnose sichern. Ungefähr 1/3 der betroffenen Jungen hat zusätzlich eine oder mehrere der folgenden Erkrankungen:

- einen Glyzerolkinasemangel,
- eine Muskeldystrophie vom Typ Duchenne und
- einen Ornithin-Transcarbamylase-Mangel (OTC-Mangel).

Der Glyzerolkinasemangel ist eine Stoffwechselstörung, die durch Hyperglyzerinämie und vermehrte Glyzerolausscheidung charakterisiert ist. Die Muskeldystrophie Duchenne, die durch fortschreitenden motorischen Funktionsverlust charakterisiert ist, wird durch die defekte Synthese des Muskelzellmembranproteins Dystrophin verursacht. Der OTC-Mangel ist eine Störung des Ammoniak- und Harnstoffwechsels. Betroffene Knaben zeigen nach den ersten Milchfütterungen Erbrechen, Muskelhypotonie und Spastik sowie Krämpfe und Koma.

### 10.3.5 Endokrinologische Befunde und Diagnostik

Im klassischen Fall zeigt sich das Bild einer globalen NNR-Insuffizienz. Für die sichere Diagnose einer NNR-Insuffizienz im Säuglingsalter sind spezifische Methoden der Steroidmessung im Plasma und/oder Urin essenziell, um Kreuzreaktionen mit Steroiden der fetalen Nebennierenrinde zu vermeiden. Unsere eigenen Daten haben wir mit Hilfe der Multisteroidanalyse gesammelt, wobei die Steroide extrahiert und mit einer automatisierten Hochleistungsgelflüssigkeitschromatografie getrennt werden, bevor sie in Radioimmunassays gemessen werden (Sippell et al. 1978). In der von uns kürzlich publizierten Serie von Patienten (Peter et al. 1998c) ließ sich von Beginn der Symptomatik an immer ein Aldosteronmangel nachweisen, während zu diesem Zeitpunkt die Kortisolplasmaspiegel bei einem Teil der Erkrankten noch normal oder sogar erhöht waren. Im Alter von 6 Monaten hatten nahezu alle Untersuchten auch einen Kortisolmangel. Einige Patienten zeigen jedoch eine verlängerte Phase ausreichender Kortisolproduktion (Sills et al. 1983, Peter et al. 1998c). Aus diesem Grund kann ein ACTH-Kurztest notwendig sein, um den Kortisolmangel nachzuweisen. Der Nachweis der verminderten oder sogar vollständig fehlenden adrenalen Steroidproduktion ist auch mit einem 24-h-Sammelurin möglich. Durch die gestörte Feedbackkontrolle sind ACTH-Plasmaspiegel und Plasmareninaktivität beim unbehandelten Patienten erhöht.

Zum Zeitpunkt des normalen Pubertätsbeginns sollte die Hypothalamus-Hypophysen-Gonadenachse untersucht werden. Bei der Mehrzahl der Patienten ist ein hypothalamischer Hypogonadismus mit niedriger Sekretion von GnRH und/oder LH und FSH und verminderten Androgenplasmaspiegeln nachweisbar. Es gibt bisher keine Berichte darüber, ob die Patienten im Erwachsenenalter fertil sind.

Ein Glyzerolkinasemangel, eine Muskeldystrophie Duchenne und ein OTC-Mangel sollten bei Patienten mit kongenitaler NNR-Hypoplasie durch die Bestimmung des Glyzerolplasmaspiegels, des Serumspiegels der Kreatininkinase und des Ammoniakplasmaspiegels ausgeschlossen werden.

### 10.3.6 Therapie

Die Therapie der NNR-Insuffizienz im Säuglings und Kindesalter besteht in der Substitution von Mineralo- und Glukokortikoiden. Die empfohlene Dosierung beträgt für Hydrokortison 10–15 mg/m$^2$ in 3 Tagesdosen (etwa 50% am Morgen) und für Fludrokortison 100–250 µg/m$^2$ in 2 Tagesdosen. In akuten Stresssituationen (z.B. Infektionen, Operationen, Unfälle oder Prüfungen) sollte die Glukokortikoiddosis um das 3- bis 5-fache erhöht werden. In der Adoleszenz kann die Pubertät durch eine Behandlung mit Testosteron, hCG oder pulsatilem GnRH ausgelöst werden. Da in der Regel ein permanenter hypogonadotroper Hypogonadismus vorliegt, ist eine dauerhafte Substitution mit Testosteron notwendig.

### 10.3.7 Molekulargenetik

In vielen Familien mit NNR-Hypoplasie wird ein klassischer X-chromosomal gebundener Erbgang beobachtet. Nur männliche Nachkommen sind erkrankt. Heterozygote Frauen sind gesund, aber Überträgerinnen. Andererseits können bei einer Anzahl von Erkrankten De-novo-Mutationen nachgewiesen werden.

Der Locus für die X-chromosomale NNR-Hypoplasie wurde anfangs auf eine Region von 250–500 kb auf dem kurzen Arm des X-Chromosoms (Xp21) eingegrenzt. Hierzu wurden bei Patienten mit Deletionen auf dem X-Chromosom und einem „contiguous gene syndrome“ (NNR-Hypoplasie±Glyzerolkinasemangel±Muskeldystrophie Duchenne±OTC-Mangel) die Deletionsbruchpunkte bestimmt (Walker et al. 1992). In der gleichen Region wurden bei einer weiteren Gruppe von Patienten Auffälligkeiten gefunden, nämlich Patienten mit XY-Gonadendysgenesie, die im Bereich Xp21 Duplikationen haben. Im Englischen hat sich für diesen Locus der Terminus „dosage-sensitive-sex-reversal“ (DSS) eingebürgert. Der DSS-Locus wurde auf eine Region von 160 kb in der Bande Xp21 eingegrenzt (Bardoni et al. 1994). Dieser Bereich überlappte den Bereich, der für die X-chromosomale NNR-Hypoplasie eingegrenzt worden war.

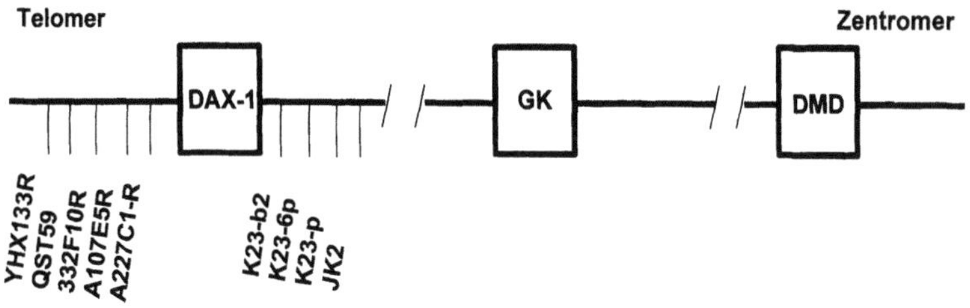

Abb. 10.11. Relative Lage des DAX-1-Gens, des Gens für die Glyzerolkinase (*GK*) und des Dystrophingens (*DMD*) auf dem kurzen Arm des X-Chromosoms sowie die Position einiger DNA-Proben

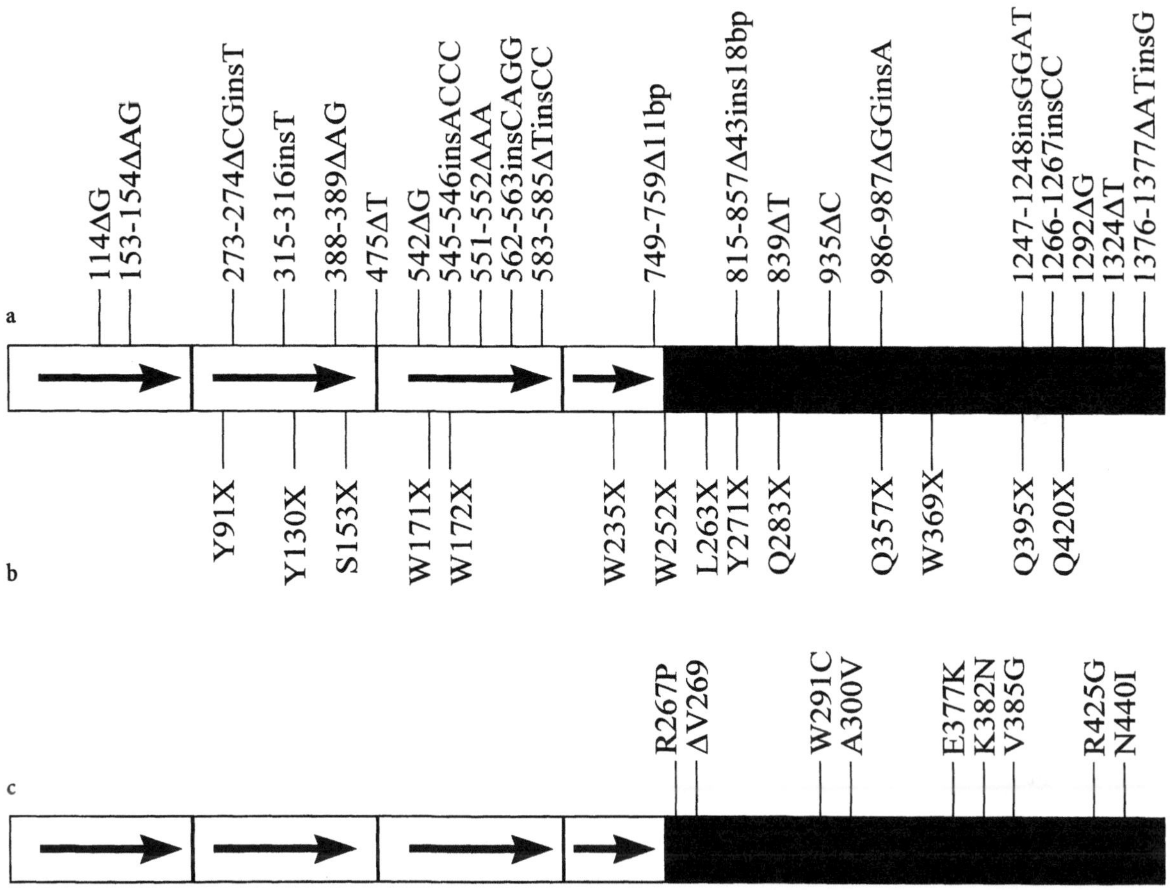

Abb. 10.12 a–c. Zusammenstellung der bisher bei Patienten mit kongenitaler NNR-Hypoplasie identifizierten Mutationen auf dem DAX-1-Gen. *Pfeile* N-terminale Repeats, *schwarzer Balken* C-terminale Ligandenbindungsdomäne. Die Nummerierung der Nukleotide folgt dem folgenden Prinzip: Das Adenin des Kodons, welches die Translation initiiert (ATG), wird als Nukleotid -1 bezeichnet. Die folgenden Nukleotide werden dann fortlaufend nummeriert. **a** Leserastermutationen, wobei nur die Positionen der Deletionen bzw. Insertionen, nicht aber die der resultierenden vorzeitigen Stoppkodons gezeigt sind. **b** Bisher beschriebene Stoppmutationen, **c** bisher bekannten 8 Aminosäuresubstitutionen und die einzelne Deletion einer Aminosäure

Aus den Untersuchungen an Patienten mit Deletionen im Bereich Xp21 wurde die relative Lage der Gene auf dem kurzen Arm des X-Chromosoms vom Telomer zum Zentromer bestimmt. Das Gen für die NNR-Hypoplasie liegt am weitesten telomer, zum Zentromer folgen das Gen für die Glyzerolkinase und das Dystrophingen, welches bei Patienten mit Duchenne-Muskeldystrophie deletiert oder mutiert ist (Abb. 10.11). Die relative Nähe der genannten Gene erklärt das gemeinsame Auftreten der entsprechenden Krankheiten bei großen Deletionen in der Region Xp21.

1994 wurde das humane DAX-1-Gen kloniert und als das Gen identifiziert, dessen Mutationen die X-chromosomale NNR-Hypoplasie und den damit assoziierten Hypogonadismus verursachen (Zanaria et al. 1994, Muscatelli et al. 1994). In den folgenden Jahren haben eine große Anzahl weiterer Studien bestätigt, dass DAX-1-Gen-Deletionen oder -Mutationen die Ursache der X-chromo-

**Tabelle 10.4.** Mutationen im DAX-1-Gen

| Mutation, Typ und Nr. | Mutation | Referenz |
|---|---|---|
| Leserasterverschiebung | | |
| 1 | 114delG | Meloni 1996 |
| 2 | 143delG | Hamaguchi 1997 |
| 3 | 153–154delAG | Guo 1995 |
| 4 | 273–274delCGinsT | Muscatelli 1994 |
| 5 | 315–316insT | Muscatelli 1994 |
| 6 | 375insGCCC | Zhang 1998 |
| 7 | 388–389delAG | Nakae 1997 |
| 8 | 416insA | Zhang 1998 |
| 9 | 475delT | Peter 1998c |
| 10 | 501delA | Zhang 1998 |
| 11 | 518del23βp | Zhang 1998 |
| 12 | 542delG | Peter 1998c |
| 13 | 543delA | Zhang 1998 |
| 14 | 545–546insACCC | Zanaria 1994 |
| 15 | 551–552delAA | Muscatelli 1994 |
| 16 | 562–563insCAGG | Muscatelli 1994 |
| 17 | 583–584delTinsCC | Peter 1998c |
| 18 | 629insG | Zhang 1998 |
| 19 | 749–759del11βp | Zanaria 1994 |
| 20 | 754delC | Zhang 1998 |
| 21 | 815–857komplexe del43ins18bp | Kinoshita 1996 |
| 22 | 839delT | Yanase 1996 |
| 23 | 942insAC | Zhang 1998 |
| 24 | 935delC | Nakae 1996 |
| 25 | 986–987delGG insA | Habiby 1996 |
| 26 | 1247–1248insGGAT | Habiby 1996 |
| 27 | 1266–1267insCC | Guo 1996 |
| 28 | 1292delG | Guo 1995 |
| 29 | 1324delT | Peter 1998c |
| 30 | 1376–1377delATinsG | Nakae 1996 |
| Stoppmutation | | |
| 31 | Y91X | Guo 1996, Nakae 1996 |
| 32 | Y130X | Peter 1998c |
| 33 | S153X | Zhang 1998 |
| 34 | W171X | Yanase 1996, Zhang 1998 |
| 35 | W172X | Muscatelli 1994 |
| 36 | W235X | Zanaria 1994, Muscatelli 1994 |
| 37 | Q252X | Zhang 1998 |
| 38 | L263X | Muscatelli 1994 |
| 39 | Y271X plus V269F | Nakae 1996 |
| 40 | Q283X | Muscatelli 1994 |
| 41 | Q357X | Zhang 1998 |
| 42 | W369X | Muscatelli 1994 |
| 43 | Q395X | Nakae 1996 |
| 44 | Q420X | Peter 1998c |
| Aminosäuresubstitution | | |
| 45 | R267P | Muscatelli 1994 |
| 46 | W291C | Nakae 1997 |
| 47 | A300V | Takahashi 1997 |
| 48 | E377K | Zhang 1998 |
| 49 | K382N | Nakae 1997 |
| 50 | V385G | Zhang 1998 |
| 51 | R425G | Zhang 1998 |
| 52 | N440I | Schwartz 1997 |
| Deletion eines Kodons | | |
| 53 | ΔV269 | Muscatelli 1994, Zhang 1998 |

somalen NNR-Hypoplasie sind (Yanase et al. 1996, Guo et al. 1995b, Meloni et al. 1996, Habiby et al. 1996, Guo et al. 1996, Nakae et al. 1996, Takahashi et al. 1997, Schwartz et al. 1997, Kinoshita et al. 1997, Nakae et al. 1997, Zhang et al. 1998, Peter et al. 1998c, Hamaguchi et al. 1999). Die meisten der etwa 50 bisher publizierten Mutationen sind Leserastermutationen oder Stoppmutationen, die ein verkürztes Protein verursachen. 8 verschiedene Aminosäuresubstitutionen (R267P, W291C, A300V, E377K, K382N, V385G, R425G und N440I) und die Deletion einer einzelnen Aminosäure (V269) stellen die Minderheit dar (Abb. 10.12, Tabelle 10.4). Diese Mutationen liegen sämtlich in der putativen Ligandenbindungsdomäne des DAX-1-Proteins.

Das DAX-1-Gen kodiert ein Protein, das Ähnlichkeiten zu Mitgliedern der Familie der nukleären Hormonrezeptoren aufweist (Zanaria et al. 1994). Das DAX-1-Gen besteht aus 2 Exons, die durch 1 Intron von 3,4 kb Länge getrennt sind. Das DAX-1-Protein besteht aus 470 Aminosäuren. Exon 1 kodiert die N-terminale Domäne des Proteins und 2/3 der C-terminalen Domäne. Exon 2 kodiert den Rest der C-terminalen Domäne und die 3′-untranslatierte Region (Abb. 10.13). Das DAX-1-Protein besitzt eine einzigartige N-terminale Domäne, in der sich eine Sequenz von 66–67 Aminosäuren mehrfach wiederholt. Diese Region ähnelt keiner bisher bekannten DNA-Bindungsdomäne. Die vermutete Verwandtschaft des DAX-1-Proteins mit den nukleären Hormonrezeptoren liegt darin begründet, dass das DAX-1-Protein in seiner C-terminalen Domäne eine konservierte Ligandenbindungsdomäne enthält (Abb. 10.14). Wahrscheinlich bindet das DAX-1-Protein an Haarnadelstrukturen in DNA und reguliert darüber die Transkription von Zielgenen (Zazopoulos et al. 1997). Bisher ist wenig über die Funktion und mögliche Liganden des DAX-1-Proteins bekannt. Es gibt die Hypothese, dass DAX-1 zusammen mit einem weiteren Transkriptionsfaktor, SF-1, Teil einer Signalkette ist, die Gene im Differenzierungsprozess Steroid produzierender Gewebe reguliert (Burris et al. 1995).

Die SF-1-Knockout-Maus weist einen Phänotyp auf, der Gemeinsamkeiten mit dem Bild von Patienten mit X-chromosomaler NNR-Hypoplasie hat (Tabelle 10.5). SF-1 ist ein zentraler Regulator in der Entwicklung der Nebennierenrinde, der Gonaden und der ventromedialen hypothalamischen Kerne (Caron et al. 1997). Auch bei der Maus konnte ein DAX-1-Gen kloniert werden (Swain et al. 1996, Bae et al. 1996). Das DAX-1-Gen der Maus kodiert für ein Protein von 472 Aminosäuren

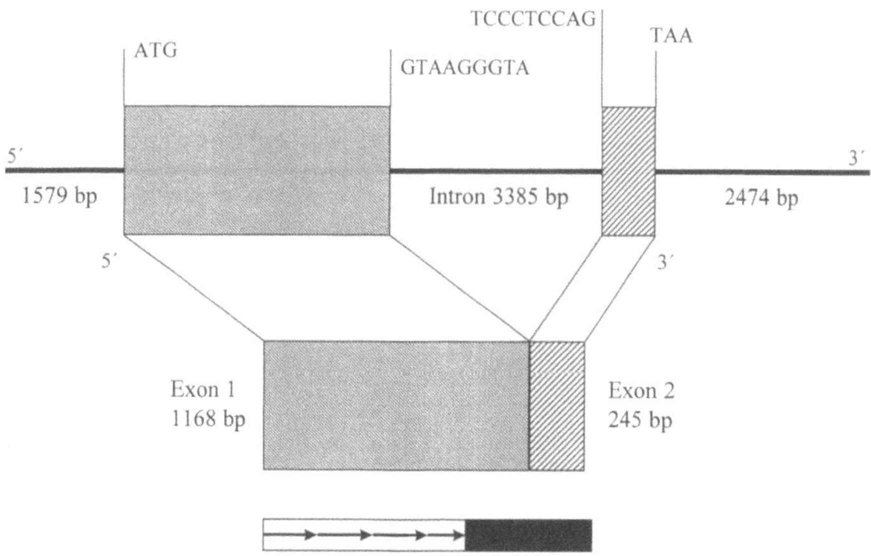


**Abb. 10.13.** Genomische Organisation des DAX-1-Gens, *Kästen* Exons, *Balken* 5′- und 3′-untranslatierte Bereiche sowie das Intron, *unterer Teil* schematische Darstellung des DAX-1-Proteins, *horizontale Pfeile* N-terminale DNA-Bindungsdomäne mit den 3 1/2 Repeats von 65–67 Aminosäuren, *schwarzer Balken* C-terminale Ligandenbindungsdomäne

mit einer Homologie von 75% zum humanen DAX-1-Gen. Yu et al. (1998) publizierten Untersuchungen an der DAX-1-Knockout-Maus. Die DAX-1-Knockout-Maus zeigt z.T. andere klinische Auffälligkeiten als der Patient mit X-chromosomaler NNR-Hypoplasie. Auf der Ebene der Nebenniere zeigt die DAX-1-Knockout-Maus eine normale Zonierung der adulten Nebennierenrinde und keine NNR-Insuffizienz, jedoch unterbleibt die Regression der fetalen Zone der Nebenniere. Sie hat weder einen GnRH- noch einen Gonadotropinmangel. Die Geschlechtsdifferenzierung ist normal. Es kommt aber zu einer progressiven Degeneration des germinalen Epithels (Tabelle 10.5).

Die Gewebeverteilung der Expression von DAX-1 entspricht der Verteilung der bei Patienten mit X-chromosomaler NNR-Hypoplasie betroffenen endokrinen Gewebe. DAX-1-mRNA-Transkripte wurden in den 3 Zonen der Nebennierenrinde, in Granulosa- und Thekazellen des Ovars, in Leydig- und Sertoli-Zellen des Hodens, in Gonadotropin produzierenden Zellen im Hypophysenvorderlappen und in Neuronen im ventromedialen Nukleus des Hypothalamus nachgewiesen (Guo et al. 1995a, Ikeda et al. 1996). Untersuchungen über den zeitlichen Ablauf der DAX-1-Expression während der Embryonalentwicklung wurden an der Maus durchgeführt. DAX-1-Transkripte sind in der Urogenitalleiste ab Tag 10,5 der Embryonalentwicklung, im adrenalen Primordium ab Tag 12,5 der Embryonalentwicklung, in Gonadotropin produzierenden Zellen im vorderen Hypophysenlappen ab Tag 14,5 der Embryonalentwicklung und in Neuronen im ventromedialen Nukleus des Hypothalamus ab Tag 11,5 der Embryonalentwicklung nachweisbar. Während der weiteren Entwicklung bleibt der Level der DAX-1-mRNA-Expression un-

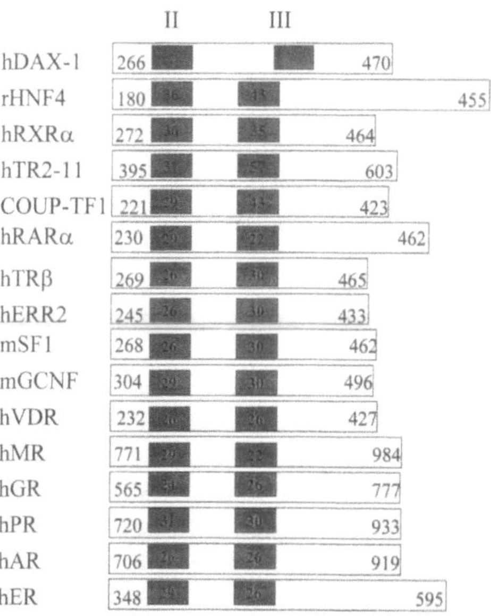


**Abb. 10.14.** Vergleich der Ligandenbindungsdomäne des DAX-1-Proteins mit der anderer Mitglieder der Familie der nukleären Hormonrezeptoren. *Zahlen innerhalb der mit II und III bezeichneten Regionen* Prozentsatz der Übereinstimmung von identischen Aminosäuren in diesen Regionen

**Tabelle 10.5.** Phänotypen bei Mutationen im SF-1- und DAX-1-Gen

| SF-1-Knockout-Maus | DAX-1-Knockout-Maus | DAX-1-Mutationen beim Menschen |
|---|---|---|
| Aplasie der Nebenniere | Normale adulte Zonierung der NNR, keine Regression der Fetalzone | Fehlen der adulten Zone der Nebennierenrinde |
| GnRH-Mangel (abnormaler ventromedialer Hypothalamus) | Kein GnRH-Mangel | GnRH-Mangel |
| Gonadotropinmangel | Normale Gonadotropine | Gonadotropinmangel |
| Fehlende männliche Geschlechtsdifferenzierung, Mangel an Androgenen und Anti-Müller-Hormon | Normale Geschlechtsdifferenzierung im männlichen Geschlecht, progressive Degeneration des testikulären germinalen Epithels | Normale männliche Geschlechtsdifferenzierung |

verändert in der Nebennierenrinde, dem vorderen Hypophysenlappen und dem Dienzephalon. Hinsichtlich der DAX-1-Expression in den Gonaden gibt es bei der Maus einen Geschlechtsdimorphismus. Bei beiden Geschlechtern wird ein Maximum am Tag 12 der Embryonalentwicklung erreicht, bei weiblichen Mäusen bleibt der Level bis zur Geburt unverändert, während es bei männlichen Mäusen zu einem drastischen Abfall der DAX-1-Expression bis zur Geburt kommt.

Die Homologie von DAX-1 mit nukleären Hormonrezeptoren legt nahe, dass es sich auch bei DAX-1 um einen induzierbaren Transkriptionsfaktor handelt, dessen Ligand bisher noch nicht bekannt ist. Die physiologische Koexpression von DAX-1 und SF-1 in verschiedenen Geweben legt die Hypothese nahe, dass beide Transkriptionsfaktoren Heterodimere bilden können. 2 verschiedene Studien belegen, dass es direkte Protein-Protein-Interaktionen zwischen DAX-1 und SF-1 gibt (Ito et al. 1997, Crawford et al. 1998), so konnten Ito et al. (1997) zeigten, dass DAX-1 die transkriptionelle Aktivität von SF-1 hemmt. Die Eliminierung der C-terminalen Region des DAX-1-Proteins, wo sich die Ligandenbindungsdomäne befindet, führt zum Verlust der hemmenden Eigenschaft des DAX-1-Proteins auf die transkriptionelle Aktivität von SF-1. Interessanterweise führt die Masse der bei Patienten mit X-chromosomaler NNR-Hypoplasie beschriebenen Mutationen (große Deletionen, Leserastermutationen und Stoppmutationen) zum Verlust des C-Terminus des DAX-1-Proteins. Für 2 Punktmutationen im DAX-1-Protein (R267P und ΔV269) konnte gezeigt werden, dass durch sie das DAX-1-Protein seine die Transkription hemmenden Eigenschaften verliert (Lalli et al. 1997).

DAX-1 kann einen direkten Einfluss auf Zielgene ausüben. Es konnte gezeigt werden, dass DAX-1 an Haarnadelstrukturen in Promotoren bestimmter Gene bindet [z.B. Promotor des Gens für das „steroidogenic acute regulatory protein" (StAR)]. Die Expression von DAX-1 in Y-1-Zellen unterdrückt die Expression des StAR-Promotors und blockiert die Steroidogenese (Zazopoulos et al. 1997, Lalli et al. 1998).

In den bisher untersuchten In-vitro-Systemen funktioniert DAX-1 als direkter oder indirekter Inhibitor der Transkription. Es gibt aber Gründe, anzunehmen, dass DAX-1 auch Aktivitor der Transkription von Zielgenen ist. Die Inaktivierung von DAX-1 im Experiment der Natur, der zytomegalen NNR-Hypoplasie, ähnelt dem Bild, das bei Inaktivierung von SF-1 in der SF-1-Knockout-Maus auftritt. Das gemeinsame Auftreten von NNR-Insuffizienz und hypogonadotropem Hypogonadismus in beiden Modellen gibt zumindest zu der Spekulation Anlass, dass SF-1 und DAX-1 in den gleichen Regulationsprozessen wirksam sind.

Einige der Patienten mit kongenitaler primärer NNR-Insuffizienz, bei denen aufgrund der Hormonuntersuchungen ein Biosynthesedefekt der Steroidogenese ausgeschlossen worden ist und bei denen danach der Verdacht auf eine NNR-Hypoplasie besteht, haben keine Deletion bzw. Mutation des DAX-1-Gens (Muscatelli et al. 1994, Peter et al. 1998c). Die Diagnose einer kongenitalen NNR-Insuffizienz vom zytomegalen Typ wird selten auch bei weiblichen Individuen gestellt (Burke et al. 1988, Krüger et al. 1993). Aus diesen Gründen muss angenommen werden, dass im Genom des Menschen weitere, bisher unbekannte Gene vorhanden sind, die eine Rolle in der Differenzierung der Nebennierenrinde spielen.

Unsere eigene sowie weitere Studien haben eine große phänotypische Variabilität unter Patienten mit kongenitaler NNR-Hypoplasie gezeigt (Sills et al. 1983, Kletter et al. 1991, Yanase et al. 1996, Habiby et al. 1996, Peter et al. 1998c). Die strukturellen Unterschiede der auf der Basis der identifizierten Mutationen vorhergesagten DAX-1-Proteine erklären nicht die phänotypischen Unterschiede hinsichtlich

- Alter bei Beginn der Symptomatik,
- Schweregrad der Symptome,
- Auftreten eines hypogonadotropen Hypogonadismus.

Andere epigenetische oder nicht genetische Faktoren müssen den klinischen Verlauf beeinflussen.

Noch ist die Pathophysiologie der X-chromosomalen NNR-Hypoplasie nicht geklärt. Die Untersuchung des Zusammenspiels zwischen SF-1 und DAX-1 sowie ihren Zielgenen (z.B. StAR) wird zu einem besseren Verständnis der Vorgänge der Differenzierung der Nebennierenrinde beitragen.

### 10.3.7.1 Molekulargenetische Diagnostik

Die Nukleotidsequenz der genomischen DNA des humanen DAX-1-Gens ist in der Datenbank GenBank unter der Accession-Nummer U31929 publiziert worden. Um eine Mutation im DAX-1-Gen in der genomischen DNA nachzuweisen, muss diese zuerst aus Blutlymphozyten isoliert werden. Das DAX-1-Gen wird aus der DNA von Patienten mit Hilfe der PCR vervielfältigt. In unserem Labor erfolgt die Amplifikation des DAX-1-Gens in 3 Abschnitten mit Hilfe von 3 Paaren von Oligonukleotiden (Peter et al. 1998c). Die PCR-Produkte werden dann mit der Methode des „cycle sequencing" direkt sequenziert. Das Beispiel einer Punktmutation im DAX-1-Gen (Deletion eines Nukleotids) ist in Abb. 10.15 gezeigt.

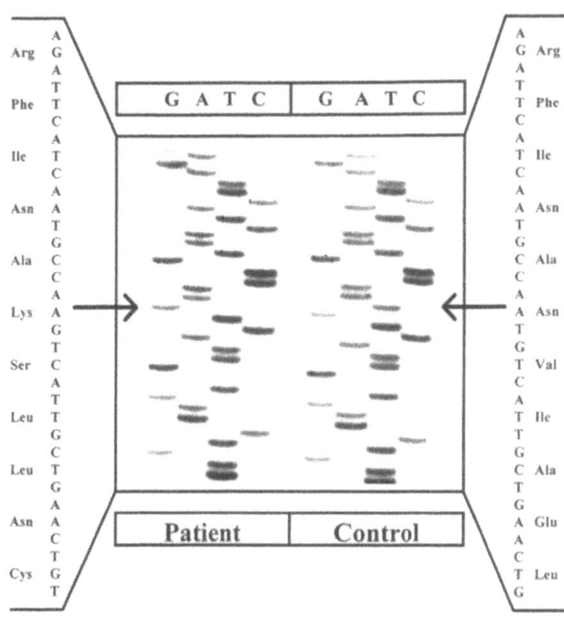


**Abb. 10.15.** Sequenzanalyse des DAX-1-Gens bei einem Patienten mit X-chromosomaler NNR-Hypoplasie. Der *Patient* hat eine Deletion eines einzelnen Nukleotids (1324Δ T). Diese Leserastermutation verursacht ein vorzeitiges Stoppkodon im Kodon 461. *Control* normale Kontrolle

Bei einigen Patienten lassen sich das gesamte DAX-1-Gen oder Teile davon nicht amplifizieren. In diesen Fällen liegt eine große Deletion vor. Mit Hilfe weiterer PCR-Primer können, wie in Abb. 10.16 gezeigt, die Deletionsbruchpunkte telomer und zentromer des DAX-1-Gens identifiziert werden (Matfin et al. 1994, Guo et al. 1995b). Bei Patienten mit einem Contiguous-gene-Syndrom sind zusätzlich auch das Gen für die Glyzerolkinase, das Dystrophingen und das OTC-Gen zu untersuchen, um die Deletionsbruchpunkte zu bestimmen. Große Deletionen lassen sich lichtmikroskopisch oder mit Hilfe der FISH-Technik nachweisen. Eine molekulargenetische Diagnostik zur Identifizierung von Konduktorinnen ist bei bekanntem Indexfall in der Familie unter dem Einsatz der oben genannten Techniken möglich. Bei der genetischen Beratung von möglichen Konduktorinnen der X-chromosomalen NNR-Hypoplasie ist der Bericht von Zhang et al. (1998) über ein Keimzellmosaik

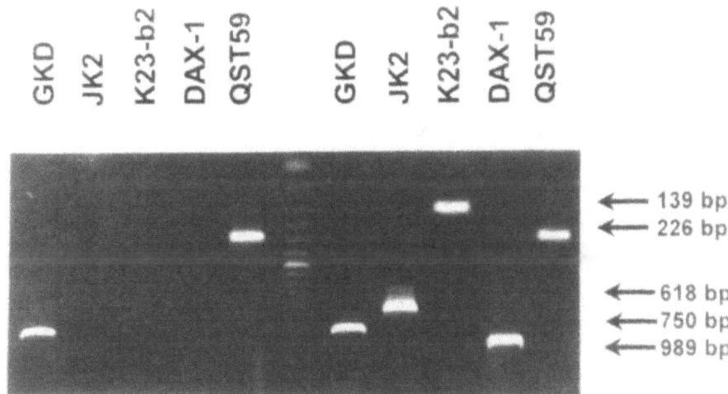


**Abb. 10.16.** Deletion des DAX-1-Gens bei einem Patienten mit X-chromosomaler NNR-Hypoplasie, *oberer Bildrand* verwendete Proben, vom Zentromer (*links*) zum Telomer (*rechts*) aufgetragen. Der Patient hat eine Deletion der Marker *JK2*, *K23-b2* und *DAX-1* (ungefähr 350 kb), *rechts* normale Kontrolle

von Bedeutung, da in einem solchen Fall eine Mutter, bei der die DAX-1-Mutation in der genomischen DNA nicht nachweisbar ist, trotzdem einen weiteren erkrankten Sohn haben kann.

**Tabelle 10.6.** Genetische mit Nebennierenrindeninsuffizienz assoziierte Erkrankungen

| Defekt | Gen |
|---|---|
| Adrenogenitales Syndrom | $P450_{C21}$ 21-Hydroxylase-Mangel<br>$P450_{C11}$ 11β-Hydroxylase-Mangel<br>3β-Hydroxysteroid-Dehydrogenase-Mangel<br>$P450_{C17}$ 17α-Hydroxylase-Mangel<br>$P450_{SCC}$ 20,22-Desmolase-Mangel<br>STAR-Proteindefekt (in einigen Fällen) |
| Nebennierenhypoplasie | |
| Zytomegalietyp | DAX-1-Gen-Defekt |
| Miniaturtyp | DAX-1-Gen-Defekt |
| Kongenitaler Hypoaldosteronismus | $P450_{CMO\ I+II}$-Mangel |
| Peroxisomendefekte | |
| Zellweger-Syndrom | 70 000-peroxisomaler Membranproteindefekt |
| Adrenoleukodystrophie | ALD-Proteindefekt |
| Familiärer Glukokortikoidmangel | ACTH-Rezeptor-Mutation (in einigen Fällen) |
| Triple-A-Syndrom | Unbekannt |

**Tabelle 10.7.** Klinische und biochemische Charakteristika des familiären Glukokortikoidmangels

| |
|---|
| *Klinische Zeichen* |
| Hypoglykämie – in der Neonatalperiode und später |
| Trinkschwäche |
| Lethargie |
| Rezidivierende, lebensbedrohliche Infektionen |
| Hyperpigmentation von Haut und Schleimhäuten |
| Großwuchs (Typ-1-Patienten) |
| *Biochemische Merkmale* |
| Subnormales oder niedrignormales Plasmakortisol |
| Unzureichender Anstieg von Plasmakortisol im ACTH-Stimulationstest |
| Deutlich erhöhte Plasma-ACTH-Konzentration |
| Normale Renin- und Aldosteronkonzentrationen (liegend und in Orthostase) |
| Niedriges DHEA-S |

## 10.4 Familiärer isolierter Glukokortikoidmangel (ACTH-Insensitivität)

MARTIN REINCKE

### 10.4.1 Einführung/Einleitung

Der familiäre Glukokortikoidmangel wurde das erste Mal 1959 von Shephert et al. beschrieben. Seit dieser Zeit ist eine große Zahl von Fallberichten in der Literatur erschienen. Wesentliches diagnostisches Kriterium des familiären Glukokortikoidmangels ist das Vorliegen einer isolierten ACTH-Resistenz mit Glukokortikoidmangel bei normalem Renin-Angiotensin-Aldosteron-System (Clark et al. 1997, Reincke 1998a). Typische Elektrolytauffälligkeiten, wie sie bei anderen Nebennierenerkrankungen bestehen, fehlen (Migeon et al. 1968, Moshang et al. 1973). Die Erkrankung ist klinisch klar von anderen genetischen Erkrankungen mit Nebennierenunterfunktion, die in Tabelle 10.6 aufgelistet sind, abgegrenzt. Aufgrund des spezifischen Defekts der Glukokortikoidbiosynthese war frühzeitig vermutet worden, dass diese Erkrankung durch einen Defekt im ACTH-Rezeptor, in der ACTH-Signaltransduktion oder in der Nebennierenrindenentwicklung hervorgerufen wird. Nach Klonierung des ACTH-Rezeptors 1992 (Mountjoy et al. 1992) konnte bald gezeigt werden, dass bei etwa der Hälfte aller Patienten mit familiärem Glukokortikoidmangel inaktivierende Mutationen im ACTH-Rezeptor vorliegen.

### 10.4.2 Klinische Präsentation

Betroffene Kinder fallen frühzeitig in der Neonatalperiode durch die typischen Symptome eines Kortisolmangels auf. Neben Trinkschwäche und Lethargie treten rezidivierende Hypoglykämien und eine ausgeprägte Infektneigung auf (Clark u. Cammas 1996, Clark et al. 1997). Als Folge der rezidivierenden Hypoglykämien kommt es zur schweren mentalen Retardierung oder zum Tod. Tabelle 10.7 gibt die wesentlichen klinischen und biochemischen Befunde des Krankheitsbilds wieder. Die histologische Untersuchung der Nebennieren verstorbener Patienten zeigt das fast komplette Fehlen der Zona fasciculata und reticularis bei gleichzeitig gut erhaltener Zona glomerulosa (Shephert et al. 1959, Migeon et al. 1968). Der familiäre Glukokortikoidmangel ist als Krankheitsentität klar von einer anderen seltenen autosomal-rezessiven Erkrankung, die als Triple-A-Syndrom oder Allgroves-Syndrom bezeichnet wird, unterschieden (Allgrove et al. 1968, 1975, 1978). Zusätzlich zur ACTH-Resistenz mit Glukokortikoidmangel weisen Patienten mit Triple-A-Syndrom eine Alakrimie und eine Achalasie des Ösophagus auf, die häufig mit neurologischen Defekten kombiniert ist, die sich als ein gemischtes Muster von oberer und unterer Motorneuropathie, sensorischen Ausfällen, autonomer Neuropathie und mentaler Retardierung darstellen. Seit der ersten Beschreibung durch Allgrove wurden mehr als 70 Fälle dieser Erkrankung bekannt. Als ein zusätzliches Charakteristikum haben manche dieser Patienten eine Hyperkeratose der Handinnenflächen und Fußsohlen (Grant et al. 1993).

### 10.4.3 Genetik

Adrenokortikotropin (ACTH) ist ein Peptid von 39 Aminosäuren, welches durch Abspaltung aus dem Prohormon Proopiomelanokortin entsteht. ACTH ist entscheidend für die Regulation der adrenalen Glukokortikoid- und Androgensekretion von Zona fasciculata und Zona reticularis (Clark u. Cammas 1996). ACTH ist außerdem an der Kurzzeitkontrolle der Mineralokortikoidsekretion der Zona glomerulosa beteiligt (Allolio u. Reincke 1997). Es bindet an den nebennierenspezifischen ACTH-Rezeptor, welcher in allen 3 Schichten der Nebennierenrinde exprimiert wird (Reincke et al. 1998). Nach Ligandenbindung kommt es zur Aktivierung stimulierender G-Proteine mit vermehrter cAMP-Synthese und konsekutiver Aktivierung des Proteinkinase-A-Wegs. Eine längerfristige Stimulation der Nebennierenrinde durch ACTH führt zur vermehrten Synthese und Expression mehrerer Schlüsselenzyme der Steroidbiosynthese. ACTH ist entscheidend für die Entwicklung der normalen Nebennierenrinde und spielt bei Adaptionsprozessen wie der Nebennierenrindenhypertrophie eine wesentliche Rolle.

Der ACTH-Rezeptor ist ein Mitglied der Großfamilie der G-Protein-gekoppelten Rezeptoren. Zusammen mit den 4 bisher klonierten MSH-Rezeptoren gehört er zur Melanokortinrezeptorunterfamilie, welche durch eine kurze $NH_2$-terminale extrazellulärer Domäne und ungewöhnlich kurze 4. und 5. transmembranöse Abschnitte gegenzeichnet ist (Clark u. Cammas 1996). Der ACTH-Rezeptor wird auch als Melanokortin-2-Rezeptor bezeichnet. Er ist einer der kleinsten G-Protein-gekoppelten Rezeptoren, der aus 297 Aminosäuren mit einem molekularen Gewicht von 33 000 besteht (Mountjoy et al. 1992). Zwei Konsensusglykosylierungsstellen liegen im extrazellulären $NH_2$-Terminus des Rezeptors. Die Glykosylierung könnte für eine 43 000-Variante des ACTH-Rezeptors verantwortlich sein, die kürzlich durch Cross-linking-Experimente nachgewiesen wurde (Clark u. Cammas 1986).

Clark et al. konnten 1993 als erste eine Mutation im ACTH-Rezeptor als Ursache des familiären Glukokortikoidmangels nachweisen. Der betroffene Patient wies eine homozygote Missense-Mutation in der 2. transmembranösen Domäne des ACTH-Rezeptors auf, welche zu einer Substitution von Serin durch Isoleucin führte. Inzwischen ist eine große Anzahl von ACTH-Rezeptormutationen bei Patienten mit familiärem Glukokortikoidmangel beschrieben worden (Abb. 10.17, Tabelle 10.8). Diese Mutationen führen entweder zu einem Aminosäurenaustausch in einer der hoch konservierten Domänen, die für die Ligandenbindung bzw. die G-Protein-Kopplung verantwortlich sind, oder zu einer Leserasterverschiebung mit vorzeitigem Rezeptorproteinabbruch. Detaillierte funktionelle Untersuchungen der ACTH-Rezeptor-Mutationen haben sich allerdings als schwierig erwiesen, da sich eine stabile Expression des humanen ACTH-Rezeptors in vitro als problematisch erwies. Die Expression des ACTH-Rezeptors in Cloudman-S-91-Melanomzellen oder in COS-7-Zellen ist durch das Vorhandensein endogener Melanokortinrezeptoren beeinträchtigt, welche ebenfalls ACTH binden können. Dennoch gelang es Weber et al. (1993) mittels temporärer Expression eines mutierten ACTH-Rezeptors in COS-7-Zellen eine herabgesetzte ACTH-Sensitivität nachzuweisen. Auch Naville et al. (1996, 1997) wiesen an transient transfizierten M3-Zellen nach, dass Mutationen im ACTH-Rezeptor, die mit dem familiären

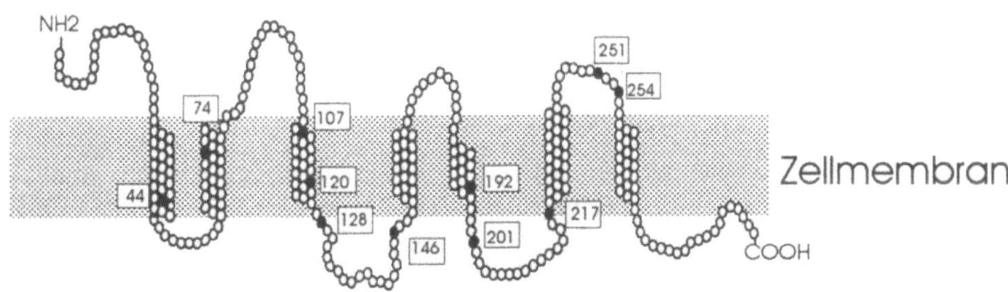


**Abb. 10.17.** Mutationen im ACTH-Rezeptor-Gen bei Patienten mit familiärem Glukokortikoidmangel, dargestellt: Aminosäuresequenz des Rezeptors mit den 7 transmembranösen Domänen

**Tabelle 10.8.** Mutationen im ACTH-Rezeptor-Gen bei Patienten mit familiärem Glukokortikoidmangel

| Mutation | Wahrscheinliche Funktionsstörung | Literatur |
|---|---|---|
| Prolin$^{27}$ → Argenin | Benigner Polymorphismus | Weber u. Clark 1994 |
| Isoleucin$^{44}$ → Methionin | Unbekannt | Weber et al. 1995 |
| Serin$^{74}$ → Isoleucin | Verlust einer Liganden-Rezeptor-Wasserstoff-brücke | Clark et al. 1993, Weber et al. 1995, Weber et al. 1993 |
| Aspartatsäure$^{107}$ → Asparagin | Ligandenbindungsverlust | Naville et al. 1996 |
| Serin$^{120}$ → Argenin | Strukturelle Unterbrechung der transmembranen α-Helix-Domäne | Tsigos et al. 1993 |
| Argenin$^{128}$ → Cystein | Signaltransduktionsverlust | Weber et al. 1995 |
| Argenin$^{146}$ → Histidin | Signaltransduktionsverlust | Weber et al. 1995 |
| Leucin$^{192}$ → Frameshift | Abbruch des Rezeptorproteins | Weber et al. 1995 |
| Argenin$^{201}$ → Stopp-Kodon | Abbruch des Rezeptorproteins | Tsigos et al. 1993 |
| Glycin$^{217}$ → Frameshift | Abbruch des Rezeptorproteins | Naville et al. 1996 |
| Cystein$^{251}$ → Phenylalanin | Verlust der für die Sekundärstrukturen wichtigen Disulphidbrücke | Naville et al. 1996 |
| Thyrosin$^{254}$ → Cystein | Interferenz mit Disulphidbrücke | Tsigos et al. 1995 |

Glukokortikoidmangel assoziiert sind, zu einer Verschiebung der ACTH-Dosis-Wirkungs-Kurve nach rechts führen. Die geschätzte EC50 war 6- bis 10-mal höher als beim Wildtyp-ACTH-Rezeptor, was eine beeinträchtigte Bindung von ACTH zum Rezeptor oder eine veränderte Bindung von G-Proteinen vermuten ließ. Beim Screening größerer Patientengruppen zeigte sich überraschenderweise, dass nur etwa 15–40% aller Patienten mit familiärem Glukokortikoidmangel Mutationen im ACTH-Rezeptor-Gen aufweisen. Naville et al. (1996) fanden nur 2 ACTH-Rezeptor-Mutationen bei 16 Familien mit familiärem Glukokortikoidmangel. In der Serie von Clark u. Weber (1994) ließ sich bei 11 von 26 Familien mit familiärem Glukokortikoidmangel eine ACTH-Rezeptor-Mutation nachweisen. Es ist deshalb von dieser Arbeitsgruppe vorgeschlagen worden, Patienten mit familiärem Glukokortikoidmangel in Typ 1 (mit ACTH-Rezeptor-Mutation) und Typ 2 (mit normalem ACTH-Rezeptor) zu unterteilen. Patienten mit familiärem Glukokortikoidmangel Typ 1 haben im Gegensatz zu Typ-2-Patienten eine Tendenz zum Großwuchs, sind aber in sonstiger klinischer und biochemischer Hinsicht nicht vom Typ 1 zu unterscheiden. Die molekulare Basis des familiären Glukokortikoidmangels Typ 2 ist noch nicht aufgeklärt. Linkageanalysen schließen einen Defekt in der Region des ACTH-Rezeptor-Gens auf Chromosom 18p11.2 aus (Clark u. Weber 1994).

Eine genetische Analyse von 8 Familien mit Triple-A-Syndrom konnte kürzlich überzeugend ein Linkage des Triple-A-Syndroms zu Markern auf Chromosom 12q13 nachweisen. Haplotyp- und Multipointanalysen lassen vermuten, dass das Gen auf einem Chromosomsegment zwischen den Markern D12S629 und D12S312 liegt, welche 6 cM voneinander entfernt sind. Diese Region enthält den Typ-2-Keratin-Gen-Cluster, und potenzielle Kandidatengene sind das SCN8A- und das HOXC-Gen (Weber et al. 1996).

### 10.4.4 Klassische Diagnostik und Therapie

Beim klinischen Verdacht auf das Vorliegen eines familiären Glukokortikoidmangels erfolgt die Diagnosesicherung durch die biochemische Diagnostik. Der Standardtest zum Nachweis eines Hypokortisolismus ist der ACTH-Stimulationstest mit Bestimmung des Serumkortisols zu den Zeitpunkten 0, 30, 60 und 90 min. Typisch für den familiären Glukokortikoidmangel ist ein basal niedrig normales oder erniedrigtes Serumkortisol mit unzureichendem Anstieg nach ACTH-Stimulation. Die Plasma-ACTH-Konzentrationen sind gleichzeitig als Folge der ACTH-Intensivität drastisch erhöht. Die DHEAS-Spiegel (adrenale Androgene) sind erniedrigt. Gleichzeitig finden sich normale Plasmarenin- und Aldosteronkonzentrationen. Andere Ursachen des Hypokortisolismus (Tabelle 10.6) müssen ausgeschlossen werden. Die Therapie besteht in der bedarfsgerechten Glukokortikoidsubstitution (10 mg/m$^2$ KO Tag) aufgeteilt in 2–3 Tagesdosen. Bei physischem Stress (Infektionen, Trauma, Operationen) muss eine adäquate Erhöhung der Glukokortikoidsubstitution erfolgen, um eine schwere Stoffwechselentgleisung mit Nebennierenkrise zu vermeiden. Eine entsprechende Schulung der Angehörigen sowie die Ausstellung eines Notfallausweises sind zwingend erforderlich.

### 10.4.5 Molekulare Diagnostik

Da die Mutationen im ACTH-Rezeptorgen bei der familiären Glukokortikoidresistenz über den gesamten Rezeptor verteilt sind, ist das Verfahren der Wahl die Amplifikation des kodierenden Exons (Exon 2) mittels Polymerasekettenreaktion und direktem Sequenzieren. Lässt sich eine Mutation nachweisen, liegt eine familiäre Glukokortikoidresistenz Typ 1 vor. Bei der familiären Glukokortikoidresistenz Typ 2 findet sich im ACTH-Rezeptor-Gen keine Mutation. Das Triple-A-Syndrom ist klinisch durch das Vorliegen weiterer Symptome gegen den isolierten familiären Glukokortikoidmangel abzugrenzen.

### 10.4.6 Ausblick

Der familiäre Glukokortikoidmangel konnte in seinen molekularen Grundlagen bisher nur bei einem Teil der Patienten aufgeklärt werden. Die Ätiopathogenese des familiären Glukokortikoidmangels Typ 2 liegt bisher zwar noch im Dunkeln, ist aber aus wissenschaftlicher Sicht besonders interessant, da der Defekt hochspezifisch für die Entwicklung bzw. Funktion der Zona fasciculata und reticularis zu sein scheint. Die Untersuchungen von Typ-1-Mutationen in Tiermodellen (z.B. im Knockout-Modell) sowie die Identifizierung des verantwortlichen Gendefekts beim Typ-2- und beim Triple-A-Syndrom wird das Verständnis für die embryonale Entwicklung der Nebennierenrinde und die Funktion der Zona fasciculata und Zona reticularis wesentlich vertiefen.

## 10.5 Nebennierenrindentumoren

Martin Reincke

### 10.5.1 Einführung

Die Nebennieren gehören zu den endokrinen Organen, die relativ spät entdeckt wurden. Systematische Untersuchungen zur Überfunktion der Nebennierenrinde erfolgten im engeren Sinn erst im 20. Jahrhundert. 1811 hatte Rollestone die Beziehung zwischen Nebennierentumoren und Virilisierung beschrieben, und 1890 zeigte Thompson, dass die Virilisierung bei einer Frau nach Resektion eines Nebennierentumors rückläufig war (Medvei 1982). Harvey Cushing beschrieb 1910 als Erster die klinischen Symptome, die mit einer exzessiven Produktion von adrenalen Steroiden verbunden sind. Er führte diese Symptome auf basophile Adenome des Hypophysenvorderlappens zurück. 1934 beschrieb allerdings Walters dieselben Symptome bei Patienten mit Nebennierentumoren. 1952 berichtete Rapaport als Erster über eine Serie von 188 Patienten mit malignen Nebennierenrindentumoren, die zwischen 1930 und 1949 aufgetreten waren und mit einem Hormonexzess von Kortisol, Androgenen oder Östrogenen verbunden waren (Rapaport et al. 1952).

### 10.5.2 Klinische Präsentation

#### 10.5.2.1 Begriff, Definition und Epidemiologie

Die Tumoren der Nebennierenrinde können unterteilt werden in

1. funktionell bedingte, hyperplastische Veränderungen und
2. echte Parenchymneoplasien. Diese werden nach ihrer Dignität in
   - Adenome und
   - Karzinome

   mit jeweils unterschiedlicher Hormonsyntheseaktivität eingeteilt.

Die überwiegende Mehrzahl der Nebennierentumoren ist gutartig, endokrin inaktiv und wird beim Fehlen spezifischer Symptome zufällig bei einer abdominalen Bildgebung entdeckt (Latronico et al. 1997, Reincke u. Allolio 1995, Ross u. Aron 1990). Die sehr viel selteneren hormonaktiven Adenome werden entsprechend ihrer endokrinen Aktivitäten in kortisol-, aldosteron-, östrogen- bzw. Androgen produzierende Adenome unterteilt. Eine rein histologische Unterscheidung von den endokrin inaktiven Adenomen ist nicht möglich.

#### 10.5.2.2 Klinische Symptomatik der Nebennierenadenome

Die Kortisol produzierenden Adenome der Nebennierenrinde gehören mit einer jährlichen Inzidenz von etwa 0,14:100000 Einwohner zu den selten diagnostizierten Tumoren, wobei Frauen 3- bis 5-mal häufiger betroffen sind als Männer. Die klinische Symptomatik wird in ihrer Gesamtheit als Cushing-Syndrom zusammengefasst (Crapo 1979, Ross u. Aron 1990, MendonHa et al. 1995). Die typischen Befunde und Symptome sind in Tabelle 10.9 aufgeführt.

**Tabelle 10.9.** Klinische Symptomatik beim Cushing-Syndrom

| Symptomatik | Häufigkeit [%] |
|---|---|
| Zentripetale Fettsucht | 80–100 |
| Mondgesicht | 50–95 |
| Glukoseintoleranz | 40–90 |
| Muskelschwäche | 30–90 |
| Bluthochdruck | 75–85 |
| Psychische Veränderung | 30–85 |
| Gefäßfragilität | 25–85 |
| Hirsutismus | 60–80 |
| Oligomenorrhö und Impotenz | 55–80 |
| Striae rubrae distensae | 50–70 |

**Tabelle 10.10.** Prävalenz von inaktiven Nebennierenadenomen (Kloos et al. 1995)

| Alter [Jahre] | Prävalenz [%] |
|---|---|
| 0–9 | 0,06 |
| 10–19 | 0,09 |
| 20–29 | 0,14 |
| 30–39 | 1,331 |
| 40–49 | 2,71 |
| 50–59 | 3,55 |
| 60–69 | 4,43 |
| ≥70 | 6,94 |

Das Aldosteron produzierende Adenom der Nebennierenrinde wird als Aldosteronom bzw. nach dem Erstbeschreiber als Conn-Adenom bezeichnet. Es stellt unter den endokrin aktiven Nebennierenrindenadenomen die häufigste Untergruppe dar. Charakteristisch für diese Adenome ist ihre geringe Größe, ihr Durchmesser liegt meist <2 cm (Latronico u. Chrousos 1997). Klinisch imponieren v.a. die Hypokaliämie und die Hypertonie.

Androgenbildende Adenome der Nebennierenrinde sind extrem selten und werden durch ihre typische Symptomatik (Akne, Hirsutismus, Oligo-/Amenorrhö, Virilisierung mit Glatzenbildung, Vertiefung der Stimme, maskuliner Körperbau und Klitorishypertrophie) auffällig (Latronico u. Chrousos 1997).

Die Prävalenz endokrin inaktiver Adenome der Nebennierenrinde ist nach computertomografischen und autoptischen Studien mit 0,8–8,4% sehr hoch (Ross u. Aron 1990) (Tabelle 10.10). Diese Tumoren werden in der Regel im Rahmen einer abdominalen Bildgebung zufällig diagnostiziert und als Nebenniereninzidentalom bezeichnet. Bei einer durchschnittlichen Prävalenz von etwa 1% kann von 800 000 Personen in der BRD ausgegangen werden, die einen mittels Bildgebung potenziell nachweisbaren Nebennierentumor aufweisen (Reincke u. Allolio 1995). Die Mehrzahl dieser Tumoren hat einen Durchmesser <2 cm.

**Tabelle 10.11.** Stadieneinteilung beim Nebennierenrindenkarzinom nach MacFarlane (1958)

| Stadium | TNM-Klassifikation | Charakterisierung |
|---|---|---|
| I | T1, N0, M0 | Tumor <5 cm, auf die Nebenniere beschränkt |
| II | T2, N0, M0 | Tumor >5 cm, auf die Nebenniere beschränkt |
| III | T1 oder T2, N1, M0 | Tumor beschränkt auf die Nebenniere mit lokalen Lymphknotenmetastasen oder |
| | T3, N0, M0 | Nebennierenübergreifendes Wachstum ohne Invasion umliegender Organe |
| IV | T3 oder T4, N1, M0 | Tumorinvasion in umliegende Organe mit oder ohne Lymphknotenmetastasen oder |
| | T1–T4, M1 | Vorliegen von Fernmetastasen |

### 10.5.2.3 Klinische Symptomatik des Nebennierenrindenkarzinoms

Das Nebennierenrindenkarzinom ist ein seltener, hochmaligner Tumor mit einer jährlichen Inzidenz, die nach klinischen und autoptischen Reihenuntersuchungen mit 1:1,7 Mio./Jahr angegeben wird (Allolio 1996, Flack u. Chrousos 1996). Charakteristisch für das Nebennierenkarzinom ist eine bimodale Altersverteilung. Tabelle 10.11 zeigt die Stadieneinteilung beim Nebennierenkarzinom.

Die Mehrzahl der Malignome wird im Alter zwischen 40 und 60 Jahren diagnostiziert. Ein früher Häufigkeitsgipfel wird im Kindesalter beobachtet (Chudler u. Kay 1989, Sandrini et al. 1997). Etwa die Hälfte aller Nebennierenrindenkarzinome ist endokrin aktiv. Am häufigsten wird ein Glukokortikoidexzess mit Cushing-Syndrom beobachtet (30–40%), gefolgt von androgenbildenden Tumoren mit Virilisierung (20–30%) (Abb. 10.18), während aldosteron- und östrogenbildende Nebennierenrindenkarzinome mit jeweils <5% selten sind. Die Kombination von Cushing-Syndrom und Virilisierung wird bei 10–30% aller Patienten mit Nebennierenkarzinom beobachtet. Die hohe Malignität dieses Tumors zeigt sich in einer 5-Jahres-Überlebensrate von nur 15–30% (Allolio 1996, Luton et al. 1990, MacFarlane 1958, Rapaport et al. 1952). Bei der Diagnosestellung weist die Mehrzahl

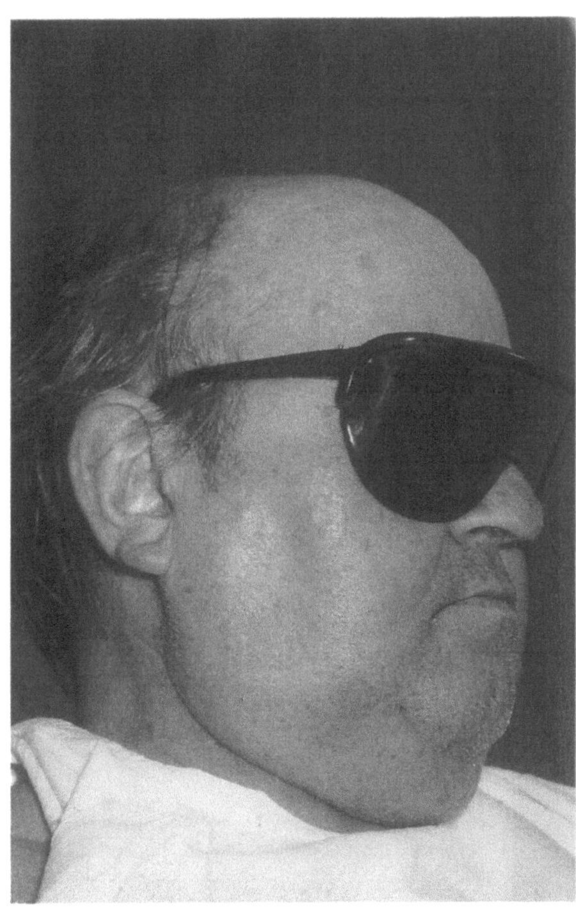

**Abb. 10.18.** Virilisierung bei einer Patientin mit Nebennierenrindenkarzinom

der Patienten ein fortgeschrittenes Tumorstadium (Stadium III oder IV nach MacFarlane) mit lokaler Tumorinvasion oder Fernmetastasierung auf. Bei Patienten mit endokrin inaktiven Nebennierenrindenkarzinomen führen abdominale Schmerzen, Völlegefühl oder die Symptome der Fernmetastasierung zur Diagnosestellung.

#### 10.5.2.4 Histopathologie

Die histopathologische Abgrenzung zwischen Adenomen und Nebennierenrindenkarzinomen ist häufig schwierig. Adenome haben in der Regel ein Gewicht <100 g, während Nebennierenkarzinome bei der Diagnosestellung ein durchschnittliches Gewicht von 800 g aufweisen. Nebennierenadenome haben auf der Schnittfläche eine goldgelbe Farbe und sind von einer Kapsel umgeben. Nebennierenkarzinome sind makroskopisch häufig inhomogen mit Nekrosezonen, Kalzifizierungen und Einblutungen (Abb. 10.19). Für die histologische Dignitätsbestimmung adrenokortikaler Tumoren haben sich mehrere Malignitätsscores etabliert, die einem erfahrenen Pathologen in den meisten Fällen eine Zuordnung zu Adenom bzw. Karzinom ermöglicht. Dabei werden nukleäre, strukturelle und Invasionsmerkmale bewertet, gradiert und zu einem Score addiert, der nach Überschreiten einer jeweils unterschiedlichen definierten Schwelle die Einstufung als Nebennierenrindenkarzinom nach sich zieht (Schröder et al. 1997).

### 10.5.3 Genetik

#### 10.5.3.1 Hereditär auftretende Nebennierentumoren

Mehrere familiäre Tumorsyndrome sind mit der Bildung von benignen und malignen Nebennierenrindentumoren assoziiert (Tabelle 10.12).

Das Li-Fraumeni-Syndrom ist eine hereditäre Erkrankung mit familiär gehäuftem Auftreten von Tumoren in der 3.–5. Lebensdekade. Bei den betroffenen Familien treten neben Mammakarzinomen, Gliomen und Sarkomen v.a. Nebennierenkarzinome auf (Li u. Fraumeni 1969). Kürzlich wurden Keimbahnmutationen im Tumorsuppressorgen p53, auf dem kurzen Arm von Chromosom 17, als Ursache dieser Erkrankung identifiziert (Caron de Fromentel u. Sussi 1992, Levine et al. 1991, Malkin et al. 1992, Srivastava et al. 1990). Auch bei sporadischen Nebennierenrindentumoren konnte von mehreren Arbeitsgruppen gezeigt werden, dass sich im Tumorgewebe ein Verlust der Heterozygotie von 17p und somatische Punktmutationen im p53-Gen finden (Reincke et al. 1994, Ohgaki 1993). Damit scheint das p53-Tumorsuppressor-Gen für die adrenale Tumorgenese eine besondere Bedeutung zu haben.

Das Beckwith-Wiedemann-Syndrom ist eine seltene Erkrankung (1:13700 Lebendgeburten), die klinisch durch eine neonatale Makrosomie, Makroglossie, Omphalozele sowie eine erhöhte Inzidenz von Wilms-Tumoren der Niere, Rhabdomyosarkomen, Hepatoblastomen und Nebennierenrindenkarzinomen charakterisiert ist (Beckwith 1969, Wiedemann 1964). Obwohl die meisten Fälle von Beckwith-Wiedemann-Syndrom sporadisch auftreten, sind Familien beschrieben worden, bei denen die Erkrankung einen autosomal-dominanten Erbgang mit inkompletter Penetranz aufweist. Der genetische Defekt beim Beckwith-Wiedemann-Syndrom wurde auf Chromosom 11p15.5 lokalisiert (Ping et al. 1989, Yashiro et al. 1994). Bei den be-

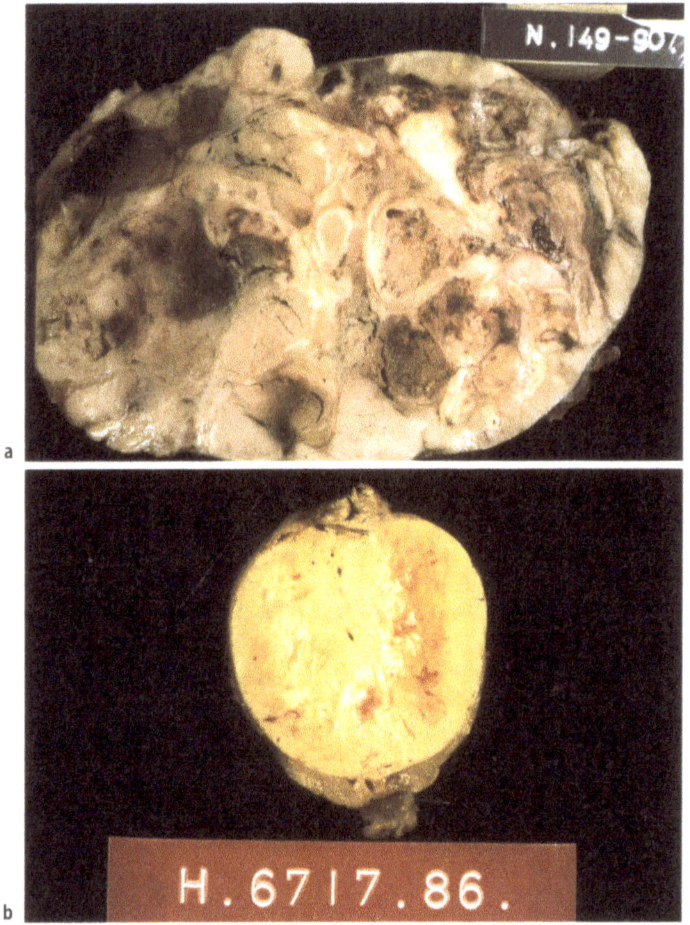


**Abb. 10.19 a, b.** Inhomogene Schnittfläche eines Nebennierenrindenkarzinoms (**a**) im Vergleich zur Schnittfläche eines Nebennierenrindenadenoms (**b**) (mit freundlicher Genehmigung von Herrn Prof. Saeger, Marienhospital Hamburg)

**Tabelle 10.12.** Familiäre Tumorsyndrome, die mit dem Auftreten von Nebennierenrindentumoren assoziiert sind

| Tumorsyndrome | Klinische Merkmale | Molekularer Defekt |
|---|---|---|
| Li-Fraumeni-Syndrom | Familiär gehäuftes Auftreten von Mammakarzinom, Gliomen, Sarkomen und Nebennierenkarzinomen | Keimbahnmutation im p53-Tumorsuppressorgen |
| Beckwith-Wiedemann-Syndrom | Neonatale Makrosomie, Makroglossie, Omphalozele, Nierenzellkarzinome, Nebennierenkarzinome | Allelverlust von 11 p15 (Tumorsuppressorgene H19 und $p57^{KIP2}$) |
| Multiple endokrine Neoplasie 1 | Hyperparathyreoidismus, neuroendokrine gastrointestinale Tumoren, Hypophysenadenome | Keimbahnmutation im Meningen (11q13) |
| Carney-Komplex | Primäre pigmentierte mikronoduläre Nebennierenhyperplasie, Vorhofmyxome, Schwannome, Lentigines, blaue Nävi der Haut/Mukosa | 2p16 (Carney-Locus) |
| Adrenogenitales Syndrom | Weiblicher/männlicher Pseudohermaphroditismus, Hypokortisolismus, Salzverlustsyndrom oder Mineralokortikoidmangel oder -exzess | Angeborene Defekte in den Enzymen der Kortisolbiosynthese mit konsekutiver ACTH-Hypersekretion |
| Familiärer Hyperaldosteronismus Typ II | Primärer Hyperaldosteronismus bei Aldosteronomen oder bilateraler Nebennierenhyperplasie | Unbekannt |

troffenen Familienmitgliedern findet sich eine paternale Isodisomie dieser Region unter Einschluss des IGF-II-Locus (Henry et al. 1991). In den Tumoren von Beckwith-Wiedemann-Patienten wurde die komplette Deletion eines IGF-II-Allels in Verbindung mit einer IGF-II-Überexpression nachgewiesen. Strukturelle Veränderungen von 11p15 finden sich auch in sporadischen Nebennierentumoren mit uniparentaler Disomie von 11p15.5 unter Einschluss der Genloci von H-Ras, insulinähnlichem Wachstumsfaktor II, Insulin, H19 und $p57^{kip2}$. Gicquel et al. (1995) zeigten, dass diese Tumoren eine hohe IGF-II-mRNA-Expression aufweisen, was für eine enge Beziehung zwischen der IGF-II-Überexpression und genetischen Veränderungen von 11p15 in Nebennierenrindentumoren spricht (Gicquel et al. 1994, 1995).

Mit Carney-Komplex wird eine autosomal-dominante Erkrankung, die ist durch das gemeinsame Auftreten einer primär pigmentierten nodulären Nebennierenrindenhyperplasie mit Vorhofmyxomen, psamomatösen melanotischen Schwannomen des peripheren Nervensystems, Pigmentationsstörungen und blauen Nävi von Haut und Schleimhäuten charakterisiert ist, bezeichnet (Stratakis et al. 1996). Außerdem sind Sertoli-Tumoren des Hodens, Wachstumshormon produzierende Hypophysenadenome, follikuläre Schilddrüsenkarzinome, Ovarialzysten und Nebennierenrindentumoren mit dieser Erkrankung assoziiert, bei der kürzlich im Bereich von Chromosom 2p16 eine Kosegregation mit Markern nachgewiesen werden konnte (Stratakis et al. 1996).

Die multiple endokrine Neoplasie Typ 1 (MEN 1) ist eine autosomal-dominante Erkrankung mit hoher Penetranz. Sie wird durch Mutationen im Meningen auf Chromosom 11q13 hervorgerufen (Chandrasekharrapa et al. 1997, Larson et al. 1988). Die häufigsten klinischen Manifestationen der MEN 1 sind ein primärer Hyperparathyreoidismus, gastrointestinale neuroendokrine Tumoren, speziell des Pankreas, sowie Hypophysenadenome. Seltener werden bei MEN 1-Patienten tumoröse Veränderungen der Nebennieren entdeckt, wobei mehrheitlich Adenome, in Einzelfällen aber auch Karzinome beschrieben wurden (Skogseid et al. 1992). Bei sporadischen Nebennierenrindenkarzinomen findet sich in einem hohen Prozentsatz ein Verlust der Heterozygotie für 11q13. Allerdings lassen sich in der Tumor-DNA keine Punktmutationen des verbliebenen Allels nachweisen (Gortz et al. 1999, Heppner et al. 1999, Kjellmann et al. 1999). Da auch die mRNA-Expression des Meningens nicht herabgesetzt ist (Zwermann et al. 1999), ist der Heterozygotieverlust von 11q13 vermutlich durch das Vorhandensein weiterer Tumorsuppressorgene in dieser Region zu erklären.

#### 10.5.3.2 Molekularbiologie sporadischer Nebennierenrindentumoren

Die Untersuchung der Klonalität von Nebennierenrindentumoren hat gezeigt, dass Nebennierenrindenkarzinome eine monoklonale Zusammensetzung aufweisen und demnach Folge von Mutationen in Onkogenen bzw. Tumorsuppressorgenen mit klonaler Expansion sind. Nebennierenrindenadenome weisen in 2/3 aller Fälle eine monoklonale Zusammensetzung auf, während etwa 30% ein polyklonales Muster zeigen (Beuschlein et al. 1994, Gicquel et al. 1994, Rico et al. 1997). Diese Tumoren entstehen vermutlich multifokal unter dem Einfluss von hormonellen Faktoren bzw. auto- und parakrinen Wachstumsfaktoren. So werden z.B. beim adrenogenitalen Syndrom, v.a. bei schlechter Stoffwechselkontrolle, Übergänge einer knotigen Nebennierenhyperplasie in echte Nebennierenrindentumoren beobachtet (Jaresch et al. 1987, 1992, Reincke u. Allolio 1997).

Klassische zytogenetische Untersuchungen von Nebennierenrindentumoren sind selten. Dies liegt v.a. daran, dass Primärkulturen von Nebennierenrindentumoren ausgesprochen schwierig sind. Die Karyotypisierung von 2 sporadischen Nebennierenrindenkarzinomen zeigte Veränderungen im Bereich von Chromosom 11p (Herrmann et al. 1994, Limon et al. 1987). Es zeigten 5 von 12 Aldosteron produzierenden Adenomen einen abnormen Karyotyp mit Deletion von Chromosom 5 ($n$=5), Chromosom 19 ($n$=1) und einer partiellen Trisomie 7q (Gordon et al. 1993). Mittels Fluoreszenz-in-situ-Hybridisierung zeigte sich in einem Nebennierenrindenkarzinom eine Trisomie der Chromosomen 1, 8, 11, 12 und 15 (Rosenberg et al. 1994).

In 2 Untersuchungen wurde kürzlich die komparative genomische Hybridisierung (CGH) verwendet, um die genetischen Veränderungen in Nebennierentumoren zu analysieren (Kjellmann et al. 1996, Reincke et al. 1997). In beiden Arbeiten fand sich eine große Anzahl von genetischen Veränderungen in Nebennierenkarzinomen mit durchschnittlich 11 Deletionen und Amplifikationen pro Tumor (Abb. 10.20). Diese Untersuchungen zeigen, dass das Nebennierenrindenkarzinom eine erhebliche genetische Instabilität aufweist, wie sie auch für andere Tumoren mit schlechter Prognose beschrieben wurde.

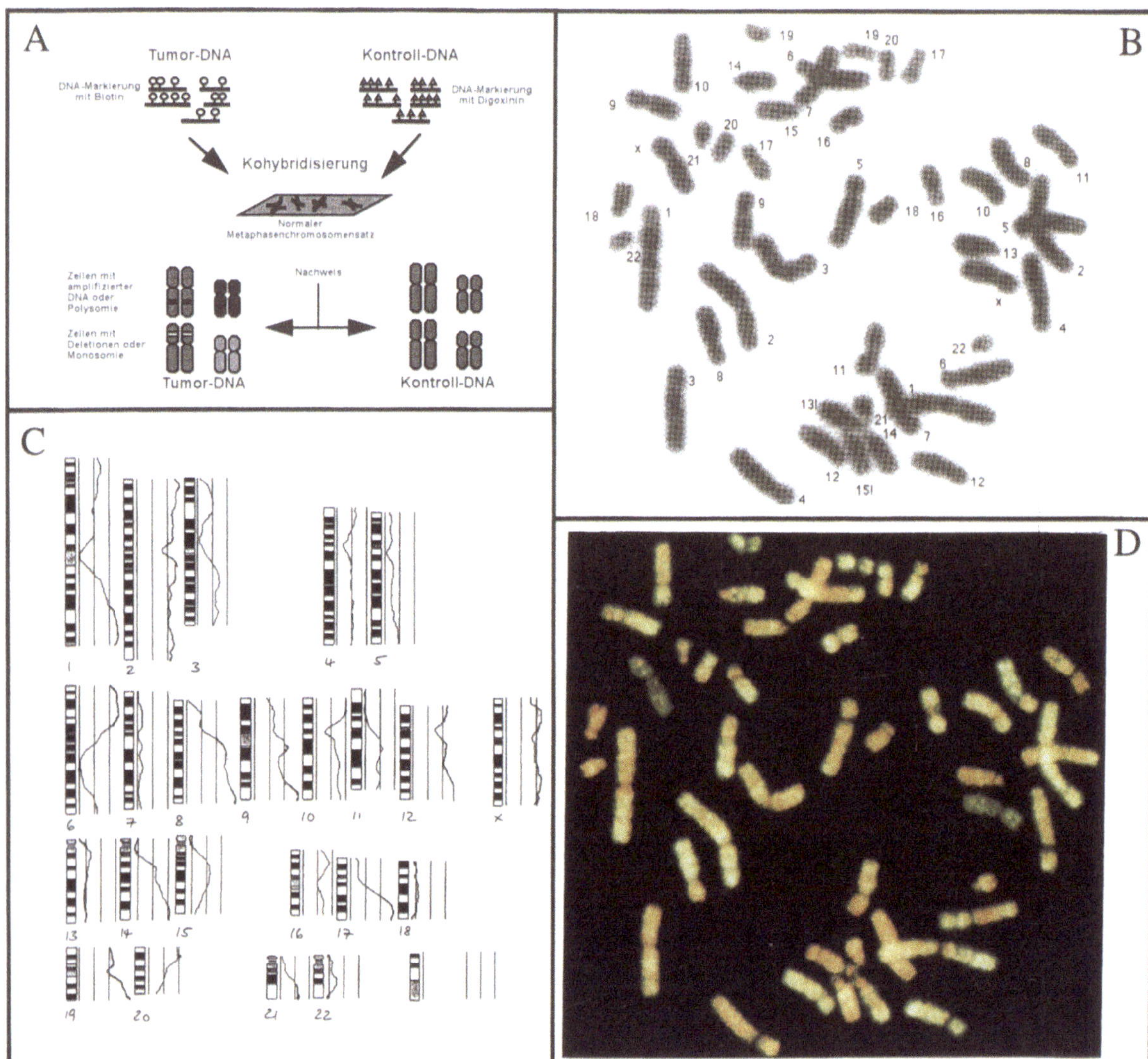


**Abb. 10.20 a–d.** Nachweis von chromosomalen Imbalanzen mittels komparativer genomischer Hybridisierung und digitaler Bildanalyse bei einem sporadischen virilisierenden Nebennierenrindenkarzinom, **a** Technik der komparativen genomischen Hybridisierung, **b** Identifizierung der Chromosomen mittels „charged coupled device imaging" eines normalen Metaphasenchromosomensatzes, **c** Profile der durchschnittlichen Grün-zu-rot-Fluoreszenz-Ratio nach Hybridisierung von Nebennierenrindenkarzinom-DNA. Die Ratios sind für jedes einzelne Chromosom aufgetragen. Die gemittelte Intensitätsratio (*zentrale Linie*) und die Grenzwerte für Über- (*rechte Linie*) und Unterrepräsentation (*linke Linie*) sind gezeigt, **d** Hybridisierungsmuster der biotinmarkierten genomischen DNA des Tumors, *grünlicher Farbton* Überexpression (Amplifikation) chromosomaler Segmente, *rötliche Farbe* unterrepräsentierte (deletierte) chromosomale Sequenzen

### 10.5.3.3 Protoonkogene und Tumorsuppressorgene

Tabelle 10.13 fasst die genetischen Veränderungen zusammen, die in sporadischen Nebennierenrindentumoren gefunden werden. Zyklisches AMP (cAMP) ist ein wichtiger Second Messenger, der sowohl für die hormonelle Aktivität als auch für die Zellproliferation von endokrinen Organen bedeutsam ist. Eine konstitutive Aktivierung von regulatorischen Schlüsselproteinen von cAMP, wie z.B. G-Protein-gekoppelter Rezeptoren und GTP-bindende Proteine, spielen in der Pathogenese von Hypophysen- und Schilddrüsentumoren eine Rolle. Eine onkogene Transformation des TSH-Rezeptors durch Mutationen wurde bei etwa 30% aller autonomen Schilddrüsenadenome nachgewiesen (Parma et al. 1993). Diese Mutationen betrafen Aminosäureaustausche in den karboxyterminalen Abschnitten der 3. zytoplasmatischen Schleife dieses Rezeptors. Sie führen zu einer konstitutiven Akti-

**Tabelle 10.13.** Mutationen in Onkogenen und Tumorsuppressorgenen bei sporadischen Nebennierenrindentumoren

| Gen | Prävalenz der Mutationen | Autor | Jahr |
|---|---|---|---|
| Signaltransduktion | | | |
| Konstitutiv aktivierend | 0/25 Tumoren | Latronico et al. | 1995 |
| ACTH-Rezeptor-Mutationen | 0/16 Tumoren | Light et al. | 1995 |
| ACTH-Rezeptor-Deletionen | 1/16 Adenome | | |
| | 2/4 Karzinome | Reincke et al. | 1997 |
| Konstitutiv aktivierendes Angiotensin II | 0/55 Adenome | | |
| Typ-1-Rezeptor-Mutationen | 0/1 Karzinome | Sachse et al. | 1997 |
| G-Protein-Mutationen ($G\alpha_s$) | 0/11 Tumoren | Lyons et al. | 1990 |
| | 0/18 Tumoren | Reincke et al. | 1993 |
| G-Protein-Mutationen ($G\alpha_{i2}$) | 3/11 Tumoren | Lyons et al. | 1990 |
| | 0/18 Tumoren | Reincke et al. | 1993 |
| | 0/18 Tumoren | Gicquel et al. | 1995 |
| Kalziumabhängige Proteinkinase-C-Aktivität | Normal bei 17/17 Tumoren | Latronico et al. | 1994 |
| Ras-Mutationen | 0/17 Tumoren | Moul et al. | 1993 |
| | 0/33 Tumoren | Ohgaki et al. | 1993 |
| | 3/24 Karzinome (N-ras) | Yashiro et al. | 1994 |
| | 4/32 Adenome (N-ras) | | |
| | 0/17 Tumoren (H-Ras) | Lin et al. | 1998 |
| | 6/13 Adenome (K-Ras) | | |
| Wachstumsfaktoren | | | |
| IGF-II-Überexpression/LOH 11p15 | 27/29 Karzinome | | |
| | 3/35 Adenome | Gicquel et al. | 1997 |
| IGF-II-Überexpression | 5/6 Karzinome | | |
| | 0/15 Adenome | Ilvesmäki et al. | 1993 |
| Tumorsuppressorgene | | | |
| p53 Exon 4 | 11/15 Adenome | Lin et al. | 1994 |
| | 0/19 Adenome | Reincke et al. | 1996 |
| p53 Exon 5–8 | 3/15 Karzinome | Ohkagi et al. | 1993 |
| | 0/18 Adenome | | |
| | 5/13 Karzinome | Reincke et al. | 1994 |
| | 0/5 Adenome | | |
| $p57^{KIP2}$ and H19 | Niedrige Expression bei 3/10 Adenomen | Liu et al. | 1997 |
| | Niedrige Expression bei 6/6 Karzinomen | | |
| Meningen | 0/7 Karzinome | Heppner et al. | 1999 |
| | 0/24 Adenome | | |
| | 0/10 Karzinome | Gortz et al. | 1999 |
| | 0/19 Adenome | | |
| | 0/11 Karzinome | Kjellmann et al. | 1999 |

vierung der Adenylatzyklase, wie Transfektionsstudien mit COS-Zellen zeigen konnten. Ein alternativer Pathomechanismus mit vermehrten intrazellulären cAMP-Spiegeln stellt die konstitutive Aktivierung der $\alpha$-Kette des stimulierenden G-Proteins (Gs) durch Mutationen an den Kodons 201 und 227 dar. Solche somatischen Punktmutationen konnten in Wachstumshormon produzierenden Hypophysenadenomen und Schilddrüsenadenomen nachgewiesen werden (Lyons et al. 1990). Dabei bleibt das mutierte G-Protein im aktivierten Zustand und stimuliert hierdurch konstitutiv die Adenylatzyklase und damit die cAMP-Produktion.

Die Nebennierentumorentstehung unterscheidet sich grundlegend von der Entstehung von Hypophysen- und Schilddrüsentumoren. Eine Aktivierung des cAMP-Proteinkinase-A-Signaltransduktionswegs spielt offensichtlich keine Rolle in der Tumorentstehung, da sich keine onkogenen ACTH-Rezeptor-Mutationen oder aktivierende Mutationen von $G\alpha_s$, der $\alpha$-Kette des stimulierenden G-Proteins im Tumorgewebe, nachweisen ließ (Latronico et al. 1995, Light et al. 1995, Reincke et al. 1993). Stattdessen finden sich in diesen Tumoren selten aktivierende Mutationen in einem der inhibierenden G-Proteine (Gi2) und ACTH-Rezeptor-Gendeletionen, die mit einem fortgeschrittenen Tumorstadium und einer schlechteren Prognose verbunden sind (Lyons et al. 1990, Reincke et al. 1987). Diese Daten lassen vermuten, dass der ACTH-G-Protein-

Proteinkinase-A-Signaltransduktionsweg v.a. für die Steroidhormonbiosynthese von Bedeutung ist und zur Erhaltung eines hochdifferenzierten zellulären Phänotyps der Nebenniere beiträgt, während dieser Signaltransduktionsweg für die zelluläre Proliferation eine untergeordnete Rolle spielt (Gicquel et al. 1995, Reincke u. Allolio 1997). Mutationen im p53-Tumorsuppressorgen wurden kürzlich bei sporadischen Nebennierenrindenkarzinomen und -adenomen nachgewiesen. Diese Mutationen treten in Exon 5–8 bei etwa 30% aller Nebennierenkarzinome auf, werden aber nicht bei gutartigen Nebennierenrindenadenomen gefunden (Ohgaki et al. 1993, Reincke et al. 1994). In einer Studie aus Taiwan wurde über eine sehr hohe Prävalenz von p53-Mutationen in gutartigen Conn-Adenomen berichtet. 75% dieser Mutationen traten als Cluster im Exon 4 auf (Lin et al. 1994). Ähnliche Mutationen sind bisher bei kaukasischen Patienten nicht nachgewiesen worden (Reincke et al. 1996).

### 10.5.4 Klassische Diagnostik

Beim Verdacht auf das Vorliegen eines Nebennierentumors muss sorgfältig nach Symptomen eines Hormonexzesses gesucht werden. Die in Tabelle 10.14 genannten Labortests sind geeignet, den klinischen Verdacht auf einen Steroidhormonexzess biochemisch zu sichern. Der beste Screeningtest beim Cushing-Syndrom ist der niedrigdosierte Dexamethasonhemmtest mit 1 mg. Ein ebenfalls sensitives Verfahren zum Nachweis eines Hyperkortisolismus ist die Bestimmung des freien Kortisols im 24-h-Urin. Mehr als 90% aller Patienten mit Cushing-Syndrom haben Kortisolwerte >200 µg/24 h, während 97% aller Normalpersonen Kortisolwerte <100 µg/24 h haben (Latronico u. Chrousos 1997). Ein supprimiertes Plasma-ACTH bei gleichzeitig erhöhten Plasmakortisolkonzentrationen belegt eine autonome Kortisolproduktion der Nebennierenrinden. Dynamische Testverfahren wie der CRH-Stimulationstest und der hochdosierte Dexamethasonhemmtest werden zur Differenzialdiagnose des adrenalen Cushing-Syndroms vom ACTH-abhängigen Cushing-Syndrom eingesetzt (Crapo 1979).

Die klinische Diagnose der Virilisierung wird durch den Nachweis von erhöhten Plasmaandrogenen wie Testosteron, Androstendion und DHEAS bestätigt. Beim Vorliegen einer Feminisierung oder eines Hyperaldosteronismus erfolgt die Diagnosesicherung durch die zielgerichtete Bestimmung der entsprechenden Steroide (Allolio 1996, Flack u. Chrousos 1996).

**Tabelle 10.14.** Biochemische Diagnostik beim Nebennierenrindenkarzinom

| Klinik | Biochemische Diagnostik |
|---|---|
| Cushing-Syndrom | Kortisol im Dexamethasonhemmtest, Kortisol im 24-h-Urin, Kortisoltagesrhythmik, Plasma-ACTH |
| Virilisierung | Testosteron, DHEA-S, LH/FSH |
| Feminisierung | 17-$\beta$-Östradiol, LH/FSH |
| Hypokaliämische Hypertonie | Renin, Aldosteron, DOC |

Bestätigt die endokrine Diagnostik den Verdacht auf eine adrenale Erkrankung, wird mittels bildgebende Verfahren die Ursache des Steroidhormonexzesses lokalisiert. Die abdominale Sonografie spielt bei der Lokalisierung kleiner Nebennierenrindentumoren aufgrund der geringen Bildauflösung, v.a. bei adipösen Patienten, eine untergeordnete Rolle. Die abdominale Computertomografie mit und ohne Kontrastmittelgabe sowie die Kernspintomografie sind gleichwertige Verfahren zum Nachweis von Nebennierenraumforderungen. Die Computertomografie vermittelt Informationen über die Größe, die Homogenität, das Vorhandensein von Kalzifikationen, nekrotischen Arealen und das Ausmaß der lokalen Invasion (Abb. 10.21). In der Kernspintomografie weisen Nebennierenrindenkarzinome eine hohe Signalintensität in den $T_2$-gewichteten Bildern im Vergleich zur Leber auf. Malignomtypisch sind außerdem eine rasche Kontrastmittelaufgabe und ein langsames Wash-out. Eine neue Untersuchungstechnik ist die Chemical-shift-Kernspintomografie, die eine weitere Differenzierung zwischen Nebennierenrindenkarzinomen und -adenomen ermöglicht.

Besteht der Verdacht auf das Vorliegen eines Nebennierenrindenkarzinoms, sind zusätzlich Staginguntersuchungen mittels Thorax-CT und Knochenszintigrafie zum Fernmetastasennachweis erforderlich.

### 10.5.5 Therapie

Hormonaktive Nebennierenrindentumoren und inaktive Tumoren mit einem Durchmesser >5 cm oder mit suspektem Bildgebungsbefund sollten operiert werden (Reincke u. Allolio 1995). Die vollständige chirurgische Resektion des Tumors ist

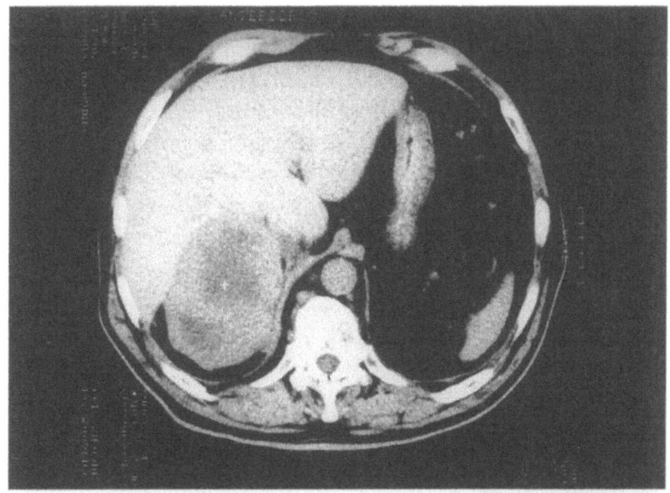

a

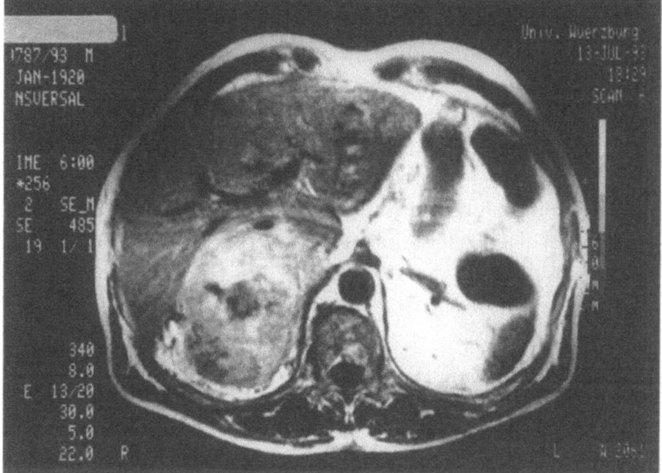

b

**Abb. 10.21 a, b.** Computertomografie (**a**) und Kernspintomografie (**b**) eines Nebennierenrindenkarzinoms. Die Inhomogenität des Tumors sowie die hohe Signalintensität in den $T_2$-gewichteten Bildern sprechen für Malignität

gleichzeitig die einzige Behandlung, die beim Nebennierenrindenkarzinom zu einer Heilung bzw. zu einer signifikanten Verlängerung des Überlebens führt. Dies betrifft v.a. die Stadien I und II nach MacFarlane (Søreide et al. 1992). Eine radikale Exzision en block zusammen mit einer systematischen Lymphadenektomie besitzt die besten Heilungschancen. Zur besseren Übersichtlichkeit ist bei der Karzinomchirurgie ein subkostaler bzw. thorakoabdominaler Zugang erforderlich, während die minimalinvasiven Behandlungsverfahren wie z.B. die laparoskopische Adrenalektomie für die kleinen benignen Tumoren sich als Behandlungsverfahren der Wahl erwiesen haben.

Aufgrund der Seltenheit des Nebennierenrindenkarzinoms fehlen systematische Untersuchungen zur Strahlentherapie. Eine Strahlentherapie erscheint bei wenig differenzierten Tumoren (G II und G III), die nicht komplett oder nicht sicher vollständig reseziert worden sind, gerechtfertigt. Bei diesen Patienten ist eine Tumorbettbestrahlung mit 40–55 Gy über 4–6 Wochen indiziert (Flack u. Chrousos 1996).

Es gibt keine medikamentöse Therapie für das Nebennierenrindenkarzinom, deren Wirksamkeit in prospektiven randomisierten Studien etabliert wurde, da wegen der Seltenheit der Erkrankung die Durchführung solcher Studien äußerst schwierig ist. Die wichtigste Substanz ist Mitotane (Lysodren), eine vom DDT abgeleitete adrenolytische Verbindung, die erstmals 1960 klinisch eingesetzt wurde. Mitotane wirkt selektiv adrenotoxisch und führt zur Zerstörung von Nebennierengewebe sowie zur Hemmung unterschiedlicher Enzymsysteme in der Nebenniere. Die Wirksamkeit von Mitotane beim Nebennierenrindenkarzinom ist variabel, und anhaltende Remissionen und Heilungen sind nur ausnahmsweise zu erwarten. Die Besonderheiten der Behandlung des Nebennierenrindenkarzinoms mit Mitotane sind an anderer Stelle ausführlich dargestellt (Luton et al. 1990).

Zahlreiche Chemotherapeutika sind zur Behandlung des Nebennierenrindenkarzinoms eingesetzt worden. Die Ansprechrate ist gering und liegt für komplette und partielle Remission bei 20–30%. In der Regel hat die Polychemotherapie deswegen einen palliativen Charakter (Allolio 1996).

### 10.5.6 Molekulare Diagnostik

Die überwiegende Mehrzahl der Nebennierenrindentumoren tritt sporadisch auf. Ergeben sich anamnestisch Hinweise auf das Vorliegen einer familiären Tumorerkrankung (s. oben), ist eine entsprechende zielgerichtete genetische Diagnostik durchzuführen. Bei Kindern mit Nebennierenrindenkarzinom sollte sorgfältig nach dem Vorliegen des Li-Fraumeni-Syndroms gesucht werden, da sich bei zunächst sporadisch eingeschätzten Fällen später Keimbahnmutationen im p53-Tumorsuppressorgen nachweisen ließen (Grayson et al. 1994, Malkin et al. 1992, Wagner et al. 1994).

### 10.5.7 Ausblick

Gutartige Nebennierenrindenadenome sind ausgesprochen selten und bedürfen beim Fehlen von klinischen Symptomen nur selten einer chirurgischen Therapie. Das Nebennierenrindenkarzinom ist hingegen ein seltener, aber sehr aggressiver Tumor, bei dem klassische Behandlungskonzepte wie Chemotherapie und Strahlentherapie in den meisten Fällen versagen. An innovativen Behandlungskonzepten wie z.B. der somatischen Gentherapie wird zurzeit intensiv gearbeitet. Hiervon wird es abhängen, ob die Prognose des Nebennierenrindenkarzinoms in Zukunft verbessert werden kann.

## 10.6 Nebennierenmarktumoren

Hartmut P. H. Neumann,
Bernhard Ullrich Bender,
Oliver Gimm

### 10.6.1 Einleitung

Der klassische und wichtigste Tumor des Nebennierenmarks ist das Phäochromozytom. Phäochromozytome können nicht nur im Nebennierenmark entstehen, sondern gehen in 10% der Fälle auch von parasympathischen Ganglien aus. Diese so genannten Paragangliome oder auch extraadrenalen Phäochromozytome sind in 90% der Fälle im Retroperitoneum, in wenigen Fällen aber auch thorakal lokalisiert (Bender et al. 1997). 5–10% der Patienten mit einem Phäochromozytom weisen multiple Tumoren auf, wobei in diesen Fällen meist ein Phäochromozytom prädisponierendes Tumorsyndrom zugrundeliegt, so v.a. das Von-Hippel-Lindau-Syndrom oder die multiple endokrine Neoplasie Typ 2 (Neumann et al. 1993, Eng et al. 1996).

Die meisten Phäochromozytome sind benigne, etwa 5% sind maligne Tumoren (Mundschenk u. Lehnert 1998). Als eindeutige Kriterien für Malignität gelten Fernmetastasen; eine lokale Infiltration des Fettgewebes oder Befall eines regionalen Lymphknotens sind hoch suspekt für Malignität. Die klinische Symptomatik der Phäochromozytome wird durch exzessive Katecholaminsekretion verursacht; es resultiert eine z.T. schwere, sekundäre arterielle Hypertonie. Die Symptomatologie ist außerordentlich vielfältig: intermittierende hypertensive Phasen treten isoliert sowie in Kombination mit zahlreichen Beschwerden, wie Kopfschmerzen, Palpitationen und Schweißausbrüchen auf. Einige wenige Patienten mit einem Phäochromozytom sind normotensiv (Zweiker et al. 1997).

Die Bezeichnung „Phäochromozytom“ leitet sich von der Eigenschaft des Tumorgewebes ab, nach der Behandlung mit Chromsalzen eine charakteristische bräunliche Farbe anzunehmen. Phäochromozytome sind inhomogene, in der Regel gut abgegrenzte Tumoren. Die Inhomogenität resultiert aus Arealen mit Hyalinosen, Einblutungen, Nekrosen oder zystischer Degeneration.

### 10.6.2 Endokrine Diagnostik und bildgebende Verfahren

Phäochromozytome produzieren überwiegend Katecholamine, insbesondere Noradrenalin und Adrenalin. Daneben sind zahlreiche andere Hormone in Phäochromozytomen nachgewiesen worden, die teilweise zur Erklärung der Symptome, z. B. einer diabetischen Stoffwechsellage bei Glukagon produzierenden Tumoren herangezogen werden können.

Für die Diagnostik ist unverändert die Bestimmung der Katecholamine im 24-h-Urin entscheidend. Die höchste Sensitivität hat Noradrenalin, gefolgt von Vanillinmandelsäure und Adrenalin. Die Analyse der Metanephrine ist in Deutschland weniger verbreitet als im Ausland. Die Katecholamine lassen sich auch im Plasma analysieren, wobei die Sensitivität jedoch niedriger als im 24-h-Urin ist (Neumann et al. 1993, Gerlo u. Sevens 1994).

In der Phäochromozytomdiagnostik haben neben der Katecholaminbestimmung auch bildgebende Verfahren eine große Bedeutung. Eine prospektive Studie mit 73 Personen aus Familien mit hereditären Phäochromozytomen ergab die höchste Sensitivität für die Kernspintomografie (MRT) und die Metajodobenzylguanidin-Szintigrafie (MIBG) mit jeweils 95%, während die klassische Computertomografie nur 76% und die Sonografie lediglich 40% erreichten (Neumann et al. 1993). Die MRT liefert sofort und ohne Einsatz von Kontrastmittel koronale und transversale Schnittserien des gesamten Retroperitoneums. Die MIBG-Szintigrafie hat als Vorteil die Ganzkörperdarstellung; nachteilig sind Injektion eines Radiopharmakons und Bilderstellung erst nach 24–48 h (Chatal u. Carbonnel 1985, Reinig et al. 1986, Quint et al. 1987, Mozley et al. 1994). Auch andere neuroendokrine Tumoren (z. B. Neuroblastome, Karzinoide und medulläre Schilddrüsenkarzinome) können MIBG speichern. Bei malignen Phäochromozytomen können mit Hilfe der MIBG-Szintigrafie auch Metastasen dargestellt werden.

### 10.6.3 Molekularpathologie der Phäochromozytome

Die Identifizierung der molekularen Grundlage der phäochromozytomassoziierten Tumorerkrankungen, Von-Hippel-Lindau-Syndrom und multiple endokrine Neoplasie Typ 2, lieferte bedeutsame Einblicke in die molekulare Pathogenese der Phäochromozytome.

#### 10.6.3.1 Von-Hippel-Lindau-Erkrankung und VHL-Tumorsuppressorgen

Das Von-Hippel-Lindau-Syndrom (VHL) (Abb. 10.22, 10.23) ist ein Tumorsyndrom mit autosomal-dominantem Erbgang, wobei abgesehen von den Nebennieren und Paraganglien Augen (retinale Angiome), das ZNS (Hämangioblastome), die Nieren (Klarzellkarzinome), das Pankreas (multiple Zysten oder Inselzelltumoren), die Nebenhoden (Zystadenome) und das Innenohr (endolymphatic sac tumor) als wesentliche Zielorgane betroffen sind (Neumann 1987, Lamiell et al. 1989, Kempermann u. Neumann 1998). Die Erkrankung geht mit hoher Morbidität einher und zeigt in retrospektiven Analysen eine um 10–15 Jahre erniedrigte Lebenserwartung (Maher et al. 1990).

**Tabelle 10.15.** Konstitutionelle Mutationen des VHL-Gens mit Prädisposition für Phäochromozytome, nach Neumann et al. (1996) und Glavac et al. (1996)

| Exon | Kodon | nt | Mutation | Aminosäure | Vorkommen von Phäochromozytomen |
|---|---|---|---|---|---|
| 1 | 74 | 434 | T:G | Val:Gly | Selten |
| 1 | 76 | 441 | insC | Frameshift | Selten |
| 1 | 84 | 463 | G:T | Val:Leu | Selten |
| 1 | 93 | 490 | C:A | Gly:Ser | Selten |
| 1 | 93 | 491 | G:A | Gly:Asp | Selten |
| 1 | 98 | 505 | T:C | Tyr:His | Häufig |
| 1 | 112 | 547 | T:C | Tyr:His | Selten |
| 1 | 114 | 553 | G:C | Gly:Arg | Selten |
| 1 | 114 | 553 | G:T | Gly:Cys | Selten |
| 1 | 114 | 553 | G:A | Gly:Ser | Selten |
| 2 | 115 | 558 | C:A | His:Glu | Selten |
| 2 | 115 | 558 | C:G | Pro:Arg | Selten |
| 2 | 119 | 569 | T:C | Phe:Ser | Selten |
| 2 | 119 | 570 | C:G | Phe:Leu | Selten |
| 2 | 136 | 620 | T:G | Phe:Cys | Selten |
| 2 | 149 | 658 | G:A | Ala:Tyr | Selten |
| 3 | 154 | 674 | C:G | Pro:Leu | Selten |
| 3 | 156 | 681 | T:G | Tyr:Ser | Selten |
| 3 | 157 | 683 | C:T | Thr:Ile | Selten |
| 3 | 158 | 686 | T:C | Leu:Pro | Selten |
| 3 | 161 | 694 | C:G | Arg:Gly | Selten |
| 3 | 161 | 695 | G:A | Arg:Gln | Selten |
| 3 | 167 | 712 | C:T | Arg:Trp | Häufig |
| 3 | 167 | 713 | G:A | Arg:Gln | Häufig |
| 3 | 170 | 721 | G:T | Val:Phe | Selten |
| 3 | 170 | 722 | T:A | Val:Asp | Selten |
| 3 | 178 | 746 | T:A | Leu:Gln | Selten |
| 3 | 178 | 746 | T:C | Leu:Pro | Selten |
| 3 | 188 | 775 | C:G | Leu:Val | Selten |
| 3 | 188 | 776 | ins20bp | Frameshift | Selten |
| 3 | 198 | 806 | T:G | Leu:Arg | Selten |

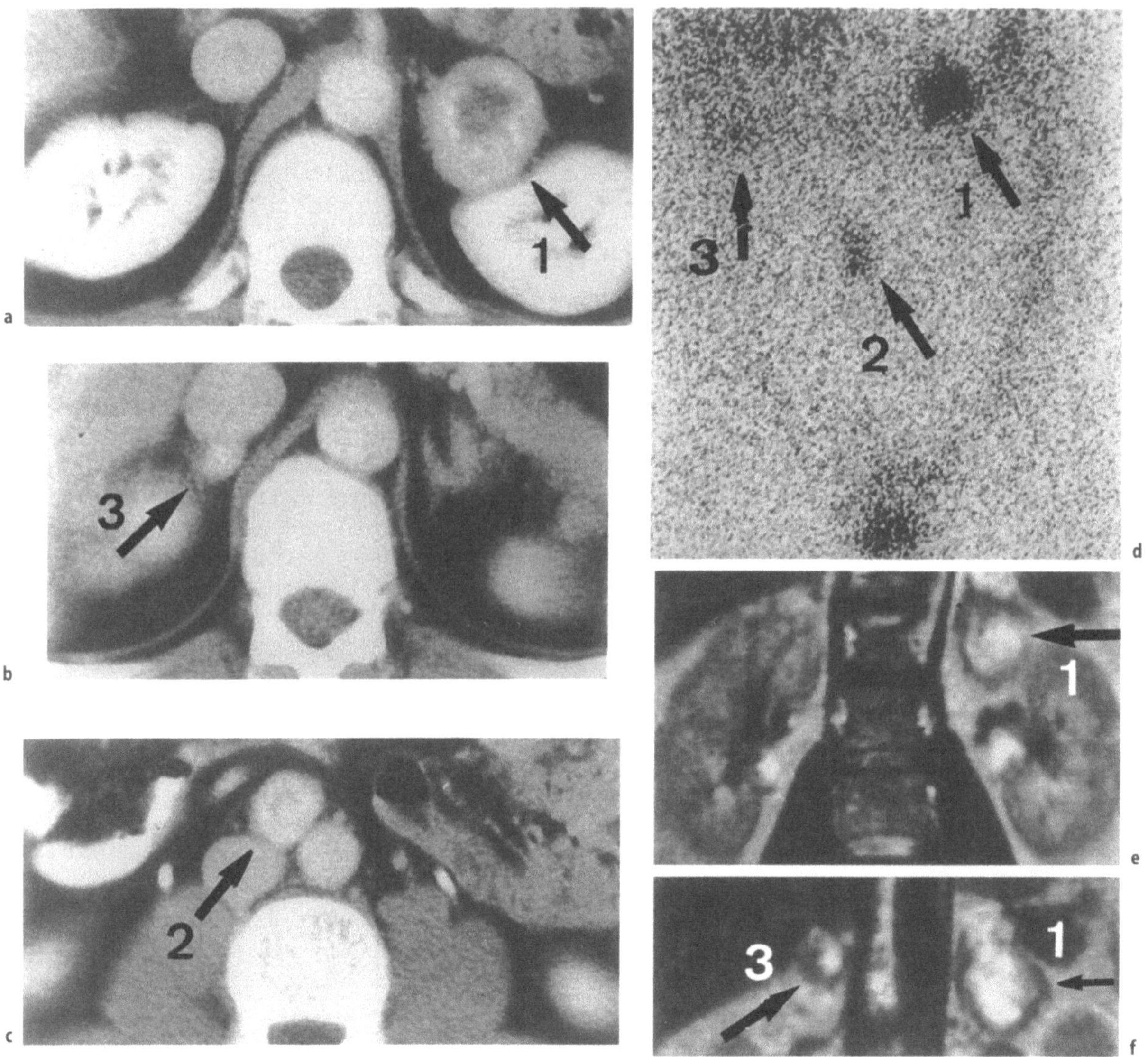


**Abb. 10.22 a–f.** Adrenale und extraadrenale Phäochromozytome bei Von-Hippel-Lindau-Erkrankung, **a–c** CT, **d** MIBG-Szintigrafie, **e, f** MRT

Das Von-Hippel-Lindau-Syndrom wird durch Mutationen im Von-Hippel-Lindau-Tumorsuppressor-Gen (*VHL*-Gen) verursacht (Abb. 10.24). Das telomer auf dem kurzen Arm von Chromosom 3 (3p25–26) lokalisierte Gen wurde 1993 identifiziert und sequenziert (Latif et al. 1993). Es besteht aus 3 Exons, einer Promotorregion und einer nicht translatierten Region im 5′-Bereich. Bis 1999 sind etwa 200 unterschiedliche Mutationen im *VHL*-Gen identifiziert worden (Glavac et al. 1996, Zbar et al. 1996, Olschwang et al. 1998, Neumann u. Bender 1998). Die Mutationen sind etwa gleichmäßig auf alle 3 Exons verteilt (Tabelle 10.15). Das Spektrum der konstitutionellen Alterationen umfasst Missense-Mutationen, Nonsense-Mutationen, intronische Mutationen sowie chromosomale Deletionen mit Verlust größerer Abschnitte oder auch Verlust des gesamten *VHL*-Gens.

Bisher konnte im VHL-Gen nur ein Polymorphismus nachgewiesen werden, der das Nukleotid 287 betrifft (nt.287C to T) (Chen et al. 1995).

Mittels SSCP, Southern-Blot sowie quantitativer PCR kann inzwischen nahezu in allen Fällen mit klinisch gesicherter VHL-Erkrankung die jeweilig ererbte Mutation festgestellt werden (Stolle et al. 1999). Hinsichtlich spezifischer Mutationen des *VHL*-Gens ergaben sich sehr interessante Genotyp-Phänotyp-Korrelationen: So entwickeln Patienten mit VHL-Mutationen, die zu Phäochromozytomen prädisponieren, in der Regel keine Nierenkarzino-

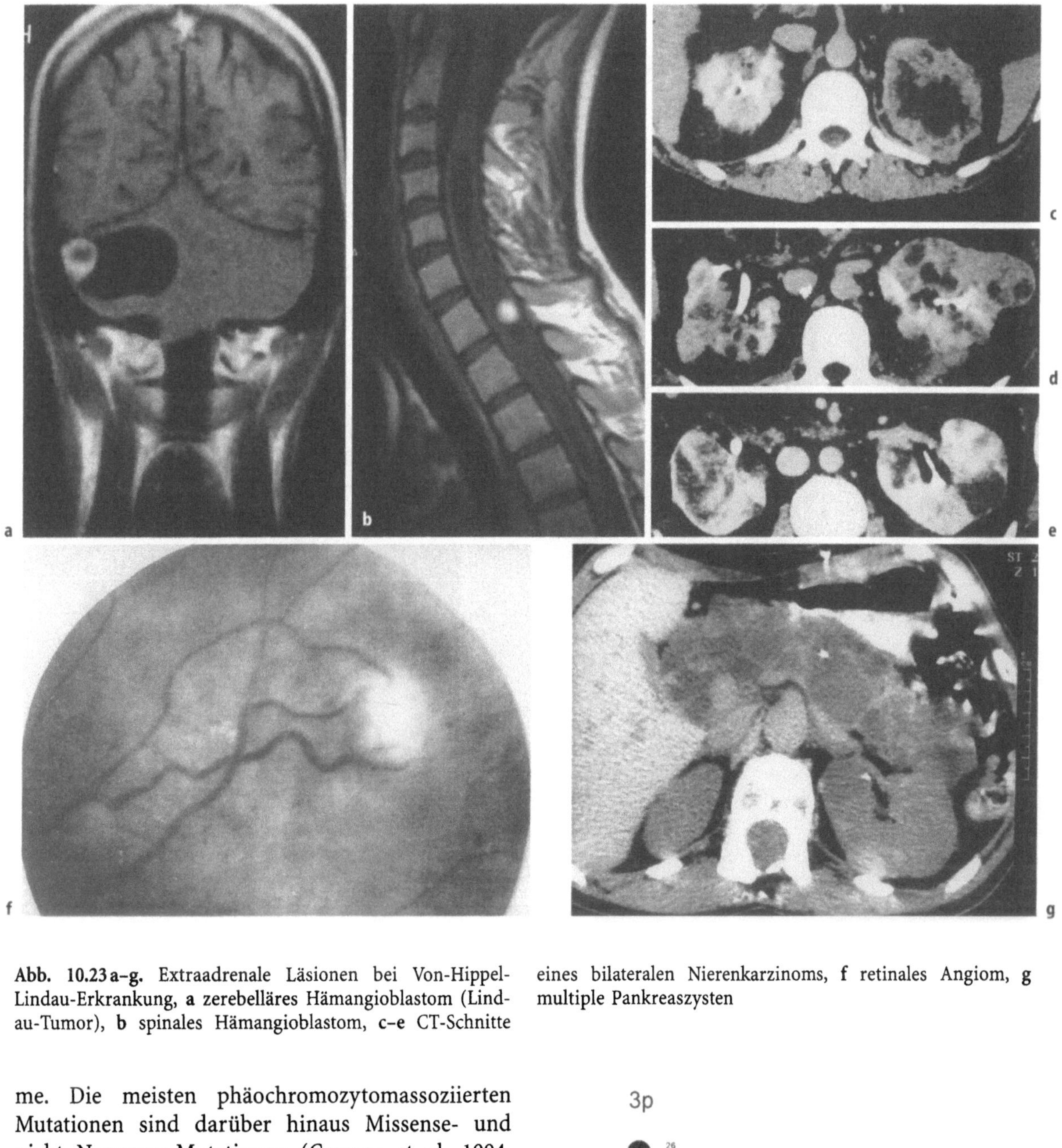

**Abb. 10.23 a–g.** Extraadrenale Läsionen bei Von-Hippel-Lindau-Erkrankung, **a** zerebelläres Hämangioblastom (Lindau-Tumor), **b** spinales Hämangioblastom, **c–e** CT-Schnitte eines bilateralen Nierenkarzinoms, **f** retinales Angiom, **g** multiple Pankreaszysten

me. Die meisten phäochromozytomassoziierten Mutationen sind darüber hinaus Missense- und nicht Nonsense-Mutationen (Crossey et al. 1994, Chen et al. 1995). Das *VHL*-Gen ist in VHL-assoziierten Phäochromozytomen entsprechend der klassischen Tumorsuppressorgeninaktivierung alteriert. So ist die vererbte konstitutionelle Mutation sehr häufig mit einem Verlust des 2. VHL-Gen-Allels vergesellschaftet. Der Verlust des Wildtypallels erfolgt meist im Rahmen einer größeren chromosomalen Deletion, die häufig einen Großteil des kurzen Arms des Chromosoms 3 betrifft (Bender et al. accepted).

Das Wildtyp-VHL-Protein interagiert mit den Untereinheiten B und C des Elonginkomplexes und dem Cullin-2-Protein. Alterierte Formen des

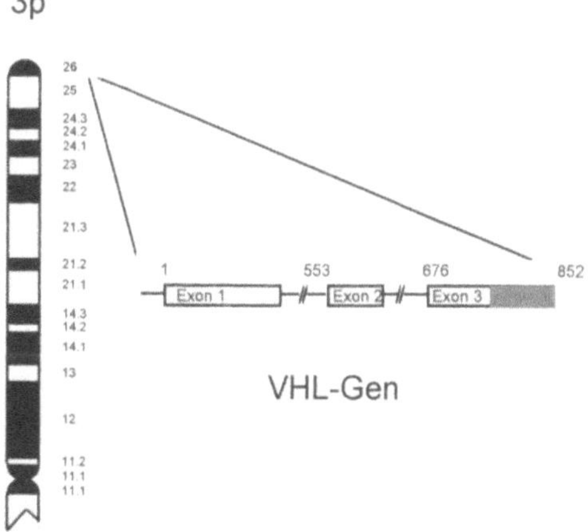


**Abb. 10.24.** Skizze des *VHL*-Tumorsuppressorgens mit Lokalisation, 3 Exons und Nummerierung der Nukleotide

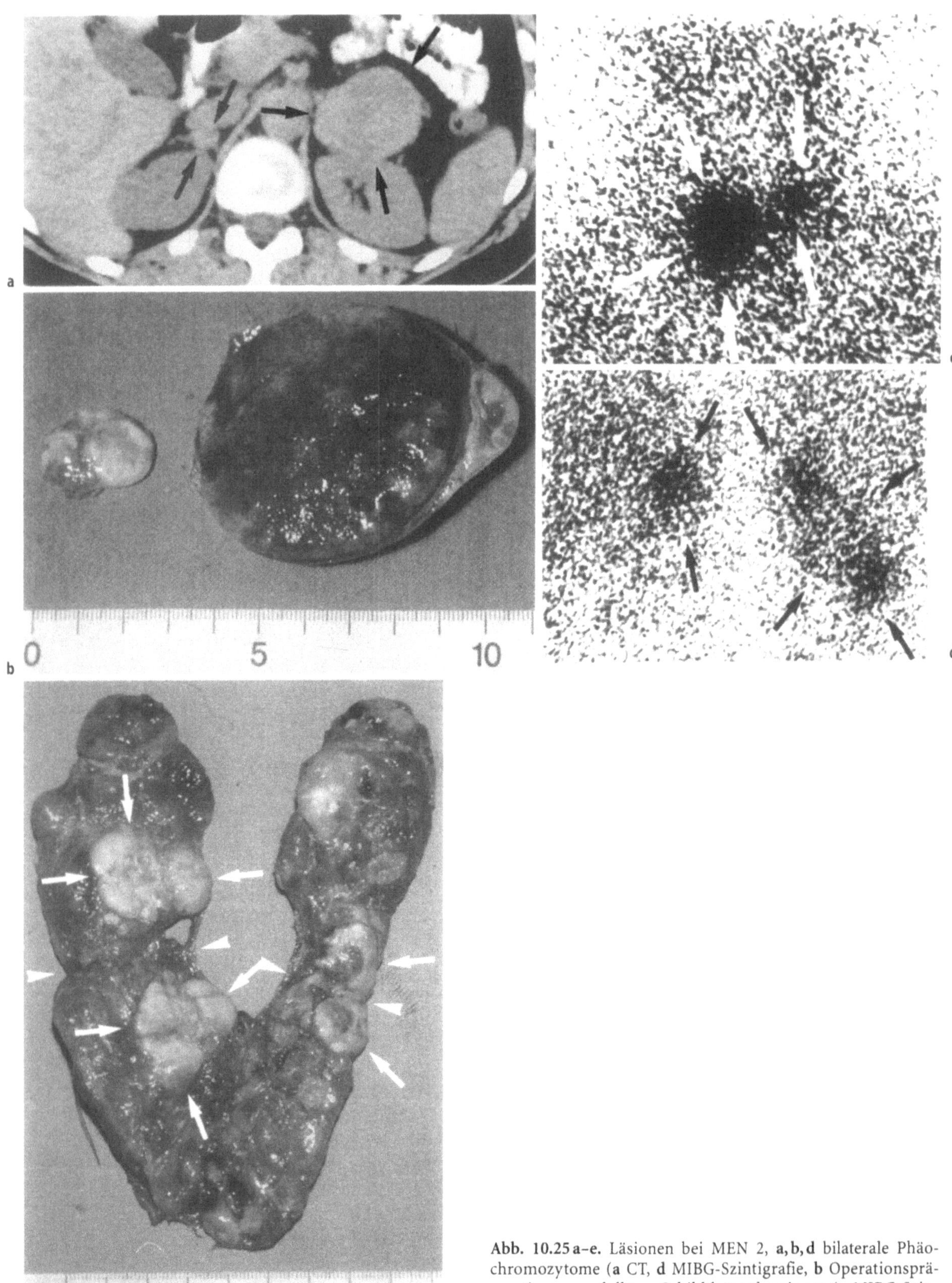


**Abb. 10.25 a–e.** Läsionen bei MEN 2, **a, b, d** bilaterale Phäochromozytome (**a** CT, **d** MIBG-Szintigrafie, **b** Operationspräparat), **c, e** medulläres Schilddrüsenkarzinom (**c** MIBG-Szintigrafie und **e** Operationspräparat)

*VHL*-Gens haben eine verminderte inhibitorische Expression verschiedener Gene zur Folge, u.a. kommt es zu einer vermehrten Expression des Rezeptors für den vaskulären Wachstumsfaktor (VGFR). Bisher ist noch unbekannt, welche konkreten Gene in Phäochromozytomen durch VHL-Gen-Mutationen überexprimiert werden (Maher u. Kaelin 1997).

### 10.6.3.2 Multiple endokrine Neoplasie und *RET*-Protoonkogen

Das Phäochromozytom bildet zusammen mit dem medullären Schilddrüsenkarzinom die multiple endokrine Neoplasie Typ 2 (MEN 2). Die MEN 2 umfasst 3 autosomal-dominant vererbte, klinisch unterschiedliche Syndrome. Allen gemeinsam ist, dass nahezu alle Patienten ein medulläres Schilddrüsenkarzinom (MTC) entwickeln (Abb. 10.25). Patienten mit MEN 2A haben in etwa 25% einen primären Hyperparathyreoidismus (pHPT), Patienten mit MEN 2B weisen einen marfanoiden Habitus und Ganglioneurome auf. Zudem scheint das medulläre Schilddrüsenkarzinom im Rahmen eines MEN 2B-Syndroms eine besonders aggressive Variante zu sein.

Liegen nur MTCs vor, handelt es sich um familiäre medulläre Schilddrüsenkarzinome (FMTC). Gelegentlich werden familiäre medulläre Schilddrüsenkarzinome nicht den MEN 2-Erkrankungen zugerechnet. Das verursachende Gen ist jedoch dasselbe, sodass eine Ausgrenzung der FTMCs von den übrigen MEN 2-Erkrankungen wahrscheinlich nicht gerechtfertigt ist (Nilsson et al. 1999).

Das Gen, das der MEN 2 zugrunde liegt, wurde 1987 perizentromerisch auf dem langen Arm des Chromosoms 10 identifiziert (10q11.2) (Mathew et al. 1987, Simpson et al. 1987), allerdings wurde erst 1993 die Bedeutung des so genannten *RET*-Gens (*re*arranged during *t*ransfection) erkannt (Mulligan et al. 1993, Donis-Keller et al. 1993). Das *RET*-Gen ist ein Protoonkogen. Konstitutionelle und für die MEN 2 prädisponierende Mutationen wurden bislang in den Exons 10, 11, 13, 14, 15 und 16 der insgesamt mindestens 21 Exons beschrieben (Abb. 10.26) (Mulligan et al. 1993, Donis-Keller et al. 1993, Eng et al. 1994, Hofstra et al. 1994, Carlson et al. 1994, Eng et al. 1995, Bolino et al. 1995, Smith et al. 1997, Gimm et al. 1997, Hofstra 1997, Berndt et al. 1998). Es handelt sich dabei ganz überwiegend um so genannte Missense-Mutationen (Tabelle 10.16). Genotyp-Phänotyp-Analysen haben gezeigt, dass die die extrazelluläre Domäne betreffenden Mutationen, welche stets zu einem Austausch eines Cysteins führen, sowohl für die MEN 2A als auch für das FMTC prädisponieren. Bisher ist lediglich eine die intrazelluläre Domäne betreffende Mutation auch mit einer MEN 2A assoziiert worden. Innerhalb des RET-Gens ist weitaus am häufigsten das Kodon 634 betroffen, dessen Mutationen für die MEN 2A prädisponieren. Die Mutation TGC nach CGC im Kodon 634, Exon 10, ist besonders häufig mit Phäochromozytomen vergesellschaftet. Die bisher gefundenen Mutationen, welche die intrazelluläre Domäne betreffen, führen nicht zu dem Austausch eines Cysteins. Mutationen, welche 1 der 4 Kodons 768, 791, 804 oder 891 in den Exons 13, 14 und 15 betreffen, sind bisher lediglich mit einem FMTC assoziiert worden. Es ist jedoch fraglich, ob Patienten, die eine dieser 4 Mutationen nachweisen, aus dem Screening für das Vorliegen eines Phäochromozy-

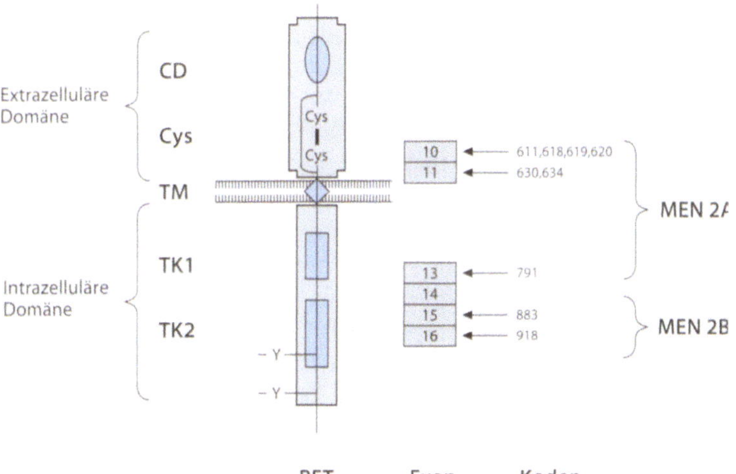


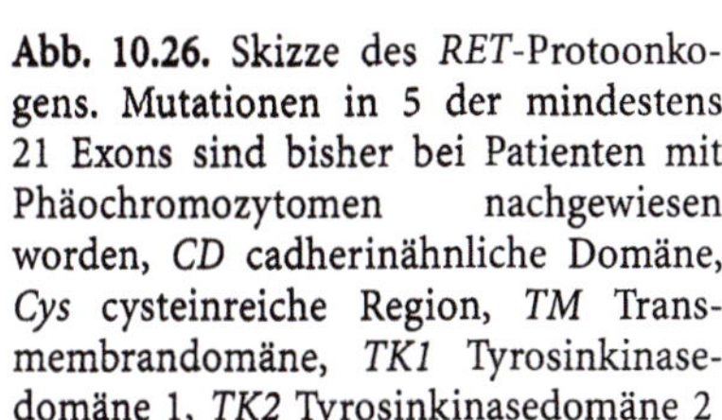
**Abb. 10.26.** Skizze des *RET*-Protoonkogens. Mutationen in 5 der mindestens 21 Exons sind bisher bei Patienten mit Phäochromozytomen nachgewiesen worden, *CD* cadherinähnliche Domäne, *Cys* cysteinreiche Region, *TM* Transmembrandomäne, *TK1* Tyrosinkinasedomäne 1, *TK2* Tyrosinkinasedomäne 2

**Tabelle 10.16.** Korrelation von konstitutionellen Mutationen des *RET*-Protoonkogens mit dem klinischen Krankheitsbild

| Klinisches Syndrom | RET-Exon | RET-Kodon | Nukleotidsequenz | Aminosäureaustausch | Phäochromozytome |
|---|---|---|---|---|---|
| MEN 2A/FMTC | 10 | 609 | TGC → Nicht Cystein kodierende Nukleotidsequenz | Cystein → Non-Cystein | Selten |
| | | 611 | TGC → Nicht Cystein kodierende Nukleotidsequenz | Cystein → Non-Cystein | Selten |
| | | 618 | TGC → Nicht Cystein kodierende Nukleotidsequenz | Cystein → Non-Cystein | Selten |
| | | 620 | TGC → Nicht Cystein kodierende Nukleotidsequenz | Cystein → Non-Cystein | Selten |
| | 11 | 630 | TGC → Nicht Cystein kodierende Nukleotidsequenz | Cystein → Non-Cystein | Selten |
| | | 634 | TGC → Nicht Cystein kodierende Nukleotidsequenz | Cystein → Non-Cystein | Häufig |
| | 13 | 790 | TTG → TTT/TTC | Leucin → Phenylalanin | Selten |
| MEN 2B | 15 | 883 | GCT → TTT | Alanin → Phenylalanin | Selten |
| | 16 | 918 | ATG → ACG | Methionin → Threonin | Häufig |
| FMTC | 13 | 768 | GAG → GAC | Glutamin → Asparagin | Nie? |
| | | 791 | TAT → TTT | Tyrosin → Phenylalanin | Nie? |
| | 14 | 804 | CTC → CTG/ATG | Valin → Leucin/Methonin | Nie? |
| | 15 | 891 | TCG → GCG | Serin → Alanin | Nie? |

*MTC* medulläres Schilddrüsenkarzinom, *pHPT* primärer Hyperparathyreoidismus

**Tabelle 10.17.** Polymorphismen des RET-Protoonkogens

| Exon | Kodon | Nukleotid-sequenz | Aminosäure-austausch | Häufigkeit [%] |
|---|---|---|---|---|
| 2 | 45 | GCG → GCA | Alanin → Alanin | 29 |
| 3 | 125 | GTC → GTA | Valin → Valin | 2 |
| 7 | 432 | GCG → GCA | Alanin → Alanin | 29 |
| 11 | 691 | GGT → AGT | Glycin → Serin | 21 |
| 13 | 769 | CTT → CTG | Leucin → Leucin | 26 |
| 14 | 836 | AGC → AGT | Serin → Serin | 4 |
| 15 | 904 | TCC → TCG | Serin → Serin | 21 |

toms ausgeschlossen werden können. Bei Patienten mit MEN 2B wird überwiegend (>95%) eine Mutation des Kodons 918 in Exon 16 nachgewiesen; bei etwa 2–3% werden Mutationen im Kodon 883 (Exon 15) gefunden (Gimm et al. 1997).

Neben diesen offensichtlich eindeutig pathogenen Mutationen wurden bisher 7 Exon kodierende Polymorphismen innerhalb des *RET*-Protoonkogens nachgewiesen (Tabelle 10.17) (Ceccherini et al. 1994, Rodien et al. 1997). Diesen wird häufig keine krankheitsspezifische Bedeutung zugewiesen. Bei sporadischen medullären Schilddrüsenkarzinomen wurde jedoch kürzlich eine Überrepräsentation eines seltenen Polymorphismus in Exon 14 nachgewiesen (Gimm et al. 1999). Bei der Pathogenese von Phäochromozytomen scheint dieser Polymorphismus jedoch offensichtlich keine Rolle zu spielen (Rodien et al. 1997).

#### 10.6.3.3 Klinische Perspektiven

Da 4–20% der Patienten mit Phäochromozytom ein VHL-Syndrom oder eine MEN 2 aufweisen (Neumann et al. 1993), ist eine klinische und molekulargenetische Diagnostik eines jeden Patienten mit Phäochromozytom zu empfehlen, auch bei Patienten, bei denen familienanamnestisch kein Anhalt für ein Tumorsyndrom besteht. Sofern eine Mutation erkannt wird, sind die Patienten regelmäßig auf sämtliche Tumoren hin zu untersuchen, die mit dem zugrunde liegenden Syndrom assoziiert sein können. Die Identifizierung der jeweils zugrunde liegenden Mutation erlaubt in vielen Fällen eine Spezifizierung des Risikoprofils.

Die molekulargenetische Diagnostik ist auch für die Einschätzung der Rezidive und Malignitätswahrscheinlichkeit wichtig, woraus sich unmittelbar Konsequenzen für die Operationsplanung ergeben können. Schließlich bedeutet der Nachweis einer Keimbahnmutation ein familiäres Risiko, weshalb die Familienangehörigen ebenfalls genetisch und ggf. klinisch untersucht werden sollten. Familien- und Präventivmedizin auf molekularer Grundlage können so zur Frühdiagnose von phäochromozytomassoziierten Syndromen, einschließlich der Entdeckung von Phäochromozytomen, in betroffenen Familien führen.

#### 10.6.3.4 Somatische Mutationen in Phäochromozytomen

Es ist bemerkenswert, dass Phäochromozytome, die sporadisch oder auch im Rahmen der multiplen endokrinen Neoplasie Typ 2 auftreten, fast keine erworbenen, also somatischen, Mutationen im *VHL*-Gen aufweisen (Eng et al. 1995). Das *VHL*-Gen scheint dementsprechend für die Pathogenese dieser Phäochromozytomsubtypen keine größere Rolle zu spielen. Auch das *RET*-Protoonkogen ist in Phäochromozytomen nur selten durch somatische Mutationen aktiviert (Eng et al. 1995, Rodien et al. 1997). Die Ursache der geringen Relevanz somatischer Mutationen des *VHL*- und *RET*-Gens in der Phäochromozytomgenese ist unklar. Ganz allgemein ist mit der Ausnahme des *RET*-Gens derzeit noch kein Gen mit somatischen Mutationen in Phäochromozytomen identifiziert worden. Verschiedene Allelverlustanalysen geben allerdings wichtige Hinweise auf spezifische chromosomale Regionen, in denen sehr wahrscheinlich Tumorsuppressorgene mit erheblicher Relevanz für die Phäochromozytomentstehung lokalisiert sind. Eine herausragende Bedeutung hat Chromosom 1, dessen kurzer Arm v. a. in MEN 2-assoziierten Tumoren fast regelmäßig Deletionen zeigt (Mathew et al. 1987, Mulligan et al. 1993, Moley et al. 1992). Solche Befunde kommen aber auch bei sporadischen Phäochromozytomen häufig vor (Koshla et al. 1991, Mathew et al. 1987, Moley et al. 1992, Mulligan et al. 1993, Tsutsumi et al. 1989, Vargas et al. 1997).

Derzeit ist noch nicht geklärt, ob dieses Chromosom *ein* Tumorsuppressorgen oder *mehrere* Antionkogene beherbergt und ob die relevanten Loci lediglich auf dem kurzen oder aber auch auf dem langen Arm von Chromosom 1 lokalisiert sind. Weitere chromosomale Regionen mit häufigen Deletionen bei sporadischen, MEN 2-assoziierten, VHL-assoziierten oder als „familiär“ klassifizierten Phäochromozytomen sind der kurze Arm von Chromosom 3 (3p) (Tory et al. 1989, Jordan et al. 1989, Khosla et al. 1991, Mulligan et al. 1993, Crossey et al. 1993, Zeiger et al. 1995, Vargas et al. 1997, Prowse et al. 1997) und der lange Arm von Chromosom 22 (22q) (Mulligan et al. 1993, Khosla et al. 1991, Tanaka et al. 1982). Die Allelverluste auf 3p sind meist ausgedehnt und betreffen einen Großteil des kurzen Arms, das Telomerende ist meist betroffen, wobei aber interessanterweise bei MEN 2-assoziierten und sporadischen Tumoren keine somatischen *VHL*-Gen-Mutationen vorliegen und dementsprechend der Verlust von 3p offenbar nicht zur Inaktivierung des *VHL*-Gens, sondern zur Ausschaltung eines anderen Antionkogens führt. Auf Chromosom 22 ist ebenfalls noch kein Gen mit somatischen Mutationen in Phäochromozytomen bekannt, auch konnte bisher keine eindeutige, umschriebene Region (region of smallest overlap) definiert werden.

#### 10.6.3.5 NF 1-Gen und NF 1-assoziierte Phäochromozytome

Bei der Neurofibromatose Typ 1 werden etwa in 1% der Patienten Phäochromozytome beobachtet (Riccardi et al. 1981). Das NF 1-Gen ist auf Chromosom 17 lokalisiert (17q11.2) (Barker et al. 1987, Seizinger et al. 1987). Es ist wegen der Größe und der Besonderheiten der Struktur einer molekulargenetischen Analyse jedoch nur sehr schwer zugänglich. Aus diesem Grund sind Keimbahnmutationsanalysen bei NF 1-assoziierten Phäochromozytomen bislang nicht durchgeführt worden. Im Freiburger Register für hereditäre Phäochromozytome weisen 3% der Patienten klinisch den Neurofibromatose Typ 1 auf.

### 10.6.4 Differenzialdiagnostische und therapeutische Aspekte bei hereditären Phäochromozytomen

Hereditäre Phäochromozytome weisen gegenüber sporadischen Tumoren statistisch signifikante Unterschiede auf. Das Alter bei der Diagnose symptomatischer hereditärer Phäochromozytome liegt etwa 15–20 Jahre früher (Neumann et al. 1993). Weiterhin kommen syndromassoziierte Phäochromozytome häufig multifokal vor, wobei bemerkenswerterweise auch nach vielen Jahren „Rezidive“ beobachtet werden. MEN 2-assoziierte Phäochromozytome treten nahezu ausschließlich in den Nebennieren auf, während extraadrenale Phäochromozytome bei der Von-Hippel-Lindau-Erkrankung nicht selten sind (Neumann et al. 1993). Maligne Phäochromozytome, die insgesamt in etwa 5% der Fälle beobachtet werden, sind bei hereditären Syndromen Raritäten (Wilson et al. 1978, Atuk et al. 1979, Levine et al. 1982, Sato et al. 1988, Richard et al. 1994).

Therapeutisch ist bei hereditären Phäochromozytomen wegen der ausgeprägten Tendenz zu bilateralem, adrenalem Auftreten und wegen der sehr niedrigen Malignitätsrate ein organerhaltendes operatives Vorgehen als Methode der Wahl anzusehen (Neumann et al. 1998), um lebenslange Steroidsubstitutionspflichtigkeit und Nebenwirkungen durch Übersubstitution zu vermeiden (Lairmore et al. 1993). Inzwischen konnte auch die laparoskopische organerhaltende Phäochromozytomchirurgie bei bilateralen Phäochromozytomen eingeführt werden (Janetschek et al. 1998).

### 10.6.5 Empfehlungen zur molekulargenetischen Diagnostik bei Phäochromozytomen

Die wichtigen Aspekte der molekulargenetischen Diagnostik bei hereditären Phäochromozytomen haben dazu geführt, dass von der amerikanischen Gesellschaft für klinische Onkologie die Diagnostik des *VHL*-Tumorsuppressorgens und des *RET*-Protoonkogens als Teil des Standardmanagements empfohlen wird. Hierbei ist jedoch sorgfältig abwägend vorzugehen, und die Konsequenzen einer solchen Analyse sind mit dem jeweiligen Patienten eingehend zu besprechen. Insbesondere sollten über die phäochromozytomassoziierten Erkrankungen VHL und MEN 2 sowie deren Erbgang informiert werden, die Bedeutung eines positiven bzw. negativen Tests erläutert werden, die technische Akkuratesse garantiert sein, die psychologische Belastung bei positivem Testausfall bedacht werden und im Fall einer nachgewiesenen Anlageträgerschaft auch auf mögliche Konsequenzen in Versicherungsfragen hingewiesen werden (Anonymus 1996, Bachmann et al. 1998).

## 10.7 Literatur

Allgrove J, Clayden GS, Grant DB, Macaulay JC (1975) Familial glucocorticoid deficiency: studies of diagnosis and pathogenesis. Arch Dis Child 50:291–297

Allgrove J, Clayden GS, Grant DB, Macaulay JC (1978) Familial glucocorticoid deficiency with achalasia of the cardia and deficient tear production. Lancet 1:1284–1286

Allolio B (1996) Nebennierenrindenkarzinom. In: AllolioB, Schulte HM (Hrsg) Praktische Endokrinologie. Urban & Schwarzenberg, München Wien Baltimore

Allolio B, Reincke M (1997) Adrenocorticotropin receptor and adrenal disorders. Horm Res 47:273–278

Anonymus (1996) Statement of the American Society of Clinical Oncology: genetic testing for cancer susceptibility. J Clin Oncol 14:1730–1736

Antoni F (1986) Hypothalamic control of adrenocorticotropin secretion: advances since the discovery of 41-residue corticotropin-releasing factor. Endocr Rev 7:351–378

Atuk NO, McDonald T, Wood T, Carpenter JT, Walzak R, Donaldson M, Gillenwater JY (1979). Familial pheochromocytoma, hypercalcemia and von Hippel-Lindau disease: a ten year study of a large family. Medicine (Baltimore) 58:209–218

Bachmann KD, Bartram CR, Chang-Claude J, Fonatsch C, Propping P (1998) Richtlinien zur Diagnostik der genetischen Disposition für Krebserkrankungen. Dtsch Arztebl 95:A1396–1403

Bae DS, Schaefer ML, Partan BW, Muglia L (1996) Characterization of the mouse DAX-1 gene reveals evolutionary conservation of a unique amino-terminal motif and widespread expression in mouse tissue. Endocrinology 137:3921–3927

Bardoni B, Zanaria E, Guioli S et al. (1994) A dosage sensitive locus at chromosome Xp21 is involved in male to female sex reversal. Nat Genet 7:497–501

Barker D, Wright E, Nguyen K et al. (1987) Gene for von Recklinghausen neurofibromatosis is in the pericentromeric region of chromosome 17. Science 236:1100–1102

Beckwith JB (1969) Macroglossia, omphalocoele, adrenal cytomegaly, gigantism and hyperplastic visceromegalie. Birth Defects 5:188–196

Bender BU, Altehöfer C, Januszewicz A et al. (1997) Functioning thoracic paraganglioma – association with Von Hippel-Lindau syndrome. J Clin Endocrinol Metab 82:3356–3360

Bender RU, Gutsche M, Gläsker S et al. (accepted) (2000) Differential genetic alterations in Von Hippel-Lindau-syndrome – associated and sporadic pheochromocytomas. J Clin Endocrinol Metab

Berndt I, Reuter M, Saller B et al. (1998) A new hot spot for mutations in the ret protooncogene causing familial medullary thyroid carcinoma and multiple endocrine neoplasia type 2 A. J Clin Endocrinol Metab 83:770–774

Beuschlein F, Reincke M, Karl M et al. (1994) Clonal composition of human adrenocortical neoplasms. Cancer Res 54:4927–4932

Biglieri EG, Herron MA, Brust N (1966) 17-hydroxylation deficiency in man. J Clin Invest 45:1946–1954

Bolino A, Schuffenecker I, Luo Y et al. (1995) RET mutations in exons 13 and 14 of FMTC patients. Oncogene 10:2415–2419

Bongiovanni AM (1962) The adrenogenital syndrome with deficiency of 3$\beta$-hydoxysteroid dehydrogenase. J Clin Invest 41:2086–2092

Bose HS, Sugawara T, Strauss JF, Miller WL (1996) The pathophysiology and genetics of congenital lipoid adrenal hyperplasia. International Congenital Lipoid Adrenal Hyperplasia Consortium. N Engl J Med 335:1870–1878

Bovet P, Reymond MJ, Rey F, Gomez F (1988) Lack of gonadotropic response to pulsatile gonadotropin-releasing hormone in isolated hypogonadotropic hypogonadism associated to congenital adrenal hypoplasia. J Endocrinol Invest 11:201–204

Branchaud CL, Pearson Murphy BE (1992) Physiopathology of the fetal adrenal. In: Pasqualini JR, Scholler R (eds) Hormones and fetal pathophysiology. Marcel Dekker, New York, pp 53–85

Brook CGD, Bambach M, Zachmann M et al. (1973) A familial congenital adrenal hypoplasia. Helv Paediatr Acta 28:277–282

Burke BA, Wick MR, King R et al. (1988) Congenital adrenal hypoplasia and selective absence of pituitary luteinizing hormone: a new autosomal recessive syndrome. Am J Med Genet 31:75–97

Burris TP, Guo W, Le T, McCabe ERB (1995) Identification of a putative steroidogenic factor-1 response element in the DAX-1 promoter. Biochem Biophys Res Commun 214:576–581

Carlson KM, Dou S, Chi D et al. (1994) Single missense mutation in the tyrosine kinase catalytic domaine of the RET proto-oncogene is associated with multiple endocrine neoplasia type 2B. Proc Natl Acad Sci USA 91:1579–1583

Caron de Fromentel C, Soussi T (1992) p53 tumor suppressor gene: a model for investigating human mutagenesis. Genes Chromosomes Cancer 4:1–15

Caron KM, Clark BJ, Ikeda Y, Parker KL (1997) Steroidogenic factor 1 acts at all levels of the reproductive axis. Steroids 62:53–56

Carroll MC, Campbell RD, Porter RR (1985) Mapping of steroid 21-hydroxylase genes adjacent to complement component C4 genes in HLA, the major histocompatibility complex in man. Proc Natl Acad Sci USA 82:521–525

Ceccherini I, Hofstra RM, Luo Y et al. (1994) DNA polymorphisms and conditions for SSCP analysis of the 20 exons of the ret proto-oncogene. Oncogene 9:3025–3029

Chandrasekharrapa SC, Guru SC, Manickam P et al. (1997) Positional cloning of the gene for multiple endocrine neoplasia type 1. Science 276:404–407

Chatal JF, Charbonnel B (1985) Comparison of iodobenzylguanidine imaging with computed tomography in locating pheochromocytoma. J Clin Endocrinol Metab 61: 769–72

Chen F, Kishida T, Yao M et al. (1995) Germline mutations in the Von Hippel-Lindau disease tumor suppressor gene: correlations with phenotype. Hum Mutat 5:66–75

Chiou SH, Hu MC, Chung BC (1990) A missense mutation at Ile172→Asn or Arg356→Trp causes steroid 21-hydroxylase deficiency. J Biol Chem 265:3549–52

Chua SC, Szabo P, Vitek A, Grzeschik KH, John M, White PC (1987) Cloning of cDNA encoding steroid 11β-hydroxylase (P450c11) Proc Natl Acad Sci USA 84:7193–7197

Chudler RM, Kay R (1989) Adrenocortical carcinoma in children. Urol Clin North Am 16:469–479

Clark AJL, Weber A (1994) Molecular insights into heredited ACTH resistance syndromes. Trends Endocrinol Metab 5:209–214

Clark AJL, Cammas FM (1996) The ACTH receptor. Baillieres Clin Endocrinol Metab 10:29–47

Clark AJL, McLoughlin L, Grossmann A (1993) Familial glucocorticoid deficiency associated with point mutation in the adrenocorticotropin receptor. Lancet 341:461–462

Clark AJL, Cammas FM, Watt A, Kapas S, Weber A (1997) Familial glucocorticoid deficiency: one syndrome, but more than one gene. Mol Med 75:394–399

Collier S, Sinnott PJ, Dyer PA, Price DA, Harris R, Strachan T (1989) Pulsed field gel electrophoresis identifies a high degree of variability in the number of tandem 21-hydroxylase and complement C4 gene repeats in 21-hydroxylase deficiency haplotypes. EMBO J 8:1393–1402

Crapo L (1979) Cushing's syndrome: a review of diagnostic tests. Metabolism 28:955–977

Crawford PA, Dorn C, Sadowsky Y, Milbrandt J (1998) Nuclear receptor DAX-1 recruits nuclear receptor corepressor N-CoR to steroidogenic factor 1. Mol Cel Biol 18:2949–2956

Crossey PA, Foster K, Richards FM et al. (1994) Molecular genetic investigations of the mechanism of tumorigenesis in von Hippel-Lindau disease: analysis of allele loss in VHL tumors. Hum Genet 93:53–58

Crossey PA, Richards FM, Foster K et al. (1994) Identification of intragenic mutations in the Von Hippel-Lindau disease tumour suppressor gene and correlation with disease phenotype. Hum Mol Genet 8:1303–1308

Crossey PA, Eng C, Ginalska-Malinowska M et al. (1995) Molecular genetic diagnosis of Von Hippel-Lindau disease in familial phaeochromocytoma. J Med Genet 32:885–886

Curnow KM, Tusie-Luna MT, Pascoe L et al. (1991) The product of the CYP11B2 gene is required for aldosterone biosynthesis in the human adrenal cortex. Mol Endocrinol 5:1512–1522

Curnow KM, Slutsker L, Vitek J et al. (1993) Mutations in the CYP11B1 gene causing congenital adrenal hyperplasia and hypertension cluster in exons 6, 7, and 8. Proc Natl Acad Sci USA 90:4552–4556

Curnow KM, Mulatero P, Emeric-Blanchouin N, Aupetit-Faisant B, Corvol P, Pascoe L (1997) The amino acid substitutions Ser288Gly and Val320Ala convert the cortisol producing enzyme, CYP11B1, into an aldosterone producing enzyme. Nat Struct Biol 4:32–35

David M, Forest MG (1984) Prenatal treatment of congenital adrenal hyperplasia resulting from 21-hydroxylase deficiency. J Pediatr 105:799–803

Degenhart HJ, Frankena L, Visser HKA, Cost WS, Van Seters AP (1966) Further investigations of a new hereditary defect in the biosynthesis of aldosterone: evidence for a defect in the 18-hydroxylation of corticosterone. Acta Physiol Pharmacol Neerl 14:88–89

Donis-Keller H, Dou S, Chi D et al. (1993) Mutations in the RET proto-oncogene are associated with MEN 2A and FMTC. Hum Mol Genet 2:851–856

Dörr HG, Sippell WG (1993a) Adrenogenitales Syndrom (AGS) mit 21-Hydroxylase-Defekt. Monatsschr Kinderheilkd 141:609–621

Dörr HG, Sippell WG (1993b) Prenatal dexamethasone treatment in pregnancies at risk for congenital adrenal hyperplasia due to 21-hydroxylase deficiency: effect in midgestational amniotic fluid steroid levels. J Clin Endocrinol Metab 76:117–120

Dörr HG, Sippell WG, Willig RP (1992) Pränatale Therapie und Diagnostik des adrenogenitalen Syndroms mit 21-Hydroxylasedefekt. Padiatr Prax 43:517–520

Eberlein WR, Bongiovanni AM (1956) Plasma and urinary corticosteroids in the hypertensive form of congenital adrenal hyperplasia. J Biol Chem 223:85–94

Eng C (1996) Seminars in medicine of the Beth Israel Hospital, Boston. The RET proto-oncogene in multiple endocrine neoplasia type 2 and Hirschsprung's disease. N Engl J Med 335:943–951

Eng C, Ponder BAJ (1993) The role of gene mutations in the genesis of familial cancer. FASEB J 7:910–919

Eng C, Smith DP, Mulligan LM et al. (1994) Point mutation within the tyrosine kinase domainee of the RET proto-oncogene in multiple endocrine neoplasia type 2B and related sporadic tumours. Hum Mol Genet 3:237–241

Eng C, Crossey PA, Mulligan LM et al. (1995) Mutations in the RET proto-oncogene and the Von Hippel-Lindau disease tumor suppressor gene in sporadic and syndromic pheochromocytoma. J Med Genet 32:934–937

Eng C, Smith DP, Mulligan LM et al. (1995) A novel point mutation in the tyrosine kinase domain of the RET proto-oncogene in sporadic medullary thyroid carcinoma and in a family with FMTC. Oncogene 10:509–513

Fardella CE, Hum DW, Rodriguez H et al. (1996) Gene conversion in the CYP11B2 gene encoding P450c11AS is associated with, but does not cause, the syndrome of corticosterone methyl oxidase II deficiency. J Clin Endocrinol Metab 81:321–326

Flack MR, Chrousos GP (1996) Neoplasmas of the adrenal cortex. In: Holland R (ed) Cancer medicine, 4th edn. Lea & Fibinger, New York, pp 1563–1570

Geley S, Jöhrer K, Peter M et al. (1995) Amino acid substitution R384P in aldosterone synthase causes CMO I deficiency. J Clin Endocrinol Metab 80:424–429

Geley S, Kapelari K, Jöhrer K et al. (1996) CYP11B1 mutations causing congenital adrenal hyperplasia due to 11$\beta$-hydroxylase deficiency. J Clin Endocrinol Metab 81:2896–2901

Geller DH, Auchus RJ, Mendonca BB, Miller WL (1997) The genetic and functional basis of isolated 17,20-lyase deficiency. Nat Genet 17:201–205

Gerlo EA, Sevens C (1994) Urinary and plasma catecholamines and urinary catecholamine metabolites in pheochromocytoma: diagnostic value in 19 cases. Clin Chem 40:250–256

Gicquel C, Leblond-Francillard M, Bertagna X et al. (1994) Clonal analysis of human adrenocortical carcinomas and secreting adenomas. Clin Endocrinol (Oxf) 40:465–477

Gicquel C, Xavier B, Schneid H et al. (1994) Rearrangement at the 11p15 locus and overexpression of IGF-II gene in sporadic adrenocortical tumors. J Clin Endocrinol Metab 78:1444–1453

Gicquel C, Bertagna B, Le Bouc Y (1995) Recent advances in the pathogenesis of adrenocortical tumors. Eur J Endocrinol 133:133–144

Gicquel C, Dib A, Bertagna X, Amselem S, Le Bouc Y (1995) Oncogenic mutations of alpha-Gi2 are not determinant for human adrenocortical tumorigenesis. Eur J Endocrinol 133:166–172

Gicquel C, Raffin-Sanson ML, Gaston V et al. (1997) Structural and functional abnormalities at 11p15 are associated with the malignant phenotype in sporadic adrenocortical tumors: study on a series of 82 tumors. J Clin Endocrinol Metab 82:2559–2565

Gimm O, Marsh DJ, Andrew SD et al. (1997) Germline dinucleotide mutation in codon 883 of the RET proto-oncogene in multiple endocrine neoplasia type 2B without codon 918 mutation. J Clin Endocrinol Metab 82:3902–3904

Gimm O, Neuberg DS, Marsh DJ et al. (1999) Over-representation of a germline RET sequence ariant in patients with sporadic medullary thyroid carcinoma and somatic RET codon 918 mutation. Oncogene 18:1369–1373

Glavac D, Neumann HPH, Wittke C et al. (1996) Mutations in the VHL tumor suppressor gene and associated lesions in families with Von Hippel-Lindau disease from Central Europe. Hum Genet 98:271–280

Globerman H, Amor M, Parker KL, New MI, White PC (1988) Nonsense mutation causing steroid 21-hydroxylase deficiency. J Clin Invest 82:139–144

Golden MP, Lippe BM, Kaplan SA (1977) Congenital adrenal hypoplasia and hypogonadotropic hypogonadism. Am J Dis Child 131:1117–1118

Gordon D, Cohen HN, Beastall GH, Hay ID, Thomson JA (1984) Contrasting effects of subcutaneous pulsatile GnRH therapy in congenital adrenal hypoplasia and Kallmann's syndrome. Clin Endocrinol (Oxf) 21:597–603

Gordon RD, Stowasser M, Martin N et al. (1993) Karyotypic abnormalities in benign adrenocortical tumors producing aldosterone. Cancer Genet Cytogenet 68:78–81

Gortz B, Roth J, Speel EJ et al. (1999) MEN 1 gene mutation analysis of sporadic adrenocortical lesions. Int J Cancer 80:373–379

Grant DB, Barnes ND, Dumic M et al. (1993) Neurological and adrenal dysfunction in the adrenal insufficiency/alacrima/achalasia (3 A) syndrome. Arch Dis Child 68:779–782

Grayson GH, Moore S, Schneider BG, Saldivar V, Hensel CH (1994) Novel germline mutation of the p53 tumor suppressor gene in a child with incidentally discovered adrenal cortical carcinoma. Am J Pediatr Hematol Oncol 16:341–347

Guo W, Burris TP, McCabe ERB (1995a) Expression of DAX-1, the gene responsible for X-linked adrenal hypoplasia congenita and hypogonadotropic hypogonadism, in the hypothalamic-pituitary-adrenal/gonadal axis. Biochem Mol Med 56:8–13

Guo W, Mason JS, Stone CG et al. (1995b) Diagnosis of X-linked adrenal hypoplasia congenita by mutation analysis of the DAX1 gene. JAMA 274:324–330

Guo W, Burris TP, Zhang YH et al. (1996) Genomic sequence of the DAX1 gene: an orphan nuclear receptor responsible for X-linked adrenal hypoplasia congenita and hypogonadotropic hypogonadism. J Clin Endocrinol Metab 81:2481–2486

Habiby RL, Boepple P, Nachtigall L, Sluss PM, Crowley WFJ, Jameson JL (1996) Adrenal hypoplasia congenita with hypogonadotropic hypogonadism: evidence that DAX-1 mutations lead to combined hypothalmic and pituitary defects in gonadotropin production. J Clin Invest 98:1055–1062

Hamaguchi K, Arikawa M, Yasunaga S et al. (1999) Novel mutation of the DAX1 gene in a patient with X-linked adrenal hypoplasia congenita and hypogonadotropic hypogonadism. Am J Med Genet 76:62–66

Hauffa BP, Miler WL, Grumbach MM, Conte FA, Kaplan SL (1985) Congenital adrenal hyperplasia due to deficient cholesterol side-chain cleavage activity (20, 22-desmolase) in a patient treated for 18 years. Clin Endocrinol (Oxf) 23:481–493

Henry I, Bonaiti-Pellie C, Chehensse V et al. (1991) Uniparental paternal disomy in a genetic cancer-predisposing syndrome. Nature 351:667–670

Heppner C, Reincke M, Agarwal SK et al. (1999) MEN 1 gene analysis in sporadic adrenocortical neoplasms. J Clin Endocrinol Metab 84:216–219

Herrmann M, Rydstedt L, Talpos G, Ratner S, Wollman S, Lalley P (1994) Chromosomal aberrations in two adrenocortical tumors, one with rearrangement at 11p15. Cancer Genet Cytogenet 75:111–116

Higashi Y, Yoshioka H, Yamane M, Gotoh O, Fujii-Kuriyama Y (1986) Complete nucleotide sequence of two steroid 21-hydroxylase genes tandemly arranged in human chromosome: a pseudogene and a genuine gene. Proc Natl Acad Sci USA 83:2841–2845

Higashi Y, Tanae A, Inoue H, Hiromasa T, Fujii-Kuriyama Y (1988) Aberrant splicing and missense mutations cause steroid 21-hydroxylase [P-450(C21)] deficiency in humans: possible gene conversion products. Proc Natl Acad Sci USA 85:7486–7490

Higashi Y, Hiromasa T, Tanae A et al. (1991) Effects of individual mutations in the P-450(C21) pseudogene on the P-450(C21) activity and their distribution in the patient genomes of congenital steroid 21-hydroxylase deficiency. J Biochem (Tokyo) 109:638–644

Hofstra RMW, Landsvater RM, Ceccherini I et al. (1994) A mutation in the RET proto-oncogene associated with multiple endocrine neoplasia type 2B and sporadic medullary thyroid carcinoma. Nature 367:375–376

Hofstra RM, Fattoruso O, Quadro L et al. (1997) A novel point mutation in the intracellular domain of the ret protooncogene in a family with medullary thyroid carcinoma. J Clin Endocrinol Metab 82:4176–4178

Ikeda Y, Swain A, Weber TJ et al. (1996) Steroidogenic factor 1 and Dax-1 colocalize in multiple cell lineages: potential links in endocrine development. Mol Endocrinol 10:1261–1272

Ilvesmäki V, Kahri AI, Miettinen PJ, Voutilainen R (1993) Insulin-like growth factors and their receptors in adrenal tumors: high IGF II expression in functional adrenocortical carcinomas. J Clin Endocrinol Metab 77:852–857

Ito M, Yu R, Jameson JL (1997) DAX-1 inhibits SF-1-mediated transactivation via a carboxy-terminal domain that is deleted in adrenal hypoplasia congenita. Mol Cell Biol 17:1476–1483

Jaaskelainen J, Levo A, Voutilainen R, Partanen J (1997) Population-wide evaluation of disease manifestation in relation to molecular genotype in steroid 21-hydroxylase (CYP21) deficiency: good correlation in a well defined population. J Clin Endocrinol Metab 82:3293–3297

Janetschek G, Finkenstedt G, Gasser R et al. (1998) Laparoscopic surgery for pheochromocytoma: adrenalectomy, partial resection, excision of paragangliomas. J Urol 160:330–334

Jaresch S, Schlaghecke R, Jungblut R, Krüskemper HL, Kley HK (1987) Stumme Nebennierentumoren bei Patienten mit adrenogenitalem Syndrom. Klin Wochenschr 65:627–633

Jaresch S, Kornley E, Kley HK, Schlaghecke R (1992) Adrenal incidentaloma and patients with homozygous and heterozygous congenital adrenal hyperplasia. J Clin Endocrinol Metab 74:658–669

Jöhrer K, Geley S, Strasser-Wozak EM et al. (1997) CYP11B1 mutations causing non-classic adrenal hyperplasia due to 11$\beta$-hydroxylase deficiency. Hum Mol Genet 6:1829–1834

Jordan DJ, Patil SR, Divelbiss JE et al. (1989) Cytogenetic abnormalities in tumors of patients with Von Hippel-Lindau disease. Cancer Genet Cytogenet 42:227–341

Kallen CB, Arakane F, Christenson LK, Watari H, Devoto L, Strauss JF (1998) Unveiling the mechanism of action and regulation of the steroidogenic acute regulatory protein. Mol Cell Endocrinol 145:39–45

Kawamoto T, Mitsuuchi Y, Ohnishi T et al. (1990) Cloning and expression of a cDNA for human cytochrome P-450aldo as related to primary aldosteronism. Biochem Biophys Res Commun 173:309–316

Kawamoto T, Mitsuuchi Y, Toda K et al. (1992) Role of 11$\beta$-hydroxylase and steroid 18-hydroxylase in the biosynthesis of glucocorticoids and mineralocorticoids in humans. Proc Natl Acad Sci USA 89:1458–1462

Kelch RP, Virdis R, Rappaport R, Greig F, Levine LS, New MI (1984) Congenital adrenal hypoplasia. In: New MI, Levine LS (eds) Adrenal diseases in childhood. Karger, Basel, pp 156–161

Kelly WF, Joplin GF, Pearson GW (1977) Gonadotropin deficiency and adrenocortical insufficiency in children: a new syndrome. BMJ 9:98

Kempermann G, Neumann HPH (1998) Endolymphatic sac tumors. Histopathology 33:2–10

Khosla S, Patel VM, Hay ID et al. (1991) Loss of heterozygosity suggests multiple genetic alterations in pheochromocytomas and medullary thyroid carcinomas. J Clin Invest 87:1691–1699

Kikuchi K, Kaji M, Momoi T, Mikawa H, Shigematsu Y, Sudo M (1987) Failure to induce puberty in a man with X-linked congenital adrenal hypoplasia and hypogonadotropic hypogonadism by pulsatile administration of low-dose gonadotropin-releasing hormone. Acta Endocrinol (Copenh) 114:153–160

Kinoshita E, Yoshimoto M, Motomura K et al. (1997) DAX-1 gene mutations and deletions in Japanese patients with adrenal hypoplasia congenita and hypogonadotrophic hypogonadism. Horm Res 48:29–34

Kjellman M, Kallioniemi OP, Karhu R et al. (1996) Genetic aberrations in adrenocortical tumors detected using comparative genomic hybridization correlate with tumor size and malignancy. Cancer Res 56:4219–4223

Kjellmann M, Roshani L, Teh BT et al. (1999) Genotyping of adrenocortical tumors: very frequent deletions of the MEN 1 locus in 11q13 and of a 1-centimorgan region in 2p16. J Clin Endocrinol Metab 84:730–735

Kletter GB, Gorski JL, Kelch RP (1991) Congenital adrenal hypoplasia and isolated gonadotropin deficiency. Trends Endocrinol Metab 2:123–128

Kloos RT, Gross MD, Francis IR, Korobkin M, Shapiro B (1995) Incidentally discovered adrenal masses. Endocr Rev 16:460–483

Koufos A, Grundy P, Morgan K et al. (1989) Familial Wiedemann-Beckwith syndrome and a second Wilms tumor locus both map to 11p15.5. Am J Genet 44:711–719

Krüger G, Mix M, Pelz L, Dunker H (1993) Cytomegalic type of congenital adrenal hypoplasia due to autosomal recessive inheritance. Am J Med Genet 46:475

Kruse K, Sippell WG, Schnakenburg K von (1984) Hypogonadism in congenital adrenal hypoplasia: evidence for a hypothalamic origin. J Clin Endocrinol Metab 58:12–17

Lairmore TC, Ball DW, Baylin SB, Wells SA (1993) Management of pheochromocytomas in patients with multiple endocrine neoplasia type 2 syndromes. Ann Surg 217:595–601

Lalli E, Bardoni B, Zazopoulos E et al. (1997) A transcriptional silencing domain an DAX-1 whose mutation causes adrenal hypoplasia congenita. Mol Endocrinol 13:1950–1960

Lalli E, Melner MH, Stocco DM, Sassone-Corsi P (1998) DAX-1 blocks steroid production at multiple levels. Endocrinology 139:4237–4243.

Lamiell JM, Salazar FG, Hsia YE (1989) Von Hippel-Lindau disease affecting 43 members of a single kindred. Medicine (Baltimore) 68:1–29

Larson C, Skogseid B, Öberg K, Nakamura Y, Nordenskjöld M (1988) MEN type 1 gene maps to chromosome 11 and is lost in insulinoma. Nature 332:85–87

Latif F, Tory K, Gnarra J et al. (1993) Identification of the Von Hippel-Lindau disease tumour suppressor gene. Science 260:1317–1320

Latronico AC, Chrousos GP (1997) Extensive personal experience: adrenocortical tumors. J Clin Endocrinol Metab 82:1317–1324

Latronico AC, MendonHa BB, Bianco AC et al. (1994) Calcium-dependent protein kinase-C activity in human adrenocortical neoplasms, hyperplastic adrenals, and normal adrenal tissue. J Clin Endocrinol Metab 79:736–739

Latronico AC, Reincke M, MendonHa BB et al. (1995) No evidence for oncogenic mutations in the adrenocorticotropin receptor gene in human adrenocortical neoplasms. J Clin Endocrinol Metab 80:875–877

Levine E, Collins DL, Horton WA, Schimke RN (1982) CT screening of the abdomen in von Hippel-Lindau disease. AJR Am J Roentgenol 139:505–510

Levine AJ, Momand J, Finlay CA (1991) The p53 tumour suppressor gene. Nature 351:453–456

Li FP, Fraumeni JF (1969) Soft-tissue sarcomas, breast cancer, and other neoplasms: a familial syndrome? Ann Intern Med 71:747–752

Light K, Jenkins PJ, Weber A et al. (1995) Are activating mutations of the ACTH receptor involved in adrenal cortical neoplasia? Life Sci 56:1523–1527

Limon J, Dal Cin P, Gaeat J, Sandberg A (1987) Translocation t(4;11)(q35;p13) in an adrenocortical carcinoma. Cancer Genet Cytogenet 28:343–348

Lin D, Gitelman SE, Saener P, Miller WL (1991) Normal genes for the cholesterol side chain cleavage enzyme, P450scc, in congenital adrenal lipoid hyperplasia. J Clin Invest 88:1955–1962

Lin SR, Lee YJ, Tsai JH (1994) Mutations of the p53 gene in human functional adrenal neoplasms. J Clin Endocrinol Metab 78:483–491

Lin D, Sugawara T, Strauss JF et al. (1995) Role of steroidogenic acute regulatory protein in adrenal and gonadal steroidogenesis. Science 267:1828–1831

Lin SR, Tsai JH, Yang YC, Lee SC (1998) Mutations of K-ras in human adrenal tumours in Taiwan. Br J Cancer 77:1060–1065

Lipsett MB, Hertz R, Ross GT (1963) Clinical and pathophysiologic aspects of adrenocortical carcinoma. Am J Med 35:374

Liu J, Kahri AI, Heikkilä P, Voutilainen R (1997) Ribonucleic acid expression of the clustered imprinted genes, $p57^{KIP2}$, IGF-II, and H19, in adrenal tumors and cultered adrenal cells. J Clin Endocrinol Metab 82:1766–1771

Luton JP, Cerdas S, Billaud L et al. (1990) Clinical features of adrenocortical carcinoma, prognostic factors and the effect of mitotane therapy. N Engl J Med 322:1195–1201

Luu-The VL, Lachance Y, Labrie C et al. (1989) Full length cDNA structure and deduced amino acid sequence of human 3$\beta$-hydroxy-5-ene steroid dehydrogenase. Mol Endocrinol 3:1310–1312

Lyons J, Landis CA, Harsh G et al. (1990) Two G protein oncogenes in human endocrine tumors. Science 249:655–659

MacFarlane DA (1958) Cancer of the adrenal cortex: the natural history, prognosis and treatment in a study of fifty-five cases. Ann R Coll Surg Engl 23:155–186

Maher ER, Kaelin WG (1997) Von Hippel Lindau disease. Medicine (Baltimore) 76:381–391

Maher ER, Yates JR, Ferguson-Smith MA (1990) Statistical analysis of the two stage mutation model in von Hippel-Lindau disease, and in sporadic cerebellar haemangioblastoma and renal cell carcinoma. J Med Genet 27:311–314

Maher ER, Yates JRW, Harries R et al. (1990) Clinical features and natural history of von Hippel-Lindau disease. QJM 77:1151–1163

Malkin D, Li FP, Strong LC et al. (1990) Germ line p53 mutations in a familial syndrome of breast cancer, sarcomas, and other neoplasms. Science 250:1233–1238

Malkin D, Jolly KW, Barbier N et al. (1992) Germline mutations of the p53 tumor suppressor gene in children and young adults with second malignant neoplasms. N Engl J Med 326:1309–1315

Matfin G, Sheaves R, Muscatelli F et al. (1994) Gene deletion causing adrenal hypoplasia congenita and hypogonadotropic hypogonadism. Clin Endocrinol 40:807–808

Mathew CGP, Smith BA, Thorpe K et al. (1987) Deletion of genes on chromosome 1 in endocrine neoplasia. Nature 328:524–526

Mathew CG, Chin KS, Easton DF et al. (1987) A linked genetic marker for multiple endocrine neoplasia type 2 A on chromosome 10. Nature 328:527–528

Medvei VC (1982) Book a history of endocrinology. MTP Press, Hingham, MA

Medvei VC (1993) The history of clinical endocrinology. Parthenon, Casterton Hall, Carnforth

Mellon SH, Bair SR, Monis H (1995) P450c11B3mRNA, transcribed from a third P450c11 gene, is expressed in a tissue specific, developmentally and hormonally regulated fashion in the rodent adrenal, and encodes a protein with both 11-hydroxylase and 18-hydroxylase activities. J Biol Chem 270:1643–1649

Meloni A, Cao A, Rosatelli MC (1996) New frameshift mutation in the DAX-1 gene in a patient with X-linked adrenal hypoplasia and hypogonadotropic hypogonadism. Hum Mutat 8:183–184

MendonHa BB, Lucon AM, Menezes CAV et al. (1995) Clinical, hormonal and pathological findings in a comparative study of adrenal cortical neoplasms in childhood and adulthood. J Urol 154:2004–2009

Migeon CJ, Kenny FM, Kowarski A (1968) The syndrome of congenital adrenocortical unresponsiveness to ACTH: report of six cases. Pediatr Res 2:501–13

Miller W (1988) Molecular biology of steroid hormone biosynthesis. Endocr Rev 9:295–318

Mitsuuchi Y, Kawamoto T, Rösler A et al. (1992) Congenitally defective aldosterone biosynthesis in humans: the development of point mutations of the P-450c18 gene (CYP11B2) in CMO II deficient patients. Biochem Biophys Res Commun 182:974–979

Mitsuuchi Y, Kawamoto T, Miyahara K et al. (1993) Congenitally defective aldosterone biosynthesis in humans: inactivation of the P-450c18 gene (CYP11B2) due to nucleotide deletion in CMO I deficient patients. Biochem Biophys Res Commun 190:864–69

Moley JF, Brother MB, Fong CT et al. (1992) Consistent association of 1p loss of heterozygosity with pheochromocytomas from patients with multiple endocrine neoplasia type 2 syndromes. Cancer Res 52:770–774

Morel Y, Andre J, Uring-Lambert B et al. (1989) Rearrangements and point mutations of P450c21 genes are distinguished by five restriction endonuclease haplotypes identified by a new probing strategy in 57 families with congenital adrenal hyperplasia. J Clin Invest 83:527–536

Mornet E, Dupont J, Vitek A, White PC (1989) Characterization of two genes encoding human steroid 11-hydroxylase (P45011). J Biol Chem 264:20.961–20.967

Mornet E, Crete P, Kuttenn F et al. (1991) Distribution of deletions and seven point mutations on CYP21B genes in three clinical forms of steroid 21-hydroxylase deficiency. Am J Hum Genet 48:79–88

Morohashi K (1997) The ontogenesis of the steroidogenic tissues. Genes Cells 2:95–106

Moshang T, Rosenfield RL, Bongiovanni AM, Parks JS, Amrhein JA (1973) Familial glucocorticoid deficiency. J Pediatr 82:821–826

Moul JW, Bishoff JT, Theune SM, Chang EH (1993) Absent ras gene mutations in human adrenal cortical neoplasms and pheochromocytomas. J Urol 149:1389–1394

Mountjoy KG, Robbins LS, Mortrud MT, Cone RD (1992) The cloning of a family of genes that encode the melanocortin receptors. Science 275:1248–1251

Mozley PD, Kim CK, Mohsin J, Jatlow A, Gosfield E, Alavi A (1994) The efficacy of iodine-123-MIBG as a screening test for pheochromocytoma. J Nucl Med 35:1138–1144

Mulligan LM, Kwok JBJ, Healey CS et al. (1993) Germline mutation of the RET proto-oncogene in multiple endocrine neoplasia type 2 A. Nature 363:458–460

Mulligan LM, Eng C, Healey CS et al. (1994) Specific mutations of the RET proto-oncogene related to disease phenotype in MEN 2 A and FMTC. Nat Genet 6:70–74

Mulligan LM, Gardner E, Smith BA, Mathew CGP, Ponder BAJ (1995) Genetic events in tumor initiation and progression in multiple endocrine neoplasia. Genes Chromosomes Cancer 6:166–177

Mulligan LM, Marsh DJ, Robinson BG et al. (1995) Genotype-phenotype correlation in MEN 2: report of the international RET consortium. J Intern Med 238:343–346

Mundschenk J, Lehnert H (1998) Malignant pheochromocytoma. Exp Clin Endocrinol Diabetes 106:373–376

Muscatelli F, Strom TM, Walker AP et al. (1994) Mutations in the DAX-1 gene give rise to both X-linked adrenal hypoplasia congenita and hypogonadotropic hypogonadism. Nature 372:672–676

Nakae J, Tajima T, Kusuda S et al. (1996) Truncation at the C-terminus of the DAX-1 protein impairs its biological actions in patients with X-linked adrenal hypoplasia congenita. J Clin Endocrinol Metab 81:3680–3685

Nakae J, Abe S, Tajima T et al. (1997) Three novel mutations and a de novo deletion mutation of the DAX-1 gene in patients with X-linked adrenal hypoplasia congenita. J Clin Endocrinol Metab 82:3835–3841

Nakae J, Tajima T, Sugawara T et al. (1997) Analysis of the steroidogenic acute regulatory protein (StAR) gene in Japanese patients with congenital lipoid adrenal hyperplasia. Hum Mol Genet 4:571–576

Nakajin S, Shively JE, Yuan PM, Hall PF (1981) Microsomal cytochrome P-450 from neonatal pig testis: two enzymatic activities (17$\alpha$-hydroxylase and c17,20-lyase) associated with one protein. Biochemistry 20:4037–4042

Naville D, Barjhoux L, Jaillard C et al. (1996) Demonstration by transfection studies that mutations in the adrenocorticotropin receptor gene are one cause of the hereditary syndrome of glucocorticoid deficiency. J Clin Endocrinol Metab 81:1442–1448

Naville D, Barjhoux L, Jaillard C, Saez JM, Durand P, Begeot M (1997) Stable expression of normal and mutant ACTH receptor: study of ACTH binding and coupling to adenylate cyclase. Mol Cell Endocrinol 129:83–90

Nelson DR, Kamataki T, Waxman DJ et al. (1993) The P450 superfamily: update on new sequences, gene mapping, accession numbers, early trivial names of enzymes, and nomenclature. DNA Cell Biol 12:1–51

Neumann HPH (1987) Basic criteria for clinical diagnosis and genetic counselling in Von Hippel-Lindau syndrome. VASA 16:220–226

Neumann HPH, Bender BU (1998) Genotype-phenotype correlations in Von Hippel-Lindau disease. J Intern Med 243:541–545

Neumann HPH, Berger DP, Sigmund G et al. (1993) Phaeochromocytomas, multiple endocrine neoplasia type 2, and Von Hippel-Lindau disease. N Engl J Med 329:1531–1538

Neumann HPH, Bender B, Zäuner I et al. (1996) Monogenetic hypertension and pheochromocytoma. Am J Kidney Dis 28:329–333

Neumann HPH, Bender BU, Reincke M, Eggstein S, Laubenberger J, Kirste G (1999) Adrenal sparing surgery for phaeochromocytoma. Br J Surg 84:94–97

Nilsson O, Tisell LE, Jansson S, Ahlman H, Gimm O, Eng C (1999) Occurrence of adrenal and extra-adrenal pheochromocytomas in a family with germline RET V804L mutation, previously associated only with familial medullary thyroid carcinoma. JAMA 281:1587–1588

Ohgaki H, Kleihues P, Heitz PU (1993) p53 mutations in sporadic adrenocortical tumors. Int J Cancer 54:408–410

Olschwang S, Richard S, Boisson C et al. (1998) Germline mutation profile of the VHL gene in von Hippel-Lindau disease and in sporadic hemangioblastoma. Hum Mutat 12:424–430

Orth DN, Kovacs WJ, DeBold CR (1992) The adrenal cortex. In: Wilson JD, Foster DW (eds) Williams textbook of endocrinology, 8th edn. Saunders, Philadelphia, pp 489–619

Parma J, Duprez L, Van Sande Jet al. (1993) Somatic mutations in the thyrotropin receptor gene cause hyperfunctioning thyroid adenomas. Nature 365:649–651

Partsch CJ, Sippell WG (1989) Hypothalamic hypogonadism in congenital adrenal hypoplasia. Horm Metab Res 21:623–625

Pascoe L, Curnow KM, Slutsker L, Rösler A, White PC (1992) Mutations in the human CYP11B2 (aldosterone synthase) gene causing corticosterone methyl oxidase II deficiency. Proc Natl Acad Sci USA 89:4996–5000

Pascoe L, Jeunemaitre X, Lebrethon MC et al. (1995) Glucocorticoid-suppressible hyperaldosteronism and adrenal tumors occuring in a single French pedigree. J Clin Invest 96:2236–2246

Peter M, Sippell WG (1996) Congenital hypoaldosteronism: The Visser-Cost-Syndrome revisited. Pediatr Res 39:554–560

Peter M, Sippell WG, Wernze H (1993) Diagnosis and treatment of 17-hydroxylase deficiency. J Steroid Biochem Mol Biol 45:107–116

Peter M, Fawaz L, Drop SL, Visser HK, Sippell WG (1997) Hereditary defect in biosynthesis of aldosterone: aldosterone synthase deficiency 1964–1997. J Clin Endocrinol Metab 82:3525–3528

Peter M, Bünger K, Drop SL, Sippell WG (1998 a) Molecular genetic study in two patients with congenital hypoaldosteronism (types I and II) in relation to previously published hormonal studies. Eur J Endocrinol 139:96–100

Peter M, Nikischin W, Heinz-Erian P, Fussenegger W, Kapelari K, Sippell WG (1998 b) Homozygous deletion of arginine-173 in the CYP11B2 gene in a girl with congenital hypoaldosteronism. Corticosterone methyloxidase deficiency type II. Horm Res 50:222–225

Peter M, Viemann M, Partsch CJ Sippell WG (1998 c) Congenital adrenal hypoplasia:Clinical spectrum, experience with hormonal diagnosis and report on new point mutations of the DAX-1 gene. J Clin Endocrinol Metab 83:2666–2674

Picado-Leonard J, Miller WL (1987) Cloning and sequence of the human gene for P450c17 (steroid 17$\alpha$-hydroxylase/17,20-lyase): similarity with the gene for P450c21. DNA 6:439–448

Ping AP, Reeve AE, Law DJ, Young MR, Boehnke M, Feinberg AP (1989) Genetic linkage of Beckwith-Wiedmann syndrome to 11p15. Am J Hum Genet 44:720–723

Pommier RF, Brennan MD (1992) An eleven-year experience with adrenocortical carcinoma. Surgery 112:963–971

Prader A, Siebenmann RE (1957) Nebenniereninsuffizienz bei kongenitaler Lipoidhyperplasie der Nebennieren. Helv Paediatr Acta 12:569–595

Prader A, Zachmann M, Illig R (1975) Luteinizing hormone deficiency in hereditary congenital adrenal hypoplasia. J Pediatr 86:421–422

Prowse AH, Webster, Richards FM et al. (1997) Somatic inactivation of the VHL gene in von Hippel-Lindau disease tumors. Am J Hum Genet 60:765–771

Quint LE, Glazer GM, Francis IR, Shapiro B, Chenevert TL (1987) Pheochromocytoma and paraganglioma: comparison of MR imaging with CT and I-MIBG scintigraphy. Radiology 165:89–93

Rapaport E, Goldberg MB, Gordan GS, Hinman F Jr (1952) Mortality in surgically treated adrenocortical tumors. Postgrad Med 11:325

Rappaport R, Dray F, Legrand JC, Royer P (1968) Hypoaldostéronisme congénital familial par défaut de la 18-OH-déhydrogénase. Pediatr Res 2:456–463

Reincke M (1998a) The ACTH receptor and disorders of adrenocortical functions. Endocrinologist 8:325–331

Reincke M (1998b) Mutations in adrenocortical tumors. Horm Metab Res 30:447–455

Reincke M, Allolio B (1995) Das Nebenniereninzidentalom: Die Kunst der Beschränkung in Diagnostik und Therapie. Dtsch Arztebl [A] 92:764–770

Reincke M, Allolio B (1997) Molekularbiologie der zufällig diagnostizierten Nebennierenraumforderung. Zentralbl Chir 122:430–437

Reincke M, Karl M, Travis W, Chrousos GP (1993) No evidence for oncogenic mutations in guanine nucleotide binding proteins of human adrenocortical neoplasms. J Clin Endocrinol Metab 77:1419–1422

Reincke M, Karl M, Travis WH et al. (1994) p53 mutations in human adrenocortical neoplasms: immunohistochemical and molecular studies. J Clin Endocrinol Metab 78:790–794

Reincke M, Wachenfeld C, Mora P et al. (1996) p53 mutations in adrenal tumors: Caucasian patients do not show the exon 4 „hot spot" found in Taiwan. J Clin Endocrinol Metab 81:3636–3638

Reincke M, Dohna M, Solinas-Toldo S, Allolio B, Lichter P (1997) Multiple chromosomal aberrations in benign and malignant adrenocortical tumors using comparative genomic hybridization. 79th Annual Meeting of the Endocrine Society, Minneapolis, USA, Program and Abstracts P2–108, 311

Reincke M, Mora P, Beuschlein F, Arlt W, Chrousos G. P, Allolio B (1997) Deletion of the ACTH receptor gene in adrenocortical tumors: implication for tumorigenesis. J Clin Endocrinol Metab 82:3054–3058

Reincke M, Beuschlein F, Menig G et al. (1998) Localization and expression of adrenocorticotropic hormone receptor mRNA in normal and neoplastic human adrenal cortex. J Endocrinol 156:415–423

Reinig JW, Doppman JL, Dwyer AJ, Johnson AR, Knop RH (1986) Adrenal masses differentiated by MR. Radiology 158:814

Riccardi VM (1981) Von Recklinghausen neurofibromatosis. N Engl J Med 305:1617–27

Richard S, Beigelman C, Duclos JM et al. (1994) Pheochromocytoma as the first manifestation of von Hippel-Lindau disease. Surgery 116:1076–1081

Rico AF, Shao XJ, Gawlitza M, Hensen J (1997) Analysis of clonality in frozen and paraffin-embeded adrenocortical neoplasms by PCR-amplification of short tandem repeats of the human androgen receptor gene. Exp Clin Endocrinol Diabetes [Suppl 1] 105:14–15

Rodien P, Jeunemaitre X, Dumont C, Beldjord C, Plouin Pf (1997) Genetic alterations of the RET proto-oncogene in familial and sporadic pheochromocytomas. Horm Res 47:263–268

Rosenberg C, Della-Rosa VA, Latronico AC, MendonHa BB, Vianna-Morgante AM (1994) Selection of adrenal tumor cells in culture demonstrated by interphase cytogenetics. Cancer Genet Cytogenet 79:36–40

Rösler A (1984) The natural history of salt-wasting disorders of adrenal origin. J Clin Endocrinol Metab 59:689–700

Rösler A, Leiberman E, Cohen T (1992) High frequency of congenital adrenal hyperplasia (classic 11$\beta$-hydroxylase deficiency) among Jews from Morocco. Am J Med Genet 42:827–834

Ross NS, Aron DC (1990) Hormonal evaluation of the patient with an incidentally discovered adrenal mass. N Engl J Med 323:1401–1405

Sachse R, Shao X-J, Rico A et al. (1997) Absence of angiotensin II type 1 receptor gene mutations in human adrenal tumors. Eur J Endocrinol 137:262–266

Saenger P, Klonari Z, Black SM et al. (1995) Prenatal diagnosis of congenital lipoid adrenal hyperplasia. J Clin Endocrinol Metab 80:200–205

Sakkal-Alkaddour H, Zhang L, Yang X et al. (1996) Studies of 3$\beta$-hydroxysteroid dehydrogenase genes in infants and children manifesting premature pubarche and increased adrenocorticotropin-stimulated $\Delta$5-steroid levels. J Clin Endocrinol Metab 81:3961–5

Sandrini R, Ribeiro RC, DeLacerda L (1997) Extensive personal experience – childhood adrenocortical tumors. J Clin Endocrinol Metab 82:2027–2031

Santoro M, Rosati R, Gricco M et al. (1990) The RET protooncogene consistently expressed in human pheochromocytomas and thyroid medullary carcinomas. Oncogene 5:1595–1598

Sato Y, Waziri M, Smith W et al. (1988) Hippel-Lindau disease: MR imaging. Radiology 166:241–246

Schröder S, Patberg B, Reincke M, Komminoth P (1997) Diagnostische Leitlinien bei Knoten in der Nebenniere: Typisierung, Dignitäts- und Prognoseerfassung, molekulare Pathogenese. Verh Dtsch Ges Pathol 81:97–102

Schulze E, Maser-Gluth C, Allolio B, Bornstein S, Reincke M (1997) Steroid hormone levels and 21-hydroxylase mutations in patients with adrenal incidentalomas. 79th Annual Meeting of the Endocrine Society, Minneapolis, USA, Program and Abstracts P2–87, 306

Schwartz M, Blichfeldt S, Møller J (1997) X-linked adrenal hypoplasia in a large Greenlandic family. Detection of a missense mutation (N4401) in the DAX-1 gene; implication for genetic counselling and carrier diagnosis. Hum Genet 99:83–87

Seizinger BR, Rouleau GA, Ozelius LJ et al. (1987) Genetic linkage of von Recklinghausen neurofibromatosis to the nerve growth factor receptor gene. Cell 49:589–594

Shephert TH, Landing BH, Mason DG (1959) Familial Addison's disease. Am J Dis Child 97:154–162

Šikl H (1948) Addison's disease due to congenital adrenal hypoplasia of the adrenals in an infant aged 33 days. J Pathol Bacteriol 60:323–326

Sills IN, Voorhess ML, MacGillivray MH, Peterson RE (1983) Prolonged survival without therapy in congenital adrenal hypoplasia. Am J Dis Child 137:1186–1188

Simard J, Rheaume E, Mebarki F et al. (1995) Molecular basis of human 3$\beta$-hydroxysteroid dehydrogenase deficiency. J Steroid Biochem Mol Biol 53:127–138

Simpson NE, Kidd KK, Goodfellow PJ et al. (1987) Assignment of multiple endocrine neoplasia type 2 A to chromosome 10 by linkage. Nature 328:528–530

Sippell WG, Bidlingmaier F, Becker H et al. (1978) Simultaneous radioimmunoassay of plasma aldosterone, corticosterone, 11-deoxycorticosterone, progesterone, 17-hydroxyprogesterone, 11-deoxycortisol, cortisol, and cortisone. J Steroid Biochem 9:63–67

Skogseid B, Larsson C, Lindgren P-G et al. (1992) Clinical and genetic features of adrenocortical lesions in MEN type 1. J Clin Endocrinol Metab 75:76–81

Smith DP, Houghton C, Ponder BA (1997) Germline mutation of RET codon 883 in two cases of de novo MEN 2B. Oncogene 15:1213–1217

Søreide JA, Braband K, Thoresen SØ (1992) Adrenal cortical carcinoma in Norway 1970–1984. World J Surg 16:663–668

Speiser PW, White PC, Dupont J, Zhu D, Mercado AB, New MI (1994) Prenatal diagnosis of congenital adrenal hyperplasia due to 21- hydroxylase deficiency by allele-specific hybridization and Southern blot. Hum Genet 93:424–428

Srivastava S, Zou Z, Pirollo K, Blattner W, Chang EH (1990) Germ-line transmission of a mutated p53 gene in a cancer-prone family with Li-Fraumeni syndrome. Nature 348:747–749

Stocco DM, Clark BJ (1996) Regulation of the acute production of steroids in steroidogenic cells. Endocr Rev 17:221–244

Stolle C, Glenn G, Zbar B et al. (1998) Improved detection of germline mutations in the VHiLi Dis Tumor Supp Gene. Hum Mutat 12:417–423

Stowasser M, Gordon RD, Tunny TJ, Klemm SA, Finn WL, Krek AL (1992) Familial hyperaldosteronism type II: five families with a new variety of primary aldosteronism. Clin Exp Pharmacol Physiol 19:319–322

Stratakis CA, Carney JA, Lin J-P et al. (1996) Carney complex: a familial multiple neoplasia and lentiginosis syndrome: analysis of 11 kindred and linkage to the short arm of chromosome 2. J Clin Invest 97:599–607

Sugawara T, Lin D, Holt JA et al. (1995) Structure of the human steroidogenic acute regulatory protein (StAR) gene: StAR stimulates mitochondrial cholesterol 27-hydroxylase activity. Biochemistry 34:12 506–12 512

Swain A, Zanaria E, Hacker A, Lovell BR, Camerino G (1996) Mouse Daxl expression is consistent with a role in sex determination as well as in adrenal and hypothalamus function. Nat Genet 12:404–409

Takahashi T, Shoji Y, Haraguchi N, Takahashi I, Takada G (1997) Active hypothalamic-pituitary-gonadal axis in an infant with X-linked adrenal hypoplasia congenita. J Pediatr 130:485–488

Tanaka N, Nishisho I, Yamamoto M et al. (1992) Loss of heterozygosity on the long arm of chromosome 22 in pheochromocytoma. Gene Chromosomes Cancer 5:399–403

Tory K, Brauch H, Linehan M et al. (1989) Specific genetic change in tumors associated with von Hippel-Lindau disease. J Natl Cancer Inst 81:1097–1101

Tsigos C, Arai K, Hung W, Chrousos GP (1993) Hereditary isolated glucocorticoid deficiency is associated with abnormalities of the adrenocorticotropin receptor gene. J Clin Invest 92:2458–2461

Tsigos C, Arai K, Latronico AC, DiGeorge AM, Rapaport R, Chrousos GP (1995) A novel mutation of the adrenocorticotropin receptor (/ACTH-R) gene in a family with the syndrome of isolated glucocorticoid deficiency, but no ACTH-R abnormalities in two families with the triple A syndrome. J Clin Endocrinol Metab 80:2186–2189

Tsutsumi M, Yokota J, Kakizoe T, Koiso K, Sugimura T, Terada M (1989) Loss of heterozygosity on chromosomes 1p and 11p in sporadic pheochromocytoma. J Natl Cancer Inst 81:367–370

Tusie-Luna MT, White PC (1995) Gene conversions and unequal crossovers between CYP21 (steroid 21-hydroxylase gene) and CYP21P involve different mechanisms. Proc Natl Acad Sci USA 92:10 796–10 800

Tusie-Luna MT, Traktman P, White PC (1990) Determination of functional effects of mutations in the steroid 21-hydroxylase gene (CYP21) using recombinant vaccinia virus. J Biol Chem 265:20 916–20 922

Tusie-Luna MT, Speiser PW, Dumic M, New MI, White PC (1991) A mutation (Pro-30 to Leu) in CYP21 represents a potential nonclassic steroid 21-hydroxylase deficiency allele. Mol Endocrinol 5:685–692

Ulick S (1976) Diagnosis and nomenclature of the disorders of the terminal portion of the aldosterone biosynthetic pathway. J Clin Endocrinol Metab 43:92–96

Ulick S, Gautier E, Vetter KK, Markello JR, Yaffe S, Lowe CU (1964) An aldosterone biosynthetic defect in a salt-losing disorder. J Clin Endocrinol Metab 24:669–672

Vargas MP, Zhuang Z, Wang C, Vortmeyer A, Linehan WM, Merino MJ (1997) Loss of heterozygosity on the short arm of chromosome 1 and 3 in sporadic and extra-adrenal paraganglioma. Pathology 28:411–415

Visser HKA, Cost WS (1964) A new hereditary defect in the biosynthesis of aldosterone: urinary C21-corticosteroid pattern in three related patients with a salt-losing syndrome, suggesting an 18-oxidation defect. Acta Endocrinol (Copenh) 47:589–612

Wagner J, Portwine C, Rabin K, Leclerc JM, Narod SA, Malkin D (1994) High frequency of germline p53 mutations in childhood adrenocortical cancer. J Natl Cancer Inst 86:1707–1710

Walker AP, Chelly J, Love DR et al. (1992) A YAC contig in Xp21 containing the adrenal hypoplasia congenita and glycerol kinase deficiency genes. Hum Mol Genet 1:579–585

Weber A, Clark AJL (1994) Mutations of the ACTH receptor gene are only one cause of familial glucocorticoid deficiency. Hum Mol Genet 3:585–588

Weber A, Kapas S, Hinson J, Grant DB, Grossmann A, Clark AJL (1993) Functional characterization of the cloned human ACTH receptor: impaired responsiveness of a mutant receptor in familial glucocorticoid deficiency. Biochem Biophys Res Commun 197:172–178

Weber A, Toppari J, Harvey R et al. (1995) Adrenocorticotropin receptor gene mutations in familial glucocorticoid deficiency: relationship with clinical features in four families. J Clin Endocrinol Metab 80:65–71

Weber A, Wieneker TF, Jung M et al. (1996) Linkage of the gene for the triple A syndrome to chromosome 12q13 near type II keratin gene cluster. Hum Mol Genet 6:2061–2066

White PC (1994a) Disorders of aldosterone biosynthesis and action. N Engl J Med 331:250–258

White PC, New MI, Dupont B (1986) Structure of human steroid 21-hydroxylase genes. Proc Natl Acad Sci USA 83:5111–5115

White PC, Vitek A, Dupont B, New MI (1988) Characterization of frequent deletions causing steroid 21-hydroxylase deficiency. Proc Natl Acad Sci USA 85:4436–4440

White PC, Dupont J, New MI, Leiberman E, Hochberg Z, Rösler A (1991) A mutation in CYP11B1 (Arg 448 His) associated with steroid 11-hydroxylase deficiency in Jews of Moroccan origin. J Clin Invest 87:1664–1667

White PC, Curnow KM, Pascoe L (1994b) Disorders of steroid 11$\beta$-hydroxylase isoenzymes. Endocr Rev 15:421–438

Wiedemann HR (1964) Complex malformatif familial avec hernie ombilicale et macroglossie – un syndrome nouveau? J Genet Hum 13:223–232

Wilson RA, Ibanez ML (1978) A comparative study of 14 cases of familial and nonfamilial pheochromocytomas. Hum Pathol 9:181–8

Yanase T, Kagimoto M, Suzuki S, Hashiba K, Simpson ER, Waterman MR (1989) Deletion of a phenylalanine in the N-terminal region of human cytochrome P-450 (17$\alpha$) results in partial combined 17$\alpha$-hydroxylase/17,20-lyase deficiency. J Biol Chem 264:18076–18082

Yanase T, Simpson ER, Waterman MR (1991) 17$\alpha$-hydroxylase/17,20-lyase deficiency: from clinical investigation to molecular definition. Endocr Rev 12:91–108

Yanase T, Takayanagi R, Oba K, Nishi Y, Ohe K, Nawata H (1996) New mutations of DAX-1 genes in two Japanese patients with X-linked congenital adrenal hypoplasia and hypogonadotropic hypogonadism. J Clin Endocrinol Metab 81:530–535

Yano T, Linehan M, Anglard P et al. (1989) Genetic changes in human adrenocortical carcinoma. J Natl Cancer Inst 81:518–523

Yashiro T, Hara H, Fulton NC, Obara T, Kaplan EL (1994) Point mutations of ras genes in human adrenal cortical tumors: absence in adrenocortical hyperplasia. World J Surg 18:455–461

Yu RN, Ito M, Saunders TL, Camper SA, Jameson JL (1998) Role of Ahch in gonadal development and gametogenesis. Nat Genet 20:353–357

Zachmann M, Illig R, Prader A (1980) Gonadotropin deficiency and cryptorchidism in three prepubertal brothers with congenital adrenal hypoplasia. J Pediatr 97:255–257

Zachmann M, Werder EA, Prader A (1982) Two types of male pseudohermaphroditism due to 17,20-desmolase deficiency. J Clin Endocrinol Metab 55:487–490

Zanaria E, Muscatelli F, Bardoni B et al. (1994) An unusual member of the nuclear hormone receptor superfamily responsible for X-linked adrenal hypoplasia congenita. Nature 372:635–641

Zazopoulos E, Lalli E, Stocco DM, Sassone-Corsi P (1997) DNA binding and transcriptional repression by DAX-1 blocks steroidogenesis. Nature 390:311–315

Zbar B, Kishida T, Chen F et al. (1996) Germline mutations in the von Hippel-Lindau disease (VHL) gene in families from North America, Europe and Japan. Hum Mutat 8:348–357

Zeiger MA, Zbar B, Keiser H, Linehan WM, Gnarra JR (1995) Loss of heterozygosity on the short arm of chromosome 3 in sporadic, von Hippel-Lindau disease – associated, and familial pheochromocytoma. Genes Chromosomes Cancer 13:151–156

Zhang G, Miller WL (1996) The human genome contains only two CYP11B (P450c11) genes. J Clin Endocrinol Metab 81:3254–3256

Zhang G, Rodriguez H, Fardella C E, Harris DA, Miller WL (1995) Mutation T318M in the CYP11B2 gene encoding P450c11AS (aldosterone synthase) causes corticosterone methyl oxidase II deficiency. Am J Hum Genet 57:1037–1043

Zhang YH, Guo W, Wagner R et al. (1998) DAX1 mutations map to putative structural domains in a deduced three-dimensional model. Am J Hum Genet 62:855–864

Zweiker R, Tiemann M, Eber B et al. (1997) Bradydysrhythmia-related presyncope secondary to pheochromocytoma. J Intern Med 242:249–253

Zwermann O, Mora P, Weber G, Allolio B, Reincke M (1999) The MEN 1 gene expression is normal in sporadic adrenocortical tumors. Exp Clin Endocrinol Diabetes [Suppl 1] 107:S25

# 11 Monogen vererbte Hypophosphatämien

TIM-M. STROM und BETTINA LORENZ-DEPIEREUX

**Inhaltsverzeichnis**



## 11.1 Einleitung

Es gibt 4 gut charakterisierte Erkrankungen, die durch einen renalen Phosphatverlust und eine Hypophosphatämie bedingt sind:

- die X-chromosomal dominante Hypophosphatämie (XLH),
- die autosomal-dominante hypophosphatämische Rachitis (ADHR),
- die hereditäre hypophosphatämische Rachitis mit Hyperkalzurie (HHRH) und
- die onkogene hypophosphatämische Osteomalazie (OHO).

Die 3 zuerst genannten Erkrankungen werden monogen vererbt, die vierte ist erworben. Alle diese Erkrankungen führen zur Entwicklung einer Rachitis und/oder Osteomalazie. Die Häufigkeit der Hypophosphatämien wird insgesamt mit etwa 1:20000 angegeben und ist in den hoch entwickelten Industrieländern, in denen Vitamin D und Kalzium ausreichend in der Nahrung vorhanden sind, eine relativ häufige Ursache der Rachitis. Obwohl allen 4 Erkrankungen der renale Phosphatverlust gemeinsam ist, bestehen Unterschiede in der klinischen Ausprägung, im Vitamin-D-Metabolismus und der Antwort auf eine Phosphatsubstitution, die sich auch in der medikamentösen Behandlung niederschlagen.

Die bei weitem häufigste dieser Erkrankungen ist die XLH. Sie wird durch inaktivierende Mutationen im PHEX-Gen verursacht. Die verursachenden Gendefekte für die ADHR* und HHRH sind bisher nicht aufgeklärt. PHEX wird im Knochen und in Zähnen, jedoch nicht in der Niere exprimiert und kodiert für ein Typ-II-Membranprotein, das zur M13-Familie der Zinkmetallopeptidasen gehört. Die Funktion dieses Proteins ist bisher nicht verstanden. Die Behandlung besteht in der oralen Zufuhr von 1,0–2,0 g/Tag (in 4–6 Dosen) Phosphat und der Gabe von 10–20 ng/kg/Tag 1,25-Dihydroxyvitamin $D_3$ (maximal 1–3 µg/Tag). Es muss jedoch beachtet werden, dass diese Therapie bei weitem nicht ideal ist und zu schweren Nebenwirkungen führen kann.

Für die XLH sind 2 Mausmodelle beschrieben, *Hyp*- und *Gy*-Maus, die zu Untersuchungen über die Pathophysiologie der XLH verwendet wurden

Endokrinopathien
D. Ganten / K. Ruckpaul (Hrsg.)

**Tabelle 11.1.** Monogen vererbte Hypophosphatämien

| Erkrankung | OMIM[a] |
|---|---|
| X-gekoppelte Hypophosphatämie (XLH) | 307800 |
| Autosomal-dominante hypophosphatämische Rachitis (ADHR) | 193100 |
| Hypophosphatämische Knochenerkrankung (HBD) | 146350 |
| Hereditäre hypophosphatämische Rachitis mit Hyperkalzurie (HHRH) | 241530 |
| Autosomal-rezessive hypophosphatämische Rachitis | 241520 |

[a] Die Nummern verweisen auf die Datenbank „Online Mendelian Inheritance in Man" mit der Internetadresse http://www.ncbi.nlm.nih.gov/Omim.

und werden. Beide Mausmodelle tragen eine partielle Deletion des PHEX-Gens. Nierentransplantations- und Parabioseexperimente in der *Hyp*-Maus unterstützen die Hypothese, dass der mutante Phänotyp durch einen hormonellen Faktor vermittelt wird. Es ist möglich, dass dieser Faktor wegen des fehlenden Phex-Proteins nicht richtig prozessiert oder degradiert wird.

Das folgende Kapitel gibt einen Überblick über die oben genannten Erkrankungen. Daneben sind noch weitere monogen vererbte Hypophosphatämien beschrieben,

- die autosomal-rezessive hypophosphatämische Rachitis und
- die autosomal-dominant vererbte hypophosphatämische Knochenerkrankung (hypophosphatemic bone disease, HBD).

Die autosomal-rezessive hypophosphatämische Rachitis ist nicht sehr gut charakterisiert und wird im Folgenden nicht berücksichtigt. Die HBD wird im Zusammenhang mit der ADHR diskutiert. Tabelle 11.1 gibt eine Übersicht über die monogen vererbten Hypophosphatämien. Weiterhin enthält das Kapitel einen Überblick über die Phosphathomöostase sowie über die in den letzten Jahren gewonnenen Kenntnisse über die molekulare Basis der renalen Phosphatrückresorption.

## 11.2 Phosphathomöostase

Die Phosphathomöostase wird durch die Resorption im Dünndarm, den Einbau in bzw. die Resorption aus den Knochen und die Filtration und Resorption in der Niere bestimmt. Entscheidend für die Phosphathomöostase sind die Regulation der Resorption in der Niere und die Resorption aus den Knochen. Die Regulation der Phosphathomöostase wurde unter Bedingungen reduzierter Phosphatzufuhr untersucht. Am besten untersucht ist die Regulation durch Parathormon (PTH) und 1,25-Dihydroxyvitamin $D_3$ [1,25$(OH)_2D_3$]. Beide Hormone sind in die Phosphat- und die Kalziumhomöostase involviert. Phosphat- und Kalziumhomöostase werden deshalb meist zusammen betrachtet.

### 11.2.1 Phosphat

In der Häufigkeitsliste der Elemente auf der Erde steht Phosphor an 12. Stelle, zwischen Chlor und Kohlenstoff. Phosphor liegt in der Natur als Phosphat vor. Die wichtigsten Phosphate sind die Kalziumphosphate Apatit und Phosphorit, die oft in großen Vorkommen gefunden werden.

Anorganisches Phosphat ist ein unentbehrlicher Nährstoff. Der menschliche Körper enthält etwa 700 g Phosphor, wovon 600 g als Hydroxidapatit, ein Kalziumphosphat der Zusammensetzung $Ca_5(PO_4)_3(OH)$, in den Knochen und Zähnen gebunden sind. Das Element ist ferner ein wichtiger Bestandteil von Nukleinsäuren, Phospholipiden, ATP, cAMP und intrazellulären Enzymen, deren Aktivität oft durch Phosphorylierung reguliert wird.

Im Gewässer kommen anorganische Phosphate gelöst gewöhnlich nur in geringen Mengen vor. Phosphat ist daher als essenzieller Nährstoff für Primärproduzenten viel häufiger Minimumfaktor als Stickstoff. Die Eutrophierung der Seen beruht in erster Linie auf der Zunahme der Phosphate.

In der menschlichen Diät ist Phosphat ausreichend vorhanden. Phosphatmangelzustände treten daher beim Menschen nur unter ungewöhnlichen Bedingungen auf. Täglich werden etwa 0,8–1,5 g Phosphor mit der Nahrung aufgenommen. Nur ein kleiner Teil des über die Nahrung aufgenommenen Phosphats wird im Körper zurückbehalten. Der größte Teil wird wieder im Urin ausgeschieden. Von dem aufgenommenen Phosphat werden etwa 70% im Dünndarm absorbiert. Das absorbierte Phosphat wird entweder in organischer Form in Zellen oder als Hydroxidapatit in Knochen eingebaut oder über die Niere ausgeschieden. Das Phosphat im Extrazellulärraum beträgt <1% des gesamten Phosphats im Körper.

### 11.2.2 Serumkonzentrationen und tubuläre maximale Phosphatresorption

Die normalen Phosphatkonzentrationen im Serum sind altersabhängig und nicht eng reguliert: Im Kindesalter betragen sie 3,8–5,5 mg/dl, im Erwachsenenalter 2,7–4,5 mg/dl (Greenberg et al. 1960). Bei der Messung der Serumkonzentrationen muss berücksichtigt werden, dass sie zirkadianen Schwankungen unterliegen. Sie sind am Vormittag am niedrigsten und haben morgens gegen 4 Uhr die höchsten Werte. Die Differenz kann bis zu 1 mg/dl betragen (Markowitz et al. 1981). Es ist nicht bekannt, welche Faktoren für die zirkadianen Schwankungen der Serumkonzentrationen verantwortlich sind. Im Serum liegt Phosphat hauptsächlich als freies Ion vor, nur eine kleine Fraktion (<15%) ist an Proteine gebunden (Hopkins et al. 1952).

Phosphat wird im proximalen Nierentubulus zusammen mit $Na^+$ resorbiert. Das Transportsystem ist sättigbar und zeigt eine typische Schwellencharakteristik. Die Schwellenkonzentration liegt im Bereich der normalen Serumkonzentration, wodurch die Niere entscheidenden Einfluss auf die Regulation der Phosphathomöostase nimmt. Die tubuläre maximale Phosphatresorption im Verhältnis zur glomerulären Filtrationsrate (TmP/GFR) beschreibt die Phosphatkonzentration im Glomerulusfiltrat, unterhalb derer alles filtrierte Phosphat tubulär resorbiert wird. Sie wird zur Abschätzung der Kapazität der renalen Phosphatresorption benutzt, während die Bestimmung des Phosphats im 24-h-Urin keinen Wert hat. Die TmP variiert in Abhängigkeit von der Phosphatzufuhr. Am besten wird sie während einer Phosphatinfusion gemessen. In der Praxis wird sie nach Bestimmung der Phosphat- und Kreatininwerte im Serum und im nüchternen Morgenurin aus dem Nomogramm von Walton u. Bijvoet (1975) bestimmt. Die Normalwerte sind altersabhängig mit Werten von 4–8 mg/dl während der Kindheit und Werten von 2,5–4,2 mg/dl im Erwachsenenalter (Kruse et al. 1982).

### 11.2.3 Intestinale Resorption

Für die Phosphathomöostase spielt die hormonelle Regulation der Phosphataufnahme im Dünndarm nur eine untergeordnete Rolle. Die Resorption steigt mit dem Gehalt in der Nahrung. Wenn der Phosphatgehalt in der Nahrung gering ist, wird die Resorption im Dünndarm durch einen Anstieg von $1{,}25(OH)_2D_3$ stimuliert (Lee et al. 1986, Rizzoli et al. 1977). Die Resorption aus dem Dünndarm und der Transport in das Blutvolumen erfordern

1. den Transport über die luminal gelegene Bürstensaummembran
2. den Transport durch das Zytoplasma und
3. den Transport über die basolaterale Membran des Darmepithels.

Die molekulare Basis für diese Tansportvorgänge ist weitgehend unklar. Der Transport über die Bürstensaummembran erfolgt über ein $Na^+$-Phosphat-Kotransporter-System (Berner et al. 1976). Die Rolle von $1{,}25(OH)_2D_3$ und 25(OH)D wurde in mehreren Studien untersucht (Matsumoto et al. 1980, Murer u. Hildmann 1981, Murer et al. 1991). $1{,}25(OH)_2D_3$ erhöht die Aufnahme von Phosphat über Bürstensaummembranvesikel. Dabei werden wahrscheinlich ein kalziumabhängiger Prozess im Duodenum und ein kalziumunabhängiger Prozess im Jejunum benutzt. An der basolateralen Seite des Epithels findet der Transport entweder durch ein Anionentransportsystem (Murer u. Hildmann 1981) oder durch einen ATP- und $Na^+$-abhängigen Transport statt (Kikuchi u. Ghishan 1987).

### 11.2.4 Renale Resorption

In den Nierenglomeruli werden 90–95% des Phosphats im Serum filtriert. Unter physiologischen Bedingungen sind dies etwa 7000 mg/Tag, von denen 80–90% in den Tubuli resorbiert werden. Etwa 700 mg werden bei einer normalen Phosphatzufuhr von 1000 mg täglich mit dem Urin ausgeschieden (Knox et al. 1977). Der größte Teil des filtrierten Phosphats, etwa 60%, wird in den Partes contorti, etwa 15–20% in den Partes rectae der proximalen Nierentubuli resorbiert. Ein kleiner Teil des filtrierten Phosphats (<10%) wird in den distalen Segmenten der Nephronen absorbiert (Pastoriza-Munoz et al. 1978). Es ist nicht sicher, ob die Resorption in den distalen Nephronsegmenten von physiologischer Bedeutung ist, oder nur unter experimentellen Bedingungen eine größere Rolle spielt. Einige Studien belegen, dass die tiefer gelegenen Nephronen mehr zur Phosphatresorption beitragen als die oberflächlich gelegenen (Haramati et al. 1983, Haramati et al. 1984).

In allen 3 Nephronabschnitten, in denen eine Phosphatresorption stattfindet, kann eine Erhöhung der Adenylatzyklaseaktivität nach der Gabe von PTH beobachtet werden (Berndt u. Knox 1992, Morel 1981). Ein großer Teil der Transportkapazi-

**Tabelle 11.2.** Lokalisation der tubulären Phosphatresorption der PTH-stimulierbaren Adenylatzyklase und der 1α-Hydroxylase

| Tubulussegment | Phosphattransport | PTH-stimulierbare Adenylatzyklase | PTH-stimulierbare 1α-Hydroxylase |
|---|---|---|---|
| Pars contorta, proximaler Tubulus | +++ | ++ | ++++ |
| Pars recta, proximaler Tubulus | ++ | + | – |
| Henle-Schleife, dicker aufsteigender Teil, juxtamedullär | – | – | – |
| Henle-Schleife, dicker aufsteigender Teil, kortikal | – | ++++ | – |
| Distaler Tubulus | + | +++ | – |
| Sammelrohr | – | – | – |

tät in den proximalen Tubuli ist durch PTH oder cAMP hemmbar. In parathyreoidektomierten Ratten sinkt das Verhältnis von tubulärer Phosphatkonzentration zur Phosphatkonzentration im Ultrafiltrat innerhalb von 6–24 h von 0,6 auf 0,2–0,4 (Ullrich et al. 1977). Weiterhin stimuliert PTH die 1α-Hydroxylase-Aktivität in den Partes contorti der proximalen Tubuli über einen cAMP-abhängigen Mechanismus (Kawashima u. Kurokawa 1986) und inhibiert den $Na^+$-$H^+$-Austausch in diesem Nephronabschnitt. Im distalen Tubulus erhöht PTH die Kalziumresorption durch einen Proteinkinase-A- und Proteinkinase-C-abhängigen Mechanismus (Friedman et al. 1996). In Tabelle 11.2 sind die Lokalisation der Phosphatresorption und die PTH-Wirkung in den verschiedenen Tubulusabschnitten zusammengefasst.

### 11.2.5 Zelluläre Mechanismen der renalen Phosphatresorption

Die Phosphatresorption im proximalen Tubulus ist relativ gut untersucht. Der Phosphattransport über die apikale Membran der Tubuluszelle erfolgt sekundär-aktiv gegen einen elektrochemischen Gradienten. Primärer Motor für den Transport ist die in der basolateralen Membran gelegene $Na^+$-$K^+$-ATPase. Dem durch sie geschaffenen Konzentrationsgefälle für Natrium folgt ein $Na^+$-Phosphat-Kotransport über die apikale Membran (Abb. 11.1). Der Phosphattransport auf der basolateralen Seite der Tubuluszelle erfolgt passiv mit dem Konzentrationsgefälle des Phosphats und ist von $Na^+$ unabhängig (Bonjour u. Caverzasio 1984, Mizgala u. Quamme 1985, Murer u. Burckhardt 1983, Tenenhouse 1997).

Es gibt Hinweise auf wenigstens 2 kinetisch unterschiedliche $Na^+$-Phosphat-Kotransporter im Bürstensaumepithel der Nierentubuli (Walker et al.

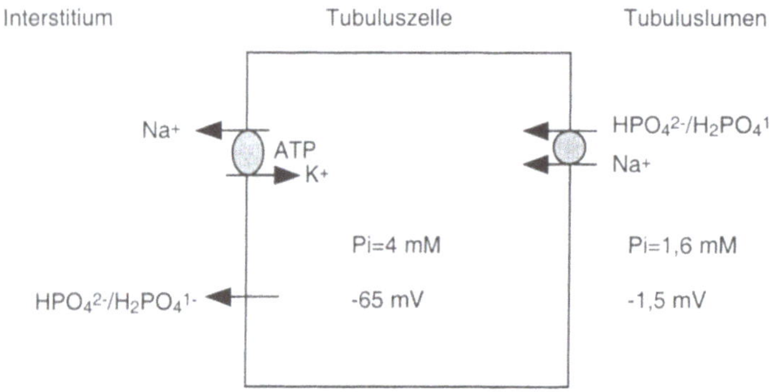


**Abb. 11.1.** Phosphattransport in den Partes contorti der proximalen Tubuli. Auf der apikalen Seite erfolgt ein sekundär-aktiver Transport durch Typ-I- und Typ-II-$Na^+$-Phosphat-Kotransporter. Dieser Transport wird durch die $Na^+$-$K^+$-ATPase in der basolateralen Membran angetrieben. Der Phosphatefflux aus der Zelle auf der basolateralen Seite erfolgt wahrscheinlich durch passive Diffusion. Eventuell ist an dem Transport auf der basolateralen Seite auch ein Anionenaustauschmechanismus und/oder ein $Na^+$-Phosphat-Kotransporter beteiligt

1987). In den Partes contorti der proximalen Nierentubuli scheint ein Transportsystem mit hoher Kapazität und niedriger Affinität für den größten Teil der Phosphatresorption und ein System mit niedriger Kapazität und hoher Affinität für den Rest verantwortlich zu sein. In den Partes rectae der proximalen Nierentubuli wird lediglich das System mit niedriger Kapazität und hoher Affinität gefunden.

### 11.2.6 Phosphattransporter

#### 11.2.6.1 Typ-I- und Typ-II-Transporter

Der Versuch, die für den $Na^+$-Phosphat-Kotransport verantwortlichen Proteine zu isolieren, war lange Zeit nicht erfolgreich. Zum Erfolg führte schließlich die Expressionsklonierung in *Xenopus-laevis*-Oozyten (Werner et al. 1991) und anschließend die Suche nach homologen cDNAs (Chong et al. 1993, Murer u. Biber 1996, Murer u. Biber 1997). Die cDNAs kodieren für 2 Typen von Kotransportern, die untereinander nur zu 20% identisch sind.

- Typ-I-Transporter (NPT1) setzen sich aus etwa 465 Aminosäuren zusammen und besitzen 7–9 Transmembrandomänen. Der NPT1 wurde beim Menschen auf Chromosom 6p22 kartiert.
- Typ-II-Transporter (NPT2) sind etwa 635 Aminosäuren lang mit 8 Transmembrandomänen (Abb. 11.2). Der NPT2 wurde beim Menschen auf Chromosom 5q35 kartiert.

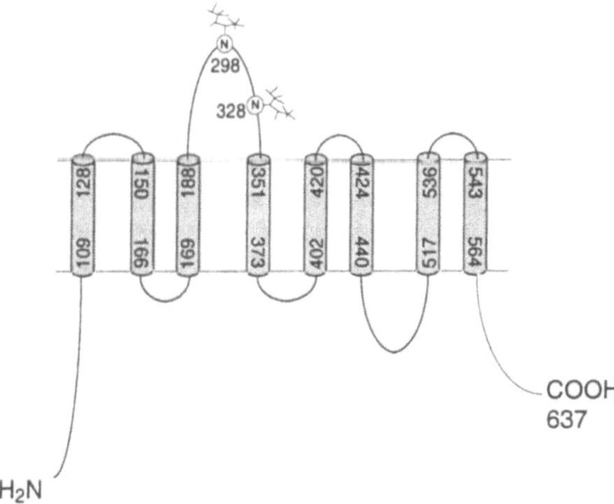


**Abb. 11.2.** Struktur des Typ-II-$Na^+$-Phosphat-Kotransporters NPT2. Die Zahlen verweisen auf die Aminosäurenpositionen, an denen die Transmembrandomänen beginnen bzw. enden. Das N-terminale und C-terminale Ende des Proteins liegen intrazellulär. *N* Asparagin, das wahrscheinlich glykosyliert wird

Die Lokalisation von NPT1 und NPT2 in der Niere wurde immunhistochemisch und durch In-situ-Hybridisierung bestimmt. Beide Transporter sind in der Bürstensaummembran der proximalen Tubuli vorhanden, wobei NPT2 stärker in den proximalen als den distalen Abschnitten exprimiert ist. NPT1 ist über alle Abschnitte des proximalen Tubulus gleichmäßig verteilt (Biber et al. 1993, Custer et al. 1993).

Funktionelle Studien mit cRNA-injizierten *Xenopus-laevis*-Oozyten (Werner et al. 1991) und mit cDNA-transfizierten Nierenzelllinien (Quabius et al. 1995) zeigten, dass beide $Na^+$-Phosphat-Kotransporter einen Phosphattransport entgegen dem Konzentrationsgefälle bewirken. Dabei ähnelt die pH-Abhängigkeit von NPT2 stärker dem $Na^+$- Phosphat-Transport in renalen Bürstensaummembranvesikeln. NPT1 transportiert zusätzlich zu Phosphat Chlorid- und organische Anionen, sodass die Definition seiner physiologischen Rolle weiterer Untersuchungen bedarf (Busch et al. 1996).

Untersuchungen der $Na^+$-Phosphat-Kotransporter haben zur Klärung des Mechanismus der Regulation des Phosphattransports durch PTH beigetragen. PTH führt zu einer Verminderung der $V_{max}$ des $Na^+$-Phosphat-Kotransports. Dies wird durch Endozytose und den Abbau von NPT2-Protein bewirkt. Immunhistochemische Studien zeigten, dass NPT2-Protein nach der Applikation von PTH aus der Bürstensaummembran entfernt wird (Kempson et al. 1995) und dass Substanzen, die die Endozytose blockieren, diese PTH-Wirkung verhindern. Weiterhin gibt es Hinweise darauf, dass PTH zum Abbau des NPT2-Proteins führt (Pfister et al. 1998). Diese Studien stimmen gut mit früheren Beobachtungen überein, dass eine Proteinsynthese erforderlich ist, um den $Na^+$-Phosphat-Kotransport nach Hemmung durch PTH wiederherzustellen (Malmstrom u. Murer 1987).

Kürzlich wurden 2 weitere $Na^+$-Phosphat-Kotransporter kloniert. Einer der beiden Transporter ist zu 48% zu NPT1 homolog und wird im Dünndarm, im Kolon, in der Leber und im Pankreas exprimiert (Shibui et al. 1999). Bei Menschen kartiert dieses Gen auf Chromosom 6p21.3–22. Aufgrund des Expressionsmusters könnte vermutet werden, dass dieses Protein im intestinalen Phosphattransport eine Rolle spielt. Der 2. Transporter zeigt eine Identität von 53% mit dem menschlichen Typ-II-Transporter NPT2 und ist in der Lunge, im Intestinum, in der Niere und in weiteren Geweben exprimiert. (Feild et al. 1999).

### 11.2.6.2 Typ-III-Transporter und Stanniokalzin

So genannte Typ-III-$Na^+$-Phosphat-Kotransporter dienen sowohl als Phosphattransporter als auch als Rezeptoren für Retroviren, den Gibbon-ape-Leukemia-Virus (Glvr-1) und den Murine-amphotropic-Virus (Ram-1). Sie besitzen mehrere Transmembrandomänen, zeigen aber keine Ähnlichkeit mit NPT1 oder NPT2. Untereinander sind sie zu 60% identisch und zeigen eine schwache Homologie mit einer vermutlichen Phosphatpermease von *Neurospora crassa* (Kavanaugh et al. 1994). Sowohl Glvr-1 als auch Ram-1 sind in verschiedenen Geweben exprimiert, wobei Glvr-1 seine höchste Expression im Knochenmark und Ram-1 seine höchste Expression im Herz aufweist. Beide $Na^+$-Phosphat-Kotransporter sind auch in der Niere exprimiert. Ihre Expression ist jedoch dort etwa 80-fach niedriger als die von NPT2 (Tenenhouse et al. 1998). Es wird angenommen, dass sie als Housekeeping-Phosphattransporter dienen.

In Knochenfischen ist ein weiteres Protein, Stanniokalzin, bekannt, das in die Aufrechterhaltung der Phosphathomöostase involviert ist. Stanniokalzin ist ein Peptidhormon, das bei Knochenfischen, die in einem phosphatarmen Milieu leben, die Phosphatresorption über die Kiemen stimuliert und einer Hyperkalzämie entgegenwirkt (Lu et al. 1994). Menschliches Stanniokalzin ist zu 60% mit Fischstanniokalzin identisch (Olsen et al. 1996). In der Ratte wurde die Expression von Stanniokalzin in der Niere immunhistochemisch nachgewiesen (Haddad et al. 1996). Die Injektion von menschlichem Stanniokalzin induziert in der Ratte einen $Na^+$-Phosphat-Kotransport im Nierenepithel (Wagner et al. 1997). Beim Menschen kartiert Stanniokalzin auf Chromosom 8p11. Kürzlich wurde durch Suchen in EST-Datenbanken ein Peptid isoliert, das eine 58%ige Homologie zu Stanniokalzin besitzt und Stanniokalzin 2 genannt wurde (DiMattia et al. 1998). Stanniokalzin 2 inhibiert den Phosphattransport in einer Nierenzelllinie und scheint einen zu Stanniokalzin entgegengesetzten Effekt zu haben. Es kartiert beim Menschen auf Chromosom 5q33–34.

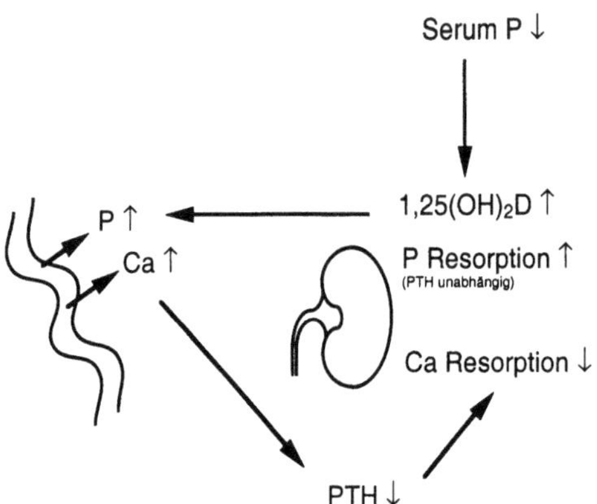


**Abb. 11.3.** Regulation der Phosphathomöostase. Der Abfall der Phosphatkonzentration im Serum führt zu einer PTH-unabhängigen Erhöhung der renalen Phosphatresorption und zu einem Anstieg der $1{,}25(OH)_2D_3$-Synthese. Infolge der erhöhten $1{,}25(OH)_2D_3$-Konzentration kommt es zu einer erhöhten intestinalen Resorption von Phosphat (*P*) und Kalzium (*Ca*) und einer erhöhten Knochenresorption. Weiterhin verursacht der Anstieg der $1{,}25(OH)_2D_3$-Konzentration eine Hemmung der PTH-Sekretion und dadurch eine Verminderung der renalen Kalziumresorption

### 11.2.7 Hormonelle Regulation

Bei mangelnder Phosphatzufuhr wird die Phosphatausscheidung über die Nieren reduziert, ohne dass sich die Serumkonzentration verändert. Erst bei zunehmendem Phosphatmangel vermindern sich die Serumkonzentration und das filtrierte Phosphat (Abb. 11.3). Infolge des veränderten tubulären Phosphattransports oder der verminderten Serumkonzentration von Phosphat kommt es zu einem Anstieg der Aktivität der 1$\alpha$-Hydroxylase im proximalen Tubulus (Gray u. Napoli 1983, Kawashima u. Kurokawa 1986) und damit zu einem Anstieg der Serumkonzentration von $1{,}25(OH)_2D_3$. Die verminderte Serumkonzentration von Phosphat führt zur Hemmung des Mineraleinbaus in die Knochen. Der Anstieg der $1{,}25(OH)_2D_3$-Konzentration erhöht die Knochenresorption und stimuliert die intestinale Phosphatresorption durch eine direkte Wirkung auf das Phosphattransportsystem in der Mukosa des Dünndarms (Danisi u. Murer 1991) und indirekt durch die Erhöhung der intestinalen Kalziumresorption.

Neben einer Erhöhung der Serumkonzentration des Phosphats kommt es durch den Anstieg des $1{,}25(OH)_2D_3$ auch zu einer Erhöhung der Konzentration von Kalzium im Serum. Dies führt zu einer Hemmung der PTH-Sekretion und dadurch zu einer reduzierten tubulären Kalziumresorption. Insgesamt wird damit die erhöhte Kalziumzufuhr aus dem Dünndarm und den Knochen durch eine erhöhte renale Kalziumausscheidung ausgeglichen. Der Abfall der Serum-PTH-Werte sollte zu der erhöhten renalen Phosphatresorption beitragen. Dies ist jedoch wahrscheinlich nicht der Fall. Es gibt Hinweise darauf, dass der tubuläre Phosphattransport unter den Bedingungen des Phosphat-

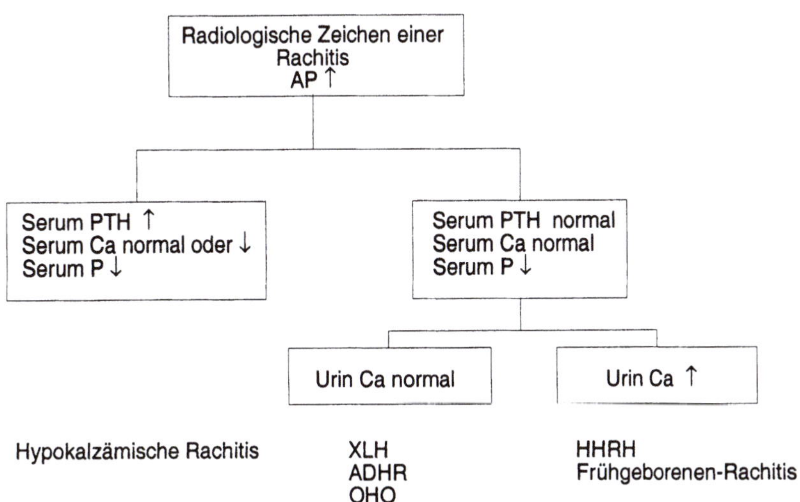


**Abb. 11.4.** Laborparameter bei der Differenzialdiagnose der Rachitis. *P* Phosphat, *Ca* Kalzium, *AP* alkalische Phosphatase, *PTH* Parathormon, *XLH* X-gekoppelte Hypophosphatämie, *ADHR* autosomal-dominante hypophosphatämische Rachitis, *OHO* onkogene hypophosphatämische Osteomalazie, *HHRH* hereditäre hypophosphatämische Rachitis mit Hyperkalzurie

mangels für PTH nicht empfindlich ist (Caverzasio u. Bonjour 1992). Der Mechanismus der erhöhten tubulären Phosphatresorption infolge einer erniedrigten Phosphatzufuhr muss deshalb als bisher ungeklärt gelten.

Es sollte erwartet werden, dass auch ein pathologischer renaler Phosphatverlust die eben beschriebenen homöostatischen Reaktionen veranlasst, insbesondere den Anstieg der Serumkonzentration von $1{,}25(OH)_2D_3$ und eine Hyperkalzurie infolge der erhöhten intestinalen Kalziumresorption. Dies ist jedoch bei der XLH, der OHO und der ADHR nicht der Fall. Diese Erkrankungen sind mit einer Fehlregulation der renalen 25(OH)D-1$\alpha$-Hydroxylase assoziiert: Die $1{,}25(OH)_2D_3$- und die PTH-Konzentration im Serum bleiben im Normalbereich. Eine Hyperkalzurie tritt nicht auf. Im Gegensatz dazu treten bei der HHRH die gleichen Regulationsvorgänge wie bei einer reduzierten Phosphatzufuhr auf: Die $1{,}25(OH)_2D_3$-Konzentration im Serum steigt an und die erhöhte intestinale Phosphatabsorption führt zu einer Hemmung der PTH-Sekretion und zu einer Hyperkalzurie.

Eine erhöhte Phosphatzufuhr führt normalerweise zu keiner Veränderung der Phosphatkonzentration im Serum, da sie durch eine vermehrte renale Phosphatausscheidung kompensiert wird. Bei einer stark erhöhten Phosphatzufuhr, insbesondere, wenn die Kalziumzufuhr reduziert ist, kann das Phosphat im Serum so weit ansteigen, dass die Konzentration des ionisierten Kalziums fällt und es zu einer erhöhten PTH-Sekretion kommt. Eine stark erhöhte Phosphatzufuhr kann somit zu einem sekundären Hyperparathyreoidismus führen, was beim therapeutischen Gebrauch von Phosphat in der Behandlung der XLH, der OHO und der ADHR beachtet werden muss.

## 11.3 Hypophosphatämien

Die Diagnose einer Rachitis ist sowohl aufgrund der klinischen und radiologischen Befunde als auch einer erhöhten alkalischen Phosphatase im Serum offensichtlich. In Ländern mit einer ausreichenden Vitamin-D- und Kalziumsubstitution ist eine Hypophosphatämie eine relativ häufige Ursache der Rachitis. Das charakteristische Zeichen für eine hypophosphatämische Rachitis sind ein normaler PTH-Wert im Serum bei erniedrigtem Serumphosphat und verminderter TmP/GFR. Bei der XLH, der ADHR und der OHO ist weiterhin eine normale Kalziumausscheidung im Urin vorhanden, während eine erhöhte Kalziumausscheidung im Urin ein Hinweis auf die seltene HHRH oder auf einen Phosphatmangel in der Ernährung, speziell bei Frühgeborenen, ist. Eine Proteinurie und/oder Glukosurie neben einer verminderten tubulären Phosphatresorption können ein Hinweis auf Mutationen im CLCN-5-Gen sein (Dent's disease, X-gekoppelte rezessive hypophosphatämische Rachitis, X-gekoppelte rezessive Nephrolithiasis). Die für die Differenzialdiagnose der Rachitis wichtigen Parameter sind in Abb. 11.4 zusammengefasst (Econs u. Strom 1999, Tenenhouse u. Econs 2001).

### 11.3.1 X-gekoppelte Hypophosphatämie

Die XLH ist die häufigste der vererbten Hypophosphatämien. Sie wird X-gekoppelt dominant vererbt. Bis auf evtl. wenige Ausnahmen ist die Erkrankung voll penetrant. Für die XLH werden verschiedene Bezeichnungen verwendet: X-gekoppelte hypophosphatämische Rachitis, Vitamin-D-resistente Rachitis, familiäre hypophosphatämische Rachitis, Phosphatdiabetes und hypophosphatämische Vitamin-D-resistente Rachitis. Überwiegend wird nun die Bezeichnung X-gekoppelte Hypophosphatämie verwendet. Zum Verständnis der pathophysiologischen Vorgänge der XLH haben v.a. Untersuchungen in den beiden Mausmodellen für die XLH, der *Hyp*- und *Gy*-Maus, beigetragen. Das PHEX-Gen, das bei der XLH mutiert ist, wurde 1995 durch Positionsklonierung isoliert (Francis et al. 1997, The HYP Consortium 1995). Die *Hyp*- und *Gy*-Maus besitzen Mutationen im Mausortholog von PHEX (Lorenz et al. 1998, Strom et al. 1997).

#### 11.3.1.1 Klinische Zeichen

Die XLH manifestiert sich meist nicht vor dem 2. Lebensjahr mit einer Rachitis und Verbiegung der Knochen der unteren Extremitäten (Abb. 11.5). Auch bei Behandlung durch Phosphatsubstitution und $1{,}25(OH)_2D_3$ tritt fast immer ein Minderwuchs auf. Weiterhin kommt es häufig zu Zahnabszessen und Knochenschmerzen (Larmas et al. 1991, Tulloch u. Andrews 1983). Knochenschmerzen aufgrund einer Enthesopathie (Verkalkung von Sehnen, Bändern und Gelenkkapseln) können im Erwachsenenalter zu ausgeprägten Beschwerden und zur Beeinträchtigung der Mobilität führen (Polisson et al. 1985). Der Phosphatverlust über die Niere besteht auch im Erwachsenenalter fort. Bei vielen, aber nicht allen Erwachsenen ist die alkalische Phosphatase im Serum erhöht. Die häufigste Beeinträchtigung im Erwachsenenalter kommt durch Gelenkbeschwerden aufgrund einer Osteoarthritis der Knie- und Hüftgelenke zustande (Berndt et al. 1996, Hardy et al. 1989). Die Osteoarthritis ist im Allgemeinen umso stärker ausgeprägt, je größer die Verbiegung der Knochen der unteren Extremitäten ist. Weiterhin bestehen im Erwachsenenalter fast immer Zeichen einer Osteomalazie (Reid et al. 1991). Häufig liegen radiologische Zeichen von Pseudofrakturen vor (Hardy et al. 1989). Trotz der Hypophosphatämie besteht bei Patienten mit XLH meist keine ausgeprägte Muskelschwäche (Econs et al. 1994), wie sie bei der OHO und ADHR beobachtet werden kann.

Die Schwere der Erkrankung variiert stark innerhalb und zwischen verschiedenen Familien. Mild ausgeprägte Formen können sich lediglich durch eine Hypophosphatämie ohne Zeichen einer Knochenerkrankung manifestieren (Graham et al. 1959, Winters et al. 1958). Nicht bei allen Kindern sind radiologische Zeichen einer Rachitis zu finden. Radiologische Auffälligkeiten finden sich eher bei der Untersuchung der Knie- als der Handgelenke (Econs et al. 1991, Swischuk u. Hayden 1979). Wenn überhaupt, bestehen nur geringe Unterschiede in der Schwere der Ausprägung zwischen Männern und Frauen. Einige Studien beschreiben bei Männern deutlicher ausgeprägte radiologische Befunde als bei Frauen (Hardy et al. 1989, Reid et al. 1989, Reid et al. 1991). Die Phosphatwerte im Serum und die Wachstumswerte zeigen jedoch keine Unterschiede zwischen Jungen und Mädchen (Whyte et al. 1996).

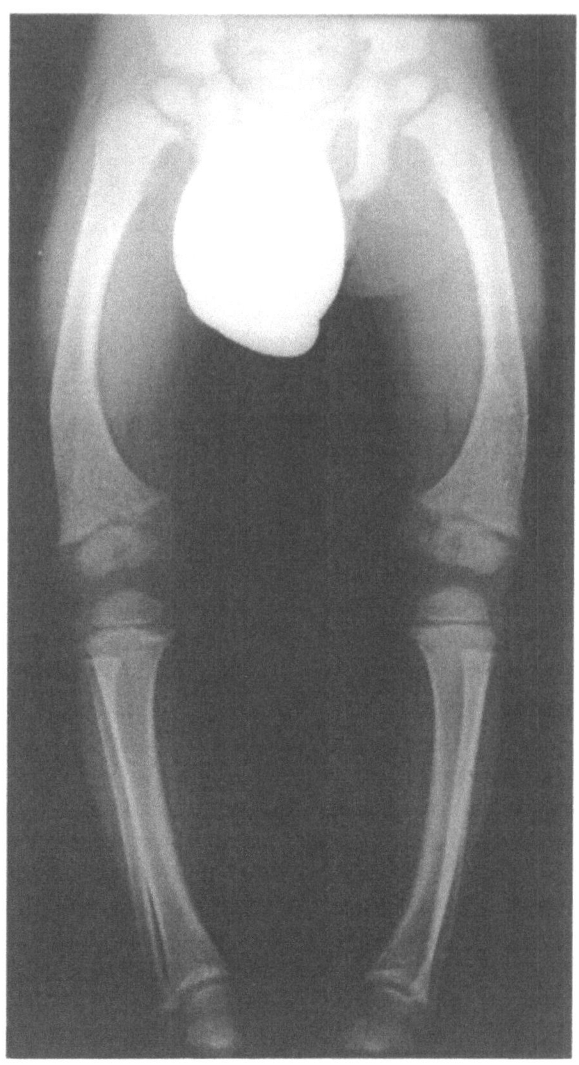

**Abb. 11.5.** Röntgenbild der unteren Extremitäten eines 2 7/12 Jahre alten Jungen mit XLH vor Behandlungsbeginn. Das Bild zeigt die verbreiterten und verwaschenen Metaphysenenden von Femur und Tibia

Auch bei Kindern mit einem betroffenen Elternteil ist die Diagnose im ersten Lebensjahr oft schwer zu stellen, da die Phosphatwerte im Serum bis zum 6. oder 9. Lebensmonat im Normbereich liegen können (Econs et al. 1994, Greene u. Kahler 1985).

Die laborchemischen Befunde bei der XLH zeigen ein erniedrigtes Serumphosphat und eine erniedrigte TmP/GFR. Dabei müssen die altersentsprechenden Normalwerte zur Beurteilung herangezogen werden (Kruse et al. 1982). Die alkalische Phosphatase im Serum ist meist erhöht. In den renalen Tubuli ist nur die Phosphatresorption gestört. Eine Glukosurie oder Proteinurie sind nicht vorhanden. Die $1{,}25(OH)_2D_3$-Konzentrationen im Serum liegen im Normbereich. Sie sind jedoch im Verhältnis zur Hypophosphatämie zu niedrig, sodass eine Fehlregulation des Vitamin-D-Stoffwechsels vermutet werden muss. PTH und 25(OH)D liegen im Normbereich.

#### 11.3.1.2 Genetik der XLH

Die XLH wurde erstmals 1937 von Albright et al. beschrieben. Trotz ausgiebiger Studien in den Mausmodellen der XLH war es nicht möglich, den krankheitsverursachenden Gendefekt mit physiologischen und biochemischen Methoden zu isolieren. Die Isolierung des PHEX-Gens wurde mittels Positionsklonierung vorgenommen. Diese wurde in den vergangenen Jahren vermehrt zur Isolierung von Genen, die bei Erkrankungen mutiert sind, benutzt. Etwa 110 Gene wurden auf diesem Weg isoliert (http://genome.nhgri.nih.gov/clone). Die Positionsklonierung hat den Vorteil, dass keine Annahmen über die Funktion oder das Expressionsmuster des gesuchten Gens gemacht werden müssen. Entscheidend ist allein die Position des Gens in der genomischen Sequenz (Collins 1995).

Der erste Schritt einer Positionsklonierung ist die Kartierung des Erkrankungslocus auf eine bestimmte Chromosomenregion. Die XLH wurde durch Kopplungsuntersuchungen auf Xp22.1 kartiert (Mächler et al. 1986, Thakker et al. 1987) und später auf eine Region von wenigen 100 kb eingeengt (Econs et al. 1994, Rowe et al. 1996). In dieser Region wurde das PHEX-Gen durch Suche nach Deletionen in männlichen Patienten, cDNA-Selektion und genomische Sequenzierung isoliert (The HYP Consortium 1995). Das Gen wurde ursprünglich PEX genannt (phosphatregulierende Endopeptidase auf dem X-Chromosom). Der Name wurde später in PHEX umgeändert, um Verwechslungen mit der Bezeichnung der Gene zu vermeiden, die für peroxisomale Erkrankungen verantwortlich sind. Die 22 Exons des Gens umfassen eine Region von etwa 220 kb (Francis et al. 1997). Die Sequenzierung dieser Region erbrachte eine der bis dahin längsten, zusammenhängenden genomischen Sequenzen.

Das PHEX-Gen-Produkt setzt sich aus 749 Aminosäuren zusammen. PHEX zeigt eine signifikante Homologie zur M13-Familie der Zinkmetallopeptidasen (Rawlings u. Barrett 1995), zu der Neprilysin (NEP) (D'Adamio et al. 1989), die Endothelin-converting-Enzyme 1 und 2 (ECE-1 und ECE-2) (Emoto u. Yanagisawa 1995, Schmidt et al. 1994, Xu et al. 1994) und das Kell-Antigen (Lee et al. 1991) gehören (Abb. 11.6). Diese Proteine sind Typ-II-integrale Membranglykoproteine mit einer kurzen N-terminalen zytoplasmatischen Domäne, einer Transmembrandomäne und einem größeren extrazellulären Teil. Die Lokalisation von PHEX in der Zellmembran wurde in COS-Zellen nach der Expression von PHEX-cDNA gezeigt (Lipman et al. 1998). PHEX enthält 2 konservierte zinkbindende Motive:

- HEXXH
  HEXXH ist in den meisten Metallopeptidasen konserviert. Die beiden Histidine stellen 2 der 4 zinkkoordinierenden Liganden.
- ENXADXGG
  ENXADXGG ist für die M13-Familie charakteristisch. Es enthält mit dem Glutamat eine weitere zinkkoordinierende Aminosäure.

Weiterhin enthält PHEX 10 Cysteine, die in NEP, ECE-1, ECE-2 und Kell konserviert sind. Sie sind wahrscheinlich für die Erhaltung der Tertiärstruktur der Proteine notwendig. Weder PHEX noch das orthologe Mausgen besitzen eine klassische Kozak-Sequenz im Bereich des Startkodons (Kozak 1987). Das PHEX/Phex-Gen ist eines der Gene, die kein Purin an der dritten Position vor dem Startkodon besitzen. Es gibt Hinweise darauf, dass Gene, die keine klassische Kozak-Sequenz besitzen, posttranskriptional reguliert werden (Kozak 1991).

Über die Funktion des Kell-Blutgruppenantigens ist wenig bekannt. NEP und ECE sind Peptidasen. NEP inaktiviert mehrere kleine Peptide durch proteolytische Spaltung, wie Bradykinin, Enkephalin, atriales natriuretische Peptid und Substanz P. ECE-1 dagegen aktiviert Endothelin durch proteolytische Spaltung seines Prohormons Big-Endothelin. Es scheint daher möglich, dass auch PHEX bei der Regulierung eines hormonellen Stoffwechselwegs mitwirkt. Ein Substrat von PHEX ist bisher nicht bekannt.

Das Expressionsmuster von PHEX/Phex wurde mit verschiedenen Techniken untersucht. Durch RT-PCR kann PHEX/Phex aus einer Vielzahl von Geweben amplifiziert werden, darunter peripheren

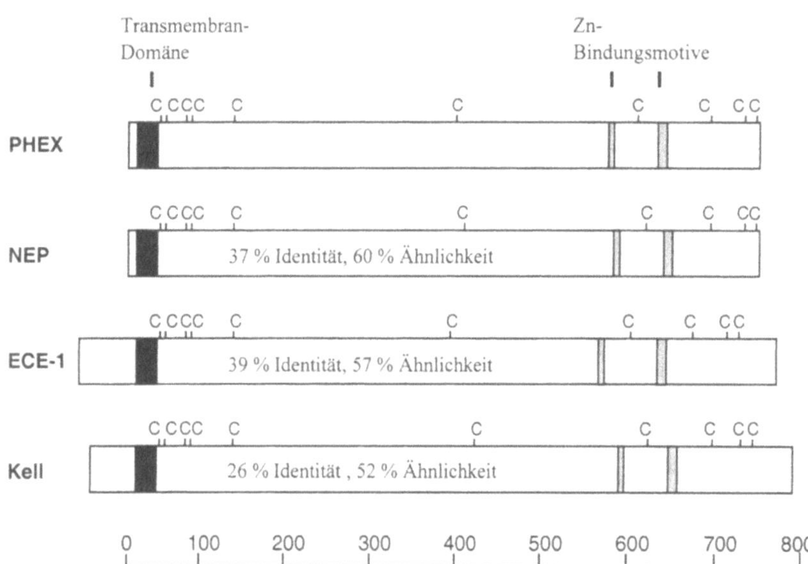


**Abb. 11.6.** Homologie zwischen *PHEX* und Metallopeptidasen, *NEP* neutrale Endopeptidase; *ECE-1* Endothelin-converting-Enzym-1; *Kell* Kell-Blutgruppenantigen, *schwarz* Transmembrandomäne; *grau* zinkkoordinierende Domänen (HEXXH und ENXADXGG); *C* konservierte Cysteine. Die Identität und Ähnlichkeit der Metallopeptidasen zu *PHEX* sind jeweils angegeben

Lymphozyten, Gehirn, Muskel und Schilddrüse. Es ist nicht klar, ob die Expression in diesen Geweben von physiologischer Relevanz ist. In den EST-Datenbanken ist lediglich ein Klon aus Ratten-incisor-cDNA vorhanden. Durch radioaktive In-situ-Hybridisierung in der Maus konnte die Expression im Knochengewebe nachgewiesen werden (Ruchon et al. 1998). Der Nachweis der Expression in weiteren Geweben durch In-situ-Hybridisierung gelang nicht. Die Northern-Technik zeigte eine Expression in Knochen, Osteoblasten, Osteosarkomzellen, Ovar und fetaler Lunge (Beck et al. 1997, Du et al. 1996, Grieff et al. 1997, Lipman et al. 1998, Ruchon et al. 1998). Alle Untersuchungstechniken deuten auf eine niedrige Expression von PHEX/Phex hin. Am stärksten ist die Expression in Knochengewebe und Zähnen. Sie ist dort jedoch 2 Größenordnungen niedriger als die Expression von $\beta$-Aktin (Beck et al. 1997). In der Niere wurde bisher keine Expression nachgewiesen. Die Tatsache, dass PHEX/Phex in verschiedenen Geweben exprimiert ist, könnte darauf hindeuten, dass PHEX/Phex auch in anderen Prozessen als der Phosphathomöostase eine Rolle spielt.

Zur ursprünglichen Isolierung von PHEX trug die Identifizierung von 4 größeren intragenischen Deletionen bei. Seitdem sind in verschiedenen Studien insgesamt über 100 Mutationen beschrieben worden (Dixon et al. 1998, Filisetti et al. 1999, Francis et al. 1997, Holm et al. 1997, Rowe et al. 1997). Mutationen wurden in etwa 83% der familiären und 60% der sporadischen Fälle gefunden. Dabei liegen etwa 34% Missense-, 27% Nonsense-, 15% Spleißstellenmutationen, 16% Deletionen und 8% Insertionen vor (Filisetti et al. 1999). Die Mutationen verteilen sich über das gesamte Gen. In 10–20% der Fälle umfassen die Deletionen ein oder mehrere Exons (Francis et al. 1997). Diese Mutationen können bei einem Mutationsscreening durch SSCP in weiblichen Patienten nicht gefunden werden und erklären zumindest z. T. die geringere Detektionsrate bei sporadischen Fällen. Unter insgesamt 132 fanden sich 91 verschiedene Mutationen. Dies deutet auf eine hohe Inzidenz von Neumutationen hin. Polymorphismen im PHEX-Gen wurden bisher nicht beschrieben. Unter den berichteten Fällen fanden sich in 3 Familien 5 Mutationsträger/innen, die keine Knochendeformitäten zeigen. In diesen liegen die Missense-Mutationen D237G, W520C und R651P vor, die Aminosäuren betreffen, die in der M13-Familie der Endopeptidasen nicht konserviert sind. Diese Befunde zeigen die Möglichkeit auf, dass bestimmte Missense-Mutationen einen leichten Phänotyp hervorrufen können. Es wäre möglich, dass dieser Phänotyp unterdiagnostiziert ist.

Die XLH ist eine der wenigen dominanten X-gekoppelten Erkrankungen, die – wenn überhaupt – nur einen geringen Unterschied im Phänotyp zwischen Männern und Frauen zeigt. Hierfür kommen theoretisch mehrere Mechanismen in Frage. Bei Frauen könnte vorzugsweise eine Inaktivierung des normalen PHEX-Allels im Zielgewebe stattfinden. Untersuchungen über die X-Inaktivierung in Osteoblasten liegen bisher nicht vor. Im Mausmodell für die XLH gibt es jedoch Hinweise darauf, dass das normale Allel in Osteoblasten von weiblichen Mäusen exprimiert wird. Unter der Annahme, dass bei Frauen eine Random-X-Inaktivierung stattfindet könnten entweder dominant-negative Mutationen oder ein Dosiseffekt die Ausprägung des Krankheitsphänotyps erklären. Das Mutationsmuster bei der XLH zeigt, dass in einem großen Prozentsatz eindeutig Funktionsverlustmutationen vorliegen, die einen dominant-negativen Mechanismus ausschließen. Somit erscheint es am wahrscheinlichsten, dass der dominante Vererbungsmodus bei der XLH durch einen Dosiseffekt hervorgerufen wird. Frauen exprimieren die halbe Dosis des normalen Allels. Diese reduzierte Dosis scheint für eine normale Funktion nicht auszureichen. Bei Männern dagegen führen Funktionsverlustmutationen zum völligen Fehlen eines funktionierenden Transkripts.

### 11.3.1.3 Mausmodelle

Untersuchungen in den Mausmodellen *Hyp* und *Gy* haben wesentlich zum Verständnis der Pathophysiologie der XLH beigetragen. Die *Hyp*-Maus wurde zuerst 1976 beschrieben (Eicher et al. 1976), die *Gy*-Maus 1986 (Lyon et al. 1986). Beide Mausmodelle sind durch eine verminderte tubuläre Phosphatresorption, eine Hypophosphatämie, Rachitis, Osteomalazie und Minderwuchs gekennzeichnet. Bei *Gy*-Männchen wurden zusätzliche Symptome beobachtet. Aufgrund einer Azoospermie sind sie steril. Weiterhin zeigen die *Gy*-Männchen, aber auch manche *Gy*-Weibchen, ein so genanntes „circling behaviour", Hyperaktivität, Taubheit und Innenohrdefekte. Die Lebenserwartung der *Gy*-Männchen auf dem B6C3H-Hintergrund ist geringer als die der Weibchen. Auf dem C57BL/6J-Hintergrund, auf dem auch die *Hyp*-Maus gezüchtet wird, sterben alle *Gy*-Männchen vor der 4.–6. Lebenswoche.

*Hyp* und *Gy* werden wie die XLH X-gekoppelt dominant vererbt. Beide Genorte kartieren auf eine Region des X-Chromosoms der Maus, die zum XLH-Genort synten ist. Da bei Kreuzungsexperimenten zwischen *Hyp* und *Gy* eine Rekombination beobachtet wurde, wurde lange Zeit angenommen, dass es sich dabei um 2 unterschiedliche Genorte handelt. Nach der Isolierung des Mausorthologs von PHEX wurde jedoch gezeigt, dass sowohl *Hyp* als auch *Gy* durch Mutationen im PHEX-Gen verursacht werden. Bei der *Hyp*-Maus ist der 3′-Bereich von Phex deletiert, bei der *Gy*-Maus der 5′-Bereich (Strom et al. 1997). Die Deletion in der *Gy*-Maus ist etwa 160–190 kb groß und schließt ein weiteres Gen, die Sperminsynthase, die telomer zum PHEX-Gen liegt, ein (Lorenz et al. 1998). Die zusätzlichen Symptome bei den *Gy*-Männchen können wahrscheinlich auf die Deletion des Sperminsynthasegens zurückgeführt werden.

Durch Mikropunktionsstudien in der *Hyp*-Maus wurde der Ort der verminderten Phosphatresorption in den proximalen Tubulus lokalisiert (Giasson et al. 1977). Elektrophysiologische Untersuchungen an Bürstensaummembranvesikeln zeigten, dass die $V_{max}$ des Transportsystems mit hoher Affinität und niedriger Kapazität um 50% vermindert ist (Tenenhouse et al. 1992). Weiterhin wurde gezeigt, dass die verminderte Phosphatresorption in *Hyp*- und *Gy*-Mäusen auf eine verminderte Expression des Typ-II-$Na^+$-Phosphat-Kotransporters zurückzuführen ist. In den proximalen Tubuluszellen sind sowohl die Konzentration der NPT2-mRNA als auch die des NPT2-Proteins geringer als in Kontrollmäusen (Tenenhouse et al. 1994). Trotz der verminderten Expression von NPT2 können sowohl *Hyp*- als auch *Gy*-Mäuse auf eine Reduktion der diätischen Phosphatzufuhr mit einer Erhöhung der Phosphatresorption reagieren. Diese Erhöhung der Phosphatresorption ist bei Experimenten mit Bürstensaummembranvesikeln deutlicher zu sehen (Tenenhouse et al. 1992), als bei In-vivo-Messungen der TmP/GFR (Muhlbauer et al. 1982). Dabei steigt die Expression der NPT2-mRNA und des NPT2-Proteins an (Tenenhouse et al. 1995).

Die Regulation des Vitamin-D-Metabolismus ist in *Hyp*- und *Gy*-Mäusen wie bei Patienten mit XLH gestört. Die Konzentrationen von $1{,}25(OH)_2D_3$ im Serum sind in beiden Mausmodellen ähnlich hoch wie in Kontrollmäusen und damit zu niedrig im Verhältnis zur Hypophosphatämie. Weiterhin zeigt sich in beiden Mausmodellen nach einer diätischen Phosphatreduktion paradoxerweise ein Abfall der $1{,}25(OH)_2D_3$-Konzentrationen (Tenenhouse u. Jones 1990, Tenenhouse et al. 1992). Die Abnahme der $1{,}25(OH)_2D_3$-Konzentrationen kommt sowohl durch eine verminderte Synthese als auch durch einen gesteigerten Abbau zustande. Es ist nicht bekannt, welche Rolle PHEX/Phex im Vitamin-D-Metabolismus spielt.

Neben einer gestörten renalen Phosphatresorption und einer gestörten Regulation des Vitamin-D-Metabolismus wurde in beiden Mausmodellen auch eine verminderte endosteale Mineralisierung nachgewiesen. Es zeigten sich eine stark vergrößerte Osteoidoberfläche und eine verkleinerte Mineralisierungsfront (Marie et al. 1981). Mehrere Untersuchungen wiesen darauf hin, dass dies nicht nur durch die Hypophosphatämie, sondern auch durch einen Defekt der Osteoblasten verursacht wird. Bei diesen Untersuchungen wurden Knochenzellen von *Hyp*- und Kontrollmäusen in Muskelgewebe transplantiert. Transplantierte Knochenzellen von *Hyp*-Mäusen zeigten dabei unter allen getesteten Bedingungen eine schlechtere Ausbildung von Knochenstrukturen als Knochenzellen von Kontrollmäusen (Ecarot et al. 1995, Ecarot-Charrier et al. 1988). Unterstützt wurde die Hypothese eines intrinsischen Osteoblastendefekts durch Untersuchungen von Osteoblastenkulturen. Osteoblasten von *Hyp*-Mäusen zeigen eine vermehrte Glukoseproduktion und einen verminderten intrazellulären pH (Rifas et al. 1995). Weiterhin wurde einer verminderte Kaseinkinase-II-Aktivität beschrieben, die zu einer verminderten Phosphorylierung von Osteopontin führte (Rifas et al. 1997).

Parabiose- und Nierentransplantationsexperimente in der *Hyp*-Maus trugen entscheidend zum Verständnis der Pathophysiologie bei. Diese Experimente erbrachten den Hinweis, dass die gestörte Phosphatresorption nicht durch einen Defekt in der Niere, sondern durch einen hormonellen Faktor verursacht wird. Bei den Parabioseexperimenten wurden Gefäße einer *Hyp*- und Kontrollmaus chirurgisch so verbunden, dass sich der Blutkreislauf durchmischte. Dabei kam es bei den normalen Mäusen zu einer signifikant erniedrigten tubulären Phosphatresorption (Meyer et al. 1989, Meyer et al. 1989). Diese Ergebnisse können so erklärt werden, dass die *Hyp*-Mäuse einen hormonellen Faktor sezernieren, der die Nieren der normalen Maus perfundiert und dort zu einer Reduktion der Phosphatresorption führt. Unterstützt wurde diese Hypothese durch Nierentransplantationsexperimente. Wenn die Niere einer *Hyp*-Maus in eine normale Maus transplantiert wurde, zeigte diese Niere keinen Phosphatverlust. Es entwickelte sich in der Empfängermaus keine Hypophosphatämie (Nesbitt et al. 1992). Umgekehrt führte die Transplantation der Niere einer Kontrollmaus in eine *Hyp*-Maus dazu, dass die Phosphatresorption in der transplantierten Niere inhibiert wurde. Die Hypophosphatämie in der transplantierten *Hyp*-Maus blieb bestehen (Nesbitt et al. 1992). Diese Experimente demonstrieren, dass der Defekt in der *Hyp*-Maus nicht durch die Transplantation der Niere einer Kontrollmaus korrigiert werden kann. Auch diese Ergebnisse sind damit vereinbar, dass der renale Phosphatverlust bei der *Hyp*-Maus durch einen hormonellen Faktor verursacht wird. Die Ergebnisse bei der *Hyp*-Maus werden durch einen Bericht unterstützt, dass die Transplantation der Niere eines gesunden Donors bei einem 47-jährigen Mann mit XLH nicht zur Korrektur der Hypophosphatämie führte (Morgan et al. 1974).

Einen weiteren Hinweis auf einen bisher unbekannten hormonellen Faktor in der Phosphathomöostase erbrachten Experimente mit Serum und Medium von Osteoblastenkulturen von *Hyp*-Mäusen (Lajeunesse et al. 1996). Sowohl Serum als auch konditioniertes Medium führten zur Hemmung des $Na^+$-Phosphat-Kotransports in kultivierten renalen Zellen. Diese Ergebnisse zeigen auf, dass der bisher unbekannte hormonelle Faktor möglicherweise von Osteoblasten sezerniert wird.

#### 11.3.1.4 Hypothetische Funktion von PHEX/Phex

Es wurde gezeigt, dass Mutationen in PHEX/Phex der verursachende Gendefekt bei der XLH und in den Mausmodellen *Hyp* und *Gy* sind. Die Funktion von PHEX/Phex ist experimentell nicht nachgewiesen. Die bisher dargestellten Ergebnisse führen zu folgenden Hypothesen (Abb. 11.7). PHEX/Phex wird am stärksten in Knochen und Zähnen exprimiert. Aufgrund seiner Homologie zu Endopeptidasen, die in die Aktivierung oder den Abbau von biologisch aktiven Peptiden involviert sind, kann angenommen werden, dass PHEX/Phex einen hor-

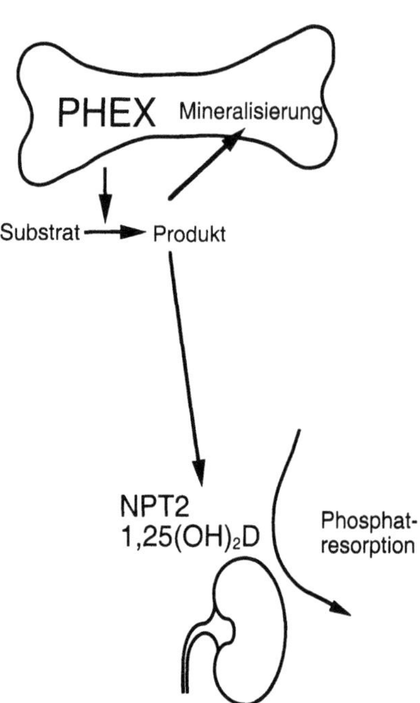


**Abb. 11.7.** Hypothetische Funktion von PHEX. *PHEX* wird überwiegend im Knochen exprimiert. Es kodiert möglicherweise für eine Endopeptidase, die einen oder mehrere hormonelle Faktoren aktiviert oder inaktiviert. Diese/r Faktor/en sind für die Regulation der Phosphatresorption in den proximalen Tubuli der Niere und die Mineralisierung der Knochen notwendig

monellen Faktor prozessiert. Dieser Faktor wäre für die Differenzierung von Osteoblasten und/oder die Mineralisierung der Knochen essenziell. Diese Hypothese ist vereinbar mit dem Nachweis eines Osteoblastendefekts in der *Hyp*-Maus. Weiterhin wird angenommen, dass dieser oder ein weiterer Faktor die Phosphatresorption im proximalen Tubulus beeinflusst, indem er die Expression des $Na^+$-Phosphat-Kotransporters NPT2 reguliert. PHEX/Phex würde dabei entweder einen Faktor inaktivieren, der die Phosphatresorption inhibiert, oder einen Faktor aktivieren, der die Phosphatresorption induziert. Diese Hypothese ist mit dem Befund vereinbar, dass der renale Phosphatverlust bei der *Hyp*-Maus durch einen hormonellen Faktor verursacht wird und nicht durch eine in der Niere produzierte Substanz. Ob dieser hypothetische hormonelle Faktor mit dem bei der OHO angenommenen identisch ist, kann bisher nicht gesagt werden.

### 11.3.1.5 Therapie

Die konventionelle Therapie der XLH besteht in der Substitution von Phosphat und $1{,}25(OH)_2D_3$ oder $1\alpha$-Hydroxyvitamin $D_3$. Sie richtet sich damit nicht auf eine Korrektur des zugrunde liegenden pathophysiologischen Mechanismus, der bisher nicht verstanden ist. Die konventionelle Therapie ist nicht kurativ und mit Nebenwirkungen verbunden, sodass manche Experten erwogen haben, so lange auf eine Behandlung zu verzichten, bis bessere Therapiemöglichkeiten bestehen (Stickler u. Morgenstern 1989).

Die *Hyp*-Maus hat als Modell zur Evaluierung von verschiedenen therapeutischen Vorgehensweisen gedient. Es wurde gezeigt, dass eine Phosphatsubstitution in der *Hyp*-Maus die Entwicklung von schweren Knochenveränderungen verhindert (Eicher et al. 1976). Histomorphometrische Analysen von *Hyp*-Mäusen, die mit Phosphat substituiert wurden, zeigten eine vollständige Normalisierung der enchondralen Kalzifikation, jedoch nicht der endostealen Knochenmineralisierung (Marie et al. 1981). Ein sekundärer Hyperparathyreoidismus scheint dabei einen vermehrten endostealen Knochenumbau zu stimulieren (Marie et al. 1981). Im Gegensatz zum Mausmodell findet sich bei Kindern mit einer XLH eine Verbesserung der enchondralen Mineralisierung, jedoch keine Normalisierung (Glorieux et al. 1980). In der *Hyp*-Maus führt die Phosphatsubstitution zu einem Anstieg der $1{,}25(OH)_2D_3$-Konzentration, zum einen durch Stimulierung der Hormonsynthese (Davidai et al. 1991, Yamaoka et al. 1986), zum anderen durch eine Hemmung des Abbaus von $1{,}25(OH)_2D_3$ (Tenenhouse u. Jones 1990). Diese Befunde könnten auch so erklärt werden, dass der Effekt der Phosphatsubstitution auf den Anstieg der $1{,}25(OH)_2D_3$-Konzentrationen zurückzuführen ist. Tatsächlich kommt es auch nach der Infusion von $1{,}25(OH)_2D_3$ in der *Hyp*-Maus zu einer Normalisierung der Knochenmineralisierung und der Konzentrationen von Kalzium und Phosphat im Plasma (Marie et al. 1982). Die verbesserte Phosphathomöostase nach $1{,}25(OH)_2D_3$-Gabe kann auf eine erhöhte intestinale Phosphatresorption zurückgeführt werden (Tenenhouse u. Scriver 1981). Studien bei XLH-Patienten erbrachten Hinweise darauf, dass sich möglicherweise auch die renale Phosphatresorption nach $1{,}25(OH)_2D_3$-Gabe erhöht (Alon u. Chan 1984, Harrell et al. 1985). Dies konnte jedoch nicht in Bürstensaummembranvesikeln der *Hyp*-Maus gezeigt werden (Tenenhouse u. Scriver 1981). Mäuse und Ratten haben höhere Normalwerte für Phosphat im Serum (Sestoft 1979), sodass es nicht klar ist, ob alle Ergebnisse der Behandlungsversuche bei der *Hyp*-Maus auf den Menschen übertragen werden können.

Die heute übliche Therapie besteht in der Verabreichung von 1–2 g Phosphat verteilt auf 4–6 Dosen und der Substitution von 10–20 ng/kg/Tag Calcitriol (maximal 1–3 µg/Tag) (Carpenter 1997, Tenenhouse u. Econs 2001). Manche Autoren schlugen im ersten Jahr eine hochdosierte (50 ng/kg/Tag) Cacitrioltherapie verteilt auf 2 Dosen vor (Tenenhouse u. Econs 2001). Beide Therapieschemen erfordern eine engmaschige Kontrolle von Serum- und Urinparametern und oft eine individuelle Dosierung der Medikamente. Beachtet werden muss, dass die Verabreichung von Phosphat allein einen sekundären Hyperparathyreoidismus induziert, während die alleinige Gabe von $1{,}25(OH)_2D_3$ meist zu einer Hyperkalzämie und Hyperkalzurie führt. Aufgrund dieser Abhängigkeit wird empfohlen, auch die $1{,}25(OH)_2D_3$-Medikation zu unterbrechen, falls es notwendig ist, die Phosphatgabe auszusetzen.

Bei Kindern sollte eine Therapie erfolgen, um Knochendeformitäten zu verhindern oder zu korrigieren, die Wachstumsrate zu verbessern und die Knochenschmerzen zu lindern. Von Eltern und Kindern wird eine hohe Bereitschaft verlangt, auf die Erfordernisse der Behandlung einzugehen. Die meisten Kinder mit einer XLH sollten wahrscheinlich behandelt werden. Im Einzelfall kann es jedoch besser sein, leicht betroffene Kinder nicht oder nur zeitweise zu behandeln. Die Behandlung erfolgt meist bis zum Abschluss der Wachstumsphase. Die Therapie erbringt keine völlig befriedigenden Ergebnisse. Das wichtigste Ziel besteht in der Vermeidung von Knochendeformitäten, um Osteotomien zu umgehen.

Bei Erwachsenen wird die Indikation zu einer Behandlung kontrovers diskutiert. Es gibt keine Daten, die darauf hinweisen, dass durch eine Therapie eine Enthesopathie vermieden werden kann. Es ist im Gegenteil vorstellbar, dass durch eine Behandlung eine Verschlechterung erfolgt. Empfohlen wird eine Behandlung beim Vorliegen von Pseudofrakturen, bei Knochenschmerzen und nach Osteotomien. Verzichtet werden sollte auf eine Therapie bei asymptomatischen Patienten ohne Pseudofrakturen (Tenenhouse u. Econs 2001). Eine lebenslange Therapie scheint auch aus praktischen Gesichtspunkten nicht sinnvoll. Eine dauernde Compliance ist in der Regel nicht vorhanden.

Bei der Therapie der XLH können mehrere Nebenwirkungen auftreten. Infolge der Phosphatsubstitution kommt es oft zu Übelkeit und Diarrhöe. Um diese Nebenwirkungen zu vermeiden, wird im Allgemeinen eine einschleichende Phosphatgabe empfohlen. Weiterhin muss beachtet werden, dass die Calcitriolmedikation zur Entwicklung einer Hyperkalzämie führen kann. Zeichen einer Hyperkalzämie, wie Depression, Übelkeit, Erbrechen, Polyurie und Dehydration sollten beachtet werden. Die häufigste Nebenwirkung besteht in der Entwicklung einer Nephrokalzinose (Balsan u. Tieder 1990, Bettinelli et al. 1991, Goodyer et al. 1987, Reid et al. 1989, Stickler u. Morgenstern 1989, Verge et al. 1991). Die Häufigkeit der Diagnose einer Nephrokalzinose hat mit der Durchführung von Ultraschalluntersuchungen zugenommen. Nierenbiopsien bei behandelten Patienten zeigten, dass die Kalzifizierungen überwiegend intratubulär lokalisiert sind und aus Kalziumphosphat bestehen (Alon et al. 1992). Meist ist eine Nephrokalzinose nicht mit einer Verschlechterung der GFR verbunden. Die Entwicklung einer Niereninsuffizienz ist jedoch in einzelnen Fällen beschrieben worden.

Aufgrund der nicht befriedigenden Ergebnisse der konventionellen Therapie, wurden weitere, zusätzliche medikamentöse Behandlungmöglichkeiten untersucht. Erfahrungen liegen über die Anwendung von Wachstumshormon, 24,25$(OH)_2D$ und Diuretika (Hanna et al. 1991) vor.

Der Versuch einer Behandlung mit Wachstumshormon wurde unternommen, da Wachstumshormon die tubuläre Phosphatresorption erhöht und Minderwuchs eine häufige Folge der XLH ist. Unter konventioneller Therapie verbessern nicht alle Kinder ihre Wachstumsrate (Friedman et al. 1993). Es wurde berichtet, dass die Wachstumsrate durch die Gabe von Wachstumshormon verbessert werden kann und diese Therapie gut toleriert wird. Die TmP/GFR wird langfristig nicht verbessert (Reusz et al. 1997, Saggese et al. 1995, Seikaly et al. 1997, Wilson et al. 1991).

In der *Hyp*-Maus führt die hochdosierte Gabe von 24,25$(OH)_2D$ zu einer Normalisierung der Knochenbildung, die der nach einer niedriger dosierten Gabe von 1,25$(OH)_2D_3$ vergleichbar ist (Ono et al. 1996, Yamate et al. 1994). Während nach der Gabe von 1,25$(OH)_2D_3$ jedoch Hinweise auf eine exzessive Knochenresorption bestehen, ist dies nach der Gabe von 24,25$(OH)_2D$ nicht der Fall (Ono et al. 1996). Aufgrund dieser Untersuchungen erscheint es möglich, dass der Knochendefekt in der *Hyp*-Maus besser durch 24,25$(OH)_2D$ als durch 1,25$(OH)_2D_3$ korrigiert wird. Kürzlich wurde beschrieben, dass die Gabe von 5 µg 24,25$(OH)_2D$ zusätzlich zur konventionellen Therapie zu einer Senkung der PTH-Konzentrationen im Serum und zum Ausbleiben des nächtlichen PTH-Anstiegs führen (Carpenter et al. 1996). Die Senkung der PTH-Konzentrationen war mit einer Verbesserung des Knochenstatus assoziiert. Die Therapie wurde gut vertragen. Weitere Studien zur Anwendung von 24,25$(OH)_2D$ scheinen wünschenswert.

### 11.3.2 Autosomal-dominante hypophosphatämische Rachitis

Neben der XLH wurden 2 autosomal-dominant vererbte Formen der Hypophosphatämie beschrieben,

- die autosomal-dominante hypophosphatämische Rachitis (ADHR) (Bianchine et al. 1971, David et al. 1987, Econs u. McEnery 1997, Harrison u. Harrison 1979, Wilson et al. 1965) und
- die hypophosphatämische Knochenerkrankung (HBD) (Scriver et al. 1977).

Die autosomal-dominanten Formen der Hypophosphatämie treten sehr viel seltener auf als die XLH. Die klinischen und biochemischen Parameter ähneln den Veränderungen bei der XLH. Es finden sich ein isolierter renaler Phosphatverlust und eine Hypophosphatämie bei normalen Kalzium-, 1,25$(OH)_2D_3$- und PTH-Konzentrationen im Serum. Eine Glukosurie oder Proteinurie sind nicht vorhanden.

Die Klinik ist sehr viel variabler als bei der XLH. Die Penetranz ist wahrscheinlich nicht vollständig. Es wurde eine große Familie beschrieben, bei der 20 Mitglieder von der ADHR betroffen sind (Econs u. McEnery 1997). Bei einem Teil der Patienten manifestierte sich die Erkrankung erst im Erwachsenenalter. Diese Patienten zeigten Knochenschmerzen und Knochenfrakturen, jedoch keine Knochendeformitäten an den unteren Extremitäten. Für die ADHR charakteristisch ist es, dass sie sich im Erwachsenenalter oft durch Muskelschwäche manifestiert. Bei einem anderen Teil der Patienten begann die Erkrankung im Kindesalter. Diese Patienten zeigten eine Rachitis und Deformitäten der Knochen der unteren Extremitäten ähnlich wie bei der XLH. Weiterhin wurden in dieser Familie 2 Kinder beschrieben, bei denen der renale Phosphatverlust nach der Pubertät sistierte. Keine Krankheitssymptome zeigten 2 weitere Personen, die obligate Überträger der Mutation waren.

Die HBD wurde von der ADHR unterschieden, da sich nicht bei allen betroffenen Kindern radiologische Zeichen einer Rachitis fanden (Scriver et al. 1977). Die Klinik der beiden Erkrankungen ist aber so ähnlich, dass diese Unterscheidung möglicherweise nicht gerechtfertigt ist.

Bisher wurden der oder die verursachenden Gendefekte für die ADHR und HBD nicht isoliert. Durch Kopplungsuntersuchungen wurde der Genort für die ADHR auf Chromosom 12p13 kartiert. Das kritische Intervall umfasst etwa 18 Mb zwischen den Markern D12S100 und D12S297 (Econs u. McEnery 1997). Arbeiten zur Eingrenzung des kritischen Intervalls werden gegenwärtig unternommen und möglicherweise zur Identifizierung des Gendefekts führen.

### 11.3.3 Onkogene hypophosphatämische Osteomalazie

Die onkogene hypophosphatämische Osteomalazie (OHO) ist eine seltene, erworbene Form der Hypophosphatämie, die durch eine ähnliche Klinik und ähnliche Veränderung der Serum- und Urinparameter charakterisiert ist wie die XLH und die ADHR (David et al. 1996, Drezner 1993, Leicht et al. 1990, McGuire et al. 1989, Nuovo et al. 1989, Ryan u. Reiss 1984, Schultze et al. 1989, Uchida et al. 1991, Weidner 1991). Die TmP/GFR und die Phosphatkonzentrationen im Serum sind erniedrigt. Die $1{,}25(OH)_2D_3$-Spiegel im Serum sind trotz der Hypophosphatämie normal oder erniedrigt. Die Serumkalzium- und 25(OH)D-Konzentrationen sind normal oder leicht erniedrigt. Das PTH im Serum ist normal oder leicht erhöht. Eine Proteinurie oder Glukosurie ist manchmal vorhanden (Ryan u. Reiss 1984). Die OHO tritt meist im Erwachsenenalter auf. Es sind jedoch auch Manifestationen im Kindesalter beschrieben. Der Beginn der Erkrankung ist meist durch Müdigkeit, Muskelschwäche und Knochenschmerzen gekennzeichnet. Im Lauf der Erkrankung treten bei Kindern die typischen Zeichen einer Rachitis und bei Erwachsenen die Zeichen einer Osteomalazie auf. Aufgrund der Muskelschwäche und eines Beginns meist nach dem 2.–3. Lebensjahr ist die OHO gut von der XLH zu unterscheiden. Die Unterscheidung zu sporadischen Fällen der ADHR ist oft nicht möglich, da die Klinik der ADHR ebenfalls durch Muskelschwäche und Müdigkeit geprägt ist.

Die OHO wird durch kleine mesenchymale Tumoren hervorgerufen, die an den verschiedensten Orten auftreten können. Unter den Tumoren finden sich Hämangioperizytome, Angiosarkome, Angiofibrome, odontogene Tumoren der Maxilla, Fibrome, Myome, ossifizierende mesenchymale Tumoren oder Osteoblastome. Von den meisten Tumoren wurde berichtet, dass sie gefäßreich sind und osteoklastenähnliche Zellen mit mehreren Kernen besitzen. Weiterhin wurde berichtet, dass Patienten mit Sebaceus-Nävus-Syndrom eine OHO entwickeln können (Besser 1976, Carey et al. 1986, Goldblum u. Headington 1993, Skovby et al. 1987). Die Tumoren sind meist extrem klein und schwierig zu finden. Oft muss bei einer Verdachtsdiagnose in regelmäßigen Intervallen nach dem verursachenden Tumor gesucht werden. Bis zum Auffinden und Entfernen des Tumors kann wie bei der XLH eine Behandlung mit $1{,}25(OH)_2D_3$ und Phosphatsubstitution erfolgen. Wenn der Tumor entfernt wird, führt dies zu einer vollständigen Remission der Erkrankung. Die renale Phosphatresorption normalisiert sich, und es kommt zu einer vollständigen Heilung der Rachitis oder Osteomalazie.

Es gibt überzeugende Hinweise darauf, dass die Hypophosphatämie bei der OHO durch einen von den Tumoren sezernierten hormonellen Faktor verursacht wird. Überstand aus Tumorzellen inhibiert den $Na^+$-Phosphat-Kotransport in kultivierten renalen Zellen (Nelson et al. 1997). Weiterhin führt die Transplantation eines OHO verursachenden Tumors in Nacktmäuse zur Entwicklung einer Hypophosphatämie (Chalew et al. 1996, Miyauchi et al. 1988). Versuche, den potenziellen hormonellen Faktor aus exzidiertem Tumorgewebe zu isolieren, waren bisher erfolglos (Cai et al. 1994, Kumar et al. 1995, Nelson et al. 1997, Rowe et al. 1996).

Es gibt Hinweise darauf, dass es sich bei dem potenziellen Faktor um ein Protein handelt, da er durch Erhitzen und Trypsin zu inaktivieren ist. Die Versuche, ein Protein aufzureinigen ergaben jedoch äußerst unterschiedliche Einschätzungen seines Molekulargewichts. Vorläufig wurde für diesen potenziellen Faktor der Name Phosphatonin vorgeschlagen (Econs u. Drezner 1994). Es gibt keine Daten darüber, ob der potenzielle hormonelle Faktor bei der OHO mit dem bei der XLH vermuteten identisch ist.

### 11.3.4 Hereditäre hypophosphatämische Rachitis mit Hyperkalzurie

Die HHRH wurde zuerst in einer großen Beduinenfamilie beschrieben (Tieder et al. 1985, Tieder et al. 1987). Die HHRH hat eine niedrige Inzidenz. Neben der Erstbeschreibung existieren nur wenige zusätzliche Fallberichte (Chen et al. 1989, Nishiyama et al. 1986, Proesmans et al. 1987, Schnabel et al. 1996, Tieder et al. 1992). Der verursachende genetische Defekt ist bisher nicht isoliert.

Die HHRH besitzt eine ähnliche Klinik wie die XLH und ADHR. Betroffene haben Skelettdeformitäten, eine Rachitis oder Osteomalazie, Muskelschwäche und Minderwuchs. Weiterhin finden sich erniedrigte Serumphosphatkonzentrationen, eine verminderte tubuläre Phosphatresorption und normale Serumkalziumkonzentrationen. Im Gegensatz zur XLH und ADHR sind die $1{,}25(OH)_2D_3$-Konzentrationen im Serum trotz leicht erniedrigtem oder normalem PTH erhöht (Tieder et al. 1987). Die intestinale Kalzium- und Phosphatresorption sind erhöht. In Knochenbiopsien zeigten sich eine irreguläre Mineralisierungsfront, eine deutlich vergrößerte Osteoidoberfläche und eine vermehrte Anzahl von Osteoidlamellen. Die Anzahl der Osteoklasten war signifikant vermindert (Gazit et al. 1991). Der verursachende Defekt scheint in einem renalen Phosphatverlust zu bestehen, der zu einer normalen Gegenregulation führt. Die Stimulierung der $1\alpha$-Hydroxylase bewirkt einen Anstieg des $1{,}25(OH)_2D_3$ und dadurch eine erhöhte intestinale Resorption von Kalzium und Phosphat. Die vermehrte intestinale Kalziumresorption führt zur Erhöhung des Kalziums im Glomerulusfiltrat, zur Suppression des PTH und damit zu einer Hyperkalzurie.

Bei der weiteren Untersuchung von 59 Mitgliedern der Beduinenfamilie zeigte sich, dass 9 Mitglieder von den oben beschriebenen Symptomen betroffen sind. Darüber hinaus fand sich bei weiteren 21 klinisch gesunden Mitgliedern eine so genannte idiopathische Hyperkalzurie mit erhöhten $1{,}25(OH)_2D_3$-Konzentrationen im Serum und einer erhöhten Urinkalziumausscheidung (Tieder et al. 1987). Die Serumphosphatwerte waren dabei leicht erniedrigt. Die Laborwerte lagen zwischen denen von anderen gesunden Mitgliedern der Familie und denen von einer HHRH Betroffenen. Die Stammbaumverhältnisse sind damit vereinbar, dass nur eine Erkrankung in der Familie segregiert. Der Vererbungsmodus wäre mit einer autosomal-kodominanten Vererbung vereinbar, d.h. heterozygote Träger der vermuteten Mutation zeigen eine idiopathische Hyperkalzurie, während homozygote Träger von einer HHRH betroffen sind.

Als Kandidatengen für die HHRH kommen u. a. NPT1 und NPT2 in Frage. Knockout-Mäuse, die homozygot für eine NPT2-Deletion sind (Npt2-/-), zeigen ähnliche Veränderungen der Laborparameter wie die von einer HHRH Betroffenen (Beck et al. 1998). Im Gegensatz zu den biochemischen Ähnlichkeiten, zeigen die Npt2-/-Mäuse jedoch nur geringe Knochenveränderungen. Es wurde mit Kopplungsuntersuchungen zum Ausschluss von Kandidatengenen begonnen. Diese Untersuchungen führten bisher zum Ausschluss von NPT1. Schlüssige Ergebnisse für NPT2 sind bisher nicht berichtet worden (Tenenhouse u. Econs 2001).

Die Diagnose der HHRH hat entscheidende therapeutische Implikationen. Im Gegensatz zur Behandlung der XLH ist die Substitution von Phosphat ausreichend, um eine Remission der Rachitis und eine Normalisierung der Laborparameter zu erreichen. Die Verabreichung von Calcitriol ist nicht indiziert. Sie kann zu Komplikationen wie einer Hyperkalzämie, Nierensteinen und Nierenschäden führen (Chen et al. 1989).

### 11.3.5 CLCN-5-Mutationen

1993 wurde eine Familie mit X-gekoppelter rezessiver hypophosphatämischer Rachitis beschrieben (XLHR) (Bolino et al. 1993). Die Symptome in dieser Familie sind jedoch nicht auf einen renalen Phosphatverlust beschränkt. Kürzlich wurde gezeigt, dass die XLHR, die X-gekoppelte rezessive Nephrolithiasis und die Dent's disease durch inaktivierende Mutationen im CLCN-5-Gen verursacht werden, das für einen potenzialgesteuerten Chloridkanal kodiert (Lloyd et al. 1996). In der ursprünglichen Veröffentlichung wird zwar postuliert, dass CLCN-5-Mutationen die Ursache für 3 phänotypisch verschiedene Erkrankungen sind. Es bestehen jedoch starke Ähnlichkeiten zwischen den Symptomen der 3 Krankheitsbilder. Neben dem renalen Phosphatverlust kommt es bei allen 3 Erkrankungen zu einer Hyperkalzurie, einer Proteinurie, einer Nephrokalzinose, einer Nephrolithiasis und z. T. zu einer Niereninsuffizienz (Frymoyer et al. 1991, Reinhart et al. 1995, Wrong et al. 1994). Eine Rachitis ist bei allen 3 Krankheitsbildern kein obligates Symptom. Die Variabilität der Symptome zwischen den Familien scheint nicht größer zu sein als die Variabilität innerhalb der Familien. Weiterhin führen die Mutationen bei allen 3 Krankheitsbildern zu einem Verlust der Proteinfunktion. Mutationen im CLCN-5-Gen scheinen daher nicht zu einer spezifischen Störung der Phosphathomöostase, sondern zu einer umfassenderen Störung der Funktion des proximalen Tubulus zu führen.

## 11.4 Ausblick

Die Phosphathomöostase ist ein komplexer Prozess, der erst am Anfang seiner Aufklärung steht. Expressions- und Positionsklonierung haben in den letzten Jahren zur Isolierung verschiedener Phosphattransporter und der Isolierung des Gens für die XLH geführt. Es kann erwartet werden, dass durch die Isolierung der Gene für die ADHR und die HHRH weitere in die Phosphathomöostase involvierte Proteine gefunden werden. Von besonderem Interesse ist die Isolierung des oder der hormonellen Faktoren, die in der Pathogenese der XLH und OHO postuliert werden. Mit der Isolierung von hormonellen Faktoren stellt sich dann die Frage nach möglichen Rezeptoren für diese Faktoren. Aus der Kalziumhomöostase ist die Existenz eines so genannten Kalzium-Sensing-Rezeptors bekannt. Der pathophysiologische Defekt bei der HHRH ist durchaus mit Mutationen in einem Phosphat-Sensing-Rezeptor vereinbar. Die Möglichkeiten der Forschung auf diesem Gebiet werden sich jetzt mit der Verfügbarkeit des größten Teils der menschlichen genomischen Sequenz deutlich verbessern. Schon bei der Suche nach Homologen von Phosphattransportern hat sich die Suche in den Sequenzdatenbanken bewährt. Mit der Verfügbarkeit des kompletten menschlichen Gensatzes nehmen auch die Möglichkeiten der Untersuchung von Expressionsprofilen durch die sich entwickelnde Mikrochiptechnologie zu. Auf dem Gebiet der Phosphathomöostase stehen Tier- und Zellkulturmodelle zur Verfügung, die sich zur Untersuchung mit dieser Technik gut eignen.

*Während der Drucklegung dieses Kapitels wurden Mutationen im FGF23-Gen als Ursache für die autosomal-dominante hypophosphatämische Rachitis (ADHR) identifiziert. FGF23 kodiert für ein neues Mitglied der Fibroblasten-Wachstumsfaktor-Familie. Es wird zellulär sezerniert und ist in Tumoren überexprimiert, die einen renalen Phosphatverlust verursachen.*

**Literatur**

ADHR Consortium: Group 1: White KE, Evans WB, O'Riordan JLH, Speer MC, Econs MJ. Group 2: Lorenz-Depiereux B, Grabowski M, Meitinger T, Strom TM (2000) Autosomal dominant hypophosphataemic rickets is associated with mutations in FGF23. Nature Genet 26:345–348

White KE, Jonsson KB, Carn G, Hampson G, Spector TD, Mannstadt M, Lorenz-Depiereux B, Miyauchi A, Yang IM, Ljunggren Ö, Meitinger T, Strom TM, Jüppner H, Econs MJ (2001) The autosomal dominant hypophosphatemic rickets (ADHR) gene is a secreted polypeptide overexpressed by tumors that cause phosphate wasting. J Clin Endocrinol Metab 86:497–500

## 11.5 Literatur

Albright F, Butler AM, Bloomberg E (1937) Rickets resistent to vitamin D therapy. Am J Dis Child 54:529–547

Alon U, Chan JC (1984) Effects of parathyroid hormone and 1,25-dihydroxyvitamin $D_3$ on tubular handling of phosphate in hypophosphatemic rickets. J Clin Endocrinol Metab 58:671–675

Alon U, Donaldson DL, Hellerstein S et al. (1992) Metabolic and histologic investigation of the nature of nephrocalcinosis in children with hypophosphatemic rickets and in the Hyp mouse. J Pediatr 120:899–905

Balsan S, Tieder M (1990) Linear growth in patients with hypophosphatemic vitamin D-resistant rickets: influence of treatment regimen and parental height. J Pediatr 116:365–371

Beck L, Soumounou Y, Martel J et al. (1997) Pex/PEX tissue distribution and evidence for a deletion in the 3′ region of the Pex gene in X-linked hypophosphatemic mice. J Clin Invest 99:1200–1209

Beck L, Karaplis AC, Amizuka N et al. (1998) Targeted inactivation of Npt2 in mice leads to severe renal phosphate wasting, hypercalciuria, and skeletal abnormalities. Proc Natl Acad Sci USA 95:5372–5377

Berndt TJ, Knox FG (1992) Renal regulation of phosphate excretion. In: Seldin DW, Giebisch G (eds) The kidney: physiology and pathophysiology. Raven Press, New York, pp 2511–2532

Berndt M, Ehrich JH, Lazovic D et al. (1996) Clinical course of hypophosphatemic rickets in 23 adults. Clin Nephrol 45:33–41

Berner W, Kinne R, Murer H (1976) Phosphate transport into brush-border membrane vesicles isolated from rat small intestine. Biochem J 160:467–474

Besser FS (1976) Linear sebaceous naevi with convulsions and mental retardation (Feuerstein-Mims' syndrome), vitamin-D-resistant rickets. Proc R Soc Med 69:518–520

Bettinelli A, Bianchi ML, Mazzucchi E et al. (1991) Acute effects of calcitriol and phosphate salts on mineral metabolism in children with hypophosphatemic rickets. J Pediatr 118:372–376

Bianchine JW, Stambler AA, Harrison HE (1971) Familial hypophosphatemic rickets showing autosomal dominant inheritance. Birth Defects Orig Artic Ser 7:287–295

Biber J, Custer M, Werner A et al. (1993) Localization of NaPi-1, a Na/Pi cotransporter, in rabbit kidney proximal tubules. II. Localization by immunohistochemistry. Pflugers Arch 424:210–215

Bolino A, Devoto M, Enia G et al. (1993) Genetic mapping in the Xp11.2 region of a new form of X-linked hypophosphatemic rickets. Eur J Hum Genet 1:269–279

Bonjour JP, Caverzasio J (1984) Phosphate transport in the kidney. Rev Physiol Biochem Pharmacol 100:161–214

Busch AE, Schuster A, Waldegger S et al. (1996) Expression of a renal type I sodium/phosphate transporter (NaPi-1) induces a conductance in *Xenopus* oocytes permeable for organic and inorganic anions. Proc Natl Acad Sci USA 93:5347–5351

Cai Q, Hodgson SF, Kao PC et al. (1994) Brief report: inhibition of renal phosphate transport by a tumor product in a patient with oncogenic osteomalacia. N Engl J Med 330:1645–1649

Carey DE, Drezner MK, Hamdan JA et al. (1986) Hypophosphatemic rickets/osteomalacia in linear sebaceous nevus syndrome: a variant of tumor-induced osteomalacia. J Pediatr 109:994–1000

Carpenter TO (1997) New perspectives on the biology and treatment of X-linked hypophosphatemic rickets. Pediatr Clin North Am 44:443–466

Carpenter TO, Keller M, Schwartz D et al. (1996) 24,25 dihydroxyvitamin D supplementation corrects hyperparathyroidism and improves skeletal abnormalities in X-linked hypophosphatemic rickets – a clinical research center study. J Clin Endocrinol Metab 81:2381–2388

Caverzasio J, Bonjour JP (1992) Resistance to parathyroid hormone-induced inhibition of inorganic phosphate transport in opossum kidney cells cultured in low inorganic phosphate medium. J Endocrinol 134:361–368

Chalew SA, Lovchik JC, Brown CM et al. (1996) Hypophosphatemia induced in mice by transplantation of a tumor-derived cell line from a patient with oncogenic rickets. J Pediatr Endocrinol Metab 9:593–597

Chen C, Carpenter T, Steg N et al. (1989) Hypercalciuric hypophosphatemic rickets, mineral balance, bone histomorphometry, and therapeutic implications of hypercalciuria. Pediatrics 84:276–280

Chong SS, Kristjansson K, Zoghbi HY et al. (1993) Molecular cloning of the cDNA encoding a human renal sodium phosphate transport protein and its assignment to chromosome 6p21.3–p23. Genomics 18:355–359

Collins FS (1995) Positional cloning moves from perditional to traditional. Nat Genet 9:347–350

Custer M, Meier F, Schlatter E et al. (1993) Localization of NaPi-1, a Na-Pi cotransporter, in rabbit kidney proximal tubules. I. mRNA localization by reverse transcription/polymerase chain reaction. Pflugers Arch 424:203–209

D'Adamio L, Shipp MA, Masteller EL et al. (1989) Organization of the gene encoding common acute lymphoblastic leukemia antigen (neutral endopeptidase 24.11): multiple miniexons and separate 5′ untranslated regions. Proc Natl Acad Sci USA 86:7103–7107

Danisi G, Murer H (1991) Inorganic phoshate absorption in small intestine. In: Field M, Frizzel RA (eds) Handbook of physiology – The gastrointestinal system IV. Oxford University Press, Oxford, pp 323–336

David L, Pesso JL, Cochat P et al. (1987) Scriver type autosomal hypophosphatemic rachitis: a family case. Pediatrie 42:563–568

David K, Revesz T, Kratimenos G et al. (1996) Oncogenic osteomalacia associated with a meningeal phosphaturic mesenchymal tumor. Case report. J Neurosurg 84:288–292

Davidai GA, Nesbitt T, Drezner MK (1991) Variable phosphate-mediated regulation of vitamin D metabolism in the murine hypophosphatemic rachitic/osteomalacic disorders. Endocrinology 128:1270–1276

DiMattia GE, Varghese R, Wagner GF (1998) Molecular cloning and characterization of stanniocalcin-related protein. Mol Cell Endocrinol 146:137–140

Dixon PH, Christie PT, Wooding C et al. (1998) Mutational analysis of PHEX gene in X-linked hypophosphatemia. J Clin Endocrinol Metab 83:3615–3623

Drezner MK (1993) Tumor-associated rickets and osteomalacia. In: Favus MJ (ed) Primer on the metabolic bone diseases and disorders of mineral metabolism. Raven Press, New York, pp 282–288

Du L, Desbarats M, Viel J et al. (1996) cDNA cloning of the murine pex gene implicated in X-linked hypophosphatemia and evidence for expression in bone. Genomics 36:22–28

Ecarot-Charrier B, Glorieux FH, Travers R et al. (1988) Defective bone formation by transplanted Hyp mouse bone cells into normal mice. Endocrinology 123:768–773

Ecarot B, Glorieux FH, Desbarats M et al. (1995) Effect of 1,25-dihydroxyvitamin $D_3$ treatment on bone formation by transplanted cells from normal and X-linked hypophosphatemic mice. J Bone Miner Res 10:424–431

Econs MJ, Drezner MK (1994) Tumor-induced osteomalacia – unveiling a new hormone. N Engl J Med 330:1679–1681

Econs MJ, McEnery PT (1997) Autosomal dominant hypophosphatemic rickets/osteomalacia: clinical characterization of a novel renal phosphate-wasting disorder. J Clin Endocrinol Metab 82:674–681

Econs MJ, Strom TM (1999) The molecular basis of hypophosphatemic rickets. In: Handwerger S (ed) Molecular and cellular basis of pediatric endocrinology. Humana Press, Totowa, NJ, pp 39–55

Econs MJ, Feussner JR, Samsa GP et al. (1991) X-linked hypophosphatemic rickets without „rickets". Skeletal Radiol 20:109–114

Econs MJ, Rowe PSN, Francis F et al. (1994) Fine structure mapping of the human X-linked hypophosphatemic rickets gene locus. J Clin Endocrinol Metab 79:1351–1354

Econs MJ, Samsa GP, Monger M et al. (1994) X-linked hypophosphatemic rickets: a disease often unknown to affected patients. Bone Miner 24:17–24

Eicher EM, Southard JL, Scriver CR et al. (1976) Hypophosphatemia: mouse model for human familial hypophosphatemic (vitamin D-resistant) rickets. Proc Natl Acad Sci USA 73:4667–4671

Emoto N, Yanagisawa M (1995) Endothelin-converting enzyme-2 is a membrane-bound, phosphoramidon-sensitive metalloprotease with acidic pH optimum. J Biol Chem 270:15262–15268

Feild JA, Zhang L, Brun KA et al. (1999) Cloning and functional characterization of a sodium-dependent phosphate transporter expressed in human lung and small intestine. Biochem Biophys Res Commun 258:578–582

Filisetti D, Ostermann G, Bredow M von et al. (1999) Nonrandom distribution of mutations in the PHEX gene, and under-detected missense mutations at non-conserved residues. Eur J Hum Genet 7:615–619

Francis F, Strom TM, Hennig S et al. (1997) Genomic organization of the human PEX gene mutated in X-linked dominant hypophosphatemic rickets. Genome Res 7:573–586

Friedman NE, Lobaugh B, Drezner MK (1993) Effects of calcitriol and phosphorus therapy on the growth of patients with X-linked hypophosphatemia. J Clin Endocrinol Metab 76:839–844

Friedman PA, Coutermarsh BA, Kennedy SM et al. (1996) Parathyroid hormone stimulation of calcium transport is mediated by dual signaling mechanisms involving protein kinase A and protein kinase C. Endocrinology 137:13–20

Frymoyer PA, Scheinman SJ, Dunham PB et al. (1991) X-linked recessive nephrolithiasis with renal failure. N Engl J Med 325:681–686

Gazit D, Tieder M, Liberman UA et al. (1991) Osteomalacia in hereditary hypophosphatemic rickets with hypercalciuria: a correlative clinical-histomorphometric study. J Clin Endocrinol Metab 72:229–235

Giasson SD, Brunette MG, Danan G et al. (1977) Micropuncture study of renal phosphorus transport in hypophosphatemic vitamin D resistant rickets mice. Pflugers Arch 371:33–38

Glorieux FH, Marie PJ, Pettifor JM et al. (1980) Bone response to phosphate salts, ergocalciferol, and calcitriol in hypophosphatemic vitamin D-resistant rickets. N Engl J Med 303:1023–1031

Goldblum JR, Headington JT (1993) Hypophosphatemic vitamin D-resistant rickets and multiple spindle and epithelioid nevi associated with linear nevus sebaceus syndrome. J Am Acad Dermatol 29:109–111

Goodyer PR, Kronick JB, Jequier S et al. (1987) Nephrocalcinosis and its relationship to treatment of hereditary rickets. J Pediatr 111:700–704

Graham JB, McFalls VW, Winters RW (1959) Familial hypophosphatemia with vitamin D-resitent rickets. Am J Hum Genet 11:311–332

Gray RW, Napoli JL (1983) Dietary phosphate deprivation increases 1,25-dihyroxyvitamin $D_3$ synthesis in rat kidney in vitro. J Biol Chem 258:1152–1155

Greenberg BR, Winters RW, Graham JB (1960) The normal ranges of serum inorganic phosphorus and its utility as a discriminant in the diagnosis of congenital hypophosphatemia. J Clin Endocrinol Metab 20:364–379

Greene WB, Kahler SG (1985) Hypophosphatemic rickets: still misdiagnosed and inadequately treated. South Med J 78:1179–1184

Grieff M, Mumm S, Waeltz P et al. (1997) Expression and cloning of the human X-linked hypophosphatemia gene cDNA. Biochem Biophys Res Commun 231:635–639

Haddad M, Roder S, Olsen HS et al. (1996) Immunocytochemical localization of stanniocalcin cells in the rat kidney. Endocrinology 137:2113–2117

Hanna JD, Niimi K, Chan JC (1991) X-linked hypophosphatemia. Genetic and clinical correlates. Am J Dis Child 145:865–870

Haramati A, Haas JA, Knox FG (1983) Adaptation of deep and superficial nephrons to changes in dietary phosphate intake. Am J Physiol 244:F265-F269

Haramati A, Haas JA, Knox FG (1984) Nephron heterogeneity of phosphate reabsorption: effect of parathyroid hormone. Am J Physiol 246:F155-F158

Hardy DC, Murphy WA, Siegel BA et al. (1989) X-linked hypophosphatemia in adults: prevalence of skeletal radiographic and scintigraphic features. Radiology 171:403–414

Harrell RM, Lyles KW, Harrelson JM et al. (1985) Healing of bone disease in X-linked hypophosphatemic rickets/osteomalacia. Induction and maintenance with phosphorus and calcitriol. J Clin Invest 75:1858–1868

Harrison HE, Harrison HC (1979) Rickets and osteomalacia: anonymous disorders of calcium and phosphate metabolism in childhood and adolescence. Saunders, Philadelphia, p 141

Holm IA, Huang X, Kunkel LM (1997) Mutational analysis of the PEX gene in patients with X-linked hypophosphatemic rickets. Am J Hum Genet 60:790–797

Hopkins T, Howard JE, Eisenberg H (1952) Ultrafiltration studies on calcium and phosphorus in human serum. Bull Johns Hopkins Hosp 91:1–21

Kavanaugh MP, Miller DG, Zhang W et al. (1994) Cell-surface receptors for gibbon ape leukemia virus and amphotropic murine retrovirus are inducible sodium-dependent phosphate symporters. Proc Natl Acad Sci USA 91:7071–7075

Kawashima H, Kurokawa K (1986) Metabolism and sites of action of vitamin D in the kidney. Kidney Int 29:98–107

Kempson SA, Lotscher M, Kaissling B et al. (1995) Parathyroid hormone action on phosphate transporter mRNA and protein in rat renal proximal tubules. Am J Physiol 268:F784-F791

Kikuchi K, Ghishan FK (1987) Phosphate transport by basolateral plasma membranes of human small intestine. Gastroenterology 93:106–113

Knox FG, Osswald H, Marchand GR et al. (1977) Phosphate transport along the nephron. Am J Physiol 233:F261-F268

Kozak M (1987) An analysis of 5′-noncoding sequences from 699 vertebrate messenger RNAs. Nucl Acids Res 15:8125–8148

Kozak M (1991) An analysis of vertebrate mRNA sequences: intimations of translational control. J Cell Biol 115:887–903

Kruse K, Kracht U, Gopfert G (1982) Renal threshold phosphate concentration ($TmPO_4$/GFR). Arch Dis Child 57:217–223

Kumar R, Haugen JD, Wieben ED et al. (1995) Inhibitors of renal epithelial phosphate transport in tumor-induced osteomalacia and uremia. Proc Assoc Am Physicians 107:296–305

Lajeunesse D, Meyer RA Jr, Hamel L (1996) Direct demonstration of a humorally-mediated inhibition of renal phosphate transport in the Hyp mouse. Kidney Int 50:1531–1538

Larmas M, Hietala EL, Simila S et al. (1991) Oral manifestations of familial hypophosphatemic rickets after phosphate supplement therapy: a review of the literature and report of case. ASDC J Dent Child 58:328–334

Lee DB, Walling MW, Brautbar N (1986) Intestinal phosphate absorption: influence of vitamin D and non-vitamin D factors. Am J Physiol 250:G369–G373

Lee S, Zambas ED, Marsh WL et al. (1991) Molecular cloning and primary structure of Kell blood group protein. Proc Natl Acad Sci USA 88:6353–6357

Leicht E, Biro G, Langer HJ (1990) Tumor-induced osteomalacia: pre- and postoperative biochemical findings. Horm Metab Res 22:640–643

Lipman ML, Panda D, Bennett HP et al. (1998) Cloning of human PEX cDNA. Expression, subcellular localization, and endopeptidase activity. J Biol Chem 273:13.729–13.737

Lloyd SE, Pearce SH, Fisher SE et al. (1996) A common molecular basis for three inherited kidney stone diseases. Nature 379:445–449

Lorenz B, Francis F, Gempel K et al. (1998) Spermine deficiency in *Gy* mice caused by deletion of the spermine synthase gene. Hum Mol Genet 7:541–547

Lu M, Wagner GF, Renfro JL (1994) Stanniocalcin stimulates phosphate reabsorption by flounder renal proximal tubule in primary culture. Am J Physiol 267:R1356–R1362

Lyon MF, Scriver CR, Baker LRI et al. (1986) The Gy mutation: another cause of X-linked hypophosphatemia in mouse. Proc Natl Acad Sci USA 83:4899–4903

Mächler M, Frey D, Gal A et al. (1986) X-linked dominant hypophosphatemia is closely linked to DNA markers DXS41 and DXS43 at Xp22. Hum Genet 73:271–275

Malmstrom K, Murer H (1987) Parathyroid hormone regulates phosphate transport in OK cells via an irreversible inactivation of a membrane protein. FEBS Lett 216:257–260

Marie PJ, Travers R, Glorieux FH (1981) Healing of rickets with phosphate supplementation in the hypophosphatemic male mouse. J Clin Invest 67:911–914

Marie PJ, Travers R, Glorieux FH (1982) Healing of bone lesions with 1,25-dihydroxyvitamin D3 in the young X-linked hypophosphatemic male mouse. Endocrinology 111:904–911

Markowitz M, Rotkin L, Rosen JF (1981) Circadian rhythms of blood minerals in humans. Science 213:672–674

Matsumoto T, Fontaine O, Rasmussen H (1980) Effect of 1,25-dihydroxyvitamin $D_3$ on phosphate uptake into chick intestinal brush border membrane vesicles. Biochim Biophys Acta 599:13–23

McGuire MH, Merenda JT, Etzkorn JR et al. (1989) Oncogenic osteomalacia. A case report. Clin Orthop 244:305–308

Meyer RA Jr, Meyer MH, Gray RW (1989) Parabiosis suggests a humoral factor is involved in X-linked hypophosphatemia in mice. J Bone Miner Res 4:493–500

Meyer RA Jr, Tenenhouse HS, Meyer MH et al. (1989) The renal phosphate transport defect in normal mice parabiosed to X-linked hypophosphatemic mice persists after parathyroidectomy. J Bone Miner Res 4:523–532

Miyauchi A, Fukase M, Tsutsumi M et al. (1988) Hemangiopericytoma-induced osteomalacia: tumor transplantation in nude mice causes hypophosphatemia and tumor extracts inhibit renal 25-hydroxyvitamin D 1-hydroxylase activity. J Clin Endocrinol Metab 67:46–53

Mizgala CL, Quamme GA (1985) Renal handling of phosphate. Physiol Rev 65:431–466

Morel F (1981) Sites of hormone action in the mammalian nephron. Am J Physiol 240:F159–F164

Morgan JM, Hawley WL, Chenoweth AI et al. (1974) Renal transplantation in hypophosphatemia with vitamin D-resistant rickets. Arch Intern Med 134:549–552

Muhlbauer RC, Bonjour JP, Fleisch H (1982) Abnormal tubular Pi adaptation to dietary Pi restriction and decreased calcium reabsorption in X-linked hypophosphatemic (HYP) mice. Adv Exp Med Biol 151:71–75

Murer H, Biber J (1996) Molecular mechanisms of renal apical Na/phosphate cotransport. Annu Rev Physiol 58:607–618

Murer H, Biber J (1997) A molecular view of proximal tubular inorganic phosphate (Pi) reabsorption and of its regulation. Pflugers Arch 433:379–389

Murer H, Burckhardt G (1983) Membrane transport of anions across epithelia of mammalian small intestine and kidney proximal tubule. Rev Physiol Biochem Pharmacol 96:1–51

Murer H, Hildmann B (1981) Transcellular transport of calcium and inorganic phosphate in the small intestinal epithelium. Am J Physiol 240:G409–G416

Murer H, Werner A, Reshkin S et al. (1991) Cellular mechanisms in proximal tubular reabsorption of inorganic phosphate. Am J Physiol 260:C885–C899

Nelson AE, Robinson BG, Mason RS (1997) Oncogenic osteomalacia: is there a new phosphate regulating hormone? Clin Endocrinol (Oxf) 47:635–642

Nesbitt T, Coffman TM, Griffiths R et al. (1992) Crosstransplantation of kidneys in normal and Hyp mice. J Clin Invest 89:1453–1459

Nishiyama S, Inoue F, Makuda I (1986) A single case of hypophosphatemic rickets with hypercalciuria. J Pediatr Gastroenterol Nutr 5:826–829

Nuovo MA, Dorfman HD, Sun CC et al. (1989) Tumor-induced osteomalacia and rickets. Am J Surg Pathol 13:588–599

Olsen HS, Cepeda MA, Zhang QQ et al. (1996) Human stanniocalcin: a possible hormonal regulator of mineral metabolism. Proc Natl Acad Sci USA 93:1792–1796

Ono T, Tanaka H, Yamate T et al. (1996) 24R,25-dihydroxyvitamin $D_3$ promotes bone formation without causing excessive resorption in hypophosphatemic mice. Endocrinology 137:2633–2637

Pastoriza-Munoz E, Colindres RE, Lassiter WE et al. (1978) Effect of parathyroid hormone on phosphate reabsorption in rat distal convolution. Am J Physiol 235:F321–F330

Pfister MF, Ruf I, Stange G et al. (1998) Parathyroid hormone leads to the lysosomal degradation of the renal type II Na/Pi cotransporter. Proc Natl Acad Sci USA 95:1909–1914

Polisson RP, Martinez S, Khoury M et al. (1985) Calcification of entheses associated with X-linked hypophosphatemic osteomalacia. N Engl J Med 313:1–6

Proesmans WC, Fabry G, Marchal GJ et al. (1987) Autosomal dominant hypophosphataemia with elevated serum 1,25 dihydroxyvitamin D and hypercalciuria. Pediatr Nephrol 1:479–484

Quabius ES, Murer H, Biber J (1995) Expression of a renal Na/Pi cotransporter (NaPi-1) in MDCK and LLC-PK1 cells. Pflugers Arch 430:132–136

Rawlings ND, Barrett AJ (1995) Evolutionary families of metallopeptidases. Methods Enzymol 248:183–228

Reid IR, Hardy DC, Murphy WA et al. (1989) X-linked hypophosphatemia: a clinical, biochemical, and histopathologic assessment of morbidity in adults. Medicine (Baltimore) 68:336–352

Reid IR, Murphy WA, Hardy DC et al. (1991) X-linked hypophosphatemia: skeletal mass in adults assessed by histomorphometry, computed tomography, and absorptiometry. Am J Med 90:63–69

Reinhart SC, Norden AG, Lapsley M et al. (1995) Characterization of carrier females and affected males with X-linked recessive nephrolithiasis. J Am Soc Nephrol 5:1451–1461

Reusz GS, Miltenyi G, Stubnya G et al. (1997) X-linked hypophosphatemia: effects of treatment with recombinant human growth hormone. Pediatr Nephrol 11:573–577

Rifas L, Gupta A, Hruska KA et al. (1995) Altered osteoblast gluconeogenesis in X-linked hypophosphatemic mice is associated with a depressed intracellular pH. Calcif Tissue Int 57:60–63

Rifas L, Cheng S, Halstead LR et al. (1997) Skeletal casein kinase activity defect in the HYP mouse. Calcif Tissue Int 61:256–259

Rizzoli R, Fleisch H, Bonjour JP (1977) Role of 1,25-dihydroxyvitamin $D_3$ on intestinal phosphate absorption in rats with a normal vitamin D supply. J Clin Invest 60:639–647

Rowe PS, Goulding JN, Francis F et al. (1996) The gene for X-linked hypophosphataemic rickets maps to a 200-300 kb region in Xp22.1, and is located on a single YAC containing a putative vitamin D response element (VDRE). Hum Genet 97:345–352

Rowe PSN, Ong ACM, Cockerill FJ et al. (1996) Candidate 56 and 58 kDa protein(s) responsible for mediating the renal defects in oncogenic hypophosphatemic osteomalacia. Bone 18:159–169

Rowe PSN, Oudet C, Francis F et al. (1997) Distribution of mutations in the PEX gene in families with X-linked hypophosphatemic rickets (HYP). Hum Mol Genet 6:539–549

Ruchon AF, Marcinkiewicz M, Siegfried G et al. (1998) Pex mRNA is localized in developing mouse osteoblasts and odontoblasts. J Histochem Cytochem 46:459–468

Ryan EA, Reiss E (1984) Oncogenous osteomalacia. Review of the world literature of 42 cases and report of two new cases. Am J Med 77:501–512

Saggese G, Baroncelli GI, Bertelloni S et al. (1995) Long-term growth hormone treatment in children with renal hypophosphatemic rickets: effects on growth, mineral metabolism, and bone density. J Pediatr 127:395–402

Schmidt M, Kroger B, Jacob E et al. (1994) Molecular characterization of human and bovine endothelin converting enzyme (ECE-1). FEBS Lett 356:238–243

Schnabel D, Mühlendahl KE von, Morlot M et al. (1996) The hereditary syndrome of hypophosphatemic rickets and hypercalciuria (HHRH): possible diagnostic pitfalls and clinical follow-up (abstract). Horm Res [Suppl 2] 46:84

Schultze G, Delling G, Faensen M et al. (1989) Oncogenic hypophosphatemic osteomalacia. Dtsch Med Wochenschr 114:1073–1078

Scriver CR, MacDonald W, Reade T et al. (1977) Hypophosphatemic nonrachitic bone disease: an entity distinct from X-linked hypophosphatemia in the renal defect, bone involvement, and inheritance. Am J Med Genet 1:101–117

Seikaly MG, Brown R, Baum M (1997) The effect of recombinant human growth hormone in children with X-linked hypophosphatemia. Pediatrics 100:879–884

Sestoft L (1979) Is the relationship between the plasma concentration of inorganic phosphate and the rate of oxygen consumption of significance in regulating energy metabolism in mammals? Scand J Clin Lab Invest 39:191–197

Shibui A, Tsunoda T, Seki N et al. (1999) Isolation and chromosomal mapping of a novel human gene showing homology to $Na^+/PO_4$ cotransporter. J Hum Genet 44:190–192

Skovby F, Svejgaard E, Moller J (1987) Hypophosphatemic rickets in linear sebaceous nevus sequence. J Pediatr 111:855–857

Stickler GB, Morgenstern BZ (1989) Hypophosphataemic rickets: final height and clinical symptoms in adults. Lancet 2:902–905

Strom TM, Francis F, Lorenz B et al. (1997) Pex gene deletions in Gy and Hyp mice provide mouse models for X-linked hypophosphatemia. Hum Mol Genet 6:165–171

Swischuk LE, Hayden CK, Jr. (1979) Rickets: a roentgenographic scheme for diagnosis. Pediatr Radiol 8:203–208

Tenenhouse HS (1997) Cellular and molecular mechanisms of renal phosphate transport. J Bone Miner Res 12:159–164

Tenenhouse HS, Econs JM (2001) Mendelian hypophosphatemias. In: Scriver CR, Beaudet AL, Valle D, Sly WS et al. (eds) The metabolic and molecular bases of inherited disease. McGraw-Hill, NewYork, pp 5039–5067

Tenenhouse HS, Jones G (1990) Abnormal regulation of renal vitamin D catabolism by dietary phosphate in murine X-linked hypophosphatemic rickets. J Clin Invest 85: 1450–1455

Tenenhouse HS, Scriver CR (1981) Effect of 1,25-dihydroxyvitamin D3 on phosphate homeostasis in the X-linked hypophosphatemic (Hyp) mouse. Endocrinology 109: 658–660

Tenenhouse HS, Meyer RA Jr, Mandla S et al. (1992) Renal phosphate transport and vitamin D metabolism in X-linked hypophosphatemic Gy mice: responses to phosphate deprivation. Endocrinology 131:51–56

Tenenhouse HS, Werner A, Biber J et al. (1994) Renal Na(+)-phosphate cotransport in murine X-linked hypophosphatemic rickets. Molecular characterization. J Clin Invest 93:671–676

Tenenhouse HS, Martel J, Biber J et al. (1995) Effect of P(i) restriction on renal Na(+)-P(i) cotransporter mRNA and immunoreactive protein in X-linked Hyp mice. Am J Physiol 268:F1062–F1069

Tenenhouse HS, Roy S, Martel J et al. (1998) Differential expression, abundance, and regulation of $Na^+$-phosphate cotransporter genes in murine kidney. Am J Physiol 275:F527–F534

Thakker RV, Read AP, Davies KE et al. (1987) Bridging markers defining the map position of X linked hypophosphataemic rickets. J Med Genet 24:756–760

The HYP Consortium (1995) A gene (PEX) with homologies to endopeptidases is mutated in patients with X-linked hypophosphatemic rickets. Nat Genet 11:130–136

Tieder M, Modai D, Samuel R et al. (1985) Hereditary hypophosphatemic rickets with hypercalciuria. N Engl J Med 312:611–617

Tieder M, Modai D, Shaked U et al. (1987) „Idiopathic" hypercalciuria and hereditary hypophosphatemic rickets. Two phenotypical expressions of a common genetic defect. N Engl J Med 316:125–129

Tieder M, Arie R, Bab I et al. (1992) A new kindred with hereditary hypophosphatemic rickets with hypercalciuria: implications for correct diagnosis and treatment. Nephron 62:176–181

Tulloch EN, Andrews FF (1983) The association of dental abscesses with vitamin D resistant rickets. Br Dent J 154:136–138

Uchida H, Yokoyama S, Kashima K et al. (1991) Oncogenic vitamin D resistant hypophosphatemic osteomalacia (benign ossifying mesenchymal tumor of bone): case report. Jpn J Clin Oncol 21:218–226

Ullrich KJ, Rumrich G, Kloss S (1977) Phosphate transport in the proximal convolution of the rat kidney. I. Tubular heterogeneity, effect of parathyroid hormone in acute and chronic parathyroidectomized animals and effect of phosphate diet. Pflugers Arch 372:269–274

Verge CF, Lam A, Simpson JM et al. (1991) Effects of therapy in X-linked hypophosphatemic rickets. N Engl J Med 325:1843–1848

Wagner GF, Vozzolo BL, Jaworski E et al. (1997) Human stanniocalcin inhibits renal phosphate excretion in the rat. J Bone Miner Res 12:165–171

Walker JJ, Yan TS, Quamme GA (1987) Presence of multiple sodium-dependent phosphate transport processes in proximal brush-border membrane. Am J Physiol 252: F226–F231

Walton RJ, Bijvoet OL (1975) Nomogram for derivation of renal threshold phosphate concentration. Lancet 2:309–310

Weidner N (1991) Review and update: oncogenic osteomalacia-rickets. Ultrastruct Pathol 15:317–333

Werner A, Moore ML, Mantei N et al. (1991) Cloning and expression of cDNA for a Na/Pi cotransport system of kidney cortex. Proc Natl Acad Sci USA 88:9608–9612

Whyte MP, Schranck FW, Armamento-Villareal R (1996) X-linked hypophosphatemia: a search for gender, race, anticipation, or parent of origin effects on disease expression in children. J Clin Endocrinol Metab 81:4075–4080

Wilson DM, Lee PD, Morris AH et al. (1991) Growth hormone therapy in hypophosphatemic rickets. Am J Dis Child 145:1165–1170

Wilson DR, York SE, Jaworski ZF et al. (1965) Studies in hypophosphatemic vitamin D-refractory osteomalacia in adults. Medicine (Baltimore) 44:99–134

Winters RW, Graham JB, Williams TF et al. (1958) A genetic study of familial hypophosphatemia and vitamin D-resistant rickets with a review of the literature. Medicine (Baltimore) 37:97–142

Wrong OM, Norden AG, Feest TG (1994) Dent's disease; a familial proximal renal tubular syndrome with low-molecular-weight proteinuria, hypercalciuria, nephrocalcinosis, metabolic bone disease, progressive renal failure and a marked male predominance. QJM 87:473–493

Xu D, Emoto N, Giaid A et al. (1994) ECE-1: a membrane-bound metalloprotease that catalyzes the proteolytic activation of big endothelin-1. Cell 78:473–485

Yamaoka K, Seino Y, Satomura K et al. (1986) Abnormal relationship between serum phosphate concentration and renal 25-hydroxycholecalciferol-1-alpha-hydroxylase activity in X-linked hypophosphatemic mice. Miner Electrolyte Metab 12:194–198

Yamate T, Tanaka H, Nagai Y et al. (1994) Bone-forming ability of 24R,25-dihydroxyvitamin $D_3$ in the hypophosphatemic mouse. J Bone Miner Res 9:1967–1974

# 12 Molekulare Grundlagen der Adipositas

JOHANNES HEBEBRAND, ANKE HINNEY und FRANK OEFFNER

**Inhaltsverzeichnis**



## 12.1 Einleitung

Die Molekulargenetik hat in den letzten beiden Jahrzehnten zu einem fundierten pathogenetischen Verständnis zahlreicher monogener Erkrankungen geführt. Der molekularen Medizin ist es gelungen, über die Identifikation der Gene und der jeweiligen Mutationen Einblicke in die Pathogenese dieser Erkrankungen zu erhalten. Mit dieser Entwicklung ist die Hoffnung verbunden, spezifische Therapien zu entwickeln.

Bei komplexen Erkrankungen ist die Ätiologie multifaktoriell. Dies impliziert, dass Umwelteinflüsse *und* mehrere bis hin zu vielen Genvarianten zur Entstehung und dem Verlauf einer derartigen Erkrankung beitragen. Die genetischen Mechanismen sind deshalb nur schwer zu identifizieren. Nichtsdestotrotz erlebt die molekulargenetische Erforschung komplexer Krankheiten derzeit einen enormen Aufschwung, der vor kurzem nicht für möglich gehalten wurde. Mehrere Gründe können für diese Entwicklung angegeben werden:

1. Die molekulare Aufklärung monogener Erkrankungen ist inzwischen so weit fortgeschritten, dass Gen- und Mutationssuchen überwiegend nur noch bei sehr seltenen Störungen erfolgen können.
2. Die komplexen Störungen haben aufgrund ihrer Häufigkeiten, der assoziierten Morbiditäten und Mortalitäten erhebliche gesundheitspolitische und ökonomische Bedeutung. Die rasante Entwicklung sowohl der Molekulargenetik als auch der genetisch orientierten Biometrie ermöglicht zunehmend eine bessere Analyse dieser komplexen Störungen, die ein wesentlich aufwändigeres Vorgehen im Vergleich zu den klassischen monogenen Erkrankungen voraussetzen.

Endokrinopathien
D. Ganten / K. Ruckpaul (Hrsg.)

3. Der in Kürze erwartete Abschluss der Sequenzierung des menschlichen Genoms bedingt, ebenso wie die Internetverfügbarkeit großer Datensätze und Programme, eine wesentliche Vereinfachung bei der molekularen Aufschlüsselung komplexer Erkrankungen.
4. Die Identifikation der an multifaktoriell bedingten Störungen beteiligten Gene ermöglicht die Entdeckung neuer pathogenetisch relevanter Regelkreise, sodass im Anschluss die therapeutische Verwertbarkeit geprüft werden kann.

Adipositas ist eine gesundheitsökonomisch außerordentlich relevante Störung, die in den westlichen Industrieländern, aber auch in vielen Schwellenländern, zunehmend häufiger geworden ist. Diese Tatsache verdeutlicht die Bedeutung der Umwelteinflüsse. Gleichzeitig ist festzuhalten, dass die Ernährungs- und Bewegungsgewohnheiten einer modernen Lebensweise auf eine genetische Ausstattung des Menschen treffen, die hierfür primär nicht geschaffen ist. Vielmehr erscheint es plausibel, anzunehmen, dass Mechanismen, die sich im Rahmen von Hungersnöten als vorteilhaft erwiesen haben, genetisch fixiert worden sind („thrifty genotype"; Neel et al. 1998). Somit kann sich ein spezifischer Genotyp in Abhängigkeit von den jeweiligen Umweltbedingungen als günstig bzw. als ungünstig erweisen.

Die moderne Tierzüchtung macht sich zunutze, dass sowohl das Gewicht als auch das Fettverteilungsmuster genetisch determiniert sind. Beim Menschen sprechen Zwillings-, Adoptions- und Familienstudien und seit kurzem auch molekulare Erkenntnisse für die Beteiligung genetischer Faktoren an der Regulation des Körpergewichts (Bouchard u. Pérusse 1993; Hebebrand u. Remschmidt 1995; Hebebrand et al. 1998; Chagnon et al. 2000a). Die moderne Molekularbiologie und -genetik haben innerhalb sehr kurzer Zeit einen ersten Einblick in die zugrunde liegenden Mechanismen und Regelkreise ermöglicht.

Es ist das Ziel der vorliegenden Übersicht, dem Leser die formalgenetische Evidenz für die Beteiligung genetischer Faktoren an der Regulation des Körpergewichts des Menschen darzulegen. Die meist interdisziplinären Ansätze, die für die Analyse der molekularen Pathogenese der Adipositas erforderlich sind, sollen erläutert werden. Seltene monogen bedingte Formen und syndromale Formen der Adipositas werden vorgestellt, weil sie zum einen die Heterogenität belegen und zum anderen modellhaft den Beginn der molekularen Analyse der Körpergewichtsregulation veranschaulichen und Einblick in diverse Regelkreise erlauben. Kandidatengenuntersuchungen sind vielfach erfolgt und haben in einigen Fällen zu wertvollen Befunden geführt. Abschließend sollen die Ergebnisse der ersten Genomscreens vorgestellt werden, weil sie die Forschungsrichtung der nächsten Jahre bestimmen werden.

## 12.2 Körpergewicht als quantitativer Phänotyp

Adipositas wird durch einen überdurchschnittlichen Anteil der Fettmasse am Gesamtkörpergewicht definiert, wobei sich das Gesamtkörpergewicht aus der Summe der Fettmasse und der fettfreien Masse zusammensetzt. Im Erwachsenenalter werden sowohl inter- als auch intraindividuelle Unterschiede des Körpergewichts primär durch Unterschiede des prozentualen Anteils der Fettmasse am Gesamtkörpergewicht verursacht. Die Fettmasse kann u.a. durch die Bestimmung von Hautfaltendicken, Unterwasserwiegen, bildgebende Verfahren und Messung der bioelektrischen Impedanz geschätzt bzw. bestimmt werden. Nur die Ermittlung diverser Hautfaltendicken und bioelektrische Impedanzmessungen sind für große epidemiologisch orientierte Untersuchungen geeignet (Heymsfield et al. 1998).

Da die routinemäßige Bestimmung der Körperzusammensetzung dennoch nur bedingt in epidemiologischen Untersuchungen erfolgt, wird meist der Body-mass-Index (BMI, kg/m$^2$) als weitgehend körperhöhenbereinigtes Gewichtsmaß herangezogen. Dieser Index, auch Quetelet-Index genannt, wurde empirisch ermittelt. Er zeigt bei Erwachsenen eine hohe Korrelation zum Körpergewicht und eine weitgehend vernachlässigbare Korrelation zur Körperhöhe. Adipositas kann demnach vereinfacht als das obere Ende der BMI-Verteilung aufgefasst werden (Watson et al. 1979).

BMI und Fettmasse korrelieren je nach Studie zu 0,4–0,95. Gerade bei übergewichtigen und adipösen Probanden kann der BMI als ein einfaches und relativ zuverlässiges Maß zur Abschätzung der Fettmasse betrachtet werden (Hebebrand et al. 1994). Mit Hilfe des BMI werden im Erwachsenenalter die verschiedenen Gewichtsklassen definiert (Tabelle 12.1). Die Gewichtsklasseneinteilung der WHO (World Health Organisation 1998; s. auch Press Release WHO/46, http://www.who.int/dsa/justpub/obesity.htm) berücksichtigt die Tatsache, dass die gesundheitlichen Risiken von Übergewicht ab einem BMI von 25 kg/m$^2$ ansteigen und

**Tabelle 12.1.** Gewichtskategorien beim Erwachsenen in Abhängigkeit vom Body-mass-Index (WHO 1998)

| Gewichtskategorie | BMI [kg/m²] | Risiko komorbider Störungen |
|---|---|---|
| Untergewicht | <18,5 | Niedrig (aber erhöhte Risiken für andere medizinische Auffälligkeiten) |
| Normalgewicht | 18,5–24,9 | Durchschnittlich |
| Übergewicht | ≥25 | |
| Präadipositas | 25–29,9 | Leicht erhöht |
| Adipositas Schweregrad I | 30–34,9 | Mäßiggradig erhöht |
| Adipositas Schweregrad II | 35–39,9 | Stark erhöht |
| Adipositas Schweregrad III | ≥40 | Extrem erhöht |

ab einem BMI ≥30 kg/m² bzw. ≥40 kg/m² deutlich bzw. stark erhöht sind.

Die 85. und 95. (oder 90. und 97.) BMI-Altersperzentilen können alternativ zur Definition der Adipositas bzw. der extremen Adipositas herangezogen werden (Hebebrand et al. 1994; Kromeyer et al. eingereicht). Die Anwendung von geschlechtsabhängigen Perzentilen ist insbesondere für das Kindes- und Jugendalter sinnvoll, da in diesen Lebensabschnitten selbst beim Vorliegen einer Fettleibigkeit nur selten BMI-Werte >30 kg/m² erreicht werden. Die Angabe eines Perzentils erlaubt eine wesentlich bessere epidemiologische Einordnung des BMI einer Person als die grobe Einteilung gemäß WHO (Tabelle 12.1). Um insbesondere im Bereich der extremen Adipositas eine bessere Quantifizierung des Ausprägungsgrads angeben zu können, werden auch Standard-deviation-Scores (SDS-Werte) herangezogen. Diese geben an, um ein wie viel Faches der Standardabweichung ein individueller BMI vom bevölkerungsbezogenen Durchschnitt abweicht (Cole u. Green 1992).

Bei Verwendung von BMI-Perzentilen ist kritisch zu bedenken, dass deren Güte von der Qualität der Erhebung der Referenzstichprobe abhängt. In den USA erfolgen beispielsweise in etwa 10-jährigen Abständen große repräsentative Querschnittsuntersuchungen unter Beachtung relevanter methodischer Aspekte (National Health and Nutrition Examination Surveys, NHANES). Hierdurch kann der sekuläre Anstieg des BMI der Bevölkerung gut verfolgt werden (z.B. Troiano et al. 1996). In Deutschland können über das Robert-Koch-Institut in Berlin anthropometrische Daten zu insgesamt etwa 15000 Bundesbürgern im Altersbereich von 25–69 Jahren aus 3 Querschnittsuntersuchungen (1984–1991) bezogen werden (http://yellowfever.rki.de/GESUND/DATEN/PUBLIC/PUBFILES/DHP_INF.HTM). Für den Altersbereich 0–18 Jahre sind unter Heranziehung von etwa 35000 Kindern und Jugendlichen BMI-Perzentilen für Deutschland neu erstellt worden (Kromeyer et al. eingereicht).

Im Rahmen des extrem konkordanten Geschwisterpaaransatzes (s. Kapitel 12.7.1 „Molekulargenetische und biometrische Analysemöglichkeiten“) werden für die Durchführung von Kopplungsuntersuchungen populationsbezogene quantitative Einordnungen benötigt, um zu bestimmen, ob der Indexpatient und seine Geschwister die Einschlusskriterien erfüllen (z.B. Indexfall BMI >95. Perzentile, Geschwister BMI >90. Perzentile). Dies verdeutlicht, dass auch für die molekulare Analyse des Körpergewichts die Verfügbarkeit einer repräsentativen Referenzstichprobe von großer Bedeutung ist.

## 12.3 Genotyp und Umweltinteraktionen

Das Körpergewicht kann als Musterbeispiel eines quantitativen Phänotyps dienen, der sowohl durch genetische als auch durch Umweltfaktoren beeinflusst wird. Dies soll an 3 Beispielen verdeutlicht werden:

1. Als ein Teil der Pimaindianer aus Mexiko in die Vereinigten Staaten auswanderte, bedingte dies in der Folgezeit eine erhebliche Zunahme ihres Körpergewichts. Bei den in den USA lebenden Pimaindianern beträgt einer kleinen Studie zufolge der durchschnittliche BMI 33,4 kg/m² gegenüber nur 24,9 kg/m² für Pimaindianer aus Mexiko (Ravussin et al. 1994).
2. Frauen, die sich fettreich ernähren, entwickeln insbesondere dann eine Adipositas, wenn erstgradige Angehörige ebenfalls adipös sind (Heitman et al. 1995).
3. Bouchard u. Pérusse (1993) konnten in mehreren Studien nachweisen, dass bei eineiigen Zwillingen die Intrapaarkorrelation für Gewichtsveränderungen im Hinblick auf kurz- oder langfristige Über- bzw. Unterernährung größer ist als zwischen Paaren, die aus verschiedenen einzelnen Zwillingen gebildet werden. In einer 100 Tage währenden Überernährungsstudie schwankten die Gewichtszunahmen von 24 eineiigen Zwillingen zwischen 4,3 und 13,4 kg (Bouchard et al. 1990). Somit beeinflussen genetische Faktoren

das Ausmaß der Gewichtsveränderung, die aus spezifischen Umweltbedingungen resultiert.

Die Zunahme der Adipositasprävalenz, die in den meisten Industrienationen mittlerweile „epidemische" Ausmaße angenommen hat (Stamler 1993), wird bislang einheitlich auf veränderte Umweltbedingungen zurückgeführt (Taubes 1998). Weil die durchschnittliche Energieaufnahme pro Tag in England im Verlauf der letzten 3 Jahrzehnte abgenommen hat, die Zahlen der Fernseher und Pkw pro Haushalt hingegen parallel zum Anstieg der Adipositasprävalenz verliefen, wurde primär ein verminderter Energieverbrauch als kausaler Faktor diskutiert (Prentice u. Jebb 1995). Derartige Schlussfolgerungen sind jedoch kritisch zu hinterfragen, da lediglich von Durchschnittswerten ausgegangen wird und zudem allein die zeitliche Parallelität nicht zwangsläufig eine kausale Beziehung impliziert. Sekuläre Veränderungen von Energieaufnahme und -verbrauch können letztlich auf gesellschaftliche Veränderungen zurückgeführt werden, die beispielsweise die Zunahme an der Verfügbarkeit hochkalorischer, schmackhafter und zugleich billiger Nahrungsmittel, Zunahme des Fernsehkonsums, Zunahme sitzender Berufstätigkeit, veränderte familiäre Ess- und Aktivitätsgewohnheiten und Abnahme klassischer Familiengefüge umfassen. Die Komplexibilität dieser gesellschaftlichen Prozesse erklärt mutmaßlich, warum es nicht gelingt, die Zunahme der Adipositasprävalenz kausal auf einzelne Faktoren zurückzuführen.

Da sich der Genpool in einer Gesellschaft nicht innerhalb von wenigen Jahrzehnten verändern kann, sind genetische Faktoren als Ursache für den Anstieg der Adipositasprävalenz ausgeschlossen worden (Taubes 1998). In jüngster Vergangenheit wurde jedoch die Hypothese aufgestellt, dass die gemutmaßte Zunahme der psychosozialen Stigmatisierung von adipösen Individuen eine selektive Partnerwahl bedingt (s. Abb. 12.1; Hebebrand et al. 2000). Falls tatsächlich die Paarungen zwischen adipösen Individuen aufgrund dieses gesellschaftlichen Drucks zugenommen haben sollten – dieser Beweis ist bislang nicht eindeutig erbracht worden – würde dies bei einer polygenen Vererbung der Adipositas zu einer quantitativ höheren Belastung der Nachkommen mit prädisponierenden Allelen geführt haben bzw. weiterhin führen. Der Ausprägungsgrad der Adipositas könnte deshalb von einer Generation zur nächsten ansteigen. Bei kanadischen Familien konnte dieser Hypothese entsprechend gezeigt werden, dass Paarungseffekte bei den Eltern von sowohl über- als auch untergewichtigen Kindern stärker ausgeprägt sind als bei Eltern normalgewichtiger Kinder (Katzmarzyk et al. eingereicht).

Die Auswirkung des Genotyps auf eine spezifische pharmakologische Intervention kann ver-

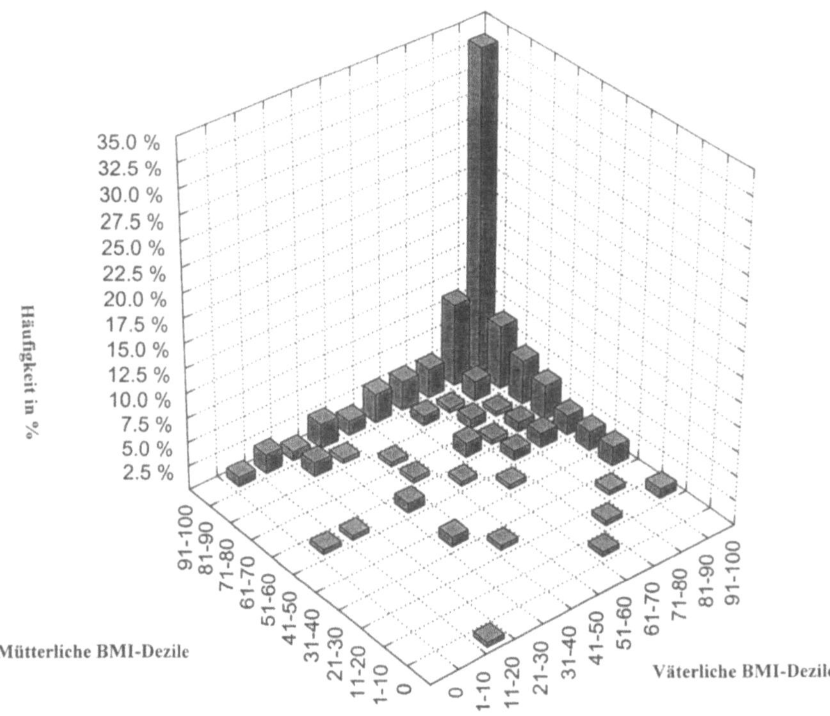


**Abb. 12.1.** Verteilung mütterlicher und väterlicher Dezilen für den Body-mass-Index basierend auf 201 Elternpaaren mit mindestens einem extrem adipösen Kind, nach Hebebrand et al. (2000)

gleichsweise einfach untersucht werden. Bei mehreren Medikamenten - insbesondere bei zentralnervös wirksamen - kommt es als Nebenwirkung zu Gewichtszu- oder -abnahmen. Mutmaßlich hängen die Richtung und das Ausmaß der Gewichtsveränderung stark vom Genotyp ab. So konnte in einem Fallbericht gezeigt werden, dass 2 eineiige Zwillinge unter der Behandlung mit einem atypischen Neuroleptikum unter Ausbildung eines ähnlichen Essverhaltens jeweils fast 40 kg zunahmen (Theisen et al. 2001).

## 12.4 Formalgenetische Befunde

Zwillings-, Adoptions- und Familienstudien deuten alle auf eine genetische Komponente beim Phänotyp Körpergewicht bzw. Adipositas hin (Bouchard u. Pérusse 1993; Hebebrand et al. 1998). Allerdings gibt es zwischen diesen Ansätzen erhebliche Unterschiede im Hinblick auf die Schätzung des Ausmaßes der Heritabilität (Erklärung des genetisch bedingten Anteils der phänotypischen Varianz). Mit Abstand am höchsten wird diese bei den Zwillingsuntersuchungen eingestuft.

Obwohl sich eineiige Zwillinge aufgrund des häufigen Vorliegens feto-fetaler Transfusionen im Hinblick auf ihr Geburtsgewicht stärker unterscheiden als zweieiige, kommt es bereits in der frühen Kindheit bei monozygoten Zwillingen zu einer Annäherung des Gewichts. Auch wenn wahrscheinlich im Verlauf des Lebens entwicklungsabhängig teilweise unterschiedliche Gene an der Gewichtsregulation beteiligt sind (Fabsitz et al. 1992), korreliert der BMI eineiiger Zwillinge über das Kindes-, Jugend- und Erwachsenenalter relativ einheitlich hoch. Im späten Kindes- und im Jugendalter sind die Erblichkeitsschätzungen am höchsten (Pietilainen et al. 1999). Die sich hieraus ergebenden Heritabilitätsschätzungen liegen zwischen 0,6 und 0,9 (Maes et al. 1997). Erstaunlicherweise unterscheiden sich gemeinsam und getrennt aufgewachsene eineiige Zwillinge im Hinblick auf die Intrapaarkorrelation des BMI nicht (Stunkard et al. 1990). Hiernach spielen gemeinsame Umwelterfahrungen - wie z.B. das Aufwachsen in einer Familie - keine wesentliche Rolle, da die Körpergewichte von Zwillingen hierdurch nicht ähnlicher werden.

Der weitgehend fehlende Einfluss gemeinsamer Umwelterfahrungen soll zum besseren Verständnis praktisch illustriert werden: Was im Kühlschrank ist bzw. auf den Esstisch kommt, ist demnach innerhalb einer Familie nicht relevant. Hierdurch wird das Körpergewicht von Familienmitgliedern nicht ähnlicher. Vielmehr gilt es im Hinblick auf die Klärung von Varianz des Körpergewichts durch Umweltfaktoren zu ermitteln, was die einzelnen Geschwister sich aus dem Kühlschrank holen bzw. vom gedeckten Tisch nehmen (Hewitt 1997). Therapeutische Strategien, die auf die gemeinsame Umwelt abzielen, erscheinen aufgrund dieser Überlegungen eher fragwürdig.

Bei der Interpretation der hohen Erblichkeitsschätzungen für das Körpergewicht bei Zwillingsstudien muss berücksichtigt werden, dass unter dem genetischen Anteil der Varianz sowohl direkte als auch indirekte genetische Einflüsse subsummiert werden. Unter einem direkten Einfluss kann beispielsweise ein erblich bedingter übermäßiger Hunger im Säuglingsalter verstanden werden. Auf diesen Hunger werden Mütter selbst dann, wenn sie unterschiedlichen Kulturen angehören, vergleichsweise relativ einheitlich reagieren, indem sie zunächst einen derartigen Säugling häufiger stillen bzw. füttern. Obwohl dies eine Umweltbedingung darstellt, wird diese als indirekter genetischer Einfluss dem genetischen Anteil der Varianz des Körpergewichts zugeschrieben. Ein biologisch bedingter Phänotyp kann demnach spezifische Umweltreaktionen hervorrufen, die im dargestellten Beispiel die Zunahme des Körpergewichts des Säuglings zur Folge hätten.

Aufgrund der vorgenannten Überlegungen sind beispielsweise Studien, die die präventive Wirkung des Stillens auf die Entstehung von Übergewicht aufgezeigt haben (von Kries et al. 1999), so lange anfechtbar, bis nicht die Gründe der Mütter für das Nichtstillen bzw. Abstillen mit berücksichtigt werden (Hebebrand 1999). Tatsächlich wird als häufigster Grund für das Abstillen angegeben, dass das Kind nicht mehr satt wird. Dieser indirekte genetische Einfluss auf ein genetisch bedingt hungriges Kind könnte mühelos erklären, warum auch später in der Kindheit frühzeitig abgestillte Kinder schwerer sind als länger gestillte.

Adoptionsstudien legen ebenfalls nahe, dass das gemeinsame Aufwachsen keinen oder allenfalls nur einen geringen Einfluss auf den BMI hat. So fand sich in einer groß angelegten Adoptionsstudie kein Zusammenhang zwischen dem BMI der Adoptivlinge und der Adoptiveltern. Hingegen stieg der BMI der leiblichen Eltern in Abhängigkeit von der Gewichtsklasse der Adoptivlinge (Stunkard et al. 1986).

Familienstudien haben gezeigt, dass die Eltern-Kind-Korrelationen für den BMI bei etwa 0,1–0,3 liegen (Bouchard u. Pérusse 1993; Hebebrand u. Remschmidt 1995). In einigen Studien wurden höhere Mutter-Kind-Korrelationen als Vater-Kind-Korrelationen gefunden. Die Geschwisterkorrelationen für den BMI liegen im Allgemeinen geringfügig über den Eltern-Kind-Korrelationen. Die Adoptions- und Familienstudien gelangen im Vergleich zu den Zwillingsstudien zu meist deutlich niedrigeren Heritabilitätsschätzungen. Komplexen Modellberechnungen von Bouchard u. Pérusse (1993) zufolge sind beispielsweise nur 5% der Varianz des BMI genetisch bedingt.

Die Ursachen für die unterschiedlichen Heritabilitätsschätzungen sind nicht genau bekannt (Maes et al. 1997). Die Modellierungen, die für die Berechnungen der Erblichkeit bei den Familienstudien herangezogen werden, sind komplex und potenziell fehlerträchtig. Im Rahmen von Familienstudien wird beispielsweise für Alterseffekte adjustiert. Eine solche Adjustierung muss jedoch im Einzelfall nicht die Wirklichkeit widerspiegeln. So könnte ein unter- bis normalgewichtiges Kind zweier Eltern mit Adipositas durchaus erst noch im Erwachsenenalter übergewichtig werden. Die individuelle Gewichtsdynamik kann bei der Abschätzung der Heritabilität anhand von Familiendaten nicht adäquat berücksichtigt werden.

Ein 2. Grund für die diskrepanten Befunde liegt in dem wahrscheinlichen Vorhandensein epistatischer genetischer Effekte (Stunkard et al. 1990). Während additive Alleleffekte für das Körpergewicht mit Sicherheit gefunden werden können, ist ebenso davon auszugehen, dass es auch nichtadditive Effekte gibt. Hierbei sind verschiedenste Gen-Gen-Interaktionen vorstellbar. Beispielsweise könnten Allele, die zu Untergewicht prädisponieren, den Effekt einer zu Übergewicht prädisponierenden Genvariante aufheben. Auch könnte sich der prädisponierende Einfluss eines Allels erst beim Vorhandensein eines zweiten prädisponierenden Allels an einem anderen Genlocus auswirken.

Die hohen Heritabilitätsschätzungen im Rahmen der Zwillingsstudien könnten durch derartige epistatische Phänomene mitbedingt sein. Gerade die Tatsache, dass getrennt aufgewachsene eineiige Zwillinge zu der gleichen Heritabilitätsschätzung führen wie gemeinsam aufgewachsene, unterstreicht diese Möglichkeit. Zugleich wären die deutlich niedrigeren Heritabilitätsschätzungen der Familienstudien erklärt, da im Vergleich zu eineiigen Zwillingen bei erstgradigen Verwandten die Wahrscheinlichkeit, dass die gleichen Gen-Gen-Interaktionen wirksam sind, gering wäre (Maes et al. 1997).

Zusammengefasst sprechen die vorliegenden formalgenetischen Befunde für eine hohe Erblichkeit des BMI, die an die der Körperhöhe heranreicht. Hiernach würden genetische Faktoren bis zu 80% der Varianz des BMI erklären. Es ist von additiven und nichtadditiven Geneffekten auszugehen. Eine rezente Familienstudie, die an einer sehr großen Stichprobe unter Berücksichtigung epistatischer Effekte erfolgte, ergab in der Tat eine Heritabilität, die die Größenordnung der Zwillingsstudien erreicht (Maes et al. 1997).

### 12.4.1 Segregationsanalysen

Für den Phänotyp Körpergewicht sind ebenso wie für den Phänotyp prozentuale Fettmasse am Gesamtkörpergewicht Segregationsanalysen erfolgt. In diesen Studien fand sich wiederholt der Hinweis auf einen autosomal-rezessiven Hauptgeneffekt (Ziegler u. Hebebrand 1998). In einer Familienstudie erklärte beispielsweise ein rezessives Hauptgen in der entsprechenden Population etwa 35% der Varianz des für Alter und Geschlecht korrigierten BMI. 42% der Varianz waren polygen bedingt; der verbleibende Anteil (23%) wurde auf Umweltfaktoren zurückgeführt (Moll et al. 1991). Segregationsanalysen müssen jedoch aufgrund der zugrunde liegenden Annahmen ausgesprochen kritisch beurteilt werden (Ziegler u. Hebebrand 1998). Bei Hauptgeneffekten kann beispielsweise genetische Heterogenität nicht modelliert werden. Jedoch zeigen sowohl Tierexperimente als auch neue Ergebnisse für den Menschen, dass monogen bedingte Adipositas auf Mutationen in verschiedenen Erbanlagen zurückzuführen ist (Hinney et al. 1997a; Jackson et al. 1997; Montague et al. 1997; Barsh et al. 2000).

## 12.5 Ontogenetische Aspekte

Der BMI steigt üblicherweise in den ersten 6 Lebensmonaten stark an, wobei dies insbesondere auf einer Zunahme der Fettmasse beruht. Danach fällt der BMI bis zum etwa 6. Lebensjahr ab, um dann erneut bis ins Erwachsenenalter hinein zu steigen (adiposity-rebound; Rolland-Cachera et al. 1984). Bei Frauen, nicht jedoch bei Männern, kommt es peripubertär zu einer deutlichen Zunahme des prozentualen Anteils der Fettmasse am Körpergewicht. Im Erwachsenenalter nimmt bei

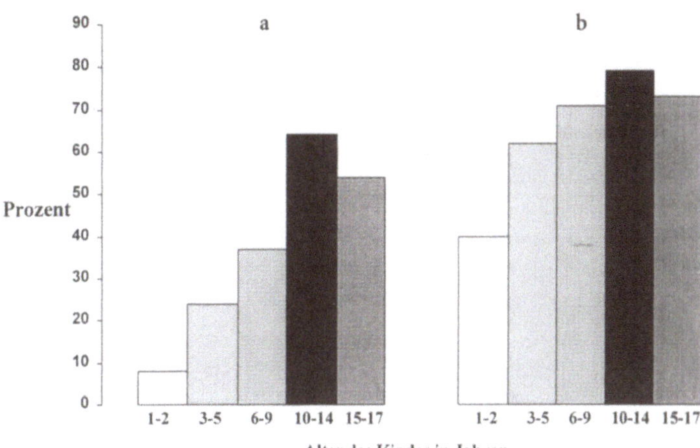


**Abb. 12.2 a, b.** Risiko für das Fortbestehen einer Adipositas im Erwachsenenalter in Abhängigkeit vom Alter des Kindes und der elterlichen Belastung mit Adipositas. **a** Kind adipös, Eltern nicht adipös, **b** Kind adipös, mindestens 1 Elternteil ebenfalls adipös, nach Whitaker et al. (1997)

beiden Geschlechtern der prozentuale Anteil der Fettmasse deutlich zu (Hebebrand et al. 1996).

Längsschnittstudien haben gezeigt, dass das Gewicht im Säuglingsalter mit dem Gewicht im Erwachsenenalter bereits korreliert (Guo et al. 1994). Diese Korrelation (etwa 0,1) ist jedoch so gering, dass sie fast vernachlässigt werden kann. Allerdings steigt die Vorhersagekraft des BMI des Kinds für den BMI im Erwachsenenalter mit dem Alter des Kinds an. Im Alter von 10 bzw. 18 Jahren beträgt die Korrelation 0,4 bzw. 0,75. Übergewicht bei einem Kleinkind ist aufgrund dieser Zusammenhänge nicht notwendigerweise Anlass zur Besorgnis. Wenn hingegen ein oder beide Elternteile ebenfalls adipös sind, ist das Risiko für das Fortbestehen von kindlichem Übergewicht als hoch einzustufen (Abb. 12.2; Whitaker et al. 1997). Auch der Ausprägungsgrad der Adipositas ist von Bedeutung: Je übergewichtiger ein Kind, desto höher ist das Risiko, dass ins Erwachsenenalter hinein Adipositas fortbesteht.

Die genetischen Faktoren, die den BMI eines Individuums regulieren, sind nicht über das ganze Leben hinweg die gleichen. Modellberechnungen, die auf der Basis einer Längsschnittstudie von Zwillingspaaren durchgeführt wurden, ergaben, dass nur etwa 40% der genetischen Faktoren, die den BMI im Alter von 20 Jahren beeinflussen, noch im Alter von 48 bzw. 63 Jahren wirksam sind. Hingegen sind die genetischen Faktoren, die einen Einfluss auf die Gewichtsregulation im Alter von 48 Jahren haben, praktisch die gleichen, die im Alter von 63 Jahren wirksam sind (Fabsitz et al. 1992).

## 12.6 Monogene und polygene Tiermodelle

Alle bislang beim Menschen identifizierten Regelkreise, die an der Gewichtsregulation beteiligt sind, wurden zunächst bei Nagetieren entdeckt. Ebenso sind alle monogenen Formen der humanen Adipositas bis auf 2 Ausnahmen zunächst bei Mäusen entweder

- als Spontanmutationen (Tabelle 12.2) oder
- als „Knockouts" (Tabelle 12.3)

identifiziert worden. Dies unterstreicht die herausragende Bedeutung tierexperimenteller Ansätze für die biologisch orientierte Adipositasforschung. Ähnlich wie beim Menschen gilt es, die monogenen Formen der Adipositas von den oligo- bis polygen bedingten zu trennen. Während in den letzten Jahren die Aufklärung der spontan entstandenen Mutationen bei Maus und Ratte, die den Phänotyp extreme Adipositas bedingen, größtes Interesse hervorriefen und entscheidend dazu beitrugen, die molekulare Adipositasforschung zu etablieren, sind seit mehreren Jahren auch zahlreiche so genannte „quantitative trait loci" (QTL) lokalisiert worden (Chagnon et al. 2000 a). Die Identifikation dieser Gene wird die zukünftige Forschung prägen. Gleichzeitig wird zu klären sein, ob in den homologen Genen des Menschen ebenfalls Variabilität gefunden werden kann. Da manche Kopplungsbefunde beim Menschen in solchen chromosomalen Regionen lokalisiert wurden, in denen auch QTL der Maus liegen, ergibt sich die Frage, ob dies die gleichen Gene sind. Falls dem so wäre, wird sich in den nächsten Jahren zudem zeigen, ob diese Gene zuerst bei der Maus oder beim Menschen identifiziert werden.

**Tabelle 12.2.** Monogene Formen der Adipositas bei der Maus, angelehnt an Chagnon et al. (2000 a)

| *Mutation bei der Maus*/Genprodukt beim Menschen | Erbgang | Chromosomale Lokalisation beim Menschen | Manifestation der Adipositas | Adipositasassoziierte Phänotypen | Andere phänotypische Auffälligkeiten | Referenzen |
|---|---|---|---|---|---|---|
| *Obese (ob)*/Leptin | Rezessiv | 7q31.3 | Früh | Diabetes, Hypothermie, Verdopplung bis Verdreifachung des Körpergewichts | Infertilität, Hyperkortisolismus | Zhang et al. (1994) |
| *Diabetes (db)*/ Leptinrezeptor | Rezessiv | 1p32 | Früh | Diabetes, Hypothermie, Verdopplung bis Verdreifachung des Körpergewichts | Infertilität, Hyperkortisolismus | Tartaglia et al. 1995; Chen et al. (1996); Chua et al. (1996); Lee et al. (1996) |
| *Tubby (tub)*/nicht geklärt: Insulinsignalprotein oder Transkriptionsfaktor | Rezessiv | 11p15.5 | Spät | Hypothermie, Verdopplung des Körpergewichts, keine Hyperphagie, Insulinresistenz | Retinale Degenerationen, neurosensorischer Hörverlust | Noben-Trauth et al. (1996); Kleyn et al. (1996) |
| *Fat (fat)*/Karboxypeptidase E | Rezessiv | 4q32 | Spät | Diabetes | Infertilität, erhöhte Proinsulinspiegel, keine Hyperglykämie, kein Hyperkortisolismus | Naggert et al. (1995) |
| *Agouti* ($A^y$)/Agoutisignalprotein | Dominant | 20q11.2 | Spät | Diabetes mit Insulinresistenz, Hypothermie, erhöhte Insulinspiegel, spät einsetzende Hyperglykämie, Fettmasse erhöht | Gelbe Fellfarbe, erhöhte Tumorrate, Hyperplasie der Bauchspeicheldrüseninselzellen, erhöhte Körperlänge | Bultman et al. (1992) |

## 12.6.1 Monogene Mausmodelle

Die Klonierung des *Obese*gens durch die Gruppe um Friedman im Jahr 1994 hat die molekulare Adipositasforschung zu einer der am schnellsten expandierenden biomedizinischen Forschungsrichtungen überhaupt werden lassen. Jedoch wurde bereits 1992 das 1. Gen identifiziert, das in mutierter Form einer der 5 bekannten monogenen Formen der Adipositas bei der Maus zugrunde liegt (Bultmann et al. 1992; Hebebrand und Remschmidt 1995). Die übrigen 3 Formen der monogenen Adipositas bei der Maus sind alle 1995 oder 1996 molekulargenetisch aufgeklärt worden (Hebebrand u. Remschmidt 1995). Da sich durch die Klonierung der jeweiligen Gene Einblicke in wichtige Regulationsmechanismen des Körpergewichts gewinnen ließen, sollen die einzelnen Formen kurz dargestellt werden:

Eine dominante Mutation im *Agouti*gen der Maus führt zu gelber Fellfarbe, nichtinsulinpflichtigem Diabetes mellitus, Adipositas und einer erhöhten Prädisposition zur Entstehung von Tumoren. Das Agoutigenprodukt ist ein parakriner Signalfaktor, der bei der Maus nur in Melanozyten, Testis und während der Embryonalentwicklung exprimiert wird. Dieser Signalfaktor induziert in Melanozyten die Umschaltung der Synthese von Eumelanin (schwarzes Pigment) zu Phäomelanin (gelbes Pigment) durch Herabsetzung des intrazellulären cAMP-Spiegels. Die Mutation $A^y$ umfasst eine Deletion von 170 kb, wodurch das *Agouti*gen unter die transkriptionelle Kontrolle des ubiquitär exprimierten benachbarten *Raly*gens gerät. Dies führt zur Überexpression in Melanozyten und damit zur verstärkten Synthese von Phäomelanin und zur ektopen Expression des Agoutigenprodukts (Bultmann et al. 1992; Hinney et al. 1997 a). Es wird postuliert, dass das ektopisch exprimierte Agoutiprotein über Rezeptoren der Melanokortinfamilie (s. Kapitel 12.7.3.2 „Zentraler melanokortinerger Regelkreis einschließlich relevanter monogener Formen der Adipositas") auf Zentren der Gewichtsregulation, der Sättigung oder der Insulinproduktion einwirkt.

Die Klonierung des *Obese*gens (Zhang et al. 1994), auch als Leptingen bekannt, hat zur Identifikation eines außerordentlich wichtigen Regulati-

**Tabelle 12.3.** Transgene und Knockout-Tiermodelle zur Gewichtsregulation eingeteilt nach endogenen Liganden und Rezeptoren, angelehnt an Inui et al. (2000)

| Liganden | Überexpression | Knockout | Adipositasassoziierte Phänotypen | Andere phänotypische Auffälligkeiten | Referenzen |
|---|---|---|---|---|---|
| Agouti | Gewichtsanstieg | Bislang nicht beschrieben | Überexpression: Diabetes mit Insulinresistenz, Hypothermie, erhöhte Insulinspiegel, spät einsetzende Hyperglykämie, Fettmasse erhöht | Überexpression: gelbe Fellfarbe, erhöhte Tumorrate, Hyperplasie der Bauchspeicheldrüseninselzellen, erhöhte Körperlänge | Klebig et al. (1995) |
| Agouti-related-Protein (Agrp/Art) | Gewichtsanstieg | Bislang nicht beschrieben | Überexpression: Agrp-Expression korreliert mit Adipositasausprägung, erhöhte Insulinspiegel, spät einsetzende Hyperglykämie, Fettmasse erhöht | Überexpression: gelbe Fellfarbe, Hyperplasie der Bauchspeicheldrüseninselzellen, leicht erhöhte Körperlänge | Graham et al. (1997) |
| $\beta$-Endorphin | Bislang nicht beschrieben | Gewichtsanstieg | Knockout: 10–15% erhöhtes Körpergewicht | Knockout: veränderte Analgesie | Rubinstein et al. (1996) |
| Kortikotropin-releasing-Hormon (CRH/CRF) | Gewichtsanstieg | Keine Gewichtsveränderung | Überexpression: erhöhte HPA-Aktivität, Adipositas ähnlich zu Cushing-Syndrom | Knockout: keine erhöhte Nahrungsaufnahme, leicht erniedrigte Insulinspiegel | Stenzel-Poore et al. (1996); Muglia et al. (1995, 1997) |
| Dopamin | Gewichtsabnahme, Überexpression: Knockout des Dopamintransporters | Keine Angabe, Knockout: Tyrosinhydroxylase | Überexpression: verringerte Nahrungsaufnahme | Überexpression: kein Effekt von Kokain und Amphetamin auf lokomotorische Aktivität, vermindertes maternes Aufzuchtverhalten, versterben früh<br>Knockout: hypoaktiv, stoppen Nahrungsaufnahme einige Wochen nach der Geburt, verringertes Wachstum | Giros et al. (1996); Zhou u. Palmiter (1995) |
| Galanin | Bislang nicht beschrieben | Keine Gewichtsveränderung | Knockout: Keine | Knockout: reduzierte Prolaktinsynthese und -sekretion, normales Wachstum, verringerte Schmerzwahrnehmung | Wynick et al. (1998); Kerr et al. (2000) |
| Leptin | Gewichtsabnahme | (Gewichtszunahme) | Knockout: s. monogene Formen der Adipositas (Tabelle 12.4) | Überexpression: dünn, kein Fettgewebe, vermehrter Glukosemetabolismus, kleine Leber, beschleunigte Pubertät, spät einsetzender hypothalamischer Hypogonadismus | Ogawa et al. (1999); Yura et al. (2000) |
| Melanin-konzentrierendes Hormon (MCH) | Bislang nicht beschrieben | Gewichtsabnahme | Knockout: keine | Knockout: reduziertes Körpergewicht, Hypophagie, erhöhte metabolische Rate, Leptin und POMC reduziert | Shimada et al. (1998) |
| Metallothionein (I und II) | Bislang nicht beschrieben | – | Knockout: ab 14 Wochen Nahrungsaufnahme und Gewicht erhöht, erhöhte Fettmasse | Knockout: Sensitivität zu toxischen Metallen und oxidativem Stress, verstärktes Längenwachstum | Beattie et al. (1998) |
| NPY | Keine Gewichtsveränderung | Keine Gewichtsveränderung | Überexpression<br><br>Knockout: keine | Überexpression: Anxiety-like-Verhalten, verringerte Alkoholaufnahme, erhöhte Alkoholsensitivität<br>Knockout: erhöhte Epilepsieanfälligkeit, Leptinsensitivität | Inui et al. (1998); Thiele et al. (1998); Erickson et al. (1996); Palmiter et al. (1998) |

**Tabelle 12.3** (Fortsetzung)

| Liganden | Überexpression | Knockout | Adipositasassoziierte Phänotypen | Andere phänotypische Auffälligkeiten | Referenzen |
|---|---|---|---|---|---|
| Orexin A und B | Gewichtsabnahme | Gewichtsabnahme | Überexpression<br>Knockout: keine | Überexpression: erhöhte Nahrungsaufnahme, erhöhte metabolische Rate<br>Knockout: verringerte Nahrungsaufnahme, verringerte metabolische Rate | Inui (2000) |
| POMC | Bislang nicht beschrieben | Gewichtsanstieg | Knockout: Adipositas | Knockout: Gestörte Nebennierenrindenentwicklung, veränderte Pigmentierung | Yaswen et al. (1999) |
| $\beta_3$-adrenerger Rezeptor | Bislang nicht beschrieben | Gewichtsanstieg | Knockout: leicht erhöhte Fettmasse | Keine Angabe | Susulic et al. (1995); Revelli et al. (1997) |
| CRF-1-Rezeptor | Bislang nicht beschrieben | Keine Gewichtsveränderung | Knockout: keine | Knockout: stressabhängige Reaktionen vermindert | Smith et al. (1998); Timpl et al. (1998); Contarino et al. (1999); Turnbull et al. (1999) |
| Dopamin-D1- und -D2-Rezeptoren | Bislang nicht beschrieben | Gewichtsabnahme | Knockout: keine | Knockout: 70–85% des normalen Körpergewichts, vermindertes maternes Aufzuchtverhalten, Hyperaktivität, Parkinson-ähnliche lokomotorische Beeinträchtigung | Drago et al. (1994); Xu et al. (1994); Baik et al. (1995) |
| 5-Hydroxytryptamin-2C-Rezeptor (5-HT$_{2c}$R) | Bislang nicht beschrieben | Gewichtsanstieg | Knockout: Hyperphagie vor Einsetzen der Adipositas, reduzierte Leptin- und Insulinsensitivität, spät einsetzende Insulinresistenz und Hyperglykämie | Knockout: Epilepsie | Tecott et al. (1995); Nonogaki et al. (1998) |
| 5-Hydroxytryptamin-1B-Rezeptor (5-HT$_{1B}$R) | Bislang nicht beschrieben | Keine Gewichtsveränderung | Knockout: keine | Knockout: normale Nahrungsaufnahme und Gewicht, motorische Impulsivität, verstärktes aggressives Verhalten, erhöhter Alkoholkonsum, erhöhte Kokainsensitivität | Saudou et al. (1994); Crabbe et al. (1996); Brunner u. Hen (1997); Boehm et al. (2000) |
| 5-Hydroxytryptamin-Transporter (5-HTT) | Bislang nicht beschrieben | Keine Gewichtsveränderung | Knockout: keine | Knockout: Verarmung neuronalen Serotonins | Bengel et al. (1998) |
| Mahogany (mutmaßlich ein Rezeptor) | Bislang nicht beschrieben | Gewichtsabnahme | Knockout: keine | Knockout: unterdrückt die Adipositas der $A^{Y}$-Mutation, mahagonifarbenes Fell | Gunn et al. (1999); Nagle et al. (1999) |
| Melanokortin-4-Rezeptor | Bislang nicht beschrieben | Gewichtsanstieg | Knockout: erhöhte Insulinspiegel, spät einsetzende Hyperglykämie, erhöhte Körperlänge, Fettmasse erhöht | Knockout: Hyperplasie der Bauchspeicheldrüseninselzellen | Huszar et al. (1997) |
| NPY-Y1-Rezeptor | Bislang nicht beschrieben | Gewichtsanstieg | Knockout: spät einsetzende Adipositas; verringerte metabolische Rate, reduzierte lokomotorische Aktivität | Knockout: verringerte Insulinsekretion | Pedrazzini et al. (1998); Kanatani et al. (2000) |
| NPY-Y5-Rezeptor | Bislang nicht beschrieben | Gewichtsanstieg | Knockout: spät einsetzende Adipositas, Hyperphagie | Knockout: keine Angabe | Marsh et al. (1998); Kanatani et al. (2000) |

onssystems geführt (s. Kapitel 12.7.3.1 „Leptin-Neuropeptid-Y-Regelkreis unter Berücksichtigung monogener Formen der Adipositas"). Leptin wird überwiegend in Fettzellen synthetisiert und in die Blutbahn sezerniert (Considine et al. 1996b; Halaas et al. 1995; Zhang et al. 1994). Die Serumspiegel des Leptins korrelieren mit dem BMI bzw. der Fettmasse (Considine et al. 1996b). Leptin beeinflusst über die Bindung an zentral und peripher exprimierte Leptinrezeptoren u.a. die Energieaufnahme, den Energieverbrauch, die Reproduktion, die Knochenbildung und die Hämatopoese (Friedman et al. 1998). Dem Phänotyp der *Obese*maus können 2 verschiedene Mutationen zugrunde liegen, die in beiden Fällen die Bildung des biologisch aktiven Leptins verhindern. Somit lassen sich die phänotypischen Merkmale der *Obese*maus - Adipositas, Hyperphagie, Hypothermie, Infertilität - erklären. Je nachdem, in welchen Inzuchtstamm die Mutation hineingekreuzt wird, entsteht zusätzlich ein Diabetes mellitus Typ 2. Demnach ist der genetische Hintergrund insbesondere für das Zustandekommen des Diabetes relevant.

Das Gen, das in mutierter Form für den Phänotyp der *Diabetes*maus verantwortlich ist, kodiert für den Leptinrezeptor (Chen et al. 1996; Hinney et al. 1997a; Tartaglia et al. 1995). Dieser enthält

1. eine extrazelluläre Domäne mit einer Homologie zu Zytokinrezeptoren der Klasse I,
2. eine Transmembrandomäne und
3. eine intrazelluläre Domäne mit einer Box-1-Janusproteintyrosinkinase(JAK)-interagierenden Sequenz.

Das Leptinrezeptorgen wird zentral im Hypothalamus und im Plexus choroideus sowie in der Peripherie (u.a. Leukozyten, Lunge, Niere, Ovar, Fettgewebe) exprimiert. Mehrere Spleißvarianten wurden gefunden, wobei das resultierende Protein einer Variante der Transmembranregion fehlt, sodass ein löslicher Rezeptor mit mutmaßlicher Transportfunktion resultiert.

Die lange Spleißvariante des Leptinrezeptors, die im Hypothalamus exprimiert ist und der *Diabetesmaus* fehlt (Chen et al. 1996; Chua et al. 1996a,b; Lee et al. 1996), hat die Fähigkeit zur Signaltransduktion und ist in der Lage, die „signal transducers and activators of transcription" (STAT), STAT-3, STAT-5 und STAT-6, zu aktivieren (Hinney et al. 1997a). Eine *In-vivo*-Studie an Wildtypmäusen (WT), *ob/ob*- und *db/db*-Mäusen zeigte, dass STAT-3-Aktivierung als zelluläre Antwort auf Leptingabe nur in WT- und *ob/ob*-Mäusen, nicht aber in *db/db*-Mäusen stattfindet. Unterschiedliche Mutationen in dem Leptinrezeptorgen liegen den Phänotypen der *Diabetesmaus* und der *Fatty*- bzw. *Corpulent*-Ratte zugrunde (Phillips et al. 1996; Wu-Peng et al. 1997; Takaya et al. 1996).

Mäuse, die homozygot für die *fat*-Mutation sind, sind durch eine chronische Hyperproinsulinämie nach dem Ende der Stillzeit charakterisiert. Postpubertär stellt sich eine Adipositas ohne Hyperglykämie ein. Die zugrunde liegende Mutation im Gen für Karboxypeptidase E (CPE) verhindert die Funktion dieses Enzyms, das verschiedene Prohormone (z.B. Proinsulin, Proopiomelanokortin) aktiviert (Naggert et al. 1995). Der Verlust dieser Exopeptidaseaktivität bedingt den Anstieg der Proinsulinkonzentration. Das Enzym wird nicht nur in den Inselzellen des Pankreas, sondern auch in Hypophyse und Gehirn gefunden. Das spricht dafür, dass dieses Enzym auch zentrale Prohormone (z.B. Neuropeptid Y, Melanokortin) prozessieren kann und somit einen Einfluss auf die neuroendokrine Regulation des Essverhaltens bzw. der Gewichtsregulation haben könnte (s. Kapitel 12.7.3.2 „Zentraler melanokortinerger Regelkreis einschließlich relevanter monogener Formen der Adipositas").

Das Übergewicht der *Tubby*-Tiere stellt sich erst in der 12.–18. Lebenswoche ein. Der Energieverbrauch der Tiere ist deutlich reduziert. Eine Hyperphagie liegt nicht vor. Bei den *Tubby*-Mäusen werden zusätzlich eine retinale Degenerierung und eine neurosensorische Taubheit beobachtet, sodass Ähnlichkeiten zum Alström- und zum Bardet-Biedl-Syndrom beim Menschen bestehen. Das entsprechende Gen könnte für eine Phosphodiesterase kodieren (Noben-Trauth et al. 1996). Bis heute konnte die genaue Funktion von *tubby* nicht geklärt werden. Neuere Befunde legen eine Ähnlichkeit des Genprodukts zu Transkriptionsfaktoren nahe (Boggon et al. 1999). Eine andere Arbeit schreibt *tubby* eine Rolle als intrazelluläres Insulinsignalprotein zu (Kapeller et al. 1999). Das Gen wird im Gehirn hauptsächlich in Kortex, Hippocampus und Hypothalamus exprimiert. Wie die der *Tubby*-Maus zugrunde liegende Funktionsverlustmutation (Stubdal et al. 2000) die Adipositas erklärt, ist bislang noch nicht bekannt (Hinney et al. 1997).

### 12.6.2 Polygene Mausmodelle

Es gibt verschiedene Gründe, warum Tiermodelle, insbesondere Mäuse, wertvoll sind, um QTL zu identifizieren und somit ein komplexes polygenes Merkmal zu analysieren. Zum einen gibt es ein erhebliches Spektrum an genetischer Variabilität bei der Maus, das eine Voraussetzung für die Detektion von QTL darstellt. Gerade bei der Maus sind gezielt Linien über viele Generationen im Hinblick auf ganz spezifische quantitative Merkmale gezüchtet worden. Die kurze Generationszeit, die niedrigen Haltungskosten und die vergleichsweise einfache Erhebung relevanter phänotypischer Merkmale bedingen eine hohe Präzision, Power und Flexibilität von QTL-Experimenten bei Mäusen, im Rahmen derer zusätzlich ganz gezielt definierte Paarungen vorgenommen werden können. Für die Kartierung von QTL stehen über 6500 leicht zu typisierende PCR-basierte Mikrosatellitenmarker zur Verfügung. Die Kartierung eines QTL bei der Maus impliziert zugleich, dass in aller Regel die homologe Region bei Menschen benannt werden kann (Pomp 1997).

Die basale Strategie zur Identifikation von QTL bei der Maus besteht darin, phänotypisch divergente elterliche Linien zu kreuzen, um die direkten Nachkommen (F1-Generation) untereinander oder mit den Elterntieren rückzukreuzen. Die verschiedenen Allele am QTL werden dann in allen verschiedenen Kombinationen bei den F2-Nachkommen vorliegen, sofern eine große Zahl dieser F2-Mäuse generiert wird. Durch einen Genomscreen können Allele eines gekoppelten Markers mit dem quantitativen Merkmal korreliert werden. Um QTL für den quantitativen Phänotyp Körpergewicht zu lokalisieren, sind im Wesentlichen 4 Richtungen eingeschlagen worden (Pomp 1997):

1. *Diätinduzierte polygene Adipositas*
   Durch die Verabreichung einer beispielsweise fettreichen Nahrung kommt es bei einigen Stämmen zu einer Fettablagerung, andere Stämme sind resistent.
2. *Epistatisch induzierte polygene Adipositas*
   Hierbei resultiert Adipositas aufgrund spezifischer Interaktionen zwischen verschiedenen Genen, die die Fettmasse beeinflussen. So kann es beispielsweise bei der Rückkreuzung der F1-Generation zweier phänotypisch unauffälliger elterlicher Linien zu einer erheblichen Variation der Fettmasse bzw. des Körpergewichts kommen.
3. *Natürlich vorkommende polygene Variationen bei Adipositas*
   Hierbei wird die Variation im Hinblick auf Körpergewicht bzw. Fettmasse bei verschiedenen Inzuchtlinien genutzt.
4. *Polygene Adipositas als Folge langfristiger selektiver Züchtung*
   Hierbei werden über mehrere Generationen hinweg jeweils die im Hinblick auf Körpergewicht oder Fettmasse quantitativ möglichst entgegengesetzten Tiere für die Selektion herangezogen, sodass im Verlauf von Generationen die Verteilungen keine oder kaum mehr Überlappungen zeigen.

Bei der Maus sind bislang über 70 QTL aus über 15 verschiedenen Kreuzungen lokalisiert worden (Pomp 1997; Chagnon et al. 2000a). Viele dieser Befunde entsprechen strengen statistischen Kriterien, zudem sind einige innerhalb desselben Inzuchtstamms erzeugt worden. Die Muster der identifizierten QTL zeigen zwischen unterschiedlichen Stämmen relativ wenig Überlappung. Dies weist darauf hin, dass allelische Variationen vieler Gene für Körpergewichtsunterschiede zwischen 2 Populationen verantwortlich sein können.

Basierend auf den QTL-Befunden bei der Maus sind die entsprechenden homologen Regionen im humanen Genom identifiziert worden. Hierbei finden sich entsprechende Regionen auf fast jedem Chromosom mit Ausnahme des Chromosoms 18 und des Y-Chromosoms (Barsh et al. 2000). Bislang haben die QTL-Befunde noch nicht zur Identifikation eines für den Menschen relevanten Locus geführt. Es ist jedoch zu erwarten, dass in den nächsten Jahren die Mausbefunde in die Aufschlüsselung der menschlichen Adipositas Eingang finden werden. Gut vorstellbar ist aber auch, dass schnellere Fortschritte bei der genetischen Aufklärung der menschlichen Adipositas dazu führen werden, dass entsprechende Gene bei der Maus erst im Anschluss identifiziert werden können.

## 12.7 Molekulargenetische Befunde beim Menschen einschließlich relevanter Regelkreise

Auf die herausragende Bedeutung der tierexperimentellen Ansätze ist im vorangegangenen Abschnitt ausführlich eingegangen worden. Schon zum jetzigen Zeitpunkt kann davon ausgegangen werden, dass sich die bislang bei Maus und Mensch entdeckten, funktionell relevanten Regelkreise weitgehend entsprechen. Nachfolgend soll eine Übersicht zu den bisher beim Menschen erzielten genetischen Befunde gegeben werden. Zunächst wird methodisch aufgezeigt, wie relevante humane Gene identifiziert werden können. Anschließend soll exemplarisch auf die syndromalen

Formen der Adipositas eingegangen werden, um einerseits gemutmaßte molekulare Entstehungsmechanismen, andererseits den hieraus resultierenden Kandidatengenansatz für die nichtsyndromale Adipositas aufzuzeigen. Auf die bislang bekannten, monogen bedingten Formen der Adipositas wird ebenso wie auf neuere Kopplungsbefunde eingegangen. Wir beschreiben beispielhaft zentrale und periphere Regulationskreise, die einerseits durch die Identifikation der beteiligten Gene und der funktionellen Auswirkung entsprechender Mutationen entdeckt wurden, andererseits die Grundlage für diverse Kandidatengenuntersuchungen gebildet haben bzw. weiterhin bilden.

### 12.7.1 Molekulargenetische und biometrische Analysemöglichkeiten

In *Assoziationsuntersuchungen* wird die Häufigkeit eines relevanten Allels zwischen dem Probanden und Patienten bzw. dem Fall- und dem Kontrollkollektiv verglichen. Diese Untersuchungen verlangen somit die Rekrutierung von adipösen Individuen und einer entsprechenden Anzahl nichtadipöser vergleichbarer Kontrollen. Assoziationsuntersuchungen sind leicht anfällig für falsch-positive Befunde, die durch zusätzliche phänotypische Unterschiede zwischen dem Probanden- und Kontrollkollektiv hervorgerufen werden, für die nicht kontrolliert wurde. Des Weiteren können falsch-positive Ergebnisse auch durch Unterschiede im Hinblick auf die ethnische Herkunft der Probanden und der Kontrollen bedingt sein. Um derartige Stratifikationseffekte zu vermeiden, wurden Verfahren entwickelt, die die nicht auf das Kind übertragenen (nicht transmittierten) Allele beider leiblicher Eltern als interne Kontrollen verwenden. Beim Transmissionsdisäquilibriumstest wird ausgehend von heterozygoten (mischerbigen) Elternteilen getestet, ob das zu untersuchende Allel häufiger an den adipösen Indexprobanden transmittiert als nicht transmittiert wird (Spielmann et al. 1993). Dieser Test entdeckt Kopplung nur dann, wenn gleichzeitig Assoziation vorliegt.

Kopplung liegt dann vor, wenn innerhalb einer Familie ein spezifisches Allel gehäuft mit dem entsprechenden Phänotyp vererbt wird. Für den Phänotyp Adipositas sind bislang nur vereinzelt größere Familien untersucht worden, die mehr als 2 Generationen umfassen. Als Gründe hierfür sind die fehlenden Hinweise auf einen bestimmten Erbgang und Paarungssiebung (assortative mating) zu nennen.

Deshalb werden häufig Geschwisterpaarmethoden (sib-pair methods) als eine spezielle Variante der *Kopplungsuntersuchungen* verwendet, bei denen lediglich vorausgesetzt wird, dass neben dem Indexprobanden mindestens eines seiner Geschwister und, falls möglich, beide Eltern in die Studie einbezogen werden. Dabei werden folgende Ansätze unterschieden:

- Bei der *Affected-sib-pair-Methode* werden Familien rekrutiert, in denen mindestens 2 Geschwister eine spezifische Krankheit haben.
- Beim *konkordanten Sib-pair-Ansatz* werden für quantitative Merkmale Familien rekrutiert, in denen 2 Geschwister beispielsweise in der obersten Dezile liegen (Risch u. Zhang 1995).
- Beim *diskordanten Sib-pair-Ansatz* sollten sich die Geschwister möglichst stark im Hinblick auf den quantitativen Phänotyp unterscheiden (z. B. ein dünnes und ein adipöses Geschwister).

Unter Verwendung der in den Segregationsanalysen geschätzten Parameter ist der konkordante gegenüber dem diskordanten Sib-pair-Ansatz beim Phänotyp Körpergewicht überlegen (Ziegler u. Hebebrand 1998). Zusätzlich muss bei Heranziehung des diskordanten Sib-pair-Ansatzes kritisch geprüft werden, ob die Geschwister leiblich sind. Ferner könnte das diskordante Geschwister früher ebenfalls übergewichtig gewesen sein oder aber eine somatische oder psychiatrische Erkrankung aufweisen, sodass es nicht für derartige genetische Untersuchungen geeignet wäre.

*Kandidatengenansätze* werden benutzt, um zu überprüfen, ob ein spezifisches Gen an der Entwicklung des Phänotyps beteiligt ist. Kandidatengene für Adipositas beim Menschen sind beispielsweise die Gene, die in mutierter Form diesen Phänotyp bei der Maus bedingen. Neben den spontan entstandenen bekannten monogenen Formen der Adipositas sind hier auch transgene Mausmodelle zu nennen. Darüber hinaus können Gene, deren Beteiligung am Phänotyp aufgrund von pharmakologischen, biochemischen, genetischen und/oder physiologischen Überlegungen denkbar ist, ebenfalls als Kandidatengene angesehen werden. Da beim Phänotyp Körpergewicht primär nicht zu vermuten ist, dass es grundlegende Unterschiede in den Regulationsmechanismen zwischen Tier und Mensch gibt, haben insbesondere die Gene, deren Beteiligung an der Gewichtsregulation beim Tier nachgewiesen wurde, eine hohe Plausibilität. Neben den spontan entstandenen Adipositasmutationen bei der Maus sind hierbei transgene und insbesondere Knockout-Mäuse von großer Bedeutung (Tabelle 12.3). Letztlich bleibt festzuhalten, dass es eine Vielzahl von Kandidatengenen gibt. Dies spiegelt die Komplexität des Phänotyps Körpergewicht bzw. Adipositas wider. Entsprechende Gene können Energieaufnahme, Energieverbrauch oder beides beeinflussen.

Sogenannte *Genomscreens* werden durchgeführt, um hypothesenunabhängig systematisch nach relevanten chromosomalen Regionen zu suchen. Hierbei werden üblicherweise zwischen 300 und 500 Marker herangezogen, die sämtliche Chromosomen im Abstand von 5–10 cM überziehen. So können unter Verwendung der Sib-pair-Methoden chromosomale Regionen identifiziert werden, in denen sich relevante Genloci befinden.

Nach Erzielung eines Kopplungsbefunds gilt es, das relevante Gen zu identifizieren. Um die chromosomale Region einzuengen, kann der Transmissionsdisäquilibriumstest herangezogen werden. Signifikante Ergebnisse werden mit diesem Test nur dann erzielt, wenn das Gen in unmittelbarer Nachbarschaft (Abstand etwa 0,5 cM) zum jeweiligen Marker liegt. Da inzwischen fast das gesamte Genom sequenziert ist, muss nach Erzielung eines Kopplungsbefunds geprüft werden, ob in der entsprechenden Region bereits ein geeignetes Kandidatengen lokalisiert wurde. An dieser Stelle bedingt demnach der nichtparametrisch erzielte Kopplungsbefund ein hypothesengeleitetes Vorgehen zur Identifikation des Gens bzw. der Mutation. Es sei nachdrücklich darauf hingewiesen, dass die Wertigkeit eines Kandidatengenansatzes, basierend auf einem gesicherten Kopplungsbefund, als sehr viel höher einzustufen ist als die Analyse eines Kandidatengens, das beispielsweise lediglich aufgrund pharmakologischer Hinweise als solches angesehen wird.

Im Hinblick auf Assoziations- und Kopplungsuntersuchungen werden häufig mehrere Phänotypen analysiert. Beispielsweise werden in einer Untersuchung BMI, Fettmasse und Serumleptinspiegel als relevante Phänotypen angesehen (z. B. Hager et al. 1998); dementsprechend wird Kopplung für diese 3 quantitativen Größen berechnet. Dieses Vorgehen ist nicht ganz unproblematisch, da die 3 genannten Phänotypen miteinander korrelieren, folglich nicht unabhängig sind, zudem für multiples Testen korrigiert werden müsste. Während einige Gruppen eine sehr ausführliche und dementsprechend kostenintensive phänotypische Charakterisierung ihrer Probanden vornehmen, gehen andere Wissenschaftler davon aus, dass diese Charakterisierung besser, gezielter und kostengünstiger erzielt werden kann, wenn die Gene identifiziert sind. Für beide Auffassungen gibt es gute Begründungen. Bei einer extensiven Phänotypisierung sollte kritisch reflektiert werden, ob spezifische Merkmale nicht auch die Folge einer Adipositas sein könnten. Wird z. B. bei einem übergewichtigen Mann nach Adjustierung für die fettfreie Masse ein reduzierter Energieverbrauch gemessen, kann dies zwar einerseits ursächlich mit der Entwicklung der Adipositas zusammenhängen, andererseits aber auch eine Folge darstellen.

## 12.7.2 Syndromale Formen der Adipositas

Die Untersuchung von mit Adipositas einhergehenden Syndromen ist eine Möglichkeit zur Identifikation von Genen, die die Ausbildung des Phänotyps „Fettleibigkeit" beim Menschen beeinflussen. Diesen jeweils seltenen Syndromen liegen entweder Chromosomenaberrationen oder Mutationen in einzelnen Genen zugrunde. Abhängig vom Vererbungsgang erfolgt eine Einteilung in 3 Gruppen (Tabelle 12.4):

1. autosomal-dominant,
2. autosomal-rezessiv und
3. X-chromosomal gekoppelt (Chagnon et al. 2000 a).

Aus diesen mit Adipositas einhergehenden syndromalen Erkrankungen des Menschen sollen im Folgenden 2 Syndrome näher beschrieben werden, weil hier das Merkmal konsistent Teil des Symptomenkomplexes ist:

1. Prader-Willi-Syndrom und
2. Bardet-Biedl-Syndrom.

### 12.7.2.1 Prader-Willi-Syndrom

Das Prader-Willi-Syndrom (PWS) ist eine neurogenetische Erkrankung mit einer geschätzten Prävalenz von 1:10 000–1:25 000 (Holm et al. 1993) und damit wahrscheinlich die häufigste Ursache syndromaler Adipositas beim Menschen. Neugeborene zeigen als Symptome u. a. ein vermindertes Trinkbedürfnis sowie muskuläre Hypotonie. Oft leiden sie im ersten Lebensjahr an allgemeiner Gedeihstörung, die mit Untergewicht einhergeht. Zwischen dem 1. und dem 2. Lebensjahr entwickeln sie dann aber eine Hyperphagie, die rasch zur Adipositas führt.

Die entsprechende Genregion auf Chromosom 15q11–q13 unterliegt dem chromosomalen Imprinting („Prägung"), d. h. die Genwirkung bzw. die Folgen einer Mutation hängen davon ab, ob das paternale oder das materne Chromosom betroffen ist. Schätzungsweise 70% aller PWS-Fälle

**Tabelle 12.4.** Auswahl an monogenen Störungen des Menschen, die mit syndromaler Adipositas einhergehen, nach Chagnon et al. (1999)

| Erbgang | Syndrom | Locus | Kandidatengen |
|---|---|---|---|
| Autosomal-dominant | Achondroplasie (ACH) | 4p16.3 | Fibroblastenwachstumsfaktorrezeptor (FGFR3) |
| | Albright-hereditäre-Osteodystrophie (AHO) | 20q13.2 | Guaninnukleotid-bindendes Protein, $\alpha$-stimulating activity polypeptide 1 (GNAS1) |
| | Familiäre partielle Lipodystrophie Dunnigan (FPLD) | 1q21-q22 | Laminin A/C (LMNA/C) |
| | Prader-Willi-Syndrom (PWS) | 15q11-q13 | Small nuclear ribonucleoprotein polypeptide N (SNRPN) |
| | Ulnar-mammary-(Schinzel-)Syndrom (UMS) | 12q23-24.1 | T-BOX 3 (TBX3) |
| Autosomal-rezessiv | Alstrom-Syndrom (ALMS1) | 2p13-p12 | |
| | Bardet-Biedl-Syndrom 1 (BBS1) | 11q13 | |
| | Bardet-Biedl-Syndrom 2 (BBS2) | 16q21 | |
| | Bardet-Biedl-Syndrom 3 (BBS3) | 3p13-p12 | |
| | Bardet-Biedl-Syndrom 4 (BBS4) | 15q22.3-23 | |
| | Bardet-Biedl-Syndrom 5 (BBS5) | 2q31 | |
| | Cohen-Syndrom (COH1) | 8q22-q23 | |
| | Fanconi-Bickel-Syndrom (FBS) | 3q26.1-26.3 | Solute carrier family 2, Member 2 (SLC2A2) |
| X-gekoppelt | Borjeson-Forssman-Lehmann-Syndrom (BFLS) | Xq26.3 | Fibroblastenwachstumsfaktor 3 (FGF13) |
| | Mehmo-Syndrom (MEHMO) | Xp22.13-21.1 | |
| | Simpson-Golabi-Behmel-Syndrom 1 (SGBS1) | Xq26 | Glypican 3 und 4 (GPC3, GPC4) |
| | Wilson-Turner-Syndrom (WTS) | Xp21-q22 | |

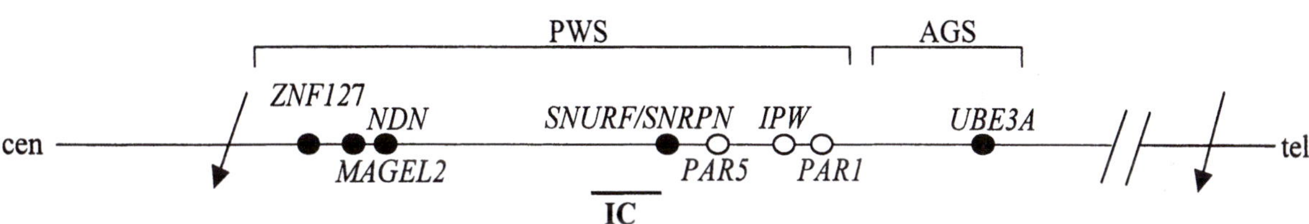


**Abb. 12.3.** Schematische Darstellung der für das Prader-Willi-Syndrom kritischen Region, *schwarze Kreise* Polypeptid-kodierende Gene, *weiße Kreise* RNA-kodierende Gene, *Pfeile* Lage der Bruchpunkte, s. Text

werden durch eine 3–4 Mb (Mb: Megabasen) umfassende Deletion auf dem paternalen Chromosom 15 verursacht; 30% sind durch uniparentale materne Disomie bedingt – also dem Vorhandensein von 2 maternalen Chromosomen 15; etwa 1% der Krankheitsfälle entstehen durch Mutationen im so genannten Imprintingzentrum, von dem die unterschiedlichen Methylierungsmuster des väterlichen bzw. mütterlichen Chromosoms ausgehen, welche die molekulare Grundlage des Imprinting darstellen. Gemeinsam ist allen Mutationen die fehlende Expression väterlich ererbter Gene. Eine Deletion der gleichen Region auf dem maternalen Chromosom verursacht das so genannte Angelman-Syndrom (AGS) mit unterschiedlicher klinischer Symptomatik (Jiang et al. 1988).

Die molekulare Aufklärung des Entstehungsmechanismus der Adipositas ist bislang nicht gelungen. Um die molekulare Komplexität zu verdeutlichen, soll an dieser Stelle ausführlicher auf die relevanten Befunde eingegangen werden:

Bisher konnten in der PWS-Region 7 Gene identifiziert werden, die ausschließlich paternal exprimiert werden (Abb. 12.3), 4 von ihnen kodieren für Proteine:

- *ZNF127*,
- *NDN*,
- *MAGEL2* und
- *SNURF/SNRPN*,

die restlichen 3 haben RNA-Moleküle als Genprodukte (Boccaccio et al. 1999):

- *IPW*,

- *PAR1* und
- *PAR5*.

Die Transkription des SNURF/SNRPN-Gens liefert eine bizistronische mRNA, die in 2 unterschiedliche Proteine translatiert wird (Gray et al. 1999). Der SNRPN-Leserahmen kodiert für das „small nuclear ribonucleoprotein N“, das stark im Gehirn exprimiert wird. Aufgrund seiner Homologie zu Partikeln des Spleißosoms wird vermutet, dass es am gewebespezifischen RNA-Spleißen beteiligt ist. Stromaufwärts von *SNRPN* liegt eine Sequenz, die für SNURF (SNRPN upstream reading frame) kodiert. SNURF ist ein basisches, 71 Aminosäurereste umfassendes Polypeptid mit einem Kernlokalisationssignal, das sowohl Charakteristika der Ubiquitinfamilie als auch der RNA-bindenden Proteine aufweist (Gray et al. 1999). Ubiquitin selbst ist ein 76 Aminosäurereste umfassendes Peptid, welches an zu degradierende Proteine bindet und diese dadurch für den Abbau durch intrazelluläre, nicht-lysosomale Proteasen markiert. Stromaufwärts vom SNURF-Leserahmen, aber noch überlappend mit dem ersten Exon der SNURF/SNRPN-Transkriptionseinheit findet sich das Imprintingzentrum (IC) - eine Region von mindestens 4,3 kb mit so genannten CpG-Inseln, also Bereichen, in denen das Dinukleotid CpG gehäuft auftritt (Buiting et al. 1995; Horsthemke 1997). CpG-Inseln sind Indikatoren für benachbart liegende, exprimierte Gene.

Stromabwärts von *SNURF/SNRPN* liegen die Loci für PAR5, IPW und PAR1, von denen lediglich IPW (imprinted in Prader-Willi) näher charakterisiert ist. IPW stellt eine zytoplasmatische mRNA dar, deren Expression in vielen fetalen und adulten Geweben nachgewiesen wurde (Wevrick et al. 1994).

Im proximalen Bereich der PWS-Region konnten bisher 3 Protein-kodierende Loci nachgewiesen werden:

1. *ZNF127* kodiert für ein Zinkfingerprotein mit einem Molekulargewicht (MG) von 127 000, welches einen potenziellen Transkriptionsfaktor darstellt (Jong et al. 1999).
2. Necdin, das Genprodukt des *NDN*-Locus, ist ein Protein mit einem MG von 50 000 aus 321 Aminosäureresten. Es wird im Nukleus aller Gehirnneuronen vom Beginn der neuronalen Differenzierung an bis ins Erwachsenenalter exprimiert (Nakada et al. 1998).
3. Der *MAGEL2*-Locus kodiert für ein Protein aus 490 Aminosäureresten (Boccaccio et al. 1999). Die 240 Aminosäuren umfassende C-terminale Domäne zeigt starke Sequenzhomologie
   - zu den so genannten „melanoma antigen gene expression (MAGE) proteins“, von denen auch die Bezeichnung stammt,
   - zu APR1, dem „apoptosis-related protein 1“, und
   - zu Necdin. Die entsprechende Domäne von Necdin interagiert mit p53, was eine postmitotische Wachstumsrepressorfunktion vermuten lässt.

Tierversuchsmodelle an transgenen Mäusen deuten auf eine wichtige Funktion des *Snrpn*-Locus für die Ausbildung des Prader-Willi-Syndroms hin. Knockout-Mäuse mit einer Deletion auf dem paternalen Chromosom, die die Region von *Snrpn* bis *Ube3a* - dem Angelman-Syndrom-Gen - umfasste, zeigten Hypotonie, Wachstumsverzögerung und eine 80%ige postnatale Letalität (Tsai et al. 1999). Allerdings entwickelten diese Tiere keine Zeichen von Hyperphagie und Adipositas.

#### 12.7.2.2 Bardet-Biedl-Syndrom

Das Bardet-Biedl-Syndrom (BBS) ist eine seltene, autosomal-rezessiv vererbte Erkrankung, die verschiedene Organsysteme befällt. Neben Adipositas umfasst es als 5 weitere Hauptsymptome

- atypische Retinitis pigmentosa,
- postaxiale Polydaktylie,
- Nephropathien,
- Intelligenzminderung und
- Hypogonadismus im männlichen Geschlecht (Beales et al. 1997).

Die Prävalenz variiert regional und ist mit 1:13 500 am größten unter Beduinen des Nahen Ostens (Farag u. Teebi 1988). In Europa ist BBS weitaus seltener (Ammann 1970). Möglicherweise begünstigt Heterozygotie für das BBS-Gen die Ausbildung von Adipositas (Croft et al. 1995).

Kopplungsstudien haben bisher 5 Loci, BBS1–BBS5, definierten chromosomalen Regionen zugeordnet (Tabelle 12.4). Die häufigste Form scheint BBS1 auf Chromosom 11q13 zu sein; 45–50% der BBS-Familien europäischer Herkunft zeigen genetische Kopplung mit diesem Locus (Beales et al. 1997; Woods et al. 1999). Der Phänotyp Adipositas wird in unterschiedlicher Weise allen 5 Loci oder bevorzugt dem postulierten Locus auf Chromosom 15 zugeordnet (Carmi et al. 1995). In einer Studie mit 19 vorwiegend europäischen BBS-Familien konnte gezeigt werden, dass etwa 30% aller BBS-Fälle auf die BBS4-kritische Region auf Chromosom 15q22.3–q23 zurückgeführt werden können (Bruford et al. 1997). Mittels Haplotypanalyse wurde der BBS4-Locus auf eine 2 cM überspannende Region zwischen den beiden Markern D15S131 und D15S114 weiter eingeengt (Bruford et al. 1997).

Inzwischen konnten schon verschiedene potenzielle Kandidatengene wie *ISLR* (Nagasawa et al. 1999) oder *MYO9A* (Gorman et al. 1999) identifiziert werden, die in dem Bereich 15q22.3–q23 lokalisiert sind. *ISLR* (immunoglobulin superfamily containing leucine-rich repeat) kodiert für ein potenzielles Zelladhäsionsmolekül der Immunglobulinsupergenfamilie und *MYO9A* für ein unkonventionelles Myosin IXA. Beide Genprodukte werden in der Retina exprimiert. Erste Mutationssuchen in den kodierenden Sequenzen beider Gene führten aber bisher zu unschlüssigen Resultaten, sodass die molekulare Grundlage des BBS4 noch unbekannt ist, was bisher auch auf die übrigen BBS-Loci zutrifft.

Spekulationen über die zugrunde liegenden molekularen Mechanismen werden dadurch erschwert, dass viele Organsysteme betroffen sind. Die Existenz multipler BBS-Loci mit jeweils fast identischem Phänotyp legt die Vermutung nahe, dass entweder ein Rezeptor-Ligand-Komplex, verschiedene Untereinheiten eines Proteins oder Enzyme eines gemeinsamen biochemischen Reaktionswegs betroffen sein könnten (Sheffield et al. 1994).

Die Aufklärung der genetischen Mechanismen syndromaler Formen der Adipositas ist möglicherweise für die Entstehung der normalen Adipositas von Bedeutung, da Mutationen in den relevanten Genen möglicherweise auch zu einer einfachen Adipositas führen könnten. Auf den diskutierten Heterozygoteneffekt beim BBS ist bereits hingewiesen worden. Menschen mit extremer Adipositas, die im Säuglingsalter eine Gedeihstörung hatten, könnten theoretisch eine Mutation in dem Gen haben, das als das letztlich für die Adipositas beim PWS relevante Gen identifiziert wird.

### 12.7.3 Zentrale Regelkreise und ihre genetisch bedingten Störungen

Adipositas entsteht, wenn die Energiezufuhr über einen längeren Zeitraum den Energieverbrauch übersteigt. Die biologischen Mechanismen können demnach Appetit- und Hungerregulation, Aufnahme und Metabolismus der aufgenommenen Kohlenhydrate, Fette und Proteine, Thermogenese, Umfang körperlicher Aktivität und andere energieverbrauchende Systeme betreffen. Für ein umfassendes genetisches Verständnis ist es wichtig, zu verstehen, dass neben den metabolischen Vorgängen auch Verhaltensweisen zu berücksichtigen sind. Beispielsweise unterliegt das Ausmaß körperlicher Aktivität auch genetischen Faktoren (Pérusse et al. 1989). Es sind sowohl zentrale als auch periphere Mechanismen an der Regulation von Energieaufnahme und -verbrauch beteiligt. Eine ausführliche Abhandlung aller bekannten Regelkreise würde den Umfang dieser Übersicht sprengen. Wir stellen deshalb nachfolgend 2 ineinander greifende zentrale Regelkreise (Abb. 12.4),

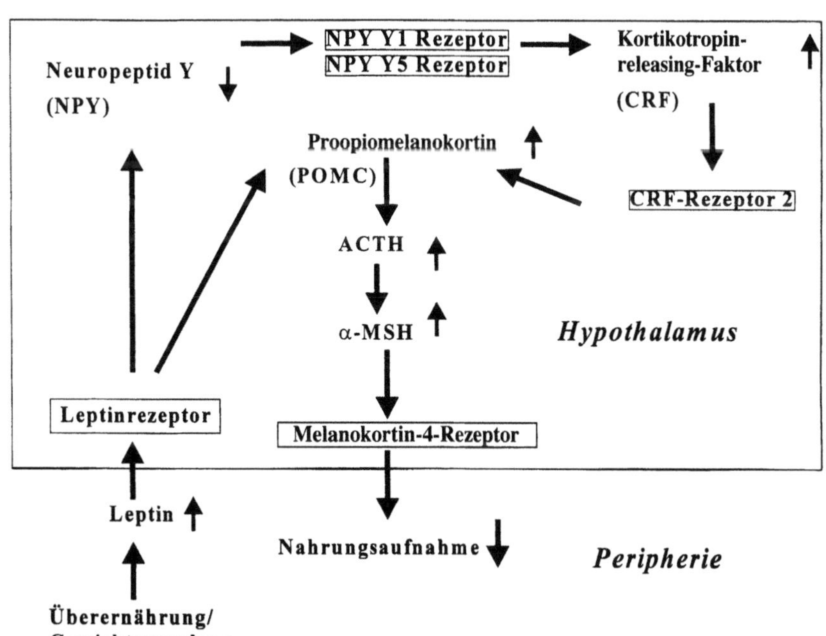


**Abb. 12.4.** Vereinfachte schematische Darstellung eines relevanten zentralen Regelkreises der Gewichtsregulation, *ACTH* Adrenokortikotropin, *α-MSH* α-Melanozyten-stimulierendes Hormon

1. die periphere Regulation der Nahrungsaufnahme und
2. die Differenzierung der Fettzelle,

beispielhaft vor. Viele Gene, die an diesen Regelkreisen mitwirken, sind bereits als Kandidatengene untersucht worden.

#### 12.7.3.1 Leptin-Neuropeptid-Y-Regelkreis unter Berücksichtigung monogener Formen der Adipositas

Bislang sind für 2 der 5 spontan entstandenen monogenen Mausmodelle analoge Befunde beim Menschen erhoben worden (Tabelle 12.2, 12.5). So können Mutationen im Leptingen ebenso wie im Leptinrezeptorgen bei Mensch und Tier zu extremer und frühmanifester Adipositas führen. Unab-

**Tabelle 12.5.** Monogene Formen der Adipositas beim Menschen, angelehnt an Barsh et al. (2000)

| Gen | Mutationen | Erbgang | Auswirkungen | | Referenzen |
|---|---|---|---|---|---|
| | | | Biologischer Mechanismus des Proteins | Konsequenz der Mutation auf Proteinebene | |
| Leptin | Rasterschub, 1-bp-Deletion, verfrühtes Stoppkodon | Rezessiv | Hauptsächlich in Adipozyten gebildetes, zirkulierendes (Sättigungs-)Hormon | Funktionsverlust | Montague et al. (1997); Strobel et al. (1998) |
| | Missense-Mutation, Arg105Trp | | | | |
| Leptinrezeptor | Veränderte Spleißstelle, Verlust von Exon 16, verkürztes Protein | Rezessiv | Zentraler und peripherer Rezeptor für Leptin | Funktionsverlust, Transmembran- und intrazelluläre Domäne fehlen | Clément et al. (1998) |
| Melanokortin-4-Rezeptor | Rasterschub, 4-bp-Insertion an Nukleotid 732, verfrühtes Stoppkodon | Dominant | Zentraler Rezeptor für $\alpha$-Melanozyten-stimulierendes Hormon ($\alpha$-MSH, Agonist) und Agouti-related-Protein (AGRP, Antagonist) | Funktionsverlust | Yeo et al. (1999); Vaisse et al. (1999); Hinney et al. (1999) |
| | Rasterschub, 4-bp-Deletion an Nukleotid 631, verfrühtes Stoppkodon | | | | |
| | Verfrühtes Stoppkodon (Tyr35Ter) | | | | |
| Prohormonkonvertase I (PCSK1) | Missense-Mutation, Gly483Arg | Rezessiv | Protease von Prohormonen | Funktionsverlust | Jackson et al. (1997) |
| | Rasterschub, Verlust von Exon 5, verfrühtes Stoppkodon | | | | |
| Proopiomelanokortin (POMC) | Verfrühtes Stoppkodon, Glu79Ter | Rezessiv | POMC ist ein zentrales Prohormon z. B. von $\alpha$-MSH, $\beta$-Endorphin und ACTH | Verlust der $\alpha$-MSH-Synthese | Krude et al. (1998) |
| | Rasterschub, 1-bp-Deletion an Nukleotid 7133, verfrühtes Stoppkodon | | | | |
| | Verfrühtes Startkodon, Rasterschub, 3804C-A | | | | |
| Peroxisomenproliferator-aktivierter Rezeptor $\gamma$ (PPAR$\gamma$) | Missense-Mutation, Pro115Gln | Dominant | Transkriptionsfaktor wichtig für Adipozytendifferenzierung | Vermehrte Adipozytendifferenzierung, stärkere Triglyzeridakkumulation | Ristow et al. (1998) |

hängig hiervon haben Kopplungsuntersuchungen Hinweise auf Kopplung menschlicher Adipositas zu diesen beiden Genen ergeben, ohne dass es bislang gelungen wäre, die zugrunde liegenden Mutationen zu identifizieren.

**Leptingen.** Mikrosatellitenmarker in der Nähe des Leptingens wurden in mehreren Studien auf Kopplung oder Assoziation getestet, wobei sowohl positive als auch negative Ergebnisse erzielt wurden:

Bei 177 übergewichtigen Individuen (BMI>30 kg/m$^2$) aus 64 Geschwisterschaften fand sich kein Hinweis auf Kopplung zum Leptingen (Bray et al. 1996). Als Teil eines Genomscreens veröffentlichten Norman et al. (1996) die Analyse von 716 Pimaindianern aus 217 Familien. Der höchste gemessene BMI-Wert einer Person aus den letzten 16 Jahren, der Anteil Körperfett (in Prozent), der Ruheumsatz, der 24-h-Energieverbrauch und der 24-h-respiratorische Quotient wurden als Phänotypen für die Kopplungsanalyse herangezogen. Weder unter Verwendung aller Geschwisterpaare noch unter Verwendung der diskordanten Geschwisterpaare wurde Kopplung zum Leptingen gefunden.

In einer Studie aus Frankreich (Clément et al. 1996a, b) wurde hingegen unter Einbeziehung von 101 Familien Kopplung zum Leptingen gefunden. Die Familien wurden in die Studie eingeschlossen, wenn der Indexproband einen BMI≥40 kg/m$^2$ aufwies und mindestens ein übergewichtiges Geschwister hatte (BMI >27 kg/m$^2$). Reed et al. (1996) fanden, ebenfalls unter Verwendung des Affected-sib-pair-Ansatzes, in 78 amerikanischen Familien Kopplung mit Markern, die das Leptingen flankieren. Das Rekrutierungsschema dieser amerikanischen Gruppe lässt eine Selektion auf monogene Formen der extremen Adipositas erwarten: Der Indexproband musste einen BMI >40 kg/m$^2$, mindestens ein Geschwister mit einem BMI >30 kg/m$^2$, ein nichtadipöses Geschwister und mindestens ein ebenfalls nichtadipöses Elternteil (jeweils BMI <27 kg/m$^2$) haben. Unter Verwendung des häufigsten Haplotyps, der von jeweils einem Allel zweier flankierender Mikrosatellitenmarker gebildet wurde, fand sich auch ein Hinweis auf Assoziation. Dieser Befund konnte bei 87 Familien aus Deutschland bestätigt werden (Roth et al. 1997).

Weltweit wurde bislang an mehr als 1000 adipösen Personen im kodierenden, aber auch teilweise im nichtkodierenden Bereich des Leptingens nach Mutationen gesucht (Considine et al. 1996a; Echwald et al. 1997; Maffei et al. 1997b; Hinney et al. 1998a). Die untersuchten Probanden hatten eine unterschiedliche ethnische Herkunft (z.B. Pimaindianer, Polynesier, Kaukasier); sie waren nicht aufgrund auffälliger Serumleptinspiegel vorselektioniert worden. Insgesamt wurden mehrere Polymorphismen gefunden, wobei diese offenbar funktionell nicht relevant sind, da sie auch bei normalgewichtigen Kontrollen nachgewiesen wurden.

1997 konnte erstmals der Beweis erbracht werden, dass extreme Adipositas beim Menschen ebenso wie bei der *Obese*maus durch eine Mutation im Leptingen bedingt sein kann. Bei 2 homozygoten Mutationsträgern (Kusin und Kusine blutsverwandter Eltern aus einer pakistanischen Familie) wurde eine funktionell relevante Mutation im Leptingen gefunden, die zu einer früh einsetzenden, extremen Adipositas führt (Montague et al. 1997). Die Mutation (Deletion eines von 6 Guaninen zwischen Position 393 und 398 des Leptingens) führt zu einem trunkierten Leptin, das nicht aus den Adipozyten sezerniert werden kann. Die Betroffenen waren initial durch einen sehr niedrigen Serumleptinspiegel aufgefallen, der den Ausgangspunkt für die Mutationssuche bildete. Beide Kinder kamen normalgewichtig zur Welt. Die Adipositas, die ebenso wie beim Mausmodell auf einer ausgeprägten Hyperphagie beruht, zeichnete sich bereits in den ersten Lebensmonaten ab. Das Mädchen hatte im Alter von 8 Jahren ein extremes Körpergewicht von 86 kg (Körperlänge 137 cm). Die Körpertemperatur beider Kinder lag in Abweichung von der Hypothermie der *Obese*maus im Normbereich. Mögliche Auswirkungen auf die Reproduktionsachse waren aufgrund des Alters der Betroffenen (2 und 8 Jahre) nicht nachweisbar. Die heterozygoten Eltern waren phänotypisch unauffällig.

Das ältere der beiden Kinder wird erfolgreich mit rekombinant hergestelltem Leptin behandelt (Farooqi et al. 1999). Bereits in der 1. Woche der Therapie normalisierte sich das extrem auffällige Essverhalten, das Ähnlichkeiten zu dem von Kindern mit Prader-Willi-Syndrom zeigte und durch ständigen Hunger und mangelnde Sättigung gekennzeichnet war. Im Verlauf des 1. Jahrs betrug der Gewichtsverlust 17 kg, wobei fast ausschließlich ein Abbau der Fettmasse erfolgte. Die zuvor auffälligen Gonadotropinsekretionsmuster normalisierten sich.

In einer türkischen Familie, bei der ebenfalls multiple Blutsverwandtschaften bestanden, sind mehrere Personen ebenfalls über extrem niedrige Leptinspiegel identifiziert worden, die für eine weitere funktionell relevante Mutation im Leptingen homozygot sind (Strobel et al. 1998). Bei allen Betroffenen lag eine extreme und frühmanifeste Adipositas vor. Frauen, die das Reproduktionsalter erreicht hatten, wiesen eine primäre Amenorrhö auf. Somit wurde auch beim Menschen die Bedeutung des Leptins für die Reproduktionsachse eindeutig belegt. Allerdings wurde kürzlich berichtet, dass bei einer der betroffenen Frauen im Alter von 35 Jahren erstmalig spontan eine Regelblutung auftrat (Ozata et al. 1999). Da in der türkischen Familie mehrere adipöse Kinder früh an Infektionskrankheiten verstarben, wird gemutmaßt, dass Leptin auch für immunologische Funktionen von erheblicher Bedeutung ist (Ozata et al. 1999).

Wie zuvor bereits aufgezeigt, konnten die gleichen oder andere funktionell relevante Mutationen im Leptingen in systematischen Mutationssuchen an unselektionierten adipösen Individuen nicht gefunden werden, sodass extreme Adipositas weltweit nur sehr selten durch Mutationen im Leptingen bedingt sein kann. Die bislang identifizierten, funktionell relevanten Mutationen im Leptingen (Montague et al. 1997; Strobel et al. 1998) stehen auch nicht in einem Zusammenhang zu den Untersuchungen, die Hinweise auf Kopplung bzw. Assoziation gefunden haben (Clément et al. 1996 a, b; Reed et al. 1996; Roth et al. 1997). Möglicherweise sind hierfür noch nicht identifizierte Mutationen im nichtkodierenden Bereich des Leptingens oder gar in einem eng benachbarten Gen verantwortlich.

**Leptinrezeptorgen.** Auch am Leptinrezeptorgen wurden Kopplungsstudien durchgeführt. Norman et al. (1996) analysierten 716 Pimaindianer in 217 Familien und fanden keinen Hinweis auf Kopplung zu mehreren adipositasrelevanten Phänotypen. In einer Kopplungsstudie, die den Bereich 1p32–p22 (chromosomale Lokalisation des Leptinrezeptorgens) umfasste, fanden Chagnon et al. (1997) bei Individuen aus der Quebec-Familien-Studie Kopplung mit mehreren Markern zu Körperfettanteil und Höhe der Insulinspiegel. Hier muss kritisch angemerkt werden, dass insgesamt 7 Mikrosatelliten getestet und 7 verschiedene Merkmale (BMI, Fettmasse, Prozent Körperfett, Hautfaltendicke, Fettverteilung, Insulinspiegel und Glukosetoleranztest) betrachtet wurden. Die p-Werte zwischen 0,009 und 0,05 wurden jedoch nicht für multiples Testen korrigiert.

Thompson et al. (1997) fanden in ihrem Kollektiv adipöser und schlanker Pimaindianer (jeweils 10) 4 Polymorphismen in nichtkodierenden Bereichen des Leptinrezeptorgens. Spezifische Allele von 3 dieser Polymorphismen fanden sich ausschließlich bei den adipösen Probanden. Demnach findet sich eine Assoziation zwischen Varianten im Leptinrezeptorgen und Adipositas bei Pimaindianern, wobei die funktionellen Zusammenhänge ungeklärt sind.

**Neuropeptid Y.** Neuropeptid Y (NPY) ist ein weitgehend ubiquitär vorkommendes Neuropeptid, das im Gehirn, aber auch der Peripherie für unterschiedlichste physiologische Prozesse von Bedeutung ist. NPY ist ein starker Stimulator der Nahrungsaufnahme. Leptin bedingt bei Nagern einen Abfall der NPY-Synthese; umgekehrt führt ein Abfall der Leptinspiegel zu einem Anstieg der NPY-Synthese.

NPY-Knockout-Mäuse zeigten unerwarteterweise ein gegenüber Kontrolltieren unverändertes Essverhalten bzw. Körpergewicht. Offenbar sind die Regulationssysteme so redundant ausgerichtet, dass eine angeborene NPY-Defizienz kompensiert wird. Bei Doppelmutanten, die weder NPY noch Leptin synthetisieren können, ist die Adipositas im Vergleich zu den *ob/ob*-Mäusen abgeschwächt (Erickson et al. 1996 b). Demnach begünstigt NPY bei den *ob/ob*-Mäusen, deren Stoffwechsel sich im Zustand der Semistarvation befindet, die Entwicklung der Adipositas.

NPY entfaltet seine Wirkung auf die Appetitregulation primär über den NPY-Y5-, mutmaßlich aber auch über den NPY-Y1-Rezeptor (Gerald et al. 1996). Beide Rezeptorgene werden primär in Gehirnregionen exprimiert, die an der Regulation der Nahrungsaufnahme beteiligt sind. Eine systematische Mutationssuche im kodierenden Bereich des NPY-Y5-Rezeptorgens ergab keinen Hinweis auf für Adipositas funktionell relevante Mutationen beim Menschen (Rosenkranz et al. 1998 a). Auch das NPY-Y1-Rezeptorgen scheint nicht Mutationen aufzuweisen, die Adipositas verursachen (Rosenkranz et al. 1998 a). In diesem Zusammenhang ist interessant, dass NPY-Y1-, aber auch NPY-Y5-Knockout-Mäuse entgegen der Erwartung eine leichte Adipositas entwickeln (Pedrazzini et al. 1998; Kanatani et al. 2000; Marsh et al. 1998).

#### 12.7.3.2 Zentraler melanokortinerger Regelkreis einschließlich relevanter monogener Formen der Adipositas

Melanokortine bestehen aus einer Gruppe homologer Peptide, die von der N-terminalen Region des Proopiomelanokortins (POMC) abstammen. Die Spaltprodukte des POMC-Gens sind an so unterschiedlichen Funktionen wie der Steroidsynthese der Nebennierenrinde, der Hautpigmentierung, der Schmerzempfindung und Entzündung beteiligt. In den letzten Jahren ist zusätzlich eine zentrale Rolle des melanokortinergen Systems für die Gewichtsregulation deutlich geworden.

Das POMC-Gen wird u.a. in der vorderen und intermediären Hypophyse, der Haut, dem Immunsystem und hypothalamischen Neuronen exprimiert. POMC wird in eine Anzahl kleinerer Peptide gespalten, die Adrenokortikotropin (ACTH), $\beta$-Lipoprotein, $\beta$-Endorphin sowie $\alpha$-, $\beta$- und $\gamma$-Melanozyten-stimulierendes Hormon (MSH) umfassen. Die Spezifität von Endoproteasen (Konvertasen) entscheidet über das gewebespezifische Muster an Spaltprodukten. So wird beispielsweise in der vorderen Hypophyse Prohormonkonvertase 1 gebildet, die POMC zu ACTH spaltet. Hingegen bilden Melanotrophen im intermediären Lappen der Hypophyse Prohormonkonvertase 2, das ACTH weiter zu $\alpha$-MSH umwandelt (Tritos u. Maratos-Flier 1999).

Während die physiologischen Funktionen von $\beta$- und $\gamma$-MSH weniger genau bekannt sind, ist die Rolle des $\alpha$-MSH für die Appetit- und Gewichtsregulation gut belegt. Die Wirkungen der Melanokortinpeptide werden über 5 bekannte G-Protein-gekoppelte Rezeptoren vermittelt (Melanokortinrezeptor 1–5; MC1R–MC5R). Sowohl MC3R als auch MC4R werden in Gehirnarealen – insbesondere in relevanten Hypothalamuskernen – exprimiert, die an der Appetitregulation beteiligt sind. Derzeit ist allerdings lediglich die Beteiligung des MC4R an der Regulation der Nahrungsaufnahme eindeutig nachgewiesen (Tritos u. Maratos-Flier 1999).

MC1R ist für die Haut- und Haarpigmentierung von Bedeutung. So sind verschiedene Allele dieses Rezeptorgens beim Menschen mit roten Haaren und hellem Hautteint assoziiert (Valverde et al. 1995). ACTH ist der endogene Ligand des MC2R-Rezeptors. Die Funktion von MC3R ist nicht bekannt. MC5R ist an der Regulation endokriner Drüsenfunktionen beteiligt. $\alpha$-MSH bindet an MC1R, MC3R, MC4R und MC5R. Die Bedeutung gerade des MC4R für die Regulation von Appetit und Körpergewicht wird durch folgende Befunde unterstrichen (Tritos u. Maratos-Flier 1999):

1. Die intrazerebroventrikuläre Gabe eines MC4R-Antagonisten induziert bei Mäusen eine Erhöhung der Nahrungszufuhr, wohingegen die Injektion eines Agonisten die Nahrungsaufnahme selbst bei zuvor gefasteten Tieren inhibiert.
2. Das Agoutiprotein, das bei der Agoutimaus ubiquitär gebildet wird, bindet mit hoher Affinität an den MC1R und MC4R, weniger hingegen an den MC3R und MC5R. Das Agoutiprotein antagonisiert $\alpha$-MSH am MC4R.
3. MC4R-Knockout-Mäuse sind adipös (Huszar et al. 1997). Das Übergewicht kommt durch eine übermäßige Nahrungszufuhr zustande. Heterozygote Mäuse zeigen ein Körpergewicht, das intermediär zwischen dem der Wildtyp- und der Knockout-Mäuse liegt. Interessanterweise sind die weiblichen Tiere deutlich übergewichtiger als die männlichen, wobei dies auch für die heterozygoten Tiere zutrifft.

Diese Erkenntnisse führten dazu, dass das MC4R-Gen von verschiedenen Gruppen einem Mutationsscreening unterzogen wurde (Yeo et al. 1998; Vaisse et al. 1998; Hinney et al. 1999a; Sina et al. 1999). Hierbei gelang es bereits bei der Untersuchung relativ kleiner Fallzahlen extrem übergewichtiger Probanden so genannte Haploinsuffizienzmutationen zu identifizieren. Derartige Mutationen – mittlerweile sind 3 verschiedene Mutationen bekannt – führen zu einem vorzeitigen Abbruch der Proteinsynthese, sodass nur eines der beiden Allele funktionsfähig ist. Hierdurch könnte die Rezeptordichte in relevanten Hirnarealen um 50% reduziert sein. Bislang fand sich bei allen derartigen Mutationsträgern eine Adipositas, wobei ein ehemals adipöser männlicher Proband nach einem Herzinfarkt aktuell lediglich übergewichtig war.

Diese Form der Adipositas wird offensichtlich autosomal-dominant vererbt; ähnlich wie bei dem Knockout-Modell scheinen weibliche Trägerinnen der Mutation stärker übergewichtig zu sein als männliche (Sina et al. 1999). Bislang fanden sich keine Hinweise dafür, dass die Mutationsträger zusätzliche leicht detektierbare phänotypische Auffälligkeiten zeigen. Aufgrund der Tatsache, dass 19 Mutationsträger aus insgesamt 3 Familien keine Häufung komorbider Störungen aufwiesen, könnte diese Form der Adipositas vergleichsweise gutartig sein (Sina et al. 1999). Bei allen anderen monogenen Formen beim Menschen finden sich nebst der Adipositas weitere phänotypische Auffälligkeiten (z.B. Infertilität, Nebennierenrindeninsuffizienz), wobei im Unterschied zu den klassischen syndromalen Formen (s. Kapitel 12.7.2 „Syndromale Formen der Adipositas") keine Intelligenzminderung vorliegt.

Untersuchungen an deutschen Kindern und Jugendlichen ergaben, dass insgesamt 4 von 500 untersuchten Probanden mit extremer Adipositas derartige Haploinsuffizienzmutationen aufwiesen (Sina et al. 1999; Hinney et al. 1999a). Somit beträgt das 95%-Konfidenzintervall für die Prävalenz dieser Mutation bei extrem übergewichtigen Kindern und Jugendlichen in Deutschland 0,2–2,1%. Da in verschiedenen Mutationsscreens verschiedene Missense-Mutationen detektiert wurden, müssen weitergehende funktionelle und Familienuntersuchungen zeigen, ob diese Missense-Mutationen auch eine Auswirkung auf das Körpergewicht haben.

Bereits vor der Entdeckung der MC4R-Mutationen hatte die Berliner Arbeitsgruppe um Grüters 2 Patienten mit rezessiven Mutationen im POMC-Gen identifiziert (Krude et al. 1998). Bei beiden Kindern lagen Nebennierenrindeninsuffizienz, rote Haare und Adipositas vor, die aufgrund der oben genannten Zusammenhänge zu dem Verdacht geführt hatten, dass diese Patientinnen relevante Mutationen im POMC-Gen aufweisen. Die jeweiligen Mutationen bedingen funktionell, dass kein ACTH und somit auch kein $\alpha$-MSH gebildet werden kann. Später erzeugte POMC-Knockout-Mäuse zeigen ebenfalls den Phänotyp Adipositas, der einer pharmakologischen Intervention mit $\alpha$-MSH zugänglich ist (Yaswen et al. 1999).

Weitere wegweisende Befunde sind bei Maus und Mensch erzielt worden, die offenbar auf einer fehlerhaften Prozessierung des POMC beruhen. In Analogie zur *fat*-Maus, die eine Mutation im Karboxypeptidase-E-Gen aufweist (s. Kapitel 12.6.1 „Monogene Mausmodelle"), wurden bei einer Frau mit nahezu undetektierbarem Seruminsulin-, aber erhöhtem Proinsulinspiegel Mutationen im Gen für die Prohormonkonvertase 1 (PC-1) gefunden (Jackson et al. 1997). Die PC-1 steht in der Prohormonprozessierungskaskade vor der Karboxypeptidase E. Prohormonkonvertase 1 ist an der Spaltung von POMC in die einzelnen Peptide beteiligt. Demnach kann mutmaßlich wiederum kein oder nur in unzureichender Menge $\alpha$-MSH gebildet werden. Interessanterweise ist die identifizierte Probandin compound-heterozygot für 2 unterschiedliche Mutationen im PC-1-Gen:

1. Ein Gly483Arg-Austausch verhindert das Prozessieren von pro-PC-1, das dadurch im Endoplasmatischen Retikulum verbleibt. Dieses 483-Arg-Allel konnte bei 85 zusätzlich analysierten Briten nicht gefunden werden.
2. Eine veränderte Donorspleißstelle führt zu einem drastisch verkürzten Protein. Die Frau hatte neben einer primär im Kindesalter extrem ausgeprägten Adipositas niedrige Kortisol-, aber erhöhte Plasmaproinsulin- und Proopiomelanokortinspiegel, abnorme Kohlenhydrathomöostase, Hypogonadismus und primäre Amenorrhö. Nach einer Hormonbehandlung bekam sie 4 Kinder, die jeweils eine der PC-1-Gen-Mutationen tragen, phänotypisch aber unauffällig sind.

Das Agouti-related-Protein (AGRP), ein hypothalamisches Neuropeptid, das sowohl bei Nagetieren als auch Menschen vorkommt, zeigt eine hohe Sequenzhomologie zum Agoutiprotein. Auch das AGRP ist ein Antagonist am MC3R und MC4R. Eine ubiquitäre Überexpression des AGRP-Gens resultiert bei der Maus im Phänotyp Adipositas, wobei jedoch, im Gegensatz zu der Agoutimaus, die eine gelbe Fellfarbe zeigt, die Fellfarbe normal ist. Das AGRP-Gen wird fast ausschließlich im Nucleus arcuatus im Hypothalamus exprimiert, es wird in Neuronen koexprimiert, die das Neuropeptid Y bilden.

Im Rahmen von Kopplungsstudien (Hager et al. 1998; Comuzzie et al. 1997) wurde Kopplung der Serumleptinspiegel zu Chromosom 2p21 ermittelt. Der höchste LOD-Score fand sich exakt in der Region des POMC-Gens. Nach Comuzzie et al. (1997) erklärt dieser Locus 47% der Varianz der Serumleptinspiegel. Da hierbei die Leptinspiegel nicht für die Fettmasse adjustiert wurden, ist die Interpretation dieses Befunds erschwert. Die Tatsache, dass die Kopplungsbefunde von Comuzzie et al. (1997) und Hager et al. (1998) später im Rahmen einer Assoziationsstudie bestätigt werden konnten (Hixon et al. 1999), verdeutlicht aber, dass eine Mutation im POMC-Gen oder eine gekoppelte Mutation in einem bislang unbekannten Gen einen Einfluss auf die Serumleptinspiegel zeigen. Durch ein Mutationsscreening des POMC-Gens bei insgesamt etwa 300 extrem übergewichtigen Kindern und Jugendlichen konnten mehrere Mutationen identifiziert werden, die jedoch keinen nachweisbaren Einfluss auf das Körpergewicht bzw. die Serumleptinspiegel zeigten (Hinney et al. 1998).

Zusammengenommen belegen die oben angeführten Befunde, dass der melanokortinerge Regelkreis für die zentrale Gewichtsregulation von außerordentlicher Bedeutung ist. Dominant vererbte Mutationen im MC4R könnten bei extrem adipösen Individuen u. U. bis zu 3–5% aller Fälle erklären. Hervorzuheben ist abermals, dass Adipositas-verursachende Mutationen im MC4R-Gen im Gegensatz zu allen anderen monogenen Formen der humanen Adipositas nicht mit weiteren, leicht zu diagnostizierenden, phänotypischen Auffälligkeiten einhergehen. Es ist zu erwarten, dass noch weitere Gene entdeckt werden, die für diesen Regelkreis relevant sein werden. Die Bedeutung dieses Systems ist auch daran zu erkennen, dass sich mit verschiedenen MC4R-Agonisten im Tierversuch die Nahrungszufuhr inhibieren lässt, ohne dass dieser Effekt aversiv bedingt wäre. Gleichzeitig kann mit Antagonisten die Nahrungszufuhr gesteigert werden (Benoit et al. 2000). Die Implikationen solcher Versuche für therapeutische Ansätze bei Adipositas und Untergewicht sind evident.

#### 12.7.3.3 Zusammenspiel des Leptin-NPY- und melanokortinergen Regelkreises

In dieser Übersicht wurden 2 zentrale Regelkreise ausführlicher vorgestellt. Es scheint wichtig, darauf hinzuweisen, dass derartige Regelkreise nicht isoliert zu betrachten sind. So zielen derzeitige Forschungsbemühungen darauf ab, das Ineinandergreifen des Leptin-NPY- und melanokortinergen Regelkreises zu erfassen.

Bislang gibt es einige Hinweise für eine Interaktion zwischen Melanokortinen und Leptin:

1. mRNA sowohl vom Leptinrezeptorgen als auch vom POMC werden in denselben Neuronen des Nucleus arcuatus gefunden (Cheung et al. 1997).
2. Leptindefiziente Mäuse (*ob/ob*) weisen verringerte hypothalamische *POMC*-mRNA-Spiegel auf, die durch Leptingabe normalisiert werden können (Schwartz et al. 1997; Thornton et al. 1997).
3. Leptininduzierte Anorexie, Expression von Uncoupling-Protein (UCP1) im braunen Fettgewebe und Gewichtsverlust können durch vorherige Gabe des MC3R- und MC4R-Antagonisten SHU9119 verhindert werden (Seeley et al. 1997; Satoh et al. 1998).
4. Agoutimäuse sind gegenüber zentral appliziertem Leptin resistent (Halaas et al. 1997).

Auf der anderen Seite sind Doppelmutanten, die kein Leptin bilden können (*ob/ob*) und die Agoutimutation besitzen, adipöser als einfache *ob/ob*-Mäuse. Das würde bedeuten, dass Leptin und Melanokortin voneinander unabhängige Effekte auf die Gewichtsregulation ausüben (Boston et al. 1997). Zusätzlich scheint die Leptinresistenz der Agoutimäuse die Folge einer kompensatorischen Hyperleptinämie zu sein, da sie bei vollständiger Deletion beider Allele des Leptingens verschwindet (Boston et al. 1997). Bei noch nicht adipösen MC4R-Knockout-Mäusen kann Leptin die Nahrungszufuhr inhibieren, wobei dies auf adipöse Tiere nicht mehr zutrifft. NPY unterdrückt selbst bei den adipösen Knockout-Mäusen die Nahrungszufuhr (Marsh et al. 1999). Offenbar wirkt NPY unabhängig oder an einer dem melanokortinergen Regelkreis nachgeschalteten Stelle.

#### 12.7.3.4 Serotonerges und dopaminerges System

Zahlreiche pharmakologische und physiologische Befunde sprechen für eine Beteiligung sowohl des serotonergen als auch des dopaminergen Systems an der Gewichtsregulation. Serotonerg (u. a. Sibutramin) und dopaminerg (z. B. Methylphenidat) wirksame Substanzen können eine Gewichtsabnahme verursachen. Eine Gewichtszunahme ist eine häufige Nebenwirkung von zahlreichen Psychopharmaka, die u. U. auf einer antagonistischen Wirkung an Dopaminrezeptoren beruht. Zugleich wird eine Beteiligung des serotonergen Systems, aber auch anderer Neurotransmittersysteme diskutiert.

Eine Knockout-Maus für den Serotonin-$5HT_{2C}$-Rezeptor zeigt eine leichte Hyperphagie, die zu einer Gewichtszunahme um etwa 15% führt (Tecott et al. 1995). Bisherige Bemühungen, Kopplung und Assoziation bekannter Polymorphismen in den Serotonin 5-$HT_{1D\beta}$, $5HT_{2A}$-, $5HT_{2C}$- und $5HT_7$-Rezeptorgenen bzw. im Gen für das Serotonintransportprotein zu Adipositas zu finden, waren erfolglos (Hinney et al. 1999c; Hinney et al. 1997b, c; Lentes et al. 1997). Ein weltweit bislang 1-malig identifizierter Proband mit Homozygotie für eine Nonsense-Mutation im Dopamin-4-Rezeptorgen wies eine extreme Adipositas auf (Nöthen et al. 1994), heterozygote Familienangehörige hatten ein unauffälliges Körpergewicht. Heterozygot haben dieser und andere Polymorphismen im Dopamin-4-Rezeptorgen offenbar keine Auswirkung auf das Körpergewicht (Hinney et al. 1999b).

### 12.7.4 Periphere Regulation der Nahrungsaufnahme

Dauer und Umfang unserer Mahlzeiten unterliegen physiologischen und umweltbedingten Kontrollmechanismen (Blundell u. MacDiarmid 1997). Eine übermäßige Energiezufuhr, die zu Adipositas führt, kann prinzipiell 2 Ursachen haben:

1. Der Antrieb zur Nahrungssuche kann erhöht sein, was durch einen Defekt in einem lipostatischen Regulationssystem wie dem Leptinregelkreis bedingt sein könnte.
2. Starke äußere Stimuli (Geschmack, optische Eindrücke) bzw. die Abschwächung inhibitorischer Signale, die sich während einer Mahlzeit im Rahmen der Sättigung einstellen, können eine erhöhte Nahrungsaufnahme zur Folge haben. Diese inhibitorischen Reaktionen auf Nahrungsstoffe umfassen

- Regulation von Volumen und Entleerungsfrequenz des Magens,
- Abgabe bestimmter Mediatoren wie z. B. Cholezystokinin oder Enterostatin und
- Veränderungen der Blutplasmakonzentrationen verschiedener Verdauungsprodukte.

Alle diese peripheren Reaktionen – ähnlich wie die Freisetzung von Leptin aus Adipozyten – beeinflussen wiederum das zentrale Neurotransmitternetzwerk im Gehirn, sodass eine strikte Trennung zwischen peripheren und zentralen Regelkreisen nicht immer einzuhalten ist. Zudem werden viele Peptide bzw. Hormone – mutmaßlich wiederum auch Leptin – sowohl peripher als auch zentral gebildet.

#### 12.7.4.1 Gastrointestinale Peptide

Gastrointestinale Peptide werden schon seit geraumer Zeit auf ihre potenzielle Wirkung als Sättigungsfaktoren hin untersucht. Cholezystokinin (CCK) war eines der zuerst nachgewiesenen Peptide, das nachweislich bei Tier und Mensch die Nahrungsaufnahme vermindert (Ferro-Luzzi u. Martino 1996). CCK wird sowohl im Gehirn als auch im Gastrointestinaltrakt nachgewiesen. Es scheint im Zentralnervensystem (ZNS) durch vielfältige Interaktionen mit anderen Neurotransmittern wie Dopamin, Serotonin, $\gamma$-Aminobuttersäure, Substanz P und den Enkephalinen eine wichtige Funktion auszuüben (Okubo et al. 2000). Im Gastrointestinaltrakt induziert es v. a. die Freisetzung pankreatischer Enzyme sowie die Kontraktion der Gallenblase und inhibiert die Magenentleerung. CCK existiert in verschiedenen molekularen Formen, die durch unterschiedliche posttranslationale Prozessierung des CCK-Gen-Produkts generiert werden (Takahashi et al. 1986). Die Rezeptoren können pharmakologisch in 2 Subtypen klassifiziert werden, die beim Menschen vom CCKAR- bzw. CCKBR-Gen auf Chromosom 4 und 11 kodiert werden. Typ-A-Rezeptoren (CCKAR) weisen eine hohe Affinität lediglich für sulfatiertes CCK8 auf und befinden sich vorzugsweise im Gastrointestinaltrakt und vereinzelten Arealen des ZNS. Typ-B-Rezeptoren (CCKBR) sind hochaffin für die sulfatierte und nichtsulfatierte Form von CCK8 und befinden sich größtenteils im ZNS und bestimmten Regionen des Verdauungstrakts (Beinborn et al. 1993).

Eine Geschwisterpaaranalyse an 101 französischen Familien mit Markern in oder nahe des CCKBR- bzw. CCKAR-Gens konnte eine schwache Kopplung zwischen CCKBR und Serumleptinspiegel ($p = 0{,}03$) nachweisen. Eine japanische Gruppe berichtete unlängst von einer Abhängigkeit der Fettmasse von einem Polymorphismus im CCAKR (Funakoshi et al. 2000). Es konnten weder Assoziation noch Kopplung verschiedener Allele des CCKAR-Gens zur Adipositas nachgewiesen werden (Clément et al. 1999; Hamann et al. 1999).

Neuesten Ergebnissen zufolge vermag CCK zusammen mit Leptin synergistisch das Körpergewicht in Tieren zu verringern. Tägliche intrazerebroventrikuläre Applikation von Leptin und intraperitoneale Zufuhr von CCK bewirkten einen signifikant höheren Gewichtsverlust als Leptin alleine (Matson et al. 2000). Peptidanaloge von CCK sind bereits entwickelt worden, doch hat keines von ihnen bisher die klinische Versuchsphase erreicht, was möglicherweise auf unerwünschten Nebenwirkungen beruht.

Die bombesinähnlichen Peptide „gastrin-releasing peptide" (GRP), Neuromedin B (NMB) und Bombesin (BN), beeinflussen ebenfalls unser Essverhalten (Merali et al. 1999). Nachdem sie ursprünglich aus Froschhaut isoliert worden waren (Anastasi et al. 1971), wurden sie in der Folgezeit in einer Vielzahl von neuronalen und endokrinen Zellen in Säugetieren nachgewiesen (Moody u. Pert 1979). Bei Säugetieren modulieren sie die Kontraktion der glatten Muskulatur, bestimmte endokrine und exokrine Prozesse und gewisse Verhaltensweisen, wie z. B. die Nahrungsaufnahme über Bindung an G-Protein-gekoppelte Rezeptoren (Lebacq-Verheyden et al. 1990, Merali et al. 1999). Die Applikation von NMB und GRP in Ratten reduzierte die Dauer und den Umfang der Nahrungsaufnahme bzw. verlängerte die Pausen zwischen den einzelnen Mahlzeiten (Rushing et al. 1996, Thaw et al. 1998). Zu den bereits klonierten Rezeptoren gehören der Rezeptor für GRP (GRPR), der Neuromedin-B-Rezeptor (NMBR) und der Bombesinrezeptorsubtyp 3 (BRS3). Im Tierversuch entwickelten *BRS3*-defiziente Mäuse eine milde Adipositas, die mit Bluthochdruck und Störungen des Glukosemetabolismus assoziiert war (Ohki-Hamazaki et al. 1997). Hotta et al. (2000) konnten bei der Mutationssuche in 104 adipösen Japanern weder eine Mutation noch einen Polymorphismus identifizieren, sodass Mutationen im *BRS3* bei der Entwicklung einer Adipositas beim Menschen zumindest keine große Rolle zu spielen scheinen.

Auch verschiedene Peptide des Pankreas sind höchstwahrscheinlich an der Modulation der Nahrungsaufnahme beteiligt. Dazu zählen z. B. Glukagon und GLP-1 (glukagon-like peptide-1). Glukagon stimuliert als Insulinantagonist die Glykogenolyse und die Glukoneogenese. Glukagon soll u.a. die GLP-1-Sekretion inhibieren. Veränderungen in diesem Regelkreis könnten daher eine Verminderung des Sättigungsgefühls bei Adipositas bewirken (Ranganath et al. 1999). Das putative Präproglukagonpeptid enthält das eigentliche Glukagon sowie 2 glukagonähnliche Peptide,

- GLP-1 und
- GLP-2 (Bell et al. 1983).

GLP-1 wird von den intestinalen L-Zellen sezerniert und regt die Insulinsekretion an. Die Existenz von GLP-1 und seinem Rezeptor im Nucleus paraventricularis und Nucleus arcuatus des Hypothalamus sowie bestimmte Tierversuche (Turton et al. 1996) legen eine Funktion als Sättigungsfaktor nahe. Neue Forschungen zeigen, dass GLP-1-Infusionen signifikant Hungergefühl und Nahrungsaufnahme in Diabetes-Typ-II-Patienten verringern (Gutzwiller et al. 1999). Beim GLP-1-Rezeptor wurde keine Kopplung zwischen benachbarten Markern und BMI oder Serumleptinspiegeln festgestellt (Clément et al. 1999).

Von den übrigen Pankreaspeptiden sind an dieser Stelle noch

- Enterostatin und
- Amylin (IAPP: islet amyloid polypeptide)

erwähnenswert.

Enterostatin ist von medizinischem Interesse, da es bei Versuchstieren v.a. die Fettaufnahme verringert (Lin et al. 2000). Es ist das N-terminale Pentapeptid der Pankreaskolipase.

Amylin oder IAPP wird v.a. in den $\beta$-Zellen der Bauchspeicheldrüse exprimiert. Es wirkt inhibitorisch auf die Glukagonsekretion und verzögert wie GLP-1 die Magenentleerung. Es reduziert nachweislich die Nahrungsaufnahme im Tiermodell (Young u. Denaro 1998).

#### 12.7.4.2 Weitere peripher exprimierte Kandidatengene

Protein-Tyrosin-Phosphatase 1B (PTP-1B) ist in vielen Geweben die hauptsächlich aktive Phosphatase. Zu ihren Substraten zählen u.a. der Insulinrezeptor sowie der Rezeptor für den epidermalen Wachstumsfaktor (EGFR). Kürzlich konnte gezeigt werden, dass transgene PTB-1B-defiziente Mäuse eine erhöhte Insulinsensitivität aufweisen und trotz relativ fettreicher Nahrung nicht wesentlich an Gewicht zunehmen (Elchebly et al. 1999).

Enzyme der Triglyzeridsynthese sind ebenfalls Kandidatengene für die Gewichtsregulation. Dazu gehört z.B. das kürzlich klonierte Gen für die Acyl-CoA-Diacylglyzerin-Transferase (DGAT), die im Rahmen des Glyzerinphosphatsynthesewegs den letzten Schritt der Triglyzeridsynthese katalysiert. DGAT-defiziente Mäuse sind lebensfähig und immer noch zur Lipidsynthese befähigt, zeigen jedoch gleichzeitig eine bemerkenswerte Resistenz gegenüber Gewichtszunahme auch bei fettreicher Nahrung. Dies ist auf erhöhten Energieverbrauch und gesteigerte Aktivität zurückzuführen (Smith et al. 2000).

### 12.7.5 Thermogenese und relevante Kandidatengene

Veränderungen des Energieverbrauchs können zur Entwicklung von Übergewicht und Adipositas beitragen. Der Gesamtenergieverbrauch gliedert sich in 3 Komponenten:

- Energiebedarf zur Aufrechterhaltung der normalen Zellfunktionen,
- Energieaufwand für physikalische Aktivität (Arbeit) und
- Energieverbrauch für die adaptive Thermogenese (Wärmeproduktion als Reaktion auf Temperaturänderungen oder Nahrungsumstellung).

Letztere soll den Organismus bei Kälteexposition schützen und die Energiebilanz bei veränderter Ernährung regulieren (Lowell u. Spiegelman 2000). Der so genannte Grundumsatz wird als täglicher Energiebedarf im wachen Ruhezustand bei Behaglichkeitstemperatur definiert (28 °C bei Erwachsenen) und beläuft sich auf etwa 7123 kJ. Während des Schlafens sinkt dieser Wert um 10% und steigt bei leichter Arbeit um 150–200%, kann aber bei schwerer Arbeit kurzfristig um das 10- bis 20-fache erhöht sein. Auch Nahrungsaufnahme kann den Grundumsatz bei Mensch und Nagetier um 25–40% steigern, was als thermischer Effekt der Nahrung bezeichnet wird (Shibata u. Bukowiecki 1987). Diese Erhöhung des Energieverbrauchs bietet einen gewissen Schutz vor Gewichtszunahme infolge von Überernährung und hängt offensichtlich vom Genotyp der jeweiligen Person ab (Bouchard et al. 1990).

Die Anregung der Thermogenese als Möglichkeit der Adipositasbehandlung wird im Prinzip schon seit mehr als 100 Jahren eingesetzt. Damals wurden Schilddrüsenextrakte gegen Übergewicht verabreicht. Das Schilddrüsenhormon Tetrajodthyronin (Thyroxin, T4) bzw. seine aktive Form Trijodthyronin (T3) steigert allerdings nicht nur den Energieverbrauch, sondern verringert auch den Kalziumgehalt der Knochen. Es wird angenommen, dass die Erhöhung des Grundstoffwechsels durch Thyroxin zumindest teilweise auf eine verringerte Effizienz der ATP-Synthese über die Transkriptionskontrolle spezifischer Gene zurückzuführen ist (Reitman et al. 1999). Die genaue Zahl und Natur dieser Gene sind noch unbekannt, doch sind die so genannten Entkopplungsproteine Uncoupling-Protein 1 (UCP1), UCP2 und UCP3 potenzielle Zielgene. Von UCP3 ist z.B. bekannt, dass es von $\beta_3$-adrenergen Agonisten, Leptin und T3 reguliert wird (Gong et al. 1997).

Um 1975 entdeckten David Nicholls und Daniel Ricquier unabhängig voneinander UCP1 (Uncoupling-Protein 1) als erstes Entkopplungsprotein im braunen Fettgewebe von Winterschläfern (Nicholls u. Rial 1999). UCP1 katalysiert den Protonentransport durch die innere Mitochondrienmembran in den Matrixraum und baut somit den elektrochemischen Wasserstoffionengradienten ab, der zur Phosphorylierung von ADP genutzt wird. Es „entkoppelt" also die mitochondriale Atmungskette von der ATP-Synthese und erzeugt damit Wärme, die von kälteadaptierten Tieren zur Aufrechterhaltung ihrer Kernkörpertemperatur während des Winters benötigt wird. Diese Thermogenese wird durch die Aktivierung $\beta_3$-adrenerger Rezeptoren, die v.a. im braunen und weißen Fettgewebe von Nagetieren exprimiert werden, stimuliert.

Menschen haben ebenfalls ein UCP1-Gen, doch ist dieses nur im braunen Fettgewebe aktiv, das bereits kurz nach der Geburt nahezu verschwindet. Bei Erwachsenen ist es lediglich in Form einzelner, verstreuter brauner Fettzellen im weißen Fettgewebe vorhanden. Verschiedene Assoziationsstudien lieferten Hinweise auf synergistische Effekte bestimmter Polymorphismen im UCP1-Gen (5'-flankierende Region: A3826G) und im Gen des $\beta_3$-adrenergen Rezeptors ($\beta_3$-AR, Trp64Arg) auf verschiedene adipositasabhängige Phänotypen in verschiedenen ethnischen Gruppen (Valve et al. 1998, Kogure et al. 1998, Clément et al. 1996a,b). Diese Befunde konnten von anderen Gruppen nicht bestätigt werden (Hayakawa et al. 1999, Fumeron et al. 1996). Inzwischen sind im UCP1-Gen 4 Missense-Polymorphismen entdeckt worden, keines der Allele hatte jedoch einen Einfluss auf den BMI der Probanden (Hamann et al. 1998).

Inzwischen sind aber 2 Homologe des UCP1 gefunden worden, die in vielen unterschiedlichen Körpergeweben (UCP2) und v.a. dem Skelettmuskel (UCP3) exprimiert werden (Lowell u. Spiegelman 2000). Verschiedene Studien zeigten bereits die Protonentransportfähigkeit beider UCP1-Homologe (Fleury et al. 1997, Gong et al. 1997). Die Gene für UCP2 und UCP3 befinden sich auf Chromosom 11q13 und sind durch lediglich 6000 Nukleotide getrennt (Warden 1999). Kopplung zwischen Markern in der Nähe von UCP2 und Grundumsatz in Ruhe wurde bereits in Kanadiern französischen Ursprungs festgestellt (Bouchard et al. 1997). Darüber hinaus wurde eine Assoziation zwischen einem Polymorphismus im UCP2-Gen (Ala55Val) und dem Energieverbrauch über 24 h, der physikalischen Aktivität sowie der Fettoxidation beschrieben (Astrup et al. 1999).

Die Mutationsanalyse im humanen UCP2-Gen bei 25 Kindern kaukasischer Herkunft mit niedrigem Grundumsatz führte zur Identifikation einer Ala55Val-Substitution und eines Insertionspolymorphismus 150 bp stromabwärts vom Stoppkodon in der 3'-untranslatierten Region (Lentes et al. 1999). In verschiedenen anderen Untersuchungen konnte allerdings keine Assoziation zwischen Sequenzvarianten im kodierenden Bereich der UCP2- und UCP3-Gene und Adipositas bzw. Energieverbrauch festgestellt werden (Klannemark et al. 1998, Otabe et al. 1998, Urhammer et al. 1997, 1998).

### 12.7.6 Adipozytendifferenzierung

Innerhalb des homöostatischen Systems zur Regulation der Energiebilanz nehmen Mechanismen eine Schlüsselstellung ein, die Wachstum und Differenzierung der Adipozyten sowie die Lipogenese steuern. Bei leichtem bis moderatem Übergewicht wird die Massenzunahme des Fettgewebes v.a. durch eine vermehrte Einlagerung von Triglyzeriden in die Fettzellen, also eine Hypertrophie, verursacht. Dagegen nimmt bei ausgeprägter bis starker Adipositas auch die Anzahl der Fettzellen zu (hyperplastische Adipositas). Die Neubildung von Fettzellen durch Teilung schon vorhandener Adipozyten ist ein sehr seltener Vorgang. Aus diesem Grund muss die Neubildung von Adipozyten im Lauf einer hyperplastischen Adipositas primär durch Rekrutierung aus einer Population von Vorläuferzellen, den so genannten Präadipozyten, erfolgen (Löffler 1998).

Inzwischen konnte gezeigt werden, dass sich Fettzellen aus der gleichen multipotenten Stammzellpopulation mesodermalen Ursprungs entwickeln wie Muskel- oder Knorpelzellen (Cornelius et al. 1994). Grundlegende Einsichten in die Adipogenese konnten durch Untersuchungen an immortalisierten Präadipozytenzelllinien gewonnen werden, wie z.B. 3T3-Li1-Zellen. Nach hormonaler Stimulation mit Glukokortikoiden, Igf1 (insulin-like growth factor-1) oder Agenzien, die die cAMP-Konzentration erhöhen, differenzieren diese Präadipozyten zu reifen Fettzellen mit den entsprechenden biochemischen und morphologischen Charakteristika. Fettzellen speichern nicht nur Triglyzeride oder entlassen freie Fettsäuren in den Blutkreislauf, sondern sezernieren verschiedene Signalmoleküle wie Leptin oder TNF-$\alpha$, die an der Regulation der Nahrungsaufnahme bzw. der Entstehung von Insulinresistenz beteiligt sind (Ailhaud u. Hauner 1998).

Bei der Differenzierung zum Adipozyten werden adipozytenspezifische Marker exprimiert, die nicht in Präadipozyten vorhanden sind. Dazu zählen z. B. der insulinstimulierte GLUT-4-Glukose-Transporter, Leptin, Adipsin, Fettsäuresynthase, Phosphoenolpyruvatkarboxykinase (Tontonoz et al. 1995), Lipoproteinlipase (Schoonjans et al. 1996a) und Stearyl-CoA-Desaturase 1 (Miller u. Ntambi 1996). Dieser Prozess der terminalen Differenzierung wird durch Transkriptionsfaktoren gesteuert, unter denen PPAR$\gamma$ (peroxisome proliferator-activated receptor gamma) und C/EBP$\alpha$ eine zentrale Rolle spielen.

PPAR$\gamma$ ist Mitglied der PPAR-Subfamilie nukleärer Hormonrezeptoren (Schoonjans et al. 1996b). Von allen Mitgliedern der PPAR-Gruppe ist PPAR$\gamma$ der adipozytenspezifischste Transkriptionsfaktor. Seine Expression ist im Fettgewebe und verschiedenen Adipozytenzelllinien am höchsten und in anderen Körpergeweben kaum oder überhaupt nicht nachweisbar. Seine Liganden sind Derivate des Fettsäuremetabolismus, wie z. B. Prostaglandin-J2-Derivate oder Leukotrien B4 und interessanterweise auch bestimmte Thiazolidindione, die zur Erhöhung der Insulinsensitivität verabreicht werden (Lehmann et al. 1995, Kliewer et al. 1997). Die Mehrheit der von PPAR$\gamma$ regulierten Gene ist an der Fettsäuresynthese bzw. dem Lipidstoffwechsel beteiligt. Dazu gehören u. a. die Gene für Phosphoenolpyruvatkarboxykinase (Tontonoz et al. 1995), Acyl-CoA-Synthase (Schoonjans et al. 1993) und Lipoproteinlipase (Schoonjans et al. 1996a). Die Bedeutung von PPAR$\gamma$ für die Adipozytendifferenzierung wurde u. a. durch Versuche an transgenen PPAR$\gamma$-defizienten Mäusen unterstrichen, die sich durch das völlige Fehlen von braunem und weißem Fettgewebe auszeichnen (Barak et al. 1999).

C/EBP$\alpha$ gehört zur Familie der CCAAT/Enhancer-bindenden Proteine (C/EBPs), von denen zusätzlich noch C/EBP$\beta$ und C/EBP$\delta$ an der Adipozytendifferenzierung beteiligt sind (Löffler 1998). Bei diesen Proteinen handelt es sich um Transkriptionsfaktoren. Viele der von PPAR$\gamma$ regulierten Gene enthalten ebenfalls C/EBP-Bindestellen. Transgene Knockout-Mäuse ohne C/EBP$\alpha$-Expression enthielten zwar Adipozyten, doch war der Triglyzeridgehalt auffallend verringert. Postnatal wurden sie schnell lethargisch und starben wenige Stunden nach der Geburt. Heterozygote Mäuse waren phänotypisch nicht von ihren Wildtypgeschwistern zu unterscheiden (Wang et al. 1995).

PPAR$\gamma$ und C/EBP$\alpha$ interagieren synergistisch, um die Ausdifferenzierung des Präadipozyten zum reifen Adipozyten zu bewirken. Adipogene Hormone, wie z. B. Insulin oder Glukokortikoide, können C/EBP$\beta$ und -$\delta$ früh in der initialen Phase der Adipogenese induzieren (Lane et al. 2000). In der Folge werden PPAR$\gamma$ und schließlich C/EBP$\alpha$ hochreguliert. Beide sind Teile einer positiven Rückkopplungsschleife und fördern neben der eigenen auch die Expression des jeweils anderen Transkriptionsfaktors (Abb. 12.5).

PPAR$\gamma$ wird von C/EBP$\beta$ und -$\delta$ nur transient während der frühen Phase der Differenzierung aktiviert. Die starke Expression von PPAR$\gamma$ im späten Stadium der Adipozytendifferenzierung wird durch C/EBP$\alpha$ gewährleistet. C/EBP$\alpha$ ist daneben v. a. für die Ausbildung der Insulinsensitivität des reifen Adipozyten verantwortlich, indem es u. a. die Expression des Insulinrezeptors und von IRS-1 (insulin receptor substrate 1) fördert (Wu et al. 1999). C/EBP$\alpha$ vermag aber ebenfalls an den proximalen Leptinpromotor zu binden und ihn zu aktivieren (He et al. 1995). Das beeindruckende adipogene Potenzial von PPAR$\gamma$ und C/EBP$\alpha$ konnte bereits an determinierten Myoblasten gezeigt werden, da mindestens 70% der Zellen zu Adipozyten differenzierten (Hu et al. 1995).

Ein Mutationsscreening des PPAR$\gamma$-Gens führte zur Identifikation eines Pro115Gln-Polymorphismus direkt neben der Ser114-Phosphorylierungsstelle (Ristow et al. 1998). Bei 4 von 121 adipösen Probanden (BMI >29 kg/m$^2$) aus insgesamt 358 nicht verwandten deutschen Probanden konnte diese Substitution gefunden werden, dagegen bei keinem Normalgewichtigen. Funktionsanalysen zeigten, dass der Austausch von Prolin zu Glutamin die Phosphorylierung des Ser114-Rests inhibierte. Diese ist für die negative Transkriptionsregulation des Proteins von entscheidender Bedeutung. Die Pro115Gln-Mutation könnte demnach die Adipozytendifferenzierung beschleunigen und somit die Entstehung von Adipositas begünstigen. Bislang konnte der Polymorphismus, trotz intensiver Suche, von keiner weiteren Gruppe weltweit identifiziert werden (z. B. Ek et al. 1999, Hamann

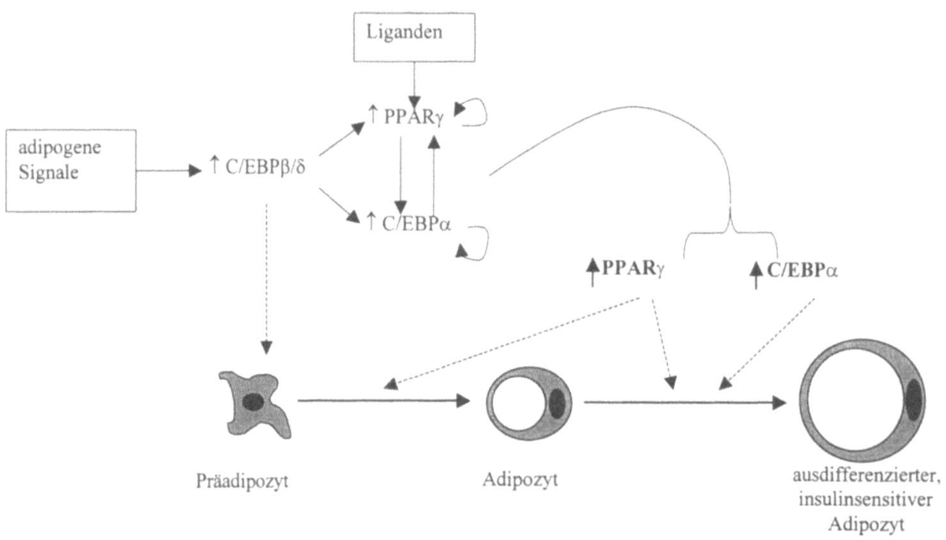


**Abb. 12.5.** Vereinfachte Darstellung der Adipozytendifferenzierung vom Präadipozyt bis zum reifen, insulinsensitiven Adipozyten, abgewandelt nach Lowell (1999)

et al. 1999b). Zu einem weiteren Polymorphismus (Pro12Ala) liegen kontroverse Befunde vor. Es gibt Hinweise auf eine Assoziation zwischen dem 12Ala-Allel und Adipositas in verschiedenen kaukasischen Populationen sowie Amerikanern mexikanischer Herkunft (Beamer et al. 1998, Li et al. 2000, Cole et al. 2000). In anderen Studien konnte allerdings keine signifikante Assoziation festgestellt werden (z. B. Mori et al. 1998, Hamann et al. 1999, Ringel et al. 1999, Oh et al. 2000).

#### 12.7.6.1 Adipozytenrelevante Kandidatengene

Zyklisches Adenosinmonophosphat (cAMP) ist der wichtigste Second messenger bei der Regulation der Lipolyse in braunen und weißen Fettzellen (McKnight et al. 1998). Seine Wirkung wird durch eine cAMP-abhängige Proteinkinase (PKA) vermittelt, die sich aus 2 regulatorischen (R) und 2 katalytischen (C) Untereinheiten zusammensetzt. In Mäusen sind 4 R-Gene (RI$\alpha$, RI$\beta$, RII$\alpha$, RII$\beta$) sowie 2 C-Gene (C$\alpha$, C$\beta$) bekannt, die gewebespezifisch exprimiert werden. Das Holoenzym des Fettgewebes besteht unter normalen Bedingungen aus den RII$\beta$- und den C$\alpha$-Untereinheiten. Transgene RII$\beta$-defiziente Mäuse wiesen trotz normaler Ernährung verringertes weißes Fettgewebe auf. Auch bei fettreicher Nahrung blieben sie schlank und entwickelten keine Fettleber (Cummings et al. 1996, McKnight et al. 1998). Der schlanke Phänotyp wurde auf eine kompensatorische Erhöhung der RI$\alpha$-Expression sowohl im weißen als auch im braunen Fettgewebe zurückgeführt. Die neue Isoform bindet cAMP mit höherer Affinität und wird deutlich schneller als das Wildtypenzym aktiviert. Dies hatte eine Induktion von UCP1 zur Folge, was eine Erhöhung von Grundumsatz und Körpertemperatur bewirkte.

Die $\beta$-adrenergen Rezeptoren sind an der katecholamininduzierten Regulation der Lipolyse beteiligt. Bei Nagern vermittelt besonders der $\beta_3$-adrenerge Rezeptor die lipolytische Aktivität der Adipozyten. Bei Menschen ist die mRNA des $\beta_3$-adrenergen Rezeptors im subkutanen weißen und im braunen Fettgewebe exprimiert. Von den $\beta$-adrenergen Rezeptoren exprimiert das braune Fettgewebe fast ausschließlich den $\beta_3$-adrenergen Rezeptor, der im Fall einer Aktivierung zu einer Öffnung des UCP führt und somit auch an der Thermogenese (s. Kapitel 12.7.5 „Thermogenese und relevante Kandidatengene") beteiligt ist. $\beta_3$-Agonisten, die an Fettzellen von Nagern charakterisiert wurden, vermitteln keine spezifische $\beta_3$-adrenerge Lipolyse in humanen Adipozyten (Tavernier et al. 1996).

1995 veröffentlichten 3 Gruppen unabhängig voneinander den Einfluss eines Polymorphismus (Trp64:Arg64) im $\beta_3$-adrenergen Rezeptor auf die Gewichtsentwicklung extrem übergewichtiger Franzosen (Clément et al. 1995), auf den Manifestationszeitpunkt des NIDDM bei Pimaindianern (Walston et al. 1995) und auf eine abdominale Adipositas bei Finnen (Widén et al. 1995). Zahlreiche Gruppen nahmen diese Ergebnisse zum Anlass, nun ihrerseits in verschiedenen ethnischen Gruppen nach Assoziationen des Arg64-Allels zu unterschiedlichen Phänotypen (Adipositas, NIDDM, usw.) zu suchen. Die entsprechenden Ergebnisse waren uneinheitlich (z.B. Hinney et al. 1997d). Zwei große Metaanalysen ergaben sich widersprechende Einschätzungen der Bedeutung des Polymorphismus (Fujisawa et al. 1998, Allison et al. 1998).

Gerade die Untersuchungen zu diesem Polymorphismus verdeutlichen die Problematik von Assoziationsuntersuchungen zum Phänotyp Adipositas bzw. assoziierter Phänotypen. Bei den ursprünglichen Studien (Clément et al. 1995, Walston et al. 1995, Widén et al. 1995), aber auch den nachfolgenden, ist kritisch zu vermerken, dass auf eine Assoziation des 64Arg-Allels zu multiplen Phänotypen getestet wurde. Hierbei wurde nicht für dieses multiple Testen korrigiert. In den weitergehenden Untersuchungen wurden darüber hinaus teilweise unterschiedliche Definitionen der Adipositas herangezogen. Der Phänotyp der Kontrollen war ebenfalls uneinheitlich. Letztlich muss stets ein Publikationsbias unterstellt werden: Positive Ergebnisse werden eher publiziert als negative.

### 12.7.7 Genomscreens

Wie bereits aufgezeigt, haben Geschwisterpaaranalysen den Vorteil, dass keine spezifischen Annahmen zum Vererbungsmodus bzw. zur Beteiligung spezifischer Kandidatengene gemacht werden müssen (s. Kapitel 12.7.1 „Molekulargenetische und biometrische Analysemöglichkeiten"). Getestet wird in dieser Konstellation, ob die Geschwister aus den einbezogenen Familien statistisch signifikant häufiger Allele an einem Locus gemeinsam ererbt haben, als allein aufgrund ihrer genetischen Verwandtschaft zu erwarten ist (50%). Bei einem Genomscreen werden üblicherweise zwischen 350 und 500 multiallelische Marker eingesetzt, die das gesamte Genom im Abstand von 5–15 cM abdecken. Allgemein wird von einem signifikanten Ergebnis ausgegangen, wenn der erzielte LOD-Score ≥3,3 ist (Lander u. Kruglyak 1995).

Bislang wurden die Ergebnisse von 4 unabhängigen Genomscreens für Adipositas und abhängige Phänotypen beim Menschen publiziert (Tabelle 12.6). Hervorzuheben ist, dass dabei einzelne Gruppen initiale Befunde unabhängig und ohne Kenntnis voneinander bestätigen konnten.

1. Comuzzie et al. (1997) fanden bei mexikanischen Amerikanern eine positive Kopplung (maximaler LOD = 4,95) zwischen Serumleptinspiegeln und einem Mikrosatellitenmarker, der in der chromosomalen Region 2p21 liegt. Mit dem gleichen Marker fand sich auch eine Kopplung zur Fettmasse. Aufgrund der *a priori* bestehenden Korrelation zwischen Serumleptinspiegeln und Fettmasse (Considine et al. 1996b) ist derzeit ungeklärt, welcher der beiden untersuchten quantitativen Phänotypen für den Kopplungsbefund verantwortlich ist. Als potenzielle Kandidatengene, die im 95%-Konfidenzintervall um den entsprechenden Marker liegen, wurden das Gen für das glukokinaseregulatorische Protein (GCKR auf 2p23) sowie *POMC* (2p22.23; s. Kapitel 12.7.3.2 „Zentraler melanokortinerger Regelkreis einschließlich relevanter monogener Formen der Adipositas") identifiziert. GCKR greift in die Glykolyse ein und kann dadurch die Kohlenhydratverwertung beeinflussen. Beide Gene sind plausible Kandidatengene.
2. Norman et al. (1997) untersuchten 874 Pimaindianer mit 516 Mikrosatellitenmarkern mittels eines Geschwisterpaarkopplungsansatzes (227 Paare) hinsichtlich des prozentualen Anteils der Fettmasse am Gesamtkörpergewicht. Sie detektierten mögliche Kopplung dieses Phänotyps mit der chromosomalen Region 11q21–q22 (maximaler LOD = 2,8). Die bislang in der Region um 11q21–q22 identifizierten Gene können momentan nicht mit Adipositas in Zusammenhang gebracht werden.
   In einer erweiterten Studie (Norman et al. 1998) wurden Fettmasse und Waist-hip-Ratio bei maximalem BMI (die Probanden wurden longitudinal untersucht; maximaler BMI, der seit dem 15. Lebensjahr gemessen wurde) von insgesamt 451 Geschwisterpaaren aus 127 Kernfamilien herangezogen, um eine Kopplung zur Adipositas nachzuweisen. Zusätzlich wurden Kopplungsanalysen zum Energiemetabolismus (24-h-Energieverbrauch, Ruheumsatz, 24-h-respiratorischer Quotient) bei 236 Geschwisterpaaren aus 82 Familien untersucht. Es wurden jeweils 516 Mikrosatellitenmarker (Abstand im Median 6,4 cM) verwendet.
   Zusätzlich zur initialen Kopplung zum prozentualen Anteil der Fettmasse zu 11q21–q22 (LOD = 2,1) konnte hierbei eine weitere Genregion auf 18q21 (LOD = 2,3) ermittelt werden. Auf der metabolischen Seite fanden sich Kopplung von
   - 24-h-Energieverbrauch (24 h-EE) zu 11q23–q24 (LOD=2,0) und 1p31–p21 (LOD = 2,0) sowie
   - 24-h-respiratorischem Quotienten zu 20q11.2 (LOD = 3,0) und 1p31–p21 (LOD = 2,8).

**Tabelle 12.6.** Chromosomale Regionen, die bei vollständigen Genomscreens bzw. regionalen Screens zu Adipositas, assoziierten Phänotypen bzw. fettfreier Körpermasse identifiziert wurden

| Gruppe | Chromosomale Region | Mikrosatellitenmarker | LOD-Score; MLS oder *p*-Wert | Analysierter Phänotyp | Analysierte Studiengruppe | Referenz |
|---|---|---|---|---|---|---|
| A | 2p21 | D2S1788 | 4,95 MLS | Leptin | 458 Mexikanische Amerikaner aus 10 Familien aus der San Antonio Family Heart Study | Comuzzie et al. (1997) |
| B | 11q21–22 | D11S2366 | 2,1 LOD | %Fett | 451 Pimaindianer aus 127 Familien informativ für NIDDM und Adipositas | Norman et al. (1998) |
| | 11q23–q24 | D11S976 | 2,0 LOD | 24hEE | | |
| | 1p31–p21 | D1S1669 | 2,0 LOD | 24hRQ | | |
| | 20q11.2 | D20S106 | 3,0 LOD | 24hRQ | | |
| | 18q21 | D18S877 | 2,3 LOD | %Fett | | |
| B' | 11q21–q22 | D11S2000 | 2,8 MLS | %Fett | 283 Pimaindianer aus 88 Familien informativ für NIDDM und Adipositas | Norman et al. (1997) |
| | | D11S2366 | 2,8 MLS | | | |
| C | 10p | D10S197 | 4,85 MLS | BMI | 514 Franzosen aus 158 Familien rekrutiert über einen extrem adipösen Patienten | Hager et al. (1998) |
| | 10p | D10S611 | 4,85 MLS | BMI | | |
| | Xp | DXS1226 | 2,42 MLS | BMI | | |
| | 6p | D6S344 | 2,40 MLS | BMI | | |
| | 2p | D2S367 | 2,68 LOD | Leptin | | |
| | 5 | D5S426 | 2,93 LOD | Leptin | | |
| D | 20q13 | D20S476 | 3,17 LOD | BMI | 513 Amerikaner aus 92 Familien rekrutiert über einen Indexpatienten mit extremer Adipositas, der sowohl mindestens ein adipöses und ein normalgewichtiges Geschwister und mindestens einen normalgewichtigen Elternteil hat | Lee et al. (1999) |
| | 20q13 | D20S211 | 3,16 LOD | BMI | | |
| | 20q13 | D20S149 | 1,52 LOD | BMI | | |
| | 10q | D10S1211 | 0,0081 | BMI | | |
| | 10q | D10S537 | 0,0074 | BMI | | |
| E | 15q25–q26 | CA-Repeat IGF1R | 3,56 LOD | Fettfreie Körpermasse | 336 Geschwisterpaare oder 609 Paare entfernterer Verwandter aus der Quebec Family Study rekrutiert über fettfreie Körpermasse, 292 Mikrosatellitenmarker, nur Autosomen untersucht | Chagnon et al. (2000) |
| | 18q12 | D18S877 | 3,53 LOD | | | |
| | | D18S535 | 3,58 LOD | | | |
| | 7p15.3 | D7S1808 | 2,72 LOD | | | |

*LOD* Logarithmus der Odds-Ratio; *MLS* multipoint linkage score; *BMI* Body-mass-Index; *IGFR* Insulin-like-growth-Faktor-1-Rezeptor; *%Fett* prozentualer Anteil der Fettmasse am Gesamtkörpergewicht; *EE* Energieverbrauch; *RQ* respiratorischer Quotient; *NIDDM* nicht insulinpflichtiger Diabetes mellitus.

Kandidatengene dieser Regionen sind beispielsweise das Leptinrezeptorgen (1p31) und das Agoutisignalproteingen (20q11.2).
Eine größere, teilweise überlappende Studiengruppe derselben Population wurde von Hanson et al. (1998) und von Walder et al. (2000) untersucht. Hanson et al. (1998) fanden Hinweise für Kopplung von 4 Markern auf Chromosom 11q23–25 zum BMI und zu einem geringeren Ausmaß auch zum nichtinsulinpflichtigen Diabetes mellitus (NIDDM). Walder et al. (2000) identifizierten eine Region auf Chromosom 6p, die mutmaßlich Leptinspiegel beeinflusst.

3. Hager et al. (1998) führten einen Genomscreen mit 380 Mikrosatellitenmarkern (Abstand etwa 9 cM) an 514 Franzosen aus 158 Kernfamilien

durch. Der Indexpatient hatte einen BMI >40 kg/m$^2$, mindestens ein Geschwister wiederum einen BMI >27 kg/m$^2$; beide Eltern waren nur in 30% der Familien rekrutiert worden. Unter Verwendung des Affected-sib-pair-Ansatzes (ASP; s. Kapitel 12.7.1 „Molekulargenetische und biometrische Analysemöglichkeiten") wurde ein Multipoint-LOD-Score von 4,85 bei Marker D10S197 auf Chromosom 10p12 bestimmt. Damit wurde der Beweis für eine Kopplung dieser chromosomalen Region zur Adipositas erbracht. In dieser Region liegen keine bislang beschriebenen Kandidatengene für Adipositas.

4. Lee et al. (1999) untersuchten initial 513 Mitglieder aus 92 Kernfamilien, die nach folgendem Schema rekrutiert wurden: Indexpatient mit einem BMI≥40 kg/m$^2$, weitere adipöse Geschwister mit einem BMI ≥30 kg/m$^2$ und normalgewichtige Geschwister und Eltern (BMI < 27 kg/m$^2$). Dieses Kollektiv sollte daher für monogene Formen der Adipositas angereichert sein. 354 Mikrosatellitenmarker mit einem mittleren Abstand von 10 cM wurden für die Genotypisierung verwendet. Es wurden 4 miteinander korrelierte, adipositasabhängige Phänotypen untersucht:
   - BMI als quantitativer Phänotyp mit einem Schwellenwert von 30 kg/m$^2$,
   - BMI als diskreter Phänotyp mit einem Schwellenwert von 30 kg/m$^2$;
   - prozentualer Anteil der Fettmasse als quantitativer Phänotyp mit einem Schwellenwert von 40%,
   - prozentualer Anteil der Fettmasse als diskreter Phänotyp mit einem Schwellenwert von 40%.

   4 Marker auf Chromosom 20q zeigten einen positiven Kopplungsbefund (nominelle $p$-Werte ≤0,007). Um diese Region zu sättigen, wurden 16 weitere Marker (mittlerer Markerabstand 3,5 cM) bei insgesamt 124 Kernfamilien (s. oben) typisiert. Kopplung fand sich für einen Bereich von 10 cM (D20S476, D20S211 und D20S149) auf 20q13. Der höchste LOD-Score wurde am Marker D20S476 gemessen (parametrische Analyse nur der Betroffenen: LOD = 3,06; ASP: LOD = 3,17). Diese Ergebnisse konnten durch Mehrpunktanalysen untermauert werden. Die Region auf Chromosom 20q13 enthält eine Reihe plausibler Kandidatengene für Adipositas: ADA, MC3R, Guaninnukleotid-bindendes Protein; CAAT/Enhancer-bindendes Protein $\beta$. Außerdem liegt der bei einer Form des „maturity-onset diabetes of the young" (MODY1) mutierte „hepatische Kernfaktor" in der Kopplungsregion. Kopplungsbefunde zu Adipositas (Lembertas et al. 1997; Norman et al. 1998) und NIDDM (Bowden et al. 1997, Ji et al. 1997, Zouali et al. 1997) wurden für Mensch und Maus (Lembertas et al. 1997, Pomp 1997, Taylor u. Phillips 1996) ebenfalls für diese Region beschrieben.

5. Ein weiterer Screen unter Berücksichtigung der fettfreien Körpermasse als relevanter quantitativer Phänotyp ist von Chagnon et al. (2000b) durchgeführt worden (Quebec family study). Einschlusskriterium war ein BMI ≥32 kg/m$^2$ beim Indexfall. Die fettfreie Körpermasse wurde durch Abzug der Fettmasse vom Körpergewicht bestimmt und vor der Analyse für Alter und Geschlecht adjustiert. 336 Geschwisterpaare oder 609 Paare entfernterer Verwandter wurden mit 292 Mikrosatellitenmarkern (ausschließlich auf den Autosomen) untersucht. Kopplung wurde für einen Marker auf 15q25–q26 detektiert, der innerhalb des Insulin-ähnlichen-Wachstumsfaktor-1-Rezeptor-Gens - eines plausiblen Kandidatengens - liegt (LOD = 3,56). 2 Marker auf 18q12, die 10 cM voneinander entfernt liegen, zeigten ebenfalls Kopplung (LOD = 3,53 und LOD = 3,58). Außerdem fand sich moderate Kopplung für einen Marker auf Chromosom 7p15.3 (LOD = 2,72). Die in dieser Region auf Chromosom 7p liegenden Gene für NPY und den Rezeptor des Wachstumsfaktor-freisetzenden Hormons (GHRH) können als Kandidatengene angesehen werden. Diese Studie gibt erstmals Hinweise auf Gene, die an der Regulation der fettfreien Körpermasse beteiligt sind.

Einzelne Gruppen haben bislang regionale Screens durchgeführt, bei denen lediglich eine spezifische chromosomale Region im Blickpunkt des Interesses stand. So bestimmten Lembertas et al. (1997) zunächst eine QTL-Region für Adipositas auf Chromosom 2 der Maus und untersuchten aufgrund der Synthenie zwischen Maus und Mensch anschließend die entsprechende Region auf dem humanen Chromosom 20p12–q13.3 (52 cM). Analysiert wurden 11 Mikrosatellitenmarker an 650 französischen Kanadiern aus 152 Familien (258 Geschwisterpaare), die an der Quebec family study teilnahmen. Hinweise auf Kopplung fanden sich für prozentuale Fettmasse ($p$<0,004), BMI ($p$<0,008) und Nüchterninsulinspiegel ($p$<0,0005) mit einer Genregion, die vom Adenosindeaminasegen (ADA) bis zum Melanokortin-3-Rezeptor (MC3R) reicht. Damit gibt es Hinweise auf einen Genort, der zur Körperfettmasse und zu Insulinspiegeln beim Menschen beiträgt. Zur Erstellung dieses Befunds konnte die Interspeziessynthenie gezielt genutzt werden.

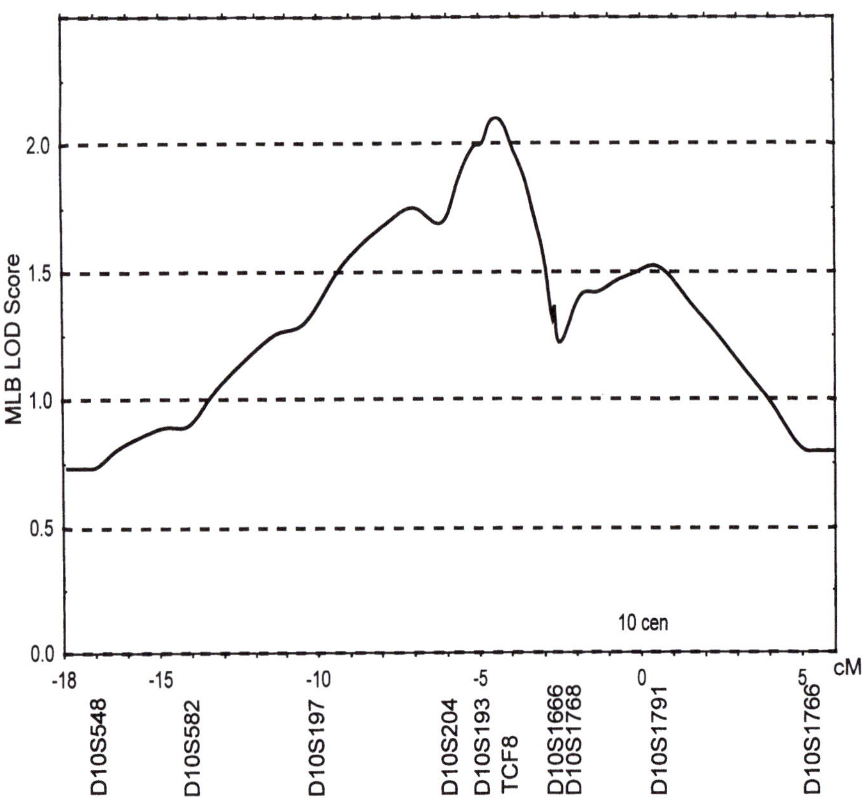


**Abb. 12.6.** Unabhängige Bestätigung einer Kopplung von Adipositas zu Chromosom 10p, nach Hinney et al. (2000), *MLB* Maximum likelihood binominal; *cM* Zentimorgan; *cen* Zentromer

Hinney et al. (2000) konnten die Kopplungsregion von Hager et al. (1998) auf Chromosom 10p12 unter Heranziehung des extrem konkordanten Geschwisterpaaransatzes (s. Kapitel 12.7.1 „Molekulargenetische und biometrische Analysemöglichkeiten") bestätigen (Abb. 12.6). Da diese Untersuchung ausschließlich auf frühmanifester Adipositas beruhte, kann gefolgert werden, dass der bestätigte, aber noch nicht identifizierte Locus auf Chromosom 10p zu einem frühen Beginn der Adipositas prädisponieren kann.

## 12.8 Ausblick

In der jüngsten Vergangenheit ist es gelungen, die ersten monogenen Formen einer Adipositas zu identifizieren. Stets handelte es sich hierbei um Indexpatienten mit einer extremen Adipositas. Während in mehreren dieser Fälle eine erhöhte Energieaufnahme bis hin zu einer Hyperphagie ursächlich im Vordergrund stand, ist ein erniedrigter Energieverbrauch bislang noch nicht beschrieben worden. Es ist davon auszugehen, dass weitere Formen gefunden werden. Obwohl gegenwärtig eine endgültige Bewertung nicht möglich ist, werden diese monogenen Formen höchstwahrscheinlich einen nur geringen Anteil aller Adipositasfälle erklären können. Die dominant vererbten Haploinsuffizienzmutationen im MC4R stellen bisher mit einer Prävalenz von etwa 1–2% die häufigste Form dar. Dennoch vermitteln diese seltenen Mutationen einen Einblick in relevante Regulationskreise.

Die größte Herausforderung für die Zukunft bildet die Aufklärung der multifaktoriell bedingten Adipositas, an deren Zustandekommen verschiedene Erbanlagen beteiligt sind. Es ist zu erwarten, dass über die in verschiedenen Populationen bereits initiierten Genomscreens weitere relevante chromosomale Regionen identifiziert werden. Derartige Befunde müssen in unabhängigen Kollektiven bestätigt werden, wobei dies bereits zum jetzigen Zeitpunkt auf mehrere Kopplungsregionen zutrifft. Bei den Befunden der Genomscreens wird zu klären sein, wie stark sich einzelne Allele auf das Körpergewicht auswirken und wie die Interaktion verschiedener prädisponierender Allele diesen Phänotyp beeinflusst. Schon heute lässt sich mit Sicherheit sagen, dass die wichtigsten zur Adipositas prädisponierenden Erbanlagen in den nächsten Jahren identifiziert sein werden. Diese Kenntnisse werden für die Diagnostik und die Therapie der Adipositas relevant sein. Es ist davon auszugehen, dass mit Hilfe spezifisch hergestellter DNA-Chips relevante Allele rasch identifiziert werden können und somit insbesondere die extreme Adipositas einer molekulargenetischen Diagnostik zugänglich wird.

Diese Entwicklung wird für unser Verständnis der Adipositas nicht ohne Folgen bleiben. Es wird abzuwarten bleiben, ob und wie die Aufklärung des genetischen Anteils der Adipositas sich auf die Einstellung der Gesellschaft, der Medizin, aber auch der Kostenträger und Lebensversicherer auswirken wird. Zu hoffen ist, dass der Stigmatisierung von Menschen mit Adipositas durch das Wissen um eine erbliche Mitentstehung begegnet werden kann. Gleichzeitig wird die pharmazeutische Industrie angesichts des immensen Bedarfs nichts unversucht lassen, um diese neuen molekularen Erkenntnisse für die Aufdeckung geeigneter Targets und die Entwicklung entsprechender Medikamente zu nutzen. Aus den genannten Gründen werden die nächsten Jahre spannende Jahre bleiben.

*Danksagung:* Die Klinische Forschergruppe wird von der Deutschen Forschungsgemeinschaft und dem Bundesministerium für Bildung und Forschung großzügig unterstützt.

## 12.9 Literatur


Ailhaud G, Hauner H (1998) Development of white adipose tissue. In: Bray AG, Bouchard C, James WPT (eds) Handbook of obesity. Dekker, New York, pp 359–378

Allison DB, Heo M, Faith MS, Pietrobelli A (1998) Meta-analysis of the association of the Trp64Arg polymorphism in the beta3 adrenergic receptor with body mass index. Int J Obes Relat Metab Disord 22:559–566

Ammann F (1970) Investigations cliniques et génétiques sur le syndrome de Bardet-Biedl en Suisse. J Genet Hum [Suppl] 18:1–310

Anastasi A, Erspamer V, Bucci M (1971) Isolation and structure of bombesin and alytesin, 2 analogous active peptides from the skin of the European amphibians *Bombina* and *Alytes*. Experientia 27:166–167

Astrup A, Toubro S, Dalgaard LT, Urhammer SA, Sorensen TI, Pedersen O (1999) Impact of the v/v 55 polymorphism of the uncoupling protein 2 gene on 24-h energy expenditure and substrate oxidation. Int J Obes Relat Metab Disord 23:1030–1034

Baik JH, Picetti R, Saiardi A et al. (1995) Parkinsonian-like locomotor impairment in mice lacking dopamine D2 receptors. Nature 377:424–428

Barak Y, Nelson MC, Ong ES et al. (1999) PPAR gamma is required for placental, cardiac, and adipose tissue development. Mol Cell 4:585–595

Barsh GS, Farooqi IS, O'Rahilly S (2000) Genetics of body-weight regulation. Nature 404:644–651

Beales PL, Warner AM, Hitman GA, Thakker R, Flinter FA (1997) Bardet-Biedl syndrome: a molecular and phenotypic study of 18 families. J Med Genet 34:92–98

Beamer BA, Yen CJ, Andersen RE et al. (1998) Association of the Pro12Ala variant in the peroxisome proliferator-activated receptor-gamma2 gene with obesity in two Caucasian populations. Diabetes 47:1806–1808

Beattie JH, Wood AM, Newman AM et al. (1998) Obesity and hyperleptinemia in metallothionein (-I and -II) null mice. Proc Natl Acad Sci USA 95:358–363

Beinborn M, Lee YM, McBride EW, Quinn SM, Kopin AS (1993) A single amino acid of the cholecystokinin-B/gastrin receptor determines specificity for non-peptide antagonists. Nature 262:348–350

Bell GI, Sanchez-Pescador R, Laybourn PJ, Najarian RC (1983) Exon duplication and divergence in the human preproglucagon gene. Nature 304:368–371

Bengel D, Murphy DL, Andrews AM et al. (1998) Altered brain serotonin homeostasis and locomotor insensitivity to 3,4-methylenedioxymethamphetamine („Ecstasy") in serotonin transporter-deficient mice. Mol Pharmacol 53:649–655

Benoit SC, Schwartz MW, Lachey JL et al. (2000) A novel selective melanocortin-4 receptor agonist reduces food intake in rats and mice without producing aversive consequences. J Neurosci 20:3442–3448

Blundell JE, MacDiarmid JI (1997) Fat as a risk factor for overconsumption: satiation, satiety, and patterns of eating. J Am Diet Assoc 97:S63–S69

Boccaccio I, Heather GD, Watrin F, Roëckel N, Lalande M, Muscatelli F (1999) The human MAGEL2 gene and its mouse homologue are paternally expressed and mapped to the Prader-Willi region. Hum Mol Genet 8:2497–2505

Boehm SL 2nd, Schafer GL, Phillips TJ, Browman KE, Crabbe JC (2000) Sensitivity to ethanol-induced motor incoordination in 5-HT(1B) receptor null mutant mice is task-dependent: implications for behavioral assessment of genetically altered mice. Behav Neurosci 114:401–409

Boggon TJ, Shan WS, Santagata S, Myers SC, Shapiro L (1999) Implication of tubby proteins as transcription factors by structure-based functional analysis. Science 286:2119–2125

Boston BA, Blaydon KM, Varnerin J, Cone RD (1997) Independent and additive effects of central POMC and leptin pathways on murine obesity. Science 278:1641–1644

Bouchard C, Perusse L (1993) Genetic aspects of obesity. Ann NY Acad Sci 699:26–35

Bouchard C, Tremblay A, Despres JP et al. (1990) The response to long-term overfeeding in identical twins. N Engl J Med 322:1477–1482

Bouchard C, Perusse L, Chagnon YC, Warden C, Ricquier D (1997) Linkage between markers in the vicinity of the uncoupling protein 2 gene and resting metabolic rate in humans. Hum Mol Genet 6:1887–1889

Bowden DW, Sale M, Howard TD et al. (1997) Linkage of genetic markers on human chromosomes 20 and 12 to NIDDM in Caucasian sib pairs with a history of diabetic nephropathy. Diabetes 46:882–886

Bray MS, Boerwinkle E, Hanis CL (1996) OB gene not linked to human obesity in Mexican American affected sib pairs from Starr County, Texas. Hum Genet 98:590–595
Bruford EA, Riise R, Teague PW et al. (1997) Linkage mapping in 29 Bardet-Biedl syndrome families confirms loci in chromosomal regions 11q13, 15q22.3–q23, and 16q21. Genomics 41:93–99
Brunner D, Hen R (1997) Insights into the neurobiology of impulsive behavior from serotonin receptor knockout mice. Ann NY Acad Sci 836:81–105
Buiting K, Saitoh S, Gross S et al. (1995) Inherited microdeletions in the Angelman and Prader-Willi syndromes define an imprinting centre on human chromosome 15. Nat Genet 9:395–400
Bultmann SJ, Michaud EJ, Woychik RP (1992) Molecular characterization of the mouse agouti locus. Cell 71:1195–1204
Carmi R, Rokhlina T, Kwitek-Black AE et al. (1995) Use of a DNA pooling strategy to identify a human obesity syndrome locus on chromosome 15. Hum Mol Genet 4:9–13
Chagnon YC, Pérusse L, Lamothe M et al. (1997) Suggestive linkages between markers on human 1p32–p22 and body fat and insulin levels in the Quebec Family Study. Obes Res 5:115–121
Chagnon YC, Pérusse L, Weisnagel SJ, Rankinen T, Bouchard C (2000a) The human obesity gene map: the 1999 update. Obes Res 8:89–117
Chagnon YC, Borecki IB, Pérusse L et al. (2000b) Genome-wide search for genes related to the fat-free body mass in the Quebec family study. Metabolism 49:203–207
Chen H, Charlat O, Tartaglia LA et al. (1996) Evidence that the diabetes gene encodes the leptin receptor: identification of a mutation in the leptin receptor gene in db/db mice. Cell 84:491–495
Cheung CC, Clifton DK, Steiner RA (1997) Proopiomelanocortin neurons are direct targets for leptin in the hypothalamus. Endocrinology 138:4489–4492
Chua SC, Chung WK, Wu-Peng XS et al. (1996a) Phenotypes of mouse diabetes and rat fatty due to mutations in the ob (leptin) receptor. Science 271:994–996
Chua SC Jr, White DW, Wu-Peng XS et al. (1996b) Phenotype of fatty due to Gln269Pro mutation in the leptin receptor (Lepr). Diabetes 45:1141–1143
Clément K, Vaisse C, Manning BS et al. (1995) Genetic variation in the beta 3-adrenergic receptor and an increased capacity to gain weight in patients with morbid obesity. N Engl J Med 333:352–354
Clément K, Garner C, Hager J et al. (1996a) Indication for linkage of the human OB gene region with extreme obesity. Diabetes 45:687–690
Clément K, Ruiz J, Cassard-Doulcier AM (1996b) Additive effect of A→G (–3826) variant of the uncoupling protein gene and the Trp64Arg mutation of the beta 3-adrenergic receptor gene on weight gain in morbid obesity. Int J Obes Relat Metab Disord 20:1062–1066
Clément K, Vaisse C, Lahlou N et al. (1998) A mutation in the human leptin receptor gene causes obesity and pituitary dysfunction. Nature 392:398–401
Clément K, Dina C, Basdevant A et al. (1999) A sib-pair analysis study of 15 candidate genes in French families with morbid obesity: indication for linkage with islet 1 locus on chromosome 5q. Diabetes 48:398–402
Cole TJ, Green PJ (1992) Smoothing reference centile curves: the LMS method and penalized likelihood. Stat Med 11:1305–1319
Cole SA, Mitchell BD, Hsueh WC et al. (2000) The Pro12Ala variant of peroxisome proliferator-activated receptor-gamma2 (PPAR-gamma2) is associated with measures of obesity in Mexican Americans. Int J Obes Relat Metab Disord 24:522–524
Comuzzie AG, Hixson JE, Almasy L et al. (1997) A major quantitative trait locus determining serum leptin levels and fat mass is located on human chromosome 2. Nat Genet 15:273–276
Considine RV, Considine EL, Williams CJ et al. (1996a) Mutation screening and identification of a sequence variation in the human ob gene coding region. Biochem Biophys Res Commun 220:735–739
Considine RV, Sinha MK, Heiman ML et al. (1996b) Serum immunoreactive-leptin concentrations in normal-weight and obese humans. N Engl J Med 334:292–295
Contarino A, Dellu F, Koob GF et al. (1999) Reduced anxiety-like and cognitive performance in mice lacking the corticotropin-releasing factor receptor 1. Brain Res 835:1–9
Cornelius P, MacDougald OA, Lane MD (1994) Regulation of adipocyte development. Annu Rev Nutr 14:99–129
Crabbe JC, Phillips TJ, Feller DJ et al. (1996) Elevated alcohol consumption in null mutant mice lacking 5-HT1B serotonin receptors. Nat Genet 14:98–101
Croft JR, Morrell D, Chase CL, Swift M (1995) Obesity in heterozygous carriers of the gene for the Bardet-Biedl syndrome. Am J Med Genet 55:12–15
Cummings DE, Brandon EP, Planas JV, Motamed K, Idzerda RL, McKnight GS (1996) Genetically lean mice result from targeted disruption of the RII beta subunit of protein kinase A. Nature 382:622–626
Drago J, Gerfen CR, Lachowicz JE et al. (1994) Altered striatal function in a mutant mouse lacking D1 A dopamine receptors. Proc Natl Acad Sci USA 91:12564–12568
Echwald SM, Rasmussen SB, Sorensen TI et al. (1997) Identification of two novel missense mutations in the human OB gene. Int J Obes Relat Metab Disord 21:321–326
Ek J, Urhammer SA, Sorensen TI, Andersen T, Auwerx J, Pedersen O (1999) Homozygosity of the Pro12Ala variant of the peroxisome proliferation-activated receptor-gamma2 (PPAR-gamma2): divergent modulating effects on body mass index in obese and lean Caucasian men. Diabetologia 42:892–895
Elchebly M, Payette P, Michaliszyn E et al. (1999) Increased insulin sensitivity and obesity resistance in mice lacking the protein tyrosine phosphatase-1B gene. Science 283:1544–1548
Erickson JC, Clegg KE, Palmiter RD (1996a) Sensitivity to leptin and susceptibility to seizures of mice lacking neuropeptide Y. Nature 381:415–421
Erickson JC, Hollopeter G, Palmiter RD (1996b) Attenuation of the obesity syndrome of ob/ob mice by the loss of neuropeptide. Y Science 274:1704–1707
Fabsitz RR, Carmelli D, Hewitt JK (1992) Evidence for independent genetic influences on obesity in middle age. Int J Obes Relat Metab Disord 16:657–666
Farag TI, Teebi AS (1988) Bardet-Biedl and Laurence-Moon syndromes in a mixed Arab population. Clin Genet 33:78–82
Farooqi IS, Jebb SA, Langmack G et al. (1999) Effects of recombinant leptin therapy in a child with congenital leptin deficiency. N Engl J Med 341:879–884

Fleury C, Neverova M, Collins S et al. (1997) Uncoupling protein-2: a novel gene linked to obesity and hyperinsulinemia. Nat Genet 15:269–272

Friedman JM, Halaas JL (1998) Leptin and the regulation of body weight in mammals. Nature 395:763–770

Fujisawa T, Ikegami H, Kawaguchi Y, Ogihara T (1998) Meta-analysis of the association of Trp64Arg polymorphism of beta 3-adrenergic receptor gene with body mass index. J Clin Endocrinol Metab 83:2441–2444

Fumeron F, Durack-Brown I, Betoulle D et al. (1996) Polymorphisms of uncoupling protein (UCP) and beta 3 adrenoreceptor genes in obese people submitted to a low calorie diet. Int J Obes Relat Metab Disord 20:1051–1054

Funakoshi A, Miyasaka K, Matsumoto H et al. (2000) Gene structure of human cholecystokinin (CCK) type-A receptor: body fat content is related to CCK type-A receptor gene promoter polymorphism. FEBS Lett 466:264–266

Gehlert DR (1999) Role of hypothalamic neuropeptide Y in feeding and obesity. Neuropeptides 33:329–338

Gerald C, Walker AW, Criscione L et al. (1996) A receptor subtype involved in neuropeptide-Y-induced food intake. Nature 382:168–171

Giros B, Jaber M, Jones SR, Wightman RM, Caron MG (1996) Hyperlocomotion and indifference to cocaine and amphetamine in mice lacking the dopamine transporter. Nature 379:606–612

Gong DW, He Y, Karas M, Reitman M (1997) Uncoupling protein-3 is a mediator of thermogenesis regulated by thyroid hormone, beta3-adrenergic agonists, and leptin. J Biol Chem 272:24 129–24 132

Gorman SW, Haider NB, Grieshammer U et al. (1999) The cloning and developmental expression of unconventional myosin IXA (MYO9A) a gene in the Bardet-Biedl syndrome (BBS4) region at chromosome 15q22–q23. Genomics 59:150–160

Graham M, Shutter JR, Sarmiento U, Sarosi I, Stark KL (1997) Overexpression of Agrt leads to obesity in transgenic mice. Nat Genet 17:273–274

Gunn TM, Miller KA, He L et al. (1999) The mouse mahogany locus encodes a transmembrane form of human attractin. Nature 398:152–156

Guo SS, Roche AF, Chumlea WC, Gardner JD, Siervogel RM (1994) The predictive value of childhood body mass index values for overweight at age 35 y. Am J Clin Nutr 59:810–819

Gutzwiller JP, Drewe J, Goke B et al. (1999) Glucagon-like peptide-1 promotes satiety and reduces food intake in patients with diabetes mellitus type 2. Am J Physiol 276:1541–1544

Hager J, Dina C, Francke S et al. (1998) A genome-wide scan for human obesity genes reveals a major susceptibility locus on chromosome 10. Nat Genet 20:304–308

Halaas JL, Gajiwala KS, Maffei M et al. (1995) Weight-reducing effects of the plasma protein encoded by the obese gene. Science 269:543–546

Hamann A, Büsing B, Münzberg H et al. (1999a) Missense variants in the human cholecystokinin type A receptor gene: no evidence for association with early-onset obesity. Horm Metab Res 31:287–288

Hamann A, Münzberg H, Buttron P et al. (1999b) Missense variants in the human peroxisome proliferator-activated receptor-gamma2 gene in lean and obese subjects. Eur J Endocrinol 141:90–92

Hamann A, Tafel J, Büsing B et al. (1998) Analysis of the uncoupling protein-1 (UCP1) gene in obese and lean subjects: identification of four amino acid variants. Int J Obes Relat Metab Disord 22:939–941

Hanson RL, Ehm MG, Pettitt DJ et al. (1998) An autosomal genomic scan for loci linked to type II diabetes mellitus and body-mass index in Pima Indians. Am J Hum Genet 63:1130–1138

Hayakawa T, Nagai Y, Taniguchi M et al. (1999) Phenotypic characterization of the beta3-adrenergic receptor mutation and the uncoupling protein 1 polymorphism in Japanese men. Metabolism 48:636–640

He Y, Chen H, Quon MJ, Reitman M (1995) The mouse obese gene. Genomic organization, promotor activity, and activation by CCAAT/enhancer-binding protein alpha. J Biol Chem 270:28 887–28 891

Hebebrand J (1999) Breast feeding and obesity. Prolonging breast feeding to reduce obesity may be a burden. BMJ 319:1576

Hebebrand J, Remschmidt H (1995) Das Körpergewicht unter genetischen Aspekten. Med Klin 90:403–410

Hebebrand J, Remschmidt H (1995) Genetische Aspekte der Adipositas. Adipositas 9:20–24

Hebebrand J, Heseker H, Himmelmann GW, Schäfer H, Remschmidt H (1994) Altersperzentilen für den Body Mass Index aus Daten der Nationalen Verzehrsstudie einschließlich einer Übersicht zu relevanten Einflußfaktoren. Aktuelle Ernährungsmed 19:259–265

Hebebrand J, Himmelmann GW, Coners H et al. (1996) Problems involving „target weight" in treatment of anorexia nervosa. Z Kinder Jugendpsychiatr Psychother 24:92–104

Hebebrand J, Hinney A, Roth H, Ziegler A (1998) Genetische Aspekte der Adipositas. In: Wechsler JG (Hrsg) Adipositas/Ursachen und Therapie. Blackwell, Berlin Wien, S 105–117

Hebebrand J, Wulftange H, Görg T et al. (2000) Epidemic obesity: are genetic factors involved via increased rates of assortative mating? Int J Obes Relat Metab Disord 24:345–353

Heitmann BL, Lissner L, Sorensen TI, Bengtsson C (1995) Dietary fat intake and weight gain in women genetically predisposed for obesity. Am J Clin Nutr 61:1213–1217

Hewitt JK (1997) The genetics of obesity: what have genetic studies told us about the environment. Behav Genet 27:353–358

Heymsfield SB, Allison DB, Wang ZM, Baumgartner RN, Ross R (1998) Evaluation of total and regional body composition. In: Bray AG, Bouchard C, James WPT (eds) Handbook of obesity. Dekker, New York, pp 41 77

Hinney A, Rosenkranz K, Roth H, Hebebrand J (1997a) Gene, in denen Mutationen Mäuse und möglicherweise Menschen dick machen. Adipositas 13:6–12

Hinney A, Ziegler A, Nöthen MM, Remschmidt H, Hebebrand J (1997b) 5-$HT_{2A}$ receptor gene polymorphisms, anorexia nervosa and obesity. Lancet 350:1324–1325

Hinney A, Barth N, Ziegler A et al. (1997c) Serotonin transporter gene-linked polymorphic region: allele distributions in relationship to body weight and in anorexia nervosa. Life Sci 61:PL295–303

Hinney A, Lentes KU, Rosenkranz K et al. (1997d) Beta 3-adrenergic-receptor allele distributions in children, adolescents and young adults with obesity, underweight or anorexia nervosa. Int J Obes Relat Metab Disord 21:224–230

Hinney A, Bornscheuer A, Depenbusch M et al. (1998a) No evidence for involvement of the leptin gene in anorexia nervosa, bulimia nervosa, underweight or early onset extreme obesity: identification of two novel mutations in

the coding sequence and a novel polymorphism in the leptin gene linked upstream region. Mol Psychiatry 3:539–543
Hinney A, Becker I, Heibült O et al. (1998b) Systematic mutation screening of the pro-opiomelanocortin gene: identification of several genetic variants including three different insertions, one nonsense and two missense point mutations in probands of different weight extremes. J Clin Endocrinol Metab 83:3737–3741
Hinney A, Schmidt A, Nottebom K et al. (1999a) Several mutations in the melanocortin-4 receptor gene including a nonsense and a frameshift mutation associated with dominantly inherited obesity in humans. J Clin Endocrinol Metab 84:1483–1486
Hinney A, Schneider J, Ziegler A et al. (1999b) No evidence for involvement of polymorphisms of the dopamine D4 receptor gene in anorexia nervosa, underweight, and obesity. Am J Med Genet 88:594–597
Hinney A, Herrmann H, Löhr T et al. (1999c) No evidence for an involvement of alleles of polymorphisms in the serotonin$_{1D\beta}$ and $_7$ receptor genes in obesity, underweight or anorexia nervosa. Int J Obes Relat Metab Disord 23:760–763
Hinney A, Ziegler A, Oeffner F et al. (2000) Independent confirmation of a major locus for obesity on chromosome 10. Clin Endocrinol Metab 85:2962–2965
Hixson JE, Almasy L, Cole S et al. (1999) Normal variation in leptin levels associated with polymorphisms in the proopiomelanocortin gene, POMC. J Clin Endocrinol Metab 84:3187–3191
Holm VA, Cassidy SB, Butler MG et al. (1993) Prader-Willi syndrome: consensus diagnostic criteria. Pediatrics 91: 398–402
Horsthemke B (1997) Structure and function of the human chromosome 15 imprinting center. J Cell Physiol 173: 237–241
Hotta K, Matsukawa Y, Nishida M et al. (2000) Mutation in bombesin receptor subtype-3 gene is not a major cause of obesity in the Japanese. Horm Metab Res 32:33–34
Hu E, Tontonoz P, Spiegelman BM (1995) Transdifferentiation of myoblasts by the adipogenic transcription factors PPAR$\gamma$ and C/EBP$\alpha$. Proc Natl Acad Sci USA 92:9856–9860
Huszar D, Lynch CA, Fairchild-Huntress V et al. (1997) Targeted disruption of the melanocortin-4 receptor results in obesity in mice. Cell 88:131–141
Inui A (2000) Transgenic approach to the study of body weight regulation. Pharmacol Rev 52:35–61
Inui A, Okita M, Nakajima M et al. (1998) Anxiety-like behavior in transgenic mice with brain expression of neuropeptide Y. Proc Assoc Am Physicians 110:171–182
Jackson RS, Creemers JW, Ohagi S et al. (1997) Obesity and impaired prohormone processing associated with mutations in the human prohormone convertase 1 gene. Nat Genet 16:303–306
Ji L, Malecki M, Warram JH, Yang Y, Rich SS, Krolewski AS (1997) New susceptibility locus for NIDDM is localized to human chromosome 20q. Diabetes 46:876–881
Jiang YH, Tsai TF, Bressler J, Beaudet AL (1988) Imprinting in Angelman and Prader-Willi syndromes. Curr Opin Gene Dev 8:334–342
Jong MT, Gray TA, Ji Y et al. (1999) A novel imprinted gene, encoding a RING zinc-finger protein, and overlapping antisense transcript in the Prader-Willi syndrome critical region. Hum Mol Genet 8:783–793
Kanatani A, Mashiko S, Murai N et al. (2000) Role of the Y1 receptor in the regulation of neuropeptide Y-mediated feeding: comparison of wild-type, Y1 receptor-deficient, and Y5 receptor-deficient mice. Endocrinology 141:1011–1016
Kapeller R, Moriarty A, Strauss A et al. (1999) Tyrosine phosphorylation of tub and its association with Src homology 2 domain-containing proteins implicate tub in intracellular signaling by insulin. J Biol Chem 274: 24980–24986
Kerr BJ, Cafferty WB, Gupta YK et al. (2000) Galanin knockout mice reveal nociceptive deficits following peripheral nerve injury. Eur J Neurosci 12:793–802
Klannemark M, Orho M, Groop L (1998) No relationship between identified variants in the uncoupling protein 2 gene and energy expenditure. Eur J Endocrinol 139:217–223
Klebig ML, Wilkinson JE, Geisler JG, Woychik RP (1995) Ectopic expression of the agouti gene in transgenic mice causes obesity, features of type II diabetes, and yellow fur. Proc Natl Acad Sci USA 92:4728–4732
Kleyn PW, Fan W, Kovats SG et al. (1996) Identification and characterization of the mouse obesity gene tubby: a member of a novel gene family. Cell 85:281–290
Kliewer SA, Sundseth SS, Jones SA et al. (1997) Fatty acids and eicosanoids regulate gene expression through direct interactions with peroxisome proliferator-activated receptors alpha and gamma. Proc Natl Acad Sci USA 94:4318–4323
Kogure A, Yoshida T, Sakane N, Umekawa T, Takakura Y, Kondo M (1998) Synergic effect of polymorphisms in uncoupling protein 1 and beta3-adrenergic receptor genes on weight loss in obese Japanese. Diabetologia 41:1399
Kries R von, Koletzko B, Sauerwald T et al. (1999) Breast feeding and obesity: cross sectional study. BMJ 319:147–150
Krude H, Biebermann H, Luck W, Horn R, Brabant G, Gruters A (1998) Severe early-onset obesity, adrenal insufficiency and red hair pigmentation caused by POMC mutations in humans. Nat Genet 19:155–157
Kushi A, Sasai H, Koizumi H, Takeda N, Yokoyama M, Nakamura M (1998) Obesity and mild hyperinsulinemia found in neuropeptide Y-Y1 receptor-deficient mice. Proc Natl Acad Sci USA 95:15659–15664
Lander E, Kruglyak L (1995) Genetic dissection of complex traits: guidelines for interpreting and reporting linkage results. Nat Genet 11:241–247
Lane MD, Tang Q-Q, Jiang M-S (2000) Activation/derepression of the C/EBP$\alpha$ gene during adipocyte differentiation. Vortrag; Kongress „Molekulare Kontrolle von Adipogenese und Adipositas“, Keystone-Symposia
Lebacq-Verheyden AM, Trepel J, Sausville EA, Battey J (1990) Peptide growth factors and their receptors II. In: Sporn MB, Roberts AB (eds) Handbook of experimental pharmacology, vol 95. Springer, Berlin Heidelberg New York, pp 71–124
Lee GH, Proenca R, Montez JM et al. (1996) Abnormal splicing of the leptin receptor in diabetic mice. Nature 379:632–635
Lee JH, Reed DR, Li WD et al. (1999) Genome scan for human obesity and linkage to markers in 20q13. Am J Hum Genet 64:196–209
Lehmann JM, Moore LB, Smith-Oliver TA, Wilkinson WO, Willson TM, Kliewer SA (1995) An antidiabetic thiazolidinedione is a high affinity ligand for peroxisome proliferator-activated receptor gamma (PPAR gamma). J Biol Chem 270:12953–12956
Lembertas AV, Pérusse L, Chagnon YC et al. (1997) Identification of an obesity quantitative trait locus on mouse

chromosome 2 and evidence of linkage to body fat and insulin on the human homologous region 20q. J Clin Invest 100:1240–1247

Lentes KU, Hinney A, Ziegler A et al. (1997) Evaluation of a Cys23Ser mutation within the human 5-$HT_{2C}$ receptor gene: no evidence for an association of the mutant allele with obesity or underweight in children, adolescents and young adults. Life Sci 61:PL9–PL16

Lentes KU, Tu N, Chen H et al. (1999) Genomic organization and mutational analysis of the human UCP2 gene, a prime candidate gene for human obesity. J Recept Signal Transduct Res 19:229–244

Li WD, Lee JH, Price RA (2000) The peroxisome proliferator activated receptor gamma2 Pro12Ala mutation is associated with early onset extreme obesity and reduced fasting glucose. Mol Genet Metab 70:159–161

Lida M, Murakami T, Ishida K, Mizuno A, Kuwajima M, Shima K (1996) Phenotype-linked amino acid alteration in leptin receptor cDNA from Zucker fatty (fa/fa) rat. Biochem Biophys Res Commun 222:19–26

Lin L, Bray G, York DA (2000) Enterostatin suppresses food intake in rats after near-celiac and intracarotid arterial injection. Am J Physiol Regul Integr Comp Physiol 278: 1346–1351

Löffler G (1998) Biochemie und Molekularbiologie des Fettgewebes. In: Wechsler JG (Hrsg) Adipositas/Ursachen und Therapie. Blackwell, Berlin Wien, S 77–91

Lowell BB, Spiegelman BM (2000) Towards a molecular understanding of adaptive thermogenesis. Nature 404:652–660

Maes HH, Neale MC, Eaves LJ (1997) Genetic and environmental factors in relative body weight and human adiposity. Behav Genet 27:325–351

Maffei M, Stoffel M, Barone M et al. (1996) Absence of mutations in the human OB gene in obese/diabetic subjects. Diabetes 45:679–682

Mammés O, Betoulle D, Aubert R, Giraud V, Tuzet S, Fumeron F (1997) Polymorphisms of the ob gene in human obesity. Int J Obes Relat Metab Disord 21:S11

Marsh DJ, Hollopeter G, Kafer KE, Palmiter RD (1998) Role of the Y5 neuropeptide Y receptor in feeding and obesity. Nat Med 4:718–721

Marsh DJ, Hollopeter G, Huszar D et al. (1999) Response of melanocortin-4 receptor-deficient mice to anorectic and orexigenic peptides. Nat Genet 21:119–122

Matson CA, Reid DF, Cannon TA, Ritter RC (2000) Cholecystokinin and leptin act synergistically to reduce body weight. Am J Physiol Regul Integr Comp Physiol 278: 882–890

McKnight GS, Cummings DE, Amieux PS et al. (1998) Cyclic AMP, PKA, and the physiological regulation of adiposity. Recent Prog Horm Res 53:139–159

Merali Z, McIntosh J, Anisman H (1999) Role of bombesin-related peptides in the control of food intake. Neuropeptide 33:376–386

Miller C, Ntambi JM (1996) Peroxisome proliferators induce mouse liver stearoyl-CoA desaturase 1 gene expression. Proc Natl Acad Sci USA 93:9443–9448

Miller MW, Duhl DM, Vrieling H et al. (1993) Cloning of the mouse agouti gene predicts a secreted protein ubiquitously expressed in mice carrying the lethal yellow mutation. Genes Dev 7:454–467

Moll PP, Burns TL, Lauer RM (1991) The genetic and environmental sources of body mass index variability: the Muscatine Ponderosity Family Study. Am J Hum Genet 49:1243–1255

Montague CT, Farooqi IS, Whitehead JP et al. (1997) Congenital leptin deficiency is associated with severe early-onset obesity in humans. Nature 387:903–908

Moody TW, Pert CB (1979) Bombesin-like peptides in rat brain: quantitation and biochemical characterization. Biochem Biophys Res Commun 90:7–14

Mori Y, Kim-Motoyama H, Katakura T et al. (1998) Effect of the Pro12Ala variant of the human peroxisome proliferator-activated receptor gamma 2 gene on adiposity, fat distribution, and insulin sensitivity in Japanese men. Biochem Biophys Res Commun 251:195–198

Muglia LJ, Jacobson L, Dikkes P, Majzoub JA (1995) Corticotropin-releasing hormone deficiency reveals major fetal but not adult glucocorticoid need. Nature 373:427–432

Muglia LJ, Jacobson L, Weninger SC et al. (1997) Impaired diurnal adrenal rhythmicity restored by constant infusion of corticotropin-releasing hormone in corticotropin-releasing hormone-deficient mice. J Clin Invest 99:2923–2939

Nagasawa A, Kudoh J, Noda S et al. (1999) Human and mouse ISLR (immunoglobulin superfamily containing leucine-rich repeat) genes: genomic structure and tissue expression. Genomics 61:37–43

Naggert JK, Fricker LD, Varlamov O et al. (1995) Hyperproinsulinaemia in obese fat/fat mice associated with a carboxypeptidase E mutation which reduces enzyme activity. Nat Genet 10:135–142

Nagle DL, McGrail SH, Vitale J et al. (1999) The mahogany protein is a receptor involved in suppression of obesity. Nature 398:148–152

Nakada Y, Taniura H, Uetsuki T, Inazawa J, Yoshikawa K (1998) The human chromosomal gene for necdin, a neuronal growth suppressor, in the Prader-Willi syndrome deletion region. Gene 213:65–72

Neel JV, Weder AB, Julius S (1998) Type II diabetes, essential hypertension, and obesity as „syndromes of impaired genetic homeostasis": the „thrifty genotype" hypothesis enters the 21st century. Perspect Biol Med 42:44–74

Nicholls DG, Rial E (1999) A history of the first uncoupling protein, UCP1. J Bioenerg Biomembr 31:399–406

Noben-Trauth K, Naggert JK, North MA, Nishina PM (1996) A candidate gene for the mouse mutation tubby. Nature 380:534–538

Nonogaki K, Strack AM, Dallman MF, Tecott LH (1998) Leptin-independent hyperphagia and type 2 diabetes in mice with a mutated serotonin 5-HT2C receptor gene. Nat Med 4:1152–1156

Norman RA, Leibel RL, Chung WK et al. (1996) Absence of linkage of obesity and energy metabolism to markers flanking homologs of rodent obesity genes in Pima indians. Diabetes 45:1229–1232

Norman RA, Thompson DB, Foroud T et al. (1997) Genomewide search for genes influencing percent body fat in Pima indians: suggestive linkage at chromosome 11q21–q22. Pima Diabetes Gene Group. Am J Hum Genet 60:166–173

Norman RA, Tataranni PA, Pratley R et al. (1998) Autosomal genomic scan for loci linked to obesity and energy metabolism in Pima indians. Am J Hum Genet 62:659–668

Nöthen MM, Cichon S, Hemmer S et al. (1994) Human dopamine D4 receptor gene: frequent occurrence of a null allele and observation of homozygosity. Hum Mol Genet 3:2207–2212

Ogawa Y, Masuzaki H, Hosoda K et al. (1999) Increased glucose metabolism and insulin sensitivity in transgenic skinny mice overexpressing leptin. Diabetes 48:1822–1829

Oh EY, Min KM, Chung JH et al. (2000) Significance of Pro12Ala mutation in peroxisome proliferator-activated receptor-gamma2 in Korean diabetic and obese subjects. J Clin Endocrinol Metab 85:1801–1804

Ohki-Hamazaki H, Watase K, Yamamoto K et al. (1997) Mice lacking bombesin receptor subtype-3 develop metabolic defects and obesity. Nature 390:165–169

Okubo T, Harada S, Higuchi S, Matsushita S (2000) Genetic polymorphism of the CCK gene in patients with alcohol withdrawal symptoms. Alcohol Clin Exp Res [Suppl 4] 24:2S–4S

Otabe S, Clement K, Rich N et al. (1998) Mutation screening of the human UCP 2 gene in normoglycemic and NIDDM morbidly obese patients: lack of association between new UCP 2 polymorphisms and obesity in French Caucasians. Diabetes 47:840–842

Ozata M, Ozdemir IC, Licinio J (1999) Human leptin deficiency caused by a missense mutation: multiple endocrine defects, decreased sympathetic tone, and immune system dysfunction indicate new targets for leptin action, greater central than peripheral resistance to the effects of leptin, and spontaneous correction of leptin-mediated defects. J Clin Endocrinol Metab 84:3686–3695

Özcelik T, Leff S, Robinson W et al. (1992) Small nuclear ribonucleoprotein polypeptide N (SNRPN), an expressed gene in the Prader-Willi syndrome critical region. Nat Genet 2:265–269

Palmiter RD, Erickson JC, Hollopeter G, Baraban SC, Schwartz MW (1998) Life without neuropeptide Y. Recent Prog Horm Res 53:163–199

Pedrazzini T, Seydoux J, Kunstner P et al. (1998) Cardiovascular response, feeding behavior and locomotor activity in mice lacking the NPY Y1 receptor. Nat Med 4:722–726

Pérusse L, Tremblay A, Leblanc C, Bouchard C (1989) Genetic and environmental influences on level of habitual physical activity and exercise participation. Am J Epidemiol 129:1012–1022

Phillips MS, Liu Q, Hammond HA et al. (1996) Leptin receptor missense mutation in the fatty Zucker rat. Nat Genet 13:18–19

Pietilainen KH, Kaprio J, Rissanen A et al. (1999) Distribution and heritability of BMI in Finnish adolescents aged 16y and 17y: a study of 4884 twins and 2509 singletons. Int J Obes Relat Metab Disord 23:107–115

Pomp D (1997) Genetic dissection of obesity in polygenic animal models. Behav Genet 27:285–306

Prentice AM, Jebb SA (1995) Obesity in Britain: gluttony or sloth? BMJ 311:437–439

Ranganath L, Schaper F, Gama R et al. (1999) Effect of glucagon on carbohydrate-mediated secretion of glucose-dependent insulinotropic polypeptide (GIP) and glucagon-like peptide-1 (7–36 amide) (GLP-1). Diabetes Metab Res Rev 15:390–394

Ravussin E, Valencia ME, Esparza J, Bennett PH, Schulz LO (1994) Effects of a traditional lifestyle on obesity in Pima Indians. Diabetes Care 17:1067–1074

Reed DR, Ding Y, Xu WZ, Cather C, Green ED, Price RA (1996) Extreme obesity may be linked to markers flanking the human OB gene. Diabetes 45:691–694

Ringel J, Engeli S, Distler A, Sharma AM (1999) Pro12Ala missense mutation of the peroxisome proliferator activated receptor gamma and diabetes mellitus. Biochem Biophys Res Commun 254:450–453

Risch N, Zhang H (1995) Extreme discordant sib pairs for mapping quantitative trait loci in humans. Science 268:1584–1589

Ristow M, Muller-Wieland D, Pfeiffer A, Krone W, Kahn CR (1998) Obesity associated with a mutation in a genetic regulator of adipocyte differentiation. N Engl J Med 339:953–959

Rolland-Cachera M-F, Deheeger M, Bellisle F, Sempé M, Guilloud-Bataille M, Patois S (1984) Adiposity rebound in children: a simple indicator for predicting obesity. Am J Clin Nutr 39:129–135

Rosenkranz K, Hinney A, Ziegler A et al. (1998) Screening for mutations in the neuropeptide Y Y5 receptor gene in cohorts belonging to different weight extremes. Int J Obes Relat Metab Disord 22:157–163

Roth H, Hinney A, Ziegler A et al. (1997) Further support for linkage of extreme obesity to the obese gene in a cohort of obese children and adolescents. Exp Clin Endocrinol Diabetes 105:341–344

Rubinstein M, Mogil JS, Japon M, Chan EC, Allen RG, Low MJ (1996) Absence of opioid stress-induced analgesia in mice lacking beta-endorphin by site-directed mutagenesis. Proc Natl Acad Sci USA 93:3995–4000

Rushing PA, Gibbs J, Geary N (1996) Brief, meal-contingent infusions of gastrin-releasing peptide 1–27 and neuromedin B-10 inhibit spontaneous feeding in rats. Physiol Behav 60:1501–1504

Satoh N, Ogawa Y, Katsuura G et al. (1998) Satiety effect and sympathetic activation of leptin are mediated by hypothalamic melanocortin system. Neurosci Lett 249:107–110

Saudou F, Amara DA, Dierich A et al. (1994) Enhanced aggressive behavior in mice lacking 5-HT1B receptor. Science 265:1875–1878

Schoonjans K, Staels B, Grimaldi P, Auwerx J (1993) Acyl-CoA synthetase mRNA expression is controlled by fibric-acid derivates, feeding and liver proliferation. Eur J Biochem 216:615–622

Schoonjans K, Peinado-Onsurbe J, Lefebvre AM et al. (1996a) PPARalpha and PPARgamma activators direct a distinct tissue-specific transcriptional response via a PPRE in the lipoprotein lipase gene. EMBO J 15:5336–5348

Schoonjans K, Staels B, Auwerx J (1996b) Role of the peroxisome proliferator activated receptor (PPAR) in mediating effects of fibrates and fatty acids on gene expression. J Lipid Res 37:907–925

Schwartz MW, Seeley RJ, Woods SC et al. (1997) Leptin increases hypothalamic pro-opiomelanocortin mRNA expression in the rostral arcuate nucleus. Diabetes 46:2119–2123

Seeley RJ, Yagaloff KA, Fisher SL et al. (1997) Melanocortin receptors in leptin effects. Nature 390:349

Sheffield VC, Carmi R, Kwitek-Black AE et al. (1994) Identification of a Bardet-Biedl syndrome locus on chromosome 3 and evaluation of an efficient approach to homozygosity mapping. Hum Mol Genet 3:1331–1335

Shibata H, Bukowiecki LJ (1987) Regulatory alterations of daily energy expenditure induced by fasting or overfeeding in unrestrained rats. J Appl Physiol 63:465–470

Shimada M, Tritos NA, Lowell BB, Flier JS, Maratos-Flier E (1998) Mice lacking melanin-concentrating hormone are hypophagic and lean. Nature 396:670–674

Sina M, Hinney A, Ziegler A et al. (1999) Phenotypes in three pedigrees with autosomal dominant obesity caused by haploinsufficiency mutations in the melanocortin-4 receptor gene. Am J Hum Genet 65:1501-1507

Smith GW, Aubry JM, Dellu F et al. (1998) Corticotropin releasing factor receptor 1-deficient mice display decreased anxiety, impaired stress response, and aberrant neuroendocrine development. Neuron 20:1093-1102

Smith SJ, Cases S, Jensen DR et al. (2000) Obesity resistance and multiple mechanisms of triglyceride synthesis in mice lacking dgat. Nat Genet 25:87-90

Spielman RC, McGinnis RE, Ewens WJ (1993) Transmission test for linkage disequilibrium: the insulin gene region and insulin-dependent diabetes mellitus (IDDM). Am J Hum Genet 52:506-516

Stamler J (1993) Epidemic obesity in the United States. Arch Intern Med 153:1040-1044

Stenzel-Poore MP, Duncan JE, Rittenberg MB, Bakke AC, Heinrichs SC (1996) CRH overproduction in transgenic mice: behavioral and immune system modulation. Ann N Y Acad Sci 780:36-48

Strobel A, Issad T, Camoin L, Ozata M, Strosberg AD (1998) A leptin missense mutation associated with hypogonadism and morbid obesity. Nat Genet 18:213-215

Stubdal H, Lynch CA, Moriarty A et al. (2000) Targeted deletion of the tub mouse obesity gene reveals that tubby is a loss-of-function mutation. Mol Cell Biol 20:878-882

Stunkard AJ, Sorensen TI, Hanis C et al. (1986) An adoption study of human obesity. N Engl J Med 314:193-198

Stunkard AJ, Harris JR, Pedersen NL, McClearn GE (1990) The body mass index of twins who have been reared apart. N Engl J Med 222:1483-1487

Takahashi Y, Fukushige S, Murotsu T, Matsubara K (1986) Structure of human cholecystokinin gene and its chromosomal location. Gene 50:353-360

Takaya K, Ogawa Y, Isse N et al. (1996) Molecular cloning of rat leptin receptor isoform complementary DNAs - identification of a missense mutation in Zucker fatty (fa/fa) rats. Biochem Biophys Res Commun 225:75-83

Tartaglia LA, Dembski M, Wenig X et al. (1995) Identification and expression cloning of a leptin receptor, OB-R. Cell 83:1263-1271

Taubes G (1998) As obesity rates rise, experts struggle to explain why. Science 280:1367-1368

Tavernier G, Barbe P, Galitzky J et al. (1996) Expression of beta3-adrenoceptors with low lipolytic action in human subcutaneous white adipocytes. J Lipid Res 37:87-97

Taylor BA, Phillips SJ (1996) Detection of obesity QTLs on mouse chromosomes 1 and 7 by selective DNA pooling. Genomics 34:389-398

Tecott LH, Sun LM, Akana SF et al. (1995) Eating disorder and epilepsy in mice lacking 5-HT2c serotonin receptors. Nature 374:542-546

Thaw AK, Smith JC, Gibbs J (1998) Mammalian bombesin-like peptides extend the intermeal interval in freely feeding rats. Physiol Behav 64:425-428

Theisen FM, Cichon S, Linden A, Martin M, Remschmidt H, Hebebrand J. Clozapine treatment results in similar weight gain in a pair of monozygotic twins. Am J Psychiatry (in press)

Thiele TE, Marsh DJ, Ste Marie L, Bernstein IL, Palmiter RD (1998) Ethanol consumption and resistance are inversely related to neuropeptide Y levels. Nature 396:366-369

Thompson DB, Ravussin E, Bennett PH, Bogardus C (1997) Structure and sequence variation at the human leptin receptor gene in lean and obese Pima indians. Hum Mol Genet 6:675-679

Thornton JE, Cheung CC, Clifton DK, Steiner RA (1997) Regulation of hypothalamic proopiomelanocortin mRNA by leptin in ob/ob mice. Endocrinology 138:5063-5066

Timpl P, Spanagel R, Sillaber I et al. (1998) Impaired stress response and reduced anxiety in mice lacking a functional corticotropin-releasing hormone receptor. Nat Genet 19:162-166

Tontonoz P, Hu E, Devine J, Beale EG, Spiegelman BM (1995) PPAR gamma 2 regulates adipose expression of the phosphoenolpyruvate carboxykinase gene. Mol Cell Biol 15:351-357

Tritos NA, Maratos-Flier E (1999) Two important systems in energy homeostasis: melanocortins and melanin-concentrating hormone. Neuropeptides 33:339-349

Troiano RP, Flegal KM, Kuczmarski RJ, Campbell SM, Johnson CL (1995) Overweight prevalence and trends for children and adolescents: The National Health and Nutrition Examination Surveys, 1963 to 1991. Arch Pediatr Adolesc Med 149:437-439

Tsai TF, Jiang Y, Bressler J, Armstrong D, Beaudet AL (1999) Paternal deletion from Snrpn to Ube3a in the mouse causes hypotonia, growth retardation and partial lethality and provides evidence for a gene contributing to Prader-Willi syndrome. Hum Mol Genet 8:1357-1364

Turnbull AV, Smith GW, Lee S, Vale WW, Lee KF, Rivier C (1999) CRF type I receptor-deficient mice exhibit a pronounced pituitary-adrenal response to local inflammation. Endocrinology 140:1013-1017

Turton MD, O'Shea D, Gunn I et al. (1996) A role for glucagon-like peptide-1 in the central regulation of feeding. Nature 379:69-72

Urhammer SA, Dalgaard LT, Sorensen TI et al. (1997) Mutational analysis of the coding region of the uncoupling protein 2 gene in obese NIDDM patients: impact of a common amino acid polymorphism on juvenile and maturity onset forms of obesity and insulin resistance. Diabetologia 40:1227-1230

Urhammer SA, Dalgaard LT, Sorensen TI et al. (1998) Organisation of the coding exons and mutational screening of the uncoupling protein 3 gene in subjects with juvenile-onset obesity. Diabetologia 41:241-244

Vaisse C, Clément K, Guy-Grand B, Froguel P (1998) A frameshift mutation in human MC4R is associated with a dominant form of obesity. Nat Genet 20:113-114

Valve R, Heikkinen S, Rissanen A, Laakso M, Uusitupa M (1998) Synergistic effect of polymorphisms in uncoupling protein 1 and beta3-adrenergic receptor genes on basal metabolic rate in obese Finns. Diabetologia 41:357-361

Valverde P, Healy F, Jackson I, Rees JL, Thody AJ (1995) Variants of the melanocyte-stimulating hormone receptor gene are associated with red hair and fair skin in humans. Nat Genet 11:328-330

Walder K, Hanson RL, Kobes S, Knowler WC, Ravussin E (2000) An autosomal genomic scan for loci linked to plasma leptin concentration in Pima indians. Int J Obes Relat Metab Disord 24:559-565

Walston J, Silver K, Bogardus C et al. (1995) Time of onset of non-insulin-dependent diabetes mellitus and genetic variation in the beta 3-adrenergic-receptor gene. N Engl J Med 333:343-347

Wang N, Finegold MJ, Bradley A et al. (1995) Impaired energy homeostasis in C/EBP alpha knockout mice. Science 269:1108-1112

Warden C (1999) Genetics of uncoupling proteins in humans. Int J Obes Relat Metab Disord [Suppl] 6:46–48

Watson PE, Watson ID, Batt RD (1979) Obesity indices. Am J Clin Nutr 32:736–737

Wevrick R, Kerns JA, Francke U (1994) Identification of a novel paternally expressed gene in the Prader-Willi syndrome region. Hum Mol Genet 3:1877–1882

Widén E, Lehto M, Kanninen T, Walston J, Shuldiner AR, Groop LC (1995) Association of a polymorphism in the beta 3-adrenergic-receptor gene with features of the insulin resistance syndrome in Finns. N Engl J Med 333:348–351

Woods MO, Young TL, Parfrey PS, Hefferton D, Green JS, Davidson WS (1999) Genetic heterogeneity of Bardet-Biedl syndrome in a distinct Canadian population: evidence for a fifth locus. Genomics 55:2–9

World Health Organization (1998) Obesity. Preventing and managing the global epidemic. WHO, Geneva

Wu-Peng XS, Chua SC Jr, Okada N, Liu SM, Nicolson M, Leibel RL (1997) Phenotype of the obese Koletsky (f) rat due to Tyr763Stop mutation in the extracellular domain of the leptin receptor (Lepr): evidence for deficient plasma-to-CSF transport of leptin in both the Zucker and Koletsky obese rat. Diabetes 46:513–518

Wynick D, Small CJ, Bloom SR, Pachnis V (1998) Targeted disruption of the murine galanin gene. Ann NY Acad Sci 863:22–47

Xu M, Moratalla R, Gold LH et al. (1994) Dopamine D1 receptor mutant mice are deficient in striatal expression of dynorphin and in dopamine-mediated behavioral responses. Cell 79:729–742

Yaswen L, Diehl N, Brennan MB, Hochgeschwender U (1999) Obesity in the mouse model of pro-opiomelanocortin deficiency responds to peripheral melanocortin. Nat Med 5:1066–1070

Yeo GS, Farooqi IS, Aminian S, Halsall DJ, Stanhope RG, O'Rahilly S (1998) A frameshift mutation in MC4R associated with dominantly inherited human obesity. Nat Genet 20:111–112

Young A, Denaro M (1998) Roles of amylin in diabetes and in regulation of nutrient load. Nutrition 14:524–527

Yura S, Ogawa Y, Sagawa N et al. (2000) Accelerated puberty and late-onset hypothalamic hypogonadism in female transgenic skinny mice overexpressing leptin. J Clin Invest 105:749–755

Zhang Y, Proenca R, Maffei M, Barone M, Leopold L, Friedman JM (1994) Positional cloning of the mouse obese gene and its human homologue. Nature 372:425–432

Zhou QY, Palmiter RD (1995) Dopamine-deficient mice are severely hypoactive, adipsic, and aphagic. Cell 83:1197–1209

Ziegler A, Hebebrand J (1998) Sample size calculations for linkage analysis using extreme sib pairs based on segregation analysis with the quantitative phenotype body weight as an example. Genet Epidemiol 15:577–593

Zouali H, Hani EH, Philippi A et al. (1997) A susceptibility locus for early-onset non-insulin dependent (type 2) diabetes mellitus maps to chromosome 20q, proximal to the phosphoenolpyruvate carboxykinase gene. Hum Mol Genet 6:1401–1408

# Übersicht über wesentliche Beiträge der Endokrinologie zur Molekularen Medizin

## Hypothalamus, Hypophyse und Epiphyse

1895
*Olliver* und *Schäfer* stellen, aufbauend auf den Untersuchungen von *Brown-Sequard* (s. unter dem Abschnitt „Gonaden"), einen blutdrucksteigernden Extrakt aus der Hypophyse her.

1913
*Farmi* und *von den Velden* stellen die therapeutische Wirkung von Extrakten aus dem Hypophysenhinterlappen bei Diabetes insipidus fest.

1921
*Herbert McLean Evans* (1882–1971), amerikanischer Mediziner und Biologe, und *C. N. H. Long* erzeugen mit Hypophysenextrakten Gigantismus bei Ratten und isolieren das Wachstumshormon aus dem Hypophysenvorderlappen.

1925
*Walter Rudolf Hess* (1881–1973), schweizerischer Neurophysiologe, erforscht die grundlegenden Funktionen des Hypothalamus.

1925–1930
*Bernhard Zondek* (1891–1966), israelischer Gynäkologe, und *Selmar Samuel Aschheim* (1878–1965), deutscher Gynäkologe, weisen im Urin von menopausalen Frauen ein follikelstimulierendes Hormon (FSH) nach. Sie beschreiben die Ausscheidung von östrogenen und gonadotropen Hormonen im Harn von Schwangeren und entwickeln zusammen einen biologischen Schwangerschaftstest (Aschheim-Zondek-Reaktion).

1926
*Philip Edward Smith* (1884–1970) weist im Tierversuch erstmals eine gonadotrope Wirkung des Hypophysenvorderlappens nach.

1927
*Philip Edward Smith* weist im Tierversuch erstmals die Existenz des thyreotropen Hypophysenhormons (TSH) nach.

1928
*P. Stricker* und *F. Grueter* entdecken das Prolaktin.

1928
*Ernst Albert Scharrer* (1905–1965) entdeckt die Neurosekretion des Hypothalamus.

1932
*Harvey Cushing* (1869–1939), amerikanischer Hirnchirurg und Endokrinologe, beschreibt den nach ihm benannten Morbus Cushing (Zentrales Cushing-Syndrom, das durch hypophysäre ACTH-Überproduktion hervorgerufen wird). Er ist der Begründer der modernen Neurochirurgie.

1935
*Oscar Riddle* (1877–1968) beschreibt das Prolaktin.

1942
*Cho Hao Li* (1913–1987) gelingt zusammen mit *Sayers* die Isolierung von ACTH.

1944
*C. H. Li* gelingt zusammen mit *H. M. Evans* die Isolierung des menschlichen Wachstumshormons.

1955
*Vincent du Vigneaud* (1901–1978), amerikanischer Biochemiker, erhält den Nobelpreis für Chemie für seine Leistung: die Isolierung von Vasopressin (AVP: antidiuretisches Hormon, ADH) und Oxytozin und die Aufklärung ihrer Aminosäuresequenz sowie die Synthese eines Peptidhormons (Oxytozin), die ihm als Erstem gelingt.

1958
*Lerner* extrahiert Melatonin aus Rinderepiphysen.

1962
*Joseph Meites* (geb. 1913) und Mitarbeiter weisen die Existenz eines Prolaktin-inhibierenden Faktors (prolactin-inhibiting factor: Dopamin) nach.

1966
*C. H. Li* gelingt zusammen mit *H. M. Evans* die Aufklärung der vollständigen Aminosäuresequenz des Wachstumshormons.

Endokrinopathien
D. Ganten / K. Ruckpaul (Hrsg.)

1969
*Roger Guillemin* (geb. 1924), französisch-amerikanischer Physiologe und Biochemiker, und *Andrew Victor Schally* (geb. 1926), polnisch-amerikanischer Physiologe und Biochemiker, charakterisieren und synthetisieren TRH (thyreotropin releasing hormone).

1971
*Roger Guillemin* und *Andrew Victor Schally* charakterisieren und synthetisieren GnRH (gonadotropin releasing hormone).

1971
*C. H. Li* gelingt zusammen mit *H. M. Evans* die Synthese des Wachstumshormons (human growth hormone, HGH).

1971
*Hwang* isoliert Prolaktin.

1973
*Roger Guillemin* und *Andrew Victor Schally* charakterisieren und synthetisieren Somatostatin.

1976
*Roger Guillemin* und *Andrew Victor Schally* charakterisieren und synthetisieren Endorphin.

1977
*Roger Guillemin* und *Andrew Victor Schally* erhalten gemeinsam den Nobelpreis für Medizin „for their discoveries concerning the peptide hormone production of the brain".

1977
*Shome* und *Albert F. Parlow* klären die Struktur des Prolaktins auf.

## Schilddrüse

1835
*Robert J. G. Graves* (1796–1853), irischer Internist, beschreibt die klinischen Symptome der immunogenen Hyperthyreose.

1840
*Karl A. von Basedow* (1799–1854), deutscher Arzt, bringt die klinischen Symptome der immunogenen Hyperthyreose in Zusammenhang mit der endokrinen Orbitopathie (Merseburger Trias: Kropf, Tachykardie und Exophthalmus). Die im deutschsprachigen Raum Morbus Basedow genannte Erkrankung wird im englischen Sprachraum „Grave's disease" genannt.

1891
*George Redmayne Murray* (1865–1939) behandelt, aufbauend auf den Untersuchungen von *Brown-Sequard* (s. unter dem Abschnitt „Gonaden"), das Myxödem (Hypothyreose) erfolgreich mit Schilddrüsenextrakten.

1898
*Oswald* isoliert das Thyreoglobulin als aktive Substanz der Schilddrüse.

Um 1900
*Magnus-Levy* erkennt den erhöhten Sauerstoffverbrauch bei Morbus Basedow (Hyperthyreose) und dessen Abnahme beim Myxödem (Hypothyreose) sowie die Beeinflussung des Grundumsatzes durch die Thyreoidea sicca.

1909
*Emil Theodor Kocher* erhält den Nobelpreis für Medizin „for his work on the physiology, pathology and surgery of the thyroid gland".

1914
*Edward Calvin Kendall* (1886–1972), amerikanischer Physiologe, entdeckt und isoliert das Thyroxin.

1926
*Harrington* gelingt die Strukturaufklärung des Thyroxins.

1927
*Harrington* gelingt gemeinsam mit *Barger* die Synthese des Thyroxins.

1950
*Edward Calvin Kendall* erhält zusammen mit *Tadeus Reichstein* und *Philip Showalter Hench* (s. unter dem Abschnitt „Nebennieren") den Nobelpreis für Medizin.

1952
*Gross* und *R. Pitt-Rivers* sowie *Roche*, *Michel* und *S. Lissitzky* entdecken das Trijodthyronin.

1967
*Samuel Refetoff* (geb. 1937) beschreibt erstmals die Resistenz gegen Schilddrüsenhormone (resistance to thyroid hormone, RTH). Das nach ihm benannte Refetoff-Syndrom wird durch Mutationen im Schilddrüsenhormonrezeptor-$\beta$ (TR-$\beta$) verursacht. Seine Arbeiten bilden die Grundlage für das Verständnis der molekularen Wirkungen der Schilddrüsenhormone.

1969
*Sterling* entwickelt eine Methode zur Bestimmung des Trijodthyronins im Serum.

1970
*Sterling* weist nach, dass Thyroxin in peripheren Geweben in Trijodthyronin umgewandelt wird.

## Nebenschilddrüsen und Kalziumhomöostase

1903
*Askanazy* beschreibt den ersten Fall von primärem Hyperparathyreoidismus.

1908
*McCallum* und *Vögtlin* gelingt der Nachweis der nach Parathyreoidektomie eintretenden Tetanie und Hypokalzämie.

1920
*Melanby* beschreibt eine fettlösliche Substanz, die Rachitis heilen kann.

1925
*Collip* und *Hanson* entdecken unabhängig voneinander das Parathormon und dessen hyperkalzämische Eigenschaft.

1931
*Askew* klärt die Struktur von Vitamin D auf.

1934–1948
*Fuller Albright* (1900–1969), amerikanischer Arzt und Endokrinologe, schafft die biochemischen und diagnostischen Grundlagen für das Verständnis des primären Hyperparathyreoidismus. Er hat außerdem wesentlich zur Aufklärung des Phosphatdiabetes (X-linked hypophosphatemia, XLH), des McCune-Albright-Syndroms (polyostotische fibröse Dysplasie und multiple Endokrinopathien durch aktivierende G-Protein-Mutationen), des Pseudo- und des Pseudopseudohypoparathyreoidismus (dessen typische Morphologie daher Albright-hereditäre Osteodystrophie, AOH, genannt wird), des Turner-Syndroms und des Klinefelter-Syndroms beigetragen.

1961
*Copp* entdeckt das hypokalzämisch wirkende Kalzitonin.

1968
*R. Neher* und *Rittel* gelingt die Strukturaufklärung und Synthese von Kalzitonin.

1969
*Deluca* und *Ponchon* zeigen, dass Cholekalziferol (Vitamin D3) in der Leber in 25-Hydroxycholekalziferol umgewandelt wird.

1970
*Brewer* und *Ronan* sowie *Hugh Niall* und *Potts* gelingt die Strukturaufklärung des bovinen Parathormons, es ergibt sich eine einzige Polypeptidkette mit 84 Aminosäuren.

1972
*Deluca* und *Ponchon* identifizieren das 1,25-Dihydroxy-Cholekalziferol als aktivsten Metaboliten der Cholekalziferole.

1972
*Brewer* und *Ronan* sowie *Hugh Niall* und *Potts* gelingt die Strukturaufklärung des humanen Parathormons, es ergibt sich wie beim bovinen Parathormon eine einzige Polypeptidkette mit 84 Aminosäuren.

## Diabetes mellitus

1788
*Thomas Cawley* vermutet erstmals einen Zusammenhang zwischen Diabetes mellitus und Veränderungen des Pankreas.

1869
*Paul Langerhans* (1847–1888), deutscher Anatom und Pathologe, Schüler von Rudolf Virchow, entdeckt die nach ihm benannten Langerhans-Inseln im Pankreas, ohne deren funktionelle Bedeutung zu erkennen.

1921
*Sir Frederick Grant Banting* (1891–1941), kanadischer Arzt und Physiologe, entdeckt zusammen mit seinem Assistenten *Charles Herbert Best* (1899–1978) das Insulin. *John James Richard Macleod* (1876–1935), britisch-amerikanischer Physiologe, weist die blutzuckersenkende Wirkung von Insulin nach und entwickelt ein Verfahren zur Gewinnung von Insulin aus Pankreas.

1923
*Banting* und *McLeod* erhalten den Nobelpreis für Medizin „for the discovery of insulin".

1924
*Bernardo Alberto Houssay* (1887–1971) entdeckt, dass Hypophysektomie (durch Ausfall der insulinkonträren Hormone ACTH und GH) die Insulinempfindlichkeit steigert.

1947
*Bernardo Alberto Houssay* erhält den Nobelpreis für Medizin „for his discovery of the part played

by the hormone of the anterior pituitary lobe in the metabolism of sugar".

50er Jahre
*Frederick Sanger* (geb. 1918), englischer Biochemiker, entwickelt eine Methode zur Aminosäuresequenzierung.

1955
*Frederick Sanger* entschlüsselt die Primärstruktur von Insulin als erstem Protein.

1957
*Rosalyn Sussmann Yalow* entwickelt gemeinsam mit *Salomon A. Berson* den Radioimmunassay zur Bestimmung sehr geringer Mengen von Peptidhormonen einschließlich des Insulins ($10^{-9}$–$10^{-12}$g).

1958
*Frederick Sanger* erhält den Nobelpreis für Chemie für die Aufklärung der Primärstruktur von Insulin.

60er Jahre
*Frederick Sanger* entwickelt Methoden zur Sequenzanalyse von RNA.

1967
*Donald F. Steiner* (geb. 1930) klärt die Biosynthese des Insulins auf und entdeckt das menschliche Proinsulin.

70er Jahre
*Frederick Sanger* entwickelt Methoden zur Sequenzanalyse von DNA.

1977
*Rosalyn Sussmann Yalow* (geb. 1921), amerikanische Physikerin, erhält zusammen mit *Andrew V. Schally* (geb. 1926) und *Roger Charles Louis Guillemin* (geb. 1924) den Nobelpreis für Medizin „ for the development of radioimmunassays for peptide hormones".

1978
*Frederick Sanger* veröffentlicht die DNA-Sequenz des Bakteriophagen PhiX174.

1979
*Graeme I. Bell* (geb. 1948) klärt die Primärstruktur des humanen Insulins auf und schafft die Voraussetzungen für den weltweiten Einsatz von rekombinantem humanem Insulin zur Behandlung von Diabetikern. Durch Aufklärung der Primärstrukturen u. a. des Glukagons, des Insulin-like-growth-Faktors, der Glukosetransporter und des Fruktosetransporters sowie der Pathogenese des „maturity onset diabetes of the young" (MODY) trägt er wesentlich zum Verständnis der molekularen Ursachen des Diabetes mellitus bei.

1980
*Frederick Sanger* erhält zum 2. Mal den Nobelpreis für Chemie, zusammen mit *P. Berg* (geb. 1926) und *W. Gilbert* (geb. 1932).

## Nebennieren

1855
*Thomas Addison* (1793–1860) beschreibt eine nach ihm benannte Erkrankung, die durch das Fehlen der Funktion der Nebennierenrinde charakterisiert ist.

1894
*Olliver* und *Schäfer* weisen erstmals die blutdrucksteigernde und herzarbeitfördernde Wirkung der Katecholamine durch Anwendung von Extrakten aus dem Nebennierenmark im Tierversuch nach, aufbauend auf den Untersuchungen von *Brown-Sequard* (s. unter dem Abschnitt „Gonaden").

1896
*William Osler* erkennt die Wirksamkeit peroral verabreichter Nebennierenextrakte bei Morbus Addison.

1901
*Jokichi Takamine* (1855–1922), japanisch-amerikanischer Chemiker, isoliert das Adrenalin aus den Nebennieren und entdeckt damit das erste Hormon. Fast gleichzeitig gelingt *Aldrich* die Reindarstellung.

1904
*Stolz* gelingt erstmals die Adrenalinsynthese. Erst später gelingt der Nachweis, dass im Nebennierenmark und auch an den sympathischen Nervenendigungen neben Adrenalin auch Noradrenalin gebildet wird.

30er Jahre
*Tadeus Reichstein* (1897–1996), schweizerischer Biochemiker, weist die Steroidnatur von Hormonen aus der Nebenniere nach, analysiert ihre Struktur und ihre Eigenschaften und synthetisiert sie. Damit wird der Weg für die Synthese von therapeutisch nutzbaren Steroiden geebnet und neue Medikamente werden geschaffen.

30er Jahre
*Edward Calvin Kendall* (1886–1972) erforscht als Physiologe die Schilddrüsen- und Nebennierenrindenhormone und entdeckt Thyroxin und Kortison. Er hat einen wesentlichen Beitrag zur Isolierung

und Identifizierung der Kortikosteroide geleistet und die synthetische Herstellung einiger dieser Substanzen gefördert.

1945
*Holtz*, *Credner* und *Kronenberg* entdecken das Noradrenalin.

1948
*Philip Showalter Hench* (1896–1965), amerikanischer Arzt, wendet als klinischer Mediziner erstmals Kortison in der Rheumabehandlung an und eröffnet damit neue Wege in der Therapie chronisch entzündlicher Krankheiten.

1950
*Philip Showalter Hench* erhält zusammen mit *Edward Calvin Kendall* (s. auch unter dem Abschnitt „Schilddrüse") und *Tadeus Reichstein* den Nobelpreis für Medizin „for their discoveries relating to the hormones of the adrenal cortex, their structure and biological effects".

1953
*Wettstein* und anderen gelingt die Isolierung und Strukturaufklärung des Aldosterons.

1954
*Jerome W. C. Conn* (geb. 1907), amerikanischer Endokrinologe, beschreibt den primären Hyperaldosteronismus (Conn-Syndrom).

1955
*Wettstein* gelingt gemeinsam mit *Schmidlin* die Synthese des Aldosterons.

1960
*Davis* und *Genest* weisen die Aldosteronregulation durch Angiotensin II nach.

## Gonaden

1856
*Charles Édouard Brown-Sequard* (1817–1894), französischer Physiologe und Neurologe, einer der Mitbegründer der Endokrinologie, stellt im Tierversuch fest, dass die Nebennieren lebensnotwendig sind.

1889
*Charles Édouard Brown-Sequard* untersucht im Selbstversuch die Wirkung von Extrakten aus Hunde- und Meerschweinchenhoden und ist damit der Begründer der Hormonsubstitution.

1893
*Régis* zeigt die hormonale Wirksamkeit von Ovarialextrakten.

1923
*Esward Adelbert Doisy* (1893–1986), amerikanischer Biochemiker, entwickelt mit dem amerikanischer Anatomen *Edgar Allen* (1892–1943) den Allen-Doisy-Test zur quantitativen biologischen Bestimmung von Östrogenen.

1929
*Esward Adelbert Doisy* stellt unabhängig von *A. F. J. Butenandt* (s. weiter unten) das weibliche Sexualhormon (Follikelhormon) Östron kristallin her.

1929
*Adolf F. J. Butenandt* (1903–1995), deutscher Biochemiker, isoliert unabhängig von *Doisy* das Follikelhormon Östron.

1930
*Adolf F. J. Butenandt* klärt die Struktur von Östron auf.

1931
*Adolf F. J. Butenandt* entdeckt und isoliert Androsteron als erste androgen wirksame Verbindung.

1934
*Adolf F. J. Butenandt* klärt gemeinsam mit *Westphal* die Struktur des Gelbkörperhormons Progesteron auf und synthetisiert es im gleichen Jahr.

1935
*Laqueur* isoliert Progesteron.

1935
*Adolf F. J. Butenandt* gelingt die Strukturaufklärung des Testosterons und dessen Synthese.

1939
*Adolf F. J. Butenandt* erhält für seine grundlegenden Arbeiten über die Sexualhormone zusammen mit *Ruzicka* den Nobelpreis für Chemie, der aber erst 1949 überreicht wurde.

1939
*Esward Adelbert Doisy* klärt die Struktur von Vitamin K auf, das er aus Luzerne (Alfalfa) isoliert hat.

40er Jahre
*Henry Hubert Turner* (1892–1970), amerikanischer Endokrinologe, beschreibt zusammen mit *Otto Ullrich* (1894–1957), deutscher Pädiater, und *Fuller Albright* (s. unter dem Abschnitt „Nebenschilddrüse und Kalziumhomöostase") das nach ihm benannte Turner-Syndrom, bei dem ein Infantilismus infolge Gonadendysgenesie mit hypergonadotro-

pem Hypogonadismus aufgrund einer gonosomalen Aneuploidie (meist 45, XO) besteht.

1941
*Charles Brenton Huggins* (1901-1997), kanadisch-amerikanischer Chirurg, führt Untersuchungen zur Behandlung des Prostatakarzinoms mit weiblichen Sexualhormonen (Östrogenen) durch. Er ist der Begründer der Hormontherapie maligner Erkrankungen.

1942
*Harry Fitch Klinefelter* (geb. 1912) beschreibt gemeinsam mit *Edward C. Reifenstein* (1908–1975) und *Fuller Albright* (s. unter dem Abschnitt „Nebenschilddrüse und Kalziumhomöostase") das nach ihm benannte Klinefelter-Syndrom, einen durch gonosomale Aneuploidie (meist 47, XXY) verursachten männlichen primären hypergonadotropen Hypogonadismus.

60er Jahre
*Carl Djerassi* (geb. 1923) synthethisiert die 19-Nor-Steroide und begründet zusammen mit *Roy Hertz* die moderne Gestagentherapie (Väter der Antibabypille).

1966
*Charles Brenton Huggins* erhält den Nobelpreis für Medizin „for his discoveries concerning hormonal treatment of prostatic cancer".

1968
*Anderson* und *Liao* weisen Rezeptoren für das 5a-Dihydrotestosteron (Androgenrezeptor) in Zellkernen der Prostata nach.

## Ernährung, Stoffwechsel und Adipositas

1929
*Christiaan Eijkman* (1858–1930), Niederlande, und *Sir Frederick Gowland Hopkins* (1861–1947), Großbritannien, erhalten gemeinsam den Nobelpreis für Medizin für die Entdeckung der Vitamine.

1943
*Esward Adelbert Doisy* erhält für die Strukturaufklärung von Vitamin K zusammen mit *Henrik Carl Peter Dam* (1895–1976), einem dänischen Biochemiker [Arbeiten zum Stearinstoffwechsel, Vitamin K (Phyllochinon), Vitamin E (Tokopherol)], den Nobelpreis für Medizin.

1964
*Konrad Bloch* (geb. 1912), deutsch-amerikanischer Biochemiker, und *Feodor Lynen* (1911–1979), deutscher Biochemiker, erhalten gemeinsam den Nobelpreis für Medizin „for their discoveries concerning the mechanism and regulation of the cholesterol and fatty acid metabolism".

1982
*Sune K. Bergström* (geb. 1916), Schweden, *Bengt I. Samuelsson* (geb. 1934) und *Sir John R. Vane* (geb. 1927), Großbritannien, erhalten den Nobelpreis für Medizin „for their discoveries concerning prostaglandins and related biologically active substances".

1985
*Michael S. Brown* (geb. 1941) und *Joseph L. Goldstein* (geb. 1940) erhalten den Nobelpreis für Medizin „for their discoveries concerning the regulation of cholesterol metabolism".

## Endokrinologische Grundlagenforschung

1900–1910
*William Maddock Bayliss* (1860–1924), englischer Physiologe, entdeckt zusammen mit *Ernest Henry Starling* (1866–1927), dass außer der nervalen Steuerung zellulärer Kommunikation auch eine chemische Regulation intra- und extrazellulärer Stoffwechselabläufe durch physiologisch gebildete Botenstoffe, Hormone, stattfindet.

1902
*Ernest Henry Starling* (1866–1927), britischer Physiologe, entdeckt das Gewebshormon Sekretin in der Dünndarmschleimhaut.

1905
*Starling* prägt den Begriff Hormon für physiologisch gebildete Botenstoffe.

40er Jahre
*Berta Scharrer* (1906–1995), deutsch-amerikanische Neurobiologin, entwickelt zusammen mit ihrem Mann *Ernst Albert Scharrer* (1905–1965) das für die moderne Neuroendokrinologie fundamentale Konzept der Neurosekretion, wonach bestimmte Neuronen elektrisch-neurale Informationen direkt in hormonale Informationen umwandeln.

40er und 50er Jahre
*Rita Levi-Montalcini* (geb. 1909), italienisch-amerikanische Neurobiologin, entdeckt den EGF (epi-

dermal growth factor) und den NGF (nerve growth factor; aus Schlangengift isoliertes Polypeptid mit 120 Aminosäuren). Sie leistet Beiträge zum Verständnis der zellulären Informationsübertragung und der Steuerungsmechanismen des Zell- und Gewebewachstums.

Ab 1956
*Dorothy Crowfoot-Hodgkin* (geb. 1910), britische Chemikerin, klärt mittels Röntgenstrukturanalyse die Struktur von Insulin, Penizillin, Vitamin B und verschiedenen Steroiden, u. a. Geschlechtshormonen, Nebennierenrindenhormonen, Vitamin D und Herzglykosiden, auf.

1957
*Earl W. Sutherland Jr.* (1915–1974), amerikanischer Physiologe, entdeckt das zyklische Adenosinmonophosphat (cAMP) und dessen Funktion als intrazellulärer Botenstoff, den er als „second messenger" bezeichnet. Dieser hat für den Wirkungsmechanismus zahlreicher Hormone und die Regulation der Genexpression grundlegende Bedeutung.

1964
*Dorothy Crowfoot-Hodgkin* erhält den Nobelpreis für die Strukturaufklärung von Insulin, Penizillin, Vitamin B und verschiedenen Steroiden.

60er und 70er Jahre
*Martin Rodbell* (1925–1998), amerikanischer Biochemiker und Endokrinologe, und *Alfred G. Gilman* (geb. 1941) entdecken die Bedeutung der G-Proteine für die Signaltransduktion. 1994 erhalten sie den Nobelpreis für Medizin „for their discovery of G-proteins and the role of these proteins in signal transduction in cells".

1971
*Earl W. Sutherland Jr.* erhält den Nobelpreis für Medizin „for his discoveries concerning the mechanisms of the action of hormones".

1986
*Rita Levi-Montalcini* erhält zusammen mit *Stanley Cohen* (geb. 1922), amerikanischer Biochemiker, der Polypeptidwachstumshormone isoliert und charakterisiert, welche die Entwicklung bestimmter Zellen und Gewebe steuern, den Nobelpreis für Medizin „for their discoveries of growth factors".

# Sachverzeichnis

I

Aus dem Themenbereich der molekularen Medizin
sind bereits folgende Titel der Herausgeber
D. Ganten und K. Ruckpaul erschienen:

Molekular- und Zellbiologische Grundlagen (1997)
ISBN 3-540-61954-2

Tumorerkrankungen (1998)
ISBN 3-540-62463-5

Herz-Kreislauf-Erkrankungen (1998)
ISBN 3-540-62462-7

Immunsystem und Infektiologie (1999)
ISBN 3-540-62464-3

Erkrankungen des Zentralnervensystems (1999)
ISBN 3-540-64552-7

Monogen bedingte Erbkrankheiten 1 (2000)
ISBN 3-540-65529-8

Monogen bedingte Erbkrankheiten 2 (2000)
ISBN 3-540-65530-1

Molekularmedizinische Grundlagen
von Endokrinopathien (2001)
ISBN 3-540-67788-7

Molekularmedizinische Grundlagen
von hereditären Tumorerkrankungen (2001)
ISBN 3-540-67808-5

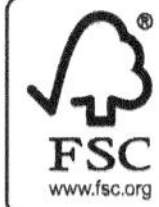


MIX
Papier aus verantwortungsvollen Quellen
Paper from responsible sources
FSC® C105338

If you have any concerns about our products,
you can contact us on
**ProductSafety@springernature.com**

In case Publisher is established outside the EU,
the EU authorized representative is:
**Springer Nature Customer Service Center GmbH**
**Europaplatz 3, 69115 Heidelberg, Germany**

Printed by Libri Plureos GmbH
in Hamburg, Germany